中华医学百科全书

临床医学

妇产科学（二）

国家出版基金项目
NATIONAL PUBLICATION FOUNDATION

中国协和医科大学出版社
北 京

图书在版编目（CIP）数据

中华医学百科全书·妇产科学．二／郎景和主编．—北京：中国协和医科大学出版社，2022.3
ISBN 978-7-5679-1762-0

Ⅰ．①妇… Ⅱ．①郎… Ⅲ．①妇产科学 Ⅳ．①R71

中国版本图书馆CIP数据核字（2022）第013197号

中华医学百科全书·妇产科学（二）

主　　编：郎景和
责任编辑：吴翠姣　陈　佩

出版发行：中国协和医科大学出版社
（北京市东城区东单三条9号　邮编100730　电话010-6526 0431）
网　　址：www.pumcp.com
经　　销：新华书店总店北京发行所
印　　刷：北京雅昌艺术印刷有限公司

开　　本：889×1230　1/16
印　　张：25.25
字　　数：720千字
版　　次：2022年3月第1版
印　　次：2022年3月第1次印刷
定　　价：390.00元

ISBN 978-7-5679-1762-0

《中华医学百科全书》编纂委员会

刘伏友	刘华平	刘华生	刘志刚	刘克良	刘迎龙	刘建勋
刘胡波	刘树民	刘昭纯	刘俊涛	刘洪涛	刘桂荣	刘献祥
刘嘉瀛	刘德培	闫永平	米　玛	米光明	安　锐	祁建城
许　媛	许腊英	那彦群	阮长耿	阮时宝	孙　宁	孙　光
孙　皎	孙　锟	孙少宣	孙长颢	孙立忠	孙则禹	孙秀梅
孙建中	孙建方	孙建宁	孙贵范	孙洪强	孙晓波	孙海晨
孙景工	孙颖浩	孙慕义	纪志刚	严世芸	苏　川	苏　旭
苏荣扎布	杜元灏	杜文东	杜治政	杜惠兰	李　飞	李　方
李　龙	李　东	李　宁	李　刚	李　丽	李　波	李　剑
李　勇	李　桦	李　鲁	李　磊	李　燕	李　冀	李大魁
李云庆	李太生	李曰庆	李玉珍	李世荣	李立明	李汉忠
李永哲	李志平	李连达	李灿东	李君文	李劲松	李其忠
李若瑜	李泽坚	李宝馨	李建兴	李建初	李建勇	李映兰
李思进	李莹辉	李晓明	李凌江	李继承	李董男	李森恺
李曙光	杨　凯	杨　恬	杨　勇	杨　健	杨　硕	杨化新
杨文英	杨世民	杨世林	杨伟文	杨克敌	杨甫德	杨国山
杨宝峰	杨炳友	杨晓明	杨跃进	杨腊虎	杨瑞馥	杨慧霞
励建安	连建伟	肖　波	肖　南	肖永庆	肖培根	肖鲁伟
吴　东	吴　江	吴　明	吴　信	吴令英	吴立玲	吴欣娟
吴勉华	吴爱勤	吴群红	吴德沛	邱建华	邱贵兴	邱海波
邱蔚六	何　维	何　勤	何方方	何志嵩	何绍衡	何春涤
何裕民	余争平	余新忠	狄　文	冷希圣	汪　海	汪　静
汪受传	沈　岩	沈　岳	沈　敏	沈　铿	沈卫峰	沈心亮
沈华浩	沈俊良	宋国维	张　泓	张　学	张　亮	张　强
张　霆	张　澍	张大庆	张为远	张玉石	张世民	张永学
张华敏	张宇鹏	张志愿	张丽霞	张伯礼	张宏誉	张劲松
张奉春	张宝仁	张建中	张建宁	张承芬	张琴明	张富强
张新庆	张潍平	张德芹	张燕生	陆　华	陆　林	陆　翔
陆小左	陆付耳	陆伟跃	陆静波	阿不都热依木·卡地尔		陈　文
陈　杰	陈　实	陈　洪	陈　琪	陈　楠	陈　薇	陈　曦
陈士林	陈大为	陈文祥	陈玉文	陈代杰	陈尧忠	陈红风
陈志南	陈志强	陈规化	陈国良	陈佩仪	陈家旭	陈智轩
陈锦秀	陈誉华	邵　蓉	邵荣光	邵瑞琪	武志昂	
其仁旺其格	范　明	范炳华	茅宁莹	林三仁	林久祥	林子强
林天歆	林江涛	林曙光	杭太俊	郁　琦	欧阳靖宇	尚　红

果德安　明根巴雅尔　易定华　易著文　罗　力　罗　毅　罗小平
罗长坤　罗颂平　帕尔哈提·克力木　帕塔尔·买合木提·吐尔根
图门巴雅尔　岳伟华　岳建民　金　玉　金　奇　金少鸿　金伯泉
金季玲　金征宇　金银龙　金惠铭　周　兵　周永学　周光炎
周利群　周灿全　周良辅　周纯武　周学东　周宗灿　周定标
周宜开　周建平　周建新　周春燕　周荣斌　周辉霞　周福成
郑一宁　郑志忠　郑金福　郑法雷　郑建全　郑洪新　郑家伟
郎景和　房　敏　孟　群　孟庆跃　孟静岩　赵　平　赵　艳
赵　群　赵子琴　赵中振　赵文海　赵玉沛　赵正言　赵永强
赵志河　赵彤言　赵明杰　赵明辉　赵耐青　赵临襄　赵继宗
赵铱民　赵靖平　郝　模　郝小江　郝传明　郝晓柯　胡　志
胡　明　胡大一　胡文东　胡向军　胡国华　胡昌勤　胡盛寿
胡德瑜　柯　杨　查　干　柏树令　钟翠平　钟赣生
香多·李先加　段　涛　段金廒　段俊国　侯一平　侯金林
侯春林　俞光岩　俞梦孙　俞景茂　饶克勤　施慎逊　姜小鹰
姜玉新　姜廷良　姜国华　姜柏生　姜德友　洪　两　洪　震
洪秀华　洪建国　祝庆余　祝蔯晨　姚永杰　姚克纯　姚祝军
秦　川　秦卫军　袁文俊　袁永贵　都晓伟　晋红中　栗占国
贾　波　贾建平　贾继东　夏术阶　夏照帆　夏慧敏　柴光军
柴家科　钱传云　钱忠直　钱家鸣　钱焕文　倪　健　倪　鑫
徐　军　徐　晨　徐云根　徐永健　徐志云　徐志凯　徐克前
徐金华　徐建国　徐勇勇　徐桂华　凌文华　高　妍　高　晞
高志贤　高志强　高金明　高学敏　高树中　高健生　高思华
高润霖　郭　岩　郭小朝　郭长江　郭巧生　郭宝林　郭海英
唐　强　唐向东　唐朝枢　唐德才　诸欣平　谈　勇　谈献和
陶永华　陶芳标　陶·苏和　陶建生　陶晓华　黄　钢　黄　峻
黄　烽　黄人健　黄叶莉　黄宇光　黄国宁　黄国英　黄跃生
黄璐琦　萧树东　梅　亮　梅长林　曹　佳　曹广文　曹务春
曹建平　曹洪欣　曹济民　曹雪涛　曹德英　龚千锋　龚守良
龚非力　袭著革　常耀明　崔　蒙　崔丽英　庾石山　康　健
康廷国　康宏向　章友康　章锦才　章静波　梁　萍　梁显泉
梁铭会　梁繁荣　谌贻璞　屠鹏飞　隆　云　绳　宇　巢永烈
彭　成　彭　勇　彭明婷　彭晓忠　彭瑞云　彭毅志
斯拉甫·艾白　葛　坚　葛立宏　董方田　蒋力生　蒋建东
蒋建利　蒋澄宇　韩晶岩　韩德民　惠延年　粟晓黎　程天民

程仕萍　　程训佳　　焦德友　　储全根　　童培建　　曾　苏　　曾　渝
曾小峰　　曾正陪　　曾国华　　曾学思　　曾益新　　谢　宁　　谢立信
蒲传强　　赖西南　　赖新生　　詹启敏　　詹思延　　鲍春德　　窦科峰
窦德强　　褚淑贞　　赫　捷　　蔡　威　　裴国献　　裴晓方　　裴晓华
廖品正　　谭仁祥　　谭先杰　　翟所迪　　熊大经　　熊鸿燕　　樊　旭
樊飞跃　　樊巧玲　　樊代明　　樊立华　　樊明文　　樊瑜波　　黎源倩
颜　虹　　潘国宗　　潘柏申　　潘桂娟　　薛社普　　薛博瑜　　魏光辉
魏丽惠　　藤光生　　B·吉格木德

《中华医学百科全书》学术委员会

顾景范	徐文严	翁心植	栾文明	郭　定	郭子光	郭天文
郭宗儒	唐由之	唐福林	涂永强	黄秉仁	黄洁夫	黄璐琦
曹仁发	曹采方	曹谊林	龚幼龙	龚锦涵	盛志勇	康广盛
章魁华	梁文权	梁德荣	彭小忠	彭名炜	董　怡	程天民
程元荣	程书钧	程伯基	傅民魁	曾长青	曾宪英	温　海
强伯勤	裘雪友	甄永苏	褚新奇	蔡年生	廖万清	樊明文
黎介寿	薛　森	戴行锷	戴宝珍	戴尅戎		

《中华医学百科全书》工作委员会

临床医学

总主编

高润霖　　中国医学科学院阜外医院

本卷编委会

主　编

郎景和　　中国医学科学院北京协和医院

副主编（以姓氏笔画为序）

边旭明　　中国医学科学院北京协和医院

刘俊涛　　中国医学科学院北京协和医院

杨慧霞　　北京大学第一医院

张为远　　首都医科大学附属北京妇产医院

段　涛　　上海市第一妇婴保健医院

编　委（以姓氏笔画为序）

马良坤　　中国医学科学院北京协和医院

马润玫　　昆明医科大学第一附属医院

王　和　　四川大学华西第二医院

王子莲　　中山大学附属第一医院

王谢桐　　山东省妇产医院

边旭明　　中国医学科学院北京协和医院

刘兴会　　四川大学华西第二医院

刘俊涛　　中国医学科学院北京协和医院

孙丽洲　　南京医科大学第一附属医院（江苏省人民医院）

李笑天　　复旦大学附属妇产科医院

杨　孜　　北京大学第三医院

杨慧霞　　北京大学第一医院

余艳红　　南方医科大学南方医院

张为远　　首都医科大学附属北京妇产医院

张运平　　北京市海淀区妇幼保健院

张建平　　中山大学一附院

陈　叙　　天津市中心妇产科医院

苟文丽　　西安交通大学第一附属医院

尚　涛　　中国医科大学附属盛京医院

郎景和　　中国医学科学院北京协和医院

胡娅莉　　南京市鼓楼医院

段　涛　　上海市第一妇婴保健医院

贺　晶　　浙江大学医学院附属妇产科医院

高劲松　　中国医学科学院北京协和医院

程蔚蔚　　国际和平妇幼保健医院

漆洪波　　重庆医科大学附属第一医院

前　言

《中华医学百科全书》终于和读者朋友们见面了！

古往今来，凡政通人和、国泰民安之时代，国之重器皆为科技、文化领域的鸿篇巨制。唐代《艺文类聚》、宋代《太平御览》、明代《永乐大典》、清代《古今图书集成》等，无不彰显盛世之辉煌。新中国成立后，国家先后组织编纂了《中国大百科全书》第一版、第二版，成为我国科学文化事业繁荣发达的重要标志。医学的发展，从大医学、大卫生、大健康角度，集自然科学、人文社会科学和艺术之大成，是人类社会文明与进步的集中体现。随着经济社会快速发展，医药卫生领域科技日新月异，知识大幅更新。广大读者对医药卫生领域的知识文化需求日益增长，因此，编纂一部医药卫生领域的专业性百科全书，进一步规范医学基本概念，整理医学核心体系，传播精准医学知识，促进医学发展和人类健康的任务迫在眉睫。在党中央、国务院的亲切关怀以及国家各有关部门的大力支持下，《中华医学百科全书》应运而生。

作为当代中华民族“盛世修典”的重要工程之一，《中华医学百科全书》肩负着全面总结国内外医药卫生领域经典理论、先进知识，回顾展现我国卫生事业取得的辉煌成就，弘扬中华文明传统医药璀璨历史文化的使命。《中华医学百科全书》将成为我国科技文化发展水平的重要标志、医药卫生领域知识技术的最高“检阅”、服务千家万户的国家健康数据库和医药卫生各学科领域走向整合的平台。

肩此重任，《中华医学百科全书》的编纂力求做到两个符合。一是符合社会发展趋势：全面贯彻以人为本的科学发展观指导思想，通过普及医学知识，增强人民群众健康意识，提高人民群众健康水平，促进社会主义和谐社会构建。二是符合医学发展趋势：遵循先进的国际医学理念，以“战略前移、重心下移、模式转变、系统整合”的人口与健康科技发展战略为指导。同时，《中华医学百科全书》的编纂力求做到两个体现：一是体现科学思维模式的深刻变革，即学科交叉渗透/知识系统整合；二是体现继承发展与时俱进的精神，准确把握学科现有基础理论、基本知识、基本技能以及经典理论知识与科学思维精髓，深刻领悟学科当前面临的交叉渗透与整合转化，敏锐洞察学科未来的发展趋势与突破方向。

作为未来权威著作的“基准点”和“金标准”，《中华医学百科全书》编纂过程中，制定了严格的主编、编者遴选原则，聘请了一批在学界有相当威望、具有较高学术造诣和较强组织协调能力的专家教授（包括多位两院院士）担任大类主编和学科卷主编，确保全书的科学性与权威性。另外，还借鉴了已有百科全书的编写经验。鉴于《中华医学百科全书》的编纂过程本身带有科学研究性质，还聘请了若干科研院所的科研管理专家作为特约编审，站在科研管理的高度为全书的顺利编纂保驾护航。除了编者、编审队伍外，还制订了详尽的质量保证计划。编纂委员会和工作委员会秉持质量源于设计的理念，共同制订了一系列配套的质量控制规范性文件，建立了一套切实可行、行之有效、效率最优的编纂质量管理方案和各种情况下的处理原则及预案。

《中华医学百科全书》的编纂实行主编负责制，在统一思想下进行系统规划，保证良好的全程质量策划、质量控制、质量保证。在编写过程中，统筹协调学科内各编委、卷内条目以及学科间编委、卷间条目，努力做到科学布局、合理分工、层次分明、逻辑严谨、详略有方。在内容编排上，务求做到“全准精新”。形式“全”：学科“全”，册内条目“全”，全面展现学科面貌；内涵“全”：知识结构“全”，多方位进行条目阐释；联系整合“全”：多角度编制知识网。数据“准”：基于权威文献，引用准确数据，表述权威观点；把握“准”：审慎洞察知识内涵，准确把握取舍详略。内容“精”：“一语天然万古新，豪华落尽见真淳。”内容丰富而精练，文字简洁而规范；逻辑“精”：“片言可以明百意，坐驰可以役万里。”严密说理，科学分析。知识“新”：以最新的知识积累体现时代气息；见解“新”：体现出学术水平，具有科学性、启发性和先进性。

《中华医学百科全书》之“中华”二字，意在中华之文明、中华之血脉、中华之视角，而不仅限于中华之地域。在文明交织的国际化浪潮下，中华医学汲取人类文明成果，正不断开拓视野，敞开胸怀，海纳百川般融入，润物无声状拓展。《中华医学百科全书》秉承了这样的胸襟怀抱，广泛吸收国内外华裔专家加入，力求以中华文明为纽带，牵系起所有华人专家的力量，展现出现今时代下中华医学文明之全貌。《中华医学百科全书》作为由中国政府主导，参与编纂学者多、分卷学科设置全、未来受益人口广的国家重点出版工程，得到了联合国教科文等组织的高度关注，对于中华医学的全球共享和人类的健康保健，都具有深远意义。

《中华医学百科全书》分基础医学、临床医学、中医药学、公共卫生学、军事与特种医学和药学六大类，共计 144 卷。由中国医学科学院/北京协和医学院牵头，联合军事医学科学院、中国中医科学院和中国疾病预防控制中心，带动全国知名院校、科研单位和医院，有多位院士和海内外数千位优秀专家参加。国内知名的医学和百科编审汇集中国协和医科大学出版社，并培养了一批热爱百科事业的中青年编辑。

回览编纂历程，犹然历历在目。几年来，《中华医学百科全书》编纂团队呕心沥血，孜孜矻矻。组织协调坚定有力，条目撰写字斟句酌，学术审查一丝不苟，手书长卷撼人心魂……在此，谨向全国医学各学科、各领域、各部门的专家、学者的积极参与以及国家各有关部门、医药卫生领域相关单位的大力支持致以崇高的敬意和衷心的感谢！

《中华医学百科全书》的编纂是一项泽被后世的创举，其牵涉医学科学众多学科及学科间交叉，有着一定的复杂性；需要体现在当前医学整合转型的新形式，有着相当的创新性；作为一项国家出版工程，有着毋庸置疑的严肃性。《中华医学百科全书》开创性和挑战性都非常强。由于编纂工作浩繁，难免存在差错与疏漏，敬请广大读者给予批评指正，以便在今后的编纂工作中不断改进和完善。

刘德培

凡　例

一、《中华医学百科全书》（以下简称《全书》）按基础医学类、临床医学类、中医药学类、公共卫生类、军事与特种医学类、药学类的不同学科分卷出版。一学科辑成一卷或数卷。

二、《全书》基本结构单元为条目，主要供读者查检，亦可系统阅读。条目标题有些是一个词，例如“羊水”；有些是词组，例如“胎儿生长受限”。

三、由于学科内容有交叉，会在不同卷设有少量同名条目。例如《病理生理学》《心血管病学》都设有“高血压”条目。其释文会根据不同学科的视角不同各有侧重。

四、条目标题上方加注汉语拼音，条目标题后附相应的外文。例如：

rènshēn
妊娠（pregnancy）

五、本卷条目按学科知识体系顺序排列。为便于读者了解学科概貌，卷首条目分类目录中条目标题按阶梯式排列，例如：

产前出血……………………………………………………………………
　前置胎盘…………………………………………………………………
　胎盘早剥…………………………………………………………………

六、各学科都有一篇介绍本学科的概观性条目，一般作为本学科卷的首条。介绍学科大类的概观性条目，列在本大类中基础性学科卷的学科概观性条目之前。

七、条目之中设立参见系统，体现相关条目内容的联系。一个条目的内容涉及其他条目，需要其他条目的释文作为补充的，设为“参见”。所参见的本卷条目的标题在本条目释文中出现的，用蓝色楷体字印刷；所参见的本卷条目的标题未在本条目释文中出现的，在括号内用蓝色楷体字印刷该标题，另加“见”字；参见其他卷条目的，注明参见条所属学科卷名，如“参见□□□卷”或“参见□□□卷□□□□”。

八、《全书》医学名词以全国科学技术名词审定委员会审定公布的为标准。同一概念或疾病在不同学科有不同命名的，以主科所定名词为准。字数较多，释文中拟用简称的名词，每个条目中第一次出现时使用全称，并括注简称，例如：甲型病毒性肝炎（简称甲肝）。个别众所周知的名词直接使用简称、缩写，例如：B 超。药物名称参照《中华人民共和国药典》2020 年版和《国家基本药物目录》2018 年版。

九、《全书》量和单位的使用以国家标准 GB 3100—1993《国际单位制及其应用》、GB/T 3101—1993《有关量、单位和符号的一般原则》及 GB/T 3102 系列国家标准为准。援引古籍或外文时维持原有单位不变。必要时括注与法定计量单位的换算。

十、《全书》数字用法以国家标准 GB/T 15835—2011《出版物上数字用法》为准。

十一、正文之后设有内容索引和条目标题索引。内容索引供读者按照汉语拼音字母顺序查检条目和条目之中隐含的知识主题。条目标题索引分为条目标题汉字笔画索引和条目外文标题索引，条目标题汉字笔画索引供读者按照汉字笔画顺序查检条目，条目外文标题索引供读者按照外文字母顺序查检条目。

十二、部分学科卷根据需要设有附录，列载本学科有关的重要文献资料。

目　录

rènshēn

妊娠（pregnancy） 胚胎和胎儿在母体内发育成长的过程。以卵子受精为妊娠的开始，胎儿及其附属物（即胎盘、胎膜）自母体排出为妊娠的终止。在人类，从末次月经第一天算起，以28天为一个妊娠月，正常妊娠期全程约为280天，即为10个妊娠月或40周。临床上常根据末次月经推算预期分娩（40周）的日期，即预产期（expected date of confinement，EDC）。方法：从末次月经的第一日算起，公历月份加9或减3，日数加7；农历则是月份加9或减3，日数加14。遇有月经周期延长或缩短时，预产期应相应增减，实际分娩日期与推算的预产期可有1~2周的出入。

妊娠分期 妊娠期分早、中、晚3个时期。妊娠未达14周为早期妊娠；妊娠第13~27^{+6}周为中期妊娠；妊娠第28周及其后为晚期妊娠。妊娠满37周至41周末（259~293天）称足月妊娠。

妊娠的条件和过程 妊娠需具备受精卵形成并着床和子宫内膜同步发育两个条件。

受精卵形成 性交后，精子通过子宫颈管、子宫腔、输卵管口，到输卵管壶腹部。在游动过程中精子顶体表面糖蛋白被女性分泌物中的淀粉酶降解，顶体膜中胆固醇、磷脂比例和膜电位发生改变，膜稳定性降低，获得使卵子受精的能力，即精子获能。获能的精子与卵子外围的放射冠接触后与精子受体结合，精子头部的外膜与顶体前膜融合、破裂，释放顶体酶，即顶体反应。若输卵管壶腹部存在次级卵母细胞，顶体酶可溶解其放射冠和透明带，使精子穿透，进入卵子，细胞核融合，形成受精卵。当精子穿透透明带后，卵子细胞释放溶酶体酶，使透明带结构改变，精子受体变性，阻止其他精子穿透（即透明带反应），保证正常单卵受精。

受精卵着床 受精卵在输卵管的蠕动和纤毛的作用下，逐渐运行至子宫腔。受精卵在运行途中，反复有丝分裂，受精后72小时，受精卵分裂形成的含16个细胞的实心细胞团，即桑椹胚。受精后第4天，桑椹胚继续细胞分裂并进入子宫腔，外层细胞分泌液体，形成液腔，滋养细胞形成液腔外层即囊壁（滋养层）；内细胞团突向液腔，成为早期胚泡。受精后11~12天形成晚期胚泡。通过定位、黏附、穿透3个过程，晚期胚泡植入子宫内膜，完成受精卵着床。着床过程中，晚期胚泡滋养细胞分化成合体滋养细胞层（外层）和细胞滋养细胞层（内层）2层，前者可以分泌绒毛膜促性腺激素，维持黄体寿命和功能。着床后，胚泡细胞从母体血液中获得营养，内细胞团分化成胚胎，滋养细胞逐渐形成胎盘组织。

子宫内膜同步发育 子宫仅在一个极短的关键时期内允许胚泡着床，此时期为子宫的敏感期或接受期。在此期间，子宫内膜受到雌激素与孕激素的协同作用。

胚胎、胎儿的发育 着床后受精卵便开始逐渐发育而成胚胎，进而成为胎儿。①8周末：胚胎初具人形，心脏形成，多普勒超声可见胎心搏动。②12周末：外生殖器发育，胎盘形成，胎儿具人体雏形。③16周末：外生殖器可辨认性别，有胎动和呼吸运动，长出毛发。④20周末：有吞咽、排尿功能，经孕妇腹壁可以听到胎心。

胎儿附属物的形成和功能 妊娠期是一个特殊的生理时期，在孕妇体内，药物会出现药代动力学和药效的变化，药物也可能通过胎盘屏障，对胚胎造成不良影响。受精第15天至妊娠3个月左右是经典的致畸期。另外各种内在因素与外界因素的综合作用也时常影响母体和胎儿。若不利因素占优势，正常妊娠将转变成病理妊娠。妊娠早期可发生流产、异位妊娠、妊娠剧吐；妊娠中晚期可出现妊娠期高血压疾病、胎儿窘迫、早产、胎膜早破及过期妊娠等。

（胡娅莉）

rènshēn qī mǔtǐ shēnglǐ biànhuà

妊娠期母体生理变化（maternal physiology change during pregnancy） 妊娠时，由于胎盘所分泌的蛋白激素和甾体激素的作用，为满足胎儿生长发育的需要，母体器官、系统发生一系列正常改变。胎盘娩出后，胎盘所分泌的激素急剧减少并消失，由妊娠引起的各种变化于产后6周内逐渐恢复至孕前水平。有些正常妊娠时的生理改变，在非妊娠期间完全可能就是病理状态，故可能误以为是病理改变，但有时也可能掩盖或加重原有疾病。见妊娠期生殖系统变化、妊娠期循环系统变化、妊娠期血液系统变化、妊娠期呼吸系统变化、妊娠期消化系统变化、妊娠期泌尿系统变化、妊娠期内分泌系统变化、妊娠期免疫系统变化、妊娠期皮肤变化、妊娠期运动系统变化、妊娠期代谢变化。

（胡娅莉）

rènshēn qī shēngzhí xìtǒng biànhuà

妊娠期生殖系统变化（reproductive system change during pregnancy） 正常妊娠时，母体为了维持妊娠和胎儿生长的需要，发生适应性变化，其中生殖系统的改变最为明显。

子宫变化 包括以下方面。

子宫重量和容量的变化 ①非妊娠期妇女子宫重量约为50g，足月妊娠时可增至1000g左右，约为非孕时的20倍。子宫增大主要由于现存肌细胞的显著肥大，新生肌细胞的出现是有限的。随着子宫肌细胞的肥大，出现了纤维组织的积累，同时伴有弹力组织的显著增加，形成网状结构，增加了子宫壁的强度。另外，血管和淋巴的体积与数目也有增加。肌细胞的长度及宽度可由非孕时20μm长、2μm宽至妊娠足月时的500μm长、10μm宽。②非孕时宫腔容量约为10ml或更小，妊娠足月增至5000ml甚至更大，因此妊娠末期子宫容量是非妊娠期的500~1000倍。在妊娠头几个月，子宫的肥大可能与雌激素、孕激素的作用有关，因为异位妊娠患者子宫亦有肥大，但妊娠12周以后，子宫体积增大则为胎儿及其附属组织的扩展所致。

子宫形态和位置的变化 ①随着子宫体积的改变，子宫形状亦有较大变化。在妊娠最初的几周，子宫维持原先的倒梨形；随着妊娠的进展，子宫宫体和基底部略现球形，至妊娠12周几乎呈球形。接着，子宫长度比宽度增加得更快，呈现卵圆形。②妊娠的前几个月，子宫壁显著增厚，随着妊娠的继续，子宫逐渐变薄而软，通过腹壁可以很容易触及胎儿。③妊娠期子宫的增大是不对称的，基底部增大明显。在妊娠早期，输卵管、卵巢、圆韧带在稍低于基底部的位置上，而在妊娠晚期，它们的位置稍高于子宫中央。胎盘的位置亦影响子宫的增大，因为胎盘部位的子宫肌层比其他部位的增长更快。④在妊娠12周以前，子宫位于盆腔内，妊娠12周末，子宫增大不能完全局限于盆腔了。随着妊娠进展，子宫继续增大，接触到了前腹壁，取代了侧面与上面肠管的位置，继续上升最终几乎达肝脏，与此同时，阔韧带和圆韧带就有了张力。⑤孕妇站立时，子宫纵轴与骨盆入口长轴一致，腹壁对子宫有支持作用，如果腹壁非常松弛，可形成悬垂腹。孕妇仰卧时，子宫倒向脊柱，可压迫下腔静脉和主动脉，出现仰卧位低血压综合征，表现为脉搏快、心悸、血压下降等。⑥随着子宫从盆腔的上升，它通常轻度右旋，这种右旋可能与乙状结肠与直肠占据盆腔的左侧有关。

子宫收缩 妊娠9周开始，子宫即出现一种规则的低强度收缩，这种收缩既不能从腹部扪及，孕妇自身亦感觉不到，称为阿尔瓦雷茨（Alvarez）波。这种波的收缩强度只有0.27~0.53kPa（2~4mmHg），静息压力为0.4~1.07kPa（3~8mmHg），是由平滑肌本身特点所决定，有利于子宫的血液循环。随着妊娠进展，会出现一种无痛性宫缩称为假宫缩。

子宫胎盘血流的变化 妊娠期胎盘的血流主要由子宫动脉及卵巢动脉供应，胎儿、胎盘的生长、代谢以及废物的排出，均依赖于胎盘。随着妊娠进展，绒毛间隙的血流灌注亦有所增加，妊娠10周时为50ml/min，妊娠28周增至185ml/min，妊娠足月时为450~650ml/min。

从动物模型得知，绵羊妊娠子宫的血流还存在明确的再分布。妊娠前，子宫血流平均分布于肌层、内膜层和胎盘将要种植的部位；妊娠早期末，绵羊内膜层的血流占总血流的50%，而到足月时，胎盘小叶的血流约占子宫总血流的90%。导致妊娠早期和妊娠中期子宫血流增加的原因还不清楚。一部分是因为胎盘体积与血管数量增加，母体-胎盘血流的增加主要通过血管扩张，而胎儿-胎盘血流的增加主要通过胎盘血管的持续增加。研究发现妊娠21周子宫动脉的直径加倍，血流速度也增加8倍。妊娠晚期的血流增加可能至少部分是由于雌激素刺激的结果，有研究发现孕妇随妊娠期增加，子宫对血流的阻力下降是由雌激素和孕激素的作用导致。

关于子宫胎盘血流灌注的调节因素可能与以下有关。①肾上腺受体兴奋剂：孕妇胎盘循环对α肾上腺素受体的刺激有强大的反应，去甲肾上腺素与动脉壁平滑肌细胞上的α肾上腺素受体结合，可导致血管收缩，肾上腺素及去甲肾上腺素均可使胎盘血流灌注减少。②内皮素：由富含内皮的胎盘产生，在子宫胎盘血流调节中发挥着突出的作用。内皮素受体广泛分布于人类胎盘及脐带血管中，与体内多种血管活性物质相互作用、相互制约，共同形成一个复杂而广泛的化学调节网络。血管紧张素Ⅱ、血管升压素、血栓素A2、儿茶酚胺等均可促进内皮素的释放，反过来内皮素也能促进上述物质的释放增加。另外，在动物及人体研究表明，内皮素也能促进心钠素及前列腺素的释放，而心钠素与前列腺素也能抑制内皮素的产生与释放。因此认为内皮素通过与这些血管活性物质之间的正负反馈调节，维持动态平衡，使血压在一定范围内保持稳定，保持子宫胎盘的血流灌注。③一氧化氮（NO）：

为内皮衍生的舒张因子，主要在动脉和小动脉合成，通过活化鸟苷酸环化酶发挥其扩血管作用，其对子宫胎盘血流的调节作用与内皮素相反，内皮可能通过增加NO的释放而降低子宫胎盘血管床的阻力，增加胎盘血流供应。④心钠素（ANP）：是由心房细胞分泌的一种重要扩张血管、利钠、利尿因子，胎盘中有高密度的ANP结合点，主要作用为子宫胎盘循环的扩张剂。⑤前列腺素（PG）：前列腺素在子宫胎盘血流调节中除本身具有各种血管活性作用外，也调节血管床对其他血管活性因子的反应，如去甲肾上腺素的收缩效应。上述因素和其他血管活性物质的合成、清除、受体功能的变化均会引起供给孕妇胎盘血流的血管发生反应，形成网状效应，调节子宫胎盘的血流灌注。

子宫颈的变化　①妊娠后子宫颈水肿，血管增多，子宫颈增生肥大，质地变软，外观呈蓝色，这是妊娠早期最早出现的征象。子宫颈主要为结缔组织，只有少量的平滑肌细胞，胶原丰富的子宫颈结缔组织将进行重排，使它足月时的机械强度下降了12倍。②由于腺体肥大、增生并向外部、深部伸展，子宫颈鳞-柱状上皮交界向子宫颈表面推移，近中心的子宫颈表面，由原来的鳞状上皮改为单层柱状上皮覆盖，由于柱状上皮菲薄不能掩盖其下面的组织，故外观色红如糜烂状，称假性糜烂。这样的组织是很脆弱的，即使很小的创伤，如宫颈刮片，也易造成出血。③妊娠期子宫颈腺体显著增生，腺体间隔逐渐变细，形成蜂窝结构，网眼中充满黏液，很快形成稠厚的黏液栓，堵住子宫颈管，有防止细菌侵入宫腔的作用。分娩发动时，黏液栓的去除导致了见红。④妊娠期孕酮的作用使子宫颈黏液发生持续改变，大多数妊娠妇女宫颈黏液涂片呈现片状结晶或珠状特征，一些妇女宫颈黏液的结晶为分支状或羊齿状。妊娠期由于雌激素的诱导，接近鳞-柱交界的基底细胞在大小、形状和染色特征上发生改变，需与子宫颈癌前病变相区别。

子宫峡部的变化　子宫峡部指子宫颈管解剖内口与组织内口之间的狭长区域，长0.5～1cm，随着妊娠进展子宫峡部逐渐伸展、拉长并变薄，形成子宫下段，分娩时可进一步伸展至7～10cm。在梗阻性难产发生时，易在此处发生破裂。

子宫下段的变化　子宫下段是妊娠后，受宫缩作用子宫峡部延伸所形成的解剖结构。妊娠12周以后，子宫颈内口逐渐松弛，生理性缩复环开始出现，子宫峡部开始扩展为宫腔的一部分，至妊娠末期逐渐被拉长形成子宫下段。临产前子宫下段长度一般在7cm以内，临产后规律的宫缩进一步拉长子宫下段，使之达7～10cm，肌壁变薄成为软产道的一部分。在第一产程近结束时，子宫下段被延长达10cm，且很薄，此时下段形成良好，血管很少，系腹膜内、外剖宫产常采用的解剖部位。当先露部下降受阻使子宫下段形成不良或子宫收缩过强，在子宫体部和子宫下段之间可形成病理性缩复环，随着产程进展，此缩复环可上升至脐平甚或脐上，若处理不当，将在病理性缩复环处或其下方发生破裂。随着剖宫产率的增加，子宫下段形成瘢痕，妊娠晚期或临产后，子宫腔内压力增大，肌纤维拉长，发生断裂，也可造成子宫破裂。因此子宫下段也是经阴道手术或者自发性子宫破裂易发生的解剖位置。

当发生胎盘前置时，妊娠晚期随着子宫下段的形成，附着在子宫体下部或接近于子宫内口附近的胎盘，可因孕周的增长，子宫体增大，胎盘也向上迁移，而子宫下段则被动、缓慢延长，胎盘将与子宫颈内口或子宫下段之间发生错位，产生妊娠晚期无痛性出血。胎盘附着的位置越低，这种出血出现越早，发病时间也越长，反复发作则妊娠结局不良，母儿死亡率均很高，重者甚至需行子宫切除方可挽救孕妇生命。

卵巢变化　①受孕后，卵巢黄体因受绒毛膜促性腺激素的刺激继续生长为妊娠黄体。妊娠黄体较大，可形成囊腔，内含黄色液体，是产生雌激素、孕激素的主要器官，对维持早期妊娠有重要作用。妊娠黄体的功能在妊娠前6～7周最大。体外实验证实，在妊娠7周前行卵巢黄体切除术，母体血孕激素水平迅速下降，最终造成流产，但在妊娠7周后行上述手术，则不会引起流产，这与胎盘滋养层已能产生一定量雌激素、孕激素有关。②妊娠期间卵巢停止排卵，新卵泡的形成也终止，但有时可见双侧卵巢均匀性增大，包膜下有较多直径为0.5～1cm大小的囊状水泡，为黄素囊肿，通常与极高的血清绒毛膜促性腺激素相关。③发生于妊娠期包括大量嗜酸性黄体细胞的实性卵巢肿瘤，称为妊娠黄体瘤。妊娠黄体瘤代表了正常妊娠卵巢的过度黄素化反应，而并不是真正的增生。这种情况可能以巨大的腹部包块形式出现。分娩后黄体瘤就会退缩，在以后的妊娠中还有可能复现。④卵巢表面上或表面下蜕膜反应与子宫内膜基层相似，这在妊娠中普遍发生，在剖宫产中可以观察到，这些片状突出的组织很容易出血。相似的蜕膜反应有时也出现在子宫后面的浆膜层、其他盆腔器官的表面或内部甚至盆腔外腹部器官。剖宫产中亦可见卵巢静脉宽大。

输卵管变化 妊娠期间输卵管肌细胞无明显肥大，输卵管管腔黏膜上皮变得扁平，输卵管基层或黏膜层有时可见蜕膜细胞，但不形成连续的蜕膜层。

会阴和阴道变化 ①妊娠期间，会阴和外阴的皮肤与肌肉出现血管增生和充血，结缔组织发生软化。阴道壁黏膜层厚度增加，结缔组织的软化以及平滑肌细胞的肥大，均为分娩时的伸展、扩张做好准备。妊娠期阴道壁长度增加，经产妇阴道前壁的下部有时会突出于阴道口。阴道黏膜的乳头也变得肥大，呈现出细腻的平头钉样外表。②妊娠期阴道呈现出紫色，主要是由于阴道高度充血引起。由于血管增多，静脉高度扩张，妊娠子宫增大，盆腔静脉压增高，可在下肢、阴道及外阴出现静脉曲张。③妊娠期子宫颈及阴道分泌物增加，阴道上皮细胞糖原积聚，经乳酸杆菌作用变成乳酸，保持阴道 pH 为酸性（3.5~6），对控制阴道的致病菌有一定作用。

（胡娅莉）

Hēijiāzhèng

黑加征（Hegar sign）

妊娠早期子宫颈变软、子宫峡部极软，双合诊检查时，感觉子宫颈与子宫体似不相连的早期妊娠体征。又称海格征、黑格征。于 1895 年经德国妇科医生恩斯特·路德维希·阿尔弗雷德·黑加（Ernst Ludwig Alfred Hegar）反复论证和描述，黑加（Hegar）的助手赖因尔（Reinl）在 1884 年首次描述这一体征。

子宫在妊娠最早期表现为胚胎着床处局部较软，停经 6~8 周时子宫体饱满变软，但各部分变软程度不同。行阴道窥器检查，可见阴道黏膜及子宫颈充血、肿胀，呈紫蓝色。双合诊检查可触及子宫颈变软，外口硬度如唇样，子宫峡部极软，感觉子宫颈与子宫体之间似不相连，即黑加征阳性，是早期妊娠特有的变化。至妊娠 8 周后，全子宫变软，妊娠 10~12 周后黑加征逐渐消失。在发现绒毛膜促性腺激素前，黑加征是妊娠早期常用的临床诊断依据。检查时应注意动作轻柔，以免过度压迫子宫导致流产。

后屈位置的子宫颈和子宫体间黑格征明显，子宫颈峡部明显前倾压迫膀胱可导致排尿困难，甚至尿潴留，故需用手法轻轻纠正子宫的位置。

有时缺乏经验的检查者会误认为子宫颈是一个小子宫，而柔软的宫体为附件包块。此外，该征亦可出现于产褥期及非妊娠子宫，子宫因充血而变软，如炎症、行经前、后屈子宫等，应加以鉴别。但在经产妇中这种特征并不明显。

（胡娅莉）

Méngshì jiéjié

蒙氏结节（Montgomery tubercles）

妊娠早期乳晕上的皮脂腺肥大形成散在的结节状小隆起的妊娠早期体征。1837 年由爱尔兰产科医生蒙哥马利（Montgomery）首次报道并命名。

妊娠 8 周起，由于受垂体催乳素、胎盘生乳素、雌激素、孕激素、生长激素及胰岛素的影响，乳头增大、变黑、易勃起，乳晕变黑，沿着乳晕放射状分布的表浅皮脂腺（又称蒙哥马利腺或乳晕腺）扩张，腺体导管开口处隆突形成蒙氏结节，结节在妊娠前 3 个月发展最为显著，并伴随整个妊娠和哺乳期过程。个体间结节的数量可以相差很大，每个乳晕周围分布 4~28 个。结节的油性分泌物具有改变皮肤的酸碱度和阻止细菌生长、保护皮肤、润滑乳头及婴儿口唇、分泌少量乳汁的作用，这些分泌物中的挥发性化合物也可作为一个嗅觉刺激，激发新生儿食欲。

在妊娠过程中，为了保持抗菌功能的蒙氏结节，建议用清水冲洗乳房，不使用肥皂等洗涤用品，因为洗涤用品可能会去除起保护作用的油性分泌物。流产后随着激素水平的逐渐恢复，蒙氏结节可消失。

（胡娅莉）

chǐgǔ liánhé fēnlí

耻骨联合分离（separation of the pubic symphysis）

骨盆前方两耻骨间关节异常增宽的病理现象。其发生率不同文献报道不同。

病因与发病机制 正常非妊娠状态，耻骨联合间隙为 4~5mm。妊娠时，在妊娠激素的影响下，连接关节的韧带变得较为松弛，使耻骨联合间隙增宽 2~3mm，最多可到 9mm。这有利于胎儿在母体内成长，也有利于分娩时胎儿更加容易通过母体盆腔。产后数天，耻骨联合增宽的间隙会逐渐缩窄。当韧带完全恢复，耻骨联合回复到妊娠前正常的强度需要 3~5 个月。如果妊娠期韧带过度松弛，耻骨联合间隙发展到≥1cm，就视为异常。在耻骨联合间隙增加的同时，有时两耻骨之间会发生一定程度的错位。

急产、头盆不称、分娩时大

腿过度外展、有妊娠骨盆疼痛史，以及有骨盆损伤史的妇女也可导致外伤性耻骨联合分离。

病理生理 在人体活动时，耻骨联合与盆腔的两个骶髂关节一起维持盆腔稳定，使双腿能做各种姿势。若耻骨联合上的韧带因激素等原因不能稳定关节，耻骨联合就不能有效地行使其功能的症状，称为耻骨联合功能障碍。当盆腔关节过度拉伸，会导致疼痛。妊娠时激素也会导致骶髂关节韧带轻度松弛，导致腹股沟与耻骨疼痛也常见，主要原因是一边或两边的骶髂关节韧带的松弛也给耻骨增加了额外的压力。

妊娠激素软化和拉伸机体韧带可以使耻骨联合与腰骶部疼痛在妊娠12周时开始发生。在后来的妊娠期间或分娩后，可致行走、上下楼梯以及翻身出现困难，严重时甚至无法活动。

症状 表现为耻骨联合关节处疼痛，接触时疼痛非常明显。也可为臀部、腹股沟和下腹、大腿内侧以及后背疼痛。行走与负重时可以加重，特别是在抬起一条腿、上楼梯和上床时。有时还会听到或感觉到“咔”的一声。为了减轻疼痛，孕妇常采用鸭步行走。并不是所有的耻骨联合分离孕妇都会表现为盆腔疼痛；有的可在分娩后出现疼痛；也有妊娠时与分娩后都有疼痛。部分孕妇第一次妊娠时有盆腔痛，再次妊娠时不会出现疼痛，而另一些孕妇却恰恰相反。

诊断 妊娠时超声检查或MRI扫描，分娩后X线检查能够确诊。耻骨联合分离≥10mm，上下移位≥5mm，即可诊断。

治疗原则 通常镇痛药与抗炎药物可以缓解疼痛。应当根据妊娠期与哺乳期不同的生理特征，使用不同的药物。要注意产后因为疼痛使活动受限，进而提高血栓形成的可能，以及疼痛造成的产后抑郁。

为促进恢复，可以进行适当的物理治疗。使用支撑固定盆腔，如转子带或双层管型绷带。可使用经皮电子神经刺激仪来缓解疼痛。使用拐杖帮助患者行走。特别严重病例可采用钢丝或钢板行耻骨联合融合手术。针灸、按摩、整骨疗法和芳香疗法也有助于减轻症状。如出现分娩后抑郁，可咨询精神科医师或心理咨询师。此外，家人、朋友和病友的支持也非常重要。

预后 一般预后较好。如果再孕，有68%~85%再发风险。

（王　和）

rènshēn qī xúnhuán xìtǒng biànhuà

妊娠期循环系统变化（circulatory system change during pregnancy） 正常妊娠时，母体为了维持妊娠和胎儿生长的需要，产生一系列血液循环适应性变化。血容量、心输出量增加及外周阻力降低是妊娠期血流动力学的特征性改变。

心脏变化 ①心脏解剖：妊娠后期因膈肌升高，心脏向左上方移位，更贴近胸壁，心尖搏动左移1~2cm，心浊音界稍扩大。心脏容量至妊娠末期约增加10%；心率于妊娠晚期休息时增加10~15次/分。随着左心室组织增生及心室壁增厚，妊娠期心脏发生某些形态改变，这与长跑运动员心脏变化相似（是对血容量增加及心输出量增加的反应）。妊娠心脏改变于分娩后24周恢复正常。②心音：心脏的第一心音增强并分裂，肺动脉瓣区第二心音增强，妊娠后期90%在心尖区可听到第三心音，10%~15%可听到第四心音。由于心搏加强，血流加速，肺动脉瓣区可听到吹风样收缩期杂音，心尖区也可有收缩期吹风样杂音（1~3级），多数在收缩早期、中期且较短。有时在肺动脉瓣区可听到吹风样舒张期杂音，是由妊娠期肺动脉的生理性扩张所引起，产后即消失。偶尔在三尖瓣区也可听到舒张期杂音，由血流加速引起。心音改变和杂音在妊娠早期即出现，多数在妊娠12周前后开始听到，产后即消失。在妊娠后期还可在胸部听到乳房杂音，此种杂音位于胸骨旁，可为连续性，收缩期较响，仰卧位较明显；杂音起源于肋间动脉与乳房内动脉的吻合支，由乳房血流增加所引起，在杂音附近肋间加压，杂音可以消失，X线检查见心脏呈横位，心影可能轻度扩大，肺血管影也增多。③心电图检查：在妊娠后期有电轴旋转；有些孕妇第三导联上可有Q波、T波倒置，Q波在深吸气后可以减小，T波在深吸气后倒置减轻或转为正立，以上改变在产后均消失。正常妊娠时，心电图上无心室肥大征象。上述心电图变化反映妊娠时心脏位置改变的影响，并非心肌的病变。妊娠期也可能出现心律失常，以期前收缩多见。

血容量变化 由于细胞外液的增加，孕妇妊娠期体重增加6~8kg，尤其是妊娠晚期，细胞外液的增加不是按比例所有成分增加，血浆及间质液增加更加明显。血容量在妊娠6周即增加，随后红细胞计数小幅度增加；妊娠32周血容量达高峰，增加25%~52%；妊娠32周以后血容量保持相对稳定，尽管红细胞计数继续增加。在增加的血量中，以血浆增加较多，可达50%~60%，红细胞计数增加 10%～20%，故血液稀释，血细胞比容降低，称为妊娠生理性贫血，妊娠 30 周时最严重。血黏度降低，红细胞沉降率加速。妊娠期血容量增加与新生儿出生体重呈正相关，第二胎以后妊娠均较前一胎血容量明显增加。随着胎儿体重的增加，孕妇红细胞计数也增加。

孕妇血容量增加的两个主要机制如下。①过剩学说：主要是水钠潴留的结果。②不足学说：由于血管舒张或子宫胎盘血液循环低阻抗状态，导致水钠潴留。然而，也有认为外周血管舒张为主要原因。①在无血容量增加前，妊娠早期就有血管舒张并伴有外周血管阻力下降、血压下降及心输出量增加。②妊娠期肾素-血管紧张素-醛固酮系统活性增强。非孕妇外周血管舒张，激活肾素-血管紧张素-醛固酮系统，而血容量增加又抑制此系统。③孕妇有口渴及多饮经历并且血浆钠及渗透压降低，这些均与不足学说相符合。④妊娠妇女的外周动脉血管舒张及心输出量增加均先于血容量增加，因为心输出量不能满足血管舒张使血压下降，这也支持不足学说。⑤内膜细胞分泌的一氧化氮以及来自黄体的松弛素对妊娠期血压起一定的作用，但尚在探讨阶段。

血容量增加是妊娠生理的需要，胎儿生长受限以及先兆子痫均与血容量不足有关。心输出量、肾血流量、肾小球滤过率的增加均先于血容量的增加。血容量增加以及血液稀释对妊娠期各脏器可提供良好灌注，并防止发生子宫-胎盘循环梗死，还可防止分娩期血液过多丢失。

心输出量变化 妊娠期的心脏射血量增加及心率增快可使心输出量增加 30%～50%。研究表明，心脏射血量的增加发生在妊娠 8～11 周。妊娠前开始连续多普勒超声监测，于妊娠 5 周发现心输出量增加，于妊娠 24 周达高峰，比非妊娠期增加 45%，心输出量、心率在整个妊娠期呈上升趋势，双胎妊娠的心输出量较单胎妊娠平均增加 15%。

尽管很精确的时间不能确定，但妊娠早期心输出量增加是肯定的，表现在心脏射血量增加及心率的增快，在妊娠中期缓慢增加至妊娠足月。初产妇在妊娠 36～38 周及产后 11～13 周进行肺动脉插管研究显示，其心输出量增加、心率增快，体循环血管阻力及血压下降。

血压变化 在妊娠早期及中期，血压偏低；在妊娠晚期，血压轻度升高。一般收缩压无变化，舒张压因外周血管扩张、血液稀释及胎盘形成动静脉短路而轻度降低，使脉压稍增大。孕妇体位影响血压，坐位稍高于仰卧位。妊娠对上肢静脉压无影响。股静脉压自妊娠 20 周在仰卧位、坐位或站立时均升高，从妊娠前 0.098kPa 增至 0.196～0.294kPa，系妊娠后盆腔血液回流至下腔静脉血量增加，增大子宫压迫下腔静脉使血液回流受阻。侧卧位能解除子宫压迫，改善静脉回流。由于下肢、外阴及直肠静脉压增高，加之妊娠期静脉壁扩张，孕妇易发生下肢、外阴静脉曲张和痔。孕妇长时间处于仰卧位姿势，能引起回心血量减少，心输出量随之减少使血压下降，称为仰卧位低血压综合征。

血管反应性变化 ①妊娠期：子宫血管舒张，渗透性增加，通过新血管的生长和发育，满足胎儿的需要。多种因素包括血管内皮生长因子、碱性成纤维生长因子及其受体、雌二醇和孕酮、人绒毛膜促性腺激素等参与血管发生的调节。子宫内膜血管的组织学变化主要在胎盘螺旋动脉，螺旋动脉发生适应性扩张和结构变化，表现为非绒毛滋养细胞侵入子宫胎盘床及血管，使血管壁部分平滑肌和弹力组织丧失，大量纤维蛋白样物质沉着，螺旋动脉在血流的冲击下不断扩张成漏斗形，开口于绒毛间隙。②分娩期：第一产程，由于子宫收缩引起小动脉、小静脉紧张度增加，再加上疼痛，导致周围血管阻力增加，动脉压增高。此外，宫缩时子宫移向腹壁，减轻了对下腔静脉的压迫，增加回心血量。第二产程，因用力屏气，肺内压力增高，致使动静脉压同时增加，再加上腹压增加，内脏血管区域血液回流心脏，心脏负担较第一产程更重。第三产程，胎盘娩出后，子宫收缩使胎盘部位血管快速关闭，大量血液从子宫血窦进入血液循环中；同时因妊娠物娩出、子宫收缩，胸腹腔压力减小，近一步增加了心脏的负担。③产褥期：子宫胎盘循环结束后，大量血液从子宫进入产妇的体循环，再加上雌激素水平骤然下降，妊娠期潴留在组织间隙的液体亦进入母体血液循环中。产后 72 小时内，产妇血液循环量增加 15%～25%，尤其是最初 24 小时，可产生暂时性血容量增高，增加了心脏的负担。一般产后 2～6 周，血液循环量恢复到妊娠前水平。

（胡娅莉）

yǎngwò wèi dī xuèyā zōnghézhēng

仰卧位低血压综合征（supine hypotensive syndrome） 妊娠晚期孕妇仰卧位时，出现头晕、恶心、呕吐、胸闷、面色苍白、出冷汗、心跳加快及不同程度血压下降，当转为侧卧位后，上述症状即减轻或消失的综合征。又称仰卧位休克综合征、门格特（Mengert）休克综合征、妊娠晚期下腔静脉综合征、孕妇体位性休克、转位性低血压综合征。于1953年由门格特（Mengert）与霍华德（Howard）首先报道。中国于1979年刘新民首先报道。主要发生于妊娠晚期妇女，偶见于腹腔巨大卵巢肿瘤患者。

病因 ①妊娠晚期如取仰卧位，增大的妊娠子宫可压迫下腔静脉，使下腔及盆腔内静脉回流受阻，回心血量急剧减少，心输出量随之减少，从而引起血压下降等休克表现。②特异的神经精神因素：神经反射直接影响心脏功能和血压的改变，包括交感神经因素和神经丛受刺激因素。如联合麻醉时，由于交感神经节前神经纤维被阻滞，伴动脉扩张，周围阻力下降，加之血液淤积于周围血管系统，静脉回流受阻，心输出量减少，使该征的发生率升高或症状加重；硬膜外麻醉时，妊娠晚期硬膜外神经丛的体积增大，硬膜外腔间隙减小，由于妊娠子宫的压迫，药液易在蛛网膜下隙的外腔内扩散，致麻醉范围过大，若麻醉平面高达 T_8 以上则可诱发血压下降。因此当进行蛛网膜下隙阻滞（腰麻）或硬膜外阻滞时合并该征较多。

诊断 一般认为，仰卧位低血压综合征的客观指标达到：孕妇由侧卧位变为仰卧位后，平均动脉压下降>15mmHg且孕妇心率较基础心率上升≥20次/分，持续2分钟以上。因血压下降影响胎盘灌注，胎儿宫内缺氧，表现为胎心率加快、胎动增强，继而胎心率减慢、胎动减弱，出现急性胎儿窘迫表现。严重者可危及母儿的生命。

治疗 除了在剖宫产麻醉或分娩镇痛麻醉时发生严重仰卧位低血压综合征外，在妊娠期及时改变体位（如取左侧卧位）即可纠正，多不需要用升血压药物治疗。在剖宫产麻醉或分娩镇痛麻醉时提倡左侧卧位15°，另上肢静脉快速输液可以有效预防和纠正该征。

预防 为避免该征，孕妇最合理的睡眠姿势是左侧卧位，这样可减少妊娠子宫右旋程度，有利于胎盘血供，又可避免增大的子宫压迫脊柱前方的大血管。

（胡娅莉）

rènshēn qī hūxī xìtǒng biànhuà

妊娠期呼吸系统变化（respiratory system change during pregnancy） 正常妊娠时，母体为了维持妊娠和胎儿生长的需要，呼吸系统发生适应性变化。

解剖改变 妊娠期妇女有许多解剖上的改变，且这些改变常引起未妊娠状态时正常生理参数的变化。妊娠期妇女肋下角从68°增加到103°，使胸腔横径约增加2cm，横膈约升高4cm，而胸廓周长约增加6cm，但仍不足以阻止由于横膈的升高而导致的肺残气量的降低。妊娠期横膈的移动大于非妊娠期。

上呼吸道改变 妊娠期耗氧量增加，气体交换量增加，呼吸稍增加。妊娠晚期子宫增大、腹压增加，使膈肌上升、肋骨外展；胸廓横径及前后径加宽，使周径加大，肺活量无改变，以胸式呼吸为主。妊娠期上呼吸道黏膜增厚，轻度充血、水肿，使局部抵抗力降低，容易发生感染。用Mallampati评分证实妊娠期有咽部口径的减小。据报道，42%的孕妇在妊娠36周时有鼻充血和鼻炎，使鼻腔开放程度减小。鼻充血和鼻炎的发生可能与雌二醇和孕酮水平随妊娠期逐渐升高有关。有报道在月经周期的黄体期和妊娠期，鼻炎的发生与雌二醇水平的升高有关。另外，妊娠期循环血量的增加有可能也会造成鼻充血。

肺功能变化 妊娠可引起呼吸系统重要、明显的变化。正常妊娠的任何一阶段，由于潮气量增加，进入肺的氧气含量明显超过妊娠所需的量；另外，正常妊娠时，循环中的血红蛋白量、总携氧力和心输出量显著增加。以上变化使母体动静脉氧的差别降低。妊娠期呼吸频率无改变，但潮气量、每分通气量和每分钟携氧量随妊娠的进展而增加（表1）。最大呼吸容积无显著改变。功能残气量和气体残余量因为横膈的升高而降低。肺的顺应性不受妊娠的影响，但由于孕酮的作用，气道的传导性增加而总的肺阻力降低。

常用4种肺容量及4种能力描述肺生理。除了残气量及肺容

表1 妊娠妇女和非妊娠妇女通气功能的比较

功能	非妊娠妇女	妊娠妇女
呼吸频率	15次/分	16次/分
潮气量（ml）	485	680
每分通气量（ml）	7270	10340
剩余量（ml）	965	770

量，其他都能直接使用呼吸计量器来测定。1991 年，斯维尔（Swier）总结了妊娠期肺的生理变化：①肺活量增加 100～200ml。②吸气量在妊娠晚期增加约 300ml。③呼气储气量从总量 1300ml 减至约 1100ml。④残气量从总量 1500ml 减至约 1200ml。⑤功能残气量为呼气储备与残气量之和，减少约 500ml。⑥潮气量明显增加，约从 500ml 增至 700ml。⑦每分换气量增加 40%，从 7.5L 增至 10.5L。

妊娠期呼吸系统有许多重要的、适应性的改变并伴有肺功能的变化。生理上的这些变化，对于过度循环需氧量的增加及胎儿的需要是必要的。尚无证据表明妊娠使肺功能受损，但推测性的资料提示妊娠进展使许多急性、慢性肺部疾病的病理生理变化加剧。虽然肺功能没有被妊娠所破坏，但呼吸系统疾病在妊娠时更为严重。毫无疑问，妊娠时氧需求量的增加，尤其是仰卧位时闭合容量的增加起到了重要的作用，而且子宫增大使膈肌上抬，从而使功能残气量减少 20%。因为正常人在睡眠时本来就会有功能残气量的下降，两者作用的相加使孕妇在睡眠时功能残气量的下降更明显。伴随着功能残气量的减少及肺泡-动脉血氧分压差的增大，孕妇的氧合功能就会有所下降。另外，平静呼吸时会有气道闭合增加，从而导致通气血流比下降，这种情况在仰卧位时更明显。针对上述变化，正常妊娠时会产生一些相应的代偿机制，如在妊娠晚期仰卧位的减少等，使氧合血红蛋白的氧离曲线右移，从而使胎盘和母体组织氧供增加。

妊娠期胸式呼吸 是妊娠期肋间外肌舒缩产生的呼吸运动占优势的呼吸方式。

引起呼吸运动的肌肉为呼吸肌。使胸廓扩大产生吸气作用的肌肉为吸气肌，主要有膈肌和肋间外肌；使胸廓缩小产生呼气动作的是呼气肌，主要有肋间内肌和腹壁肌。肋间外肌的肌纤维起自上一肋骨的近脊椎端下缘，斜向前下方走行，止于下一肋骨近胸骨端的上缘。由于脊椎位置是固定的，而胸骨可上下移动，所以当肋间外肌收缩时，肋骨和胸骨都向上提，肋骨下缘还向外侧偏转，从而增大了胸腔的前后径和左右径，产生吸气。由肋间肌舒缩使肋骨和胸骨运动产生的呼吸运动称为胸式呼吸。由膈肌舒缩引起的呼吸运动称为腹式呼吸。

肺内肺泡通气量和肺毛细血管血流量的分布并不均匀。下 10%肺叶运输氧 > 40ml/min，上 10%肺叶运输氧 < 6ml/min。由于重力作用，下肺叶血供比上肺叶更丰富。肺底部的通气和血流都较肺尖大，因此下肺叶运输氧的效率是上肺叶的 6～7 倍。腹式呼吸时，所有肺泡都扩张，氧浓度升高，动脉氧合好；胸式呼吸时，下肺叶的氧供减少，这会导致动脉氧合减少。在平静状态下，腹式呼吸和胸式呼吸常同时存在，以腹式呼吸为主。

伴随呼吸功能变化的激素变化 妊娠期为维持正常妊娠，血液循环中雌二醇和孕酮水平明显升高。这些激素除了维持妊娠外，还会引起许多其他生理变化。孕酮显著上调位于延髓腹外侧的中枢化学感受器的通气驱动力，较深和稍快的呼吸频率增加了换气。这些变化有助于基础耗氧的增加，在妊娠中期增加量为 20～40ml/min，造成动脉血二氧化碳分压下降和呼吸性碱中毒，二氧化碳分压平均为 28mmHg、血浆酸碱度轻度偏碱为 7.45、碳酸氢根减少至约 20mmol/L，平均 pH 为 7.44（非妊娠状态为 7.40）。这种静息时的呼吸性碱中毒会使呼吸调节通路不稳定，在睡眠时可能发生失衡。虽然在非妊娠状态，非快速动眼睡眠期、低碳酸血症与呼吸性碱中毒会导致中枢性呼吸暂停（尤其是在从清醒进入睡眠的过渡阶段），但在孕妇中尚未进行这方面的调查研究。为维持上调的呼吸驱动，膈肌张力增大，从而使上气道在吸气时负压增大。这可能与睡眠时上气道塌陷趋势增加有关。

妊娠期的呼吸困难 呼吸意识的增加甚至在妊娠早期就体现出来，这可以用呼吸困难解释。生理性呼吸困难的机制是增加的潮气量轻度降低了血二氧化碳分压（$PaCO_2$）。妊娠期呼吸力的增加和随之降低的 $PaCO_2$ 在很大程度上是由孕酮造成的，也有一些是由雌激素造成的。甲基孕酮已用于刺激肥胖、非妊娠并经受低通气的妇女增加呼吸，其作用位点可能是中枢性的，通过直接刺激呼吸中枢而产生作用。

妊娠后女性的呼吸系统发生了很大的生理性变化，孕妇时常会有短时间的呼吸困难，60%～70%的孕妇经历过呼吸困难，尤其是在妊娠中期。即使是妊娠期正常生理的一部分，呼吸困难仍可能会造成误诊，误以为孕妇有心脏或肺部疾病发生。常见的主诉是不活动时就有气促，坐位时常加重。1978 年有学者报道约一半孕妇在妊娠中期出现这种情况，3/4 的孕妇在妊娠 31 周出现此情况。然而仪器检查不能确诊，认为是肺泡过度换气致 $PaCO_2$ 减少的反应，也与妊娠期正常胸腔解剖改变的结果有关。

（胡娅莉）

rènshēn qī xiāohuà xìtǒng biànhuà

妊娠期消化系统变化（digestive system change during pregnancy） 正常妊娠时，母体为了维持妊娠和胎儿生长的需要，消化系统发生适应性变化。

口腔变化 主要包括以下内容。

牙齿 妊娠期唾液成分、牙龈血液循环及妊娠期激素的改变与龋齿的形成相关。唾液中钙、磷、镁含量低者发生龋齿较多，含量高者则相反。口腔环境的改变受摄取食物种类、总的新陈代谢、神经作用、激素含量等因素影响，而这些因素在妊娠期变化尤为显著。因此，妊娠期有好发龋齿倾向，但妊娠并不能使牙齿腐蚀。

牙龈 妊娠时牙龈因血管增生、细胞水肿及组织肥大等改变而充血、变软，轻微的创伤即可能导致出血。由于刺激，牙龈常发生炎性改变，形成肥大性牙龈炎，半数孕妇可有轻型妊娠性牙龈炎。偶可在牙龈边缘出现血管灶性高度扩张，即妊娠龈瘤，一般似豌豆大，但也可增大至影响咀嚼，分娩后通常自然消退。

唾液 正常妊娠常伴有唾液增多，而酶活性降低及细胞成分减少现象。流涎为较少见的妊娠并发症，常与妊娠剧吐并存。病因可能为神经性或精神性，因而入睡后唾液量大为减少；也可能存在遗传因素。发生时间及病程不一，大多在停经后即出现，一般仅持续数天，但也有直至分娩才停止者，产后迅速恢复正常。

胃肠道变化 随着妊娠进展，胃肠道受增大子宫的推挤，使盲肠及阑尾向外上方移位。这些脏器位置的变化，由于解剖位置的改变，使急腹症体征产生变异，从而有重要的临床意义。如当子宫增大时，阑尾向上、向外偏移，有时可以到达右侧季肋部。

胃液分泌及胃肠道蠕动 胎盘产生大量孕酮，胃肠道张力下降，蠕动减弱，胃排空时间和肠运输时间延迟。这也与胃动素的降低有关。胃动素由肠嗜铬细胞分泌，存在于胃肠道内，是一种多肽激素，具有促进胃强烈收缩及肠道分节运动的作用。胃肠、胆囊及食管下段的收缩能力随血中胃动素浓度的下降而减弱。妊娠期胃动素的血浆浓度与血清孕酮浓度呈负相关，随妊娠进展而明显下降。妊娠早期妇女血浆胃动素浓度略高于正常非妊娠期妇女，妊娠中期明显低于妊娠早期，妊娠晚期又明显低于妊娠中期，产后3~5天较妊娠晚期则明显上升。孕妇在妊娠早期常有恶心、呕吐等早孕反应，可能与妊娠早期血浆胃动素水平相对升高、胃收缩功能亢进有关。妊娠中期、晚期时腹胀、便秘等症状可能与胃动素浓度下降、胃肠运动功能减弱、食物在胃肠道停留时间延长有关。产后胃动素浓度急剧上升，有助于胃肠功能的迅速恢复。此外，分娩时使用镇痛剂后胃排空时间会明显延长，此时全身麻醉容易反流与吸入。

在妊娠期胃静息状态时，胃分泌液几乎无改变。用试验餐或组胺诱发分泌，胃分泌液则在妊娠早期及妊娠中期明显下降，至妊娠20~30周为最低点，妊娠晚期又逐渐上升，直至妊娠足月分泌量仍略低于正常，游离酸及总酸度两者相平行。这种生理性低酸度可能是胃溃疡在妊娠期大多数能改善的原因。哺乳期胃液量分泌最多。

胃灼热 约有半数孕妇在妊娠前半期有胃灼热（见妊娠期胃灼热）。

便秘 孕妇常有便秘现象，妊娠晚期很明显，是由于增大的妊娠子宫将所有肠管向上方挤压，并压迫乙状结肠及直肠等机械性因素所造成。但妊娠开始阶段所致便秘的原因如下：妊娠期结肠蠕动减弱、速度降低、排空推迟，因而粪便脱水严重，对直肠的扩张刺激减弱，不向中枢传导以引起便意。因此，便秘是多方面因素所致，除体质外，可能有激素（孕酮导致平滑肌张力低下）、自主神经功能改变及机械性原因等。妊娠期常发生内痔、外痔，这与便秘及增大的子宫和腹压升高有关。

肝脏变化 妊娠期间，虽然一些动物肝的体积显著增加，但在人类并未发现这种现象。正常孕妇肝活检的组织学评估（包括电镜检查）并未发现肝细胞或肝叶结构有改变，但评价肝功能的一些实验室检查在妊娠晚期发生改变，并在分娩后迅速恢复。这些改变在非妊娠期间则属病理性改变，即妊娠所诱导的变化与肝病患者的变化方向相同。如血清清蛋白及总蛋白量下降，胆碱酯酶浓度降低，磺溴酞分泌延迟，碱性磷酸酶、胆固醇及许多脂质增加等，这些均属妊娠期的生理性改变，并无肝功能损害。其中，妊娠期血清清蛋白浓度渐进性下降，直至妊娠7~8月为非妊娠期的66%，平均30g/L（非妊娠期平均43g/L），到足月前又逐渐增加；妊娠期血清球蛋白浓度则轻度上升，所以清蛋白的下降并非单纯由于血液稀释所致。球蛋白增多是受单核巨噬细胞系统功能亢进影响。因而总球蛋白量可大于清蛋白量，导致清蛋白与球蛋白比例（A/G）下降，与一些肝病相似。血液电泳示 γ 球蛋白轻度下降，α 球蛋白、β 球蛋白，尤其 α 球蛋白增加，直至产后数周还不能恢复正常。转氨酶、血清胆红素浓度等仍在正常范围。

妊娠期肝实质细胞分泌碘溴酞钠至胆汁的功能下降，但吸收及贮存能力加强，45 分钟潴留率上升 20% ~ 40%（非妊娠期仅 5%），如给予非孕妇大量雌激素也可能得到同样结果。从妊娠早期碱性磷酸酶活性即升高，至妊娠最后 8 周增加至 1.2~2.4μmol/L，几乎增长 2 倍；增加的碱性磷酸酶来自胎盘合体滋养细胞。正常妊娠中血浆胆碱酯酶活性降低，降低的幅度与清蛋白浓度的降低幅度大致相同，约为非妊娠期的 25%。孕妇血清中亮氨酸氨基肽酶活性显著升高，足月时达非妊娠期的 3 倍。这是妊娠期出现妊娠特异性酶系的结果，这些酶具有各自明显的特异性酶解物。妊娠诱导的氨基肽酶有缩宫素酶的活性。

胆囊变化 妊娠期胆囊功能下降、松弛，常呈低张性扩张，胆汁黏稠。超声观察孕妇胆囊运动，发现随妊娠月份增大，胆囊张力与运动功能受到明显影响，特别是胆囊的收缩功能受损，剩余容积高。血孕酮通过抑制缩胆囊素（胆囊收缩的主要调节剂）介导的平滑肌刺激功能而损害胆囊的收缩。胆囊平滑肌收缩功能的损害导致胆汁滞留时间延长，空腹胆囊容积增大，进脂餐后最大排空率降低，残余容积相应增加，胆汁淤滞，导致胆囊结石形成。

尽管妊娠时胆盐潴留有导致肝内胆汁淤积和妊娠瘙痒的观点已被长期接受，但妊娠对母体循环中胆酸的影响并不完全明确。胆汁淤积与循环中高水平的雌激素相关，雌激素可以抑制胆盐的管内传递。*妊娠期肝内胆汁淤积症*是一种发生于妊娠中晚期的疾病，以皮肤瘙痒和胆汁酸升高为特征。

（胡娅莉）

zǎoyùn fǎnyìng

早孕反应（morning sickness）

妊娠早期约在停经 6 周左右，孕妇常伴有头晕、乏力、嗜睡、食欲缺乏、偏食、多喜酸性食物、厌油腻、恶心、呕吐等症状，恶心、呕吐常在晨起时明显。

发生机制 尚不清楚，可能与精神和心理变化而引起的自主神经失调有关，也可能是妊娠后体内内分泌环境改变所致。

鉴别诊断 需与消化系统等器质性病变相鉴别。排除如消化系统等器质性病变后方可诊断为早孕反应。

处理原则 早孕反应的程度个体差异很大，表现也是多种多样。少数人没有早孕反应，大多数人一般反应不重，在妊娠 12 周左右自然消失，偶有延至妊娠中期者。早孕反应是一种正常的生理现象，不必过分紧张。

轻度早孕反应 对身体无大的影响，也不需特殊治疗。①孕吐只不过是机体自我保护的一种本能反应，如果处理得当，不会对胎儿产生不利影响。孕妇可自学一些保健知识，以充分认识早孕反应，解除心理上的负担。丈夫的体贴，亲属、医务人员的关心能解除孕妇的思想顾虑，增强孕妇战胜早孕反应的信心；另外舒适的环境多可使症状减轻。②在妊娠早期，孕妇宜食富含营养、清淡可口、易消化的各类食物，营养物质需合理均衡。每次摄取食物不可太多，防止过饱，可以少吃多餐，也可用水果、牛奶、蛋类、点心来代替正餐，用增加摄入的次数来弥补量的不足，以保证身体活动所必需的热量。因空腹更易引起恶心，故每 2 ~ 3 小时及睡前可食少量零食；起床前先吃 1 ~ 2 片面包或饼干，喝热牛奶，然后慢慢起床，可在一定程度上抑制晨吐。养成每天排便的习惯。酒类应绝对禁止。③适当运动对减轻早孕反应有一定帮助。如活动太少，恶心、食欲缺乏、倦怠等症状会更为严重，易恶性循环。可适当参加一些轻缓的活动，如室外散步、孕妇保健操等，都可改善心情，强健身体，减轻早孕反应。

严重早孕反应 程度较严重的，可表现为剧烈而持续性的呕吐，进而发生困倦无力、消瘦、脱水、少尿甚至酸中毒等危重病症。无论对孕妇还是胎儿，后果都很严重，应该到医院就诊。

（胡娅莉）

rènshēn qī wèi zhuórè

妊娠期胃灼热（gestational pyrosis）

妊娠期胸腔及中上腹出现烧灼痛的症状。在极为罕见的情形下，这种烧灼痛会延伸到颈部，有时还会伴有口腔异味或嗳气等现象。胃灼热在夜间会特别严重。胃灼热是妊娠期的常见症状，妊娠早期、妊娠中期和妊娠晚期均常见。几乎有一半的孕妇都会发生胃灼热。妊娠期胃灼热是一种无害的状况，分娩后就会消失。

发生机制 主要是由于孕激素水平升高，使正常情况下保持食管下端括约肌关闭的韧带松弛，导致食物和胃酸反流到食管和咽喉部，刺激其黏膜所致。增大的子宫在妊娠晚期压迫胃部，可使得胃灼热更加恶化。

处理原则 若妊娠期出现胃灼热感，可以通过以下方法缓解症状。睡觉时，尽量以枕头垫高头部15cm，以防止发生反流；少吃多餐可减轻胃灼热；忌食容易产生气体和带刺激性的食物，如生姜、生蒜、浓肉汁、浓茶及酒类。少食容易产生酸液的甜薯、土豆以及不易消化的粗粮、韭菜等；适当多进食豆浆、牛奶，可中和胃酸、补充营养；炒菜时，适当添加些动植物油，可减轻胃部运动和减少胃液分泌；热的食物能促进食欲，帮助消化；临睡前可适当进食；若孕妇体重过重，应减少自身体重的增加，避免食用高浓度糖分的食物或饮料，包括糖浆、高淀粉类食物；油炸或油腻食物会引起消化不良，酸性食物或醋会使胃灼热加剧，孕妇皆应尽量避免；茶、咖啡会使食管括约肌松弛，并加剧胃酸的反流，亦应避免；过冷或过热食物及辛辣食物，都会对胃部产生刺激，所以均宜避免；可适当增加摄入富含β胡萝卜素的蔬菜、富含锌的食物及富含维生素C的水果，如胡萝卜、甘蓝、红椒、青椒、猕猴桃；睡前2小时不要进食，饭后半小时至1小时内避免卧床；穴位按摩；在医师指导下服用抗酸剂等胃药，可在饭后30分钟服用，以中和胃酸。切忌擅自用药，以免对胎儿造成不良影响。

（胡娅莉）

rènshēn yínliú

妊娠龈瘤（pregnancy epulis）

龈瘤是来源于牙周膜及牙槽突的结缔组织，没有肿瘤特有的结构，但有肿瘤的外形及生物学行为的增生性状态。

病因与发病机制 机械刺激及慢性炎症刺激所致的增生物，还与内分泌有关，如在妊娠2~3个月，由于雌激素分泌失调引起内分泌功能紊乱，再加上口腔内原有的局部刺激物存在，如牙石、软垢、残根、残冠等，在少数牙位的牙龈上，可以出现牙龈的瘤样增生，如生长成蘑菇样外形，基底呈蒂状，与牙龈附着，颜色较深，表面平坦而发亮，部分亦可以呈杨梅样增生，少数严重的瘤样增生物可以覆盖整个牙齿，增生物触之较易出血。分娩后则牙龈瘤缩小或停止生长。

临床表现 多发生于唇颊侧的牙龈乳头部，前磨牙牙区最常见。肿块较局限，大小不一，呈圆形或椭圆形，有时呈分叶状（图1）。肿块有的有蒂如息肉，有的无蒂、基底宽广。肿块在妊娠期可迅速增大，甚至可以遮盖部分牙面及牙槽突，表面可见牙压痕，易被咬伤而发生感染。肿块长大，可以破坏牙槽骨壁，致使牙松动、移位。妊娠龈瘤通常在分娩后2个月慢慢地恢复正常。但是，如果局部的刺激物没有消除，妊娠龈瘤便不可能完全消退。

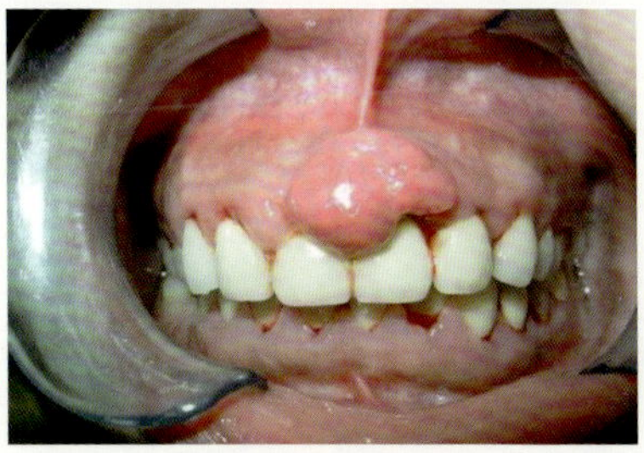

图1 妊娠龈瘤

治疗 由于妊娠期妇女不能随便使用药物，一般只能局部冲洗上药。妊娠龈瘤如产后仍不消退，则可手术切除。

预防 育龄妇女在妊娠前要到正规医院检查口腔，把存在的问题先处理好，如补牙、洁牙等，特别是有牙周炎的患者，其妊娠前治疗非常重要；清除粘贴于牙齿上的牙石、软垢、茶垢等局部炎性刺激物，消除牙龈炎、牙周炎诱发因素；保持口腔卫生。坚持每天刷牙；坚持饭后及每次饮食后漱口，不吃零食；应适当多吃一些含有丰富维生素和蛋白质的食物，如牛奶、鸡蛋、瘦肉等，特别是富含维生素C的新鲜蔬菜和水果，必要时还可口服维生素C片；牙龈有急性炎症或症状明显的孕妇，应及时到医院治疗，不要随意服药，以免造成胎儿畸形。

（胡娅莉）

rènshēn qī xuèyè xìtǒng biànhuà

妊娠期血液系统变化（hematological system change during pregnancy）

妊娠期血液系统变化主要涉及血容量和血液成分的改变，以及凝血功能的变化。

血容量变化 见妊娠期生殖系统变化。

血液成分变化 包括红细胞、白细胞和血浆蛋白等。

红细胞变化 妊娠期骨髓不断产生红细胞，网织红细胞轻度增生。因血液稀释，红细胞计数约为3.60×10^{12}/L，血红蛋白为110g/L，血细胞比容降至31%~34%。孕妇储备铁约为500mg，为适应红细胞增长及胎儿成长和孕妇各器官生理变化的需要，应在妊娠中晚期补充铁剂，以防血红蛋白值明显下降。

白细胞变化 从妊娠7~8周起开始增加，至妊娠30周时达高峰，约为10×10^{9}/L，有时可达15×10^{9}/L，主要为中性粒细胞增加，淋巴细胞和血小板增加不多，而单核细胞和嗜酸性粒细胞几乎无改变。必须指出的是，在妊娠期不能单凭一次白细胞计数的多少而诊断有无感染及感染程度。

血浆蛋白变化　由于血液稀释，血浆蛋白从妊娠早期即下降，至妊娠中期为60~65g/L，主要是清蛋白减少，约为35g/L，以后持续此水平直至分娩。

凝血功能变化　正常妊娠妇女血小板活化增强，凝血酶原激活增加，高凝状态导致继发性纤溶亢进和抗纤溶活性的增加，这几个方面相互影响，从而维持正常妊娠处于凝血/抗凝、纤溶/抗纤溶的动态平衡中（表1）。①正常妊娠妇女凝血因子Ⅱ、Ⅴ、Ⅶ、Ⅷ、Ⅸ、Ⅹ增加，凝血因子Ⅺ、Ⅻ降低。由于妊娠期存在血容量的扩张，血浆凝血因子浓度的升高提示妊娠期凝血因子的生成明显增加。②妊娠晚期凝血酶原时间轻度缩短，全血的凝血时间无明显改变。③正常妊娠妇女血浆纤维蛋白原含量比非孕妇女增加50%以上，于妊娠末期平均达4.5g/L。④纤维连接蛋白（fibronectin，Fn）主要由肝细胞和血管内皮细胞合成，具有止血、抗血栓和调理素的作用。当血管壁发生损伤时，局部血管内皮细胞合成Fn增加，血浆Fn水平升高。妊娠期Fn水平高于非妊娠期妇女，可能与妊娠期胎盘产生Fn相关。但妊娠早期、妊娠中期、妊娠晚期血浆Fn水平的变化无显著差异，提示正常妊娠过程中血管内皮细胞功能可能处于相对稳定状态，从而保证了正常妊娠凝血、纤溶系统的平衡。⑤D-二聚体是交联纤维蛋白在纤溶酶作用下的降解产物，是血管壁纤维蛋白沉淀的标志，与继发性纤溶激活相关。不同妊娠期，D-二聚体水平高于非妊娠期妇女，且随着孕周增加而增加，提示妊娠过程中孕妇体内处于高凝状态并出现代偿性纤溶活性的增加，以保持凝血和纤溶的动态平衡。

（胡娅莉）

rènshēn qī mìniào xìtǒng biànhuà

妊娠期泌尿系统变化（urological system change during pregnancy）

妊娠期母体泌尿系统形态学及功能上也发生了明显变化，这些变化包括肾增大、集合系统的解剖学变化、肾血流动力学的变化以及循环血浆中激素水平的差异（表1）。

肾脏和输尿管变化　妊娠妇女由于肾血管数量的增加，肾间质间隙增大，故肾变大。产褥早期的肾比产后6个月的肾长1cm，但是并不发生真正肥大。妊娠与非妊娠妇女肾的显微镜下结构基本相同。

研究已确定妊娠期肾小球滤过率（glomerular filtration rate，GFR）和肾血浆流量较非妊娠期增加50%以上。GFR和肾血浆流量在妊娠早期增加，前者在妊娠早期末增加50%，由于GFR的增加较血浆流量增加明显，故滤过部分在妊娠期是增加的。这些肾血流动力学的变化于受孕后短期内即开始，妊娠中期达到高峰。GFR的增加持续至足月，然而肾血浆流量在妊娠晚期降低。妊娠期所进行的许多关于肾功能的研究是在孕妇仰卧位时进行的，妊娠晚期仰卧位可以导致全身血流动力学的显著变化，进而造成肾功能的改变。如妊娠晚期肾血流和钠的排出明显受到体位的影响，与侧卧位相比，仰卧位的清除率平均低一半多。虽然体位明显地影响了妊娠晚期钠和水的清除，但其对GFR和肾血浆流量的影响则明显不同。对一些妇女来说，仰卧位时GFR和肾血浆流量较侧卧位降低，但多数妇女并不降低。

妊娠诱导的肾排泄功能变化是尿液中各种营养物质显著增加。GFR的增加使许多溶质在单位时间内通过肾小球的量较平常增多，促使葡萄糖、尿酸、一些氨基酸和水溶性维生素的排泌。氨基酸和水溶性维生素在孕妇尿液中的丢失比非妊娠妇女多很多。这是因为肾小管没有相应地增加对上述物质（包括钠）的再吸收能力。妊娠期间尿蛋白排泄也增加，尿

表1　非妊娠期与妊娠晚期凝血指标的比较

凝血指标	非妊娠期	妊娠晚期（35~40周）
活化部分凝血酶原时间（s）	31.6±4.9	31.9±2.9
凝血酶时间（s）	18.9±2.0	22.4±4.1*
纤维蛋白原（g/L）	2.56±0.58	4.73±0.72*
凝血因子Ⅶ（%）	99.3±19.4	181.4±48.0*
凝血因子Ⅹ（%）	97.7±15.4	144.5±20.1*
纤溶酶原（%）	105.5±14.1	136.2±19.5*
tPA（ng/ml）	5.7±3.6	5.0±1.5
抗凝血酶Ⅲ（%）	98.9±13.2	97.5±33.3
蛋白C（%）	77.2±12.0	62.9±20.5*
蛋白S（%）	75.6±14.0	49.9±10.2*

注：*统计学上有显著差异。

表 1　正常妊娠时泌尿系统的变化

变化	表现	临床相关性
肾体积增加	X 线片显示肾长度增加约 1cm	产后肾体积的减小不能误认为肾实质的丢失
肾盂、肾盏和输尿管扩张	B 超和静脉肾盂造影检查示肾积水	不要误认为是阻塞性尿路疾病
肾血流动力学改变	GFR 和肾血浆流量较非妊娠增加 50%以上	正常妊娠时血清肌酐和尿素氮水平下降；预计肌酐水平下降 > 70.7μmol/L；蛋白质、氨基酸、葡萄糖的排出量均增加
肾对水排泄的改变	渗透调节改变；血管紧张素释放阈值降低	正常妊娠时血清渗透压降低至 10mOsm/L（血清钠至 5mmol/L）；血管紧张素的代谢增加可能导致妊娠期一过性尿崩症

蛋白>300mg/24h 为异常。滤过的尿酸盐完全再吸收增加了，但分次排泌却减少，导致妊娠期血清尿酸盐减少。碳酸氢盐的再吸收、酸的排泄以及尿的浓缩、稀释能力在妊娠期均无变化。

妊娠期间，由于 GFR 增加，故血清肌酐和尿素氮水平下降。正常非妊娠妇女的血清肌酐值是 0.67±0.14mg/100ml，而正常妊娠妇女的血清肌酐值是 0.46±0.13mg/100ml。非妊娠妇女尿素氮平均为 13±3mg/100ml，而妊娠妇女为 8.7±1.5mg/100ml，因此，在非妊娠妇女被认为的正常值，在妊娠妇女则要视为肾功能减低，所以妊娠期间血清肌酐 > 0.8mg/100ml 时，应进一步检查肾功能。肌酐清除率是评估肾功能的有效实验方法，而尿浓缩实验可能产生错误的结果。白天，妊娠妇女具有以可凹性水肿的形式积累水分的趋势；晚上，当妊娠妇女处于侧卧位时，这些液体被动员起来，通过肾排出，形成夜尿，尿液比非妊娠状态稀释。当妊娠妇女储存液体近 18 小时而不能排出浓缩尿时，并不意味着肾损害，而是肾排泄了具有相对低渗透压并已被调动起来的细胞外液。

妊娠妇女的泌尿系统形态学变化主要发生在集合系统，包括肾盏、肾盂及输尿管。早在妊娠 3 个月时，这些结构就有扩张、蠕动减少等变化，90% 以上的妊娠妇女有输尿管扩张并伴有输尿管平滑肌肥大和结缔组织增生，这些解剖学变化可使尿流淤滞和泌尿系感染。此外，激素（如孕激素）也可能造成肾盂和输尿管积水。从妊娠中期妇女相对迅速地出现输尿管扩张现象可以得出，横向增大的子宫对输尿管的压迫比激素的作用大。激素和机械作用于妊娠期所发生的泌尿系统生理学改变，常常由静脉肾盂造影显示出来。目前认为 86% 的妊娠妇女右侧输尿管扩张更为明显，这种不同程度的扩张可能是由于乙状结肠对左侧输尿管产生缓冲作用，或者因为子宫的右旋而使右侧子宫产生了更大的压迫力的结果。右卵巢静脉复合体在妊娠期间显著增大，斜靠于右侧输尿管之上，这可能对右侧输尿管的扩张有重要意义。

膀胱变化　妊娠的第 4 个月之前，膀胱很少有显著的解剖改变。然而，从那时开始，增大的子宫与盆腔所有脏器的充血和肌肉与结缔组织的增生相伴行，此过程一直持续至妊娠末期，导致膀胱三角显著加厚、加宽。膀胱黏膜除了其血管大小及弯曲程度增加以外，无其他改变。组织切片证实雌激素的刺激使膀胱壁肌肉增生，但膀胱镜下变化却不那么明显。患者常有膀胱刺激症状。此外，由于孕酮对平滑肌的作用使其张力下降而致膀胱容量增加，其范围从数百毫升至 1000ml。妊娠晚期，特别是在分娩前胎先露衔接的未产妇，膀胱的整个底部被推向前方，将正常凸面变成了凹面。另外，胎先露的压迫阻碍了膀胱底部血液和淋巴的回流，使其产生水肿，更易受创伤和感染。

尿道变化　妊娠期间尿道解剖变化比较小。由于膀胱向上移位而致尿道变长，内镜检查发现尿道黏膜明显充血。由于雌激素的影响，尿道正常的移行上皮变成了类似鳞状上皮。

尿液分析　①妊娠期间出现糖尿并不一定不正常。GFR 的显著增加和肾小管对滤过糖的重吸收能力的损害，造成许多情况下出现糖尿；约 1/6 的妊娠妇女会出现糖尿，但当糖尿反复出现时，应警惕糖尿病的可能。②妊娠期间蛋白尿并不明显，只有在异常分娩中或分娩不久后出现微量蛋白尿；在整个妊娠过程，正常孕妇蛋白质的平均排泄量是 115mg/24h；妊娠早期、中期、晚期并无显著区别；妊娠期清蛋白的排泄量很小，传统的实验方法不能检测到清蛋白尿。③排除污染后，血尿可用于诊断尿道疾病。异常分娩可对下尿道造成损伤，进而引起血尿。

（胡娅莉）

rènshēn qī shénjīng xìtǒng biànhuà

妊娠期神经系统变化（maternal nervous system change during pregnancy） 妊娠期神经系统的变化不大，主要表现在注意力与记忆力下降、睡眠障碍等。妊娠期间，一些神经系统疾病的病情会加重或发病率升高，如头痛与偏头痛、癫痫、脑血管疾病、腕管综合征、特发性面神经麻痹以及重症肌无力与多发性硬化等。

注意力与记忆力下降 妊娠期与产褥期妇女常诉注意力与记忆力下降。研究证明，这种注意力与记忆力下降虽然存在，但不严重，且一般仅局限于妊娠晚期，一般在分娩后很快消失。子痫前期患者出现的注意力和记忆力下降可以通过硫酸镁治疗后好转。脑MRI发现，妊娠后期大脑中动脉和大脑后动脉平均血流速度逐渐下降，但这种下降的机制和临床意义尚未知。

睡眠障碍 大约从妊娠12周开始到产后2个月，一些妇女可出现入睡困难，或频繁从睡梦中醒来、夜间睡眠时间减少、睡眠效率降低的情况；有的还会出现睡眠呼吸暂停，产后妇女发作的频率和持续时间增加。妊娠期间仰卧位睡眠氧分压会明显降低而影响睡眠。睡眠障碍还可诱使产后抑郁发生。

眼变化 妊娠期眼压会降低。随着妊娠进程，角膜敏感性亦逐渐降低。由于水肿，角膜厚度略增加。这会影响角膜眼镜佩戴的舒适度。但一般情况下，对孕妇的视力不会产生影响。

头痛与偏头痛 发病率占妊娠期神经疾病的33%。头痛可能因眼疲劳、身体疲乏、情绪变化和鼻窦炎引起。若妊娠前就有偏头痛，50%～90%的患者都将加重。健康妇女妊娠后也可能会诱发偏头痛。头痛与偏头痛也可能出现在分娩时与产后。发现头痛与偏头痛，应该与蛛网膜下腔出血、脑炎、脑膜炎、脑静脉血栓形成、良性颅内高压、子痫前期、颅内占位性病变鉴别诊断。

在妊娠期间，如果因为头痛或偏头痛而使用非甾体抗炎药可能导致早期流产风险，以及新生儿的出生缺陷（如新生儿颅内出血、肾功能障碍与动脉导管未闭等）。故在选择治疗方案上应慎重。

癫痫 25%～30%的癫痫患者在妊娠后发病频率增加。发病频率增加的原因一般有：不遵医嘱用药；呕吐降低了药物浓度；胃肠道吸收减少，而肝肾药物清除率增加，造成药物水平不足；缺乏睡眠等。

频繁的癫痫大发作可能会导致胎儿缺氧，引起胎儿生长受限。通过胎盘的抗癫痫药物会增加胎儿畸形概率，抗癫痫药物可能干扰叶酸代谢而导致神经管缺陷；某些抗癫痫药物还会影响新生儿维生素K的代谢，导致出血性疾病。故妊娠期间母亲的癫痫治疗应选用对胎儿低风险的药物。联合用药会增加胎儿出生缺陷风险，建议尽可能采用单一药物。妊娠期新发癫痫应与子痫、感染、脑出血等鉴别诊断。

（王　和）

rènshēn qī nèifēnmì xìtǒng biànhuà

妊娠期内分泌系统变化（endocrine system change during pregnancy） 与妊娠前相比，妊娠期母体的内分泌系统发生了很大变化。其中主要激素的产生与作用与妊娠的三个重要部分——胎儿、胎盘和母体相关。妊娠时，母体内一些原有激素量增加，同时也产生了一些妊娠特有的激素，它们共同承担着妊娠时期的重要功能。

成年妇女卵泡排卵后形成黄体。黄体在黄体生成素刺激下合成与生育相关的激素——雌激素、孕激素、抑制素A、耻骨松弛激素以及血管上皮生长激素。这些激素促进分泌期子宫内膜生长，为胚胎着床做好准备。如胚胎未着床，黄体会产生金属蛋白酶和其他细胞溶解酶，发动黄体退化，使黄体功能在14天后结束；如胚胎着床，胚胎滋养层细胞分泌的人绒毛膜促性腺激素（human chorionic gonadotrophin，HCG）抑制黄体退化，促使黄体继续分泌激素。这些激素继续维持子宫内膜生长，防止其变性脱落，为胚胎生长发育提供营养。黄体功能一直延续到胎儿胎盘单位接管其功能为止。妊娠期重要的内分泌系统变化还涉及甲状腺功能、肾上腺功能及胰腺功能等。

雌激素 包括雌酮、雌二醇、雌三醇，这些激素的基本结构都是雌酮，不同的仅是其上的羟基数量与排列不一样。妊娠时，三种雌激素均急剧增加。雌酮是雌二醇的前体，雌二醇是卵巢分泌的主要雌激素。子宫内膜上有雌二醇与孕激素受体，在雌二醇与孕激素的作用下营造了一个能让胚胎种植与发育的子宫内膜环境。雌三醇主要由胎盘产生，通常认为它的主要作用是妊娠时促进子宫血流，雌三醇前体硫酸脱氢表雄酮源于胎儿和母体的肾上腺。

孕激素 与雌激素同为甾体类激素。孕激素中最具生物学活性的是孕酮。孕酮在妊娠很早阶段就开始起作用。胚胎植入时，孕酮抑制T淋巴细胞介导的组织排斥，HCG和蜕膜皮质醇也参与了这一过程，抑制排斥为植入的胚胎与胎盘发育提供很好的免疫保护。另外，孕酮有降低子宫血流作用。孕酮与雌激素作用相互平衡，使胚胎植入位点能维持一个最佳血流供应状态，利于胚胎植入。

人绒毛膜促性腺激素 由胎盘滋养层细胞产生的糖蛋白。分子量为36～40kD。HCG在分子结构、生物学与免疫学上都同黄体生成素（luteinizing hormone，LH）相似，不同的是HCGβ亚基羧基末端的28～30个氨基酸是HCGβ亚基表达其生物活性所独有的，这也使它比LH有更长的半衰期。所有糖蛋白激素HCG、LH、促卵泡生成素（follicle-stimulating hormone，FSH）和促甲状腺素（thyroid-stimulating hormone，TSH）都有类似于HCGα亚基的生物活性。

在妊娠早期，HCG水平达到最高时，HCG还有可能刺激母体甲状腺起到TSH作用。妊娠早期，HCG还起促黄体功能作用。在妊娠晚期，胎儿垂体未分泌LH以前，HCG可促使胎儿睾丸分泌睾酮，起到促胎儿性腺生长作用。HCG可以调节胎儿肾上腺硫酸脱氢表雄酮的产生；还能起到与孕酮相似的重要免疫抑制作用，防止胎儿作为同种异体移植物被母体排斥掉。

约在LH峰值出现后第9天，囊胚植入母体子宫内膜时，就能从母体的血液中检测到HCG。HCG浓度峰值在妊娠60～90天，然后下降到一定的程度形成平台期，直到妊娠结束。在整个妊娠早期，滋养层细胞都分泌HCGβ亚基和完整的HCG。这段时间游离HCGα亚基水平很低。随着妊娠的进程，α与β亚基的产出量发生倒转，α亚基增加，直到分娩。由于妊娠时合体滋养层以及绒毛膜癌与葡萄胎等具有滋养层特性的组织都能产生HCG，故在妇女血清中检测到HCG，就能诊断是否妊娠或除妊娠外的其他HCG升高的疾病（如性腺肿瘤）。

垂体激素 正常妊娠时，母亲脑垂体体积会增大约135%。但临床上仍然罕见由于这种垂体增大压迫视交叉导致视野减小、视力减退的症状。妊娠时，垂体催乳素瘤发生率也不会因此而增加。但如果妊娠前就患有垂体肿瘤且直径大于10mm时，妊娠后可能会更大，应提前治疗。

母体脑垂体激素不是维持妊娠的基本要素。许多做了垂体切除的妇女也能成功妊娠，可以采用补充皮质激素、甲状腺激素和血管升压素等治疗手段维持妊娠到自然分娩。

胎盘生长激素 妊娠早期，母体血清生长激素浓度为0.5～7.5ng/ml。妊娠8周，可检测到来源于胎盘的生长激素。大约17周，胎盘成为生长激素的主要来源。母体血清生长激素平均水平从妊娠10周时的3.5ng/ml缓慢增长至妊娠28周的14ng/ml，然后进入平台期。在羊水中，生长激素在妊娠14～15周达到峰值，然后缓慢下降，妊娠36周后达到基线水平。

胎盘生长激素是由合胞体滋养层持续分泌。但它的生理效应尚不完全清楚，可能会对胎儿生长有影响，也可能与先兆子痫的发展有关。胎盘生长激素不是胎儿生长绝对必需，但它能与催乳素协同对胎儿生长起调节作用。

催乳素 在正常妊娠时，母体血浆催乳素水平显著增高，到预产期时浓度可达非妊娠期的10倍以上，大约150ng/ml。分娩后血浆浓度反而下降，甚至在哺乳期也是如此。但在哺乳早期，催乳素会对婴儿吸吮产生反应，呈脉冲式的大量分泌。

催乳素在分娩时分泌明显增加的生理基础尚不清楚。但雌激素可以刺激腺垂体细胞增生，增加催乳素释放。相比于非妊娠期妇女，甲状腺释放激素也能导致妊娠期催乳素水平增高，但在妊娠后期这种反应降低。5-羟色胺会增加催乳素分泌，多巴胺抑制催乳素分泌。

母体催乳素的基本功能是保证泌乳。催乳素在妊娠早期的作用是促进乳腺腺上皮细胞等的DNA合成与有丝分裂，同时使这些细胞中的雌激素与催乳素受体增多。最后，催乳素促进乳腺分泌细胞RNA合成、生乳以及酪蛋白、乳清蛋白、乳糖和脂肪的产生。催乳素缺乏可以正常妊娠，但不能分泌乳汁。

钙的代谢 妊娠期钙的代谢很重要。钙浓度的调节与镁、磷酸盐、甲状旁腺激素、维生素D和降钙素有密切关系。这些因素中任何一个改变，都可能对其他因素造成影响。有研究表明，正常妊娠期间，所有涉及骨转换的标志物都增加，到产后12个月仍未恢复到基线水平。

甲状旁腺激素 血浆钙急性或慢性降低，或镁的急性降低会刺激甲状旁腺激素释放；反之，钙、镁升高能抑制甲状旁腺激素水平。该激素对骨的再吸收、小肠吸收、肾的重吸收的作用，增加了细胞外液钙浓度，降低了磷酸盐浓度。

在妊娠早期，血浆甲状旁腺激素水平开始降低，然后进行性升高。妊娠妇女血浆容量增加、肾小球滤过率增加，以及母胎间钙转运导致血浆钙浓度降低，促使该激素水平上升。妊娠时，离子钙与甲状旁腺激素的新“调整点”建立，使血浆钙离子降低很轻微。雌激素可阻断甲状旁腺激素骨吸收活性，导致妊娠期甲状旁腺激素增加。为了给胎儿发育提供充足的钙，妊娠时甲状旁腺处于生理性亢进状态。

降钙素　定位于甲状腺滤泡周围区域，源于胚胎神经嵴的C细胞分泌降钙素。钙、镁促使降钙素生物合成与分泌。各种胃激素（促胃液素、五肽促胃液素、胰高血糖素和肠促胰酶素）以及进食可增加血浆降钙素水平。

降钙素作用是对抗甲状旁腺激素和维生素D，在钙胁迫时保护骨骼的钙化。妊娠与哺乳时形成深度钙胁迫，这时降钙素水平会比非妊娠妇女明显升高。

维生素D　最具有生物学活性的1,25-二羟维生素D_3是在通过皮肤合成或摄取维生素D后，在肝转化为25-羟基维生素D_3，然后再在肾、蜕膜和胎盘中转化为成为1,25-二羟维生素D_3。它在正常妊娠母体血清中增高。它刺激钙从骨与肠道的再吸收。甲状旁腺激素和血浆低钙与低磷酸盐水平能促进25-羟基维生素D_3向1,25-二羟维生素D_3转化，降钙素可对抗这种转化。

（王　和）

rènshēn qī jiǎzhuàngxiàn gōngnéng biànhuà

妊娠期甲状腺功能变化（thyroid function change during pregnancy）　尽管妊娠时甲状腺在形态学、组织学与实验室检测方面都有改变，但妊娠妇女甲状腺功能仍然正常。甲状腺增大不明显。如果保持碘摄入，甲状腺大小会维持不变，超声检查可能发现有轻微增大。世界卫生组织推荐妊娠时碘摄入量从平时每天100～150μg增加到200μg。在碘不足的情况下，甲状腺增大25%，10%的妇女可见甲状腺肿大。组织学上发现，妊娠时会有甲状腺血管和滤泡增生。

对母体的影响　妊娠时，由于肾排出的增加，血清碘化物水平下降。在妊娠后半期，碘化物也要输送给胎儿，降低母体中碘化物水平。这些改变影响甲状腺合成与分泌甲状腺素。如果甲状腺碘化物摄入增加，孕妇能保持正常的甲状腺功能。

总四碘甲状腺原氨酸（TT_4）和总三碘甲状腺原氨酸（TT_3）水平在妊娠早期开始增加，妊娠中期随着甲状腺素结合球蛋白（TBG）的增加而达到峰值。TBG在妊娠早期增加，到妊娠12～14周进入平台期。与非妊娠期的正常范围（64.5～154.8nmol/L）比较，TT_4浓度在妊娠期增加到116.1～206.4nmol/L。游离T_3（FT_3）和游离T_4（FT_4）很少（正常占T_4的0.04%和T_3的0.5%），但是是决定母体甲状腺功能是否正常的主要成分。FT_4水平在妊娠早期轻度升高，然后降低，利于分娩；FT_4较非妊娠妇女低10%～15%。但这种变化很小，大多数妇女的FT_4水平保持在非妊娠妇女的正常范围之中。有学者认为，在妊娠中晚期FT_4有显著降低，其中位数值正好在正常值下限以下。FT_3水平情况类似。

促甲状腺素（TSH）浓度在妊娠早期短暂降低，然后上升，并在以后的孕周中维持稳定。在妊娠早期，TSH的短暂降低与FT_4水平的升高相吻合，这种改变是人绒毛膜促性腺激素（HCG）的促甲状腺效应所致。更高HCG峰值能更强地抑制TSH水平。TSH和HCG的结构非常类似，它们共享一种α亚基，并且有相似的β亚基。有学者估计体循环中增加10000IU/L的HCG，相当于增加了0.6pmol/L的FT_4，并且降低0.1mU/L的TSH。有学者在妊娠时连续大样本测量结果发现，TSH在妊娠早期被抑制到低于正常18%，在妊娠中期低于正常5%，妊娠晚期低于正常2%。在妊娠早中期，在TSH水平被抑制的妇女中，HCG平均水平更高。这表明HCG有促甲状腺活性作用。

对胎儿的影响　母体甲状腺功能对胎儿的影响很复杂，不会直接控制胎儿甲状腺功能，而是通过胎盘相互影响。胎盘调节碘和少量T_4向胎儿的转运。妊娠早期，胎儿正常的神经发育关键依赖母体T_4的支持。因为妊娠12周以前，人类胎儿不能合成甲状腺素，故妊娠早期胎儿所需的所有甲状腺素完全依靠母体转运；甚至在胎儿已经有了甲状腺功能，在一定程度上仍然需要母体提供甲状腺素。如T_4一样，促甲状腺素释放激素可以通过胎盘，而TSH不能。

甲状腺发育不全或因甲状腺素合成缺陷的新生儿，其脐带血中如能检测到正常新生儿甲状腺素水平的20%～50%，说明胎盘能够转运T_4。母亲生活在缺碘地区，母亲甲状腺功能低下与新生儿甲状腺功能低下、神经功能低下、智力低下的缺陷有关，该病也称地方性克丁病。如果母亲在妊娠中期开始时补充碘，可预防该病。妊娠时，母亲甲状腺功能低下可致儿童7～9岁时的智商测试结果轻度降低。妊娠时，亚临床甲状腺功能低下的发病率为

2%~5%，也有研究认为其发病率更高，可达 18%。

因为碘能活跃地通过胎盘，在胎儿血中碘浓度为母体血中浓度的 75%。当母体以药物剂量补碘时，容易导致胎儿出现碘诱导甲状腺肿。同样，在妊娠 12 周后，胎儿甲状腺能够浓集碘，这时如果有放射性碘通过胎盘会对胎儿产生严重不良影响。不良影响包括胎儿甲状腺功能低下、精神发育迟滞、注意力集中困难及肿瘤发生的危险增加（1%~2%）。

（王　和）

rènshēn qī shènshàngxiàn gōngnéng biànhuà

妊娠期肾上腺功能变化（adrenal glands function change during pregnancy）　妊娠时，肾上腺总重量没有显著增加，主要产生糖皮质激素的肾上腺皮质束状带层增厚。肾上腺相关产物如血清醛固酮、去氧皮质酮、皮质类固醇结合球蛋白（CBG）、皮质醇以及游离皮质醇增加。妊娠 6 个月结束时，CBG 血浆浓度比非妊娠时增加一倍，导致血浆总皮质醇上升。总皮质醇水平在妊娠早期后上升，约为妊娠前的 3 倍。妊娠时，皮质醇水平在一天中是动态变化的，早上最高。一小部分皮质醇不与 CBG 结合（游离皮质醇），其代谢活跃。尿游离皮质醇和唾液游离皮质醇浓度在妊娠早期后升高，反映激活游离皮质醇水平。戈兰（Goland）等发现，从妊娠早期到妊娠中期，尿游离皮质醇浓度增加了一倍。虽然能够用 CBG 增加来解释总皮质醇增加，但不能解释游离皮质醇水平的增高。

妊娠时，游离皮质醇水平增加部分可能是促肾上腺皮质激素释放激素（CRH）显著增加导致，后者刺激垂体的促肾上腺皮质激素（ACTH）产生。胎盘与胎膜分泌 CRH 后，CRH 进入母体循环。妊娠早期的 CRH 水平与妊娠前相似，妊娠晚期呈指数增高。尽管总皮质醇和游离皮质醇水平已经升高，CRH 和 ACTH 浓度在妊娠晚期仍持续增高。CRH 升高与母体 ACTH 和尿游离皮质醇浓度增高有明显相关关系。由于肾清除率改变导致血浆皮质醇清除率下降，下丘脑-垂体对皮质醇反馈的敏感度改变，ACTH 分泌量改变等都可能导致妊娠期皮质醇增多症。妊娠期皮质醇增多除了体重增加、妊娠纹和疲倦外，并未发现皮质醇浓度增加所致库欣综合征的临床表现。另外，妊娠妇女对低剂量 ACTH 刺激试验有正常反应，如对母体使用甾体激素，刺激试验会受抑制。

如醛固酮一样，脱氧皮质醇（DOC）是一种有效的盐皮质激素。妊娠中期 DOC 在母体血液中的浓度显著升高，在妊娠晚期达到高峰水平。与非妊娠期相反，妊娠晚期血浆 DOC 水平对 ACTH 刺激、地塞米松抑制或盐摄取不反应。这些发现提示，胎儿胎盘单位是 DOC 的来源与升高的原因。由于雄性肾上腺甾体激素的代谢清除率明显增高，使硫酸脱氢表雄酮水平在妊娠时降低。多数研究发现，循环中的脱氢表雄酮也有适度降低。母体中睾酮与雄烯二酮浓度有轻度升高；由于性激素结合蛋白增加导致睾酮增加，而雄烯二酮合成增加导致其水平增加。

（王　和）

rènshēn qī táng niào

妊娠期糖尿（glucosuria during pregnancy）　妊娠期间尿常规提示尿糖阳性，而血糖正常的现象。20%~30% 的孕妇有间断性糖尿，当妊娠期尿常规提示尿糖阳性，并不一定是糖尿病，而可能是孕妇的正常生理及新陈代谢现象。妊娠期，尤其是妊娠中晚期，孕妇体内激素发生明显变化，抗胰岛素样物质增加，如胎盘生乳素、雌激素、孕激素、皮质醇等，出现代谢旺盛现象，所以某些孕妇会出现类似糖尿病的现象如尿糖阳性，但是正常孕妇体内的胎盘可以产生胰岛素酶，此酶可使过多的胰岛素被破坏掉，从而维持母体血糖的恒定，使孕妇对胰岛素的敏感性随孕周增加而降低。另外，妊娠时血容量增加，孕妇及胎儿代谢产物增加，肾的负担加重。肾长度可增加 1~2cm，肾功能变化较大。肾血浆流量（RPF）及肾小球滤过率（GFR）增加。RPF 比非妊娠时增加 35%，GFR 增加 50%。尿素、肌酐、肌酸等排泄增多，其血浆浓度低于非孕妇女。当肾小球滤过能力超过肾小管再吸收能力时，可有少量糖排出，可出现尿糖阳性。当出现妊娠期糖尿时，主要需与真性糖尿病相鉴别。为了及早发现和防治妊娠合并糖尿病，孕妇应加强产前检查，除做产科检查外，还应检查尿糖和尿酮体、空腹血糖，必要时需行葡萄糖耐量试验以明确是否是真性糖尿病，并应注意血压情况、心肾功能、眼底变化等。经过检查确诊，如孕妇确属正常生理性尿糖阳性，则无须进行治疗和处理。如确属妊娠合并糖尿病，病情轻者在严密观察和正确治疗下，可等待自然分娩；病情较重者，可根据具体情况加以处理，一般糖尿病孕妇宜在妊娠 37~38 周终止妊娠，然后再进一步治疗。

（胡娅莉）

rènshēn qī dàixiè biànhuà

妊娠期代谢变化（metabolic change during pregnancy） 为了适应妊娠的需要，母体的新陈代谢也随之发生一系列改变。

基础代谢率变化 妊娠早期稍下降，妊娠中期逐步增高，至妊娠晚期可增高15%~20%。

体重变化 体重增加是妊娠期母体主要变化之一。妊娠早期因胎儿及其附属物比较小，加上早孕反应而进食差，体重增加不明显，甚至短期内暂有下降。于妊娠13周开始胎儿发育较快，由于胎盘泌乳素和垂体生长激素的作用，母体体重增加明显。平均每周增加约350g，直至妊娠足月时体重平均增加12.5kg，包括胎儿、胎盘、羊水所增加的重量，母体方面包括子宫和乳房重量、血容量的增加，以及水潴留及脂肪沉积所增加的重量的总和。

碳水化合物代谢变化 妊娠期碳水化合物代谢有显著变化。妊娠早期，绒毛滋养液细胞产生大量雌激素、孕激素，促进胰岛B细胞增生、肥大及过度分泌，致胰岛素分泌增加，血液循环中的胰岛素也增加，加强了外周组织对葡萄糖的利用，致孕妇空腹血糖常低于非孕妇女，可常出现饥饿性低血糖。随妊娠进展，在皮质激素及胎盘泌乳素对胰岛素的抑制作用下，母体清除葡萄糖的能力进行性下降。妊娠晚期时，葡萄糖刺激胰岛素分泌的作用大大增强，而通过胰岛素清除葡萄糖的能力却显著减弱。因此妊娠前半期母体储存能量的能力增强，处于合成代谢状态；而妊娠后半期胎儿生长迅速，能量需求增加，处于分解代谢状态。孕妇静脉注射葡萄糖后，血中胰岛素含量的升高要比非妊娠妇女高，妊娠本身就是一种致糖尿病因子。随着妊娠进展，为了维持糖代谢平衡，胰岛素的分泌量代偿性增高，如这种代偿性分泌不足，将导致糖耐量异常甚至出现一系列糖尿病症状。

蛋白质代谢变化 妊娠期处于正氮平衡状态，尤其在妊娠中晚期更为显著。孕妇食欲旺盛使得蛋白质摄入量增加，同时肠蠕动减慢使得吸收量增加，另外，绒毛膜促性腺激素和胎盘泌乳素抑制肝脏对氨基酸的脱氨作用。妊娠期间母体需要大量蛋白质，体内蛋白质合成增加而分解也旺盛，但总的来说合成大于分解。

健康孕妇每天摄取蛋白质60~70g。妊娠晚期母体及胎儿共储备蛋白质约1000g，其中500g供给胎儿及胎盘生长的需要，其余500g则作为母体子宫、乳房及母体血容量增加的需要。由于血容量增多，血浆总蛋白量有所下降，血浆清蛋白从41.5g/L下降至约30.5g/L，血浆球蛋白含量从31.4g/L上升至34g/L，故清、球蛋白比例下降，比值从未孕时的1.5~2.6下降至1~1.8。

脂类代谢变化 妊娠期脂肪储积是妊娠期能量储存的主要方式。妊娠期脂肪主要储存在腹壁、腰背、大腿、腹膜后间隙及胎儿皮下。妊娠期肠道吸收脂肪能力增加，同时胆汁滞留使血脂排出减少，所以整个妊娠期血脂水平均有增加。这与雌激素、孕激素及胎盘泌乳素的浓度呈正相关。

妊娠期空腹胰岛素降低，使脂肪酸合成及脂肪储备随之减少，且甘油三酯发生分解，游离脂肪酸在肝脏转化为酮体。血浆脂蛋白及胆固醇水平也有明显增高，主要为妊娠晚期、分娩及产后哺乳期供应必要的能量做储备。

当孕妇能量消耗过多时，体内动用大量脂肪使血中酮体增高，发生酮血症。孕妇尿中出现酮体多见于妊娠剧吐，或因产程过长、能量过度消耗或饥饿。在饥饿时，孕妇较非孕妇更易发生酮症。

水代谢变化 妊娠期水潴留增多，是妊娠期正常的生理改变。妊娠期母体内总液体量增加约7L。妊娠期间水潴留主要发生在组织间液，促使其增多的原因如下。①妊娠期雌激素增多。雌激素可使组织间隙基质所含的黏多糖产生去聚合作用，而发生水和电解质在组织间隙的潴留。②由于血浆清蛋白的下降，血浆胶体渗透压也下降，致组织间液增多。③增大的子宫压迫下腔静脉，引起血液回流受阻，致静脉压超过血浆胶体渗透压，体液通过血管壁渗出，潴留在组织间隙。母体水钠潴留与排泄形成适当比例可不引起水肿。

矿物质代谢变化 ①铁代谢：为了满足妊娠的生理需要，铁的吸收及储备量明显增加。由于妊娠期血液稀释，血细胞比容降低，加上胎儿需铁量增加，使血清铁浓度随妊娠不断下降。妊娠期孕激素增高，促进肝脏合成转铁蛋白，导致血清总铁结合力升高，而血清铁饱和度降低。整个妊娠期需要增加1000mg铁，其中包括妊娠期血容量增加、红细胞增多所需的铁。妊娠期母体红细胞平均增加450ml（1ml红细胞含铁1.1mg），需铁约500mg，另胎儿需铁250mg，胎盘需铁250mg，共需铁1000mg。妊娠后半期至足月时，铁的需要量增加明显，每天一般需要6~7mg，妊娠期铁的需要量增加，吸收率也随之增加，妊娠中期为 25%，妊娠晚期达 30%。鉴于上述情况，如在妊娠期不能及时补充外源性铁剂，且在孕前已有铁摄入不足者，随着妊娠的进展，铁的需要不能被满足，必定会产生不同程度的贫血。②钙代谢：妊娠期小肠对钙的吸收明显增加。在妊娠第 3~6 个月期间，钙吸收的增加最明显。妊娠期母体约需储积钙 40g，妊娠末期胎儿约需储积钙 30mg，这种储积多发生在妊娠最后三个月，由母体供给，所以早产儿易发生缺钙。由于大量游离钙通过胎盘主动转运给胎儿，其血浓度随妊娠进展而逐渐下降，而新生儿脐血游离钙浓度显著高于妊娠晚期母体血钙水平。妊娠后期母体每日需要钙 1.5g，饮食已不能满足钙的需要，因此孕妇在妊娠后半期应补钙，同时补充维生素 D 以促进小肠黏膜对钙的吸收，促进胎儿生长发育的需要。

酸碱平衡改变　正常情况下，孕妇较非孕妇有过度通气倾向，由此产生轻度呼吸性碱中毒，血 pH 轻度上升。血 pH 轻度上升，使氧离解曲线左移，增加了母体血红蛋白对氧的亲和力，降低了母体血的氧释放容量。过度换气造成二氧化碳分压（PCO_2）降低，有利于胎儿产生的 CO_2 经胎盘转运给母体。同时血 pH 轻度上升，刺激孕妇红细胞产生 2,3-二磷酸甘油酸盐，反过来使氧离解曲线右移，从而促进母体血红蛋白对氧的释放。

（胡娅莉）

rènshēn qī miǎnyì xìtǒng biànhuà

妊娠期免疫系统变化（immune system change during pregnancy）

免疫是机体通过识别“自己”和“非己”，破坏和排斥进入人体的抗原物质（如病原微生物），以维持人体健康的生理功能。免疫分为先天性免疫系统与获得性免疫系统。这两个系统通过不同又互补的方法对抗病原体。

先天性免疫系统　采用快速、非特异方法对病原体侦测，预防和控制最初的感染。

先天性免疫细胞　由巨噬细胞、树突状细胞、NK 细胞、嗜酸性粒细胞和嗜碱性粒细胞等组成。这些细胞一般通过模式识别受体识别普通病原体的结构和重复序列来识别病原体。模式识别受体包括巨噬细胞甘露糖受体和 toll 样受体，可能对病原体最早期的免疫反应负责。

补体　补体由血浆蛋白组成，能将蛋白碎片覆盖在病原体上，使病原体受到靶向攻击。

针对病原体，先天性免疫防御是有效的。有时病原体可能快速进化，改变其抗原结构，从而逃避宿主对它们的先天性免疫攻击。病毒和有荚膜的细菌能躲避先天性免疫系统识别，故需要特殊的识别机制。

获得性免疫系统　不同于快速激活的先天免疫应答，获得性免疫系统的激活需要一定时间。获得性免疫系统针对特异的抗原产生抗体和淋巴细胞。虽然获得性免疫反应更慢，但能靶向针对抗原的特异结构，可以彻底根除先天性免疫系统不能抵御的感染。在该免疫过程中，获得性免疫系统需要特殊的抗原提呈细胞提呈抗原，刺激细胞因子产生与分泌，最后抗原特异性淋巴细胞克隆增生。针对特异性抗原，这些特异性克隆提供终生免疫。

妊娠免疫　母胎的免疫耐受机制涉及先天与获得性两个免疫系统，见妊娠期免疫与胎儿。

（王　和）

rènshēn qī miǎnyì yǔ tāi'ér

妊娠期免疫与胎儿（maternal-fetal immunology during pregnancy）

妊娠期母体对胎儿的免疫表现是独特的免疫学现象。妊娠期，母体正常对外来组织的免疫排斥不会发生。作为母胎器官的胎盘，不是母体与胎儿间细胞的屏障，许多胎儿细胞都能够在胎盘的母胎界面上与母体细胞直接接触。合胞体滋养层细胞与绒毛的外层细胞都会在绒毛间隙中直接与母体血液接触；蜕膜上的外绒毛滋养层细胞与母体的巨噬细胞、NK 细胞和 T 淋巴细胞等接触；母体螺旋动脉中的一些血管内皮细胞被滋养层细胞替代，与母体血液直接接触；胎儿和母体的巨噬细胞在胎膜的绒毛膜层也有密切接触。

由于母体免疫系统会识别外来的胎儿细胞，故要预防胎儿遭到排斥，一定要启动母胎界面上的免疫耐受机制。可能因为母体内长期、持续存在胎儿细胞，大约有 30% 的初产妇与经产妇体内存在抗胎儿父亲遗传的人类白细胞抗原（human leucocyte antigen，HLA）的抗体，但并未发现这些抗体对胎儿有害；妊娠时母体中存在针对胎儿抗原的 T 淋巴细胞，但表现为免疫应答降低。

在胎盘上的胎儿滋养层细胞能直接接触母体血液细胞，胎儿细胞表达的主要组织相容性复合体（major histocompatibility complex，MHC）分子应该刺激母体的免疫系统，触发母体的移植排斥免疫反应。但胎盘滋养层细胞类型虽多，仅外滋养层细胞表达 MHC Ⅰ型分子，而表达的 HLA-C、HLA-E 和 HLA-G 已经证明是 NK 细胞抑制受体，如 HLA-E 结合 NK 细胞上的 CD94/NKG2 KIR 受体。HLA-C 和 HLA-E 到处都表达，而 HLA-G 几乎只是局限在外绒毛滋养层表达。由于它的特异性分布，HLA-G 被认为是重要的胎儿免疫耐受成分。证据表明，HLA-G 保护侵入性细胞滋养层免遭 NK 细胞杀死，以及防范胎盘感染。HLA-G 通过免疫球蛋白样转录物-4 抑制受体抑制巨噬细胞活性。羊水中存在高浓度的可溶性 HLA-G 的类型，在临近预产期降低，提示在正常分娩初期可能起到作用。HLA-G 通过与 u-NK 细胞的交互作用，可能有助于在正常妊娠时的母胎界面维持免疫耐受。除 HLA-G 外，其他免疫耐受机制也同时在起作用。

T 淋巴细胞群中的调节 T 淋巴细胞能抑制特异抗原免疫反应。该类 T 淋巴细胞在妊娠后升高。调节 T 淋巴细胞（$CD4^+$、$CD25^+$）的作用主要是预防正常 T 淋巴细胞生长发育时从胸腺逃逸出的自我反应 T 淋巴细胞所致的自身免疫。调节性 T 细胞抑制 T 细胞反应的机制可能通过细胞与细胞的直接接触，或产生抗炎性细胞因子，如 IL-10 和 TGF-β 来完成。雌激素能够促进调节 T 淋巴细胞增生，妊娠时更高的雌激素水平可能促进调节 T 淋巴细胞增生。如果将正常妊娠老鼠血中的调节 T 淋巴细胞输入难免流产小鼠中，可以预防自然流产。

在母胎界面用吲哚胺 2, 3-双加氧酶（indoleamine 2, 3-dioxygenase，IDO）消耗色氨酸是抑制母体 T 淋巴细胞反应的另一种机制。IDO 是能使色氨酸分解的酶。正常情况下，IDO 的功能是作为一种先天性抗菌防御机制，它可使细胞内或局部微环境消耗完色氨酸。由于色氨酸是 T 淋巴细胞行使功能的必需氨基酸之一，故认为 IDO 在妊娠时能降低 T 淋巴细胞反应。人类蜕膜上发现产生 IDO 的细胞。IDO 创造出一个阻止 T 淋巴细胞对胎儿异体抗原反应的局部组织微环境。抑制 IDO 导致小鼠移植几天的胚胎快速排斥和流产。调节 T 淋巴细胞也可以刺激 IDO 表达。

通过胎盘滋养层上 FasL 和肿瘤坏死因子相关凋亡-诱导 TRAIL 表达的相互作用，也可以杀死激活的母体 T 淋巴细胞。TRAIL 和 FasL 可以协同控制激活后的淋巴细胞增生并诱导凋亡。

一种假说认为，每天有大量的凋亡胎儿细胞脱落碎片进入母体血液循环，可能会对母体免疫系统形成重大影响。母体的树突状细胞提呈来源于非炎症情况下的凋亡合胞体滋养层中的 HLA，导致发出免疫耐受讯号，并产生对胎儿细胞的免疫耐受。这种新的假说也解释了妊娠对风湿性关节炎产生的有益效应，3/4 自身免疫病妇女妊娠后疾病得到康复或改善。

在预防明确的妊娠免疫相关的并发症时，补体在胎盘局部的抑制很重要。在小鼠抗磷脂抗体诱导流产的模型中，因子 B（替代补体的成分）的拮抗作用能保护胎儿免遭免疫介导的流产。在滋养层，一些补体的负性调节因子，包括 CD59（膜攻击复合拮抗剂）、膜辅助蛋白以及加速延长因子（C3 和 C5 转化酶抑制因子）表达。如果将小鼠补体 CRRT 的负性调节子从遗传学上敲除，出现胎盘炎症，胎儿生存受威胁。因此，C3 激活在胎儿排斥中起主要作用。

（王　和）

rènshēn qī pífū biànhuà

妊娠期皮肤变化（dermatic change during pregnancy）

为了适应妊娠的需要，母体的皮肤也随之发生一系列改变。

皮肤血流量变化　为了将因为妊娠代谢增加所产生的热量散发出去，妊娠期皮肤血流量会增加明显。

妊娠纹　从妊娠中期开始，孕妇的腹部皮肤逐渐产生暗红色条纹，可发展到乳腺与大腿，称为妊娠纹。

色素沉着　90%的妇女妊娠后会有色素沉着，以面部最明显。腹中线（腹白线）着色明显，变成黑褐色。少数孕妇在面部与颈部出现不同大小的褐色斑块，称为黄褐斑（见妊娠期黄褐斑）。妊娠期乳腺与生殖器皮肤色素沉着也加重。在妊娠结束后，通常这些色素沉着会消失，或明显减退。口服避孕药可以导致类似的色素沉着。

色素沉着的发病机制尚不清楚，可能与黑色素细胞刺激激素相关。有报道，雌激素、孕激素也有黑色素细胞刺激作用。妊娠后，黑色素细胞刺激激素与雌激素、孕激素都明显升高。

蜘蛛痣　有的孕妇会出现蜘蛛痣，在白人与黑人中多见。蜘蛛痣又称血管扩张或毛细胞扩张，是皮肤上微小的红色隆起，从一个中心点分支发出来。面部、颈部、胸部上方和手臂特别多见。有的孕妇还会出现手掌红斑。蜘蛛痣与手掌红斑没有临床意义，它们的出现可能与高雌激素有关。大多数人在妊娠结束后消失。

（王　和）

rènshēn wén

妊娠纹（striae gravidarum）

从妊娠中期开始，孕妇皮肤特别是腹部逐渐产生的暗红色条纹。妊娠纹是大多数妊娠的显著特征，有家族倾向，90%的白人妇女妊娠时都会出现，黄种人与黑种人不多见。妊娠纹不仅是妊娠时才有，45%青少年也可见，多为轻度，女性发病率是男性的2.5倍。妊娠纹的发生率与胎儿和母亲的体重，以及母亲腹壁厚度之间似乎存在显著联系。母亲年龄与妊娠纹发生成反比。

病因与发病机制 病因尚不清楚，可能与腹部变大致张力加大、肾上腺皮质激素活性以及遗传倾向有关。证据支持妊娠纹更多地受到肾上腺皮质激素影响，而不是受腹围大小影响。研究发现，不论男女，不管年龄大小、是否妊娠，如果在局部皮肤使用皮质激素霜，均可能出现妊娠纹。也有库兴综合征患者发生类似情况。皮质激素可以使真皮弹力纤维强度减弱和断裂，损伤的边缘看上去呈线性扭曲，胶原纤维损伤。妊娠纹亦可以在肥胖症、糖尿病、库欣综合征、马方综合征、皮质激素治疗、结核、体重快速增加或减肥者中发现，这种现象提示多种不同的途径可能导致妊娠纹的出现。

病理生理 有学者认为，妊娠期分泌增加的松弛素与雌激素使皮肤真皮的胶原和非磷酸化黏多糖产生增加，非磷酸化黏多糖形成。这些黏多糖吸收水分，降低了纤维间的粘合力，使纤维蛋白劈开或受损，更容易分开。沃森（Watson）等通过多种研究发现，与妊娠早期邻近的正常组织比较，红色妊娠纹组织中的真皮基质疏松、糖胺多糖含量增加、纤维素含量和弹性纤维减少，以及真皮中的弹性蛋白和纤维蛋白原方向改变。遗传以及真皮超微结构的变化可能在妊娠纹形成中起着主要作用。

临床表现 妊娠纹形态不规则，呈暗紫红色、波浪形、稍微低于皮肤表面，最后会变成白色。通常发生在妊娠第6~7个月。多半发生在最大拉伸面积部位，最初发生在腹部皮肤张力线上。常扩展累及乳腺、背下部、臀部、大腿、上臂和腹股沟区域，有时还会伴有瘙痒。乳房和大腿上的条纹与妊娠纹的相关性最强。81%有妊娠纹的妇女在发生前都有乳房和大腿条纹。相反，仅有31%没有妊娠纹的孕妇在大腿与乳房上有条纹。妊娠时，身体长大部位的尺寸与条纹的强度并无相关性。妊娠纹通常在分娩后渐渐变淡成为白色的萎缩线条，但不会完全消失。50%有妊娠纹患者的母亲也有妊娠纹。

值得注意的是，发生在腹部妊娠纹上的皮肤瘙痒、荨麻疹性斑丘疹，在初孕妇会出现典型的临床表现，其病因可能是皮肤受损所致病灶暴露而形成的继发炎症反应。

治疗 妊娠纹的治疗效果并不满意。在产后治疗方面，明确较好疗效的手段不多。使用维A酸霜剂或口服药物，以及308nm和585nm脉冲激光在产后治疗妊娠纹作用有限。对多余腹部皮肤采用腹壁整形术，同时对条纹行外科手术切除会取得较好的效果。

预防 尚无肯定的妊娠期预防方法。①橄榄油按摩：其有效性存在争议。皮肤用油按摩后，腹部妊娠纹发生显著减少与更容易发生妊娠纹的报道都有。②维生素E和芦荟油：不仅没有预防效果，反而可能会造成接触性皮炎。③其他局部的预防措施：包括含有维生素E的霜剂、胶原-弹力蛋白水解液以及某些中药等。这些措施与药物都不一定有效，且它们在妊娠期使用的安全性还有待证实。有研究报道，使用维生素C、维生素B_6和亚麻油预防妊娠纹的成功案例，但无大样本测试这个结果。

（王　和）

rènshēn qī huánghè bān

妊娠期黄褐斑（chloasma during pregnancy） 妊娠诱导产生，发生于面部的色素沉着斑。又称黄褐斑、妊娠面具。发生于妊娠的下半期，见于45%~75%妊娠妇女。

病因与发病机制 妊娠期间，在大量雌激素、孕激素刺激诱导下，面部有可能出现黄褐斑。除妊娠外，还有许多因素与黄褐斑的发生有关，包括口服避孕药、使用化妆品、遗传因素、使用某些药物以及患肝病、寄生虫病、甲状腺自身免疫病等。紫外线照射是黄褐斑发生、发展的必需因素，晒太阳是黄褐斑恶化的显著原因。大多数黄褐斑患者在夏季开始发病，而在冬天黄褐斑的发生可明显减少。

整个妊娠期间，孕激素水平均升高；雌激素从妊娠第8周开始升高，妊娠30周开始下降。这段时期正好符合过度色素沉着的过程。单独小剂量使用雌激素，可使黑色素细胞产生黑色素增加，对皮肤影响最大，可产生色晕；提高剂量后，效果增强，并伴随前腹壁皮肤黑色素细胞数量增加。同时给予孕激素、小剂量雌激素后效果增强，提示激素强烈刺激黑色素生成。

在面部和前额的皮肤中有更多的黑色素细胞，其黑色素细胞密度是大腿和手臂皮肤细胞密度的2~4倍，更易出现色素沉着。

分型 包括以下内容。

根据组织病理学分型　分为表皮型与真皮型两种类型。

根据累及部位分型　分为3种主要类型。①中心脸部型：累及双颊、前额、上唇、鼻和下颌，占63%。②颧部型：累及双颊和鼻，占21%。③下颌型：仅累及下颌部，占16%。

根据可见光和伍德灯（Wood light）检查分型　分为4种主要类型。①表皮型：伍德灯下，皮肤颜色对比增强；自然光下，黄褐斑呈淡棕色。②真皮型：伍德灯下，皮肤颜色对比不增强；自然光下，呈蓝灰色。③混合型：伍德灯下，一些部位的皮损对比增强，另一些部位不增强；自然光下，呈深棕色。④伍德灯不明显型：可见光下皮损明显，但伍德灯下皮损不明显。这种类型主要发生在皮肤非常深的个体，皮损颜色接近正常肤色，主要发生在真皮。

临床表现　斑块不规则、界限明显、呈棕褐色到深褐色，分布在前额、双颊、面部中心区域，且对称分布。除上述病变外，还可能出现黏膜病损。妊娠期黄褐斑的发生是一个连续过程，但它的强度与它变深的比例并不一致。与口服避孕药后产生的持续黄褐斑不同，妊娠黄褐斑通常在分娩后一年内消失，但偶尔也会因为过度色素沉着、颜色太深而持续存在。

治疗　效果有限。由于妊娠期间黄褐斑的激素病因存在，大多数妇女产后病变会明显好转，且黄褐斑治疗的主要药物在妊娠期禁止使用，故其治疗通常在产后进行。

产后黄褐斑治疗可采用小剂量维A酸、皮质激素与对苯二酚外用，或者使用壬二酸霜。一般认为，这类治疗对表皮型与混合型皮损有一定效果，对真皮型效果差。激光治疗的效果有待证实。妊娠黄褐斑的产后改善重在自然恢复过程。

预防　效果有限。妊娠期，孕妇应当避免强烈日光照射，可使用防晒霜，穿长袖衣服阻隔阳光直射，几分钟的日光浴能够抵消几个月的治疗效果；避免创伤，因为瘢痕可造成过度色素沉着；避免摩擦与刺激；避免使用脸部化妆品或接触刺激性化合物。

（王　和）

rènshēn qī yùndòng xìtǒng biànhuà

妊娠期运动系统变化（musculoskeletal system change during pregnancy）　几乎所有的妇女妊娠后都经历过不同程度的运动系统改变带来的不适，至少1/4的孕妇还会出现暂时性功能障碍表现。

妊娠是高度骨流动与重构时期。妊娠与哺乳导致骨可逆性丢失，这种丢失会因为哺乳时间延长而增加，但妊娠与哺乳不会有长期的骨丢失效应。骨流动在妊娠的前半期较少，在妊娠晚期增加，与胎儿钙需求的高峰期一致。妊娠期骨的再吸收和骨的形成同时增加，骨的微结构发生改变，但整体骨量没有变化。骨微结构的变化能够使骨结构更易于抵抗因携带正在生长胎儿所增加的弯曲力与生物力学张力。骨丢失仅发生在骨小梁，而不改变骨密度。骨小梁的骨丢失为1.9%。孕妇卧床休息会造成更多的骨丢失。在妊娠期，长骨致密骨的厚度可能增加。虽然妊娠期发生骨丢失，但妊娠期或产后短期内罕有骨质疏松发生。在妊娠期与哺乳期，是否为预防骨丢失而增加钙的摄入尚有争论。大多数研究表明，钙的补充不能降低骨丢失量，但有学者发现母体每天摄入2g或更多的钙对防止母体骨钙丢失起到适当的保护作用。推荐平均每天补充大于1g的钙，美国国立卫生研究院推荐在妊娠期或哺乳期每天补充钙1.2~1.5g。

一些孕妇的腹部肌肉受到子宫长大造成的腹部张力牵拉时，会在腹中线出现不同程度的腹直肌分离。严重的腹直肌分离会使子宫前壁仅被一层皮肤、筋膜与腹膜所覆盖。如果筋膜有缺陷，会导致腹壁疝，需要产前手术矫正。

妊娠期母体运动系统的重要改变，是松弛激素与雌激素共同作用的结果。松弛激素使不同直径的胶原纤维重塑，改造结缔组织并激活胶原蛋白溶解系统。妊娠后，松弛激素水平开始升高，到妊娠12周时达到峰值，然后开始下降，到妊娠17周后稳定在峰值的50%。妊娠期正常的体重增加，加上韧带出现松弛，可能会导致关节不适应。妊娠期每增加20%的体重，对关节压力就增加100%。

妊娠期子宫产生的压力加重盆腔前壁倾斜，使腰脊柱逐渐向前方突出。这样骶髋关节就需要抵抗更强的向前扭力。随着妊娠进展，骶髋关节变松，向前扭力与脊柱前突过度增加，使下腰部、骶髋关节与盆腔的机械应力增加。这一补偿机制保持孕妇的重心中心点越过双腿，预防逐渐长大的子宫重心前移。这种适应性改变的副作用是下腰痛。

妊娠期松弛激素的血清水平可能与耻骨联合疼痛和下腰痛相关。妊娠10~12周，受到松弛激素的影响，耻骨联合开始变宽，也变得更加柔软，运动后可加剧耻骨联合间隙。妊娠期耻骨联合正常宽度可以增加到10mm，耻骨联合过度分离超过 10cm，就会出现耻骨联合疼痛等一系列症状。罕见严重情况，患者的耻骨联合和骶髂关节同时破裂，导致骨盆脱位。

（王　和）

xià yāotòng

下腰痛（low back pain）　下腰痛是妊娠期的常见症状，发病率约在 50%。发病率与孕妇年龄、上次妊娠的疼痛情况和妊娠分娩次数的增加相关，但与孕妇身高和体重、妊娠期体重增加以及胎儿体重没有明确关系。30%~45%产后妇女有下腰痛。

原因　包括力学应变、盆腔韧带松弛、血管压迫、脊椎前移、臀部病变，以及下腔静脉回流不畅导致血氧不足、神经代谢功能下降等。妊娠期下腰痛患者有 1/10000 患者会发生椎间盘脱出。

临床表现　患者通常主诉腰痛或盆腔、骶骨痛，并随负重和活动增加而加重。坐位、休息、倚靠等常可减轻症状。有时也伴有大腿后部或腹股沟放射到整个下肢疼痛。

诊断　孕妇如出现下腰痛，应当做规范的神经肌肉检查，包括观察、触诊、活动度检查、肌肉平衡检查以及全面的神经病学检查。大多数下腰痛患者都对活动与姿势改变有反应。

处理　髋关节弯曲提升、有规律的休息和减少腰椎突出，可帮助减轻肌肉痉挛和急性疼痛。在妊娠前进行有规律的锻炼，可降低妊娠期腰背痛的发生。一旦急性疼痛控制，可开始锻炼。盆骨倾斜坐姿练习和水上运动能降低疼痛的强度。推荐加强腹部和背部肌肉的强度锻炼。无弹性孕妇支持夹板可以减少盆腔后部疼痛症状。物理治疗可缓解疼痛。在妊娠中晚期的针灸治疗可使大多数患者症状改善，同时也没有明显副作用。在缓解疼痛的药物选择上，可以考虑美国食品药品监督管理局分类为 B 类的药物（没有证明对人类妊娠有害的药物）用于妊娠期的疼痛控制。

（王　和）

xuánchuí fù

悬垂腹（pendulous abdomen）

腹肌张力太弱，腹前壁过度松弛，导致妊娠时子宫过度朝前突出，并下垂超过耻骨联合水平。

病因　多见于经产妇，产后缺乏腰腹部肌肉锻炼，致腹壁与腹部肌肉松弛；再次妊娠时，受孕子宫过度前突并下垂所致。另外，也可因骨骼发育异常或其他原因造成骨盆狭窄或腰椎前凸，使妊娠时子宫无法维持正常位置而形成。

临床表现　患者常感不适，由于胎位不正而易造成异常分娩、胎膜早破、脐带脱垂以及子宫破裂等并发症。

治疗　在妊娠中晚期使用腹带，让孕妇腹部处于相对正常位置。分娩时嘱患者保持仰卧姿势，并持续平衡用力。如产程延长，可对先露部采用胎头吸引、臀部吸引或产钳术，必要时行剖宫产术。为了避免发生悬垂腹，产后与未妊娠时应注意均衡饮食，加强腰腹部肌肉的锻炼，增强腹部张力；同时也应进行适当的全身运动，提高肌肉能力，减少脂肪贮积。对于骨骼畸形的患者，可考虑外科治疗。

（王　和）

fùzhíjī fēnlí

腹直肌分离（diastasis rectus abdominis）　腹部中份连接两条带状腹直肌之间的结缔组织出现分离的症状。

病因与发病机制　妊娠时，随着胎儿的生长，腹壁张力增加，腹壁的肌肉与其附着的结缔组织等被撑宽与拉伸，连接两条腹直肌的结缔组织（腹白线）增宽和劈裂，导致腹直肌分离。多胞胎或多次妊娠会使腹壁张力更大和反复牵拉，腹直肌分离发生的风险增加。

正常情况下，两条腹直肌位于腹部浅层，被腹白线连接。腹白线由胶原蛋白构成，被左右两条腹直肌肌腱纤维缠绕。其左侧与右侧有三层肌肉：最表层是外斜肌、中层是内斜肌、内层是腹横肌。这三层肌肉的腱膜共同组成了腹白线。因此，腹直肌分离可以影响腹壁所有的三层肌肉。腹肌产生的力，通过腰骶筋膜和胸腰筋膜的传递，支持脊柱稳定性。稳定的筋膜附着物是传递腹肌力量的基础。腹肌表面附着物的改变与增宽等，使腹肌用力的方向改变，从而降低了腹肌稳定脊柱的能力与腰部和盆底肌群稳定性。

临床表现　在多次或多胎妊娠妇女中多见。在妊娠早期，临床表现不明显；妊娠中期出现症状与体征；妊娠晚期出现症状、体征的个体最多，且症状最明显；产后腹直肌分离患者立即恢复的不多，但随着时间的推移，可渐渐自愈。

病变部位以脐部最甚，然后是脐上部与脐下部。常见症状为腹白线向外突起，妊娠子宫向腹壁凸起。严重的病例可以从突起部位看到胎儿的部分轮廓。腹直肌分离可能导致产后腰部、耻骨联合、骶髋部疼痛，甚至尿失禁。腹白线张力与弹力降低，亦可导致脐疝的发生。

诊断　①患者仰卧屈膝，上

身微微抬起，除拇指外其余手指并拢，分别在脐上5cm、脐部、脐下5cm处，与腹白线垂直方向向下触压，了解腹直肌分离宽度。②超声检查是诊断腹直肌分离的精确诊断方法。③腹直肌分离自我测试：仰卧屈膝，脚底平放；一只手在腰际位置平放腹部，指尖横过腹中线；放松腹壁，用手指轻轻向下压；微微抬起上身，腹直肌保持收缩状态；手指在腹中线左右来回移动，触摸左右腹直肌和它们之间的距离（注意：如果腹直肌收缩不力，手指尖摸到的间距会较大；如果收缩过强，间距又相对变窄）。④在腹肌收缩时，两腹直肌间隙大于2手指宽度，考虑为腹直肌分离。

治疗 ①在妊娠期间不需要治疗。分娩后腹中线的结缔组织一般很松，正常情况下多数妊娠后妇女都有1~2个手指的腹中线分离。通过适当的锻炼和恢复，腹中线将会慢慢地恢复往日的密度和弹性。②如果产后两腹直肌间隙超过2个手指，或腹中线向外突起，提示有腹直肌分离情况。应避免下列过度伸展腹壁活动：上身扭曲，如网球发球；仰卧起坐等传统腹肌运动；拉伸腹部和角弓反张；所有能引起腹壁凸起的运动；搬运重物；剧烈咳嗽（可用手护着腹部咳嗽）。起床时应先翻身侧卧，再在手臂的帮助下起身至坐姿。③产后6个月内，如腹直肌间宽度回到2个手指宽以内，腹中线恢复以往的密度而富有弹性，腹部不再有“空洞”感，此为腹直肌分离的恢复指征。

预后 一般预后较好，多数病例可以自愈。产后妇女腹直肌分离可能持续较长时间。适当锻炼可改善这种情况。

预防 为避免增加腹直肌分离发生可能性，妊娠大于12周时应该避免积极主动的运动。

（王 和）

rènshēn mǔtǐ xīnlǐ biànhuà

妊娠母体心理变化（maternal psychological change during pregnancy）

从妊娠开始直到分娩后一段时间，可能由于生理与心理上的巨大变化，如甲状腺激素、垂体激素、皮质激素等激素的改变，以及体型改变、饮食习惯改变与社会角色改变（由妇女转变为母亲）等，部分妇女会产生心理变化或心理问题，甚至较为严重的心理疾病，如产后抑郁症、创伤性分娩并发的创伤后应激障碍等。这些心理健康问题如不能得到及时、适当的心理咨询与药物治疗，将会对母亲与胎儿/婴儿带来危害。以下为常见的妊娠与产后心理健康问题。

焦虑症 妊娠后发生焦虑症状的患者超过13%。妊娠与产后焦虑多发生在妊娠18周到分娩后8个月内。2/3的焦虑患者同时伴有抑郁症表现。部分患者还表现出恐惧，特别是对创伤性分娩的恐惧。这也是一些孕妇要求剖宫产的原因之一。尽管认为妊娠与产后焦虑症是轻度心理障碍，但母亲的焦虑状态会对胎儿产生不利的影响，甚至导致胎儿严重残疾。故应给予重视与关注，及时治疗。

进食障碍 5%~7.5%的孕妇存在神经性厌食。严重的神经性厌食可能导致孕妇水电解质紊乱，进而影响到胎儿的发育。存在饮食障碍的孕妇，应在营养学和心理健康饮食专家的指导下，结合体重指数（BMI）变化与饮食喜好，根据母体与胎儿需求，制订妊娠期饮食计划并实施。

抑郁症 在妊娠与产后妇女中较为常见，病程长，是最主要的妊娠与产后妇女心理健康问题，严重威胁到母儿身体健康。产后抑郁从分娩后到产后2个月、产后半年和产后一年的发病率分别是5.7%、6.5%和21.9%。虽然妊娠期抑郁症在妊娠早期、中期和晚期的发病率分别为3.8%、4.9%和3.1%。但妊娠期严重抑郁症与出生低体重儿、早产儿及婴儿猝死综合征相关。产后抑郁通常在几个月后自愈，但严重的产后抑郁可能会导致自杀或杀婴。

妊娠抑郁与产后抑郁应注意与产后情绪低落鉴别诊断。产后情绪低落非常普通，30%~80%的妇女产后一周都会出现。表现轻微、短暂，预后好。

精神病 有报道，产后精神病的发病率约是普通人群精神病发病率的20倍，特别是情感性精神病的发病率很高。产后精神病复发率，特别是双向情感障碍精神病的复发风险也很高。产后精神病应与产后抑郁症鉴别诊断。产后精神病的发病特点是突然发作、迅速恶化。临床表现往往变化迅速，症状波动大（常有妄想、幻觉和思维障碍）并伴有严重的情绪变化。大多数产后精神病在产后2周内发作。另外，很少妇女会在妊娠与产后出现人格障碍。

（王 和）

tāi'ér shēnglǐ

胎儿生理（fetal physiology）

从受精到第8周结束为胚胎期，此期间以形态分化发育为主。从第九周开始至出生为胎儿期。在胚胎期结束时大多数器官系统基本完成形态分化。进入胎儿期后，除了大脑、腭、耳、外生殖器、肺等同时继续形态发育外，胎儿各器官以迅速生长和功能逐步形成为主要特点。

胎儿造血 最早在卵黄囊，以后主要在肝脏，最后在骨髓。最初红细胞为有核球形。胚胎早期平均红细胞容积不低于180fL。随着胎儿发育，胎儿血液循环中红细胞变得更小，细胞核逐渐消失。胎盘循环中血容量与血红蛋白（Hb）浓度则随孕周增长。胎儿Hb在妊娠中期约为120g/L，出生时为180g/L。胎儿Hb出生时体积大（105～115fl），生命周期短（约90天）。胚胎时期网织红细胞多，分娩时占红细胞总数的4%～5%。胎儿红细胞的结构与代谢都与成人不同，且有更高的黏稠度，酶活性也明显不同。新生儿血容量平均为78ml/kg。①母体的红细胞生成素不能够通过胎盘，胎儿红细胞生成受胎儿自身红细胞生成素调控。后者又受睾酮、雌激素、孕激素、甲状腺激素以及脂蛋白影响。胎儿红细胞生成素水平随胎儿成熟而增加。一般认为，首先是胎儿肝产生红细胞生成素，继而肾也开始产生红细胞生成素。②胎儿血红蛋白由4个亚基构成。不同于成人Hb的两个α与两个β亚基，胎儿Hb由两个α和两个γ亚基构成。由于胎儿Hb结构的特殊性，它有更强的氧结合能力，使胎儿能更好地从母亲血液中获得氧气。母体含氧的血液进入绒毛间隙后，与绒毛毛细血管中的胎儿血液发生气体交换。胎儿Hb的氧饱和度在50%（P_{50}）时，氧分压为19mmHg，低于母体的氧分压（26.8mmHg），这使胎儿Hb对氧的亲和力大大高于母体Hb，使母体携带的氧气能通过胎盘屏障向胎儿血液中扩散。胎儿在第10～12周后，红细胞中的Hb以胎儿Hb为主；直到出生时，胎儿Hb仍很高（50%～95%）；出生后才逐渐下降，最终由成人Hb取代。

神经系统与感觉器官 在胚胎期，脊髓沿着脊柱延伸扩充，以后生长逐渐变慢。妊娠7周有初步的味蕾感觉；妊娠8周神经突触功能已充分发育；妊娠10周局部刺激可以引起眼、口、手指与脚趾的反应，并开始有吞咽动作；妊娠12周味觉感受器成熟；妊娠14～16周开始呼吸运动；妊娠24周开始吸吮；妊娠中期，内耳、中耳和外耳都已发育。妊娠24～26周胎儿能够听到声音；妊娠28周眼睛能够感觉到光线，但无形状与颜色感觉；妊娠晚期，神经肌肉综合功能迅速发展。

消化系统 ①妊娠10～12周开始吞咽动作，同时小肠具有蠕动能力与葡萄糖转运能力。吞入的羊水大部分在小肠吸收，不能吸收的物质被运送到结肠下段。胃排空后以及改变羊水味道（如加入甜味），都可能刺激吞咽动作。妊娠早期，胎儿吞咽对羊水容量影响不大；但在妊娠晚期，羊水容量基本靠吞咽来调节，如果吞咽降低，通常会出现羊水过多。足月时，胎儿每天能够吞咽200～760ml羊水。胎儿刚形成时，胃中的盐酸与酶很少。出生16周后才有胃蛋白酶原。早产儿的酶会有短暂缺乏。吞咽羊水刺激胃排空与肠道蠕动，会增强消化道生长发育。②胎儿肠道内容物中含有来自肺的甘油磷脂，脱落的胎儿细胞、胎毛、头发、胎脂以及羊水中未消化的残渣。胎便的颜色因胆绿素而染成墨绿色或黑色。胎便能够刺激成熟胎儿的肠道蠕动。低氧刺激下，垂体释放血管升压素刺激结肠平滑肌收缩，造成在羊膜腔内排便。③胎儿肝转化非结合胆红素为结合胆红素的能力随胎儿生长而增强。胎儿红细胞生命周期短，产生非结合胆红素多，无法在胎儿肝中全部转化，很大部分未经转化直接排入小肠，在其内氧化成胆绿素。妊娠12周后，许多非结合胆红素排泄到羊水，然后通过胎盘转运进入母体代谢。如果母体发生严重溶血，产生过量非结合胆红素，也很容易通过胎盘被动扩散进入胎儿体内，对胎儿造成危害。胎儿肝的另一个功能是合成大量胆固醇，供胎儿肾上腺的需求。胎儿肝中肝糖原合成很少。接近预产期时，肝糖原合成才迅速增加，达到成人肝的2～3倍；出生后，肝糖原合成又迅速下降。④妊娠9～10周胎儿开始分泌胰岛素。14周时，胎儿胰腺已经产生低水平胰蛋白酶、糜蛋白酶、磷脂酶A和脂肪酶。妊娠16周时，胎儿已经可以产生大多数胰酶。以后随妊娠进程，胰酶产生也不断增加。如果孕妇患有糖尿病或新生儿在出生时超重，新生儿血清胰岛素水平会很高，而小于胎龄的新生儿胰岛素水平低。

泌尿系统 ①胚胎从中胚层分化发育出初始泌尿系统——前肾和中肾。两周后前肾退化，中肾在妊娠5周时产生尿，到妊娠11～12周时退化。前肾与中肾发育异常会导致将来胎儿泌尿系统的异常。妊娠9～12周，输尿管芽与肾胚芽作用产生后肾，发育成肾与输尿管。泌尿生殖窦与尿囊发育成膀胱与尿道。妊娠14周时，胎儿肾髓袢开始有功能性再吸收，但直到妊娠36周才最终形成肾单位。故胎儿期间胎肾对尿的浓缩与调节pH的能力有限。早产儿的肾发育将持续到出生后。②胎儿肾小球滤过率从妊娠12周的0.1ml/min提高到妊娠20周的0.3ml/min。肾素、交感神经系统、前列腺素、血管舒缓素以及心房钠尿肽等控制和影响胎儿肾血流与尿量。胎儿血容量大幅度降低与低氧会使肾血流、肾小球滤过率与滤过液减少。③胎肾泌尿量在妊娠18周时为7~14ml/d，到足月时增加到650ml/d。母亲服用呋塞米会增加胎儿尿量形成；胎盘功能不全和其他使胎儿窘迫的原因会降低尿量产生；部分妊娠期糖尿病孕妇或胎儿生长受限的新生儿，其肾小球滤过率与水的再吸收都下降。④胎儿泌尿道包括尿道、膀胱、输尿管和肾盂的狭窄或闭锁，都能造成肾皮质变薄、肾实质损伤、肾盂与输尿管扩张、膀胱异常充盈甚至破裂。胎肾的主要功能是控制羊水容量与成分，而非胎儿代谢物的排泄。但如果胎肾发育异常或泌尿道梗阻会致羊水过少和胎肺发育不全。

肺 胎肺的发育分三个阶段。①假腺阶段：妊娠5~17周长出支气管树。因显微观察肺就像一簇腺体而得名。②微管阶段：妊娠16~25周，长出支气管树的软骨，每根细支气管末端长出呼吸细支气管，上面还发出多个囊状导管。③末端囊阶段：妊娠25周后至分娩，微管上长出原始的肺泡（末端囊），进入末端囊阶段。这时，由近到远端肺段，细胞外基质发育，大量的毛细血管网建立，淋巴系统形成，Ⅱ型肺细胞开始产生表面活性剂。直到出生，肺泡数目都远远低于成人肺泡数，仅为成人的15%左右，肺泡继续生长直到8岁。

胎儿时期的任何异常都可能干扰肺发育。不同时期的异常，导致不一样的后遗症。如较早期泌尿系统发育障碍导致羊水缺乏，进而使整个肺包括支气管、细支气管均发育异常；如在肺支气管发育基本完成后到妊娠20周前，因胎膜破裂继发羊水过少，通常表现为肺泡不成熟，而支气管和软骨发育几乎不受影响。妊娠24周后，各种原因导致的羊水过少则对肺的结构发育影响不大。正常的胎儿肺结构与形态是完成正常肺功能的根本。胎儿肺结构异常或功能不全，出生时会导致呼吸窘迫综合征的发生。如果在羊水中检测到足量的表面活性剂，表明胎肺已经发育成熟。

新生儿第一次呼吸，由于有充足的表面活性剂分布于肺泡表面，空气进入肺，在肺泡中形成一个空气-组织界，而不会出现肺泡塌陷。表面活性剂去除水分以及其中占10%的蛋白质外，其余90%都是脂质。主要由载脂蛋白表面活性剂A（SP-A）、表面活性剂B（SP-B）与表面活性剂C（SP-C）组成。①SP-A：分子量28~35kD的糖蛋白。SP-A基因在妊娠29周开始表达。内质网内产生载脂蛋白，一系列细胞器协同完成甘油磷脂合成。载脂蛋白帮助表面膜的形成与重构。磷脂的性能主要决定于这些长链脂肪酸的构成与饱和度。其中降低表面张力的主要活性成分是占50%的特殊卵磷脂——二棕榈酰磷脂酰胆碱。②SP-B和SP-C：也是重要的表面活性物质。如缺乏SP-B基因，尽管有大量的表面活性剂产生，但胎儿仍然不能生存。表面活性剂最后形成于Ⅱ型肺细胞里的板层小体中。妊娠晚期，板层小体从肺泡细胞分泌到肺泡液中，并借胎儿呼吸样运动（胎儿呼吸）随肺液进入羊水。所以可以通过检测羊水中表面活性剂的量来判断胎儿肺是否成熟。可的松能促进肺成熟与表面活性剂合成。

内分泌腺 ①腺垂体：腺垂体分泌生长激素（GH）、催乳素（PRL）、促肾上腺皮质激素和促甲状腺素（TSH）、黄体生成素（LH）与卵泡刺激素（FSH）6种蛋白激素。妊娠7周，胎儿垂体中发现促肾上腺皮质激素；妊娠13周发现GH和LH；到妊娠17周末，胎儿垂体中能够合成与贮存所有垂体激素。胎儿垂体还分泌β内啡肽。胎儿脐血中的β内啡肽与β促脂素随胎儿二氧化碳分压增加而增加。②神经垂体：妊娠10~12周，胎儿神经垂体已经发育，并产生缩宫素和血管升压素（AVP）。这两种激素通过肺与胎盘调节与维持水的平衡。脐带与胎盘中AVP水平明显高于其母体中的水平。胎血AVP升高与胎儿窘迫有关。③垂体中叶：胎儿时期垂体中叶发育成熟。出生前开始消失，到了成人完全消失。中叶细胞主要分泌促黑素和β内啡肽。④甲状腺：妊娠12周前，胎儿的垂体-甲状腺系统开始工作。甲状腺在妊娠10~12周开始合成激素。妊娠11周时，可在胎儿体内能够检测到TSH、甲状腺素和甲状腺结合球蛋白。胎盘有主动浓缩碘的功能。妊娠12周后，胎儿甲状腺浓缩碘的功能比母体更强。故母体在这期间因病使用放射性碘和大量用碘的治疗手段对胎儿不利。正常胎儿游离T_4、游离T_3和甲状腺结合球蛋白水平在整个妊娠期稳定增加。妊娠36周时，胎儿血清中TSH浓度比成人更高，总T_3和游离T_3较低，T_4变化不大。出生后，新生儿从母体内温度环境到了室内空气温度环境，温度的突然变化刺激TSH分泌明显增加，导致血清

T_4 与 T_3 水平在出生后 1~2 天内升高，使孩子的甲状腺功能和代谢产生改变。胎儿的甲状腺素对所有胎儿组织与器官的正常发育起作用。如果母体甲状腺刺激抗体通过胎盘刺激胎儿甲状腺，可造成先天性甲状腺功能亢进症。胎儿可产生心动过速、肝脾大、血液学异常、颅缝早闭以及胎儿生长受限。将来进入儿童时期还可能存在感知困难、多动症以及生长迟缓等疾病。⑤肾上腺：胎儿肾上腺的体积比成人大得多。分娩时，胎儿肾上腺重量与成人一样。在足月时，每天胎儿肾上腺产生的甾体激素量达 100~200mg，是成人的 3~5 倍。胎儿肾上腺为妊娠期必需的女性激素产生了大量的脱氢表雄酮等前体，对维持妊娠起着重要作用。

（王　和）

tāi'ér xuèyè xúnhuán

胎儿血液循环（fetal blood circulation）　见《中华医学百科全书　人体组织学与胚胎学》卷胎儿出生前后的血液循环。

（王　和）

tāipán

胎盘（placenta）　胎儿附属物，母胎之间物质交换的场所。胎盘合成的多种激素、酶以及细胞因子等，对维持胎儿生命与生长发育起重要作用。胎盘内，中间长有胎儿毛细血管的绒毛浸泡在母亲的血液中，借助于该结构，胎儿与母体间进行有限但特异的代谢物转运与交换。在胎儿生长过程中，胎盘承担母体对胎儿的营养输送和胎儿的废物排泄、母胎之间气体交换的功能；同时胎盘也是重要的免疫与内分泌器官。

结构　在母体子宫内壁与胎儿之间形成胎盘。胎盘组织长入母体子宫蜕膜中，形成许多树状的绒毛。覆盖绒毛的外层为多核的合胞体滋养层，其内是细胞滋养层与基底膜。连接胎儿脐动脉与脐静脉的微血管通过绒毛干伸入绒毛之中。绒毛与母体基蜕膜之间形成一定间隙。合胞体滋养层分泌酶的作用使子宫壁基蜕膜上的螺旋动脉与静脉开口于这些间隙，使约 150ml 母体血液进入间隙，将绒毛浸泡其中。间隙中的血液每分钟更新 3~4 次。由胎儿绒毛的单层毛细血管内皮细胞、基底膜和滋养层共同组成的屏障分隔母体与胎儿血液循环，形成母胎之间各种物质的交换区域。

一些浸泡在母体血液中的绒毛树，它们的游离绒毛端的滋养层细胞继续生长，并且同母体蜕膜细胞连接，起到锚定功能。细胞滋养层细胞广泛覆盖蜕膜基层，形成完整的一层细胞滋养层壳。特殊的细胞滋养层细胞进一步侵入螺旋动脉，使其形态改变、开口变大，让母体血液以比正常血液更低的压力进入绒毛间隙，使进入绒毛间隙的血液更多、更新更快，促进母胎屏障间的物质交换。母胎屏障间的物质转运与交换区域的面积大小、物质的浓度梯度以及是否存在主动转运机制等相关。

功能　包括以下方面。

气体交换　母胎屏障的气体交换存在一定限制的被动扩散。胎盘的血屏障（厚度 3.5μm，交换面积 $16m^2$）比肺部气体交换的血屏障（厚度 0.5μm，交换面积 50~$60m^2$）要厚，其交换面积小。所以要完成正常的气体交换，需要以下方法补偿。①增加胎儿血红蛋白浓度：胎儿血红蛋白 F（HbF）的浓度达 170g/L，而母血血红蛋白（Hb）的浓度为 120g/L。血红蛋白浓度增加了大约 40%。②HbF 有更高的氧亲和力：与成人中的血红蛋白 Hb（$\alpha_2\beta_2$）不同，胎儿血红蛋白 HbF 是 α 和 γ 亚基四聚体（$\alpha_2\gamma_2$）。这使胎儿血液在低血氧分压（PO_2）情况下，仍可以达到 50% 饱和度（P_{50}）；胎儿动脉氧张力（18~20mmHg）比成人的氧张力（26.6mmHg）小。这意味着在任何 PO_2 情况下，胎儿血都能携带高容量氧。③双波尔效应：即血红蛋白氧亲和力的直接效应。二氧化碳水溶解度极高，在红细胞中，60% 与水结合形成碳酸，然后碳酸分离为 H^+ 和 HCO_3^-。$CO_2 + H_2O \leftrightarrow H_2CO_3 \leftrightarrow H^+ + HCO_3^-$；剩下 30% 的二氧化碳与血红蛋白结合，10% 的二氧化碳直接溶于水。在胎儿脐动脉中存在较高的 PCO_2（44mmHg）和相对低的 pH（7.33），而在子宫动脉中的 PCO_2 为 28mmHg，pH 为 7.45。H^+ 和 HCO_3^- 根据浓度梯度原理，从胎儿微循环中向绒毛间隙的母血中扩散，降低的 pH 使氧气从母体的 Hb 中分离。随着离子向胎血中移动，胎儿微循环中的 pH 随之增高，利于 HbF 与氧气结合。双波尔效应指对于 Hb 和 HbF，氧气离解曲线是分别进行的。④双霍尔丹效应：即增加脱氧 Hb 接受离子和携带二氧化碳的能力。当母血与氧气脱离，脱氧 Hb 对接受离子有更强的亲和力，有利于形成碳氧血红蛋白。在 HbF 携氧增多的同时，降低了携带离子的能力。

营养输送　胎儿经过胎盘从母血中获得供其生长需要的营养物质。主要是葡萄糖、氨基酸、脂肪酸、维生素和矿物质。营养物质的转运受浓度梯度和胎盘血流以及代谢影响。①葡萄糖：在转运的葡萄糖转运体家族参与下，通过胎盘从母体到胎儿的葡萄糖转运，依靠浓度梯度的扩散来进行。②氨基酸：生长发育需要的高速度蛋白质合成意味着胎儿中的氨基酸浓度通常要高于母体，在微绒毛和基底合胞体滋养层细胞膜上已发现15～20个特异的主动转运机制。这些机制包括Na^+依赖型和Na^+/Cl^-依赖型、阳离子和糖蛋白相关氨基酸转运子。这些转运子可以被乙醇或尼古丁抑制。③脂肪酸：必需脂肪酸是膜重要的组成部分，也是细胞生长和代谢所必需的。母体脂蛋白可以直接被胎盘上的特异脂蛋白受体摄取；脂肪酸也可由胎盘在微绒毛膜中的特异脂蛋白酶产生。产生的游离脂肪酸（free fatty acid，FFA）跨膜扩散，非酯化脂肪酸的摄入可能靠脂肪酸结合蛋白、脂肪酸转位酶和脂肪酸转运蛋白介导进行，具体机制尚不清楚。在合体细胞细胞质中，通过脂肪酸转运蛋白或扩散，脂肪酸结合蛋白结合游离脂肪酸可被酯化、β氧化或转运到胎儿血管中。④钙：整个妊娠过程，胎儿累计有25～30g钙用于骨骼生长（特别是在妊娠晚期）以及用于许多细胞功能，包括细胞生长、神经递质释放和讯号传导。许多反转录聚合酶链反应和阻断研究指出（特别是L-型），电压门控钙通道和瞬时受体电位通道在合体滋养层细胞膜中的主动钙转运通道。⑤铁：铁蛋白与转铁蛋白用来贮存和转运铁。二元转运铁蛋白结合到微绒毛合胞体滋养层膜上的受体上，然后这个复合物被内吞入酸性小泡中，随后转运到胎儿血管。这个过程可能涉及一个二价金属转运子-1、铁调节转运子-1和铜氧化酶。

体液调节　从母体来的液体通过胎盘进入胎儿各部以及胎盘和羊水。胎儿通过吞咽重新吸收羊水，但也可以通过直接跨过羊膜的方式进入胎儿循环（膜内通道）。液体跨过胎盘合胞体滋养层移动时，可能由渗透压与静水压结合驱动，可能通过在细胞膜上的水通道蛋白表达来调节。

排出废弃代谢产物　嘌呤和氨基酸分解代谢的氨转化成尿酸和尿素后，由被动扩散方式通过合胞体滋养层。胆红素是正常血红素代谢降解产物，部分以非结合形式借被动扩散通过胎盘，部分通过微绒毛和基底膜中的载体介导的转运排出。

免疫作用　母体的IgG抗体可以通过胎盘屏障进入胎儿血液循环，为胎儿提供保护。另外，胎儿与胎盘是母体内的同种异体移植物，胎儿逃避来自母体的免疫系统攻击，在母体内生存下来的机制如下：①分泌含有胆碱磷酸的神经激肽B。这种免疫逃避机制与寄生虫逃避宿主免疫系统攻击的机制相同。②胎儿体内的小抑制性淋巴细胞可通过抑制白介素-2的应答来抑制母体中细胞毒性T淋巴细胞的攻击。③胎盘屏障不是唯一的逃避免疫系统的屏障，其他方法见妊娠期免疫与胎儿。

激素作用　胎盘是一个内分泌器官，可分泌肽类激素与甾体激素维持妊娠，以及准备分娩与哺乳。①肽类激素：胎盘分泌的两个主要的肽类激素是由合胞体滋养层产生的人绒毛膜促性腺激素（HCG）和人胎盘催乳素（HPL）。HCG促进黄体生存周期延长，维持孕激素分泌，预防内膜脱落。在受精6～8周后，胎盘接管黄体的孕激素生产，并持续分泌较小量的HCG。HPL作用是促进乳腺生长，为哺乳做准备；也具有对抗母体葡萄糖利用、增强脂肪动员代谢效应的作用。②甾体激素：通过胎盘分泌的主要甾体激素是雌激素（大部分的雌二醇）和孕激素。孕激素维持子宫内膜，降低子宫肌层的活动和抑制母体对胚胎抗原的免疫反应；也是胎儿肾上腺类固醇产物的前体。雌激素的产物包含母体和胎儿来源的雄激素底物（母体胎儿胎盘单位）。脱氢表雄酮（DHEA），由胎儿肾上腺产生并在胎儿肝被转化为16-羟基-DHEA。最后，经胎盘中有活性的芳香化酶将这些前体转化为雌二醇和雌酮。

母体用药与胎盘转运　许多药物可以跨过胎盘，并在妊娠的任何时间对胎儿产生有害效应。妊娠早期使用药物可以产生先天畸形。妊娠中晚期使用药物可能影响胎儿生长、功能发育，甚至对胎儿组织产生毒性作用。

小分子疏水化合物能通过被动扩散快速从母体转运至胎儿，亲水性药物扩散慢得多。亲水性药物扩散受膜限制，但仍然可以对胎儿形成威胁（如通过对致畸物的转运）。在妊娠时，应注意药物对胎儿带来的危险和益处。

（王　和）

róngmáo

绒毛（chorionic villi）　由绒毛膜板向外发出的若干突起。胎盘结构的主要组成部分是绒毛树。胎盘由15～28个子叶组成。

绒毛干是胎盘子叶的结构单位。每个子叶始于绒毛干，分出3～5枝未成熟/成熟中间绒毛，后者再分出10～12枝末端绒毛，形成绒毛树。绒毛树上有5种不同类型的绒毛。绒毛树的“树干”（绒毛干）连接到胎盘的胎儿面，“树枝”（中间绒毛）连同胎儿血管潜入胎盘，“树枝”上随妊娠进展不断丰富的“树叶”（末端绒毛）来增加母胎之间的氧气与营养交换，以满足胎儿生长需要。①绒毛干的一头连接于胎盘富含大血管与微血管的高密度纤维基质上，另一头连接于成熟或未成熟中间绒毛。绒毛干上分布着带有血管平滑肌的血管，内层为纤维间质。绒毛干是绒毛树的支持结构，很少参与母胎间物质交换和内分泌功能。②未成熟中间绒毛是绒毛干一头的延续，另一头末梢呈球状。该绒毛含松散或网状基质和霍夫鲍尔（Hofbauer）细胞、丰富的血管和不连续的细胞滋养细胞层。由于合体滋养细胞层外层持续生长，故认为未成熟中间绒毛是绒毛树的生长中心。同时，它也可能是妊娠早中期重要的母胎物质交换场所。③成熟中间绒毛长而纤细，远端有分枝，生长出末端绒毛。由于血管多、交换面积大，故它也在母胎物质交换中起重要作用。④末端绒毛通过中间绒毛连接到绒毛干。这些绒毛结构具有葡萄样形态，高度扩张并毛细血管化。末端绒毛相对更小，基质更少，细胞滋养层也不连续。每个末端绒毛上分布4~6根胎儿毛细血管。毛细血管与合体滋养细胞由一层菲薄的基底膜分隔，母胎之间平均最小物质交换距离仅为3.7μm，这使末端绒毛成为扩散、交换的最佳地点。在正常成熟的胎盘中，末端绒毛体积占胎盘绒毛总体积的近40%。其表面积约为总绒毛的50%，绒毛总横截面的60%。作为胎盘的功能单位，末端绒毛在母亲和胎儿之间起到电解质、氧气、二氧化碳和营养交换作用。⑤妊娠早期最原始的绒毛类型为间充质绒毛，又称绒毛芽。间充质绒毛间质疏松，毛细血管不明显，包绕着两层完整的滋养细胞层，内层是细胞滋养层，外层为合体滋养层。间充质绒毛的功能在妊娠的头几周非常重要。间充质绒毛是绒毛增生的场所，具有几乎所有的内分泌活性。随着妊娠的进展，其主要功能是维持绒毛生长。其体积不到总绒毛体积的1%。胎盘绒毛发育始于间充质绒毛。到受精后5周，所有胎盘绒毛均为间充质绒毛。间充质细胞层侵入这些绒毛形成次生绒毛（未成熟、成熟中间绒毛），并产生胎盘血管。在整个妊娠期，间充质绒毛不断生长，在妊娠早中期占主导地位。绒毛芽进一步转化为未成熟、成熟中间绒毛再到末端绒毛。滋养层长出新芽、增生，呈指状突起，使滋养细胞的间质浸润和局部胎儿血管形成。在受精后6~8周，绒毛核心胎儿血管形成，开始出现胎儿胎盘血流。

（王　和）

tāimó

胎膜（fetal membrane）　在胚胎发育过程中形成的除胎盘外，包绕羊膜腔、紧贴子宫壁的膜。它是由多层不同组织结构融合形成的200~300μm厚的致密结构。在胚胎发育过程中，胎盘在子宫内膜的着床点发育生长。胎盘以外结构的绒毛退化，大约70%绒毛膜囊表面以早期绒毛板的方式发育，与羊膜、绒毛残留物和早期基板一起，融合并形成胎膜。

胎膜从胎儿面到母体面共分5层（图1）。①第一层：羊膜上皮层。该层是单层的立方上皮。上方是羊膜腔，下面紧贴基底膜。②第二层：羊膜中胚层。由较薄的结缔组织组成，它借基底膜与上一层的立方上皮层分隔。上接羊膜上皮基底膜，下面通过含有液体的狭缝与第三层相邻。③第三层：绒毛膜中胚层。这是第二层结缔组织，它与羊膜中胚层之间存在一道充满液体的缝。该层是绒毛板结缔组织的延续。④第四层：外绒毛滋养层。它是外绒毛滋养层的特殊类型，没有胎盘内外绒毛滋养层的侵入性，与绒毛膜中胚层之间有另外一层基底膜相隔。⑤第五层：包蜕膜。这层是母体细胞，胎膜的最外层。它直接贴在外绒毛滋养层上，形成包蜕膜。从妊娠中期的早期开始，包蜕膜渐渐贴紧子宫壁，消除了子宫腔。

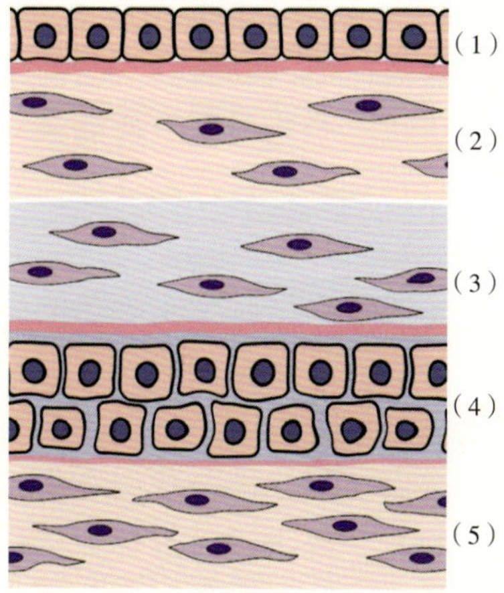

图1　胎膜的结构层

胎膜参与羊水的分泌与吸收，涉及羊水中二氧化碳的交换与pH的调节。由于在胎膜的绒毛膜和羊膜中胚层不存在血管结构，故所有胎盘以外的胎儿与胎膜间物质交换须通过羊水进行。

（王　和）

qídài

脐带（umbilical cord）　连接胚胎与胎盘之间的条索状结构。

结构　脐带从胎儿脐部延伸到胎盘的胎儿面，呈灰白色，外部覆盖羊膜。其中有两根脐动脉，一根脐静脉，两条动脉直径要小于静脉。脐带直径为 0.8 ~ 2cm，平均长度 55cm，通常范围 30 ~ 100cm。一般来说，脐带长度小于 30cm 认为是异常。脐带中血管扭曲，较脐带本身更长。血管曲张形成表面小结或假结。细胞外基质是特殊的结缔组织，称为华通胶。脐带的中胚层起源于尿囊，与羊膜融合。

在胎儿体内，脐静脉血流阻力最小，并有两条通路。一条是静脉导管，它直接进入下腔静脉；另一条经由许多较小的血管进入肝循环，从肝的血流通过肝静脉进入下腔静脉。位于连接脐带起始部的括约肌控制静脉导管的阻力，受迷走神经分支支配。胎儿血液由髂内动脉分支的两条动脉流出。胎儿出生后这两条动脉会自行闭锁，残存部分称为脐韧带。

生理功能 脐带是胎儿的生命线。它将母体提供的氧气与营养物质运输给胎儿，又将胎儿代谢产生的二氧化碳与代谢废物运送到胎盘，继而进入母体，然后排出体外。脐带完全闭锁会导致胎儿死亡；间歇性的阻断可致胎儿宫内脑损伤。脐带收缩与痉挛是胎儿窘迫的重要因素。

血液循环 进入脐带循环的胎儿血流大约占整个胎儿心室输出血流的 40%。妊娠晚期，脐血流增加与胎儿生长成比例，故按胎儿重量标准化计算的脐带血流不变。调节脐带血流量的因素尚不清楚，可能与包括血管内皮生长因子（VEGF）在内的重要的血管生成肽和血管生成因子相关。脐血流的短期改变主要是被灌注压力调节。在脐带循环中，血流与灌注压力呈线性变化。脐带静脉压力的轻微增加（2 ~ 3mmHg）会引起脐血流成比例降低。胎儿胎盘循环能对抗增压因子所致的血管收缩效应，只要心脏输出不变，脐带血流就能维持。因此，尽管急性缺氧时血压升高，但脐血流仍能维持在相对较大的氧分压范围内。脐带血流使氧分压保持在相对大的范围。内源性血管活性激素、内皮素-1、一氧化氮等对脐带血流改变也起重要作用。

脐带异常的影响 脐带结构异常可能会使妊娠结局改变。见单脐动脉。

（王　和）

yángshuǐ

羊水（amniotic fluid）

羊膜腔内的液体。从妊娠 16 ~ 32 周，平均羊水容量从 250ml 增加到 800ml。羊水容量会持续增加到妊娠 39 周，然后开始下降。足月妊娠时，羊水量为 1000 ~ 1500ml，到妊娠 42 周时约 500ml。

形成 妊娠早期羊水来源仍不明确。可能源于母亲血浆通过绒毛膜的渗出液，或胎儿血浆通过尚未角质化、更容易渗透的皮肤的渗出液。妊娠中期羊水的来源是胎儿。羊水容量的维持靠胎儿肺液和尿液的产生。①胎儿肺部分泌的液体为 300 ~ 400ml/d。氯化物从肺毛细血管转移到肺部的管腔，水会随氯化物的浓度梯度而进入管腔，肺液的渗透压与胎儿血液中的渗出液相似。肺液的作用是维持肺部的扩展，并促进肺部生长。在分娩时肺液减少，保证新生儿能够顺利开始自主呼吸。②胎儿尿液是羊水的主要来源，每天产生 400 ~ 1200ml。在妊娠 20 ~ 40 周，随着胎儿肾发育成熟，胎儿的尿量增加 10 倍。胎尿正常是低渗透压，在妊娠晚期相对孕妇与胎儿血浆渗透压，胎儿为低渗透压，这使羊水也随之呈低渗状态。

吸收 胎儿吞咽是羊水吸收的主要方式。人类胎儿吞咽动作发生在妊娠 18 周，每天吞咽 200 ~ 500ml。羊水的渗透压较母亲血浆低，故羊水可通过羊膜-绒毛膜间隙到达母亲与胎儿血浆。故在胎儿吞咽维持正常羊水容量同时，膜的液体交换亦可以平衡胎儿尿液和肺液量。妊娠中晚期，胎儿吞咽不变，如果泌尿量降低，就会导致羊水减少；如果泌尿量不变，胎儿缺乏正常的吞咽或肠道通路，如食管或十二指肠闭锁，很快会发展成为羊水过多；但下消化道闭锁可能不导致羊水过多，闭锁上方的容量足够对剩余羊水再吸收。

功能 ①为胎儿的主动活动和生长提供空间，也为胎儿提供一个避免损伤的保护缓冲，同时也为胎儿提供稳定的环境温度。②羊水缺乏会阻碍胎儿生长，导致胎儿发育变形和产生畸形。③羊水明确的抗菌特性，在一定程度上保护胎儿免遭感染。④羊水也是胎儿的营养来源之一。⑤在不影响胎儿正常发育情况下，取少许羊水进行检查与产前诊断可以监测胎儿发育的成熟度，了解胎儿是否存在某些畸形、染色体病等。

（王　和）

tuìmó

蜕膜（decidua）

子宫内膜在蜕膜诱导因子作用下，进一步分化形成的特殊、高度改良的妊娠期子宫内膜。

分类 蜕膜在解剖上分为三种。①底蜕膜或基蜕膜：在子宫壁与植入胚泡间的蜕膜受滋养层侵蚀改变，成为底蜕膜或基蜕膜。②包蜕膜：覆盖在成长的胚泡上的蜕膜。③壁蜕膜：妊娠期其余部分的子宫内膜。包蜕膜与壁蜕膜合在一起时称为真蜕膜。

发生过程 子宫内膜的蜕膜反应始于胚胎着床前，发生在胚泡接触内膜的部位。在雌激素、孕激素与胚泡产生的诱导因子作用下，上皮下间质细胞增生、分化为成熟的蜕膜细胞，并逐渐波及周围内膜，最后完成整个子宫内膜的蜕膜化。早期形成的蜕膜细胞又按同样的方式继续退化死亡，被滋养细胞吞噬。蜕膜细胞的增生与退化处于动态平衡。

妊娠早期胎囊小，没有充满子宫空间，包蜕膜与壁蜕膜之间存在空隙。妊娠14~16周，胚胎长大并完全充满子宫腔，包蜕膜与底蜕膜融合，子宫腔即消失；蜕膜开始变厚，达到5~10mm，放大后可见许多小开口即子宫腺体的开口。妊娠晚期蜕膜变薄，可能是子宫内压力增大的原因。随着胚胎长大，包蜕膜失去血液供应。壁蜕膜通过螺旋动脉维持血液供应，并通过螺旋动脉的平滑肌与血管因子调节。基蜕膜上的螺旋动脉被胚胎滋养层侵蚀，血管壁被破坏，仅剩下没有平滑肌的鞘与内皮细胞。这使该部分血管对血管活性因子没有反应。

蜕膜的细胞类型随妊娠进程改变。最初的细胞组成是从内膜基底细胞分化来的真蜕膜细胞和来源母体骨髓的细胞。妊娠早期蜕膜中存在蜕膜自然杀伤细胞，蜕膜中的自然杀伤细胞95%分泌细胞因子，其中的一半也表达血管生成因子。蜕膜的自然杀伤细胞对于滋养层侵蚀和血管生成起重要作用。

功能 正常蜕膜对胚胎着床、妊娠维持以及分娩发动均起重要作用。蜕膜产生大量催乳素，并释放入羊水。

蜕膜催乳素与胎盘催乳素不同，胎盘催乳素是由合胞体滋养层产生；蜕膜催乳素是完整的基因编码蛋白，与腺垂体催乳素基因编码一样。因为蜕膜催乳素的启动子不同，提示蜕膜催乳素的分泌调节表达机制有所不同。蜕膜催乳素很少进入母体血液，而是优先进入羊水。羊水中催乳素水平非常高，妊娠20~24周时，可达10000ng/ml；但在胎儿血清中仅350ng/ml，母体血清中为150~200ng/ml。

蜕膜催乳素的确切生理作用仍然不清楚。推测蜕膜催乳素可能起到一系列作用。①因为大多数蜕膜催乳素进入羊水，可能起到与跨膜溶质和水转运相关激素的作用，维持并调节羊水容量。②在骨髓来源的免疫细胞上有一定量的催乳素受体，催乳素可能刺激T淋巴细胞自分泌或旁分泌。故在妊娠时，催乳素可能起到调节免疫功能的作用。③在胚胎植入时，催乳素可能起到调节血管生成的作用。完整的催乳素蛋白增强血管生成，而催乳素蛋白水解片段能够移植新生血管生长。④蜕膜催乳素在小鼠中表现出对妊娠维持不利基因的抑制，对妊娠起保护作用。

调节蜕膜催乳素产生的因子尚不清楚。大多数已知的抑制或刺激垂体催乳素分泌的因子，如多巴胺、多巴胺激动剂、促甲状腺素释放因子都不能调节蜕膜催乳素分泌。孕酮在培养的内膜基底细胞中能够与环磷腺苷起协同作用，增强催乳素表达。这提示孕酮受体表达水平可以决定蜕膜化过程。花生四烯酸能降低蜕膜催乳素分泌。细胞因子内皮肽-1、白介素-1、白介素-2和上皮生长因子也能降低蜕膜催乳素分泌。

（王　和）

wéichǎn qī bǎojiàn

围产期保健（prenatal health care） 运用围产医学的理论、适宜技术、科学方法与管理，以孕产妇及胎婴儿为主体，以保障母儿健康，促进二代人的生命质量为目标，提供以生理、心理、社会适应为目标的综合医疗和保健服务。围产医学是研究人类的生殖、胚胎及胎儿、新生儿的生理与病理、妊娠与分娩及产褥生理病理，以保障和促进母子健康，集产科学、新生儿科学、生理学、病理学、胚胎学、生物物理学、生物化学、免疫学、遗传学、营养学、心理学、流行病学、社会学等发展起来的一门多学科合作的边缘学科。围产医学的宗旨是研究孕产妇、胎儿以及新生儿的病理生理，从而保障母婴健康，提高人类的健康素质。围产期保健是围产医学临床的重要组成部分，人类的保健不再是从出生开始，而是从生命开始甚至在新生命开始之前就开始，这有力地保障了人类的繁衍昌盛，是人类优生的重要环节。随着围产医学的发展，围产期保健的各阶段目标也不相同。围产期保健的近期目标是降低孕产妇和围产儿死亡率，远期目标是降低围产期母婴的发病率及远期致残率，最终目标是提高人体素质。这些目标是衡量围产期保健工作质量指标的依据。围产期保健的内容与一个国家或地区的经济文化、医疗卫生水平密切相关，也是一个敏感的衡量指标。

围产期是围产医学中评估胎儿、婴儿的一种时段分类方法，根据社会经济及医疗卫生水平不同，采取的定义也有所区别。①妊娠满28周（胎儿或新生儿出生体重≥1000g）至出生后7天内。②妊娠满20周（胎儿或新生儿出生体重≥500g）至出生后7天内。③妊娠满28周（胎儿或新生儿出生体重≥1000g）至出生后28天内。④胚胎形成至新生儿出生后7天内。由于医疗水平不同，对不同胎龄胎儿出生后处理水平差异很大，发达国家对妊娠20~24周出生的胎儿认为是有生机儿，在良好的支持下有存活的可能，因此他们围产期的起点较早，多采用围产期定义②或③。中国学者根据现有条件与技术水平采用围产期定义①。围产儿死亡包括胎儿、新生儿死亡，与母体健康状态及获到的保健质量有关，降低围产儿死亡必须从母亲保健开始。目前促进母儿健康的三大主题是生命的准备、生命的保护和生命的质量。生命的准备是从受孕前的准备阶段开始，高质量的父母健康素质才能孕育健康的孩子；生命的保护与质量是在科学合理的围产期保健下使健康的父母在健康的内外环境中孕育健康的后代。

围产期保健主要包括以下内容：各种主要的监测方法如胎盘功能、胎儿胎盘功能、胎儿成熟度及储备力、先天异常的宫内诊断、遗传学诊断等；孕前咨询与保健、妊娠期母儿保健及监测、高危妊娠的管理、胎儿生长发育与监测、产前胎儿缺陷的筛查与诊断、产时母儿的监测与管理、分娩的人性化服务、产褥期母儿的科学管理、高危新生儿监护与管理及健全三级围产保健网；宣传教育围产医学知识，以降低孕产妇和围产儿死亡率、出生缺陷率、远期致残率，提高人口健康素质。

（张为远）

yùnqián bǎojiàn

孕前保健（prepregnancy health care） 在孕前通过咨询、检查发现可能影响围产预后的因素，在孕前予以减少、消除这些病理因素的影响，以获得满意围产结局的措施。对育龄妇女进行孕前健康教育可使其认识到孕前保健是良好妊娠的开始。应遵循普遍性宣教和个性化指导相结合的原则，对计划妊娠的夫妇进行孕前健康教育及指导，主要内容包括：①有准备、有计划的妊娠，避免高龄妊娠。②合理膳食，控制体重增加。③补充叶酸0.4~0.8mg/d。④有遗传病、慢性疾病和传染病而准备妊娠的妇女，应予以评估并指导。⑤合理用药，避免使用可能影响胎儿正常发育的药物。⑥避免接触生活及职业环境中的有毒、有害物质（如放射线、高温、铅、汞、苯、砷、农药等），避免密切接触宠物。⑦改变不良的生活习惯（如吸烟、酗酒、吸毒等）及生活方式。⑧保证足够的睡眠，避免高噪声环境和家庭暴力。⑨保持心理健康，解除精神压力，预防妊娠期及产后心理问题的发生。⑩合理科学地选择运动方式。

评估孕前高危因素 ①询问健康状况：询问准备妊娠夫妇的健康状况。②评估既往慢性疾病史、家族史和遗传病史。不宜妊娠者及时告之。了解血缘亲属是否有内科疾病的存在，如父母是否有糖尿病、高血压、精神病等；了解家族中父母、兄妹是否有出生缺陷儿、流产、早产、难产等情况。了解家族遗传性疾病的存在及种族或宗教情况。对有以下情况的育龄夫妇需做孕前遗传咨询：夫妇一方或双方有单发或多发先天性异常；夫妇一方或双方或家系成员有遗传性疾病（显性或隐性遗传）或为隐性遗传的携带者；妊娠过遗传病患儿的夫妇；生育过不明原因的智力低下或先天性畸形的夫妇；不育或产史不良，反复流产、死胎、死产、新生儿死亡的夫妇；高龄妇女或丈夫年龄过大；长期接触不良环境，或患有慢性疾病的夫妇；家系中多代中有多人患有同一种内科疾病；近亲结婚；药物成瘾者。③详细了解既往妊娠情况。≥2次早期流产、1次晚期流产、早产、死胎、畸形等需认真寻找原因，做相应的化验检查，必要时需要做遗传咨询。④了解生活状况：如生活习惯、饮食营养、职业状况及工作环境、家庭状况等。长期少量或一次大醉的饮酒都有致胎儿酒精综合征引起胎儿畸形及智力发育障碍的可能；吸烟或被动吸烟可导致出生低体重儿；吸毒可引起胎儿低体重、早产、宫内缺氧、胎盘早剥甚至胎儿死亡的可能。还应了解孕前是否较长时间或一次大量接触铅、汞、苯等有害金属或氯乙烯等塑料物品，包括工作的环境、生活中使用污染的水源、食品，入住新装修的房屋等；了解可能感染情况，如新生儿室护士感染巨细胞病毒、微小病毒B19、风疹病毒等可能性增加，妊娠期需做筛查；接触化学物重金属或有机溶剂、化学杀虫剂或水被污染，孕前及整个妊娠期需脱离此环境。

体格检查 主要包括以下体格检查。

一般情况 测量血压、体重，计算体重指数。

常规妇科检查 常见的生殖

道发育异常有以下几种。①正常管道形成受阻所致异常：包括处女膜闭锁、阴道横隔、阴道纵隔、阴道闭锁和子宫颈闭锁。②副中肾衍生物发育不全所致异常：包括无子宫、无阴道、始基子宫、子宫发育不良、单角子宫和输卵管发育异常。③副中肾衍生物融合障碍所致异常：包括双子宫、双角子宫、鞍状子宫和纵隔子宫等。由于女性生殖器官与泌尿器官在起源上相同，故泌尿器官的发育可以影响生殖器官的发育，因此，在诊断生殖器官异常的同时，要考虑是否伴有泌尿器官的异常。

处理措施如下。①先天性无阴道：子宫发育尚好者，应尽早手术治疗，先切开闭锁段的阴道，游离阴道积血下段的阴道黏膜，切开积血包块，排净积血后，利用已游离的阴道黏膜覆盖创面。手术后应定期扩张阴道，防止挛缩。术后可以妊娠。②阴道纵隔：如影响性生活或斜隔造成经血潴留，应将纵隔切除，缝合切除以防止粘连形成，可以妊娠。若阴道分娩时发现阴道纵隔，可在先露下降、压迫纵隔时先切断纵隔的中部，待胎儿娩出后再切除纵隔。③阴道横隔：切除横膈，缝合止血。术后放置阴道模型，定期更换，直至上皮愈合。可以妊娠。④阴道斜隔：需先经治疗再妊娠，由囊壁小孔或穿刺定位，上下剪开斜隔，暴露子宫颈。沿斜隔附着处做菱形切除，边缘电凝止血或油纱卷压迫，一般不放阴道模型。⑤子宫发育异常：主张雌激素加孕激素序贯周期治疗，若治疗见效，正常可试妊娠。⑥单角子宫或残角子宫：可通过子宫输卵管碘油造影、B超、磁共振，有助于正确诊断。单角子宫不予处理，妊娠期加强监护，及时发现并发症予以处理。非妊娠期残角子宫确诊后应切除。切除残角子宫时将同侧输卵管切除，避免输卵管妊娠的发生，圆韧带应固定于发育侧同侧宫角部位。⑦双子宫及双角子宫：一般不处理，当有反复流产，应除外染色体、黄体功能以及免疫等因素后行矫形手术。伴阴道不全纵隔或斜隔应做隔切除手术。手术恢复后可以妊娠。⑧纵隔子宫：影响生育时，宫底楔形切除纵隔。在腹腔镜监控下，通过宫腔镜切除纵隔，妊娠结局良好。⑨弓形子宫：一般无症状，不予处理。若出现反复流产，应行子宫整形术。

辅助检查 主要包括以下辅助检查。

一般项目 包括血常规、尿常规检查，血型（ABO血型和Rh血型）鉴定，监测肝功能、肾功能、空腹血糖，乙型肝炎表面抗原（HBsAg）、梅毒螺旋体、人类免疫缺陷病毒筛查，子宫颈细胞学检查（1年内未查者）。

特殊项目 包括TORCH（弓形虫、风疹病毒、巨细胞病毒和单纯疱疹病毒）筛查、子宫颈阴道分泌物检查（阴道分泌物常规，淋球菌、沙眼衣原体检查）、甲状腺功能检测、珠蛋白生成障碍性贫血筛查（主要在广东、广西、海南、湖南、湖北、四川、重庆等地）、血脂检查、妇科超声检查、心电图检查和胸部X线检查。

健康指导 慢性病患者指导如下。①糖尿病：糖尿病患者妊娠可导致母儿高血糖，引起胎儿畸形、胎儿缺氧、巨大儿、难产致分娩创伤、新生儿窒息、黄疸、低血糖等。孕妇血糖控制不好可发生酮症酸中毒、靶器官受损等问题。孕前告知其危险性，使之控制血糖，可在妊娠时避免许多并发症。告诫糖尿病患者孕前需停用口服降糖药物，改用胰岛素。②心脏病：妊娠可明显增加孕妇心脏负担，故心脏病患者妊娠对母儿均有较大的风险。某些严重的心脏病，妊娠可致孕妇死亡。因此，孕前咨询十分重要，如有原发性肺动脉高压、缺血性心肌病、主动脉缩窄伴瓣膜病变、马方综合征伴主动脉受累、严重的脊柱侧弯引起的心脏病等，孕妇的死亡率很高，应告知不宜妊娠。有心脏瓣膜置换的患者，常用华法林抗凝治疗，妊娠期服用该药可导致胎儿畸形，因此，孕前需停药，改为肝素抗凝。③慢性高血压：慢性高血压患者妊娠易合并妊娠期高血压疾病，导致母儿严重的并发症。严重的高血压（≥180/110mmHg）患者，需查明原因并得到有效的控制后再妊娠。某些降压药物如血管紧张素转换酶抑制剂和血管紧张素Ⅱ拮抗剂有致畸作用，孕前需停药，改为其他降压药物。④肾脏病变：妊娠可加重肾脏负担，对原有高血压者更甚。孕前保健了解肾脏病变的原因及严重程度，伴有的高血压、蛋白尿状况，肾功能的情况十分重要。孕前肾功能已有中度以上受损者，尤其是伴有高血压者不宜妊娠。

（张为远）

rènshēn zǎoqī bǎojiàn

妊娠早期保健（early pregnancy health care）

妊娠早期预防疾病和保护健康的措施。妊娠早期又称早期妊娠、孕早期，是指妊娠的前三个月，即从末次月经开始计算到满12周。在此期间，胚胎开始形成并开始生长发育。这一时期是胚胎细胞分化增生和主要器官系统形成的阶段，也是胎儿成长、发育最重要的时期。

尤其是妊娠4~9周，不利因素的侵入会导致胎儿发生先天性缺陷，出现畸形儿。

及时就诊 根据末次月经计算，过了月经周期，没有来月经，就应该及时到医院就诊。如果自己检测，要注意详细记录下检测结果和时间，把阴性、弱阳性和阳性的时间分别记录下来，有利于日后核对孕周，以及时发现胎儿生长发育中的异常情况。对于采用基础体温、自测排卵、记录同房时间或人工授精方式记录排卵日期的，在排卵后两周应该就可以检测到尿阳性结果。如果迟迟没有阳性结果，可能是未受孕，也可能是胚胎发育不良或者异位妊娠，要及时到医院就诊。

超声检查 一般来说，如果停经后有腹痛、阴道流血等症状，要及时做B超检查以除外异位妊娠和胚胎发育不良，必要时辅助以血清人绒毛膜促性腺激素（HCG）和孕酮的检查，动态观察胚胎的生长发育状况。妊娠早期的B超检查时间短，不会对胚胎造成不良影响，但须根据病情，结合血清HCG检查结果，确定B超检查的时机。根据超声检查的结果可以判断胚胎在宫内还是宫外，孕周是否与停经孕周大小相符。正常情况下，妊娠5周应明确见到宫内胎囊，妊娠7周可见胎芽及胎心。

妊娠早中期有一次重要的筛畸检查，即在妊娠11~14周的超声检查。该检查有准确核对孕周和畸形筛查两个目的。①准确核对孕周：这一时期，根据胎儿头臀长（CRL）核对孕周具有很高的准确性。孕周=(CRL+65)÷10。②畸形筛查：指标是胎儿颈后透明层厚度（nuchal translucency，NT），正常情况下，NT厚度是随头臀长的增加而增加的。NT增厚是妊娠早期唐氏综合征筛查灵敏度较高的独立指标，假阳性率为5%时，检出率达65%；结合孕妇年龄后，检出率为75%左右。此外，NT增厚还与其他的非整倍体疾病、先天性心脏病和遗传综合征等先天异常有关。

早孕反应的监测和治疗 早孕反应一般从妊娠6周开始，大多数孕妇出现的一系列生理反应，表现为疲劳、乏力、嗜睡、食欲缺乏或味觉改变。有些孕妇会出现恶心、呕吐，个别反应剧烈，称为妊娠剧吐。除此以外，还会有乳房增长，乳头、乳晕颜色变深、变暗，尿频，下肢水肿等症状。到妊娠12周时，大多数孕妇的早孕反应都会消失，但是也有持续到妊娠晚期的，此时需要排除孕妇的一些自身疾病。妊娠早期，胚胎生长发育缓慢，胎盘和母体的有关组织增长和变化不明显，母体和胚胎对营养的需求与孕前相比变化不大，所以出现恶心、呕吐等反应也不要太紧张。如果早孕反应太重，如喝水都吐，此时要及时到医院就诊和治疗。

妊娠早期的营养补充 ①计划妊娠前三个月开始补充叶酸，直至妊娠三个月，这样会大大降低胎儿神经管畸形的发生率。大量补充新鲜蔬菜也可以达到补充叶酸的效果。②妊娠早期要尽量保持全面、合理的营养。由于早孕反应的存在，饮食应以清淡、爽口、易消化为主，少食多餐，合理调配营养，保证满足热量的需求。③长期饮酒或饮用含有乙醇的饮料会影响母体健康和胎儿的发育，尤其是在胚胎发育阶段。一些不含乙醇的饮料，如汽水、酸梅汤、果子露、浓茶及含咖啡的可乐型饮料，因含有添加剂和咖啡因，过量饮用也会造成胎儿的异常发育甚至畸形，因此在妊娠早期也应尽量不饮。妊娠早期禁止饮用咖啡。④妊娠早期忌食动物肝脏。动物肝脏含有大量的维生素A，妊娠早期过量食用会引起胎儿唇裂、腭裂和眼、耳部以及泌尿道缺陷，极少数还会出现中枢神经或胸腺发育不全。研究发现，妊娠早期每天摄入维生素A超过1500IU就会增加胎儿致畸的危险性。因此，不仅在妊娠早期，在整个妊娠期中都要少吃动物肝脏及其制品。

建立孕妇档案，规范妊娠期检查 妊娠12周在医院建立孕妇档案，以利于妊娠期的连续监测和顺利分娩。初次建档包括以下内容。

明确妊娠 确定是否妊娠，建立产科病历和围产保健手册。

采集病史 这是筛查高危妊娠及了解胎儿质量的重要环节。①一般情况：包括姓名、年龄、籍贯、职业（包括工种）、结婚年龄、丈夫健康情况、有无性病。②月经情况：如初潮、周期，末次月经、前次月经，并计算预产期。③妊娠期情况：早孕反应情况；胎动时间；有无阴道流血；妊娠早期有无服药史，询问有害药物及致畸因素接触史，如汞、铅、苯、农药、一氧化碳，有无放射线接触史，有无病毒感染等各种传染病病史，有无吸烟、饮酒等嗜好。④孕产史：有无流产（包括自然流产、人工流产）、早产、死胎、死产史。既往分娩方式，有无分娩合并症及产褥期疾病，如有上述病史须详细咨询其经过及可能的原因。婴儿性别、体重、是否健存、有无疾病及畸形。⑤既往疾病史：有无结核、心脏病、高血压、肝病、肾炎、

糖尿病、甲状腺功能亢进症或甲状腺功能低下症、代谢性疾病、遗传病、过敏史及手术史。⑥家族病史：有无高血压、精神病、肾炎、妊娠期高血压疾病、遗传性疾病、畸形等家族史，家族有无多胎史。

体格检查　包括全身体检及产科检查。①全身体检：与一般内科检查相同，尤其须注意心脏及肝脏情况，注意脊柱及骨骼有无异常。②产科检查：用皮尺测量耻骨联合上缘至宫底的高度、形态并记录。采用多普勒超声在妊娠11周后听取胎心并测一分钟的胎心数，注意胎心是否规律及有无杂音。

辅助检查　包括血常规、血型、尿常规、肝功能及乙型肝炎表面抗原、丙型肝炎抗体、梅毒血清抗体和HIV筛查、心电图检查等。还可根据情况行阴道检查及滴虫、真菌、细菌性阴道病检测等，根据检查情况适当治疗。

高危妊娠的鉴定和筛查　高危妊娠指可能危害母婴健康或导致围产期预后不良的妊娠。高危妊娠的早期识别及处理是围产期保健的重点之一。处理得当可使高危妊娠转化为低危妊娠，改善母婴预后。

高危妊娠的诊断如下。①一般资料：年龄<16岁或>35岁，身高<145cm；从事有毒职业者；有烟、酒或某些药物成瘾者。②既往病史：有心血管疾病、肝肾疾病、呼吸系统疾病、内分泌系统疾病、神经系统疾病、精神疾病病史或有重大外科手术病史者。家族及本人有遗传病或先天异常病史。③既往孕产史：有月经失调、不孕症史者；有多次流产、早产、死胎、死产及新生儿死亡、畸形病史者；有难产、产后出血史者。④本次妊娠经过：妊娠早期有阴道流血、病毒感染、服过某些对胎儿有影响的药物或接触放射性物质者。⑤本次妊娠检查发现异常者：包括有内外科合并症如心血管疾病、呼吸系统疾病、肝肾疾病、内分泌系统疾病、血液系统疾病等。也包括有产科并发症者如妊娠期高血压疾病、多胎妊娠、胎儿异常（受限或加速）、胎盘异常、羊水异常、胎位异常、骨盆狭窄、软产道异常、胎儿窘迫、早产或过期妊娠等。

妊娠和分娩是一个极其复杂的过程，每个时期都有不同的考验，对孕妇各个器官的功能都是一个挑战。平时并不很严重的疾病在妊娠期会加重，甚至产生一系列器官功能的变化，出现连锁反应，导致多脏器功能衰竭的严重后果。因此，要真正重视孕前每个异常情况，及时向医生讲明，以便于医护人员采取预防、监测等措施控制病情的发展。

（张为远）

rènshēn zhōngqī bǎojiàn

妊娠中期保健（metaphase pregnancy health care）

妊娠中期预防疾病和保护健康的措施。妊娠中期又称中期妊娠、孕中期，指妊娠13周到妊娠27周末这段时期。这个时期胎儿各个器官、系统逐渐发育完善，身体逐渐匀称，是相对稳定期，但也是整个妊娠期非常关键的时间段。此期不但要注意孕妇的营养，也要检查胎儿是否畸形。妊娠13~28周原则上4周检查一次。

常规保健　包括以下内容。

询问现阶段状况　询问有无腹痛和阴道出血；询问饮食、运动、工作与睡眠情况；妊娠16周后询问胎动情况。

一般检查　①身体检查：包括血压、体重监测，评估孕妇体重增长是否合理。②产科情况：宫底高度和腹围、胎心率，评估胎儿生长发育是否合理。③血常规、尿常规、心电图检查：分析检查结果并给予对症处理。如血红蛋白<105g/L，血清铁蛋白<12μg/L，需补充元素铁60~100mg/d。

特殊检查　包括以下内容。

胎儿染色体非整倍体异常的母体血清学筛查　检测时间为妊娠14~20周，最佳检测时间为妊娠16~18周。主要是针对唐氏综合征（21-三体综合征）、18-三体综合征和神经管缺陷等。主要根据检测孕妇血液中多种胎儿及胎盘生化物质，包括母血清甲胎蛋白、游离雌三醇、人绒毛膜促性腺激素或游离β人绒毛膜促性腺激素。

无创产前检测技术（noninvasive prenatal test，NIPT）　是通过检测孕妇血浆中胎儿游离DNA筛查常见的胎儿非整倍体异常的方法。目前主要采用二代测序和信息生物学技术对21-三体、18-三体和13-三体筛查，其准确性高，假阳性率不足1%。主要应用于妊娠12~22周胎儿非整倍体异常的高危人群。

羊膜腔穿刺检查　检查胎儿染色体核型。是最常用的侵入性产前诊断技术。穿刺时间以18~24周为最佳，此时手术操作比较容易，羊水穿刺量可抽吸约20ml，羊水内有足够的活细胞且存活率高。适应证：①年龄大于35岁的孕妇。②唐氏筛查为高风险的孕妇。③夫妇一方为染色体异常者，或曾妊娠、生育过染色体病患儿的孕妇。④有不明原因自然流产史、畸胎史、死胎或死产史的孕妇。⑤有严重单基因遗传病高风险胎儿的孕妇。⑥超声检查胎儿有解剖结构异常结果的孕妇。⑦有致畸物质接触史的孕妇。⑧怀疑宫内感染的胎儿。羊膜腔穿刺存在一定的风险，如流产、羊水渗漏、宫内感染以及损伤脐带、胎盘或胎儿等。

胎儿超声系统筛查　最佳时间为妊娠 20~24 周。此阶段胎儿的组织器官已基本发育完善，胎儿大小适中。观察内容包括胎儿头及颜面部、脊柱、四心腔及流出道切面、腹部脏器（肝、胃、肾、膀胱）、胎儿肢体、脐带血流等，目的是诊断出大部分的胎儿畸形。见产科常规超声筛查和产科系统超声筛查。

胎儿超声心动图　最佳时间为妊娠 20~24 周。对胎儿心脏的系统性检查，包括四腔心切面，左心室、右心室流出道切面，动脉导管弓及主动脉弓切面，三血管平面等多切面检查胎儿心脏，同时观察大动脉起始部的交叉关系、心脏位置，对大血管及房室瓣进行彩色血流检查，测量胎儿心率等。通过二级预防，先天性心脏病在胎儿时期即得到诊断。对难治性的先天性心脏病，应及时终止妊娠；对可治性的先天性心脏病，应在妊娠期密切监测，在胎儿出生后抓住手术时机，及时治疗。胎儿超声心动图检查有其局限性，虽能诊断大部分心脏畸形，但有很多因素直接影响其诊断的准确性。如孕妇过于肥胖、胎儿体位、胎儿孕周、胎动、仪器的分辨力等，不可能 100%胎儿心脏畸形都能被检出，如房间隔缺损、动脉导管未闭产前不能诊断，轻度肺动脉狭窄、轻型法洛四联症等亦难以检出。

妊娠期糖尿病筛查　直接行 75g 糖耐量试验（OGTT），其正常上限为空腹血糖 5.1mmol/L，1 小时血糖为 10.0 mmol/L，2 小时血糖为 8.5mmol/L，任何一项超过上限值即可诊断为妊娠期糖尿病。主张孕妇应常规做 OGTT 检查，对以下妊娠期糖尿病的高危因素应高度重视：年龄≥35 岁；多产次；超重或肥胖，孕前体重指数（BMI）≥25 时为超重；多囊卵巢综合征；糖尿病家族史；胎儿增长过快（即大于胎龄儿）；羊水过多等。

母血抗 D 抗体及效价检查　主要针对 Rh 血型阴性的孕妇。

宫颈阴道分泌物胎儿纤维连接蛋白（fFN）水平检测　适用于早产高危者。

（张为远）

rènshēn wǎnqī bǎojiàn

妊娠晚期保健（late pregnancy health care）

妊娠晚期预防疾病和保护健康的措施。妊娠晚期是自妊娠 28 周（胎儿体重达到或超过 1000g）到 40 周这段时期。又称孕晚期、晚期妊娠。妊娠产生的一些特有疾病（妊娠期糖尿病、妊娠期高血压疾病、胎儿生长受限、贫血等）以及妊娠合并症，在妊娠晚期出现、病情加重或发展，将影响孕产妇的健康和围产儿的发病率和死亡率。检查发现有高危因素，需遵医嘱进行严密的监护，保证母子的安全。

妊娠 28~36 周每两周进行一次产前检查。妊娠 37~41 周每周进行一次产前检查。内容如下。

问诊　①了解胎动及不适感：了解胎动情况及孕妇有何不适。②了解病史：慢性病（如高血压、糖尿病）、大出血病史、早产史等。

体格检查　测量血压、体重；检查孕妇的心率是否正常，节律是否规则，肺部是否有杂音等；是否存在水肿等。

产科检查　主要包括腹部检查、骨盆测量及电子胎心监护。

腹部检查　孕妇排尿后仰卧于检查床，头部稍高，暴露腹部，双腿稍屈曲、略分开，检查者站于孕妇右侧进行检查。①望诊：注意腹形及大小、有无妊娠纹、有无手术瘢痕等。腹部过大、宫底过高者，应考虑多胎妊娠、巨大儿、羊水过多的可能；腹部过小或宫底过低者，应考虑胎儿生长受限、羊水过少或孕周核对有误的可能。②触诊：了解腹肌的紧张度、脂肪厚度、腹直肌是否分离、羊水量和子宫肌张力。用手触摸宫底高度并用软尺测量耻骨联合上缘至子宫底高度和腹围。通过四步触诊法检查子宫大小、判断胎方位和胎产式、胎先露是否衔接及确定胎心位置。③监测胎心：用胎心听诊器或多普勒胎心仪，了解胎心率的快慢，正常胎心率在 110~160 次/分，要求听一分钟。

骨盆测量　了解骨盆的大小及形状，以估计能否自然分娩。骨盆测量是妊娠晚期产前的重要项目之一。骨盆测量方法有骨盆内测量和骨盆外测量。

辅助检查　包括血常规、尿常规、超声检查、胎心监护和胎盘功能检测，必要时复查肝肾功能、血糖等。超声检查尤为重要，主要了解胎儿是否异常、胎儿的大小、胎位、胎盘位置是否异常、羊水量是否异常、脐带是否绕颈，必要时测量子宫-胎盘及胎儿-胎盘循环血流参数。

（张为远）

gǔpén cèliáng

骨盆测量（pelvimetry）

女性骨盆是支持躯干和保护盆腔脏器

的重要结构，也是胎儿经阴道娩出时必经的骨性产道，其大小、形状直接影响分娩过程。

骨盆组成 ①骨骼：由骶骨（由5~6块骶椎融合而成，上缘明显向前突出称为骶岬，是测量对角径的重要据点）、尾骨（由4~5块尾椎合成）及左右两块髋骨及它们之间的骨连接组成。②关节：包括耻骨联合、骶髂关节和骶尾关节。在骨盆的前方两耻骨之间由纤维软骨连接，称为耻骨联合。在骨盆后方，两髂骨与骶骨相接，形成骶髂关节。骶尾关节有一定活动度。若活动受限或尾骨向前方翘起，可致骨盆出口狭窄，不利于胎儿娩出。③韧带：有骶髂前韧带、骶髂后韧带、骶髂骨间韧带、耻骨上韧带和耻骨弓状韧带等。但重要的韧带是骶结节韧带和骶棘韧带。骶结节韧带，位于骨盆后方，起自骶骨、尾骨的侧缘，呈扇形，集中附着于坐骨结节内侧缘。骶棘韧带，位于骶结节韧带前方，起自骶骨、尾骨侧缘，呈三角形，止于坐骨棘。骶棘韧带宽度即坐骨切迹宽度，是判断中骨盆是否狭窄的重要指标。妊娠期受性激素影响，韧带松弛，有利于分娩。

骨盆分界 以骶岬上缘向两侧经弓状线、耻骨梳、耻骨结节至耻骨联合上缘的环形连线为界，将骨盆分为假骨盆和真骨盆。①假骨盆：位于骨盆分界线之上，为腹腔的一部分，假骨盆与产道无直接关系，假骨盆某些径线长短可作为了解真骨盆大小的参考。②真骨盆：是胎儿娩出的骨产道。真骨盆有上、下两口，上口为骨盆入口，下口为骨盆出口，两口之间为骨盆腔。骨盆腔后壁是骶骨和尾骨，两侧为坐骨、坐骨棘和骶棘韧带，前壁为耻骨联合和耻骨支。坐骨棘位于真骨盆中部，肛诊或阴道诊可触及。坐骨棘间径是衡量中骨盆大小的径线，又是分娩过程中衡量胎先露部下降程度的重要标志。耻骨两降支的前部相连构成耻骨弓。骨盆腔前浅后深，其中轴为骨盆轴，分娩时胎儿沿此轴娩出。

骨盆类型 骨盆形状受种族差异、生长发育、遗传、营养和性激素的影响。根据骨盆形状分为4种类型。①女型骨盆：为女性正常骨盆，最常见。入口呈横椭圆形，入口横径较前后径稍长。骨盆侧壁直，坐骨棘不突出，耻骨弓较宽，坐骨棘间径≥10cm。该型中国妇女约占半数。②扁平骨盆：较常见。入口呈扁椭圆形，横径大于前后径。耻骨弓宽，骶骨失去正常弯度，变直向后翘或深弧型，故骨盆浅。该型中国妇女约占25%。③类人猿型骨盆：骨盆入口呈长椭圆形，入口前后径大于横径。骨盆两侧壁稍内聚，坐骨棘较突出。坐骨切迹较宽，耻骨弓较窄，骶骨向后倾斜，骨盆前部较窄、后部较宽。骶骨往往有6节，类人猿型骨盆较其他类型深。该型中国妇女约占15%。④男型骨盆：入口略呈三角形，两侧壁内聚，坐骨棘突出。耻骨弓较窄，坐骨切迹窄呈高弓形，骶骨较直而前倾，出口后矢状径较短。骨盆腔呈漏斗形。常造成难产。该型中国妇女较少见。上述4种骨盆基本类型是理论上分类，临床所见多是混合型骨盆。

骨盆测量方法 胎儿经阴道从母体娩出时，必须通过骨盆。除由子宫、子宫颈、阴道和外阴构成的软产道外，骨盆是产道最重要的组成部分。分娩是否顺利，与骨盆的大小与形态是否异常有密切的关系，狭小或畸形骨盆均可引起难产。初孕妇或有难产史的孕妇，须了解胎儿和骨盆之间的比例，产前检查时要测量骨盆。

骨盆外测量 根据骨盆外测量的各径线可对骨盆的大小及其形状做出间接的判断。该测量操作简便，广泛应用于临床。用骨盆测量器测量以下径线。①髂棘间径（interspinal diameter，IS）：取伸腿仰卧位，测量两髂前上棘外缘间的距离，正常值23~26cm。②髂嵴间径（intercrestal diameter，IC）：取伸腿仰卧位，测量两髂嵴外缘最宽的距离，正常值为25~28cm。IS和IC两径线可间接判断骨盆入口横径长度。③骶耻外径（external conjugate，EC）：取左侧卧位，右腿伸直，左腿屈曲，测量第5腰椎棘突下至耻骨联合上缘中点的距离，正常值18~20cm。第5腰椎棘突下相当于米氏菱形窝的上角，或相当于髂嵴后连线中点下1~1.5cm处。此径线可间接判断骨盆入口前后径长度，是骨盆外测量中最重要的径线。④出口横径（transverse outlet，TO）：又称坐骨结节间径。取仰卧位，两腿屈曲，双手抱膝，测量两坐骨结节内缘间的距离，正常值8.5~9.5cm。若无骨盆测量器，可用检查者拳头置于两坐骨结节间，可容一拳时，估计此径线大于8.5cm，属正常。测该径线，可直接了解骨盆出口横径长度。当出口横径小于8cm时，应测后矢状径。此时嘱孕妇取膝胸或左侧卧位，检查者右手示指戴指套并涂润滑油后，伸入肛门，指腹朝骶骨方向与拇指共同协作找到骶尾关节后予以标记。若骶尾关节已固定，则以尾骨尖为标记，测量从标记处至出口横径中点间的距离，即后矢状径。若后矢状径与出口横径之和大于15cm，则出口可通过正常足月胎儿。⑤耻骨弓角度：用两拇指尖斜着对拢，置于耻骨联合下缘，左右两拇指平放在耻骨降支上面，测量两拇指的角度，正常值为90°，小于80°为异常。此角度可反映骨盆出口横径的宽度。

骨盆内测量　经阴道检测骨盆内径可较准确地测量骨盆大小，适用于骨盆外测量狭窄者。检测时，取膀胱截石位，严格消毒外阴，检查者戴无菌手套，涂以润滑油，示指、中指放入阴道，动作应轻柔。测量的主要径线如下。①对角径（diagonal conjugate，DC）：又称骶耻内径。为耻骨联合下缘至骶岬上缘中点的距离，正常值为12.5~13cm，此值减去1.5~2cm，即骨盆入口前后径的长度，又称真结合径。方法是检查者伸入阴道的示指、中指尖触骶岬上缘中点，示指上缘紧贴耻骨联合下缘，以另一手示指正确标记此接触点，抽出阴道内的手指，测量中指尖至此接触点间的距离，即对角径。测量时期为28~34周。②坐骨棘间径（bi-ischial diameter，BD）：测量两坐骨棘间的距离，正常值约为10cm。测量方法是一手示指、中指放入阴道内，分别触及两侧坐骨棘，估计其间距离。③坐骨切迹宽度：代表中骨盆后矢状径，其宽度为坐骨棘与骶骨下部间的距离。方法是将阴道内的示指置于韧带上方移动，若容纳三横指（5.5~6cm）为正常，否则为中骨盆狭窄。④中骨盆前后径：耻骨联合下缘中点至骶4~5关节的距离，正常值为11.5cm。⑤出口前后径：耻骨联合下缘中点至骶尾关节的距离，正常值为11.5cm。

（张为远）

sìbù chùzhěn fǎ

四步触诊法（leopold maneuvers）

系统评估胎儿大小、胎产式、胎方位、胎先露以及胎先露位置的腹部触诊方法。1894年由利奥波德（Leopold）等首次描述并广泛应用。

适应证　所有晚期妊娠孕妇。

禁忌证　无。

检查方法　嘱孕妇仰卧于床上，呈放松姿势，暴露腹部。检查者应站立于孕妇右侧。在做前3步手法时，检查者面向孕妇，做第4步手法时，检查者则应面向孕妇足端（图1）。

第1步手法　检查者两手置于宫底部，了解子宫外形并测得宫底高度，估计胎儿大小与妊娠周数是否相符。然后以两手指腹相对轻推，判断宫底部的胎儿部分，若为胎头则硬、圆且有浮球感；若为胎臀则较宽大且软，形状略不规则。若在宫底部未触及大的部分，应想到可能为横产式。

第2步手法　检查者左右手分别置于腹部左右侧，一手固定，另一手轻柔但是深按腹部检查，两手交替，仔细分辨胎背及胎儿四肢的位置。硬且饱满的结构为胎背，并确定胎背向前、侧方或向后；可变形的高低不平部分是胎儿肢体，腹壁较薄的孕妇，有

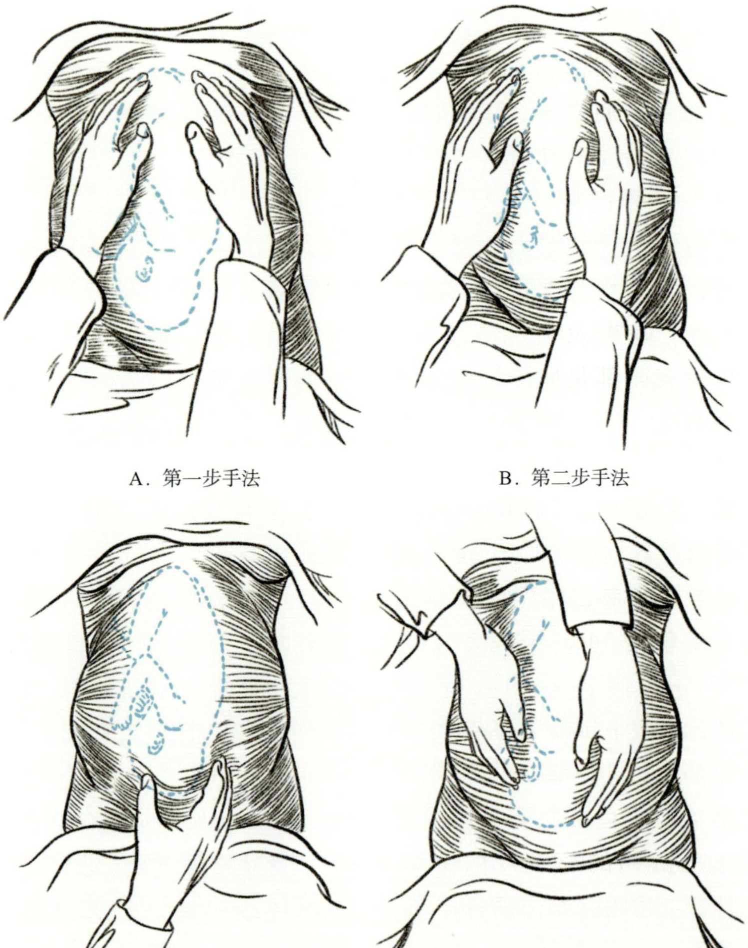

A. 第一步手法　B. 第二步手法

C. 第三步手法　D. 第四步手法

图1　四步触诊法

时可感到胎儿的肢体活动，更易诊断。

第3步手法　检查者用一手（大拇指与其余4指分开，置于母体耻骨联合上方）深握住胎先露部，进一步查清是胎头或胎臀，左右推动以确定是否衔接。若胎先露部仍浮动，表示尚未入盆。若已衔接，则胎先露部不能被推动。

第4步手法　检查者面向孕妇足端，左右手分别置于胎先露部的两侧，向骨盆入口平面轴的方向向下深压，再次核对胎先露部的诊断是否正确，并确定胎先露部入盆的程度。若胎先露部为胎头，在两手分别下压的过程中，一手可顺利进入骨盆入口，另一手则被胎头隆起部阻挡不能顺利进入，该隆起部称胎头隆突。枕先露（胎头俯屈）时，胎头隆突为额骨，与胎儿肢体同侧；面先露（胎头仰伸）时，胎头隆突为枕骨，与胎背同侧，但多不清楚。

经四步触诊法，绝大多数能判断胎头、胎臀及胎儿四肢的位置。若胎先露部是胎头抑或胎臀难以确定时，可行阴道检查、B型超声检查协助诊断。据研究，有经验的临床医师应用四步触诊法，可以准确地确诊胎先露异常，其敏感性为88%，特异性为94%，阳性预测值为74%，阴性预测值为97%。

临床意义　许多方法都可以诊断胎方位及胎先露，如腹部触诊、阴道检查、胎心听诊等，甚至对于有疑问的病例可行超声、MRI等影像学检查。但腹部四步触诊法由于其简单易行，且不受医疗、卫生条件限制，应用最为广泛，尤其是在基层医院或农村，熟练掌握四步触诊法可帮助了解胎先露及胎方位以及胎头入盆情况。根据经验，可以估计胎儿体重，筛查出可疑巨大胎儿、胎先露和胎方位异常，及时转诊或处理，减少难产的发生及随之带来的母儿并发症。但如果孕妇腹部过于肥胖、前壁胎盘、羊水过多或多胎妊娠时，常需结合其他检查方法来确定胎方位及胎先露，以减少误诊率。

（程蔚蔚　刘春敏）

diànzǐ tāixīn jiānhù

电子胎心监护（electronic fetal monitoring，EFM）

应用胎心率电子监护仪将胎心率曲线和宫缩压力波形记下来供临床分析的图形，评估胎儿宫内状况的检测手段。胎心监护是胎心、胎动、宫缩图的简称。1968年，电子胎心率-产力监护仪（cardiotocography，CTG）在美国首次上市，连续胎心监护成为分娩期监测手段，20世纪80年代被引入中国并逐渐普及，其已成为中国产科临床最常用的监测方法。但由于胎心监护存在一定的假阳性和假阴性，仍需要一些辅助的监测方法来综合分析，如胎儿酸碱平衡监测、胎儿血氧饱和度监测、羊水监测等。

胎心监护能对胎儿的健康情况进行筛查，按照胎心率基线及其变异、胎心率加速和减速的图形及频率，可将监测结果分为正常、可疑和异常3种。正常时，可给予间断性监护。如果监测结果可疑，可能发生胎儿窘迫，应密切监测。如检查监测明显异常时，应结合羊水量和胎儿体重对胎儿储备力进行评价。对储备力较低的胎儿应严密监护并进行早期的干预。此外，对使用缩宫素、硬膜外麻醉及有羊水胎粪污染的产妇应进行严密的监护。

常用种类　包括间断监护和连续监护。

间断监护　一般是在宫缩间期用产科听诊器或多普勒超声仪听取胎心。对于胎心监护结果满意的低危孕妇，在其分娩发动后的最初6小时或潜伏期内，可采用间断监护的方法，这可使产妇较自如地活动。

在第一产程，应每隔15分钟在宫缩间期听胎心1次，每次至少听1分钟。在第二产程，应在每次宫缩后立即听胎心。间断监护不影响产妇的活动，但这一方法所获得的信息有限，除非胎心率变化非常明显，否则听诊并不能很灵敏地反映出胎儿窘迫的发生情况。如果胎儿出生后情况很差，这种方法不能将出生前胎心率的动态变化记录下来。

连续监护　可通过多普勒超声探头进行连续电子胎心率外监护，也可以通过胎儿头皮电极进行电子胎心率内监护。连续胎心监护可动态观察胎心率的波动情况，以及胎心率与宫缩的相关性，可及时发现胎儿宫内安危情况，并做出正确的处理。

电子胎心率监护　即通过孕妇腹壁应用超声多普勒原理监测胎心率变化。超声波在运动的胎心及收缩期搏出的血流反射时发生频移，胎心监测探头上包括发射超声转换器和检测发射声波频移的传感器，转换器置于孕妇腹壁上胎心最为清晰的位置，超声多普勒信号被电子化编辑后描记打印。电子胎心率监护的创伤性较小，不需要破膜以及宫腔操作，且在分娩期任何阶段均可以选择应用。由于产妇或胎儿的活动或胎儿在产道内下降，转换器有时会探测不到胎心，这时描记曲线会发生中断，需要密切注意信号的质量，不断地调整外部探头，并限制孕妇活动。胎心遥感监测系统等更为先进的监护仪的出现，既可让产妇活动又可进行连续监测，且监测质量已有很大的提高。

电子胎心率内监护　如果胎膜已破则可使用电子胎心率内监护，其描记曲线清晰、准确，不容易出现信号丢失。通过双极螺旋电极直接与胎儿相连而测定胎心率。宫缩压力监测导管置入羊膜腔内，可探测宫腔内压力来了解宫缩强度。若孕产妇感染了单纯疱疹病毒、乙肝病毒、丙肝病毒及人类免疫缺陷病毒等，则禁忌用头皮电极行电子胎心率内监护。电子胎心率内监护容易诱发孕产妇及新生儿的感染。

诊断标准　主要根据 Fischer 评分法及改良的 Fischer 评分法，分为 3 种类型。

正常或反应型　①胎心率基线 120～160bpm，20 分钟内有 2 次增速，增速>15bpm，持续>15 秒。②如果没有增速，但必须有正常的基线率和基线的变异，变异范围在 10～25bpm。③正常基线率伴有早期减速，但必须伴有增速。

可疑胎心监护图形　①在 20 分钟内没有增速，但基线率正常，基线变异在 5～10bpm。②胎心率基线>160bpm 或<120bpm，变异幅度>25bpm 或<5bpm。③轻度变异减速指胎心率不低于 100bpm，持续时间在 30 秒以内。

异常胎心监护图形（胎儿窘迫图形）　①在正常宫缩的情况下，迟发减速连续出现达 15 分钟以上者。②胎心率基线变异消失（短变异减少或消失持续 60 分钟以上者）。③重度心动过缓（胎心率基线由正常范围进行性减慢至 80～100bpm，持续 5～10 分钟）。④重度变异减速指胎心率降至 60～70bpm，持续 60 秒以上，反复出现持续 30 分钟以上。⑤晚期减速或变异减速合并短变异减少或消失者。

应用　包括以下方面。

妊娠期胎心监护　常应用于妊娠晚期 36 周以后至产程发动前监测胎儿的宫内状态，了解胎儿的宫内储备能力，是产科常用的检测手段之一。

无应激试验（NST）　是胎儿生物物理评分的一项重要内容，通过胎动时胎心率的变化，了解胎儿的储备能力。通过信号描记瞬间的胎心变化所形成监护图形的曲线，可以了解胎动时、宫缩时胎心的反应，以推测宫内胎儿有无缺氧。正常时 20 分钟内至少 3 次胎动，伴胎心率加速>15bpm，持续>15 秒为反应型。一周后复查，此试验为缩宫素激惹试验的筛选试验。

胎心基线　指无胎动、无宫缩时的胎心率，持续 10 分钟以上。如基线率逐渐升高或进行性下降均为严重的缺氧、酸中毒或胎死宫内先兆的改变。

基线的变异程度　正常时表现为一定幅度内波动。变异振幅为胎心率波动的范围，一般为 10～25 次/分。变异频率为 1 分钟内胎心波动的次数，正常≥6 次。在较重的宫内缺血缺氧时可出现短变异的缺失。单纯的基线变异度降低、平直或过度增加来预测宫内缺氧均有较高的假阳性率，必须观察其他参数。

NST 分型标准及其临床意义　①NST 反应型：表明胎儿宫内状态良好，无合并症者每周复查 1 次，高危妊娠者每周复查 2 次。②NST 无反应型，指基线率或变异正常，20 分钟内加速少于 2 次或加速的幅度小于 15 次/分，持续不足 15 秒。NST 无反应表示有缺氧的可能，但假阳性率高达 50%。因胎儿有睡眠周期，至少监护 40 分钟以上才能定为无反应型。③NST 混合型，介于反应型与无反应型之间，需要再次监护。无反应型有必要结合缩宫素激惹试验（OCT）及生物物理评分、胎儿血流动力学等指标综合评价。

缩宫素激惹试验（OCT）　通过缩宫素诱导宫缩，观察 20 分钟内宫缩时胎心率的变化，了解胎盘一过性缺氧的负荷变化，测定胎儿的储备能力。若 10 分钟连续出现 3 次以上的宫缩，超过 50%的宫缩有晚期减速或严重的变异减速，为 OCT 阳性，提示胎盘功能减退，假阳性率也超过 50%。若胎心无晚期减速，胎动后胎心率加速为 OCT 阴性，提示胎盘功能良好，1 周后复查。

分娩期胎心监护　妊娠末期胎儿对氧的需要量增加。未临产时，胎儿处于缺氧的应激状态，可通过降低耗氧量及心血管调节保持平衡，胎心率可无明显改变，故临产前通常难以发现胎儿缺氧的情况。临产后子宫收缩可降低子宫胎盘循环血量，影响母儿间的血气交换。故每次宫缩，胎儿都要经受一次短暂的缺氧。随着产程的进展，宫缩逐渐加强，胎儿的储备能力可逐渐减少，若合并脐带受压等情况均可阻断胎儿血氧供应而迅速发生胎儿窘迫。在高危妊娠如妊娠期高血压疾病、胎膜早破、过期妊娠等产妇中，临产前即可能存在不同程度的胎儿慢性缺氧，一旦宫缩加强，胎儿缺氧就有可能加重，因此应加强对此类产妇产时的观察及监护。有些胎儿能平安度过潜伏期，至活跃期及第二产程时可能出现异

常。因此，对于潜伏期的产妇，若无连续监护条件，可选择间断监护；进入活跃期后，尤其是高危孕妇，进行短暂的监护是不够的，最好行连续胎心监护，以保证异常情况不被遗漏。并使产科医生能根据产时胎心监护图形、产程进展、胎儿状况果断选择最佳的分娩方式，及时、正确地判断和处理是产科医护人员保证母婴健康的关键。分娩期胎心率监护异常图形包括以下方面。

早期减速 ①特点：减速与宫缩同步发生，宫缩结束，减速的胎心率基线也回到原基线水平；宫缩顶峰与胎心率下降最低点之时间差小于 15 秒，平均 3.5 秒；常出现在宫口开大 5～7cm、胎头下降的过程中；改变母体体位或吸氧，图形不变；注射阿托品常可使减速消失；胎心率下降振幅多在 20～60bpm。②临床意义：一般认为早期减速是胎头受压所致，与胎儿缺氧无关。这是由于胎头受到产道压迫，并达到一定程度时脑血流量减少，产生暂时性局部缺氧状态，低氧抑制了交感神经功能，结果副交感神经兴奋，导致胎心率下降，此下降振幅因胎头受压程度不同而异。另外，暂时性脐带受压也可因脐带血流一时性受阻，血压升高，副交感神经兴奋，反射性发生早期减速。因此，散发的早期减速或活跃期伴随胎头明显下降时发生的早期减速无明显临床意义。若在潜伏期发生的频发早期减速，则应引起重视，需判断是否有头盆不称而引起过早胎头刺激或脐带因素情况存在。

晚期减速 ①特点：减速常开始于宫缩顶峰之后，宫缩结束，减速的胎心率延迟回到基线水平，减速持续时间较长；宫缩顶峰和胎心率下降最低点之时间差一般大于 30 秒，平均 40 秒；可发生在产程的任何阶段；胎心率基线多偏高，变异减少；注射阿托品不能使减速消失；吸氧、改变体位可能使减速消失。②临床意义：晚期减速主要发生在子宫胎盘血流量减少及胎盘功能低下等所造成的胎儿缺氧时。由于某些可能引起胎盘功能低下的疾病，如妊娠期高血压疾病、过期妊娠等，或过强宫缩、高张性子宫收缩，或反复、长时间的脐带受压，以及切断胎盘血液循环的胎盘早剥和前置胎盘，导致胎盘物质交换功能障碍，使胎儿血氧减少，血液氧分压下降及二氧化碳分压上升。血液中化学成分的改变，刺激颈动脉及其他大动脉的化学感受器，使交感神经兴奋，血管收缩，结果胎儿血压升高。血压升高刺激主动脉弓、颈动脉窦化学感受器，引起迷走神经兴奋，于是出现心率减慢。这种减速是发生在子宫收缩力达到一定程度之后，经过上述反射过程，多在宫缩高峰过后方才出现，故称为晚期减速。伴随宫缩的反复出现，胎儿低氧过程反复发生，使组织细胞的代谢障碍，形成伴有酸中毒的低氧血症，由于自主神经作用控制的血压管理系统发生紊乱，心肌活动受到抑制，心率减慢逐渐加重。在产科临床实践中，应当判断出晚期减速是处在哪一个阶段，即仅仅是上述反射机制阶段的血氧减少，还是已经发展为代谢障碍的胎儿低氧血症。对此，只依靠观察出现的迟发减速是无法进行鉴别的，一般应从临床经过及短变异情况两方面进行分析。如果存在胎儿缺氧的某种原因，且晚期减速频频发生，基线短变异减少或消失，这可能进入组织代谢障碍的低氧血症，即胎儿已处于代谢性酸中毒的危急时刻，需紧急终止妊娠。

变异减速 ①特点：可发生在产程的任何阶段，和宫缩无固定关系；减速发生突然，恢复迅速；较强的连续胎动也可引起明显变异减速图形；典型的轻度变异减速一般与胎儿预后关系不大，但重度变异减速或不典型变异减速大多提示胎儿缺氧；注射阿托品可使减速消失；改变体位多可使减速消失，但吸氧多不能改变图形。②临床意义：主要由脐带受压引起，由于脐带的缠绕受压、牵拉、扭转、打结，均可致母婴间气体交换受阻，胎儿血液循环障碍，使胎儿氧供减少及血压升高，经压力及化学感受器反射性引起迷走神经兴奋，短时间的轻度变异减速不会对胎儿造成明显影响，但如果连续发生重度变异减速，便可能因脐带血流被阻断，给胎儿造成严重缺氧，发生代谢性酸中毒，与晚期减速一样会引起心肌的直接损害，心率下降，乃至新生儿重度窒息或死亡。临床实践表明变异减速前后无一定程度的加速，胎心率曲线升降较慢，表示预后不良征象。

胎儿心率过缓 ①特点：轻度胎心率过缓在 100～119bpm；中度胎心率过缓在 80～99bpm；重度胎心率过缓在 80bpm 以下，持续三分钟或更久。②临床意义：轻度胎儿心率过缓无危险，常发生于活跃期的减速期及第二产程，多为枕后位或枕横位导致胎头受压所致，发生于 2% 的监护产妇中；中重度胎儿心率过缓见于胎儿先天性心脏传导阻滞及严重的胎儿窘迫，如发现胎心率基线由正常范围进行性减慢至 100bpm 以下，要高度怀疑胎儿已发生低氧血症，易发生新生儿窒息，需紧急处理。

胎心率变异 ①特点：短变异是胎心率的真实变异，指每一次胎心跳动至下次心跳瞬时的胎心率改变，在胎心监护仪描记下显示曲线崎岖、粗糙，如果消失则显示胎心描记曲线光滑；长变异是由胎心率基线上肉眼可见的上下摆动的波由振幅及周期组成，基线在 1 分钟内最快、最慢之间的差别变异振幅为 6～25bpm。②临床意义：正常胎心基线变异反映一个经大脑皮质、中脑、迷走神经及心脏传导系统的神经通路活动良好，胎儿储备功能良好，是胎儿健康的表现。在胎心监护中基线变异是判断胎儿安危的重要依据之一。变异加大多见于胎动频繁和急性早期缺氧，而变异减少是胎儿慢性缺氧及酸中毒的表现。当然，基线变异减少或消失也常受一些因素干扰，如胎儿睡眠、胎儿不成熟、缺氧、镇静药的应用及胎儿严重中枢神经系统畸形（如无脑儿）等。上述因素除外，变异异常往往是长期慢性宫内缺氧致胎儿神经受损，出现变异减少或消失。变异减少或消失也是胎儿心脏储备功能减少的标志。基线变异减少和消失，提示胎儿宫内有缺氧，胎儿出生后可能有窒息，需引起高度警惕。

胎心监护本身存在很多局限性，受一些因素干扰，胎心监护独立诊断价值较低，存在一定的假阳性，据报道假阳性率可达 25%～50%，即使在胎心基线完全消失的胎儿中仅有 50% 酸中毒。因此，产时出现异常监护图形，应结合孕妇、胎儿其他情况进行综合分析，避免过度诊断。

（张为远）

tāi'ér shēngwù wùlǐ píngfēn

胎儿生物物理评分（fetal biophysical score） 通过使用胎儿电子监护仪和 B 超联合检测胎儿宫内的生物物理现象即缺氧和酸中毒情况，综合评价胎儿健康状况的方法。被认为是最为准确的产前检查方法，但其耗时长，必须由经验丰富的医师检测，通常用于高危产妇、过期妊娠及胎动过少的孕妇。1980 年曼宁（Manning）等首先报道。

胎儿生物物理评分（表 1）包括电子胎心监护的无应激试验（non-stress test，NST）、胎儿呼吸运动（fetal breathing movement，FBM）、胎动（fetal movement，FM）、胎儿肌张力（fetal tone，FT）和羊水最大暗区垂直深度（amniotic fluid volume，AFV），可作为胎儿监护的一线手段。通过这五项指标来了解胎儿宫内安危，其中前 4 项反应中枢神经系统功能，羊水最大暗区垂直深度作为胎盘功能的远期指标，每项 2 分，满分 10 分，观察时间为 30 分钟。8 分以上提示胎儿宫内状况良好；6～7 分可疑，并需在 24 小时内重复胎儿生物物理评分；若低于 6 分应住院进行进一步监护；若低于 4 分，则需尽快终止妊娠。由于胎儿生物物理评分采用了五项指标评分，故较单一试验更为准确，其假阴性率为 0.6‰。假阳性率根据分娩前最后一次胎儿生物物理评分得分的情况而异，评分为 0 分，无假阳性率；而评分为 6 分的假阳性率则高达 40%。胎儿生物物理评分的优点在于其敏感性较高，假阴性率较低，同时有助于发现胎儿畸形。胎儿生物物理评分是综合因素的判断，可能优越于 NST，可以避免不必要的干预。

胎动计数 胎动是胎儿在子宫内发出的不规律的活动。胎儿在宫内安危的早期表现之一就是胎动。当胎儿已接近成熟，生后能够存活时，计数胎动尤为重要。因为胎儿死亡前的 24～48 小时，会出现胎动减慢或消失。因此注意胎动变化，可提前发现胎儿的异常情况，以便及时采取有效措施。当妊娠满 32 周后，应记录胎动数。若在 30 分钟胎动≥3 次，则评为 2 分；若在 30 分钟内胎动≤2 次，则评为 0 分。

可用以下方法测胎动。①累计每天的胎动次数：这是最简单的计算方法，每天早上 8 点开始记录，累计 10 次后，就说明胎儿宫内状态正常。如果从早 8 点到晚 8 点，胎动次数未达 10 次，建议尽快去医院检查。②计算固定时间内的胎动次数：正餐后卧床或坐位计数，每日 3 次，每次 1

表 1 胎儿生物物理评分表

项目	评分	
	2 分	0 分
NST	反应型	无反应型
FBM	20 分钟内至少有 1 次，持续 60 秒	无呼吸运动或不足 60 秒
FM	>3 次/30 分钟	≤2 次/30 分钟
FT	30 分钟内至少 1 次躯体、四肢屈曲后伸展	四肢或躯体伸展状态，胎动后不呈屈曲状态
AFV	≥2cm	≤2cm

小时。每天将早、中、晚各1小时的胎动次数相加乘以4，就得出12小时的胎动次数。如果1小时胎动次数为4次或超过≥4次，表示胎儿状态良好；如果1小时胎动次数少于<3次，则要把测量的时间延长至6小时或12小时。如仍少于<3次，则应立即就诊。

如果胎动消失12～24小时，胎心消失，就说明胎儿宫内死亡。因此，当发现胎动异常时要及时就诊，即使胎动消失，也还有抢救胎儿的可能。如果胎动下降后还能回升，就说明胎儿宫内缺氧能够缓解；如果持续下降，就说明胎儿宫内缺氧情况没有改善，应做缩宫素激惹试验，了解胎儿胎盘的储备能力，以决定下一步该如何处理。

羊水量 若羊水最大暗区垂直深度≥2cm，则评为2分；若羊水最大暗区垂直深度<2cm，则评为0分。B超检测羊水有两个指标：羊水最大暗区垂直深度和羊水指数。①最大羊水池垂直直径：即羊膜腔内最深的羊水池的垂直深度。当AFV≥8时，说明羊水过多；当AFV<2时，说明羊水过少。②羊水指数（amniotic fluid index，AFI）：即以孕妇的肚脐为中心点画两条垂直线，将孕妇腹部（实际是将羊膜腔）分为4个区，测定各区的羊水垂直深度，然后把4个数值加在一起算出的数值。当AFI≥25时，说明羊水过多；当AFI≤8时，说明羊水偏少；当AFI≤5时，说明羊水过少。

胎儿呼吸运动及肌张力 采用B超检查。胎儿呼吸运动在30分钟内有一次，且持续60秒，则评为2分；若30分钟内无呼吸运动，或有一次呼吸运动，但持续不足60秒，则评为0分；在30分钟内观察至少胎儿有一次躯体、四肢屈曲后伸展，则评为2分；若在30分钟观察胎儿四肢或躯体伸展状态，或胎动后不呈屈曲状态，则评为0分。

由于胎儿存在正常的生理周期，中枢神经系统对氧的敏感性不同，使单项胎儿生物物理评分指标出现假阳性或假阴性，因而在检查时一定要全面综合分析，必要时可重复检查，特别是胎儿生命过程中有一段自然呼吸暂停时间，此时B超则无法监测到胎儿的呼吸运动。经用腹壁刺激法或暂停20～30分钟后再行复查，可发现胎儿呼吸运动正常。胎儿在宫内的安危，不能完全依赖生物物理评分来决定，必须进行全面临床动态观察综合分析。

（张为远）

chǎnrù qī bǎojiàn

产褥期保健（puerperium health care）

产褥期由于妊娠和分娩引起全身各器官的变化，逐渐恢复到孕前状态，而乳腺在妊娠期变化的基础上开始分泌乳汁。产褥期是一个生理和心理变化非常复杂的时期，不重视产褥期保健或处理不当，可能造成产褥期疾病或远期后遗症，严重影响产妇的身心健康和婴幼儿的生长发育。

产褥期常见的健康问题及处理 主要包括以下内容。

产后发热 由于产程较长、体力消耗、过度疲劳，产后24小时内产妇体温有轻度升高现象。一般不超过38℃，24小时即可恢复正常。分娩3～4天后，由于乳腺肿胀、疼痛，也可能会有体温升高，如乳房高度充血、淋巴管肿胀，体温可突然升高，有时高达39℃，但仅数小时，最多不超过12小时体温即下降。由于母乳喂养实行“三早”，因乳腺肿胀而引起的发热现象已少见。

产后发热的原因有以下几方面。①*产褥感染*：产后体温升高要特别注意是否有产褥感染。产褥感染是常见的产后并发症。产褥期发热绝大多数是产褥感染引起的。②呼吸系统感染：常见疾病包括上呼吸道感染，病毒性、细菌性、支原体肺炎，根据病史和体征多可明确诊断，必要时进行胸部X线检查。③泌尿系统感染：多出现尿频、尿急、尿痛、血尿及腰痛，严重者出现高热、寒战及肋脊部疼痛。尿液检查可见红细胞和白细胞，尿培养有细菌生长。④乳腺炎：所致的发热体温常超过39℃，持续高热，并有乳房的红、肿、胀、痛，一般不难诊断。⑤药物热：应用青霉素及头孢菌素类抗生素后表现为非特异的体温升高，产妇一般情况良好，脉率及白细胞计数均在正常范围，停药后体温恢复正常。

产后恶露不净 产后应注意观察恶露的颜色、量和气味，不论为阴道产或剖宫产，正常恶露可持续4～6周，约3/4的恶露在产后1周内排出，如果子宫收缩不良或子宫内有胎盘胎膜残留时，容易发生恶露增多且持续时间长，易合并感染。如因子宫收缩不良引起的恶露不净，可予中药或缩宫素等促进子宫收缩，如存在胎盘胎膜残留，应及时清宫。存在感染者，应该积极控制感染（见*恶露不净*）。

产后尿潴留 原因：①由于会阴侧切或会阴创伤性疼痛，产后因惧怕疼痛不敢用力排尿。②在分娩过程中，膀胱受压致使黏膜水肿，充血及肌张力降低。③手术助产有可能损伤支配排尿的副交感神经。④产前或产程中，

因妊娠期高血压疾病等原因，应用大量解痉、镇静药，如25%硫酸镁等可降低膀胱张力。⑤由于妊娠期长期持久扩张后，腹压下降而无力排尿。

处理：产后5天内为多尿期，故产后应鼓励产妇尽早小便，产后4小时即应让产妇排尿，如果出现尿潴留，可采用以下方法。①听流水声：利用条件反射缓和排尿抑制，使患者产生尿意促使排尿。②按摩法或指压法：将手置于腹部膨隆处，向左右按摩10~20次或用示指点压关元穴10~20次，也可腹部按摩后再用温水冲洗尿道口。③热水熏蒸外阴法：患者取蹲位，将盛有开水的水盆置于会阴部下方，利用水蒸气热力刺激尿道周围神经感受器促使排尿。④针灸、理疗的应用：针灸关元、三阴交（右）、气海、地极（左）穴位，留针20分钟，或应用理疗刺激腹肌收缩促使排尿，或采用中医药物治疗。⑤新斯的明：肌内注射以兴奋膀胱逼尿肌促其排尿。⑥无菌导尿术：上述方法无效时，可行无菌导尿术，排空膀胱后间隔3小时放尿1次，使膀胱神经肌肉得以休息和功能恢复，同时予抗生素预防感染，于1~2天拔除尿管后多能自行排尿。

产后便秘 产后活动较少，肠蠕动较弱，加之产褥早期腹肌和盆底肌肉张力较低，故常发生便秘，侧切伤口的疼痛使产妇在排便时不敢用力；或由于各种原因躺着排便，更加剧了排便的困难。所以，产后应鼓励产妇早期起床活动，多吃水果、蔬菜等高纤维食物。已发生便秘者，可用缓泻剂或开塞露通便，无效可用温肥皂水灌肠。有痔疮且肿痛者，可予湿热敷并涂用20%鞣酸软膏。若为内痔，涂上软膏后用手轻轻送回，可减轻疼痛。

产后会阴处理 ①会阴侧切伤口处理：产后应定时用1∶5000高锰酸钾溶液冲洗外阴，应向会阴伤口对侧卧位，最好每次便后冲洗。冲洗时应注意观察会阴伤口有无红肿、出血、硬结及异常分泌物等。会阴水肿，用95%乙醇湿敷或50%硫酸镁湿热敷，每天2次；产后24小时后可局部红外线照射。②会阴切口拆线：如切口愈合良好，会阴缝合的丝线可于产后3~5天拆线，肠线可自行吸收或脱落。如果存在伤口感染应提前拆线并做扩创处理。产后4周内，子宫颈未闭合之前，不宜坐浴。

产后乳房胀痛 主要由于乳腺管排出不畅、乳汁淤积所致，也可因乳腺淋巴回流障碍或副乳有乳汁淤积造成。乳房出现胀满、硬肿和疼痛者，预防和治疗方法如下。①产后尽早哺乳。②哺乳前用热毛巾敷乳房并做乳房按摩，促使乳汁畅流。③两次哺乳期间冷敷以减少乳房充血。④如婴儿吸不完则需以正确手法挤出多余的乳汁，防止乳胀及乳汁淤积。手法是把大拇指放在乳晕上，距乳头2cm，其余四拇指放在对侧，向内有节奏地依次挤压乳窦，手不要在皮肤上滑动。必要时用吸乳器将乳汁吸出。⑤如果乳汁严重淤积，可局部用硫酸镁液热敷，半小时后再挤压，使乳汁慢慢地排出。⑥口服散结通乳中药。

产后乳头皲裂 正常乳头表皮富有韧性，哺乳时无痛感。但产后哺乳方法不当或乳头扁平或有畸形时，常在哺乳的第一周发生乳头皲裂。表现为乳头表面有小裂口和溃疡，因哺乳时疼痛而无法授乳，使乳汁减少或乳汁淤积。细菌从裂口进入可导致乳房感染。处理方法有：①注意乳头的清洁卫生，喂奶时要有正确的含接姿势。②轻者可继续哺乳，在哺乳前先将乳头洗净，哺乳后挤出少量的乳汁涂在乳头上保护乳头，或用2%硼酸液洗净乳头，擦干并于皲裂处涂10%复方苯甲酸酊或蓖麻油铋糊剂，下次哺乳前将其洗净后再哺乳。③皲裂严重者可用乳盾代替，暂不让婴儿吸吮乳头，或用吸乳器将乳汁吸出后喂给新生儿。

产后乳汁不足 产后雌激素、孕激素水平急剧下降，呈低雌激素、高催乳素（PRL）水平，乳汁开始分泌。尽管垂体催乳素是泌乳的基础，但在以后的乳汁分泌中，很大程度依赖哺乳时的吸吮刺激。分娩后尽早频繁地吸吮乳头是保持乳腺不断分泌的关键，不断排空乳房，也是维持乳汁分泌的一个重要条件。增加乳汁的方法主要如下：①保证产妇有足够的营养摄入，多喝汤水，并有充足的睡眠。②指导产妇正确哺乳，每次哺乳后应将两侧乳房尽量吸空。③可选择强刺激针刺合谷、外关、少泽等穴位；气血虚弱者弱刺激针刺足三里。④用成药生乳汁催乳。⑤应用产后康复综合治疗仪，通过电极对产妇乳房内部进行低频脉冲刺激，能够模拟婴儿吸吮。

退奶 因病或其他原因不宜哺乳或不能哺乳者应退奶。产褥早期开始退奶效果较好。首先坚持不哺乳，控制液体入量并紧束双乳，同时辅助用药。常用退奶药物有甾体类激素和抑制PRL分泌的药物。

甾体类激素 各种甾体类激素（包括雌激素、雄激素和孕激素）大剂量使用均有抑制泌乳的作用。大量的雌激素通过下丘脑-垂体系统抑制 PRL 的分泌，并直接抑制泌乳细胞的功能。常用药物为己烯雌酚，为合成雌激素。己烯雌酚的副作用较大，目前应用较少。

PRL 阻滞剂　①氯烯雌醚：该药有雌激素样作用，可使乳汁分泌减少并减轻乳房胀痛，对子宫复旧、恶露排出和月经恢复无影响。但因该药有雌激素样作用，故有增加产后血栓形成的可能。②前列腺素 E_2（PGE_2）：PGE_2 是快速而有效的泌乳素抑制剂，其作用机制并不清楚，可能是 PGE_2 使乳房血管迅速而持续的收缩，乳腺的血流量骤减，也可能是直接作用于垂体抑制 PRL 的分泌，在产后即使已有较多乳汁分泌时也有效。应用 PGE_2 最重要的是给药足量，否则反而使乳汁分泌更多。PGE_2 的不良反应主要为恶心、呕吐等，且 PGE_2 可能引起产妇暂时性的张力性尿失禁，使其应用受到限制。③中药：用芒硝研粉末敷于两乳上；生麦芽煎服，并限进食汤类食物。

哺乳期用药　应注意避免乱用药，合理用药。必要时可以停止哺乳。

产褥期生活指导　包括以下内容。

居室环境　产妇的居室应清洁、通风，保证新鲜空气。夏天时通风尤其重要，以防止中暑。但因产妇在产褥早期多汗，故应注意避免被风直吹，对防止感冒也十分重要。

切口护理　①产后应注意会阴部的清洁。每日用 0.05% 碘伏纱布擦洗外阴，大小便后要清洁外阴。应取侧卧位（侧卧于健侧），及早下床活动，利于恶露排出。会阴红肿时，应用硫酸镁液热敷，或微波理疗。②对于腹部切口感染，应及时拆除切口缝线，保持引流道通畅。术前 2 小时内预防性应用抗生素的患者发生外科伤口感染率较低。术后应保持切口敷料清洁。切口感染者应每日换药。如有脓肿则应及时切开引流，引流后 48 小时内体温可恢复正常。③由于产妇多汗，应该经常擦身，勤换内衣。恶露干净后可以洗澡，以淋浴为宜，产后 4 周内子宫颈尚未完全愈合，不可坐浴。

产后哺乳　产后要注意乳房和乳头的保护。哺乳前后应用温开水洗净乳头。发生乳头皲裂应积极治疗。为防止乳腺炎的发生，应加强乳房保健，患乳腺小叶增生者孕前给予治疗。乳汁过多者可用吸奶器将余奶吸净。避免乳房受压。对乳腺炎患者，可给予青霉素静脉滴注，或中药水煎，或局部热敷。

为了保证母乳喂养成功，母亲对母乳喂养的重要性和要点要有足够的认识，建立信心；其次需要家属和社会的支持；此外，产科观念和制度的改革要为母乳喂养提供方便的条件。保证母乳喂养成功的具体措施如下：①实施早期母子皮肤接触、早开奶、早吸吮。②实施母婴同室，取消婴儿室，使母亲摸索婴儿的生活规律，达到母子生物钟节奏同步，母亲得到休息、减少疲劳。③按需哺乳：不要限制母乳喂养的次数、间隔和持续时间，而是由婴儿的需要而定。④指导正确的喂哺和含接姿势：每次哺乳后，应将新生儿抱起轻拍背部，1~2 分钟，排出胃内空气以防止吐奶。⑤用纯母乳喂养 4~6 个月：过早添加水或其他食物会减少对母乳的需求，使乳量减少，也会增加孩子胃肠负荷。⑥保持稳定的情绪，哺乳期间应该保证精神愉快，保持哺乳正常。⑦避免疲劳：乳母应保证充分的睡眠和休息，如果过度疲劳，会减少乳汁的分泌量。⑧注意营养：乳母应多吃营养丰富且易于消化的食物。在保证充足热能的基础上，应该平衡膳食摄入。

母乳为婴儿最理想的食物，但若母亲患感染性疾病（如甲型肝炎、乙型肝炎、丙型肝炎、巨细胞病毒感染、梅毒、结核、艾滋病等）可传播婴儿，或婴儿有某些遗传性疾病（如半乳糖血症、苯丙酮尿症、枫糖尿症等），则不能母乳喂养。

产后卧姿　产妇要经常变换卧床姿势，以侧卧为主，不要长时间仰卧，以免子宫后倾。有报道，产后睡眠采取侧卧位可有利于产后子宫恢复和恶露排出。

产褥期性生活　产褥期子宫创面、阴道黏膜和会阴的损伤尚未完全愈合，容易导致感染，故应禁止性生活。应待产后检查显示生殖器官已恢复正常状态后，才能恢复性生活。阴道正常分娩者产后 3 个月、剖宫产者若无禁忌症，应在 6 个月后放置节育环。在未放置节育环期间，产妇要采取必要的避孕措施，如在哺乳期，不宜选用口服避孕药，应以避孕工具为宜。

产褥期是产妇分娩后身体各器官复原的一个重要时期，也是新生儿健康成长的关键时期。中国传统的产褥期是在家渡过的，俗称“坐月子”。传统月子存在许多健康问题。随着经济的发展和人们生活水平的提高，人们对产褥期保健的意识和要求提高。现代产褥期保健措施应运而生，具体做法为：①由专业的营养师调配食谱，有多功能健身房，有形体操的专业指导师，有环境幽雅的音乐聊天室，每天提供新生儿游泳、抚触、体能训练，配备专职的月嫂照顾日常生活。②医务人员"一对一"进行健康宣教，内容包括产妇保健、母乳喂养知识、新生儿护理知识，有利于产褥期的康复。

饮食营养 产妇的营养对保证产妇的恢复、乳汁的分泌和婴儿的生长发育需要，都是至关重要的。产妇由于分娩时消耗体力与失血，流失了大量的蛋白质、脂肪、碳水化合物、各种维生素、矿物质及水分。因此，产后初期会感到疲乏无力，易出虚汗，容易发生胃肠功能紊乱、食欲缺乏。

在产褥期，应该科学饮食，摒弃传统的错误观念，不盲目忌口。产褥期饮食应注意以下几点：①产后应注重营养的正确摄入，避免造成营养不良或营养过剩引起的肥胖。②产褥初期应以清淡、易消化的食物为主，待分娩疲劳消除，食欲恢复正常后再调整饮食。③哺乳期对营养的需要应超过妊娠后半期，每天热能需要约3000kcal（12552kJ）、蛋白质为100g、脂肪为70g、钙为2000mg、铁为20mg、维生素A为39IU、维生素 B_1 为1.9mg、维生素 B_2 为1.9mg、维生素C为150mg、维生素D为400mg、烟酸为18mg。由于母乳中有88%的水分，所以产后应多补充汤汁，防止缺水。④注意多食优质蛋白，如蛋、奶、鱼、瘦肉及大豆制品。脂肪量略高于正常人或过高可使乳汁中的脂肪高而致婴儿腹泻，但也不能过少，因为高质量的脂肪有利于婴儿大脑的发育，也有助于脂溶性维生素的吸收。⑤应注意每日除三餐外还应增加2~3次辅食，以增加热量和各种营养素的供给。⑥禁食辛辣及刺激性食物，忌烟酒。在产褥期里，身体康复过程中，恶露需要排出体外，如食用少量葱、姜、胡椒等多种性偏温的调味料，则有利于血行而防血凝，有利于瘀血排出；但过食辛热食物，如姜、酒等则有生内热之弊病。⑦对于产前空腹血糖水平高、糖耐量异常以及确诊为糖尿病的产妇，在产后应监测血糖，根据血糖水平适当控制饮食，以减少产褥期及以后发展为糖尿病的风险。

运动及锻炼 科学合理的产后早期运动和形体训练指导，不仅能促进产后子宫复旧，预防痔疮、张力性尿失禁、膀胱膨出、腰骶痛等产后并发症，同时可恢复腹部肌肉紧张度，防止哺乳后乳房下垂。但产后不能过早的做重体力劳动，以免日后造成子宫脱垂和阴道膨出。具体措施：①鼓励产妇早期下床活动，可增加血液循环，促进子宫收缩、恶露排出，促进大小便通畅，预防盆腔炎性疾病及下腔静脉血栓形成。经阴道自然分娩的产妇，在产后6~12小时即可起床做轻微活动，产后第2日可在室内随意走动。剖宫产者，可开始在床上适当活动，尤其注意腿部活动，注意适当按摩腿部肌肉，以预防深部静脉血栓形成。②下床后逐渐增加运动，先做简单的腹肌运动，即在仰卧位下，两臂上举到头部两侧，深呼吸时，腹肌收缩，使腹壁下陷、腹腔内脏器上提，然后慢慢呼气，两臂亦慢慢复原。③随着产妇体力的恢复，即可进行适当的运动，以促进盆底结构的恢复和形体的恢复，对预防产后尿失禁和肛门失禁有重要意义。产后应注意盆底肌肉的锻炼。可进行康复体操，但应根据产妇身体情况，按照由弱到强的顺序渐进地进行，直至产后6周。

产后检查 在中国，对出院后产妇的产褥期保健模式，是通过产后访视及产后42天门诊检查来实现的。

产后访视 至少3次。第1次在产妇出院3天内，第2次在产后14天，第3次在产后28天，了解产妇及新生儿健康状况和哺乳情况，包括了解产褥妇女饮食、大小便、恶露及哺乳情况，检查两侧乳房、会阴切口、剖宫产腹部切口等，如发现异常及时处理及指导。

产后42天门诊检查 产后42天应对产妇做一次全面的检查，包括全身健康状态、盆腔器官的恢复、婴儿的生长发育以及哺乳的情况。①全身检查：包括监测血压、脉搏，检查心、肺情况，了解产后运动和坚持的情况等，以及血尿常规检查。②盆腔检查：包括阴道窥器检查、双合诊、阴道分泌物检查以及外阴伤口、腹部切口的愈合情况。阴道分泌物检查应注意分泌物的量、颜色、气味和性质。阴道检查时，应了解盆底和提肛肌的恢复情况，有无阴道或直肠膨出等，并通过双合诊检查子宫的位置、大小、盆腔内生殖器和周围组织有无炎症、包块等。

（张为远）

wéichǎn qī yíngyǎng

围产期营养（prenatal nutrition） 围产期营养应同时关注母体与胎儿，更多的研究证实，围产期营养要有更充分的准备。育龄妇女在计划孕前3~6个月至哺乳结束合理膳食和均衡营养至关重要。围产期营养不但为成功妊娠提供其所必需的物质基础，同时为降低出生缺陷、提高生育质量，保证成功妊娠及哺乳提供保障。

研究证明，胎儿的营养已经直接影响其一生的健康水平。人类疾病的起源研究证明，胎源性疾病与人类健康关系密切。大量资料表明，妊娠期营养不良导致胎儿生长受限，出生体重过低增加了成年时期肥胖、高血压、冠心病、2型糖尿病以及骨质疏松发生的危险。中国学者的研究也支持生命早期营养不良可能会使成年后患超重、肥胖的危险性增加。

（张运平　滕　越）

yùnqián yíngyǎng

孕前营养（prepregnancy nutrition）　孕前的营养储备对妊娠结局起决定性作用。合理膳食和均衡营养是成功妊娠所必需的物质基础。为降低出生缺陷、提高生育质量、保证妊娠的成功，夫妻双方都应做好孕前的营养准备。育龄妇女在计划孕前3~6个月应接受特别的膳食和健康生活方式指导，调整各自的营养、健康状况和生活习惯，使之尽可能都达到最佳状态，以利于妊娠的成功。

合理控制体重　消瘦与超重、肥胖的女性都可能影响其妊娠的过程，孕前合理控制体重使其在理想范围是成功妊娠的必要条件。

消瘦　有资料证明，青春期少女只有体内脂肪与体重比例达到22%以上，才能出现月经初潮和女性体态美；而成年女性当体内脂肪比例降至17%时，就可发生月经紊乱、性欲明显减退、不排卵、不孕。且卵巢合成雌激素、睾丸合成雄激素，既需要脂肪、胆固醇和糖的氧化代谢提供能量，也需要有足够的胆固醇形成性激素的“框架”结构。然而节食和减肥摄入量不足必然发生内分泌失调、脂溶性维生素缺乏，细胞再生困难，身体易患病，健康状况低下，影响了男女正常的孕育能力。蛋白质是构成性激素的主要物质，节食、长期不食荤者，蛋白质不足可致性激素形成太少，也不可能有正常性功能。

超重与肥胖　不孕也与肥胖密切相关，细胞核内甾体类激素受体 $PPAR\gamma_2$ 基因主要分布在白色脂肪组织，参与脂肪细胞的分化、脂代谢和增加胰岛素的敏感性。超重和肥胖可带来许多健康问题，其中就包括了生殖功能不全。尤其腹部过多的脂肪与生殖功能紊乱紧密相关，适当地减少体重有利于调整月经周期、调节排卵功能以及不孕。总体重超标与睾丸容积减小亦有关，同时肥胖者的内分泌发生变化，激素分泌受到影响，睾丸陷于堆积的脂肪中，其局部温度升高，这些变化会使精子的生成和活力受到损害，因此肥胖同样可能加大不育的发生。

目前常用的体重指数（BMI），又称体质指数。它是计算身高/体重的指数。具体计算方法是以体重（kg）除以身高（m）的平方。在判断体重时，使用这个指标的目的在于消除不同身高对体重指数的影响。研究表明，大多数个体的体重指数与身体脂肪的百分含量有明显的相关性，能较好地反映机体的肥胖程度。但是在具体个体时应考虑到其局限性，如肌肉很发达的运动员或有水肿的患者，体重指数（BMI）可能过高估计其肥胖程度。

BMI判断标准：国际生命科学学会中国办事处中国肥胖问题工作组根据中国人群大规模测量数据，提出中国18岁以上成人判断BMI的界限值，即BMI<18.5为体重过轻；18.5~23.9为体重正常；24.0~27.9为超重，≥28为肥胖。

对于体重过低及过高可能已经影响孕育的男女，首先建议排除病理因素，比如结核、胃肠道疾病等消耗性疾病。因自身节食、不良生活习惯造成的消瘦，建议寻求营养医生的帮助，积极进行改善。而对于肥胖的个体，在排除病理因素情况下，需合理降低体重。

补充叶酸　妊娠期缺乏叶酸会引起胎儿神经管畸形。叶酸在体内参与氨基酸和核苷酸的代谢，是细胞增生、组织生长和机体发育不可缺少的微量营养素。叶酸缺乏除可导致胎儿神经管畸形外，还可导致眼、口唇、腭、胃肠道、心血管、肾、骨骼等器官的畸形发生。中国神经管畸形发病率平均为2.74‰，每年有8万~10万神经管畸形儿出生，其中北方高于南方（北方约为7‰，南方约为1.5‰）、农村高于城市。据调查，在胎儿神经管畸形低发区的育龄妇女中，仍有相当一部分人体内缺乏叶酸。因此，神经管畸形低发区的妇女如果计划怀孕也应补充叶酸。由于叶酸补充剂中的叶酸比食物中的叶酸能更好地被机体吸收利用，故建议至少在孕前3个月开始每日服用400μg叶酸，使其体内的叶酸维持在适宜水平，以确保胚胎早期有一个较好的叶酸营养状态，预防胎儿神经管及其他器官畸形的发生。

补充含铁丰富的食物　育龄妇女由于生育和月经等因素导致失血，体内铁贮存往往不足，易发生铁缺乏或缺铁性贫血。2002年中国居民营养与健康状况调查结果显示，中国育龄妇女贫血发生率为26.2%。由于妊娠期间血红蛋白增加了20%以上、体内的胎儿还需要储备铁以备出生后1~4个月利用，故妊娠期对铁的需要增加。妊娠前期缺铁或贫血将影响妊娠结局和母子双方的健康。孕妇贫血导致胎儿肝脏贮存的铁量不足，除影响婴儿早期血红蛋白合成而导致贫血外，也影响含铁（血红素）酶的合成，并因此影响脑内多巴胺D_2受体的产生，对胎儿及新生儿智力发育产生不可逆影响。故妊娠前期妇女应为妊娠储备足够的铁。

补铁同时多摄入富含维生素C的食物，或补充适量的维生素C，可以增加铁的吸收和体内利用。维生素C又称抗坏血酸，具有氧化还原活性，能使食物中难以吸收的三价铁被还原为易于吸收的二价铁，并使亚铁络合酶的巯基处于活性状态，而有助于食物中铁的吸收。多摄入富含维生素C的食物（如新鲜的蔬菜和水果）有助于预防和治疗贫血。

保证碘摄入 孕前和孕期缺碘将会对胎儿的生长发育产生严重不良影响。碘是人体必需的微量元素之一。甲状腺利用碘和酪氨酸合成甲状腺激素，调节机体的新陈代谢。碘缺乏引起甲状腺激素合成减少以及甲状腺功能减退，并因此影响母体和胎儿的新陈代谢，尤其是蛋白质合成。有研究显示，当孕前和孕期碘摄入量低于25 μg/d时，新生儿可出现以智力低下、聋哑、性发育滞后、运动功能障碍、语言能力下降以及其他生长发育障碍为特征的克汀病等。

碘的主要来源是海产品，如海带、紫菜、鱼、虾、贝类等。从20世纪60年代开始，中国政府全国推广食盐强化碘，对防治地方性碘缺乏病、减少克汀病的发生起到了良好的作用。为预防育龄妇女缺碘，除食用加碘食盐外，她们最好每周进食1~2次海产品。

戒烟、禁酒 无论男方还是女方孕前吸烟都可能增加下一代发生畸形的危险。如果孕前夫妻双方或一方经常吸烟，烟草中的有害成分通过血液循环进入生殖系统，会直接或间接地发生毒性作用。丈夫吸烟，不仅影响自身健康，还严重地影响精子的活力，致畸形精子增多。研究表明，男性每天吸烟30支以上者，畸形精子的比例超过20%，且吸烟时间越长，畸形精子越多。停止吸烟半年后，精子方可恢复正常。每日吸烟10支以上者，其子女先天性畸形增加2.1%。

无论男方还是女方孕前饮酒都可能影响受孕和下一代的健康。酒精可导致内分泌紊乱，夫妻双方或一方经常饮酒、酗酒，将影响精子或卵子的发育，造成精子或卵子的畸形，受孕时形成异常受精卵，影响受精卵顺利着床和胚胎发育，甚至导致流产。受酒精损害的生殖细胞所形成的胎儿往往发育不正常，如肢体短小、体重轻、貌丑、发育差、反应迟钝、智力低下。

准备怀孕的夫妻双方，在计划怀孕前3个月甚至6个月应戒烟、禁酒，而且计划怀孕的妇女还要远离吸烟环境，避免被动吸烟的危害。

（张运平 滕 越）

yùnqī yíngyǎng

孕期营养（maternal nutrition）

孕期是指从受精卵在子宫着床到胎儿娩出的时间，是绝大多数育龄女性需经历的生理过程。为适应胚胎、胎儿生长发育的需要，在胎盘产生的激素参与和神经内分泌的影响下，孕妇体内各系统将发生一系列适应性的解剖、生理和生化变化。如此巨大的合成代谢要求相应的营养素供应。妊娠中期、妊娠晚期妇女需在一般人群膳食指南基础上，适当增加鱼、禽、蛋、瘦肉、海产品的摄入量；适当增加奶类的摄入；常吃含铁丰富的食物；适量进行身体活动，维持体重的适宜增长；禁烟、戒酒，少吃刺激性食物。

妊娠期体重 妊娠期体重增加包括两大部分。①妊娠产物：包括胎儿、胎盘和羊水。②母体组织的增长：包括血液和细胞外液的增加、子宫和乳腺的发育以及母体为泌乳而储备的脂肪以及其他营养物质。其中胎儿、胎盘、羊水、增加的血浆容量及增大的乳腺和子宫称为必要性体重增加。发达国家孕妇妊娠期必要性体重增加约为7.5kg，发展中国家约为6kg。经产妇的体重增加比初产妇可能稍低些。妊娠期体重增加分布及构成见表1。

妊娠期体重的适宜增长对保证胎儿的生长发育、减少孕妇分娩时并发症的危险性以及产后母体体重恢复至孕前水平至关重要。2009年美国医学会推荐的根据孕前体重指数（body mass index，BMI）确定的妊娠期体重总增重范围和增重速率见表2。

按孕前体重、受孕年龄、是否哺乳或双胎推荐妊娠期增重目标值（表3）。表3既考虑母体孕前状况，又参考受孕时年龄，尤其在青春期妊娠时应加以考虑；另外对哺乳考虑、双胎妊娠也有不同推荐，适合个体化体重管理。

妊娠期营养需要 妊娠期母体生殖器官及胎儿生长发育，以及妊娠期母体为产后泌乳需进行

表 1　妊娠期体重增加分布及构成

组成	体重增加（g）			
	10 周	20 周	30 周	40 周
胎儿、胎盘及羊水	55	720	2530	4750
子宫、乳房	170	765	1170	1300
血液	100	600	1300	1250
细胞外液	—	—	—	1200
脂肪及其他	325	1915	3500	4000
合计	650	4000	8500	12500

表 2　妊娠期体重总增重范围和增重速率

孕前体重状态	BMI	妊娠期总增重范围（kg）	妊娠中期、妊娠晚期平均增重速率*（kg/W）
低体重	<18.5	12.6~18.0	0.50（0.45~0.60）
正常体重	18.5~24.9	11.2~15.8	0.40（0.36~0.45）
超重	25.0~29.9	6.8~11.2	0.27（0.23~0.32）
肥胖	≥30.0	5.0~9.0	0.23（0.18~0.27）

注：* 为按妊娠早期增重 0.5~2.0kg 计算。

表 3　妊娠期体重增加目标值

<table>
<tr><th colspan="3"></th><th>妊娠期体重增加目标值（kg）</th><th>妊娠后 20 周体重增加/周（g）</th></tr>
<tr><td rowspan="4">单胎</td><td colspan="2">体重>标准体重 120%</td><td>7~8</td><td><300</td></tr>
<tr><td rowspan="2">标准体重</td><td>不哺乳</td><td>10</td><td>350</td></tr>
<tr><td>哺乳</td><td>12</td><td>400</td></tr>
<tr><td colspan="2">处于青春期或体重>标准体重 10%</td><td>14~15</td><td>500</td></tr>
<tr><td colspan="3">双胎</td><td>18</td><td>650</td></tr>
</table>

营养储备决定了妊娠期对各种营养素的需要量在非孕基础上均有所增加。由于胎儿在整个妊娠期生长发育的速度不同，在不同妊娠期所需增加的营养素也不相同，尤其蛋白质和热量。

能量、蛋白质、脂肪　①能量：理论上，整个正常妊娠期（约 280 天）需要额外增加约 80000kcal 的热量，该数据是根据胎儿、胎盘以及相应的其他母体生理改变推论而出，相当于妊娠期每天要在孕前热量需要的基础上增加 285kcal。不过能量的需要是个综合因素，还应该考虑个体差异、体力活动大小、环境温度以及母体本身的需要等因素。2000 年《中国居民膳食营养素参考摄入量》推荐妊娠中后期能量在非妊娠基础上增加 200kcal。②蛋白质：妊娠期间，不仅胎儿需要蛋白质，母体本身也需要一定的蛋白质，以满足子宫、乳房增大以及胎盘、羊水和血容量增加的需要。2000 年《中国居民膳食营养参考摄入量》建议妊娠早期、中期、晚期的膳食蛋白质增加值分别为 5g/d、15g/d、20g/d。对于限制肉类、蛋类和奶制品等丰富蛋白质摄入的素食女性，必须在满足能量需求的同时通过大量食用豆制品、全麦和坚果等植物蛋白来满足蛋白需要，另外还强调通过摄入大量富含碳水化合物的食物以提供能量，节省蛋白质。③脂类：脂类是人类膳食能量的重要来源，妊娠期需储存 3~4kg 的脂肪以备分娩及产后泌乳，2000 年《中国居民膳食参考摄入量》推荐孕妇膳食脂肪供能百分比为 20%~30%，其中饱和脂肪、单不饱和脂肪、多不饱和脂肪分别为<10%、10%、10%，多不饱和脂肪酸 ω-6 与 ω-3 的比值为（4~6）∶1。

矿物质和维生素　妊娠期矿物质和维生素的参考摄入量（reference intake，RNI）或适宜摄入量（adequate intake，AI）见表 4、表 5。

钙　在众多的矿物质中，钙、磷和镁由于参与骨骼形成，故在妊娠期需求很大。在妊娠早期，肠道加倍对钙的吸收并储存在母体的骨骼里（其机制尚未完成明了），一旦胎儿骨骼开始钙化，就动用母体储备的钙，在妊娠的最后几周，每天有约 300mg 的钙转移给胎儿，一个成熟胎儿体内钙的积累约 30g，在妊娠早期、中期、晚期日均积累量分别为 7mg、110mg、350mg，母体钙代谢平衡对钙的需要量约 300mg，综合食物中钙吸收率约 30%，2000 年《中国居民膳食参考摄入量》给出钙的参考摄入量为妊娠早期 800mg/d、妊娠中期 1000mg/d、妊娠晚期 1200mg/d，最高耐受量为 2000mg/d。钙最好的食物来源是奶及奶制品、豆类及豆制品，此外芝麻、虾皮、海带等海产品也是较好来源。

表 4 妊娠期部分矿物质的参考摄入量和适宜摄入量

时期	参考摄入量（RNI）						适宜摄入量（AI）		
	钙（mg/d）	磷（mg/d）	钾（mg/d）	钠（mg/d）	镁（mg/d）	铁（mg/d）	碘（μg/d）	锌（mg/d）	硒（μg/d）
妊娠早期	800	700	2500	2200	400	15	200	11.5	50
妊娠中期	1000	700	2500	2200	400	25	200	16.5	50
妊娠晚期	1200	700	2500	2200	400	35	200	16.5	50

表 5 育龄妇女部分维生素的参考摄入量和适宜摄入量

时期	参考摄入量（RNI）						适宜摄入量（AI）		
	维生素 A（μgRE/d）	维生素 D（μg/d）	维生素 B_1（mg/d）	维生素 B_2（mg/d）	维生素 C（mg/d）	叶酸（μgDEF/d）	维生素 E（mg α-TE/d）	维生素 B_6（mg/d）	维生素 B_{12}（mg/d）
>18 岁	700	5	1.3	1.2	100	400	14	1.2	2.4
妊娠早期	800	5	1.5	1.7	100	600	14	1.9	2.6
妊娠中期	900	10	1.5	1.7	100	600	14	1.9	2.6
妊娠晚期	900	10	1.5	1.7	100	600	14	1.9	2.6

铁 妊娠期间，机体对铁的吸收增加了 3 倍，满足妊娠期 1g 的铁储备（其中胎儿体内约需要 300mg，红细胞增加约需要 450mg，其余储备在胎盘中）。在分娩时母亲不可避免地要失血，尤其是剖宫产，会使母亲进一步损失大量的铁，几乎没有人能在孕前储备充足的铁以满足妊娠期需要。故有人建议，所有孕妇均应在妊娠第 3~9 个月每天供应含 30mg 铁的补品。食物中铁有血红素铁和非血红素铁两种类型。①非血红素铁：主要以 $Fe(OH)_3$ 的形式存在于植物性食物中，与其结合的有机分子有蛋白质、氨基酸和其他有机酸等。此型铁必须先与有机部分分离，并还原成为亚铁离子后才能被吸收，并受膳食中磷酸盐、植酸、草酸、鞣酸等的影响，且吸收率低。②血红素铁：存在于动物性食物中，是血红蛋白及肌蛋白中与卟啉结合的铁，可以卟啉铁的形式直接被肠黏膜上皮细胞吸收，在细胞内分离出铁并与脱铁蛋白结合，并不受膳食植酸等抑制因素的影响，也不受维生素 C 等促进因素的影响，但胃黏膜分泌的内因子可促进其吸收。研究表明，植物性食品中的铁吸收率较低，如米为 1%，玉米、黑豆为 3%，小麦为 5%，生菜 4%，大豆为 7%；动物性食物的铁吸收率较高，如鱼为 11%，动物肌肉、肝为 22%。2000 年《中国居民膳食营养素参考摄入量》推荐孕妇妊娠早期、中期、晚期铁的参考摄入量分别为 15mg/d、25mg/d 和 35mg/d，最高耐受量为 60mg/d。动物肝、动物血、瘦肉是铁的良好来源，含量丰富且吸收好。此外，蛋黄、豆类、某些蔬菜（如白菜、油菜、芥菜、雪里蕻、菠菜以及莴苣叶等）也可提供部分铁。

碘 碘作为甲状腺素的主要成分，发挥对新陈代谢的调节作用，包括能量代谢和促进蛋白质合成，有助于胎儿生长发育，包括体格和智力发育。一般情况下，非缺碘地区通过膳食摄入的碘可以满足机体需要，不会有缺乏，但妊娠期由于代谢旺盛，甲状腺功能活跃，碘需要量增加，尤其是未成年的孕妇最容易发生碘缺乏而引起相应疾病。在美国，推荐妊娠期碘的适宜摄入量为 175μg/d。2000 年《中国居民膳食营养素参考摄入量》推荐妊娠期碘参考摄入量为 200μg/d。补碘对胎儿和母体不利影响的报道未见循证医学证据。长期大量摄入碘剂，可能会引起高碘性甲状腺肿。鼓励妊娠期妇女每周摄入一次富含碘食物是可行的。海产品如海带、紫菜、发菜、淡菜、海参、干贝、海鱼、海虾等含碘丰富，可作为碘的良好食物来源。

锌 锌是多种酶的活性成分，通过酶的作用调节细胞分化和基因表达，参与核酸和蛋白质的代谢，促进生长发育，保证性器官和性功能的正常发育，促进伤口愈合；锌还参与维持生物膜的稳定及功能等。据估计，妊娠期间储留在母体和胎儿组织中的总锌量为 100mg，其中约 53mg 储存在胎儿体内。75% 的血浆锌与清蛋白结合，其余 25% 与 α_2-巨球蛋白结合，但清蛋白不能通过胎盘，故母体如何将锌运输给胎儿尚不清楚。孕妇血浆锌浓度下降（血浆清蛋白也下降），营养良好者下降不明显，而营养低下者下降显著，说明血浆锌与营养关系密切。有报道发现，虽然孕妇血浆锌下降，但新生儿血浆锌浓度维持正常。2000年《中国居民膳食营养素参考摄入量》推荐妊娠期锌参考摄入量为妊娠早期11.5mg/d、妊娠中期后为16.5mg/d，最高耐受量为35mg/d。另外，对于素食、高纤维素膳食、吸烟、多次妊娠及大量补充钙剂、铁剂者，有人建议额外补锌15mg/d，但其与铁剂、钙剂吸收的相互作用尚缺乏有力证据。动物性食物是锌的主要来源。牛、猪、羊、鱼及其他海产品含量丰富，尤其牡蛎含量可高达1000mg/kg，其他如蛋类、奶类制品、豆类含量中等。加工精细的谷类食物含锌很低。

维生素A　维生素A及植物性来源的β-胡萝卜素及其类胡萝卜素等维生素A原溶于有机溶剂，而不溶于水。食物中维生素A被人体消化、吸收后，运至肝脏储存，当组织需要时与视黄醇结合蛋白结合，释放入血。母体维生素A与视黄醇结合蛋白结合可以通过胎盘转运至胎儿，但是β-胡萝卜素与载体脂蛋白结合则不能直接转运至胎儿。2000年《中国居民膳食营养素参考摄入量》推荐妊娠中晚期维生素A参考摄入量为900μgRE/d，最高耐受量为2400μgRE/d。维生素A来源于动物肝、牛奶、蛋黄；β-胡萝卜素来源于深绿色、黄红色蔬菜和水果。目前多数妊娠期复合维生素补充剂和奶粉都添加了维生素A，摄入时应考虑补充的总量。

维生素D　维生素D是钙、磷代谢的重要调节剂，同时也是免疫调节剂，调节机体对感染的反应，抑制白血病、乳腺癌、前列腺癌、直肠癌等肿瘤细胞的增生和末期分化。最重要的维生素D成分是维生素D_3（胆钙化醇）。孕妇血浆中主要循环的是25-羟基维生素D_3，它随膳食摄入量而改变。维生素D通过简单扩散经胎盘进入胎儿体内，在胎盘和新生儿体内被活化为1,25-二羟维生素D_3发挥作用。2000年《中国居民膳食营养素参考摄入量》推荐妊娠中晚期维生素D参考摄入量为10μg/d，最高耐受量为20μg/d。维生素D主要来源于紫外线照射下皮内的合成，在高纬度、缺乏日光的北方地区，尤其在冬季，几乎不能合成维生素D，导致母体、胎儿血液中25-羟基维生素D_3浓度降低。有文献报道，在法国冬季未补充维生素D的孕妇所产婴儿有24%出现维生素D缺乏体征。维生素D强化奶是维生素D的良好来源。在补充过程中应同时考虑食物强化及维生素补充剂的含量。

维生素E　又称生育酚。在动物试验中观察到，维生素E对生殖有维持作用。研究表明，维生素E是体内重要的抗氧化剂，而维生素E缺乏引起流产、死胎等仅在动物试验中证实，在人体中尚不肯定。孕妇血浆维生素E浓度比非孕妇高2~4倍。因为维生素E的载体为低密度脂蛋白，不能通过胎盘，故母体仅有少量维生素E可通过胎盘，胎儿的血浆维生素E水平较低。2000年《中国居民膳食营养素参考摄入量》推荐妊娠期维生素E参考摄入量为14μg/d，尚无维生素E摄入中毒的报道。维生素E广泛存在于各种食物中，谷、豆、果仁含量丰富，加上脂溶性维生素能在体内储存，故较少出现缺乏症。

B族维生素　①维生素B_1：即硫胺素。由于参与能量代谢，是脱羧酶和转酮酶的辅酶。维生素B_1也同时影响胃肠道功能，这在妊娠早期特别重要。由于早孕反应使食物摄入减少，导致维生素B_1缺乏，并因此导致胃肠道功能下降，食欲及消化能力下降，进一步加重早孕反应，引起妊娠早期营养不良。随着孕妇能量摄入的增加，维生素B_1比非孕妇有所增加，同时妊娠期维生素B_1尿排出量减少，也说明组织储留增加。2000年《中国居民膳食营养素参考摄入量》推荐妊娠期维生素B_1参考摄入量为1.5mg/d。动物内脏如肝、心、肾，瘦肉、豆类和粗加工的粮谷类是维生素B_1的良好来源。进食缺乏维生素B_1的精白大米以及少进食富含维生素B_1的豆类、肉类等食物的人群应注意补充维生素B_1。②维生素B_2：即核黄素。在细胞代谢呼吸链的反应中起控制作用，如氨基酸、脂肪酸和糖的代谢，使之释放能量供细胞应用；激活维生素B_6，参与色氨酸形成烟酸；参与体内铁的吸收、储存与动员。与维生素B_1相似，由于参加能量代谢等原因，妊娠期维生素B_2的需要量也相应增加。2000年《中国居民膳食营养素参考摄入量》推荐妊娠期妇女维生素B_2参考摄入量为1.7mg/d。肝、蛋黄、肉类、奶类是维生素B_2的主要食物来源，谷类、水果、蔬菜也含有少量维生素B_2。③维生素B_6：即吡哆醇。维生素B_6充足可以纠正妊娠期色氨酸代谢失调、钠控制能力降低等，并可能对减轻妊娠恶心、呕吐有帮助。妊娠期血液中维生素B_6水平降低，最低时仅为非孕时的25%，推测孕妇对维生素B_6需要量增加。2000年《中国居民膳食营养素参考摄入量》推荐妊娠期妇女维生素B_6参考摄入量为1.9mg/d，相对于美国的推荐量 2.6mg/d 稍低。食物来源主要是动物肝、肉类、豆类以及坚果类等。④维生素 B_{12}：即钴胺素。维生素 B_{12} 在机体的许多代谢中有重要作用，与叶酸在代谢中关系密切。鉴于胎儿维生素 B_{12} 的主要来源是母体供给，妊娠期妇女对维生素 B_{12} 的吸收增加，而且大部分供给胎儿，致使胎儿血中维生素 B_{12} 水平高于母体。2000 年《中国居民膳食营养素参考摄入量》推荐妊娠期妇女维生素 B_{12} 参考摄入量为 2.6μg/d。存在于自然界的维生素 B_{12} 都是微生物产生的，日常食物中维生素 B_{12} 的来源为肉类及其制品，包括贝壳类软体动物、鱼类、禽类和蛋类。动物性食物之所以有维生素 B_{12} 是因为动物食入能产生维生素 B_{12} 的细菌，其维生素 B_{12} 产生量足以使它们吸收并存在于组织中。

叶酸　体内的活性形式是四氢叶酸，作为辅酶，参加氨基酸、核酸等重要物质的代谢。早期对叶酸需要量研究的目的主要是治疗巨幼细胞贫血。近年对妊娠期叶酸需要量的研究更多的是预防神经管畸形。研究表明，中国育龄妇女补充叶酸 400μg/d 可使神经管畸形发病率下降 80%。英国的一项随机对照研究显示，给生育过神经管畸形婴儿的母亲补充叶酸 4.0mg/d，其再次妊娠时神经管畸形发病率减少了 70%。从预防神经管畸形角度考虑，建议叶酸的补充应该在计划怀孕或可能怀孕前开始。为预防子代神经管畸形危险，美国疾病控制与预防中心及公共健康部门 1992 年即推荐所有可能怀孕的妇女补充叶酸 400μg/d。且美国食品药品监督管理局已明确规定，所有谷类食品应强化 10%参考摄入量的叶酸。2000 年《中国居民膳食营养素参考摄入量》推荐妊娠期妇女叶酸参考摄入量为 600μg/d。叶酸可来源于肝、豆类和深绿色叶菜，但食物中叶酸的生物利用率仅为补充剂的 50%，因此补充 400μg/d 叶酸或食用含有 400μg/d 叶酸强化剂的食物更为有效。

维生素 C　即抗坏血酸。维生素 C 是维生素中供给量最大的一种，在体内作为酶的激活剂、物质还原剂或参与激素合成等而发挥作用。其吸收率与摄入量有关，体内仅有少量储存。维生素 C 可以自由通过胎盘，胎儿血清维生素 C 水平为母体血清的 2~4 倍，有研究认为胎盘自身可能合成维生素 C。2000 年《中国居民膳食营养素参考摄入量》推荐妊娠期妇女维生素 C 参考摄入量为 100mg/d。膳食中的维生素 C 来源基本上都是植物，虽然很多动物（胎儿胎盘）能合成足够的维生素 C 为本身所用，但在组织中存量很小。正在急速生长的植物中维生素 C 含量高，如蔬菜、水果均含有较高的维生素 C，鲜果中突出的是枣，在人体中利用率也高，其他如柚子、橙、草莓、柿子、石榴、山楂、荔枝、芒果等；蔬菜类一般为 100g 蔬菜含 30~60mg 维生素 C，但芥蓝、雪里蕻、苋菜、青蒜、蒜苗、洋白菜、苦瓜、甜椒等含量会更高些，但不同地域的食物维生素 C 含量会不同。

（张运平　滕　越）

chǎnhòu yíngyǎng

产后营养（postpartum nutrition）

产褥期母体变化非常大，必须要求充足的营养供给促进恢复。哺乳期妇女（乳母）一方面要逐步补偿妊娠、分娩时所损耗的营养素储备，促进各器官、系统功能的恢复；另一方面要分泌乳汁、哺育婴儿。如果营养不足，将会影响母体健康，减少乳汁分泌量，降低乳汁质量，影响婴儿的生长发育。

乳母膳食对乳汁的营养成分有一定影响，特别是在营养素摄入量变动范围较大时影响较为明显。表中列出了哺乳期乳母微量元素缺乏和补充对乳汁营养成分和婴儿营养状况的影响。

一般只有在乳母妊娠期及哺乳期膳食中蛋白质严重不足的条件下，才会影响乳汁中蛋白质的含量及组成；脂类（脂肪酸、磷脂）的含量会受乳母膳食中营养成分的影响，尤其是乳汁中维生素 A 的含量与乳母膳食关系密切，而乳汁中乳糖的含量受乳母膳食摄入量的影响较小。

营养素中钙、铁、锌、硒、铜、碘等在乳汁中的含量受乳母膳食的影响大小不同。①通常状况下，乳汁中钙的含量较为稳定，即使乳母膳食中有缺乏，也可动用乳母体内的骨钙到血液中，满足泌乳需要。只有长期严重的缺乏才会导致乳汁中钙浓度的下降，影响婴儿骨骼等的发育。因中国人群膳食习惯，其钙摄入量整体不足，应鼓励乳母由妊娠期开始即增加膳食钙的摄入，保护好母体的骨量。②乳汁中铁的含量甚微，100ml 的乳汁仅有 3mg 的铁，所以乳母膳食中铁的供给对乳汁的影响很小。婴儿 0~6 个月的铁供给基本来源于胎儿期在母体内的储存。6 个月后基本耗竭，所以在 6 个月后添加辅食时，添加含铁丰富的食物是必要的。③乳汁中锌、硒、铜、碘含量受乳母膳食影响还不肯定。但乳母摄入含锌、硒、铜、碘丰富的动物性食物时，乳汁的锌、硒、铜、碘也可见提高。④乳汁中水溶性维生素的含量受乳母膳食影响的大小不定。

乳母的营养是乳汁分泌的物质基础，直接关系到乳汁分泌的质与量。但是由表可见，乳母膳食中的营养素不足或缺乏，短期内不会对乳汁的成分产生影响，可以肯定的是乳汁中营养成分的保证将动员乳母的储备，甚至可能牺牲乳母的组织来维持，所以乳母膳食的缺乏将会影响乳母健康，表现为乳母体重下降，严重时可出现营养缺乏病的症状。因此要求授乳期间，根据乳母生理特点及乳汁分泌的需要，合理安排膳食，保证充足的营养供给，对于乳母及婴儿的健康都是非常重要的。

哺乳期间补充维生素 A、硫胺素、核黄素、维生素 B_6、维生素 B_{12} 及矿物质碘和硒对于补充母体缺乏及提高乳汁中这些微量元素的含量有明显效果。而维生素 D、叶酸、钙、铁、铜、锌的膳食摄入及体内储备对母乳中这些成分的含量或者说婴儿的营养状况影响较小，也就是说母体在哺乳期间这部分营养素不容易被耗竭，但适当增加摄入量对母体有益。

完全母乳喂养的婴儿，生长发育状况良好，大小便正常，并且评价营养状况的生化指标都在适宜水平时，可以认为泌乳量充足，母乳喂养是成功的。但是，由于婴儿需要量和母亲泌乳量的个体差异都很大，故很难根据乳量来判断能否满足婴儿的需要，通常可根据婴儿体重的增长率来判断乳量是否充足。母乳不足的具体征象如下。①可靠征象：婴儿体重增长缓慢，即每月增重<500g，出生 2 周后体重低于出生体重；婴儿尿量少且浓，即每天<6 次，色黄且味浓。②可能征象：婴儿吃母乳后不满意，时常哭闹，总想找奶吃；每次吃奶时间过长；婴儿大便干、硬或发绿；母亲自己感觉不到胀奶，挤奶时也没有奶滴出。

产后应根据授乳期的生理特点及乳汁分泌的需要，合理安排膳食，保证充足的营养供给。在一般人群膳食指南十条基础上，哺乳期妇女膳食指南增加以下五条内容：增加鱼、禽、蛋、瘦肉及海产品摄入；适当增饮奶类，多喝汤水；产褥期食物多样，不过量；忌烟酒，避免喝浓茶和咖啡；科学活动和锻炼，保持健康体重。

（张运平　滕　越）

bìnglǐ rènshēn yíngyǎng

病理妊娠营养（pathological pregnancy nutrition）　随着医学营养治疗在慢性、非传染性疾病防治中的发展，医学营养治疗在病理妊娠，尤其妊娠糖尿病的治疗中取得了满意的研究成果，积极的营养干预可能改善部分病理妊娠的结局，减轻社会负担。1992 年由糖尿病专家潘孝仁领导完成的“大庆糖尿病预防 6 年前瞻性研究”是国际上第一个随机分组、以单纯生活方式干预、预防糖尿病的临床试验。该研究首次证明，以控制饮食和增加体力活动为主要内容的生活方式干预，可在高危人群中降低糖尿病发病率。随后美国、芬兰相继进行了类似研究，进一步确认了营养干预在糖尿病防治中的作用。

同时，在与营养相关的宫内生长受限的干预，改善妊娠期高血压的结局、巨大儿的防治等方面，医学营养治疗的作用也有一定进展。需要强调的是，在明确诊断及病因之后，病理妊娠应积极配合医学营养治疗的个性化干预。随着营养相关疾病的治疗开展，病理妊娠的医学营养治疗越来越受到妇幼保健工作者的重视，积极有效的营养干预以改善妊娠结局是在病因不明确、未有防治措施情况下最为可行的保健措施。

妊娠期糖尿病　妊娠期糖尿病（gestational diabetes mellitus，GDM）是孕后首次发生或诊断，不同程度的对碳水化合物耐受差所致的暂时性糖尿病。1979 年之后，世界卫生组织将其列为糖尿病的一个独立类型。多数 GDM 在分娩后，碳水化合物代谢能力可恢复到孕前水平。该定义并不能排除部分 GDM 患者孕前已经存在碳水化合物耐受差，但孕后才暴露的病例。

合理膳食是 GDM 防治的基础。合理的营养可以提供足够的热量与营养素，促进胎儿生长发育，同时降低 GDM 患者的高血糖，使之能恢复甚至接近正常，同时避免低血糖和酮症酸中毒等不良妊娠结局。因为大多数胎儿的近远期并发症可能源于胎儿高血糖-高胰岛素血症。

GDM 的饮食较为复杂，兼顾血糖的同时，一定要满足母体与胎儿的营养需要。在坚持下述原则时，GDM 患者的营养调控一定是个动态过程，需针对出现的问题及时变换饮食计划。①合理控制总热量：GDM 患者虽然血糖高，但是糖的利用率低，需保证机体热量摄入以满足母体及胎儿需要。妊娠早期一般不需要增加热量，妊娠中晚期则需每天增加 200kcal 的热量，肥胖或消瘦孕妇热量的增加量应以适宜体重增长为依据，不能要求所有孕妇均增加相同的热量，还要考虑个体的差异。标准一般以每千克体重

30~40kcal 为依据，另外需加上不同妊娠期胎儿生长发育所需的热量。②适宜三大产热营养素的比例：适宜的供热比在 GDM 的防治中意义重大，较为公认的比例是碳水化合物供热比为 50%~60%，蛋白质为 15%~20%，脂肪供热比为 25%~30%。由于胰岛素抵抗带来的代谢紊乱不只影响碳水化合物的代谢，对脂肪、蛋白质亦有影响，因此适宜比例及来源的脂肪就更为关键，以降低脂代谢紊乱的高血脂状态及蛋白质等代谢紊乱带来的其他严重合并症，如妊娠期高血压疾病的高发病率等。③避免简单糖的摄入：倡导孕妇尽量避免单双糖等简单糖的摄入，鼓励进食多糖类食物。在食物选择上，可以使用现营养学界较为提倡的血糖生成指数（glycemic index，GI）。荞麦、燕麦、黑米、大麦、全麦及其制品等在粮食类中 GI 较低；樱桃、李子、桃、柚子和苹果可溶性膳食纤维高，在水果类中 GI 较低；精米、白面、糯米及其制品，尤其去筋的白面包和馒头、大米粥、熟香蕉、西瓜、猕猴桃、葡萄、菠萝和香瓜等在同类食品中 GI 较高；根茎类的 GI 接近粮食类，食用时应注意。④控制高蛋白食物中的脂肪摄入：鼓励选用低脂肪或含饱和脂肪低的食物，如鱼类、豆类及制品、鸡肉、兔肉、牛羊肉、里脊肉和低脂、脱脂牛奶等作为蛋白质的优质来源，减少动物性脂肪的摄入。同时注意烹调用油量，并以植物油为主。⑤保证充足的维生素和微量元素的供给：维生素 B_1、维生素 B_2 和烟酸参与糖代谢；锌参与蛋白合成，有报道，锌为胰岛素因子，能提高胰岛素敏感性，促进糖代谢和蛋白质合成，要保证充足的供给量（见孕期营养）。⑥增加膳食纤维的摄入量：膳食纤维尤其是可溶性膳食纤维，能降低食物的 GI，在一般糖尿病的治疗中已被广泛认同。但是在增加摄入的同时，要兼顾膳食纤维对其他营养素吸收的干扰，尤其尽量避免与钙剂、铁剂等同时摄入。

妊娠期高血压疾病 妊娠期高血压疾病是妊娠期特有的疾病。膳食调查发现，妊娠高血压与母体的膳食密切相关，妊娠高血压妇女的能量、碳水化合物和蛋白质与正常妊娠妇女相近，而总脂肪及饱和脂肪酸摄入量较正常孕妇多；维生素及微量元素方面，钠、钙、铁、维生素 A、维生素 E、维生素 C 的摄入较少。此外，妊娠高血压妇女血锌较低而且存在低蛋白血症（可能与尿中蛋白质排出量多有关），故预防与治疗妊娠高血压应从上述几方面入手。

预防妊娠高血压应摄入合理膳食，避免蛋白质不足，控制脂肪质量、钠的摄入，并摄入充分的钙、铁、锌及维生素 A、维生素 E 和维生素 C，以避免血压升高、血脂代谢异常，对已发生妊娠高血压的孕妇可参考以下原则。①控制总热量摄入：妊娠期适宜的热量摄入对孕妇意义重大，尤其是对妊娠高血压的预防，因为肥胖是妊娠高血压的独立危险因素，日本肥胖妇女妊娠高血压发病率 32.0%，是正常孕妇的 3.4 倍。天津妊娠高血压孕妇膳食调查发现，妊娠高血压孕妇在妊娠后期摄入的热量也高于正常孕妇，妊娠后期体重异常增加为妊娠高血压发生的重要迹象。日本妇产科学会制定的妊娠高血压诊断标准之一是：孕妇每周体重增加 0.5kg 以上及下肢水肿。全妊娠期体重增加 15kg 以上者，妊娠高血压发病率高。建议参考妊娠期体重适宜增长标准（见孕期营养的表2）调整饮食热量。②控制总脂肪量，减少饱和脂肪的摄入：正常妊娠常自妊娠 13 周开始伴有血脂升高，妊娠 31 周达到高峰，但是低密度脂蛋白/高密度脂蛋白比值与非孕妇相比无差异，尚未发现妊娠期高脂血症引起血管的变化。但是妊娠高血压孕妇甘油三酯水平升高突出，而高密度脂蛋白明显下降、低密度脂蛋白/高密度脂蛋白比值升高，考虑高密度脂蛋白等的代谢异常为妊娠高血压患者血脂代谢紊乱的主要表现。考虑到膳食中动物脂肪百分比增多，血中甘油三酯、低密度脂蛋白、低密度脂蛋白/高密度脂蛋白比值升高，故控制脂肪摄入量使脂肪热比≤30%，饱和脂肪酸热比≤10%是减少妊娠高血压所必需的。③保证优质蛋白质的摄入量：天津、上海等地的膳食调查发现，妊娠高血压孕妇日蛋白质摄入量低于正常孕妇，且妊娠后期重度子痫前期孕妇血清总蛋白显著低于正常或轻中度孕妇，可能与妊娠高血压患者尿中排出大量蛋白有关。严重低蛋白状况将影响胎儿发育，致使胎儿生长受限，同时可能导致孕妇低蛋白的营养不良性水肿。可补充适宜的优质蛋白，但是应注意高蛋白食物中脂肪的含量，鱼类、去皮禽类、脱脂牛奶、大豆及制品等含丰富优质蛋白，且脂肪含量低，尤其是鱼类和黄豆及制品中的不饱和脂肪酸含量丰富，对调节脂肪代谢有利。④严格限制钠盐的摄入：水钠潴留时，周围血管阻力增大，对血管紧张素的敏感性增强，血压上升，一般建议患者每天食盐量不超过 5g（包括酱油，一般酱油 5ml = 1g 盐），膳食中避免摄入含盐高的咸菜、咸鱼、咸肉、咸蛋等盐渍食品，同时注意其他食物及调味品的钠含量，如味精、鸡精等。⑤补足钙、镁：钙与高血压的关系已经被广泛认识。研究显示，妊娠高血压孕妇血清钙显著低于正常孕妇，认为妊娠高血压妇女把正常钙量运送给胎儿的同时加重了自身钙的缺乏，低钙导致血压异常；同时妊娠高血压与钙、镁比例也有关。中国历次的膳食调查显示钙的摄入量严重不足，鼓励妊娠妇女乃至育龄妇女积极增加钙的摄入，推行增加奶类制品摄入。⑥保证锌、铁等微量元素及维生素的摄入：有数据显示，贫血孕妇的妊娠高血压发病率为31.0%，是正常孕妇的3.3倍，尤其是妊娠早期血红蛋白低于100g/L且伴有严重低蛋白血症者更容易发病。学者认为，贫血孕妇易发生妊娠高血压，可能与免疫力下降及清除循环免疫复合物能力下降有关。中国孕产妇贫血的主要原因可能是膳食铁摄入以植物性食物为主，应鼓励孕产妇保证适宜动物来源铁的摄入，如动物肝、动物血、红肉类、畜类等。京津地区妊娠晚期的膳食调查发现，妊娠高血压孕妇的血锌含量低于正常孕妇，而妊娠糖尿病孕妇患妊娠高血压的风险高，而锌与胰岛素作用及免疫能力有关，所以补足充分的锌对妊娠高血压的防治意义重大。⑦保证维生素摄入：具有抗氧化作用的维生素A、维生素E、维生素C对妊娠高血压孕妇的脂质过氧化状态有益，要求膳食中尽量保证正常摄入。含维生素A、维生素E、维生素C丰富食物见妊娠期保健。

巨大儿 胎儿体重达到或超过4000g者称为巨大儿。

新生儿的出生体重由多方面因素共同作用而决定，包含遗传和环境等多方面的因素。遗传因素是决定胎儿生长的前提条件，它控制细胞生长和组织分化，在决定胎儿的大小方面起着重要作用。对于正在发育的胎儿，遗传因素不可改变，然而环境因素可以人为改变。巨大儿发生的主要危险因素为：孕妇有糖尿病史、出生体重过重、孕前体重指数高、妊娠期增重多，超过正常妊娠天数，妊娠期食物（主食、肉、坚果、水果）消费过多等。而孕妇的学历层次增加、孕妇妊娠期血浆清蛋白水平增高、妊娠期蔬菜的摄入量增加、肉类的适量摄入是巨大儿发生的保护因素。虽然确切的巨大儿发生原因尚不可知，然而积极指导女性理想体重受孕，控制妊娠期总增重，妊娠期合理膳食以及积极改善孕妇的血糖水平对于控制新生儿出生体重的作用是肯定的。

目的 ①保证孕妇及胎儿的必要热量及营养素的需求。避免营养过剩及不足所带来的不良妊娠结局。妊娠期妇女需要必要的热量及营养素保证，满足孕妇日常基础代谢、胎儿的正常生长发育。合理控制妊娠期总热量摄入，妊娠期热量的总摄入量直接决定了妊娠期妇女体重增加值。中国建议妊娠期妇女比非妊娠期妇女热量摄入增加200kcal/d。对于低体重、限制能量的女性，如在妊娠期摄入较高的能量，能改善新生儿的体重和身长，减少死婴和围产期死亡率，而较高体重的妇女摄入较高能量可进一步导致孕妇储存更多的脂肪。由于妊娠期对于营养素需要的增加大于对能量需要的增加，通过增加食物摄入量来增加营养素摄入可能带来体重的过多增长。因此保证适宜能量摄入的最佳方法是密切监测和控制妊娠期每周体重的增加。由于个体对于食物的接受能力不同，个体化监测非常必要。②保证孕妇适宜体重增加。妊娠期体重增加过快不但可能使分娩巨大儿的风险增加，同时可能使孕妇出现血糖异常等问题，甚至造成产后体重不下降，可能导致女性出现与超重、肥胖相关的众多远期健康问题。孕妇适宜体重增加通常建议在12.5kg，2009年美国医学会提供了更为细致的体重增加推荐数值可供参考（表）。③保证胎儿生长发育正常。妊娠期营养最为重要的部分是为宫内的胎儿提供能量及必要的营养素，保证胎儿的生长发育。营养素的供给强调在保证能量适宜条件下，各种营养素均衡为原则。提供能量的营养素——蛋白质、碳水化合物及脂肪对胎儿的体重起决定性作用。尤其碳水化合物的摄入是孕妇血糖的重要来源，而胎儿最直接的能量来源为母亲的血糖。妊娠期三大产能营养素的适合比例国际上尚无定论，然而随着社会经济的发展可能带来高蛋白质摄入的同时，也带来高脂肪的饮食模式，中国2002年全国范围内的膳食调查显示：无论城市还是农村，居民谷类的摄入量都在不断减少，城市居民膳食的谷类供能比已经低至48.5%，大城市竟低至41.4%。而研究证实脂肪供能比越高，空腹血糖、血浆总胆固醇、血浆甘油三酯的平均水平则越高，以至于人群超重及肥胖、糖尿病、高胆固醇的患病风险也越高；而碳水化合物供能比越高，人群BMI、空腹血糖、血浆总胆固醇水平则越低。尚无妊娠期妇女的专门调查，但2002年全国调查中包含了孕妇人群。④积极治疗并发症及合并症。妊娠期部分合并症的发生成为巨大儿发生的重要原因，尤其是妊娠期糖尿病的发生。妊娠期糖尿病对胎儿影响最关键的是巨大儿的发生，妊娠期糖尿病妇女分娩巨大儿的概率达25%~42%。原因为孕妇血糖高，通过胎盘转运，而胰岛素不能通过胎盘，使胎儿长期处于高糖状态，刺激胎儿胰岛B细胞增生，产生大量的胰岛素，活化氨基酸转移系统，促进蛋白、脂肪合成和抑制脂解作用。因此积极治疗妊娠期糖尿病，控制孕妇血糖在理想范围是控制胎儿体重的重要措施。⑤避免过期妊娠。

膳食推荐　合理控制热量，以维持体重适宜增加为宜，对于已经超过推荐标准的孕妇，在保证营养素供应的同时，严格控制热量，但是不主张妊娠期减重。合理安排三大营养素的供热比，一般主张蛋白质供热比不低于12%，而碳水化合物的供热比不低于45%，同时脂肪供热比不高于30%，结合个体化情况安排供热比。碳水化合物的供给主要来源为谷类、薯类食物，适当控制单糖、双糖类食物摄入，如水果、含糖饮料等。蛋白质的供应食物中应注意脂肪的含量，注意控制动物脂肪的过多摄入，同时关注脂肪的组成成分，其中饱和脂肪酸、单不饱和脂肪酸、多不饱和脂肪酸分别小于10%、10%和10%，多不饱和脂肪酸中 $n-6$ 与 $n-3$ 的比为（4~6）：1。应满足无机盐类及维生素类的需要。对于妊娠期容易缺乏的钙、铁、碘、维生素A及叶酸等尤其应该满足，缺乏或出现相应症状后可适当考虑补充制剂，但是切记重复补充。

监测项目　①母体：监测母体身高、体重、血压以及血糖、糖化血红蛋白、血脂、总蛋白、血清蛋白、血红蛋白。②胎儿：定期产检，监测宫高、腹围，适当结合B超监测。

孕妇教育　巨大儿的发生应引起广泛重视，解决该问题的首要办法是加强妊娠期保健工作，有针对性地采取综合干预措施，从医学、社会学、经济学角度考虑，加强妇女妊娠期保健是当前一项紧迫而严峻的任务。①建立妊娠期体重合理增加的概念，强调妊娠期体重控制对妇女妊娠期、产后、远期以及胎儿的重要意义。②强调新生儿合理出生体重的重要意义。③养成合理营养、科学搭配饮食的习惯。④培训孕妇进行自我监测体重的技能，提供妊娠体重曲线图。⑤指导孕妇记录饮食，进行自我控制。

低出生体重儿　低出生体重儿有早产及胎儿生长受限两种情况。

低出生体重儿儿童期及青春期的体能和智力发育受影响，并且可能产生持续的结构功能改变，导致一系列成年期疾病的发生。中国安徽与广西1959~1960年出生者成年后精神分裂症的发病率增加两倍。

目的　①保证能量及蛋白质摄入：母体因各种原因如偏食、挑食、妊娠剧吐，或其他疾病因素可能造成能量及蛋白质的摄入不足。在积极排除原发病的同时，保证能量摄入，尤其保证胎儿发育最直接相关蛋白质的摄入。2000年《中国居民膳食营养参考摄入量》建议妊娠早期、妊娠中期、妊娠晚期膳食蛋白质的增加值分别为5g/d、15g/d、20g/d。对于素食者或缺乏蛋白质丰富的肉类、蛋类和奶制品摄入者，必须在满足能量需求的同时，通过大量食用豆类制品、全麦和坚果等植物蛋白来满足蛋白需要，另外还强调摄入大量的富含碳水化合物的食物以提供能量、节省蛋白质。②积极纠正严重的贫血：这是保证胎儿生长发育的重要因素。妊娠期严重贫血即可导致早产，也可能导致胎儿生长受限。血液中血红蛋白浓度的高低决定了血液运输氧气的能力。一般情况下，血红蛋白充足，则运载氧气的能力强，身体素质好，有利于胎儿的发育。妊娠期除补充富含铁的食物外，还可以适量补充铁剂。③维持适宜的血糖水平：血糖水平与胎儿的出生体重直接相关。④保证维生素和矿物质的摄入：在保证热量基础上，保证维生素和矿物质的摄入。

膳食推荐　保证足够能量的摄入、富含蛋白质食物的摄入、足够富含碳水化合物食物的摄入、富含铁食物的摄入（表1）。

监测项目　①母体：监测母体身高、体重、血压以及血糖、糖化血红蛋白、血脂、总蛋白、血清蛋白、血红蛋白等。②胎儿：定期产检，监测宫高、腹围，适当结合B超监测。

孕妇教育　改变女性以瘦为美的观念，防止女性不敢摄入食物而造成能量不足。积极治疗妊娠剧吐，及时补足能量及各种营养素，必要时可使用静脉营养补给。重视产检，及时发现胎儿生长受限并予以治疗。

（张运平　滕　越）

wéichǎn qī yòngyào

围产期用药（prenatal drugs）

妊娠前、妊娠期、分娩期、产褥期及哺乳期的合理用药。围产期孕妇和产妇用药之前，还应正确评估药物的药理作用和药物代

表 1　常见食物的铁含量（以 100g 可食部计）

食物名称	含量（mg）	食物名称	含量（mg）	食物名称	含量（mg）
猪瘦肉	3.00	肥瘦猪肉	1.60	猪小排	1.40
猪血	8.70	猪肝	22.60	牛肉（里脊）	4.40
羊肉（瘦）	3.90	山羊肉（冻）	13.70	羊血	18.30
鸡肉	1.40	带鱼	1.20	鲳鱼	1.10
小黄花鱼	0.90	蛋黄	6.50	鸡蛋	2.30
对虾	1.50	牛乳	0.30	黄豆	8.20
豆腐皮	13.90	豆腐干	4.90	绿豆	6.50
扁豆	19.20	黑木耳	5.50	冬菇（干）	10.50
紫菜（干）	54.90	香菇（干）	10.50	豆腐	1.90
粳米	1.10	标准粉	3.50	稻米（红）	5.50
籼米	1.20	糯米	1.40	藕粉	17.90
小米	5.10	莜麦面	13.60	荠菜	5.40
辣椒	6.00	土豆	0.80	菠菜	2.90
油菜	1.20	茄子	0.50	白菜	0.50
苹果	0.70	红枣（干）	2.30	番茄	0.40
草莓	2.10	葡萄	0.40	花生	2.10

谢动力学特点，合理选择对胚胎、胎儿和新生儿无害而对孕产妇所患疾病最有效的药物，从而最大限度地减少出生缺陷。

胎盘是人体中最为特异的器官，可以主动和选择性地把母体中的某些物质转运给胎儿以促使其生长发育。长期以来，人们认为胎盘屏障可以保护宫内的胎儿免受外界的影响，然而孕妇服用沙利度胺（反应停）导致胎儿短肢畸形、己烯雌酚治疗先兆流产导致子代年轻女性阴道腺癌，这引起了人们的广泛关注。研究发现，相对分子量低于 1000D 的物质极易通过胎盘，同时由于胎儿血脑屏障不完善，胎儿肝、肾功能不成熟，母体与胎儿药物敏感性和代谢能力不同，可导致某种药物排泄延迟或减灭能力不足，致使胎儿药物浓度高于母体浓度，甚至母体服用安全剂量的药物如地西泮，对母体无任何影响，但可致胎儿呼吸暂时性衰竭等不良反应。证实发育中的胎儿可以受到药物和环境中化学药品的负面影响。

人类的胎盘物质交换部位为胎盘合体细胞、合体细胞基底膜、绒毛间质、毛细血管基底膜及毛细血管内皮细胞 5 层组织组成的血管合体膜。人类的血管合体膜比其他哺乳动物胎盘转运所经过的层次少，最有利于转运。除了极其少数不通过胎盘的药物如普鲁卡因、氯丙嗪及白蛋白以外，几乎所有的外来药物和化学药品均可以通过单纯扩散、易化扩散、主动运输、内吞作用等方式在胚胎和胎儿中达到不同的浓度。因此，胎盘对药物的破坏或对胎儿的保护作用极其有限，通常在给予母亲大量药物静脉治疗 0.5～2 小时内，足月胎儿就会出现最高血药浓度。妊娠期用药不当可能导致胎儿致死、畸形或脏器损伤和功能异常等。研究表明，药物滥用者增加早产、低出生体重、胎儿生长受限、胎盘早剥等的发生率，且增加所分娩婴儿的新生儿黄疸、缺氧、败血症和先天性梅毒、新生儿药物戒断综合征等的发生率。

哺乳期乳母所用的药物几乎均可到达乳汁，因此，哺乳期的合理用药也不容忽视。乳母药物治疗时要选择最适宜的药物，且注意监测是否对乳儿产生不良影响，尽量在保证有效治疗的同时不妨碍哺乳。

宫内胎儿的发育阶段、胎儿及乳汁中药物和化学物质的性质及浓度是决定胎儿及婴儿预后的主要因素。围产期完全避免药物治疗的可能性极小，且由于评估妊娠期及哺乳期药物和化学物质的副作用较困难，因此，提倡围产期尽量不用药、少用药或者用相对安全的药。掌握围产期用药的基本原则至关重要，了解哪些药物对胎儿、新生儿等可能存在风险、风险等级以及哪些药物相对安全，从而综合评估用药的必要性、安全性和合理性，以确保母婴安全。

（张运平　黄千峰）

yùnqián yòngyào

孕前用药（prepregnancy drugs）

精子和卵子的形成大约需要3个月，而确定受孕时往往已经妊娠1～2个月，为了降低出生缺陷、提高生育质量，建议待孕妇女在孕前合理用药，治愈自身的急性、慢性疾病或达到适宜妊娠的状态后再计划受孕，最大限度地减少子代近期和远期不良结局的发生。

影响 孕前用药对卵泡的发育、受精卵的着床和下丘脑-垂体-卵巢轴均有很大的影响。①对卵泡发育的影响：卵泡发育是一个连续过程，一般可分为原始卵泡、初级卵泡、次级卵泡、成熟卵泡4个阶段。卵泡的成熟具有周期性，正常育龄妇女一般28～35天有一个卵泡发育成熟。在卵泡发育的任何阶段，如不合理用药，均可能影响卵泡的正常发育而影响受孕并对胎儿造成不利影响。许多抗肿瘤药物如白消安、长春碱、环磷酰胺等可影响卵子的发育。妊娠期服用烷化剂白消安可阻滞原始卵母细胞，影响其成熟和排卵，常出现月经不规则和闭经，但其导致的卵巢功能抑制是可逆的，其他烷化剂则仅影响卵泡内卵子的发育；长春碱是一种抑制细胞有丝分裂的抗肿瘤药物，具有杀胚胎和致畸作用，长春碱和其他抗肿瘤药物联合应用可引起男性和女性生殖腺功能障碍，但生育能力在停药后可以得到恢复，卵巢功能能否恢复并成功妊娠则取决于患者治疗时的年龄和所接受药物的总剂量；环磷酰胺是最常见的导致月经紊乱和无精症的化疗药物之一，长期使用可导致原发性卵巢损害及继发性的不可逆性闭经。②对受精卵着床的影响：女性生殖道输送卵子，卵子和精子在特定部位完成受精，并将受精卵输送至子宫内着床发育。而镉可导致输卵管和子宫萎缩，影响受精卵着床；此外，吸烟也可以影响卵子和早期胚胎的运动。③对下丘脑-垂体-卵巢轴的影响：对下丘脑-垂体-卵巢轴的影响：下丘脑分泌的促性腺激素释放激素、腺垂体分泌的卵泡刺激素（FSH）和黄体生成素（LH）与卵巢周期密切相关。此外，与卵巢分泌雌激素和孕激素等的反馈机制也息息相关。对男性而言则由于抑制睾酮的合成与分泌、畸形精子的数量增多等而增加了不育的风险。枸橼酸氯米芬可促进腺垂体分泌促性腺激素而诱发排卵，同时可降低子宫功能而影响妊娠；若治疗男性不育症，给予高剂量反而会抑制精子的产生，妊娠早期妇女使用则可能诱发流产和导致胎儿畸形。促性腺激素类药物如亮丙瑞林，可特异性刺激腺垂体促性腺细胞合成和释放LH和FSH，连续给药则对LH、FSH和其他性激素起抑制作用；亮丙瑞林可抑制男性睾丸的精子生成、女性卵泡成熟和排卵，导致男性精子密度和活力下降，女性月经紊乱和闭经、抑制黄体形成和排卵。

原则 ①孕前应该停用半衰期较长、可能致胎儿畸形的药物。如孕前半年应停用长效避孕药。②如果在不知情的情况下于妊娠早、中期使用有明确致畸性药物，出现阴道流血等先兆流产症状，应考虑终止妊娠。③虽然某些药物或营养素如维生素类，常规剂量对胎儿无害，但过量使用仍会对胎儿和新生儿存在不同程度的影响，应严格把握药物剂量。④孕前亦应谨慎使用中药。如莪术萜类和倍半萜类、牡丹皮的丹皮酚有抗早孕作用；大剂量的大黄可致妊娠率降低和死胎率增加。⑤备孕男性也应谨慎用药。很多药物可以通过血睾屏障，并且通过干扰精子的形成，或随精液进入阴道黏膜后再进入女性的血液循环，增加低出生体重儿和胎儿畸形的发生率。如长春新碱、环磷酰胺、顺铂等可直接影响精子DNA的合成，导致染色体异常、精子畸形；红霉素、利福平、酮康唑、环丙沙星等可以通过干扰雄激素的合成而影响精子受精能力，导致男性不育和女性习惯性流产。

孕前合并某些疾病的用药 相关学科应评估疾病现状，决定是否适宜妊娠，并调整为对妊娠安全的治疗用药。①高血压：若服用的降压药为血管紧张素转换酶抑制剂类（如卡托普利等），应更换为钙离子拮抗剂类（如硝苯地平等）、β受体阻断药（如拉贝洛尔等）。因血管紧张素转换酶抑制剂类药物可影响胚胎的发育（致胎儿高血钾、肾功能不全、肺及颅骨发育不全、羊水过少，严重者可致胎儿、新生儿死亡，还具潜在致畸作用）。②糖尿病：口服降糖药应更换为胰岛素。妊娠早期若合并高血糖将造成胎儿结构畸形，而口服降糖药通常几种药物合用，而这些降糖药不能有效地控制妊娠期糖尿病；其次，降糖药对胎儿是否具有致畸作用尚存在争议。因此，美国妇产科医师协会推荐待孕妇女及妊娠期间使用胰岛素治疗1型和2型糖尿病，以及单纯饮食不能控制血糖的妊娠期糖尿病。③甲状腺功能异常：甲状腺功能亢进者首选最小药物剂量的丙硫氧嘧啶治疗，病情控制稳定、甲状腺功能正常后可以妊娠，妊娠期检测甲状腺功能，调整用药即可。甲状腺功能低下者应用甲状腺素替代治疗，使甲状腺功能维持在正常范围后也可妊娠。④其他：乙肝抗体阴性、风疹病毒抗体阴性者，可在孕前接种相关疫苗，完成接种一个月后可计划受孕。孕前及妊娠期使用解热镇痛药物可以增加胎儿神经管畸形的危险性，尚不能排除抗生素使用增加胎儿神经管畸形危险性的可能。

（张运平　黄千峰）

yùnqī yòngyào

孕期用药（maternal drugs）

世界卫生组织调查研究发现，86%的女性在妊娠期服用过药物，其中滥用药物者达5.2%。妊娠期用药具有两重性，在治疗疾病的同时也会对胎儿造成一定风险，如致畸、致死、生长发育受限、长期潜伏效应等。因此，除非必需，妊娠期间应尽量避免使用任何药物。

药代动力学特点　包括以下内容。

母体　①妊娠期血容量增加使药物分布容积增加，血药浓度降低。②受大量雌激素、孕激素的影响，胃酸和胃蛋白酶分泌量减少，使弱酸性药物吸收减少；胃肠蠕动减慢，使部分药物在小肠停留时间延长。③肝酶系统功能变化使肝的生物转化功能下降，易产生药物蓄积中毒。④肾血流量和肾小球滤过率增加，加快了经肾排泄药物的清除。⑤妊娠晚期由于生理性过度换气，肺潮气量和肺泡交换量增加，加快了吸入性药物的吸收。⑥妊娠期间胎盘的血管合体膜厚度变薄、面积扩大，使母体的药物更易转运至胎儿体内。

胎儿　①游离药物浓度较高：由于大多数药物在胎儿体内与血浆蛋白的结合率较低，故胎儿体内游离的药物浓度较高。②药物解毒功能较低：胎盘中的组胺酶、单胺氧化酶可破坏母体组胺、灭活儿茶酚胺；此外，胎儿肝中的细胞色素P450酶系统代谢功能不足，葡萄糖醛酸转移酶络合作用缺乏。③易发生药物蓄积中毒：胎儿肾功能不完善，滤过率低，经肾排泄的氯霉素、四环素等药物排泄较慢；吗啡和巴比妥类药物易通过胎儿血脑屏障在胎儿脑中积聚；己烯雌酚、维生素A等易在胎儿肝蓄积；重金属类易蓄积于胎儿骨髓及牙齿内。

胎儿生长发育特点　胚胎的发育过程中各器官的分化并不同步，使妊娠期不同阶段对药物的敏感性和用药产生的后果也各异。①胚胎早期（着床前期）：受精后的两周内，受精卵分裂、胚泡植入形成二胚层。该时期若有害药物全部或部分破坏胚胎细胞，可致胚胎早期死亡、妊娠终止而流产或被母体吸收；若并未损害胚胎或胚胎少量受损，具有潜在多向性的正常细胞可对其进行补偿、修复而不出现异常，使妊娠继续，即“全”或“无”现象，临床上称为妊娠期用药安全期。在没有意识到已怀孕时，该时期用药往往未考虑所用药物对胎儿和自身的影响。医师应明确育龄妇女的月经周期，如果处于月经周期的末期，应选用已证明对胎儿安全的药物，如药物的安全性尚未确定，则建议采取避孕措施。②胚胎期：妊娠受精后的第3～8周。该时期为胎儿中枢神经、心脏、眼、四肢等重要器官迅速分化、形成的阶段，被称为致畸敏感期。该时期的胚胎细胞失去多向性，不易通过细胞分化代偿修复，极易受到外界因素影响而导致形态学异常，但不一定引起自然流产。因此，若此时期使用明确致畸药物后出现阴道流血等异常，应考虑终止妊娠，而非盲目保胎治疗。③胎儿期：胎儿各系统器官已建立并趋于完整，发生器官畸形的可能性逐渐降低。但中枢神经系统和外生殖器等仍未分化完全，故此时期有害药物的使用易引起胎儿生长受限和生理功能缺陷，如链霉素、卡那霉素易致听力丧失，己烯雌酚易导致所生育女性子代发生阴道透明细胞癌等。故此时期的用药仍需谨慎。

基本原则　①应在有明确指征时，在医生指导下用药，避免擅自使用保健品在内的不必要用药。②尽量避免联合用药增加用药风险。③在妊娠早期，若病情容许推迟治疗者，尽量到妊娠中期、晚期治疗。④在不影响疗效的情况下，选择对胎儿影响最小的药物，并在短期内使用最小有效剂量。⑤新药和老药同样有效时，应选用老药。⑥在危及孕妇健康或生命，而必须使用对胎儿有影响药物的情况下，应充分权衡利弊，根据病情随时调整用量或终止妊娠。

（张运平　黄千峰）

yùnqī yàowù fēnlèi

孕期药物分类（classification of drugs used during pregnancy）

以药物对胚胎、胎儿的不同危险度进行等级划分，从而评价药物在妊娠期使用的安全性和指导妊娠期安全合理用药。瑞典最早于1978年实行该等级制度，其后美国、澳大利亚、荷兰等国家也先后引入了妊娠期用药分级制度。

其中，瑞典批准药品目录（Swedish Catalogue of Approved Drugs，FASS）、澳大利亚药品评估委员会（Australian Drug Evaluation Committee，ADEC）及美国食品药品监督管理局（US Food and Drug Administration，FDA）制定的妊娠期药物危险性分级系统应用较普遍（表1）。尤其是美国FDA制定的妊娠期药物应用的分类系统较权威，指导广大医学工作者妊娠期临床用药。

分类制度 FDA依据药物对胎儿的风险水平将所有的药物分为A、B、C、D、X五个等级，具体如下。A类：临床对照研究在妊娠早期（孕前3个月）及妊娠中晚期未见对人类胎儿有害，这类药物可能对胎儿影响甚微。B类：动物生殖毒性研究未见对胎儿存在风险，但是无人类充分的临床对照研究；或者动物实验中显示不良影响（不仅仅是生育能力的下降），但是在人类妇女妊娠早期（及妊娠中晚期）的对照研究中没有得到证实。C类：动物生殖毒性研究表明对胎儿存在致畸、杀胚胎或其他危害的风险，但尚无充分的临床对照资料予以证明，或动物实验中亦缺乏充分的对照研究。若药物对孕母的裨益大于对胎儿的危害，是可以应用的。D类：有确切的证据显示对人类胎儿有风险。若孕妇患有危及生命的严重疾病需要用药，而无其他较安全的替代药物时可以使用，但应充分权衡利弊。X类：动物或人类生殖毒性研究均证明对胎儿有致畸或其他危害。本类药物对胎儿的危险性远大于对任何孕母可能的益处。妊娠或准备妊娠的妇女禁忌使用。

FDA药物分类并非绝对，还受妊娠时期、用药剂量和时间长短的影响，使某些药物由于上述原因具有两个不同的危险性等级，即常用剂量的等级和超常剂量的等级。如泛酸（A/C）、维生素A（A/X）、可待因（B/D）、哌替啶（B/D）、柳氮磺吡啶（B/D）等。

各等级中常见药物 《妊娠期和哺乳期用药》收录的1000余种药物中，A类药物仅占2.9%，B、C类占77.6%。各类常见药物如下。

A类 该类药物极少。①电解质中的氯化钾和葡萄糖酸钾。②抗过敏药中的多西拉敏，降脂药中的烟酸。③绝大部分正常用量的维生素。

B类 此类药物也不多。①部分抗生素如青霉素及绝大部分的头孢菌素类药物，如氨苄西林、头孢拉定和头孢他啶等；此外，阿奇霉素、林可霉素、红霉素、万古霉素、甲硝唑等抗生素也属于此类。②局麻药中的利多卡因及大多数全身用药的麻醉药如地氟烷、恩氟烷、氟烷等。③抗过敏药中的氯雷他定、西替利嗪、氯苯那敏、赛庚啶、苯海拉明等。④抗结核病药中除乙胺丁醇属于B类外，其余皆属于C类。⑤解热镇痛药中的吲哚美辛、双氯芬酸、布洛芬等属于此类，但妊娠32周后服用吲哚美辛有使胎儿发生动脉导管狭窄或闭锁的可能，应避免使用。⑥洋地黄、地高辛及毛花苷C等心血管系统用药。⑦阿卡波糖、胰岛素、二甲双胍、曲格列酮等降糖药。⑧抗风湿药中的柳氮磺吡啶。

C类 该类药物较多。①喹诺酮类抗生素、抗病毒药、抗结核病药。②部分抗癫痫药和镇静剂如乙琥胺、非氨脂、巴比妥、戊巴比妥等。③自主神经系统药物中的拟胆碱药、抗胆碱药及绝大多数的肌松药。④降压药中的血管紧张素转换酶抑制剂、血管紧张素Ⅱ受体抑制剂及其他大多数抗高血压药。⑤肾上腺皮质激素类药物中的倍他米松、地塞米松等。⑥呼吸系统用药中的镇咳剂、支气管松弛剂和吸入性肾上腺皮质激素等。

表1 瑞典、澳大利亚及美国对妊娠期药物的分类

分类系统	分类	药品说明书对妊娠期用药的分类
瑞典FASS	A	无风险数据
	B	临床数据不充分
	B1	动物数据显示对胎儿无作用
	B2	动物生理毒理数据不完整
	B3	动物数据显示对胎儿有作用
	C	对胎儿有不良影响
	D	对胎儿有致畸作用
澳大利亚ADEC	A~D	同瑞典FASS
	X	对胎儿有很高危险性，不应在妊娠期服用
美国FDA	A	妊娠期安全
	B	没有对人体存在风险的证据
	C	无临床对照资料，风险不能排除
	D	有风险证据，权衡利弊后使用
	X	孕妇禁用

D类　妊娠早期应尽量避免使用该类药物。①磺胺类、四环素类、氨基糖苷类药物。②抗肿瘤药物几乎都属于D类药物。③利尿剂中的氢氯噻嗪、依他尼酸、苄噻嗪等。④抗惊厥药中的卡马西平、苯妥英、扑痫酮等。⑤镇静催眠药中的地西泮、氯氮䓬、甲丙氨酯及溴化物、乙醇等。⑥抗甲状腺药物中的甲巯咪唑、丙硫氧嘧啶。⑦小剂量的中枢神经系统药物中的镇痛药为B类，而大剂量则为D类药，特别是长期应用对影响胎儿的生长发育及分娩后对药物成瘾性；解热镇痛药中阿司匹林、双水杨酸、水杨酸钠在小剂量使用时为C类，长期大量服用则为D类药物。

X类　该类药物致畸率高，对胎儿危害很大，孕前及妊娠期禁用。①减轻妊娠反应的沙利度胺（反应停）导致出生胎儿的短肢畸形。②己烯雌酚使女性子代发生阴道腺病或阴道透明细胞癌。③部分抗肿瘤药如氨甲蝶呤、贝沙罗汀及放射类药物。④镇静剂中的氟西泮、氟硝西泮等。⑤抗偏头痛药麦角胺、双氢麦角碱。⑥雄激素、雌激素以及部分孕激素如炔诺酮、炔诺孕酮等。⑦吸烟、妊娠早期摄入大量乙醇亦可致胎儿酒精综合征。⑧大剂量维生素A及维生素A衍化物维A酸。

分类需注意的问题　①药物危害程度从A类到X类依次增加，A类药物为首选，但可选药物较少，尽可能选用B类药物，且应避免联合用药。②FDA药物分类还受妊娠时期、用药剂量和时间长短的影响，如正常用量的维生素属于A类，而大剂量长期服用可能产生毒性反应甚至导致胎儿畸形、死亡而成为C类、D类甚至X类药物。因此，应尽可能短时间、最低剂量使用这些药物来避免或降低对胎儿造成的不良反应。③该分类系统仅用于指导妊娠期用药，并不适用于哺乳期的用药安全性评价。

（张运平　黄千峰）

chǎnhòu yòngyào

产后用药（postpartum drugs）

哺乳期乳母应当在全面评估用药安全后，在确保乳儿安全且正确权衡乳母病情需要下合理用药。哺乳期乳母用药安全性的个体化评估包括多方面因素：乳母的治疗需求、乳儿的年龄、乳儿每天可吸收的药量、药物生物利用度及药物对乳儿的潜在风险等，但实际上乳汁中药物引起的副作用难以察觉，故哺乳期妇女用药和用药期间是否坚持哺乳是一重要问题。

许多国家的调查研究显示，90%~99%的哺乳妇女在产后第一周会接受一种及以上药物治疗，哺乳期的不合理用药将增加乳儿各系统近期与远期不良影响，增加感染人类免疫缺陷病毒、乙肝病毒、丙肝病毒及营养不良的概率。

人们往往误认为哺乳期用药和妊娠期用药完全相同，用妊娠期药物安全性的观念指导哺乳期用药，从而过早终止母乳喂养。其实，妊娠期胎儿通过母体循环接受的药物浓度高于乳汁中的药物浓度，二者存在差异。

药物的乳汁转运　乳母所服药物几乎均可通过乳汁进入乳儿体内。乳母用药后，药物在母血中达到并维持一定浓度，药物通过血液经过乳房内毛细血管内皮、间质液、细胞基底膜和腺泡细胞膜进入乳腺细胞后随乳汁排出。药物在人乳汁中的分布受以下因素的影响。①分子量：<200D的小分子药物容易通过，如乙醇可被动转运通过毛细血管内皮细胞和腺泡。②电离度：乳汁的pH约为7.1，低于血浆的7.4，因此某些弱碱性药物在乳汁中达到较高浓度。③血浆蛋白结合率：较低者容易到达乳汁。④脂溶性：脂溶性药物更易通过脂质和蛋白细胞膜而达到较高的药物浓度，如磺胺类药物和氯霉素等。⑤药物半衰期：长效药物在母体血液和乳汁中的作用较持久。⑥母体血浆药物浓度：测定乳汁/血浆（M/P）比值，可以估计药物在乳汁和血浆中的分布，大多数药物浓度比值≤1，高M/P比值提示到达乳汁中的药物较多。值得注意的是，母体血浆药物浓度下降后乳汁中的药物返回血浆，从而降低乳汁中的药物浓度，因此，建议哺乳后立即服用药物、适当延长哺乳间隔时间，尽量降低下次哺乳时的药物浓度。

新生儿药物动力学特点

①药物吸收：新生儿、婴儿胃酸分泌不足，对药物破坏少，增加了药物的生物利用度，如新生儿口服氨苄西林的血药浓度比成人高数倍；新生儿体表面积与体重之比较成人大，故皮肤和黏膜用药危险较大。②药物分布：体液总量大，增大水溶性药物如氨基糖苷类、磺胺类药物的分布容积，从而减慢该类药物的代谢和排泄；脂肪含量低，脂溶性药物的分布容积较小，血药浓度升高；蛋白结合率低，使某些蛋白结合率高的药物如磺胺类、维生素K_3等与新生儿内源性胆红素竞争蛋白结合，而增加游离胆红素浓度，甚至发生胆红素脑病的危险。③药物代谢：新生儿及婴儿与药物代谢有关的肝微粒体酶系统和葡萄糖醛酸转移酶活性较低，从而药

物代谢速率远较成人减慢，造成药物半衰期延长。④药物排泄：新生儿的肾尚未发育成熟，新生儿肾血流量和肾小球滤过率仅为成人的 30%~40%，出生后肾小管及肾单位变长并渐趋成熟，肾血液循环迅速增加，肾滤过率出生后 10~20 周达到成人水平。

哺乳期用药及分类 为了指导临床医师在哺乳期的合理用药，美国儿科学会在 1983 年首次出版了哺乳期的用药建议，其后做出了多次修改和更新。2001 年公布的哺乳期药物分类见表 1。

哺乳期用药原则 由于产褥期乳母所用的药物几乎均可到达乳汁，用药不当将危害乳儿健康。因此，乳母药物治疗时应严格遵循哺乳期用药原则，选择最适宜的药物，在有效治疗乳母疾病的同时不影响哺乳。①乳母应在有明确指征时，在医师指导下用药。②在不影响疗效的情况下，尽量选择分子量大、离子化程度高、蛋白结合率高、亲脂性低、半衰期短及 M/P 值低的药物。③使用已经被批准使用的药物，若乳母必须使用不能证实对新生儿是否安全的药物时，应暂停哺乳。④尽可能选用单一药物治疗。⑤若乳儿同病，应用的药物能用于治疗新生儿疾病时一般不影响哺乳。

（张运平）

yíchuán zīxún

遗传咨询（genetic counselling） 对有遗传性疾病危险的患者及家属提供帮助，使其理解有关遗传病的基本情况，包括诊断、预后和处理措施；明确疾病的遗传方式和特定亲属的再发风险；了解有关疾病的诊断和防治方法及其可能的选择，包括产前诊断、生育方法的改变等，并根据再发风险和咨询者生育目标选择出最适合的措施，制订妥善安排和照顾已患病的家庭成员的措施。其他遗传服务和咨询的适应证还包括可能的致畸因素或致突变因素的暴露、出生缺陷的复发风险等。1947 年谢尔登·里德（Sheldon Reed）最先提出遗传咨询这一概念，1975 年美国人类遗传学协会（American Society of Human Genetics，ADHG）公布的定义被广为使用。

遗传咨询从时间上通常可以分为婚前遗传咨询、孕前遗传咨询、产前诊断遗传咨询和新生儿出生后遗传咨询。目前产科临床大部分的遗传咨询是产前诊断遗传咨询。

简史 出生缺陷以及家族遗传性疾病过去通常被视为外因导致：比如神的惩罚、父母乃至祖先的罪行或者日食月食等自然现象，实际上，现在还有很多人尽管明白其中的医学知识，但是潜意识里还是有这种恐惧的。随着遗传学的进展，遗传咨询也经历了优生学模式、医学/预防医学模式、决定模式、心理治疗模式。

最初遗传学的模式为优生学模式，优生源自希腊语即“well born”。其重点在于促进人类进步，科学家收集人类疾病的资料，对受累家庭给予建议——建议避免生育。在德国 1939 年宣布了对有“遗传缺陷”者实施安乐死，导致 70 000 多名遗传病患者以及犹太人死亡。所以，现代遗传学以非指导性为核心来避免优生学的滥用。

19 世纪 40 年代中期出现遗传门诊，由于缺乏遗传知识，当时完全依赖经验、观察进行诊断，

表 1 哺乳期药物分类

药物分类	常见药物
禁用的药物	环磷酰胺、安非他明、甲氨蝶呤、环孢素、阿霉素、苯环利定、可卡因、大麻等
应暂停哺乳的放射性药物	铜-64、镓-67、碘-125、碘-131、铟-111、锝-99、碘-123、放射性钠
需谨慎使用的药物*	抗焦虑药：阿普唑仑、地西泮、劳拉西泮、咪达唑仑、奋乃静、普拉西泮、夸西泮、替马西泮 抗抑郁药：阿米替林、阿莫沙平、安非他酮、氯米帕明、地昔帕明、度硫平、多塞平、氟西汀、氟伏沙明、丙米嗪、去甲替林、帕罗西汀、舍曲林、曲唑酮等 抗精神病药：氯丙嗪、氯普噻吨、氯氮平、氟哌啶醇、美索达嗪、三氟拉嗪等 其他：胺碘酮、氯霉素、法齐明、拉莫三嗪、甲硝唑、甲氧氯普胺、替硝唑等
需警惕的药物**	醋丁洛尔、阿司匹林、苯茚二酮、5-氨基苯巴比妥、酸氯马斯汀、阿替洛尔、麦角胺、扑米酮、溴隐亭、柳氮磺胺吡啶等。
适用的药物	最常用药物：解热镇痛药（如短期使用对乙酰氨基酚、阿司匹林、布洛芬）；小剂量吗啡和哌替啶；抗生素（如氨苄西林、阿莫西林、氯唑西林及其他青霉素类、头孢菌素类）；抗肺结核药物；抗麻风药（如氨苯砜）；抗疟药（除甲氟康唑、凡西达）；抗寄生虫药；抗真菌药；支气管扩张剂（如沙丁胺醇）；皮质类固醇；抗组胺药；抗酸药；降血糖药；大多数降压药；地高辛等；营养补充剂（如碘、铁、维生素等）

注：*对乳儿影响尚未明了；**对乳儿产生显著影响。

仅可使用很少的试验辅助诊断。咨询的主要目的限于收集家族的信息，表示同情以及劝告避免生育，即医学/预防医学模式。到1955年北美已有数十家遗传咨询门诊稳步发展。中国起步较晚，于1982年北京协和医院率先开设儿科遗传咨询门诊。

此后随着染色体、血红蛋白病、半乳糖血症等遗传知识逐渐完善，遗传咨询转变为决定模式，咨询的重点转移到教育患者相关风险，帮助她们做出关于生育、检查或处理的决定。但是尽管患者家庭来遗传咨询门诊获得了信息，但是她们不能有效地运用这些信息做出她们的决定。

现代的遗传咨询采用心理治疗模式，患者自愿选择是否接受检查或生育，所有人都有机会获得咨询、诊断和治疗，遗传咨询的教育内容包括疾病特点、自然史、遗传基础，如何诊治，其他家庭成员发生或复发的机会，可能导致的心理、社会、经济影响并帮助家庭处理疾病相关资源，减轻或预防家庭成员患病的策略，要求就诊者完全地告知相关信息（但如非亲生父亲、携带者状态的筛查等仍值得讨论），咨询过程中遵循非指导性原则，即不鼓励做任何决定、不表态。一名遗传咨询师要了解一个患者的社会、文化、教育、经济、情感、经验，这些因素决定她们倾听、理解、解释、使用信息的能力。患者或后代的家族史、携带者状态、诊断以及疾病的风险都可能会引起就业歧视或不能获得保险，但对有传染性或对他人安全有威胁的情况则有义务使患者告知亲属。

研究范围 产科遗传咨询主要是指针对各种高危因素，评估本次妊娠发生出生缺陷的风险，并根据不同的适应证，建议进行产前诊断；解释产前诊断的结果以及可能的妊娠结局。

产前咨询的指征 ①35岁以上（包括35岁）的高龄孕妇或其他指征而需要进行产前诊断。②生过先天畸形儿、智力低下或单独的出生缺陷，如神经管缺陷、唇腭裂者。③有原因不明习惯性流产史、死胎史及新生儿死亡史的夫妇。④先天性智力低下者及其血缘亲属。⑤有遗传病家族史的夫妇，如脆X综合征、视网膜母细胞瘤。⑥有致畸因素接触史的孕妇，如接触化学物质的职业暴露、药物、酒精等。⑦原发性闭经和原因不明的继发性闭经，复发性流产，不育，两性畸形。⑧生育过母儿血型不合引起新生儿胆红素脑病致智力障碍或死亡者。⑨近亲婚配者。⑩其他需要进行产前咨询者，如新诊断的畸形或遗传性疾病，新生儿筛查阳性或杂合子（携带者）筛查阳性等。

产前咨询的程序 ①首先询问病史：详细询问先证者（先证者又称索引病例，是指家族中第一个就诊或确诊的遗传病患者）自觉症状、发病年龄、发病原因、有害因素接触史等。详细询问父母双方的种族、近亲结婚，职业，妊娠生育史，如是否生过畸形儿、遗传病儿、有无自然流产史等；母亲孕期，特别是妊娠前3个月有无接触有害因素，如放射线、农药等有害化学物质、有毒气体；有无慢性病病史，如肝炎、糖尿病、肾病、高血压等；有无病毒感染史；有无缺氧、高热史；有无用药史，如安眠药、四环素、氯霉素、烷化剂等。②询问家族史并绘制系谱图：询问家族史时，应从患者的同胞问起，然后再分别沿父系和母系追问，进行三代家系分析，尤其不要遗漏先证者的一级亲属（指父母、子女、同胞兄妹）、二级亲属。将上述关系和情况按国际通用的方式绘制成家系图。③临床检查：按一般临床要求进行检查，但要注意肤纹的检查。④实验室检查：根据需要确定检查项目，在产前可选择绒毛、羊水、脐血做染色体核型分析等分子生物学诊断，以及相关疾病的生化、内分泌、免疫学等检查。⑤明确诊断，确定是否为遗传病：从家系图调查出发，结合患者病史、体征及实验室检查，包括染色体核型分析、生化检查结果等，得出明确诊断。因为很多遗传病病种发病率极低，临床上罕见，对其认识还很不足，因此必要时应争取多学科的合作。⑥确定先天疾病的类型：是遗传病，还是非遗传的先天性疾病，如生物、物理、化学等致畸因素所致；是单基因病、多基因病，还是染色体病。⑦确定遗传方式，推算再发风险率：以环境因素为主，包括新的突变的一般风险率接近群体发病率；多基因病为轻度风险率，根据群体发病率、遗传度、父母及同胞患病数进行计算；单基因病，双亲之一为平衡易位携带者为高度风险率，达10%以上。⑧提出处理意见和建议，与咨询者商讨对策：包括劝阻结婚、避孕、绝育、人工流产、人工授精、有无产前诊断方法、积极改善症状等措施。再次妊娠取决于再现危险的高低，如果风险超过10%则不宜再次妊娠。⑨心理咨询。

常见遗传病再发风险估计和处理原则 人类遗传病可分为3大类，即单基因遗传、多基因遗传及染色体病。再发风险率是指已经出生了一个遗传性疾病的病儿，以后再出生的每个子女发病的可能性。对再发风险的估计一般遵循的原则：染色体病和多基因病以其群体发病率为经验危险率，只有少数例外；单基因病根据孟德尔规律做出再发风险的估计。再发风险率没有记忆能力。如常染色体隐性遗传病，再发风险率为 25%，如已有一个患儿，其第二胎的再发风险率为 25%，如已有两个患儿，其第三、四胎的再发风险率仍各为 25%。

单基因病再发风险率估计和处理原则 对于典型的单基因病，当家系足够大时，其遗传方式的分析较简单，但临床上很多单基因病的遗传方式并非十分典型，在对这些单基因病进行分析时，应注意下述影响因素：外显率、表现度、遗传异质性、基因多效性、常染色体病的限性遗传、表型模拟、同一基因中的显性和隐性两种突变、从性遗传、延迟显性、不完全显性遗传、不规则显性遗传、共显性遗传。

常染色体显性遗传病　常见病种：软骨发育不全、成骨不全、腓肠肌萎缩、马方综合征、先天性球形红细胞增多症、视网膜母细胞瘤、无虹膜、结节性硬化症、原发性癫痫等。再发风险率：①患者为杂合子时，他们的子女患病危险率为 50%。患者为纯合子时，其子女再发风险为 100%。但此类疾病的显性纯合子一般均在胎儿期死亡或幼年死亡，极少数能活到成年并有生育能力，因此，能够结婚生育的主要是杂合子患者。②夫妇一方患病时，子代每胎再发风险率是 1/2，夫妇方均为患者时，子代再发风险率为 3/4，夫妇双方均正常时，子代再发风险率为 0。③患者健康的同胞及其子女一般不发病。④患儿双亲正常时，经过家系调查分析，有两种可能性，一是患儿双亲之一带有致病基因，而未完全外显；其二是由于基因突变产生。如为基因突变再发风险很低。处理原则：①患儿父母之一患病时，因每胎都有 1/2 发病机会，再发风险太高，劝告做产前诊断或不再生育。②患儿父母均正常时，经家系调查又除外外显不全时，可能为基因突变产生，再发风险很低，可再生育。

常染色体隐性遗传病　常见病种有先天聋哑、白化病、苯丙酮尿症、半乳糖血症、小头畸形、肾上腺生殖综合征、散发性呆小症、糖原贮积病、黏多糖病、恶性近视、视网膜色素变性、先天性青光眼、先天性全色盲、先天性肌弛缓、婴儿型进行性肌萎缩、早老病、多囊肾等。再发风险率：此类疾病的患者均为隐性纯合子。①患者双亲表型正常，但均为隐性致病基因携带者，其后代 1/4 的发病概率。②患者与正常人婚配后所生子女一般不发病，但都是此致病基因携带者。③患者与此致病基因携带者婚配时，子代发病机会为 1/2，携带者的机会也是 1/2。④患者的健康同胞中约有 2/3 可能为携带者，完全正常的机会是 1/4。⑤近亲婚配时，发病危险率增加。因血缘越近，患病率越高。处理原则：①虽然患儿父母表型正常，但都是致病基因携带者，每胎都有 1/4 机会发病，因再发风险太高，劝告做产前诊断或不再生育。②根据婴儿期可以防治的病种，如苯丙酮尿症、半乳糖血症、散发性呆小症，应及时治疗，终生服药或控制饮食可治愈，可以再生育。

X 性连锁显性遗传病　常见病种有抗维生素 D 性佝偻病、遗传性肾炎等。再发风险率：此类疾病的发病率男女有别。①男性患者与正常女性婚配后，所生子女中，女儿都发病，是杂合子患者，儿子都正常。②女性患者与正常患者婚配后，儿子和女儿的发病机会均为 1/2。③夫妇双方均为患者时，女儿全部患病，儿子有 1/2 机会患病。处理原则：①患儿双亲正常，可能是由突变所产生，再发风险很低，可以再生育。②患儿母亲有病，因子女各有 1/2 机会患病，再发风险太高，劝告做产前诊断或不再生育。③患儿父亲有病时，女儿全部发病，儿子全部正常，因此孕期做胎儿性别鉴定，保留男胎，女胎流产。

X 性连锁隐性遗传病　常见病种包括假性肥大型进行性肌营养不良、血友病、无丙种球蛋白血症、导水管阻塞性脑积水、视网膜色素变性、血小板过少性免疫缺陷、肾性糖尿病、黏多糖病Ⅱ型、眼脑肾综合征、慢性肉芽肿等。再发风险率：①男女性患者为隐性纯合子，所生儿子全部发病，女儿 1/2 为携带者。②男性患者为半合子，子女中一般都不发病，女儿都是携带者。③女性携带者与正常男性婚配时，所生男孩有 1/2 发病，女儿有 1/2 携带者。④男性患者与女性携带者婚配时，儿子患病机会为 1/2，女儿患病机会也是 1/2。处理原则：①母系亲属（如外祖父、舅父或姨表兄弟），如有同病患者，表明母亲为携带者，再发风险高，但患儿限于男性，可做产前诊断或胎儿性别鉴定，保留女胎，男胎流产。②如家系中无同病患者，可能是由于基因突变产生，再发风险很低，可以生育男孩。

多基因遗传病再发风险率估

计和处理原则　常见病种：先天性心脏病、重症肌无力、少年型糖尿病、哮喘、原发性癫痫、精神分裂症、先天性髋关节脱位、先天性巨结肠、脊椎裂、无脑儿、唇裂、腭裂等。

再发风险率　多基因遗传是由于效果小的多种基因相累积的结果，环境因素占有重要位置，其再发风险率通过群体发病率和家系中受累者多少，即经验危险率加以估计，复发的风险与遗传性、人群发生率、性别差异、受累患者数目、疾病严重程度以及亲属等级相关。其特点如下。①遗传性：因多基因遗传受环境因素影响较大，用遗传度（H）来表示遗传因素和环境因素的相互作用，遗传度小表示遗传作用少，当遗传度大于60%，则认为该病的遗传作用大，如先天性心脏病35%，无脑儿、脊柱裂为60%，哮喘80%。②在人群中发病率高的疾病中，实际复发风险（绝对风险）要高，在不常见疾病中，与人群发生率相比的相对风险（相对风险）要低。③与先证者亲属关系越远，复发风险越低，但非线性关系。如唇裂，一级亲属4%，二级亲属0.7%，三级亲属0.3%，三级亲属复发风险接近人群发生率。④一个家庭中如果有两个小孩受累，则以后再发畸形的危险率明显增加，或达到12%~15%。⑤受累亲属越多，复发危险越大，例如幽门梗阻、唇腭裂：1人受累后为2.5%，2人受累后为10%。⑥出生缺陷越严重，复发风险越高，如唇裂+/-腭裂，先证者为单侧唇裂风险为2.5%，先证者为双侧唇腭裂风险为5.6%，先天性巨结肠的复发风险依赖无神经节片断的长度，但神经管畸形例外，与严重程度无关。⑦先天性畸形有性别之差，无脑儿70%见于女性，幽门狭窄80%见于男性。在不常受累性别患者的亲属中复发率高，例如幽门梗阻：患病母亲儿子受累机会约20%，患病父亲儿子受累机会约5%。⑧在一般人群中的发病频率比单基因遗传病明显增加，约占0.1%以上，近亲婚配再发风险明显增多。

处理原则　①能做产前诊断的病种，如无脑儿、脊柱裂，可再生育，但一定做产前诊断，保留正常胎儿，畸胎流产。②如果已生过两个畸形儿，因为再发畸形危险率明显增加，可达12%~15%，而且畸形严重者，劝告做产前诊断或不再生育。③不能做产前诊断的病种，要做家系调查一二级亲属无同病者，因再发风险低于5%，可再生育，如一二级亲属中有同病患者，因再发风险高于10%，劝告不再生育。

染色体病再发风险率估计和处理原则　常见病种：21-三体综合征、13-三体综合征、18-三体综合征、猫叫综合征、先天性卵巢发育不全、先天性睾丸发育不全、脆性X综合征等。

再发风险率　①染色体异常约有85%由于亲代在生殖细胞减数分裂过程中发生畸变及染色体不分离所引起的，只有一小部分（约15%）是由于父母之一是染色体平衡易位携带者造成的，因此推算染色体再发风险时，必须先检查患儿及其父母外周血染色体核型分析，如果双亲染色体正常，其再发风险同一般群体发病率，如果父母之一是染色体平衡易位携带者，再发风险率高，以易位型21-三体综合征患儿为例，其母染色体核型45，XX，t（12，21），其所生后代中可出现4种类型配子，即1/4正常儿女、1/4易位型三体、1/4平衡易位携带者、1/4单体。但实际发病危险率要小得多。②如果父母染色体正常，出生一个21-三体综合征患儿后，再生育此患儿的危险率同一般群体，不超过1%，但母亲年龄越大，染色体的再发危险越高。

处理原则　凡第一胎是染色体病患儿，而且父母染色体均正常时，其再发风险低于1%，可再生育，但一定产前诊断，保留正常胎儿，畸胎流产；第一胎是染色体病患儿，父母之一为染色体平衡易位携带者，其再发风险高于10%，并自然流产率很高，一定要生育者要做产前诊断，保留正常胎儿，畸胎流产。

（刘俊涛　马良坤）

chūshēng quēxiàn

出生缺陷（birth defect，BD）

由于基因异常和/或环境因素造成的婴儿出生后即存在的形态、功能、生化和精神的异常。又称先天异常或先天缺陷。是围产儿死亡和新生儿死亡的重要原因之一。是在出生前，在母亲的子宫内产生的发育异常，而非分娩损伤所致的个体形态、结构等方面的异常。

出生缺陷包括先天性畸形、遗传代谢性缺陷、先天性残疾、免疫性疾病和智力低下等。有些出生缺陷肉眼可见，而有些则必须通过某些特殊检查才能确诊。轻微的缺陷可能对身体的影响不大，而严重的出生缺陷则可引起胎儿或婴儿死亡、寿命缩短或导致儿童长期患病，甚至终生残疾。

根据出生缺陷的严重程度，可将其分为重大缺陷和轻微缺陷两类，前者是指需要进行较复杂的内科、外科及矫形处理的出生缺陷，后者则不需进行复杂处理。

病因与发病机制 导致出生缺陷的原因比较复杂，主要包括以下几方面。

遗传因素 包括染色体畸形和基因突变。①染色体畸形：包括染色体数目的异常（非整倍体）及染色体结构的异常（大的缺失、微缺失、重复、易位和到位）。常涉及包括中枢神经系统在内的多脏器畸形，患者生育能力及寿命均下降。先天性非整倍体综合征常常有典型的临床表现，90%以上的胚胎或胎儿不能存活至足月分娩。如约40%的21-三体综合征胎儿在妊娠12周后死亡；在X-单体综合征中，胚胎或胎儿丢失率甚至会更高。②基因突变：单基因异常所致的出生缺陷种类较多，包括点突变和影响基因拷贝或蛋白合成的小插入和缺失，可通过常染色体显性、隐性遗传或性连锁遗传（X连锁隐性遗传最常见）方式遗传。非孟德尔遗传的基因异常包括可导致与印记基因有关的遗传物质表达异常，如贝克威思－威德曼（Beckwith-Wiedemann）综合征。

非遗传因素 包括物理因素、生物因素及化学因素等。4%~6%的出生缺陷是由于环境中的致畸因素所致。致畸因素包括母亲疾病（如糖尿病、苯丙酮尿症等）、感染因素（如TORCH感染）、物理因素（射线或热辐射等）以及药物（沙利度胺、抗癫痫药物等）及化学物质如苯、铅、汞等致畸剂。

个体对致畸剂的反应高度个体化，并受多种因素的影响。影响因素包括：母体或胎儿的遗传易感性、致畸剂的暴露剂量、暴露途径、暴露时间及妊娠期疾病等。①遗传易感性：母亲与胎儿的基因共同决定了对致畸剂的易感性。如叶酸代谢异常的胎儿（如*MTHFR*基因突变）更易发生神经管畸形、唇腭裂及心脏畸形等结构异常。母亲妊娠前和妊娠早期补充叶酸可降低相应风险。因而，开放性神经管畸形发生的风险与胎儿*MTHFR*基因缺陷及母体叶酸摄取不足共同形成的遗传易感性相关。有些出生缺陷与种族及性别相关，如遗传性轴后多指（趾）的发生率在非裔美国人中高于高加索人群，而神经管畸形的发生率在高加索人群中高于非裔美国人。②暴露途径：也可以影响致畸作用。如某些药物经皮肤或全身用药的吸收和作用完全不同，全身用药可能导致畸形而经皮肤用药则可能不会，如氟康唑。③暴露剂量与时间：胚胎致畸因素的暴露剂量与时间也很重要。多数药物表现为阈值效应，低于该剂量时，胚胎死亡、畸形、生长受限或功能障碍的风险不会高于对照组。有的致畸剂单次、大剂量应用，可能比同样剂量分日应用更有害；有的致畸剂则正相反。如单次酗酒的风险可能高于每日少量饮酒，而偶尔一次母亲血糖严重升高的危害可能小于长期中等程度的血糖升高。同时，药物之间的相互作用也很重要，两种药物之间可能无关，也可能有协同或保护作用。如孕妇口服叶酸对于同时服用抗癫痫药物卡马西平有保护作用。

遗传因素和环境因素共同相互作用 此种情况最为常见，在前面遗传易感性中已提及。

分类 出生缺陷种类繁多，根据病因可以分为以下几类。

形态结构异常 包括畸形、变形、破坏、发育不良，分为大体形态结构异常和细微形态结构异常，前者常见的有大脑畸形、脑积水、脊椎裂等，后者有多指（趾）、耳前赘状物、唇腭裂等。①多发畸形：常成组存在。分为以下几类。综合征指通常同时发生的一组畸形，有特定的症状和体征，有的有明确的遗传因素如21-三体综合征等，也有的基因缺陷不清如艾卡尔迪（Aicardi）综合征。序列指由单一已知缺陷所导致的一系列后续异常，如波特（Potter）序列是由于肾发育不良，导致胎儿尿量减少所致的羊水过少，羊水量减少限制了胎儿运动，从而导致一系列异常，包括面部扁平、鼻背扁平、异常耳部折叠、皮肤松弛及足畸形等。区域缺陷指在某连续的物理空间内，胚胎特定区域缺陷所致的畸形，前脑无裂畸形是典型的区域缺陷疾病，临床表现多样，可表现为从严重的几乎全部前脑缺失到单一的中线畸形。联合缺陷指两种或更多种异常，非病理性相关，但经常同时发生，如VATER或VACTERL缺陷，包括脊柱畸形、肛门闭锁、心脏畸形、气管食管瘘、肾畸形及肢体畸形。②变形：常常是由于宫内的机械性压力造成的如子宫肌瘤、羊水过少、子宫纵隔等，也可见于多胎妊娠挤压所致。③破坏：最常见的如羊膜带综合征，多见于肢体，也可以涉及颅面和躯干。④发育不良：多是由于细胞形成组织时组织不良所致，如成骨不全等。

细胞异常 如先天性白血病、恶性肿瘤等。

代谢异常 如苯丙酮尿症、高苯丙氨酸血症、新生儿甲状腺功能低下等。

染色体异常 染色体数目或结构畸形形成，已发现300多种染色体病，常见的有21-三体综合征等。

预防 包括以下内容。

一级预防 为了减少出生缺陷的发生，建议夫妻双方进行婚前医学检查和孕前保健，包括婚前咨询和婚前检查，了解未婚双方的健康状况，有无影响下一代生命健康的疾病及家族史，有无相应的预防措施。妊娠前做好充分准备，包括选择最佳的生育年龄、预防感染、戒烟戒酒、避免接触放射线和有毒有害物质、避免接触高温环境等，并根据需要补充叶酸、注射疫苗等。应宣传禁止近亲婚育的原则。具体预防措施包括以下内容：①妊娠前4~6个月进行医学检查与咨询。②避免近亲结婚生育和大龄生育。③妊娠前3个月开始补充叶酸预防神经管畸形的发生。④食盐加碘可预防地方性克汀病。⑤妊娠前3个月接种风疹疫苗。⑥在妊娠早期及时发现和治疗糖尿病等疾病。⑦远离毒品、戒烟、戒酒，保证合理妊娠期用药。⑧女性应避免接触有害物质。

二级预防 主要是指妊娠早期保健，包括合理营养、合理用药，推广联合产前筛查等。在妊娠11~14周、妊娠20~22周及32周左右分别进行B超检查，可以发现70%~80%的出生缺陷。母血生化指标产前筛查可以检测出60%~70%的21-三体综合征和18-三体综合征，胎儿游离DNA检测可以提高检出率。侵入性产前诊断一般在妊娠16~21^{+6}周进行，如染色体核型分析、基因诊断等，以便早发现、早诊断、早干预，预防缺陷儿的出生。具体措施包括妊娠早期遗传咨询和遗传学检查；产前筛查和产前诊断；妊娠16~24周进行超声检查。

三级预防 指新生儿筛查。包括开展先天性甲状腺功能低下、苯丙酮尿症、先天性听力障碍等疾病的筛查、诊断和治疗。对有出生缺陷的儿童进行早期诊断，选择最佳的治疗时机，以降低缺陷儿给家庭和社会造成的负担。但出生缺陷预防的重点是一级和二级预防，即婚前、孕前和妊娠期干预。具体措施包括：①进行新生儿先天性代谢性疾病筛查，进行早期干预。②对新生儿进行听力筛查，早期发现、预防和减轻听力残疾的程度。③开展儿童系统保健，即通过规范体检及早发现畸形缺陷，争取适时进行手术治疗。

（边旭明　付晨薇）

21-sāntǐ zōnghézhēng

21-三体综合征（trisomy 21 syndrome） 人体的基因组多1条21号染色体所致的先天性染色体疾病。又称先天愚型或唐氏（Down）综合征。是最早被确定的染色体病，是目前最常见、认识最深的染色体病，也是最常见的导致轻度至中度智力障碍的遗传性疾病。其发病率在活产新生儿中为1/(600~800)，60%患儿在胚胎早期即流产。

该病在1866年由约翰·朗顿·唐（John Langdon Down）首先临床报道，其共同的临床特征为生长发育迟缓、智力障碍、特殊面容。1959年研究发现，大部分21-三体综合征患儿有47条染色体，多出的染色体为近端着丝粒染色体——21号染色体。21-三体综合征的关键区域位于21q22.13-22.2。

病因与分类 21-三体综合征患者的核型包括标准型、罗宾逊易位型、嵌合体型和部分三体4种类型，不同核型患者的症状及其同胞的再发风险不同。①21-三体型（标准型）：核型为47,XX/XY,+21，约占患者的95%。系由于21号染色体在减数分裂中不分离或者姐妹染色单体提前分离所致，95%发生在减数分裂过程中。其中90%发生在母源配子的减数分裂期，其余约10%发生在父源配子的减数分裂中。生育21-三体型患儿的风险会随母亲年龄增长而增加，尤其母亲在35岁以后。几乎所有的标准型21-三体综合征都为新发，孕妇年龄是最重要的高风险因素，与父母双方的核型无关。凡有标准型21-三体综合征孕育史者，可存活的21-三体综合征或其他常见的非21-三体综合征的再发风险都比无阳性孕育史同龄孕妇的风险高2~8倍。标准型21-三体综合征患儿父母可以不行染色体核型分析，但再次生育应进行产前诊断。②罗宾逊易位型：约占患者的4%。核型染色体数目为46，其中包括一条罗氏易位染色体，通常由一条D组或G组染色体与一条21号染色体的长臂通过着丝粒融合而成，分为非同源和同源罗氏易位。罗氏易位型最常见的核型为46,XX/XY,+21,der(21;21)(q10;q10)，少见，大部分为21号染色体长臂复制形成的等臂染色体。含有D组染色体与21号染色体组成的罗宾逊易位型21-三体综合征中75%属新发，25%属家族性，父母一方是罗伯逊易位携带者。因而，患儿父母应进行染色体核型分析。母源性携带的子代再发21-三体综合征的风险为15%，父源性携带的子代再发21-三体综合征的风险为2%，新发患者父母再生育21-三体综合征患儿的风险为3.7%。③嵌合体型：受精后，体细胞有丝分裂染色体不分离的结果。通常由正常核型和21-三体型核型的细胞株组成。患者表型可能比典型的21-三体综合征患者轻，在个体之间有广泛的可变性，这可能与胚胎中21-三体型细胞株所占的百分比不同有关。患儿父母再生育患儿的风险低。④21部分三体：21号染色体长臂部分三体，很罕见。父母可能为涉及21号染色体的相互易位/倒位携带，在减数分裂过程中出现染色体重排。患者父母应进行染色体核型分析。父母核型正常者，再发风险低。若父母为染色体异常携带者，再发风险高，再生育应该进行产前诊断。

临床表现 患儿在出生时即已有明显的特殊面容，常呈现嗜睡和喂养困难，其智力低下表现随年龄增长而逐渐明显，智商为25~50，其动作发育和性发育都延迟。

特殊面容表现为眼距宽，鼻根低平，眼裂小，眼外侧上斜，有内眦赘皮，外耳小，舌胖，常伸出口外，流涎多，身材矮小，头围小于正常，头前后径短，枕部平、呈扁头，颈短。中枢神经系统异常表现为智力低下、全身肌张力低下、言语含糊、早发痴呆等。常合并有心脏畸形，先天性心脏病如房间隔缺损、室间隔缺损、动脉导管未闭等。颈背部或颈部皮肤宽松，通贯掌纹。骨龄常落后于年龄，由于韧带松弛，关节可过度弯曲，手指粗短，小指中节骨发育不良使小指向内弯曲，指骨短，手掌三叉点向远端移位，常见草鞋足，踇趾球部约半数患儿呈弓形皮纹。出牙延迟且常错位，头发细软而较少，发旋多居中，前囟闭合晚，顶枕中线可有第三囟门，四肢短，可合并有十二指肠狭窄/闭锁、肛门闭锁、先天性巨结肠、直肠脱垂。内分泌系统可有甲状腺功能低下。血液系统可有类白血病反应、急性淋巴细胞白血病、急性巨核细胞白血病、急性髓系白血病等。男性常有不育症。

诊断 该病的特殊面容、手的特点和智力低下虽然能为临床诊断提供重要线索，但是诊断的建立必须有赖于染色体核型分析，因此染色体核型分析和荧光原位杂交技术是21-三体综合征的主要实验室检查技术，且对21-三体综合征嵌合型的预后估计有积极意义，了解嵌合型患儿体细胞中正常核型细胞与21-三体核型细胞的比例，可以根据其具体情况指导患儿的家庭及社会对其进行教育。

（边旭明　付晨薇）

18-sāntǐ zōnghézhēng

18-三体综合征（trisomy 18 syndrome）

人体的基因组中多一条18号染色体所致的先天性染色体疾病。又称爱德华（Edwards）综合征。活产新生儿中的发病率约为1/6000，是仅次于21-三体综合征的第二大常见的三体综合征，由爱德华（Edwards）在1960年首次报道，95%的18-三体综合征胚胎会发生自发流产。

病因与分类 18-三体综合征患者的核型包括标准型、嵌合体型部分三体型和多重三体型4种类型。①18-三体型（标准型）：核型为47, XN, +18，约占总数的80%。约97%是由于卵细胞减数分裂过程中发生染色体不分离所造成的。其中70%是由于卵细胞在减数分裂Ⅱ期姐妹染色单体不分离所致，与孕妇的年龄有关。几乎所有的标准型18-三体综合征都属于新发，与父母的核型无关，其母亲生育的再发风险为1%。②嵌合体型：核型为46, XN/47, XN, +18，约占总数的10%，是由于受精卵在早期有丝分裂的过程中染色体不分离所致。③18部分三体型：多因为患儿的父母中一方为染色体倒位/易位携带者，多见18号染色体长臂部分三体，其再发风险高，需要进一步行父母双方染色体检查，再生育应进行产前诊断。④多重三体型：核型为48, XYY, +18，小于10%，其具体发病机制不详。

临床表现 主要表现为生长发育迟缓、肌张力增高。可有特殊面容如上睑下垂、小眼球、角膜混浊、白内障、低耳位、耳郭发育不全、小下颌，可同时合并室间隔缺损、动脉导管未闭等心脏畸形。运动系统常表现为特殊的握拳方式、指甲发育不全、拇指短小、并指（趾）、足内翻、摇椅型足底、足趾大而短、胸骨短、肋骨细小、小骨盆等。神经系统常有小脑发育不良、多小脑回、胼胝体发育不良、脊柱裂，偶有癫痫发作、严重精神发育迟滞等。其他脏器可有食管闭锁伴气管食管瘘、幽门狭窄、马蹄肾、脐膨出、脐疝或腹股沟疝等。

诊断 外周血染色体核型分析是诊断18-三体综合征的“金标准”。嵌合型患者常需要增加外周血计数核型数目，或者采用染色体芯片或拷贝数变异测序技术进行检测，必要时可以取患者其他胚层来源的组织（一般为皮肤）进行检测。

治疗 没有标准的治疗方法，主要是对症治疗，死亡率高。对于存活超过数周或数月的合并有先天性心血管畸形的患儿，可行心脏外科手术。

（边旭明　付晨薇）

shénjīngguǎn quēxiàn

神经管缺陷（neural tube defect, NTD）

由于神经管的发生和分化紊乱而导致的出生缺陷。

是仅次于心脏畸形的第二常见的先天畸形。大多数 NTD 是多因素起源的单纯畸形。已发现叶酸不足与大多数 NTD 的发生有关，称为叶酸敏感性 NTD。产前母体血清行甲胎蛋白筛查项目（始于 20 世纪 70 年代和 80 年代）及围妊娠期叶酸补充和食品强化（始于 20 世纪 90 年代），降低了实施这些干预措施地区的 NTD 患病率。中国围产期 NTD 的患病率由 1987 年的出生缺陷第 1 位（27.4/万）下降到 2011 年的出生缺陷第 8 位（4.50/万）。

病因与发病机制 一些与叶酸及同型半胱氨酸代谢相关的基因多态性或者突变可以增加 NTD 的风险。脑膨出可见于梅克尔-格鲁贝尔（Meckel-Gruber）综合征，为常染色体隐性遗传病，致病基因包括 *MKS*1（OMIM 609883）等 11 个等位基因。

分类 包括无脑畸形、颅裂畸形、脊椎闭合不全等多种畸形。

无脑畸形 是神经管缺陷最严重的一类。由于胚胎时期神经管前端未闭合造成的颅骨缺损。

颅裂畸形 为先天性颅骨缺损。根据有无膨出物可分为两类。①隐性颅裂：只有颅裂，没有脑膜或脑组织膨出。②显性颅裂：颅裂有脑膜或脑组织膨出。根据膨出内容物分为脑膜膨出、脑膨出、脑膜脑膨出、脑囊状膨出和脑膜脑囊状膨出。脑膜膨出为硬脑膜缺如，只有软脑膜和蛛网膜，囊内充满脑脊液；脑膨出的膨出物只有软脑膜和脑组织，无脑脊液；脑膜脑膨出的膨出物为脑膜、脑实质和脑脊液；脑囊状膨出有脑膜、脑实质和部分脑室，在脑实质和脑膜之间没有脑脊液；脑膜脑囊状膨出有脑膜、脑实质和部分脑室，在脑实质和脑膜之间有脑脊液。

脊椎闭合不全 ①隐性脊柱裂：通常在脊柱末端下部一个或多个椎弓未能融合，椎管开放，表面覆盖正常皮肤。无脊膜或神经组织膨出。②脊膜膨出：神经管完全闭合，有椎弓分裂，周围组织闭合不全。脊膜从不联合处膨出，内有脑脊液。③脊髓脊膜膨出：神经管闭合，有椎弓分裂，脊膜及脊髓组织或神经根膨出，囊内有脑脊液，表面有正常皮肤覆盖。④开放性脊髓脊膜膨出：常发生在腰骶部，脊柱和脊髓完全开裂，椎弓、脊膜、肌肉及皮肤均缺损。

临床表现 ①隐性颅裂：多无临床表现，查体可发现头部局部皮肤凹陷搏动。②显性颅裂：患儿出生时头颅中线有软性包块，哭闹时明显增大。包块在枕部多见，其次位于额部、鼻根或颅底。可有智力低下、视力障碍、抽搐、不同程度的瘫痪及病理反射等。③脊柱裂：表现与脊髓和神经受累的程度有关。隐性脊柱裂多无症状；显性脊柱裂常表现为下肢瘫痪、肌肉萎缩、感觉及腱反射消失和二便失禁等。随着年龄增长，神经系统症状常会加重。④脑膨出：可见于梅克尔-格鲁贝尔（Meckel-Gruber）综合征，表现为肾增大伴多发囊肿，中枢神经系统畸形（多为枕部脑膨出）、肝异常（如门脉纤维化或导管增生）及多指畸形。

产前筛查和诊断 推荐对所有妊娠女性提供神经管缺陷筛查。筛查主要有两种方式：母体血清甲胎蛋白检测（妊娠 16～18 周时）和超声检查（妊娠 18～22 周时）。超声检查既是筛查又是诊断手段。母血清甲胎蛋白（maternal serum α-fetoprotein，MSAFP）或超声筛查均适用于 NTD 低风险妊娠，但对于 NTD 高危妊娠，应进行超声检查。①母血清甲胎蛋白：虽然 MSAFP 筛查的主要目的是检测开放性神经管畸形，但也可发现一些非神经管缺陷的胎儿异常（如腹壁缺损、肿瘤、先天性肾病及非整倍体）的妊娠情况。但该筛查并不能识别出闭合性脊柱裂胎儿。②超声检查：NTD 主要依靠超声检查的特征性表现进行诊断，同时应全面检查是否合并有其他畸形。③MRI 检查：有助于识别中枢神经系统的细微改变。④侵入性产前诊断：NTD 患儿可合并有染色体异常，尤其是存在其他先天畸形的情况下，常见的为 21-三体综合征和 18-三体综合征，需要行侵入性产前诊断，进行遗传评估的胎儿染色体检查及微阵列比较基因组杂交。

治疗 单纯隐性颅裂和无症状的隐性脊柱裂无须治疗。巨大的脑膜脑膨出、脑膜脑室膨出及合并明显脑积水者预后极差，手术不能改善智力低下等问题。其余的颅裂一般在出生 6～12 个月内手术。手术切除膨出囊，并将内容物复位或切除，封闭硬脑膜缺损。如合并脑积水，需先行脑脊液分流术再进行修补。开放性脊柱裂手术需要切除肿块、松解神经、椎管减压，将膨出的神经组织纳入椎管内，修补软组织缺损，避免牵扯神经组织导致症状加重。

预后 NTD 有些不能存活，存活患儿出生后死亡率、残疾率较高。

（边旭明 付晨薇）

chǎnqián yíchuán xué shāichá

产前遗传学筛查（prenatal genetic screening） 疾病筛查是通过对特定或普遍的人群开展一些

简便、经济、无创伤性的检查，从而识别出罹患某一特定疾病的高危人群，再对这些高危人群进行后续的诊断性检查及治疗，最终使罹患这一疾病的人群得到早期诊断和治疗，最终获益的过程。适宜筛查的疾病需具备以下几个特征：危害严重；发病率较高，人群分布明确；筛查后高危人群有进一步明确诊断方法；筛查方法较简易、经济和无创或微创；筛查成本显著低于治疗成本。

在各种疾病中，疾病的发病风险往往是由遗传和非遗传因素共同决定的。早期的研究已经揭示出某些疾病的遗传机制，并试图用单基因孟德尔遗传方式来解释某些罕见病的病因，如囊性纤维化和亨廷顿病等。随着遗传诊断技术的发展，学者对很多常见病的遗传背景也有了越来越清晰的认知，并逐渐发展出基于个体化遗传筛查和风险评估的个体化精准医疗。

目前已发现多种基因改变可导致某些成年期发作疾病（如癌症、糖尿病、心血管疾病和其他常见病）的风险增加。人们希望通过识别高遗传风险，来制订个体化干预措施（即“个体化”或“精确”医疗）、鼓励改变生活方式，最终防止疾病的发生。为了将遗传学研究成果成功转化为改善患者健康及生命质量的医疗干预方案，确定合适的患者进行遗传咨询和基因检测十分关键。遗传咨询医师通过遗传学筛查，可将遗传学研究的进步直接运用于患者保健。遗传学筛查进行评估遗传风险的工具包括帮助获取家族史、家庭成员的病历评估、表型测量和基因检测。

获取家族史 评估许多慢性疾病遗传风险的第一步是收集与家族史相关的资料。然后根据不同的遗传方式对家族史进行评价。通过收集信息，确定家族性疾病并确定适合的后续遗传诊断或临床建议。通常没必要收集二级亲属［（外）祖父母、姨姑、叔伯、孙辈］以外的信息；如有需要，可由遗传咨询者获取更完整的系谱信息。在收集信息过程中，通过一系列重点问题可获得重要的筛查信息。

美国家庭医师学会（American Academy of Family Physicians）已制定为获取家族史的“SCREEN”助记词：①某些顾虑（some concerns）：你是否对可能发生于你家族中的疾病或情况存在一些担忧？②生育（reproduction）：你的家族中是否存在任何有关妊娠、不孕/不育或出生缺陷相关的问题？③早期疾病、死亡或残疾（early disease，death or disability）：你的家庭中是否有家族成员在早年被诊断有某种慢性疾病，或你的家庭中是否有家庭成员早年去世？④族群（ethnicity）：你会如何描述你的族群？或你的祖先来自哪个国家？⑤非遗传性问题（non-genetic conditions）：你是否知道任何非医学问题或危险因素，如存在于家庭成员中的吸烟或酗酒？

其他有关家族大小（如“你有多少兄弟和姊妹？”“你是否来自一个大家族？”）和血亲关系［如“你的父母或（外）祖父母在婚前是否为亲缘关系？”］的问题常常有助于解释患者对筛查问题的回答。

如果可能的话，应鼓励患者在首次就诊前完成书面或在线的家族史调查问卷。就诊前收集家族史信息可使患者与亲属联系并核实信息。随后医生可在患者就诊时更高效地评价这些信息。应采集父方和母方病史的信息。

无论是在咨询过程中获得还是患者在就诊前已完成的问卷中获取的家族史，均应将其清晰、完整地记录在病历中。恰当的记录应包括以下内容：所报告的疾病、受累个体与患者之间的关系、亲属发病时的年龄

有效的记录方式是医学系谱或家系图。家系图应以患者为中心，向上延伸包括父母、姨姑、叔伯以及（外）祖父母；横向包括同胞和堂（表）兄弟姐妹；向下延伸包括子女和孙辈。其中男性个体用方形表示，女性个体用圆形表示，未知性别的个体用菱形表示。已故个体在原有的图标加删除线表示，特殊疾病受累家庭成员的系谱符号用部分或全部阴影表示。在每个图标下列出当前年龄（或死亡年龄）和医学问题。在家系中，当存在一种以上的严重医学问题时，保证每一种疾病用一致的阴影标识很重要，并绘制图例解释阴影标志。或者，绘制一个以上家系图可能也是值得的（如用一个家系图表示癌症相关疾病，另一个家系图表示心脏病等）。

家族史的信息是动态的，需要定期更新，并根据需要作为诊断性检查的一部分。随访就诊应包括询问家族成员近期的死亡、出生或新诊断的严重疾病。

解读家族史 应评估家族史信息以预测遗传风险。当疾病常见于一般人群中时，如乳腺癌女性的终生风险为1/8或60岁以上个体糖尿病的风险为1/6，临床医生经常会遇到有多个亲属受累的家庭。

对于最常见的成人期发作疾病的风险，个体通常被分为一般

风险、中度风险和高风险3类。目前已提出基于家族史的标准，用于个体常见病风险的分类。提示家族中存在遗传病的关键因素包括：在父方或母方家族多代中有多名受累个体；疾病的发生早于通常发病年龄；受累亲属与患者的亲缘关系紧密（即一级亲属或二级亲属）；家庭中存在相关疾病（如乳腺癌和卵巢癌间的相关性，或者结直肠癌和子宫内膜癌间的相关性）；常见病以特殊的方式存在（如乳腺癌患者双侧乳房同时受累、男性患乳腺癌）；血亲关系史（由罕见隐性突变导致的疾病在近亲结婚的家族中较为常见）。与成年期发作的疾病相比，血亲关系通常在评估儿科疾病中更有意义。上述几点在儿科评估中最具相关性，但对成年期发作疾病的评估可能也有用。

家族史可能表现与经典孟德尔遗传类型一致的模式，从而提示咨询者的相应遗传风险。①常染色体显性遗传疾病可导致多代亲属受累，包括男性和女性。可观察到父亲遗传给儿子的现象。②常染色体隐性遗传疾病表现为患者的同胞通常比双亲更容易受累。③X-连锁隐性遗传疾病通常仅累及男性。不同男性患者通过其中一位患者的母亲而存在血亲关联。未见父亲遗传给儿子的现象。

但目前，依赖家族史来确定高风险家庭仍然具有多方面局限性。包括：①家族规模过小或性别代表名额不足：这些因素可能限制识别家系中该疾病遗传方式的能力。例如，即使*BRCA*1或*BRCA*2基因发生基因突变，在较小家族或家族中女性成员很少时，可能也不会表现出明确的乳腺癌和卵巢癌遗传模式。②亲子关系的不确定性：如果亲子关系被错误鉴定，系谱将不准确；如果亲子关系未知，系谱将不完整。基于人群的研究发现，高达15%的受试者可能识别错其亲子关系。③疾病预防：疾病的预防措施（如结肠镜检查时去除癌前息肉、预防性卵巢切除术或治疗高胆固醇血症）可能预防存在风险的亲属患病。④新生突变和不完全外显：过去几代人将不会出现新生突变的特征，不完全外显可模糊疾病在家族中的遗传方式。

根据家族史归为中度风险的个体，其疾病风险为普通人群的2~3倍。风险增加可受家族内共有的生活方式、环境因素和低外显遗传因子的共同影响。遗传因素对于高风险个体的疾病发生风险起很大的作用，这些个体发生相应疾病的终生风险为50%或更高。对于接受人群筛查的可遗传疾病（如结直肠癌或乳腺癌），高风险家庭的发病年龄通常早于向一般人群所推荐的筛查年龄。归类为高风险的患者是全面遗传学评估的合适人选。

基因检测 包括以下方面。

原则 基因检测是否存在成人期发作的疾病主要有两个目的：一是诊断或确诊；二是对无症状患者进行风险评估。了解特定疾病风险增加可使患者行为或临床干预发生变化，从而降低风险。降低风险的处理措施包括：加强筛查、进行降低发病风险的手术或化疗预防。

目的 基因检测可用于诊断或预测。此外，检测可在患者一生的不同阶段进行。如植入前检测、产前筛查和检测、新生儿筛查及出生后某一时间的检测来明确诊断、确定携带者状态（针对常染色体隐性遗传疾病），或用于预测。①植入前检测：是对高危夫妇体外受精的胚胎进行基因检测。通过识别染色体异常或突变，可以选择将未受累胚胎植入体内。②产前检测：可发现至少父母一方已确定有突变的疾病。通常情况下，被分析的基因以常染色体显性遗传的方式遗传，因此每名胎儿遗传该突变的前设风险为50%。待检样本通常是通过绒毛膜绒毛取样或羊膜穿刺获得。③产前咨询和检测：目的在于提供安慰，或引导并支持有关在可能生育患儿的情况下继续或终止妊娠的决定。一种疾病（如亨廷顿病，是一种完全外显的疾病）的产前检测，与一种风险增加的疾病（如结肠癌）检测相比，具有不同的意义。④诊断性基因检测：用于支持现存疾病患者的具体诊断。目前存在2700多种可用基因检测的疾病。这些疾病中的大多数都相对罕见，在出生后不久或童年期即发病。也有一些疾病，如亨廷顿病，直到生命较晚期才表现，在这个时间检测也被认为是合适的。⑤预测性检测：是对存在遗传因素的未受累个体进行发病风险评估的一种手段。基因检测的价值受以下因素的影响：基因的外显率（一种基因的存在是否使该个体高度可能出现相关表型）；是否进行有效预防或早期治疗以影响疾病病程。⑥携带者检测：用于识别携带杂合子（即携带一拷贝改变的基因）突变的无症状个体，这种突变可引起纯合子遗传疾病（携带两拷贝改变基因的个体）。携带者检测的对象包括具有特定遗传病家族史的家庭，或危险基因突变患病率相对较高的特殊人群或族群。

有效性和实用性 临床有效性指通过基因检测来预测疾病表型的能力。对于某些检测，如对家族性腺瘤性息肉病的家族进行基因突变分析，临床效度很高。几乎所有APC基因检测为阳性的个体将会出现相应疾病特征。相比之下，APOE e4/e4基因型检测阳性的个体有约30%的可能性发生阿尔茨海默病，大部分具有这一基因型的个体不会出现该疾病。基因检测的临床实用性指检测信息对临床医疗的影响。尽管亨廷顿病的基因检测具有很高的临床效度，然而其临床实用性却由于对检测阳性的个体治疗和干预选择极少而受限。

临床实用性的确定包括考虑疾病的严重程度、治疗方法的选择及基因检测将改变治疗过程的可能性等多种因素。

伦理、法律和心理问题 临床医生必须考虑基因检测的所有利弊，包括假阳性和假阴性结果。基于基因检测对遗传疾病的意义和该信息对家庭成员的价值，遗传信息可具有独特的风险。

由于基因的家族遗传性，不仅需要理解患者，还需要对患者家庭动力学的理解。很多遗传咨询师通过家族史面谈来评估家庭动力学，而最近将其并入影响患者社会支持的外界影响。

患者自主权是遗传咨询的中心原则，确保患者获得做出决定的充分支持尤为重要，这可通过鼓励的方式，在一个通情的环境下向患者提供准确和适当信息而实现。医生了解患者对困难或意外信息的可能反应并能够以一种有效的方式做出反应，对患者长期接受遗传信息和治疗选择至关重要。

在没有经证实可获益的干预措施的情况下，对于某一个体而言，在他/她的一名受累家族成员存在一种已知突变时，基因检测结果阴性对他/她有安慰作用。另外，如果其他家庭成员被发现存在某一突变，那么检测提示突变阴性的部分患者常有“幸存者内疚”，家庭动力学可受影响。例如，未发现基因突变或亨廷顿病的部分家族成员，可能由于不存在共有的危险状态而被受累家族成员排斥。

受检对象 在可能的情况下，受累家族成员应最初行分子基因检测。基于伦理原因，最常表现于成人疾病的基因检测通常不在儿童和青少年中进行，除非在这些时期进行检测时干预措施有效。某一受累个体的基因检测通常很重要，它可帮助对其他家族成员检测结果的解读，并且受累个体的基因检测通常是首项检查。一旦识别了某一特定突变，对其他家族成员的检测从技术上而言就相对简单。当可能于非受累个体开始进行基因检测时，那么更大的可能是，得出的结果将是不确定的。例如，若一名非受累个体不存在特定基因突变，那么原因究竟是该家族中的该基因未发生突变，还是家族中确实存在该突变而未受累个体并未遗传该基因突变?

在某些情况下，受累家族成员已故，或者不能或不愿意参与检测。在这些情况下，遗传咨询应评估适用于本家族的最佳检测方法，促进家族沟通，并解释当理想的受检对象无法参与基因检测的局限性。

知情同意 知情同意具有以患者为中心的医学宗旨，它是基因检测自愿性质的基础。知情同意意味着患者了解并同意检测流程。当提供基因检测，尤其是对非受累个体的基因检测时，大多数临床医生遵循来自美国卫生、教育和福利部的措辞，这些规定鼓励患者知情后自愿行使自由选择的权力，不带有任何暴力、欺诈、欺骗、胁迫或其他隐秘的限制或强迫形式。因此，知情同意需要详细讨论，而并非仅仅签署一份文件。讨论的内容应包括检测流程，风险、获益及局限性，潜在的结果以及根据结果可获得的处理选择。对于获取基因检测知情同意的一般建议，存在两种例外情况。在美国，新生儿筛查并不涉及主动的知情同意，但是父母有权签署一份表格表明他们拒绝对婴儿行该项检查。此外，在某些临床儿科情况下，基因检测被认为是诊断性评估的一部分，因此，可能比较容易获得完全知情同意。

受检样本 基因检测的技术有很多种，最佳检测方法取决于受检基因。检测可能是基于DNA的、细胞遗传学的或代谢的检测，这取决于检测的目的。获取样本的方式（血液或组织样品）、成本和等待结果的时间（数日至数周或数月不等）因所涉及的检测而不同。对于某些疾病，如一些易栓症或血液病，检测可能涉及凝血因子分析或血清铁检查，而不是直接进行DNA分析。

检测结果 通常情况下基因检测有三种结果：确定致病的突变、未检出突变或检出意义不明确的变异。对于受累个体，发现致病突变可确定诊断。明确先证者疾病的遗传学病因可有助于制订治疗计划或者预测其他健康问题的风险。识别突变也可为有患病风险的家族成员提供基因检测的依据。一旦识别了突变，其他家族成员通常仅需要针对特定基因进行检测，其准确度接近100%。一旦识别了特定的基因突

变，基因检测的花费通常会减少。那些遗传了基因突变的家族成员适合接受加强筛查或降低风险的措施，而那些未遗传基因突变的家族成员可避免不必要的相关措施。当基因突变未识别时，不能排除遗传风险。阴性结果可能意味着遗传病因无法用现有的技术被检出。基因检测的敏感性存在差异，针对亨廷顿病和因子V Leiden突变的检测敏感性超过99%，而针对其他综合征（如马方综合征）的检测敏感性仅为70%。对于多种疾病，仅识别了部分致病遗传学因素。例如，仅有20%～40%的遗传性黑色素瘤家族发现*CDKN2A*基因突变，这提示可能存在与该病风险相关的其他位点。确定某一特定基因突变是否会影响基因功能、与疾病风险相关，或者该基因突变是否为无临床意义的基因多态性十分困难。当检出意义不明的变异时，应根据家族史进行风险评估，同时也要考虑实验室报告。根据这一不确定的发现，不能排除其有或无遗传风险。使受检家庭了解以下情况也很重要：大多数实验室将继续对意义不明确的变异进行研究，在某些情况下，他们可能被再分类。对个人或家庭有计划地沟通和随访也十分重要。

（刘俊涛　蒋宇林）

zǎoqī rènshēn chǎnqián shāichá

早期妊娠产前筛查（first trimester screening）　早期妊娠产前筛查基本上目标疾病为唐氏综合征和18-三体综合征。唐氏综合征产前筛查是指通过经济、简便和无创的检测方法，从普通孕妇人群中发现怀有唐氏综合征胎儿高危的孕妇，以便对其行进一步的产前诊断，最大限度地减少唐氏综合征患儿的出生。

唐氏综合征的早期妊娠筛查是在早期妊娠（11～13^{+6}周）通过胎儿超声胎儿颈后透明带（NT）指标的测定，结合血清学指标进行唐氏综合征筛查的模式。该模式是伴随着早期妊娠超声下NT检查的开展而日渐成熟的。其理论依据是超声发现唐氏综合征等多种先天性染色体异常的胎儿颈后透明带在早期妊娠多有不同程度的增厚。但由于NT的检测技术要求较高，质量控制标准不同，从而许多研究报道的NT检测的效果不一。研究结果显示虽然NT作为一个单独的指标，加上年龄因素可以在早期妊娠筛查中实现和中期妊娠血清筛查相类似的效果，但相伴随的是较高的假阳性率。该研究显示由于NT测定的技术及设备要求较高，以及受检测人员的主观因素影响较大，NT检测的结果是很难进行精确化及重复性的。不但如此，不同的检测机构和人员对于NT检测的中位数存在差异，甚至同一操作者在不同的时期其NT检测的中位数也会发生漂移。所以对于NT的测定，需要一个完善的质量控制和监测系统来不断地加以修正，才能达到一个较好的筛查效果。

在20世纪90年代，许多研究都陆续报道了早期妊娠低水平的母血妊娠相关蛋白A（PaPP-A）、高水平的HCG和唐氏综合征妊娠的关系。于是NT的检测结合年龄及PaPP-A、HCG组成了早期妊娠三联筛查。后两者的加入使得早期妊娠筛查的检出率和假阳性率达到了令人满意的水平。

早期妊娠联合筛查的模式，将会达到较中期妊娠筛查更为有效的筛查水平。除此之外，早期筛查、早期确诊、早期干预也是早期妊娠筛查较中期妊娠更为理想的特点。

一些早期妊娠染色体异常的超声筛查指标最近也得到了充分的关注。一些研究的结果认为加入这些早期妊娠超声筛查的指标，有助于降低假阳性率及提高检出率。这些指标有胎儿鼻骨（NB）的缺如和静脉导管的高阻力等。但是这些超声指标由于操作困难，质量控制要求高，限制了其作为普通人群筛查手段的广泛开展，而仅仅将其作为高危病例检查的方法。

（刘俊涛　蒋宇林）

zhōngqī rènshēn chǎnqián shāichá

中期妊娠产前筛查（second trimester screening）　中期妊娠唐氏综合征筛查始于20世纪70年代，最初是依据孕妇的年龄，对高龄的孕妇（>35岁）进行中期妊娠羊膜腔穿刺术。由于观察到唐氏综合征母体妊娠中期低水平的母血甲胎蛋白（AFP）的现象，开展了根据孕妇年龄和血清AFP水平的单血清指标产前筛查模式。随后，相关研究报道了中期妊娠唐氏综合征妊娠母血中HCG呈高水平状态，产生了二联的筛查模式（年龄+AFP+HCG）。第三个指标是非结合雌三醇（uE_3），它被发现在唐氏综合征中期妊娠呈低水平状态。年龄+AFP+UE_3+HCG被通称为三联筛查，目前得到广泛的应用。目前最后一个中期妊娠筛查的指标是抑制素A，它被发现在唐氏综合征妊娠母血中有较为明显的上升。目前在美国等国家中期妊娠四联筛查是主流的唐氏综合征中期妊娠产前筛查的模式（年龄+AFP+HCG+UE_3+InhA）。

研究显示中期妊娠四联筛查的检出率较三联筛查略高，但是假阳性率下降，这就意味着相比较三联筛查而言，约1/3的孕妇由于接受了四联筛查而避免了不必要的羊膜腔穿刺的风险，由于羊膜腔穿刺术后引起的胎儿流产率早期报道为1%，近期报道为0.2%~0.6%，越多的羊膜腔穿刺必将带来更多的正常胎儿丢失。根据近期的报道结果，大约100000例妊娠中，四联筛查可避免6~18例正常胎儿的丢失。四联筛查和三联筛查比较，无论在检出率方面还是假阳性率方面，四联筛查都有无可比拟的优势。

（刘俊涛　蒋宇林）

chǎnkē chángguī chāoshēng shāichá

产科常规超声筛查（routine ultrasound screening）　妊娠早期、妊娠中期和妊娠晚期的一般超声检查。

妊娠早期　检查内容包括：确定宫内妊娠、诊断多胎妊娠、评估孕周、排除妊娠有关异常（异位妊娠、葡萄胎、胚胎停育）、排除其他妇科疾病（盆腔肿块、子宫畸形）等。包括以下检查项目。①胎囊的数目、位置：判断胎囊在子宫内还是在附件区，全面扫查确定宫内胎囊的数目，以免漏诊多胎妊娠。②胎囊的大小：根据胎囊平均直径（MSD）即胎囊三个相互垂直径线的平均值判断孕龄，孕龄（天）= MSD（mm）+30。③胎囊内胚胎情况：明确胎囊内有无胚胎，胚胎的个数，以及测量胎芽的长度或胚胎的头臀长（CRL）。头臀长能够更准确地反映孕龄，孕龄（天）= CRL（mm）+42。若为多胎妊娠，应判断并详细记录绒毛膜囊和羊膜囊的个数。如果在胎囊内没有见到胚胎，则应注意胎囊内有无卵黄囊，以帮助判断是否为真胎囊。

妊娠 11^{+0} ~ 13^{+6} 周超声检查包括以下内容。①头臀长测量：应尽量在胎儿平卧时测量，胎体自然屈曲，显示胎儿正中矢状切面，保证头顶部弧形边缘及下腹部生殖结节清晰显示。将光标置于胎儿头顶皮肤外缘至骶尾部皮肤外缘进行测量。②胎心率：用心脏M超或脉冲多普勒检测，在心脏切面可观察到胎体内有节律的心脏搏动，并能与母体盆腔血管的搏动区别。③颈后透明带厚度测量：标准切面为胎儿正中矢状切面，胎体自然屈曲，避免胎头过度仰伸或屈曲。放大至胎头及胎胸占据屏幕的2/3~3/4。胎儿面向探头时，应显示胎儿颜面部及颅脑正中矢状切面，包括胎儿鼻骨、第三脑室、中脑导水管等。声束应垂直于颈背部皮肤，使颈后部显示皮下组织、皮肤、羊膜形成的三条强回声带。测量方法为选择十字交叉型光标，置于胎儿颈部或上胸部皮肤层内缘及皮下组织层外缘，测量其间无回声带的最宽处。④观察胎儿结构：在胎儿颅脑横切面上，正常时应显示近圆形的头颅形态、完整的脑中线、蝴蝶形脉络丛结构；完整显示胎儿双侧上肢/下肢近段和远段骨骼强回声及手、足形态；脐带胎儿腹壁入口处无异常回声及膨出物；胎儿下腹部无异常增大无回声等。⑤羊水深度：探头垂直于孕妇腹壁，测量最大羊水池深度。⑥胎盘位置：确定并记录胎盘位置。

妊娠中晚期　检查项目如下。

了解胎儿的数目、胎儿是否存活、胎位和胎先露　妊娠中期、妊娠晚期比较容易确定胎儿的数目，如果是多胎妊娠，应了解胎盘的数目、胎盘之间是否有分隔，胎儿之间的大小和羊水量差异。如果观察到胎心率和/或心律异常，应在报告中注明。连续观察2~3分钟，仍然无胎心搏动，可诊断胎死宫内。

估计胎儿孕龄和生长情况　通常采用双顶径（BPD）、头围（HC）、股骨长（FL）、腹围（AC）估计胎儿孕龄及生长情况。但在胎儿结构异常时，某些指标不能用于孕龄估计，如脑积水时头围和双顶径增大，长骨发育不良时股骨长与孕周不符。此外，妊娠晚期双顶径、头围、腹围、股骨长等指标生物变异性加大，会影响孕龄估计的正确性。①双顶径/头围：标准切面为颅脑横断面，左右结构基本对称，显示脑中线、透明隔腔及远场侧脑室后角，不应显示小脑及幕下结构。放大至胎头占屏幕的1/2以上。测量方法为双顶径及头围可在上述同一切面进行测量。双顶径为近场颅骨骨板外缘至远场颅骨内缘间垂直于脑中线的最大距离；测量头围时，用椭圆功能键沿胎儿颅骨外缘直接测出头围周长，不应包括颅骨外软组织。②腹围：标准切面为胎儿腹部横切面，显示胎儿胃泡，门脉左右支及脊柱的横切面，尽量使胎儿腹部横切面呈圆形。探头勿过度用力压迫孕妇腹壁，避免胎儿腹部受压、变形或腹壁边界显示不清。放大至胎儿腹部占屏幕的1/2以上。测量方法以椭圆功能键测量胎儿腹壁皮肤外缘的周长。③股骨长：标准切面显示股骨全长及两端低回声的骨骺端，股骨长轴与声束夹角应大于60°。放大至股骨占屏幕的1/2以上。测量方法为测量点应放置在股骨两端“U”形的中点，不包括骨骺端。④羊水量：孕妇平卧，探头尽量垂直于水平面，垂直测量羊水的深度。测量时探头不能加压，并避开脐带和胎儿肢体。寻找羊水最深处，垂

直测量得到羊水最大深度，正常值3～8cm。以孕妇脐为中点，将子宫划分为右上、右下、左上、左下四个象限，分别测量各象限的羊水深度，而后相加得到羊水指数，正常值8～18cm。⑤胎盘、脐带：孕妇膀胱过度充盈或子宫下段收缩，可能造成胎盘前置的假象，胎儿头位时经腹部扫查可能显示不清子宫颈内口，经会阴检查可以帮助判断胎盘与子宫颈内口的关系。胎盘位置异常时，应观察脐带胎盘入口位置，注意有无脐带打结、脐带囊肿、脐带增粗、帆状胎盘等异常，必要时评价脐动脉频谱是否正常。⑥子宫、附件区结构：了解有无子宫肌瘤和附件区肿物及其位置、大小；妊娠中晚期孕妇的正常卵巢往往不易显示。

（边旭明　宋英娜）

chǎnkē xìtǒng chāoshēng jiǎnchá

产科系统超声检查（systemic ultrasound examination）　应用超声检查仪对胎儿主要脏器进行形态学、胎儿严重致死性畸形进行观察的检查。

应于妊娠18～24周检查并显示如下切面及结构。①颅骨光环：自颅顶至颅底的连续横切面，显示完整的颅骨光环。②透明隔腔：丘脑水平胎头横切面，显示前部脑中线及方形的，正常透明隔腔左右径小于10mm。③侧脑室切面：脑室水平胎头横切面，显示侧脑室体部、侧脑室后角以及脉络丛结构，无明显异常时显示远场的侧脑室即可。④小脑横断面：小脑水平胎头横切面，脑中线居中，显示小脑半球、中线处的小脑蚓部、小脑延髓池。⑤脊柱矢状或冠状切面：脊柱呈两条平行的串珠状强回声带，尾端融合，骶尾部略向后翘。⑥脊柱横切面：沿脊柱从上至下连续横切扫查，显示各节段椎体与后方的两个椎弓骨化中心呈“品”字形排列，皮肤完整。⑦鼻唇冠状切面：显示双侧鼻孔、上唇、下唇、颏部。⑧双眼眶切面：胎头横切面，声束尽量从胎儿面部正前方进入，显示两眼眶最大横切面，两眼眶无回声直径与内眼距三者基本等大。⑨胃泡+脐静脉切面：同胎儿腹围标准切面（见产科常规超声检查），显示胎儿胃泡，脐静脉腹内段及门脉左右支，正常时胃泡位于胎儿左侧腹腔。⑩胆囊+脐静脉切面：胎儿腹部横切面，显示胆囊及脐静脉，正常时胆囊位于脐静脉的右侧。⑪脐带入口切面：胎儿腹部横切面，显示脐带与腹壁的连接处，周围无异常膨出物。⑫双肾横切面：胎儿腹部横切面，同时显示脊柱横切面及其两侧肾，两侧肾基本等大。⑬膀胱+双脐动脉切面：胎儿下腹部横切面，显示膀胱无回声区，彩色多普勒超声显示膀胱两侧的脐动脉血流信号。⑭双侧股骨、胫骨、腓骨、肱骨、尺骨、桡骨切面：显示各长骨长轴切面，显示方法及长度测量同股骨长标准切面及测量方法。⑮双足和双手切面：双侧足底冠状切面，显示尽可能多的跖骨及趾骨。双侧手切面，显示尽可能多的掌骨和指骨，动态观察手的姿态。⑯四腔心切面：胎儿胸部横切面，心尖指向胎儿左侧，尽量在室间隔垂直于入射声束时显示心脏4个腔室、完整的室间隔、原发房间隔、左右房室瓣，动态观察瓣膜的开闭情况。⑰左室流出道切面：显示左室流出道长轴，升主动脉前壁与室间隔相连续无中断，后壁与二尖瓣前叶相连续。⑱右室流出道切面：显示主动脉、肺动脉从右心室发出，可见肺动脉瓣回声，动态观察时可见其根部走行与左室流出道根部走行方向垂直。⑲三血管切面：胎儿上胸部横切面，从左到右三根血管依次为肺动脉主干及与其相延续的动脉导管、主动脉、上腔静脉横断面，肺动脉内径略大于主动脉内径。上腔静脉后方有时可见气管横切面。有条件时应加用彩超，显示两根动脉内血流方向一致。⑳心率：选择M超测量时，取样线上结构应同时包含心房和心室流出道；采用多普勒测量时，尽量增大取样门使心房与流出道的频谱血流均包含于频谱内，正常时心房和心室率相同，测量两个连续心动周期中同一时相之间的时间间隔并计算出心率即可。㉑脐动脉频谱：选取脐带游离段与声束夹角小于30°的节段进行频谱取样及测量，可用“自动测量”功能键自动获得所需数据（收缩期峰值流速PSV、舒张末期流速EDV、平均峰值流速TAMAX、搏动指数PI、阻力指数RI等）。

可进一步应用下列超声切面及检查项目进行辅助诊断。①小脑横径测量：取样点放置于小脑左右半球的两侧，正常小脑横径随孕周逐渐增大。②颈背部皮肤厚度测量：显示胎儿小脑横断面，从枕部颅骨的外侧缘至皮肤的外侧缘。注意超声切面应避免过度向枕部后下方倾斜，以免使测量值偏大。21周前胎儿正常颈背部皮肤厚度小于6mm。③颜面部正中矢状切面：声束尽可能正对胎儿面部，显示前额、额骨、鼻、鼻骨、上下唇、下颌。注意在此切面不应显示眼眶，应注意观察有无小下颌、鼻骨缺失等异常表现。④鼻骨长度：在颜面部正中矢状切面上测量，其声束与鼻骨长轴呈60°~90°。光标置于鼻骨强回声上下两端的外缘。鼻骨长度随孕周逐渐增大。⑤胃泡、膀胱大小测量：长径为胃泡或膀胱无回声最大长轴切面上的最大长径（胃泡形态呈弯曲状时用折线法测量长径）；前后径为同一切面上垂直于长径的最大径线；左右径为垂直于最大长轴切面的胃体中部横切面上的左右最大径线。注意前后径及左右径均为针对该脏器长轴而言，而非针对胎儿体位而言。⑥肾大小测量：在肾长轴切面测量肾长径，即肾上腺外缘至肾下极外缘的距离，注意勿将肾上腺测量在内；在肾横切面测量肾左右径及前后径。⑦肾盂宽度测量：胎儿腹部横切面上肾盂显示最清晰的切面，测量前后肾盂内缘之间的距离。正常肾盂宽度22周前≤4mm，32周前≤7mm，出生前≤10mm。⑧肠管宽度测量：胎儿腹部可见肠管的长轴最大切面，垂直于肠管长轴测量肠管一侧内缘到对侧内缘的最大距离。正常胎儿肠管宽度在妊娠中期<7mm，妊娠晚期<18mm，但变异较大，怀疑肠管增宽时应密切超声随访观察。⑨主动脉弓切面：探头平行于胎儿躯干长轴，显示主动脉弓及三条分支、近心端的升主动脉及远心端的降主动脉，必要时可加用彩色多普勒超声显示主动脉弓及分支内的血流信号。⑩动脉导管弓切面：显示右室流出道及动脉导管，连接于降主动脉，必要时可加用彩色多普勒超声显示动脉导管弓内的血流信号。⑪右心房上下腔静脉入口切面：主动脉弓切面右侧，显示上下腔静脉汇入右心房。⑫左心房肺静脉入口切面：同四腔心切面，见左右肺静脉的一支或数支连接于左心房底部，彩色多普勒血流显像可显示回流至左心房的肺静脉血流。

（边旭明　宋英娜）

chǎnqián zhěnduàn

产前诊断（prenatal diagnosis）

对胎儿进行先天性缺陷和遗传性疾病的诊断。产前诊断是避免遗传病患儿出生的有效手段之一，是遗传病预防的重要环节。卫生部于2002年制定通过了《产前诊断技术管理办法》，并于2003年5月1日起施行。

《产前诊断技术管理办法》规定，有下列情形之一者，经治医师应当建议其进行产前诊断：①羊水过多或者过少者。②胎儿发育异常或者胎儿有可疑畸形者。③妊娠早期接触过可能导致胎儿先天缺陷的物质者。④有遗传病家族史或者曾经分娩过先天性严重缺陷婴儿者。⑤年龄超过35周岁者。因此，产前诊断的对象为出生缺陷的高风险人群。既往生育过严重遗传性疾病或者严重缺陷患儿者，再次妊娠前，夫妻双方应到医疗保健机构进行遗传咨询。经治医师根据咨询结果，对当事人提出医学建议。如孕妇自行提出进行产前诊断，经治医师可根据其情况提供医学咨询，由孕妇决定是否实施产前诊断技术。

产前诊断的重点疾病具有以下特点：①疾病发生率较高。②疾病危害严重，社会、家庭和个人疾病负担大。③疾病缺乏有效的临床治疗方法。④诊断技术成熟、可靠、安全和有效。

随着产前诊断技术的不断发展，产前诊断的疾病种类不断增加，主要类别如下。①染色体病：包括染色体数目异常和结构异常（见染色体病产前诊断）。染色体数目异常包括整倍体和非整倍体；结构异常包括染色体部分缺失、重复、易位、倒位等，如21-三体综合征。②单基因病：因基因突变导致致病基因产生，基因表达产物异常，造成相应临床表现，如血友病A、假性肥大性肌营养不良等（见单基因病产前诊断）。③遗传代谢病：多为常染色体隐性遗传，因基因突变导致某种酶缺失，造成代谢中间产物累积而出现临床表现，如苯丙酮尿症、黏多糖贮积症等（见遗传代谢病产前诊断）。④先天性结构畸形：特点是有明显的结构改变，如无脑儿、脊柱裂、唇腭裂、先天性心脏病、腹壁裂等。

产前诊断技术包括遗传咨询、医学影像、生化免疫、细胞遗传和分子遗传等。医学影像是通过超声、磁共振成像观察胎儿结构，对胎儿的结构畸形进行筛查及诊断。生化免疫是通过对羊水、血液等进行酶、代谢产物、蛋白质检测，诊断先天代谢疾病，也包括对母体外周血进行血清学标记免疫检测。细胞遗传是利用羊水、绒毛、脐血，对胎儿细胞进行培养，检测胎儿染色体疾病。分子遗传是利用原位荧光杂交、聚合酶链反应、基因芯片、二代测序等方法，检测胎儿基因疾病。

产前诊断技术的应用应当以医疗为目的，符合国家有关法律规定和伦理原则，由经资格认定的医务人员在经许可的医疗保健机构中进行。国家卫生健康委员会负责全国产前诊断技术应用的监督管理工作。

（边旭明　周希亚）

rǎnsètǐ bìng chǎnqián zhěnduàn

染色体病产前诊断（prenatal diagnosis of chromosome abnormality）

染色体病是胎儿染色体数目异常和结构异常的一大类遗传性疾病。染色体数目异常包括整倍体和非整倍体；染色体结构异常包括染色体部分缺失、重复、易位、倒位等。自 1971 年巴黎国际染色体命名会议以来，发现的人类染色体数目异常和结构畸变已有 2 万余种，染色体病综合征 200 多种。人群调查表明，染色体异常占新生儿死亡原因的 10%，占新生儿的 5%~10%，占一般人群的 5%。流产胚胎有 50%~70% 存在染色体异常。根据累及的染色体不同，染色体病可以分为常染色体病和性染色体病。①常染色体病：通常表现为先天性智力障碍、生长发育迟缓、特征性面容、脏器畸形等。②性染色体病：共同特点为性发育不全或两性畸形。染色体病尚缺乏有效的治疗手段，通过产前筛查及产前诊断发现染色体病胎儿，是预防染色体病唯一有效的途径。

卫生部于 2002 年制定通过了《产前诊断技术管理办法》。《产前诊断技术管理办法》配套文件 7《胎儿染色体核型分析技术规范》，对染色体病产前诊断的机构设置、人员要求、场所要求、设备要求及管理进行了规定。所有操作必须在孕妇及其家属了解该技术的目的、局限性和风险，并签订知情同意书后方可进行。规范还明确了产前诊断的适应证、禁忌证及技术质量标准。

适应证 根据《产前诊断技术管理办法》配套文件，染色体病产前诊断的适应证包括：①35 岁以上的高龄孕妇。②产前筛查后的高危人群。③曾生育过染色体病患儿的孕妇。④产前检查怀疑胎儿患染色体病的孕妇。⑤夫妇一方为染色体异常携带者。⑥孕妇可能为某种 X 连锁遗传病基因携带者。⑦其他，如曾有不良孕产史者或特殊致畸因子接触史者。

禁忌证 为穿刺取样的禁忌证，包括：①术前感染未治愈或手术当天感染及可疑感染者。②中央性前置胎盘或前置胎盘、低置胎盘有出血现象。③先兆流产未治愈者。

检查方法 对胎儿细胞进行染色体核型分析是产前诊断染色体病的“金标准”。胎儿细胞可以通过羊膜腔穿刺术、绒毛活检术、脐静脉穿刺术获取。早孕绒毛采样时间宜在妊娠 $10\sim13^{+6}$ 周进行，羊膜腔穿刺检查宜在妊娠 $16\sim22^{+6}$ 周进行，脐血管穿刺检查宜在妊娠 18 周之后进行。产前诊断机构医师在了解孕妇情况，确认符合适应证，无禁忌证的情况下，签署知情同意书，实施取材手术。

获得的细胞经体外培养后收获、制片、显带，做染色体核型分析，并书面报告结果。荧光原位杂交技术、荧光定量聚合酶链反应技术等分子诊断技术，可以用于染色体病的快速产前诊断。对产前诊断核型异常的病例应进行遗传咨询并随访，尽可能了解胎儿的发育情况和妊娠结局，以明确染色体核型和临床表现之间的关系。

临床意义 染色体病是严重致畸、致残疾病，尚无有效治疗方法。对染色体病进行产前诊断，经咨询后由孕妇选择是否终止妊娠，是预防染色体病患儿出生的唯一有效手段。因此，染色体病的产前诊断，对降低出生缺陷、提高人口素质具有重要意义。

（边旭明　周希亚）

dān jīyīn bìng chǎnqián zhěnduàn

单基因病产前诊断（prenatal diagnosis of single-gene disorder） 单基因病指疾病的全部性状由一对主效等位基因突变所导致的遗传病。因其遗传方式大多符合孟德尔遗传定律，故又称孟德尔遗传病。

单基因病分类 根据单基因病致病基因所在的染色体位置及遗传方式，可将单基因病分为常染色体显性遗传病、常染色体隐性遗传病、X 连锁显性遗传病、X 连锁隐性遗传病和 Y 连锁遗传病。①常染色体显性遗传病：致病基因位于常染色体，致病突变在杂合状态下即可致病，如多指、并指。其一般表现特征为：发病率与性别无关，男女发病概率均等；在遗传系谱图中，疾病常表现为代代相传；正常个体的后代一般不会患该病；患者父母中必有一名患者，且再次生育时，每个子女患此病的可能性为 1/2。②常染色体隐性遗传病：致病基因位于常染色体，致病突变须在纯合状态下才可致病，如苯丙酮尿症。其一般表现特征为：发病率与性别无关，男女发病概率均等；在遗传系谱图中，疾病表现为不连续传递或隔代相传；近亲婚配时，发病率较普通人群发病率明显增高；患者父母若表型正常，则父母双方均为携带者，再次生育时，每个子女患此病的可能性为 1/4。③X 连锁显性遗传病：致病基因位于 X 染色体，致病突变在杂合状态下即可致病，如抗维生素 D 佝偻病。其一般表现特征为：女性发病率约为男性的两倍，然而女性患者病情常较男性患者轻，且女性患者的疾病表现度可有较大差异，这种现象可能与 X 染色体随机失活有关；在遗传病系谱图中，疾病表现为代代相传；女性患者的子女患此病的可能性为 1/2，男性患者的女儿均患此病，而儿子则均不患此病。④X 连锁隐性遗传病：致病基因位于 X 染色体，致病突变须在纯合状态下才可致病，如血友病。其一般表现特征为：男性中发病率远高于女性；在遗传系谱图中，疾病表现为不连续传递或隔代相传；女性患者的父亲亦为患者，如该女性患者与正常男性婚配，生育的后代中儿子均患此病，女儿均为携带者；男性患者的母亲为携带者。⑤Y 连锁遗传病：致病基因位于 Y 染色体，如外耳道多毛症。其一般表现特征为：患者均为男性，女性不发病；在遗传系谱图中，疾病表现为男性患者代代相传。

单基因病的非典型遗传方式

单基因病的遗传方式大多符合孟德尔遗传定律，但也有少部分为不符合孟德尔遗传定律的非典型遗传方式，如动态突变、基因组印记、线粒体遗传病、假常染色体、嵌合体等。①动态突变：指 DNA 中的某些重复序列拷贝数发生不稳定扩增所导致的突变，这种突变可持续在世代传递中积累。当重复序列的拷贝数扩增到一定阈值之后，便会产生脆性位点或引发疾病。②基因组印记：一般来讲，一个个体的两条同源染色体分别来自父亲和母亲，染色体或其上的等位基因会受到相应的表观遗传学修饰，如甲基化等。这种修饰在父源性染色体和母源性染色体中是不同的，故而不同来源的等位基因表达活性具有差异。如缺失其中某一方来源的等位基因，患者会表现为不同的疾病。如 15 号染色体 $q^{11}-q^{13}$ chr15q11-13 缺失或该片段为单亲二体型，均可导致该片段基因只有父源性或母源性表达。若该片段只有父源性表达，患者表现为恩格尔曼（Angelman）综合征；若该片段只有母源性表达，患者表现为普拉德-威利（Prader-Willi）综合征。③线粒体遗传病：线粒体 DNA 突变率极高，而致病突变型线粒体 DNA 只有达到一定阈值才能引起个体发病。线粒体遗传病表现为高度保守的母系遗传。女性卵母细胞中包含约 10 万个线粒体拷贝，而在其发育过程中会锐减至几十个至几百个拷贝，受精后至胚胎发育早期，这些线粒体经过复制、增生，又恢复至 10 万拷贝，这个过程称为线粒体的遗传瓶颈。若遗传瓶颈留下了突变型线粒体，在其复制、增生时则有可能产生大量突变型线粒体；当突变型线粒体数目达到阈值，则可导致组织供能异常，进而引起线粒体遗传病。④假常染色体：X 染色体和 Y 染色体的假常染色体区 DNA 序列具有高度同源性，在减数分裂过程中可以产生类似常染色体的同源配对和交叉互换，故这些片段内的基因导致的疾病可表现为类似常染色体遗传病的特征。如软骨骨生成障碍的致病基因 *SHOX* 位于 X 染色体和 Y 染色体的假常染色体区，其遗传方式却类似常染色体遗传。⑤嵌合体：即同时存在两种或两种以上细胞系的个体。嵌合体又分为体细胞嵌合体和生殖细胞嵌合体。对于有遗传病患儿孕产史、疑似有生殖细胞嵌合体现象的个体，其后代发病率要高于新发突变人群，为 3%～4%。

诊断指征 由于人类基因组共携带多达 39000 多个基因，而其中已知致病基因 4000 余个，在没有先证者的情况下，遗传工作者无从决定针对哪个基因进行产前诊断，故单基因病的产前诊断须建立在有单基因病患者家族史，且先证者致病基因及突变类型明确的基础上。同时，单基因病的产前诊断只限于排除与先证者突变位点相同的患病风险，不能排除其他位点突变和其他基因突变所导致的疾病。单基因病的产前诊断指征如下。

适用情况 ①有单基因病患儿孕产史，且该患儿致病突变经遗传学确诊。②夫妻双方或其家族中有单基因病患者，且该患者致病突变经遗传学确诊。③夫妻一方为某显性单基因病患者，要求降低胎儿患该病风险。④夫妻一方为某基因动态突变携带者，要求降低胎儿患该病风险。⑤医师认为有必要进行产前诊断的其他情形。

慎用情况 有以下几种情形的孕妇属于慎用人群，即在该人群中检测的效果较适用人群有一定程度下降，如发现其他新发突变或临床意义不明的突变，或因致病基因为不完全外显，难以预知胎儿表型，从而导致产前咨询难度增加：①夫妻双方经遗传学检测，分别为某隐性基因致病突变携带者。②夫妻一方为某致病基因突变携带者，而该致病基因为不完全外显，或所导致的疾病表现度有较大差异。

禁忌证 无明确家族史；有单基因病先证者，但先证者未经遗传学确诊，或经遗传学检测未发现与表型相符的致病突变；有介入性产前诊断禁忌证者（如先兆流产、发热、有出血倾向、感染未愈等）。

检查方法 对胎儿细胞进行检测，获得胎儿细胞的方法见染色体病产前诊断。①聚合酶链反应（polymerase chain reaction，PCR）+桑格（Sanger）测序：多用于检测点突变及小的插入/缺失（indel）。其基本原理是针对已知致病基因的突变位点设计引物，将目的片段进行PCR扩增后，用桑格测序检测其DNA碱基序列是否存在突变。桑格测序被认为是基因检测的“金标准”。②多重连接探针扩增技术：多重连接探针扩增技术（multiplex ligation-dependent probe amplification，MLPA）多用于检测片段缺失/重复。其基本原理是针对已知致病基因的目标片段设计探针，利用设计好的探针和靶DNA进行杂交，之后通过探针连接、PCR扩增、毛细管电泳，利用分析软件对收集的数据进行分析。③限制性片段长度多态性：限制性片段长度多态性（restriction fragment length polymorphism，RFLP）多用于检测限制性酶切位点上的突变。其基本原理是对目标DNA片段进行PCR扩增后，用相应限制性内切酶对目标DNA进行酶切，野生型DNA片段可被酶切，而酶切位点发生突变的DNA片段则不能被酶切，然后利用凝胶电泳分析酶切后的片段。④Southern印记杂交分析：其基本原理是将待测DNA样品固定在固相支持物上，使用标记的核酸探针与之进行杂交，利用放射自显影术检测与探针互补的每一条DNA片段的位置，从而测定某一特定序列的DNA片段的大小。

临床意义 由于单基因病主要表现为生长发育迟缓、智力障碍、多发畸形等，且尚无有效的治疗方法，所以预防患儿的出生是中国出生缺陷防治工作的重点。在遗传咨询的基础上，通过遗传学诊断，对高风险胎儿进行明确的单基因病产前诊断，最大限度地预防严重致畸、致智力低下、致残、致死性单基因遗传病患儿的出生，对于降低出生缺陷率、围产儿死亡率以及提高人口素质有着重要的意义。

注意事项 由于单基因病的致病机制、表现程度均比较复杂，临床上很多单基因病的遗传方式并不典型，故对于单基因病的产前诊断，尤其是涉及对胎儿临床表型的预测，除了需要考虑其遗传方式，还应考虑其他诸多相关因素。①外显率：即某显性基因在杂合状态下，或某隐性基因在纯合状态下所导致某些临床表型的频率。以百分比表示。若外显率为100%，则为完全外显；若<100%，则为不完全外显或外显不全。②表现度：即同一基因所导致的疾病表型在不同个体中的表现程度。如*ATP7B*基因突变导致的肝豆状核变性患者，有些表现为严重的神经和精神症状，有些则以肝损害为主要症状。

（边旭明　常家祯）

yíchuán dàixiè bìng chǎnqián zhěnduàn

遗传代谢病产前诊断（prenatal diagnosis of interited metabolic diseases）

遗传代谢病（interited metabolic diseases，IMD）是由于基因突变，使合成的酶、受体、载体等蛋白功能缺陷，导致体内生化物质在合成、代谢、转运和储存等方面出现各种异常，产生一系列临床症状的一大类疾病。绝大多数IMD呈常染色体隐性遗传，少数呈常染色体显性遗传、X连锁隐性遗传或线粒体遗传。该类疾病种类繁多，已达数千种，常见的有约500种疾病，虽单一病种发病率低，但总体发病率高。根据先天性缺陷所累及的生化物质不同，可将IMD分为氨基酸代谢病、尿素循环障碍及高氨血症、溶酶体病、糖代谢病、有机酸代谢病、金属代谢病等。IMD由于涉及的代谢各不相同，体内任何器官和系统均可受累，导致该类疾病临床表现复杂多样，轻重程度不等，且缺乏特异性。IMD的诊断主要依赖于实验室检测，如代谢物测定、酶活性测定和基因突变检测等。

适应证 双亲是常染色体隐性遗传代谢病的携带者，已生育过或未生育过患儿的孕妇，胎儿有1/4的可能性患病；母亲为具有X连锁隐性遗传病家族史的携带者，男性胎儿有1/2可能患病，女性胎儿有1/2可能携带者。

禁忌证 无明确家族史；有先证者，但先证者未经遗传学确诊，或经遗传学检测未发现与表型相符的致病突变；有介入性产前诊断禁忌证者（如先兆流产、发热、有出血倾向、感染未愈等）。

检查方法 IMD的产前诊断主要依赖对胎儿标本（绒毛组织、羊水上清液、培养后的羊水细胞、脐带血）进行酶活性测定、代谢产物测定和基因突变检测等手段，判断胎儿的性质。

酶活性测定　大部分IMD都存在相应的酶缺陷，酶活性测定是产前诊断比较常用且效果可靠的方法。只要酶蛋白能够在产前取材的胎儿样品中表达，有的可靠诊断方法及标准，均可采用该法进行产前诊断。酶学测定需注意的是避免标本的酶失活。如溶酶体病，此类疾病由于各种溶酶体酶的缺陷所导致，可通过测定绒毛组织、羊水上清液或培养后的羊水细胞中的相应酶的活性来进行产前诊断。

代谢物测定　凡是胎儿在宫内即产生异常代谢物，并经由尿液排泄的IMD，均可通过羊水检测代谢物进行产前诊断。如测定羊水上清液中甲基丙二酸的含量，可以判定胎儿是否患有甲基丙二酸血症。

基因突变检测　一些遗传代谢病的酶蛋白表达有组织特异性，或在宫内不产生异常代谢物，或尚未开展相关酶学检测的疾病，可以考虑做胎儿细胞的DNA分析。如苯丙酮尿症（phenylketonuria，PKU），由于苯丙氨酸羟化酶仅在肝脏中表达，不在羊水细胞或绒毛细胞中表达，所以不能通过测定酶活性进行产前诊断。另外，羊水中也没有异常代谢产物如苯丙氨酸、苯乳酸和苯丙酮酸浓度的增高，所以亦不能通过羊水代谢物测定进行PKU的产前诊断。然而，苯丙氨酸羟化酶的基因存在于全身每一种组织和器官中，因此可以通过分析绒毛或羊水中的DNA，检测和分析*PAH*基因的变异与疾病的关系、胎儿的*PAH*基因型来进行产前诊断。其他检查如胎儿镜可用于检视胎儿外表有无异常，对高危孕妇进行产前诊断。胎儿镜的能见度受其周围环境因素的影响，即羊水的清晰度决定胎儿镜的效果。白化病除了运用其他以上的适宜的检测方法外，可结合胎儿镜诊断胎儿是否患病。

临床意义　IMD病种多，涉及的代谢异常及发病机制不同，虽然目前有一些IMD早期诊断、早期治疗干预的效果还是不错，但绝大多数IMD尚无有效的治疗方法。对符合IMD产前诊断适应证的家系，采用以上相应的实验室检测方法进行产前诊断，是提高人口质量的有效途径之一。

（边旭明　姚凤霞）

jièrù xìng chǎnqián zhěnduàn jìshù

介入性产前诊断技术（invasive prenatal diagnosis procedure）

通过侵入性的方法获得胎儿或胎盘的组织或细胞等，或通过胎儿镜直接观察胎儿，从而对胎儿进行产前诊断的技术。其主要技术包括绒毛活检术、羊膜腔穿刺术、脐带血穿刺术、检查、胎儿组织活检等，尤以前三项最为常用。

重要出生缺陷占活产儿的2%~3%，是导致新生儿死亡和患病的重要原因之一，也是影响人口素质的重要原因。产前诊断就是为了发现这些异常胎儿（包括结构异常和功能异常），并及时采取干预措施防止畸形儿的出生，或进行相应的治疗。进行产前诊断常需要获得胎儿的组织或细胞进行相应的分析，主要包括染色体核型分析、基因分析或酶学分析。随着超声技术的快速发展和分子生物学技术的日新月异，介入性产前诊断技术也得到了快速的发展。

适应证　适用于以下情况。

胎儿染色体核型分析　适用于对染色体异常高危儿进行胎儿染色体核型分析。这些高危因素主要包括：①孕妇高龄，染色体非整倍体的风险随着母体年龄增长而增加，如21-三体、18-三体和性染色体数目异常等。②母亲血清学生化筛查为非整倍体高危。③超声检查发现胎儿结构异常。④父母为染色体平衡易位携带者、倒位携带者、非整倍体或嵌合体。⑤既往有胎儿或孩子患有染色体非整倍体畸形。⑥既往多发畸形儿分娩史。⑦不明原因反复自然流产，而父母的染色体核型未知。

单基因病的产前诊断　如血友病、进行性肌营养不良、苯丙酮尿症等。单基因病影响了大约1%的活产儿，这些疾病的遗传方式可能是常染色体隐性遗传、常染色体显性遗传或X连锁隐性遗传，再发的风险高，治疗效果通常不佳，因此通过产前诊断并对受累胎儿进行治疗性引产对高危夫妇而言是非常重要的。

先天性代谢性疾病的产前诊断　先天性代谢性疾病是造成人类疾病的重要原因，但多数疾病很罕见。该组疾病的常见致病机制是：编码酶的单个基因缺陷，导致相应酶缺乏，酶缺乏进一步导致底物堆积，从而影响人体的正常功能，或不能合成重要化合物。有明确家族史的患者是进行产前诊断的常见指征。许多疾病可通过基因分析进行产前诊断，如苯丙酮尿症。但对于不能行基因诊断的某些代谢性疾病，可通过酶测定进行产前诊断，如半乳糖血症、糖原储积病、泰-萨克斯（Tay-Sachs）病。

胎儿宫内感染的评估　可通过测定胎儿血中的抗体效价，或对胎儿血进行培养，或对特异性DNA序列进行分子扩增等技术来协助诊断宫内感染，还可直接检测病毒、细菌或寄生虫来确定是否胎儿宫内感染。

禁忌证　根据中华人民共和国卫生行业标准（2010-06-08发布，2010-12-31实施），介入性产前诊断操作的禁忌证包括：①先兆流产。②术前两次体温（腋温）高于37.2℃。③有出血倾向（血小板≤70×10^9/L，凝血功能检查有明显异常）。④有盆腔感染或宫腔感染征象。⑤无医疗指征的胎儿性别鉴定。

检查方法　常用的介入性诊断方法包括绒毛活检术、羊膜腔穿刺术和脐带血穿刺术。它们都是在超声引导下获得胎儿或胎盘标本进一步分析。

羊膜腔穿刺需要在妊娠中期进行，通常在妊娠15~22周实施，是最为安全的介入性诊断方法，也是现阶段中国主要的产前诊断方法。如果羊膜腔穿刺术中发现胎儿异常而行人工终止妊娠，引产的并发症将随孕周增加而增加，孕妇的心理压力增大，并可能与某些宗教信仰和法律发生冲突。为了满足早期诊断的需求，出现了绒毛活检术。绒毛活检术通常在妊娠10~14周实施，胎儿异常可以早期获得诊断。脐带血穿刺在孕周较大时实施，或当羊膜腔或绒毛检查结果不确定时实施，但流产风险高于羊膜腔穿刺，使用相对较少。

（刘俊涛　高劲松）

róngmáo huójiǎn shù

绒毛活检术（chorionic villus sampling，CVS）　获取少量胎盘（绒毛）组织进行染色体或DNA检测的技术。绒毛与胎儿来自同一个受精卵，它们具有相同的遗传信息。

CVS的尝试始于20世纪60年代及70年代，一些研究者通过导管经子宫颈进行绒毛或胎盘活检获得绒毛或胎盘细胞进行遗传学分析。1975年，鞍山铁道医院妇产科在《中华医学杂志》上首次报道了采用CVS成功进行产前诊断的案例。20世纪80年代中期，出现了经腹绒毛穿刺技术，该方法易于掌握，宫内感染发生率低，已成为最广泛采用的CVS技术。

适应证　主要是染色体研究、遗传性疾病的DNA分析以及代谢性疾病的产前诊断。①染色体病：尤其是当超声或生化筛查怀疑有非整倍体畸形时。②单基因病的DNA诊断：如囊性纤维化、血友病、肌营养不良和血红蛋白病等。③超声异常：妊娠早期超声筛查21-三体综合征偶尔能发现许多胎儿异常，已知前脑无裂畸形、脐膨出、囊性水囊瘤、膈疝和巨膀胱是非整倍体或其他遗传学综合征的特征。如果在妊娠早期发现这些异常，则应行CVS检测胎儿染色体核型或进行分子学研究。④先天性代谢异常：对于有明确家族史的患者是进行产前诊断的常见指征，偶尔超声下见到的胎儿特征也是促成产前诊断原因。⑤先天性感染：一些先天性感染，如感染风疹病毒、弓形虫、巨细胞病毒等，可通过CVS检测到。⑥其他：由于每156个活产婴中约有1例染色体异常，在妊娠早期自然流产的胎儿中该比例约为50%，因此建议在进行相关检测以外还要行染色体核型分析，即使没有核型分析的特异性指征。另外，对于有某种疾病高危因素的夫妇，如果该疾病适合做干细胞移植，可同时行胎儿HLA分型，则可在终止妊娠之外提供别的选择，如有可能在将来进行骨髓移植等。

禁忌证　见介入性产前诊断技术。

检查方法　绒毛活检应在实时超声下进行，共有3种途径：经腹绒毛活检术（trans-abdominal chorionic villus sampling，TA-CVS）、经子宫颈绒毛活检术（trans-cervicalchorionic villus sampling，TC-CVS）和经阴道绒毛活检术（trans-vaginal chorionic villus sampling，TV-CVS）。

经腹绒毛活检术　目前最常用的绒毛活检技术。患者取仰卧位，经腹部超声确定胎盘位置，评估胎儿状况，确定穿刺部位和进针路线。患者下腹部消毒，铺无菌巾，暴露穿刺部位。超声检查并确认合适的绒毛位置后，在超声引导下穿刺针以一定角度向前穿刺进入胎盘，针尖到达取材位置后，拔出针芯，将含有少许培养液或生理盐水的注射器连接抽吸针，抽吸注射器形成负压后上下移动针10次左右使绒毛脱落并吸入注射器直至获得一定数量的绒毛组织。拔出抽吸针，放回针芯，拔出套管针。抽吸时注意避开胎囊和蜕膜。

经子宫颈绒毛活检术　最早出现的绒毛活检技术。孕妇采用膀胱截石位，消毒会阴、阴道，阴道插入无菌窥具（或拉钩）后打开，消毒子宫颈，保持窥具。超声观察子宫颈管走行和子宫的矢状面及横断面，确认胎盘位置及其与子宫颈管的相对关系。有时需要采用子宫颈钳固定子宫颈有助于穿过子宫颈管。

采用套管针穿过宫颈进入宫颈内口，此时实时超声可见到套管的尖端，并可见到其进入叶状绒毛，与胎盘平行进入至胎盘的几乎最远端，抽出金属导丝，20ml注射器加入5ml无菌生理盐水或培养液，与套管连接，15~20ml负压下沿着胎盘长轴移动数下，抽吸绒毛，随后取出套管及注射器；也可采用活检钳进行绒毛活检。在经腹超声监测下插入直径约2mm的活检钳，轻轻到达活检区域，打开钳尖并继续深入胎盘，然后关闭钳尖，慢慢将钳子取出。

经阴道绒毛采样　该技术对后屈子宫的宫底胎盘有一定优势。孕妇采取膀胱截石位，局部消毒。阴道超声探头无菌包裹并与无菌引导支架连接，安装支架。将超声探头插入阴道，在穹隆处扫描。采用20G套管针经阴道及阴道壁（穹隆）刺入子宫直肠窝，经子宫后壁进入叶状绒毛，注射器持续负压来回移动。确认吸到绒毛后取出穿刺针。超声监视系统上的

引导线可设置穿刺深度，并保证到达期望的活检部位。

临床应用 绒毛活检是较新的侵入性产前诊断技术。与羊膜腔穿刺术相比，CVS 的主要优势是：可以在妊娠的较早期获得诊断，使得胎儿异常能在早期发现并及时终止，降低了引产的患病率，并减轻孕妇的精神、心理压力，对保护其隐私有一定的好处；另外，从 CVS 获得的 DNA 量较从羊水穿刺获得的细胞中得到的 DNA 量要多。因此，可以在取样几个小时或几天内进行可靠的 DNA 检测。

随着妊娠早期超声和妊娠早期非整倍体血清学筛查技术的开展，以及实时超声和分子遗传学技术的快速发展，对 CVS 的需求也将明显增加。此外，通过 CVS 进行早期诊断可早期进行适宜的胎儿治疗。

（刘俊涛　高劲松）

yángmó qiāng chuāncì shù

羊膜腔穿刺术（amniocentesis）

在超声引导下，用细针从子宫腔内抽出羊水的技术。羊膜腔穿刺术最早是在 19 世纪 80 年代用于治疗羊水过多。20 世纪 50 年代，人们采用分光光度法分析羊水胆红素含量用于监测 Rh 同种免疫胎儿；50 年代的一些研究证实，可以通过分析羊水细胞的 X 染色质来确定胎儿性别；60 年代的研究证实，通过分析羊水细胞可对胎儿染色体进行核型分析。此后羊膜腔穿刺进行遗传病的产前诊断得到了巨大的发展，可用于染色体病、单基因遗传病和某些代谢性疾病的产前诊断。通过羊膜腔穿刺进行产前诊断已经成为现代产科不可分割的一部分。

适应证 ①染色体检查：羊水细胞来自胎儿的皮肤、尿道和呼吸道、胎盘及胎膜。经过培养的羊水细胞主要是来自胎儿的细胞，可对其进行核型分析。传统的细胞遗传学检测仍然是诊断染色体病的主要方法和金标准。②分子生物学诊断：可对许多单基因病行基因诊断，如假性肌营养不良、脊肌萎缩症、苯丙酮尿症等；还可以进行某些感染（弓形虫、巨细胞病毒等）的产前诊断。③酶测定：对于不能行基因诊断的某些代谢性疾病，可通过酶测定进行产前诊断。如半乳糖血症、糖原贮积病、泰-萨克斯（Tay-Sachs）病等。④生化检查：对羊水上清液进行生化测定。如甲胎蛋白和乙酰胆碱酯酶可用于诊断开放性神经管畸形、卵磷脂/鞘磷脂（L/S）比值测定胎肺成熟度、胆红素了解母儿血型不合胎儿的病情、激素测定了解胎盘功能。

禁忌证 见介入性产前诊断技术。

检查方法 用于产前诊断的羊膜腔穿刺术最佳时间是妊娠 15~22 周（停经孕周）。①进行遗传学诊断的羊膜腔穿刺可在门诊进行，术前排空膀胱。②穿刺前超声定位，选择穿刺点。③母体腹部皮肤消毒后，穿刺点周围铺无菌治疗巾。④穿刺针垂直进行穿刺。穿刺过程中可采用超声实时监测，也可在超声检查后立即消毒穿刺（即时超声定位穿刺）。对于操作困难的患者（如肥胖、合并子宫肌瘤、双胎等）或经验不足的操作者，实时超声监测能明显提高穿刺的成功率。⑤穿刺针尖进入羊膜腔后，拔出针芯，连接注射器进行抽吸，获取所需的羊水。进行细胞遗传学诊断通常需要抽取 20~30ml 羊水，注入无菌的试管或注射器中，室温下送至实验室。羊水一般为黄色透明液体，偶尔会有血性或陈旧性出血，表现为红色、棕色、咖啡色、绿色等，陈旧性出血与不良妊娠结局有关。

并发症 主要包括羊水渗漏、胎膜早破、直接/间接胎儿损伤、感染和胎儿丢失。严重的母体风险罕见。随着超声的普遍应用，胎儿丢失的风险从 0.5% 下降至 0.2%~0.3%。合并子宫肌瘤、多胎妊娠、羊膜腔内陈旧性出血、穿刺指征为极高危胎儿等的孕妇，由于其背景风险高，流产的风险也高。

（刘俊涛　高劲松）

qídài xuè chuāncì shù

脐带血穿刺术（fetal blood sampling）

在超声引导下，进行脐静脉穿刺以获得胎儿血标本的技术。胎儿血取样最初是通过胎儿镜来完成的。随着超声技术的发展，用于这一目的的胎儿镜已经被超声引导下的脐带血穿刺术所取代。脐带血穿刺的使用较少，但当绒毛活检或羊水穿刺后发现有染色体嵌合型而需要进一步确认或细胞培养失败时，则需要进行脐带血取样。由于直接取胎儿血，诊断的准确性和敏感性高，是妊娠中晚期采用的产前诊断技术，同时为胎儿宫内治疗开辟了一条新途径。

适应证 ①某些胎儿血液病的诊断、评估和治疗，如溶血性疾病、血红蛋白病、凝血因子异常等。②快速胎儿核型分析：尤其是孕周大于 22~24 周者，并用于明确羊水或绒毛培养发现的染色体嵌合体。③某些遗传病及代谢缺陷的宫内诊断：多采用绒毛活检或羊膜腔穿刺诊断，但对于孕周较大者可选择胎儿血取样。④胎儿感染的评估：测定抗体滴度，对胎儿血进行培养或对特异性 DNA 序列进行分子扩增来诊断宫内感染，还能用于直接检测病毒、细菌或寄生虫感染。⑤对胎儿进行药物治疗或宫内输血治疗。

禁忌证 见介入性产前诊断技术。

检查方法 妊娠 18~20 周至足月的任何孕周均可穿刺，妊娠 22~25 周时脐带血管较粗，华通胶较少，羊水较多，容易成功。操作步骤如下：①患者排空膀胱，取仰卧位，穿刺部位消毒皮肤，铺上无菌巾。②超声确定穿刺部位，使脐静脉清晰显示在穿刺引导线内。③一般采用 20~22G 的穿刺针，操作前在与穿刺针连接的注射器内事先加入枸橼酸钠溶液或肝素以预防和减少血凝块的形成。在超声引导下，穿刺针穿过腹壁、子宫肌壁，经羊膜腔刺入脐带，胎盘前壁时可经胎盘刺入，当针尖接近脐带表面时做快速穿刺。当针尖刺入胎儿血管后(通常为较粗大的胎儿脐静脉)，拔出针芯，连接注射器，抽出所需的胎儿血。必要时需鉴定抽出的是胎儿血还是母亲血，可采用 Apt 实验。④拔出穿刺针，超声检查胎儿状况，并监测穿刺部位出血情况。

并发症 包括胎儿丢失、穿刺部位出血、脐带血肿、胎母输血、胎儿心动过缓、感染和穿刺失败的可能。脐带血穿刺的风险较绒毛活检或羊膜腔穿刺高，操作相关性胎儿丢失的风险不低于 1%~1.5%。

（刘俊涛 高劲松）

tāiér jìng jiǎnchá

胎儿镜检查（fetoscopy） 胎儿镜是直径很细，带有羊膜穿刺针，可进入羊膜腔观察胎儿的双套管光导纤维内镜。主要用于有医学指征的妊娠 18~24 周的产前诊断。检查指征为曾生育过白化病儿、产前诊断需要获取胎儿皮肤或肌肉等。

胎儿镜自发明以来，应用范围较窄，不被广泛应用。随着超声技术的不断进步，胎儿镜最初的诊断功能已逐步被超声所取代。20 世纪 70 年代，人们应用内镜直接观察胎儿诊断胎儿脊柱裂，但多数病例观察不清；也有学者报道，经胎儿镜下脐带穿刺取胎儿血，但流产风险较高。早期也有人应用胎儿镜观察胎儿外表诊断胎儿畸形，如通过胎儿镜观察外生殖器情况诊断睾丸女性化、胎儿颜面部畸形。随着实时超声的发展，这一功能逐渐被超声检查所取代。20 世纪 70 年代末至 80 年代初期是胎儿镜发展的黄金时期。胎儿可以耐受脐静脉穿刺，使得胎儿镜下抽取脐血诊断胎儿先天性疾病成为可能，并被用于诊断羊水细胞培养发现的胎儿染色体嵌合型。妊娠中期胎儿镜检查和操作的胎儿丢失率为 2%~5%。1983 年，有学者报道应用经皮穿刺抽取胎儿脐静脉血的成功案例。1985 年，应用 20G 穿刺针成功抽取胎儿脐静脉血，使该技术广泛应用于临床，因其创伤小逐渐取代了创伤较大的胎儿镜。

种类 根据胎儿镜构成材料的不同，胎儿镜目前最为常用的是光导纤维内镜、玻璃柱状透镜。镜体内径为 1.0~2.0mm，套管直径为 2.2~4.3mm，长度为 15~29cm。胎儿镜按可视角度分为 0°、30°和 70°，可视面积为 2~4cm²。放大倍数依据距离而定，最大光学放大倍数为 2 倍。

胎儿治疗系统组成包括胎儿镜成像系统、胎儿镜手术器械、胎儿镜数字图像处理系统、大功率半导体激光凝固治疗系统（用于治疗双胎输血性综合征）、胎儿镜及胎儿治疗系统、胎儿宫内手术导管引流装置、胎儿宫内手术羊水加温循环系统和胎儿宫内手术双极电凝系统。

适应证 主要用于白化病的诊断，胎儿皮肤、肌肉取材进行产前诊断。

禁忌证 ①穿刺时具有先兆流产症状者。②体温（腋温）高于 37.5℃。③有出血倾向（血小板≤70×10^9/L，凝血功能检查有异常）。④有急性盆腔或宫腔感染征象。⑤无明显指征的单纯性别鉴定。

检查方法 包括以下内容。

术前准备 认真核对适应证、孕周、子宫大小、有无穿刺禁忌证。与孕妇或家属谈话并签署知情同意书。查血常规，白细胞及血小板需正常。测量体温，腋温应<37.5℃，如两次体温>37.5℃，手术暂缓。备好胎儿镜检查并发症抢救所需药品。

操作步骤 ①术前给予孕妇地西泮 10mg 静脉滴注，保持胎儿安静少动。②孕妇排空膀胱，取仰卧位。③超声检查了解胎儿情况、胎盘位置、羊水深度，以便选择穿刺部位。④检查胎儿镜各组件是否在正常状态，包括光源、主机、镜头、导光束、显示器及录像系统；镜头对焦、对白。⑤常规消毒铺巾，于选择的穿刺部位行局麻，皮刀切开皮肤及皮下组织并刺破筋膜（如套管针为锐性芯则省略此步，建议应用钝性芯以免伤及胎儿）。⑥将套管针刺入子宫腔，拔出套管针芯，可见清亮羊水流出。⑦将胎儿镜置入宫腔，寻找胎儿枕部，了解胎儿毛发颜色；寻找胎儿下肢并定位腓肠肌部位，将活检钳经套管针侧孔道置入宫腔，在胎儿镜监视下钳取胎儿皮肤或肌肉组织送检。⑧术毕，取出胎儿镜及套管针。伤口贴无菌敷料。观察孕妇30分钟左右，如无异常情况，告知注意事项后将患者送回病房。⑨如果两次套管针穿刺失败，应停止手术，一周后重新行胎儿镜检查。

应用 ①直接观察：通过胎儿镜可直接观察以下异常，包括羊膜带异常、面部畸形（如唇裂、腭裂等）、多发畸形综合征（包括手指及四肢畸形）、神经管畸形、六指胎儿、白化病、皮肤兽皮痣、严重鱼鳞癣等，观察胎儿性别。中国应用胎儿镜诊断白化病至今，是胎儿镜用于遗传性疾病产前诊断的主要方法之一，临床诊断率可达到80%。②取材：通过胎儿镜可对胎儿以下疾病进行活检取材，然后进行产前诊断，包括先天性大疱性鳞状红皮症、斑状鳞癣、层状鳞癣以及胎儿血液系统疾病、胎儿肌肉活检等。③胎儿镜下宫内治疗：最早的胎儿宫内治疗是母胎Rh血型不合溶血病。1980年之前，治疗胎儿贫血的唯一方法是胎儿腹腔内输血，该法需要贫血、水肿的胎儿从腹腔中自己吸收红细胞。1980年罗德克（Rodeck）等利用胎儿镜直视下进行宫内输血是重大突破，并成为其后5年内该病的治疗选择。1986年，达福（Daffos）等报道经皮脐静脉穿刺技术的应用结束了其短暂应用历史。现双胎输血综合征（twin-twin transfusion syndrome，TTTs）的宫内治疗成为胎儿镜临床应用的热点。1990年有学者开展胎儿镜下交通血管的激光烧灼治疗TTTs并取得了一定的效果。由于在妊娠16~26周，严重TTTS进行激光电凝治疗胎盘血管交通的疗效确切，此方法已被人们普遍接受。许多随机对照临床试验对妊娠中期严重TTTS进行激光电凝和羊水量减少治疗的妊娠结局进行了比较，均肯定了这一方法的治疗价值。研究发现，与进行连续羊水量减少治疗的胎儿相比，进行激光电凝治疗的胎儿存活概率是前者的两倍，神经系统发病率可减少80%。早期，采用的方法是对横跨羊膜分隔的所有胎盘表面血管进行非选择性阻断；后来开展了选择性激光电凝术，以精确选择胎盘血管交通支进行阻断；进一步精确的操作技术为序贯选择性激光电凝术，方法为首先确定血管交通支，然后按照动-静脉（AV）、静-动（VA）脉以及最后动-动脉（AA）的顺序进行激光电凝。④其他：包括胎儿镜下胎儿骶尾部畸胎瘤切除、羊膜带激光消融以及经胎儿膀胱后尿道瓣膜消融、胎儿镜下气管内插管治疗膈疝。

并发症 ①胎儿镜治疗的并发症：包括出血、胎膜早破、胎膜剥离、绒毛膜羊膜炎、血肿、胎盘早剥、肺水肿、羊水栓塞、持续交通支等。②胎儿镜检查的并发症；包括出血、羊水渗漏、感染、胎儿受损、流产、胎死宫内、心脑血管意外（多由疼痛、紧张等刺激诱发）。

注意事项 ①术前：术前超声定位胎盘位置，穿刺时避开胎盘附着部位；观察胎儿毛发以胎儿背侧穿刺套管针为宜；取皮肤、肌肉组织后，应镜下观察出血情况，一般不会活跃出血，必要时应止血。②术后：向孕妇交代可能发生的并发症；保持敷料干燥24小时；嘱孕妇若有腹痛、阴道流血、阴道流液等不适随诊；禁止性生活2周，禁体力活动2周；一般不需宫缩抑制剂，可给予哌替啶。

（刘俊涛　宋亦军）

tāi'ér gōngnèi shūxuè

胎儿宫内输血（fetal intrauterine transfusion，IUT）

向脐静脉或脐静脉的肝内段输血，直接进入胎儿的血管，矫治胎儿贫血、补充血液成分，甚至纠正基因缺陷的技术。胎儿在发育的过程中容易因贫血、缺氧、感染等原因出现各种病症，随着胎儿影像技术、围产医学和胎儿外科的发展，出现了宫内胎儿的介入治疗等新的治疗手段。作为胎儿外科治疗手段的一种，胎儿宫内输血是胎儿医学学科的基础，也是宫内治疗最成功的手段之一。它实验了宫内治疗的禁区，采取宫内干预，不仅能成功矫正多种原因引起的胎儿贫血、水肿、免疫性血小板减少等病症，促进胎儿的健康发育，而且也可以延缓疾病的发展，为进一步的治疗（造血干细胞移植等）争取宝贵的时间，奠定良好的基础。

在非洲，用腹腔内输注红细胞的方法可以纠正镰状细胞贫血患儿的贫血状态，腹腔内输注的红细胞可以转移到血管内间隙。有学者推测向严重贫血的胎儿腹腔内输注红细胞同样有效，在当时没有超声的情况下，利用放射线或荧光透视法确定胎儿位置，然后进行操作。1975年灰阶超声开始用于IUT，1977年转为应用实时超声，1981年IUT的一大进步是直接向血管内输血（intravascular transfusion，IVT），实现了直接向胎盘上的胎儿血管内输血。

一般在妊娠18~35周进行操作，妊娠18周之前技术上很难成功，而妊娠35周之后直接分娩的风险更低。妊娠期正常胎儿的血红蛋白水平呈线性增加，在妊娠17周为100~110g/L，到足月时则为140~150g/L。当血红蛋白下降为70~100g/L时会出现胎儿水肿。一般推荐血红蛋白下降到孕周相应均值的2个标准差以下时进行输血。因为在这一贫血水平时，没有水肿的胎儿比有水肿的胎儿更能耐受肝内输血、存活率更高。IUT后总的胎儿存活率为89%，不同中心以及不同术者以及胎儿水肿、贫血的程度不同而有差别。

IUT用于预防胎儿严重贫血导致的胎死宫内。导致胎儿贫血的原因是母胎血型不合、细小病毒感染、慢性胎母出血（chronic fetomaternal hemorrhage，FMH）、遗传性红细胞疾病以及双胎输血综合征治疗的并发症。①母胎血型不合：常见于Rh阴性孕妇怀有Rh阳性胎儿，母体产生的抗红细胞抗体，抗体进入胎儿体内导致溶血、贫血。②细小病毒感染：会导致胎儿骨髓成熟障碍，从而继发贫血，同时因心输出量增加和/或心肌炎导致的心力衰竭而出现胎儿水肿。据报道IUT与保守治疗后胎儿正常妊娠结局者分别占82%和55%，所以支持对细小病毒感染的贫血胎儿进行IUT。③慢性胎母出血：可以导致胎儿贫血，表现为胎动减少或消失，胎心呈正弦波，超声发现胎儿水肿。可以通过经母循环检测到胎儿红细胞进行诊断，如果孕周小，可以考虑IUT改善胎儿预后。④遗传性红细胞疾病：包括α珠蛋白生成障碍性贫血、先天性红细胞生成异常导致的重度贫血，这些患儿的远期存活依赖新生儿输血以及骨髓移植。⑤双胎输血综合征治疗的并发症：指通过胎儿镜激光治疗双胎输血综合征，可能导致一胎急性胎死宫内，另一胎严重贫血。IUT治疗这种贫血是有效的，连续的IUT也有助于慢性双胎贫血-红细胞增多综合征的治疗。

没有随机对照临床试验对IUT的不同穿刺点和方法进行比较，所以许多中心采用自己特有的、习惯的方法。①腹腔内输血：由于腹腔内的液体通过胎儿横膈淋巴吸收，所以腹腔内注射可以间接进入胎儿的血液循环。但是对严重贫血、水肿明显的胎儿并不适用。随着操作技术的日益成熟和改进，更多使用IVT进行治疗，仅在某些静脉穿刺困难、失败的病例中使用腹腔内输血（intraperitoneal transfusion，IPT）。②血管内输血：优于IPT，更常用，输血效果更快速。北美中心使用胎盘入口的脐带脐静脉处，而欧洲国家使用脐静脉的肝内段；还有直接心脏注射的方法，但胎儿死亡率高，仅用于极少数脐静脉穿刺失败的患者。脐带穿刺的适当部位是脐静脉近胎盘入口处。脐动脉、脐带中间游离段或脐带近胎儿处不适合用于穿刺，因为这些位置的操作更容易导致胎儿的心动过缓，游离段可能会在输血过程中脐带脱落。③脐静脉的肝内部：优点是发生胎儿心动过缓的比例低，脐带穿刺点被压迫出血少；缺点是可能会引起胎儿疼痛，胎儿产生应激相关激素，包括去甲肾上腺素、泼尼松、内啡肽水平增加。另外，操作时胎动会导致穿刺针致器官损伤，有些医师在穿刺前诱导胎儿睡眠。对后壁胎盘暴露视野不满意者，肝内部穿刺也有优势。④IVT与IPT相结合穿刺：好处是对胎儿血细胞比容影响最小，而且两次治疗之间间隔时间更长。⑤其他：特殊情况下，妊娠中期早期时进行IPT比IUT更合适，如果胎儿有腹腔积液，IPT将不会吸收，IVT更合适，多胎妊娠时使用脐静脉肝内段可以更好地识别每个胎儿并进行分别治疗。

IUT所用的血源与其他供血者一样要进行相应的检测，需要准备O型Rh阴性的红细胞，还需要检测血源的巨细胞病毒抗体。血源尽量新鲜，巨细胞病毒抗体应该为阴性，可以用25Gy的γ射线进行放射处理，以预防输血反应。一些国家要求去除血制品中的白细胞，然后血液经洗涤、浓缩，最后血细胞比容达0.75~0.85（用于成人输血的血细胞比容为0.65），以减少IUT时输入给胎儿的血液容积。

研究表明，接受IUT的孕妇中25%会产生红细胞抗体，因为暴露于供血者的血源或带有父亲来源的异种抗原产生抗体，当IUT必须穿过胎盘操作时风险就更高。配型也不能降低抗体的生成。孕妇的自体供血也可以作为IUT的红细胞来源，使用孕妇的红细胞可以减少孕妇产生抗体的风险，但是需要符合供血标准且孕妇的血红蛋白含量要达到125g/L以上。选择孕妇供血的好处是红细胞的半衰期更长，出生后需要输血的比例少，而且血液传播的病毒感染风险也小。要供血的孕妇需要每天口服多种维生素、铁剂、叶酸，血液可以分装，在冰箱内储存42天，甚至如果近期不使用可以冷冻10年之久。孕妇供血时需要保持左侧卧位、输入同量的等渗液体，血液需要洗涤去除抗体。一般可以供血450±45ml，然后再进行浓缩。

血管内输血的输血量依赖最初胎儿血细胞比容、胎儿大小、输注红细胞的血细胞比容以及目标血细胞比容水平。妊娠 24 周后，目标血细胞比容水平为 0.40~0.50，建议不要高于胎儿生理水平，因易增加血液黏稠度导致并发症。输血量（ml）= 胎盘容积［1.046+胎儿体重（g）×0.14ml］×（目标血细胞比容-最初血细胞比容）÷输血血源的血细胞比容；腹腔内输血的容积 =（孕周-20）×10，然后经过 7~10 天血液在腹腔被吸收。

妊娠 26 周以上、初次进行 IUT 的孕妇，建议在操作前给予地塞米松促胎肺成熟以备术中可能急诊剖宫产的可能。在初次输注后，血细胞比容每天会消耗 0.10，所以第二次输血应该在初次 IUT 后 10~14 天进行。

并发症 包括围产儿死亡、急诊剖宫产、感染、胎膜早破、穿刺误入动脉、心动过缓或心动过速、穿刺点出血，所有操作相关并发症均较低。穿刺误入动脉可能导致脐带血肿、贫血加重，但脐带血肿通常可以自行吸收，还可能因为胎儿血管内容量的变化导致胎儿脑损伤。IPT 和 IVT 还可能发生胎动后的脐带或内脏损伤，但在镇静剂应用后明显下降。还可能通过穿刺发生病毒或细菌感染。

（刘俊涛　马良坤）

tāi'ér yàowù zhìliáo

胎儿药物治疗（fetal medical treatment）

胎儿药物治疗的范畴从孕前开始，包括补充叶酸、停用致畸药物、评估孕妇的代谢性疾病和家族遗传性疾病等；妊娠期间经胎盘进行胎儿药物治疗的指征有胎儿心律不齐、甲状腺功能异常等，胎儿干细胞移植和基因治疗仍处于初步的研究探索之中。

孕前药物治疗 要获得一个健康的胎儿需要从妊娠之前开始，养成良好的生活习惯也会对将来的健康有益，对准备妊娠的妇女更是有益。可是这一观念尚未被全世界的公共健康观念所接受。应该在孕前开始进行健康观念、预防疾病和出生缺陷方面的教育，尽量做到计划妊娠，使对胎儿的保健从孕前就开始做起。①补充叶酸：在孕前到妊娠早期补充叶酸已经明确是围产保健的范例，可以降低 70%~72%的神经管缺陷。补充叶酸（0.4~0.8mg/d），或经循证医学验证的含叶酸的复合维生素。既往发生过神经管缺陷的孕妇，则需每天补充叶酸 4mg。②停用致畸药物：某些药物可能致畸，需告知生育年龄的女性，最好停用这些致畸药物或者改用其他药物，如患有癫痫的女性可能从青春期就开始服用丙戊酸钠，却并不知道这类药物的致畸性。抗癫痫药导致胎儿畸形的风险为 6%~10%；患有胰岛素依赖性糖尿病的女性，如严格控制血糖，可以避免胎儿畸形。中枢神经系统、心血管系统和骨骼的畸形最明显。另外，妊娠期不要泡热水澡、睡电热毯，也可以避免脊柱裂的发生。③评估孕妇的代谢性疾病：少见的引起胎儿严重畸形的情况是孕妇有代谢性疾病，也会威胁到胎儿的健康和生命。如孕妇苯丙酮尿症是最典型的例子，如果严格地按照限制苯丙氨酸饮食进食、监测孕妇血苯丙氨酸的浓度，就有可能获得健康的后代；而孕前或者妊娠早期没有严格限制饮食可能导致胎儿发生小头畸形、智力低下或先天性心脏病。种植前诊断和产前遗传诊断可以进行基因突变的分析。中度肥胖女性的后代发生畸形风险的比例增加。④评估家族遗传性疾病：家庭成员中有遗传性疾病、智力低下或畸形时，需要进一步的遗传评估和咨询。近亲结婚也使胎儿和儿童发生遗传性疾病的风险加大，需要进行遗传评估和咨询。一项表兄妹结婚的报道表明，胎儿和儿童发生遗传性疾病风险增加 10 倍。不同种族也有相关的特殊疾病的风险，也要做相应的携带者试验检查。

经胎盘进行胎儿药物治疗 通过母亲治疗威胁胎儿健康和生命的机会很少，但通常可挽救胎儿生命。

胎儿心律失常　妊娠晚期胎儿心律失常并不少见，约占 2%。大多数是间断的期前收缩，没有临床意义；也有些会持续存在，持续的胎儿心律失常可能威胁胎儿生命。室上性心动过速、房扑和完全性房室传导阻滞是最重要的问题。心动过缓指胎儿心率<100 次/分，心动过速指胎儿心率>180 次/分。

尽管胎儿心电图可以用来评价心脏传导和节律，但是胎儿超声心电图（fetal echocardiograph，FECG）更有意义。FECG 可以检测是否同时有心脏畸形。胎儿核磁心动图也是有临床意义的工具。胎儿心律失常进行正确的产前诊断需要高分辨的超声，但是会受到胎儿体位、孕周、心律失常种类以及检查者的技巧等多因素的影响。期前收缩并不增加胎儿窘迫的风险，不到 5%的病例可能会诱发心律失常。①快速性心律失常：心脏和大血管结构异常可引起快速性心律失常（66%~90%），其中心房扑动占 10%~30%。其他的快速性心律失常包括窦性心动过速、室性心动过速和心房颤动。肥大性心肌病和心脏肿瘤可能出现室性心动过速及长 QT 综合征。如果发现胎儿快速性心律失常应该引起心脏科和产科医师的注意。终止妊娠和使用抗心律失常的药物是最佳选择。胎儿充血性心力衰竭通常表现为胎儿水肿，如果不马上治疗会导致胎死宫内。适用的药物有地高辛、氟卡尼、盐酸索他洛尔、胺碘酮。可给孕妇服药，通过胎盘对胎儿进行治疗。直接将药物注射入胎儿循环系统是最后的选择。阵发性室上性心动过速即使没有发生心力衰竭也可能导致缺血性脑损伤。②慢速性心律失常：在妊娠早、中期并不常见。若心率持续低于 100 次/分，也应做 FECG 或者超声心动图检查，可以进行更加明确的诊断。窦性心动过缓可能是胎儿濒死的征象，是完全性心脏传导阻滞或长 QT 综合征的一种表现。经胎盘使用 β 受体阻断剂也是治疗的选择。产程中胎儿窘迫伴低氧血症也可表现为持续的胎儿心动过缓或心动过速，需要尽快终止妊娠。③房室传导阻滞：胎儿还可能发生不同程度的房室传导阻滞，发生率为 1/(15000～20000)。另外，需要随诊是否出现胎儿水肿，这是胎儿发生心力衰竭的征象。复杂的心脏畸形可能是传导阻滞的原因，需要由 FECG 确定。心脏传导阻滞还可能是孕妇 IgG 抗体经胎盘传播导致的，最常见的是 SS-A 和 SS-B 对传导系统的损害。这些病例中的Ⅲ度房室传导阻滞是不可逆的。大多数在妊娠 30 周之前发生。对这类抗体阳性的孕妇，心脏传导阻滞的风险为 2%～7.5%，复发的风险为 16%，且死亡率高。可以识别的危险因素包括胎儿水肿、心脏纤维组织弹性增生、早产和严重的心动过缓。幸存者需要在出生后一岁之内植入起搏器。使用地塞米松和倍他米松治疗该病的效果很好，实验表明用药的风险为胎儿生长发育不全和大脑重量下降。孕妇血浆交换疗法和孕妇使用免疫球蛋白或咪唑硫嘌呤以降低孕妇自身抗体的效价。

胎儿甲状腺功能异常　在妊娠晚期，超声还可能发现胎儿甲状腺肿，表现为胎儿颈部过度膨胀和羊水过多。羊膜腔穿刺和脐带血穿刺都可以确诊胎儿甲状腺肿性功能低下，可向羊水内注入左甲状腺素。持续的胎儿心动过速，尤其是孕妇患有甲亢时可能导致胎儿甲状腺中毒，脐带血穿刺可以确诊，经胎盘的治疗包括给孕妇服用丙基硫脲嘧啶等抗甲状腺药物。

胎儿干细胞移植　在妊娠 11 周时，经绒毛活检术可以对一些代谢病、血液系统疾病和免疫系统疾病进行产前诊断，从而有机会进行早期治疗干预。在妊娠极早期进行干预，可以预防代谢病不可逆的神经系统损害。

胎儿基因治疗　目标是向妊娠早期诊断遗传性疾病患病胎儿的体细胞引入遗传物质。通过遗传媒介将基因转到特异的细胞类型。这种治疗对早期诊断、会使某些器官引起不可逆的病理变化的某些遗传性疾病非常有效。若出生后则对受累的特异性器官经常很难治疗。

（刘俊涛　马良坤）

tāi'ér shǒushù

胎儿手术（fetal surgery）　胎儿手术大多针对非致命的胎儿疾病，随着技术和器械的进步，胎儿手术的范围逐渐增大。胎儿手术需要良好的麻醉、术中母胎监护和维持胎儿内平衡。如术中使用吸入性麻醉剂，可以使子宫呈最佳的放松状态，留置硬膜外镇痛管可进行术后镇痛；应用指氧饱和度、袖带血压、心电图监测孕妇体征，插尿管监测孕妇的尿量；通过胎儿指氧饱和度、生物遥测以及术中超声监护了解胎儿的心率、体温、羊膜腔内压力以及 pH 和组织氧合等指标。侵入性胎儿治疗面临的伦理学问题主要是孕妇和胎儿的安全问题。

手术方式　分为开腹和微创胎儿手术，包括胎儿镜手术和经皮胎儿手术以及产程中子宫外的治疗操作。微创胎儿手术因其创伤小（胎儿镜和经皮操作）使早产的发生率下降，还增加将来阴道分娩的可能性；开腹胎儿手术之后需要进行剖宫产手术。微创或开腹胎儿手术都不影响将来妊娠和分娩。

开腹胎儿手术　要将孕妇的子宫切开，是创伤最大的方法，通常在有巨大肿物或脊柱裂时选择该手术。有时微创手术也可能因为技巧或操作原因改为开腹手术。①手术步骤：母亲选择左侧卧位以避免增大的子宫压迫下腔静脉。皮肤选择下腹部横切口，暴露子宫后，应用术中超声确定胎儿和胎盘的位置，然后选择子宫前壁或后壁切开，切面用可吸收的子宫夹子止血，使胎膜和子宫之间密封。暴露要进行手术的胎儿部位，胎儿肌内注射麻醉剂。使用温的乳酸林格液体灌注子宫和胎儿周围以维持胎儿体温。用无菌的指氧饱和度监测胎儿氧和，用生物遥测装置置入胎儿肌肉下方（通常为胸壁）进行胎儿监护。进行畸形的修补手术之后，将胎儿放回子宫，然后用含新青霉素（萘夫西林）抗生素的温盐水储存为羊水。然后双层缝合子宫切口，用生物蛋白胶帮助子宫切口愈合。

②手术时间：由进行治疗的畸形种类以及该种疾病的病理生理过程决定。一般在妊娠18~30周进行。在妊娠18周之前很难对小的病灶进行早期正确的诊断；在妊娠30周之后，子宫操作很可能导致胎膜早破和早产，所以在胎儿早产娩出、出生后进行治疗更为合理。

微创胎儿手术　为了减少开腹胎儿手术的常见并发症（如胎膜早破、早产、术后出血、需要剖宫产分娩），才逐渐发展了微创胎儿手术。分为胎儿镜手术（见胎儿镜）和经皮胎儿手术以及产程中子宫外的治疗操作（ex-utero intrapartum treatment，EXIT）。①胎儿镜：在20世纪90年代，将内镜改良、减小使之适用于胎儿环境，能够在子宫内进行手术操作，即胎儿镜。这种操作避免了子宫切开操作，只需要在腹部行小切口，依赖胎儿镜和超声引导进行手术。胎儿镜对治疗双胎输血综合征类胎盘疾病最有效，还可用于需要在胎儿中进行复杂可视操作的情况，如膈疝时应用气囊进行气管阻塞的手术。胎儿镜创伤性小，与开腹手术相比引起早产的可能性低，有时也可用于妊娠30周之后的胎儿手术。②经皮胎儿手术：超声介导的经皮胎儿手术是最微创的胎儿手术，不需要子宫切口和胎儿镜的视野。整个操作都依赖超声引导下用小于2mm的器械进行胎儿操作，经常只需要阻滞麻醉或局麻。该操作对子宫的影响小，导致早产和其他孕妇并发症（气栓、术后出血）的概率最低。但是该术并没有完全避免早产的风险，所以仍需要严密的监护和宫缩抑制剂。可用于很多胎儿操作中，如膀胱、腹部或胸腔内置入导管分流，双胎中异常胎儿的射频消融，还有某些心脏手术。但是还不能用于严重的胎儿结构异常。③产程中子宫外的治疗操作：有气道阻塞胎儿分娩时进行的特殊手术操作。这项操作最初用于膈疝，现在也用于其他原因引起的气道阻塞，如颈部畸胎瘤、大的先天性囊状瘤、先天性气道阻塞综合征。还可用于在胎儿仍连接于胎盘时手术切除大的肺部病灶。对气道梗阻的胎儿，出生时气道的处理至关重要。解决办法是在分娩过程中，在胎儿仍有胎盘支持时建立呼吸道。EXIT最初是典型剖宫产手术的延续，即切开子宫、暴露胎儿，子宫在放松状态时仍有全部的子宫胎盘血供，保证了部分分娩胎儿仍有孕妇的“心肺动力”，此时医师开始建立气道。操作结束后，剪下、钳夹脐带，将胎儿全部娩出。

应用　20世纪80年代开始确立的胎儿手术临床应用原则至今仍没有大的改变，即大量严格的前期工作确定能够进行胎儿手术的胎儿畸形。只是技术的不断改良使得手术创伤越来越小，早产等手术并发症越来越少。

先天性膈疝　在活产中发生率为1∶(3000~4000)。因为膈肌的肌肉缺损，使腹腔脏器可以进入胸腔内。腹腔脏器对肺的压迫导致肺发育不良和肺高压，分娩时胎儿的肺太小以致不能支持生命。依据疾病的严重程度和出生后新生儿抢救的能力不同，死亡率为30%~60%。临时支气管阻塞技术及经胎儿镜气囊阻塞治疗可以纠正膈肌畸形导致肺脏发育异常的病理生理机制。在胎儿发育过程中，肺持续产生液体经气管进入羊水。通过阻塞支气管而阻滞液体流出，使液体可以在肺内潴留引起肺发育、增大，这样肺内可产生足够的压力以对抗突出入胸腔的内脏，从而完成肺的发育，发育的肺又使突入胸腔的内脏回到腹腔内。

阻塞性泌尿系统疾病　在活产中发病率约为1∶1000，可以由不同原因导致，包括后尿道瓣膜（最常见）、梨状腹综合征、尿道盆腔部梗阻、泌尿生殖道畸形和尿道闭锁。因为一侧健康的肾即可维持正常功能，所以单侧泌尿道梗阻（如尿道盆腔部梗阻）经常预后良好，不需要过多胎儿干预；而双侧的梗阻需要处理（通常发生于后尿道瓣膜的男胎），依赖梗阻的程度和持续时间而行不同的干预。只有在妊娠30周之前，出现或发展为羊水过少，但仍有正常肾功能且没有其他相关畸形的胎儿才适合进行宫内治疗。宫内治疗的目标在于设立旁路或者缓解梗阻。如果尿道引流通畅，可以恢复羊水量，促进胎肺成熟，防止肾功能继续恶化。最广泛使用的方法是用经皮插入双“J”膀胱羊水分流管来缓解膀胱出口的梗阻。但是这一操作的临床效果尚不明确。

胎儿肿瘤　最常见的胎儿肿瘤是肺的先天性囊性腺纤维瘤和骶椎畸胎瘤。这些病灶大多数是良性的，一些先天性囊性腺纤维瘤病例甚至可以自然消退，如果出生后手术切除预后良好。但是，一小部分病灶较大的胎儿可能会出现水肿、迅速恶化、胎死宫内或者出生后短期内死亡。如果没有干预，这些胎儿的存活率低于5%，而无水肿胎儿的存活率为95%；有肿瘤病灶的水肿胎儿经宫内治疗后，其存活率为50%。

开腹胎儿手术是有肿瘤病灶的水肿胎儿最常用的干预方法。

一些学者尝试进行微创手术，但效果不一。经皮射频放电消融可以用来阻滞骶椎畸胎瘤胎儿病灶的血运，但有些存活胎儿可能会有激光造成的软组织损伤，还需要进一步研究来确认微创手术的价值。

双胎并发症　①双胎输血综合征：是单绒毛膜双胎妊娠的严重并发症，大约占15%。双胎异常的血管交通导致一个胎儿获得另一个胎儿的血供，如果不进行治疗，会导致80%~100%的胎儿胎死宫内，存活者中有15%~50%有残疾。其恰当治疗仍有争议。连续的羊膜腔穿刺可以预防羊水过多导致的早产，降低对胎盘绒毛的压力以改善胎儿循环；激光治疗更加直接，目的是消除双胎之间异常的血管交通，使双胎之间血液停止交换。尽管激光治疗之后胎儿存活率高，但只能在专业中心进行，而羊膜腔穿刺的使用则更普及。②双胎动脉反向灌注：单绒毛膜双胎的罕见并发症。发生率约为1%。在该妊娠中，一个胎儿的肢体和脑、心等重要的生命器官可能不发育，又称“无心”双胎。这一双胎没有胎盘供血，而是从另一个胎儿的脐带血反向灌注中获得血供。如果没有治疗，正常胎儿会因高输出量致心力衰竭而使死亡率达50%。射频消融可以破坏反向灌注的血管，是一种成功的治疗方法。在超声引导下，射频消融仪器导致向无心胎儿供血的血管电凝、坏死。有报道，正常胎儿经射频消融治疗后存活率达92%。

心脏畸形　大多数产前诊断心脏病可以在出生之后成功地治疗。主动脉或肺动脉狭窄的胎儿或者有右心或左心发育不全征象的胎儿，出生后手术很困难，单心室循环的胎儿只有60%能活到5岁。胎儿瓣膜成形术可以改善出生后的预后，达到双心室循环。经胎儿镜或经皮使用气囊管扩张阻塞的瓣膜来进行手术操作。波士顿儿童医院报道，对严重主动脉狭窄的胎儿进行球囊扩张，成功率达50%，1/3存活的胎儿在出生后有双心室循环。

脑脊膜膨出　脑脊膜膨出也称脊柱裂。一般发生在妊娠4周，是一种神经管缺陷，在脊柱上有个洞，使神经暴露于宫腔内。尽管大多数胎儿能够存活，但是都伴有严重的残疾，包括瘫痪、肠道和膀胱功能失调、脑积水和智力低下等。即使进行出生后的手术和良好的训练也不可逆。

对MMC进行宫内治疗的理论依据是神经功能的丧失是逐步发生的，在子宫内闭合缺陷可以避免神经长期暴露，从而保留部分神经功能。动物试验支持这一假说。在人类，MMC的宫内治疗开腹手术比微创手术更成功。目前全世界一共进行了大概400例开腹的MMC修复手术，仍需进一步确认临床效果以及远期随访来识别哪种胎儿最能从宫内治疗中受益、哪种出生后治疗最佳。

并发症　最常见的并发症是胎膜早破、早产和绒毛膜羊膜炎，还可能发生孕妇输血反应和严重的感染，以及预防早产保胎药物的副作用，如肺水肿等。目前还没有胎儿手术后孕妇死亡的报道。

（刘俊涛　马良坤）

mǔyīng chuánbō

母婴传播（mother to child transmission，MTCT）

病原体从宿主母体直接传给子代的方式。主要发生在妊娠期、分娩期和哺乳期。

传播方式　①宫内传播：在宫内经胎盘传播，以妊娠晚期及产前为主，病原体穿过胎盘屏障传给胎儿。②产时传播：在分娩过程中，胎儿因接触到母亲的血液、羊水和分泌物而被感染。③产后传播：哺乳期经乳汁传播或母婴密切接触而感染。

病原体　多种病原体可经母婴传播引起子代的感染，其中以病毒最为常见。常见的母婴传播病原体及所致疾病见表1。

母婴传播的危害　可致流产、死胎、早产或先天缺陷，子代也可没有任何症状或成为病原体携带者。

常见母婴传播疾病　包括以下疾病。

获得性免疫缺陷综合征　俗称艾滋病。获得性免疫缺陷综合征（acquired immunodeficiency syndrome，AIDS）指在人类免疫缺陷病毒（HIV）感染最晚期，出现了某些恶性肿瘤、感染或其他严重临床症状的综合征，视感染者个人情况，可在感染HIV 2~15年后发病。绝大多数儿童期的HIV感染发生于母婴传播。HIV阳性母亲在妊娠期、产时或产后如不采取任何干预措施，母婴传播发生率高达15%~45%。

AIDS仍属于一个全球主要公共卫生问题，自1981年美国首次报道艾滋病以来，迄今已造成3500多万例患者死亡。中国于1985年发现首例艾滋病患者，截至2011年底，中国存活艾滋病病毒感染者和艾滋病患者78万人，新发HIV感染者4.8万人，同年AIDS相关死亡2.8万人。2019年，全球有170万人新感染HIV，69万人死于HIV相关病症。到2019年底，全球约有3800万名HIV携带者。

分娩期处理　分娩方式选择

表 1 常见母婴传播病原体及所致疾病

病原体类型	病原体	所致疾病
病毒	人类免疫缺陷病毒（HIV）	获得性免疫缺陷综合征（AIDS）
	乙肝病毒（HBV）	乙型肝炎
	丙肝病毒（HCV）	丙型肝炎
	人乳头状病毒（HPV）	咽喉乳头状瘤
	风疹病毒（RV）	先天性风疹综合征（先天性心脏病、白内障、耳聋等）
	单纯疱疹病毒（HSV）	胎儿畸形、智力低下、流产、新生儿疱疹、肺炎、脑炎、肝衰竭等
	巨细胞病毒（CMV）	流产、死产、黄疸、肝脾大、血小板减少性紫癜、溶血性贫血、畸形、智力低下、耳聋、脉络膜视网膜炎等
	细小病毒 B19	贫血、流产、死产
	水痘-带状疱疹病毒（VZV）	胎儿畸形、流产、死产
	人类嗜 T 淋巴细胞病毒 I 型	成人 T 淋巴细胞白血病
	汉坦病毒	流行性出血热
细菌	淋病奈瑟菌	淋病性结膜炎
	B 族溶血性链球菌	新生儿肺炎、脑膜炎、败血症等
支原体	解脲支原体	流产、先天缺陷、死胎
衣原体	沙眼衣原体	新生儿包涵体结膜炎
螺旋体	苍白螺旋体	流产、早产、死胎、梅毒儿（锯齿形牙、间质性角膜炎、先天性耳聋）
	钩端螺旋体	流产
原虫	弓形虫	先天性弓形虫病
	钩虫	婴幼儿钩虫病
	杜氏利什曼原虫	先天性黑热病

应基于整个妊娠期的情况以及妊娠 34~36 周时 HIV RNA 结果。对于妊娠 32 周前胎膜早破且产程未发动、通过持续使用抗反转录病毒疗法进行期待疗法、静脉使用齐多夫定的患者，应尽量延长孕周以减少早产发生率。使用齐多夫定、计划剖宫产或高效抗反转录病毒治疗可成功地使垂直传播率降至 2%以下。①阴道分娩：临产开始予以齐多夫定静脉滴注直到分娩。其他抗反转录病毒药物按治疗计划在分娩时继续使用。分娩过程中尽量避免可能增加母婴传播危险的损伤性操作，包括会阴侧切、人工破膜、使用胎头吸引器或产钳、宫内胎儿头皮监测等。②计划剖宫产：HIV 感染不作为实施剖宫产的指征。对于妊娠早、中期已经开始抗病毒治疗、规律服用药物、没有艾滋病临床症状，或妊娠晚期病毒载量<1000 拷贝数/毫升，或已经临产的孕产妇，不建议施行剖宫产。计划剖宫产应安排在妊娠 38 周之后，齐多夫定至少在手术前 3 小时开始并持续到结扎脐带为止。

产后喂养指导　提倡人工喂养，避免母乳喂养，杜绝混合喂养。对选择母乳喂养者，做好充分的咨询，强调喂养期间母亲或婴儿坚持服用抗病毒药物，母乳喂养时间最好不超过 6 个月，尽早改为人工喂养。

预防　HIV 携带者在妊娠、分娩及哺乳期间将病毒传给孩子的可能性为 15%~45%，如果在可能出现感染的所有阶段使母亲和孩子服用抗反转录病毒药物，就可使这一危险降至 1%。为预防垂直传播和保护母亲健康，妊娠期可进行高效抗反转录病毒治疗。非妊娠成年人目前推荐的一线治疗方案包括两种核苷类抗反转录酶抑制剂，再联合一种或更多的蛋白酶抑制剂或非核苷类反转录酶抑制剂。在欧洲合作研究项目中发现，妊娠早期使用抗反转录病毒药物的孕妇，与妊娠晚期应用或不用抗反转录病毒药物的妇女相比，其新生儿出生缺陷率没有升高。妊娠可能增加核苷类似物的线粒体毒性，产生与妊娠急性脂肪肝相似的综合征，宫内和新生儿期暴露于核苷类似物引起婴儿线粒体毒性的可能性很小，但较之其对降低 HIV 传播的益处来说微不足道。

因此，妊娠期或临产发现感染、尚未接受抗病毒治疗的孕产妇，应即刻给予抗病毒治疗。方案包括齐多夫定（AZT）+拉米夫定（3TC）+洛匹那韦/利托那韦（LPV/r），或替诺福韦（TDF）+拉米夫定（3TC）+依非韦伦（EFV）。妊娠前已接受抗病毒治疗的孕产妇，根据病毒载量检测结果进行病毒抑制效果评估。如果病毒抑制效果理想（即病毒载量小于最低检测限），可保持原治疗方案不变；否则，调整抗病毒治疗用药方案。HIV 感染母亲所生新生儿应在出生后尽早（6~12 小时内）开始服用奈韦拉平或齐多夫定，至生后 4~6 周，对于母亲妊娠期抗病毒治疗不满 4 周或产时发现感染的新生儿服用抗病毒药物延长至生后 6~12 周。

乙型病毒性肝炎　由乙肝病毒（HBV）感染引起的肝功能损害为代表的一系列临床表现，可造成急性或慢性疾病。传播途径为通过接触感染者的血液或其他体液传播以及母婴传播。20 世纪 50 年代末，有学者确认在澳大利亚土著人血液中发现的抗原性物质为乙肝病毒表面抗原（HbsAg）。随着研究的深入，人类发现了乙肝的血液传播、性传播和母婴传播三种途径。

全球约 20 亿人感染了 HBV，其中超过 2.4 亿人是慢性 HBV 感染者，在高流行区 90%左右的慢性 HBV 感染来自母婴传播。全球每年有超过 68.6 万人死于乙型肝炎并发症，包括肝硬化和肝细胞癌。目前乙肝遍布全球，中国是 HBV 感染高流行区。而在新发乙肝的患者中，最常见的传播途径是母婴传播。

分娩期处理　规范阻断流程后，分娩方式与乙肝母婴传播风险没有确切关系，不影响分娩方式的决策。新生儿出生后应尽快离开母血环境，清除体表的血液、黏液和羊水，按操作规程断脐。

产后喂养指导　如果新生儿已经及时接受主动和被动免疫预防，母乳喂养不会增加新生儿感染 HBV 的危险；如果产妇正在服用抗病毒药物，则需谨慎决定是否哺乳，因为这些药物在哺乳期暴露对新生儿的安全性尚未得到证实。

预防　①妊娠前预防：有生育要求的慢性乙型病毒性肝炎患者，若有治疗适应证，应尽量在妊娠前应用干扰素或核苷类抗病毒药物治疗，在疗程结束停药 6 个月病情稳定者再妊娠，治疗期间避孕。②妊娠期预防：如应用核苷类抗病毒治疗期间意外妊娠者，经充分沟通、权衡利弊情况下可以改为替诺福韦、替比夫定两种核苷类药物之一继续治疗。妊娠期间的慢性乙肝患者，如转氨酶明显升高，肝脏病变较重甚至肝硬化者，则需要抗病毒治疗。对乙肝情况不详的孕妇首次产检行乙肝两对半检测，对乙肝病毒携带者需监测肝功能、HBV DNA 载量检测和肝脏超声。妊娠 26～28 周复查 HBV DNA 载量，HBVDNA>2.0 X 10^5IU/ml 者、既往有 HBV（+）婴儿分娩史者，即使肝功能正常，为实现母婴阻断均建议抗病毒治疗，抗病毒药物推荐使用替诺福韦、替比夫定两种核苷类药物之一，以期达到更好地阻断母婴传播作用。妊娠晚期妊娠对孕产妇注射乙肝免疫球蛋白没有预防母婴传播作用。对乙肝表面抗原阳性孕产妇所生新生儿，在出生后 12 小时内尽快注射乙肝免疫球蛋白≥100IU。如正常新生儿不需要急救，则按照国家免疫规划要求，在出生后 12 小时内尽快接种第一针乙肝疫苗（重组酵母乙肝疫苗剂量为 10μg），并按照“0-1-6”方案在 1 月龄和 6 月龄完成儿童全程共三次乙肝疫苗接种。早产低出生体重儿在乙肝免疫球蛋白注射后，只要身体情况稳定，在 12 小时内尽快接种乙肝疫苗，并在间隔 4 周后，按照“0-1-6”方案再完成三针乙肝疫苗的接种（全程四针）。

梅毒　由苍白螺旋体引起的复杂的系统性疾病。75%以上的胎儿因母亲梅毒急性感染而发生宫内感染，所以妊娠早期确诊感染是降低风险的关键。在妊娠期任何阶段感染如不治疗或治疗不充分都可能发生母婴传播，严重的母体感染可能会引起死产、新生儿疾病、新生儿死亡及潜在的感染。2012 年中国官方数据显示，中国每年梅毒患病数为 297.9 万例，占全球 8%，其中孕产妇患病数为 70062 例，占全国梅毒患病数的 2.35%。梅毒发病数为 148.9 万例，占全球的 14%。

治疗方案　一旦发现感染，即刻开始治疗，可肌内注射苄星青霉素，或者肌内注射普鲁卡因青霉素。若没有青霉素可用头孢曲松肌内注射或静脉给药；青霉素过敏者可用红霉素治疗，禁用四环素、多西环素。

治疗时期　对于妊娠早期发现的梅毒感染孕妇，应当在妊娠早期与妊娠晚期各提供 1 个疗程的抗梅毒治疗；对于妊娠中期、晚期发现的感染孕妇，应当立刻给予 2 个疗程的抗梅毒治疗，2 个治疗疗程之间需间隔 4 周以上（最少间隔 2 周），第 2 个疗程应当在妊娠晚期进行。对临产时发现的梅毒感染产妇也应当立即给予治疗。

妊娠期随访　治疗后每月做一次定量非梅毒螺旋体血清学试验，观察有无复发及再感染。若发现其再次感染或复发，应当立即再开始一个疗程的梅毒治疗。所有梅毒感染孕妇的性伴侣应进行梅毒血清学检测及梅毒治疗。

分娩期处理　分娩方式与梅毒母婴传播风险没有确切关系，不影响分娩方式的决策。新生儿出生后应尽快离开母血环境，清除体表的血液、黏液和羊水，按操作规程断脐。

产后喂养指导　除母亲特殊治疗用药（如多西环素等）外，可以母乳喂养。

预防　对妊娠期梅毒进行早期诊断及足疗程治疗是预防梅毒母婴传播的关键。妊娠期未接受全程、足量的青霉素治疗，接受非青霉素方案治疗或在分娩前1个月内才进行抗梅毒治疗的孕产妇所生新生儿均需进行预防性治疗；对出生时非梅毒螺旋体抗原血清学试验阳性、效价不高于母亲分娩前效价的4倍且没有临床表现的新生儿也需要进行预防性治疗。出生后应用苄星青霉素G双臀肌内注射。

丙型肝炎　指丙型肝炎病毒（HCV）感染。有15%～45%的感染者不经任何治疗即可在感染6个月之内自行清除病毒。其余55%～85%的感染者会发生慢性HCV感染。全球有7100万人感染慢性HCV。2016年约有39.9万人死于与丙型肝炎相关的肝脏疾病。

治疗方案　抗病毒药物可使90%以上的HCV感染者得到治愈。治愈后再孕是避免母婴传播的明智选择。

预防　约2/3的母婴传播发生在围产期，有创产前操作、母乳喂养及分娩方式与母婴传播无关，但应避免宫内电子胎心监护。母亲HCV感染不是哺乳的禁忌证，除非在其乳头有破裂或流血的情况下。尚无丙肝疫苗。

风疹病毒（RV）感染　对于所有儿童和易感成人进行疫苗接种可预防风疹的暴发流行。易感年轻妇女在接种疫苗随后的1个月内应避孕。风疹疫苗是减毒活疫苗制剂，可穿过胎盘，孕妇禁用。不推荐对RV宫内感染的胎儿进行抗病毒治疗，终止妊娠是唯一有用的治疗方法。

巨细胞病毒（CMV）感染　妊娠期初次感染的发生率为1%～3%，母体初次感染CMV后，有21%～50%的胎儿发生母婴感染，所有活产儿中有0.2%～2.2%存在宫内CMV感染，新生儿也可经哺乳感染。不论母体是否存在CMV抗体，胎儿或新生儿均有可能被感染。对妊娠期间发现的CMV宫内感染病例，缺少治疗改善胎儿结局的观察证据。不推荐对CMV宫内感染的胎儿进行抗病毒治疗，但需要综合评估胎儿预后。

单纯疱疹病毒（HSV）感染　经胎盘传播导致胎儿感染的风险较小，以阴道分娩时产道感染较多见，剖宫产可降低母婴传播发生率，但不能完全阻断新生儿HSV感染。妊娠期HSV感染可导致流产、早产、新生儿病毒感染。治疗可在妊娠36周给予阿昔洛韦，用药5～7天或至症状、体征消失。对于进入产程而无肉眼可见生殖病灶的孕妇，可经阴道分娩；若有活动性病灶或有前驱症状包括外阴疼痛、烧灼感，应建议剖宫产。足月胎膜早破合并活动性感染的孕妇建议实施剖宫产终止妊娠。

弓形虫感染　妊娠期感染可通过母婴传播造成新生儿严重疾病甚至死亡。母体感染确诊后应尽早使用乙酰螺旋霉素。宫内感染确诊后且胎儿无超声异常者联合用药：乙胺嘧啶+磺胺嘧啶+甲酰四氢叶酸。

人乳头瘤病毒（HPV）感染　婴儿感染HPV是通过产时传播发生的。在羊水、胎盘、脐血中有HPV的存在，因此胎儿在宫内有暴露于HPV的危险。较小病灶可局部应用80%～90%的三氯乙酸治疗，每周使用直至病灶消退。分娩期不主张选择性切除生殖器疣。缺乏剖宫产可预防感染的证据，若生殖道疣阻塞产道出口或经阴道分娩可能引起大出血时可考虑实施剖宫产。

淋病　由淋病奈瑟菌引起的性传播疾病。妊娠期淋病奈瑟菌性子宫颈炎常伴有胎膜早破、早产、绒毛膜羊膜炎、晚期流产和产后子宫内膜炎。妊娠期非复杂性淋病奈瑟菌感染口服头孢克肟联合单剂肌内注射头孢曲松，或者单剂肌内注射大观霉素。对于播散性淋病奈瑟菌感染，肌内注射或静脉应用头孢曲松，联合头孢克肟静脉滴注；或静脉应用头孢噻肟，持续到症状消失24～48小时后改为口服并持续一周。产时对母亲的治疗可以降低新生儿感染的危险性。

B组链球菌（GBS）感染　GBS是围产期感染的重要病原菌之一，与早产、胎膜早破、晚期流产、产褥感染、低出生体重、新生儿败血症等有关。所有孕妇于妊娠35～37周时进行阴道和直肠的GBS筛查（除外GBS菌尿或GBS感染生育史孕妇）。筛查GBS阳性者，分娩开始或破膜后行抗菌药预防治疗。GBS阳性者在临产前或破膜前行选择性剖宫产分娩则不需预防治疗。对于有GBS菌尿的孕妇直接在产程中应用抗菌药治疗。若无GBS培养结果，在37周前分娩、破膜时间超过18小时，或产妇体温≥38℃时应进行GBS预防治疗。对于GBS阳性的先兆早产者行预防治疗。预防用药方案为青霉素G，或者氨苄西林；对于青霉素过敏者用头孢唑林；对头孢类过敏者可用红霉素或克林霉素。

沙眼衣原体　证据表明，母体衣原体感染和不良妊娠结局相关，妊娠应检查并治疗衣原体感染。妊娠期推荐治疗药物为阿奇霉素或阿莫西林，替代方案为红霉素。妊娠期感染治疗后建议做判愈试验，并之后间隔三个月和晚孕重复做生殖道沙眼衣原体检测。出生时进行眼预防治疗可以减少新生儿结膜炎的发生。

解脲支原体　支原体与不良妊娠结局之间的关系没有定论，不推荐出生前进行支原体阴道培养。目前证据不支持对有支原体定植的患者进行预防不良妊娠结局的治疗。

政府行动　包括以下内容。

关于乙肝的母婴传播阻断　1992中国卫生部将乙型肝炎疫苗纳入计划免疫管理，对所有新生儿接种乙型肝炎疫苗，但疫苗及其接种费用需由家长支付；自2002年起正式纳入计划免疫，对所有新生儿免费接种乙型肝炎疫苗，但需支付接种费；自2007年6月1日起改为全部免费。这使得中国所有适龄儿童均能平等地接受乙肝疫苗的免费预防接种，实现了预防接种的可持续发展。同时，国家在政策支持、覆盖接种费用和冷链建设的经费保障、接种策略、宣传教育等方面对乙肝作为重点疾病进行防控。2014年中国疾病预防控制中心对全国1~29岁人群乙型肝炎血清流行病学调查显示：1~4岁、5~14岁和15~29岁人群HBsAg检出率分别为0.32%、0.94%和4.38%。充分显示了母婴传播阻断效果。

关于“艾梅乙”的母婴传播阻断　中国2001年启动预防艾滋病母婴传播试点工作，2010年起整合开展预防艾滋病、梅毒和乙肝母婴传播工作，各项干预措施逐步得到落实，取得了明显成效。2015年在全国全面开展预防艾滋病、梅毒和乙肝母婴传播工作。各级政府、社会、医疗机构充分参与，覆盖从婚检、妊娠前到产后的全套筛查流程和咨询管理，部分省市对相关费用覆盖，期待达到良好的母婴传播阻断效果。

世界卫生组织的行动　2007年，世界卫生组织发布了《全球消灭先天性梅毒：依据和行动战略》。该战略旨在提高孕妇对梅毒检测和治疗的全球可获得性。到2014年时，有40多个国家对其95%以上的产前检查孕妇开展了梅毒检测。2011年，联合国艾滋病规划署与世界卫生组织和其他合作伙伴一道发起了一项全球计划，其工作方向是到2015年时消灭儿童中的HIV新发感染，这一全球运动已经调动国家、政府、组织和社区参与，2009~2013年，低收入和中等收入国家携带HIV的孕妇接受有效抗反转录病毒药物阻断母婴传播的比例翻了一番。这意味着全球低收入和中等收入国家中每10名携带HIV的孕妇就有7名获得了用来预防将病毒传给儿童的有效抗反转录病毒药物。根据2013年的数据，在占90% HIV新发感染的22个国家中，自2009年以来有8个国家已经使儿童HIV新发感染数降低了50%以上，另有4个国家接近这一数字。2000~2019年，新发HIV感染下降了39%，艾滋病相关死亡减少了51%，约有1530万人的生命通过抗反转录病毒药物治疗得以挽救。2019年，估计在130万携带HIV孕妇中，约有85%的孕妇和哺乳期妇女为防止母婴传播而获得了有效抗反转录病毒治疗。到2020年6月，全球有2600万HIV携带者正在接受反转录病毒治疗，占HIV携带者的67%。通过向所有HIV携带者扩大提供抗反转录病毒治疗和拓展预防选择，到2030年时可帮助避免2100万例HIV相关死亡和2800万例新感染。

世界卫生组织于2011年制定了全球肝炎规划，并正式确定7月28日为世界肝炎日。2016年5月，世界卫生大会首次通过了“2016~2021年全球卫生部门病毒性肝炎战略”。该战略目标是到2030年使全球病毒性肝炎新发人数减少90%。而实现这个目标的重要步骤就是母婴传播阻断。为实现这个目标，世界卫生组织正在以下领域开展工作：①提高认知，促进合作，调动资源。②制定基于证据的政策和收集数据，以便采取行动。③预防传播。④扩大筛查、护理和治疗服务。截至2015年底，婴儿乙肝疫苗已在185个国家推行。估计三剂乙肝疫苗的全球覆盖率达到83%，西太平洋区已高达90%。此外，96个国家推行了在出生24小时之内向新生儿接种一剂乙肝疫苗的做法，2020年全球覆盖率为42%。

（余艳红　高云飞　张　园）

yùnchǎnfù sǐwáng lǜ

孕产妇死亡率（maternal mortality ratio，MMR）　年内每10万名孕产妇的死亡人数。孕产妇死亡指从妊娠期至产后42天内，因任何妊娠或妊娠生理有关的原因导致的死亡，但不包括意外原因死亡者。按国际通用计算方法，“孕产妇总数”以“活产数”代替计算。每天，全球约有830名妇女死于与妊娠和分娩有关的疾病。99%孕产妇死亡发生在发展中国家，其中超过半数死亡发生在撒哈拉以南非洲，近1/3发生在南亚。孕产妇死亡一半以上发生在经济、政治基础脆弱和存在人道主义危机的环境中。2015年，发展中国家的孕产妇死亡率是每10万例活产有239名孕产妇死亡，而发达国家则为每10万例12人。据估计，在2015年大概有30.3

万名妇女在妊娠和分娩期间及分娩后死亡，大多数孕产妇死亡本来是可以预防并避免的。

2015年世界卫生组织-联合国人口基金会（World Health Organization-United Nations Fund for Population Activities，WHO-UNFPA）发布的孕产妇死亡监测和应对（maternal death surveillance and response，MDSR）基线调查中，中国为64个中低收入国家。

孕产妇死亡原因分析 2003～2009年，全球约有73%的孕产妇死于妊娠和分娩期间及分娩后的并发症，如产科出血、高血压疾病和脓毒血症，这些是孕产妇死亡的直接因素，这些疾病大多可预防或治愈。其他并发症可能在妊娠之前就已罹患，但在妊娠期间恶化，为间接因素，如心脏疾病、肾脏疾病、疟疾、获得性免疫缺陷综合征（简称艾滋病）。与艾滋病相关的孕产妇死亡占全球孕产妇死亡数的5.5%。占孕产妇死亡原因75%的主要并发症有：大出血（大都是产后出血）、感染（通常是在分娩后）、妊娠期高血压疾病（子痫前期和子痫）、分娩并发症、不安全的人工流产。其余并发症由妊娠期间的疟疾和艾滋病等疾病引发或与之相关。在中国，产科出血是导致孕产妇死亡的首要原因（表1）。

在分娩前后和分娩期间，熟练的护理可挽救孕产妇和新生儿的生命。在低收入的发展中国家，仅有51%的妇女可以在妊娠期及分娩期得到良好的护理及照顾。医护人员不足是妨碍孕产妇保健

表1 中国监测地区孕产妇主要疾病死亡率及死因构成

年份	主要疾病死亡率（1/10万）						占死亡总数%					
	产科出血	妊娠期高血压疾病	心脏病	羊水栓塞	产褥感染	肝病	产科出血	妊娠期高血压疾病	心脏病	羊水栓塞	产褥感染	肝病
合计												
2010	8.3	3.7	3.3	2.8	0.4	0.9	27.8	12.3	10.9	9.2	1.2	3.1
2013	6.6	2.6	1.8	3.1	0.2	0.6	28.2	11.4	7.8	13.3	0.6	2.6
2014	5.7	2.0	2.5	3.2	0.2	1.0	26.3	9.1	11.4	14.9	1.1	4.6
2015	4.2	2.3	3.3	1.9	0.1	1.0	21.1	11.6	16.4	9.5	0.7	4.7
2016	4.7	1.6	2.0	2.2	0.2	0.7	23.5	7.8	10.2	10.9	1.0	3.8
2017	5.7	2.0	1.5	2.7	0.1	0.4	29.0	10.4	7.9	13.9	0.6	2.2
2018	4.2	1.7	1.8	2.3	0.2	0.7	23.2	9.5	10.0	12.3	0.9	3.8
2019	3.0	2.0	2.6	1.5	0.3	0.4	16.9	11.1	14.5	8.7	1.9	2.4
城市												
2010	8.0	1.9	2.8	2.5	0.3	0.9	27.1	6.3	9.4	8.3	1.0	3.1
2013	5.6	2.1	2.1	2.7	0.0	0.9	25.0	9.2	9.2	11.8	0.0	3.9
2014	4.3	1.4	2.3	2.7	0.2	0.8	21.2	7.1	11.1	13.1	1.0	4.0
2015	3.5	0.9	5.2	0.7	0.2	0.7	17.9	4.8	26.2	3.6	1.2	3.6
2016	4.0	0.5	2.4	1.6	0.3	0.3	20.3	2.7	12.2	8.1	1.4	1.4
2017	5.1	1.1	1.3	2.1	0.2	0.0	30.7	6.8	8.0	12.5	1.1	0.0
2018	3.8	1.4	2.1	1.9	0.5	0.2	24.2	9.1	13.6	12.1	3.0	1.5
2019	1.5	1.5	3.3	1.0	0.3	0.3	9.2	9.2	20.0	6.2	1.5	1.5
农村												
2010	8.4	4.3	3.4	2.8	0.4	0.9	28.0	14.2	11.3	9.4	1.3	3.1
2013	6.9	2.8	1.7	3.3	0.2	0.5	29.3	12.1	7.3	13.8	0.9	2.2
2014	6.3	2.2	2.6	3.4	0.3	1.1	28.3	10.0	11.6	15.5	1.2	4.8
2015	4.5	3.0	2.4	2.4	0.1	1.1	22.5	14.7	12.0	12.0	0.5	5.2
2016	4.9	1.9	1.9	2.4	0.2	0.9	24.7	9.6	9.6	11.9	0.9	4.6
2017	6.0	2.5	1.7	3.0	0.1	0.6	28.4	11.8	7.9	14.4	0.4	3.1
2018	4.5	1.9	1.6	2.5	0.0	1.0	22.8	9.7	8.3	12.4	0.0	4.8
2019	3.8	2.2	2.2	1.8	0.4	0.5	20.4	12.0	12.0	9.9	2.1	2.8

来源：国家卫生健康委员会中国卫生健康统计年鉴2020：监测地区孕产妇主要疾病死亡率及死因构成。

的主要因素，贫困、交通不便、缺乏信息、服务不足、文化习俗是影响孕产妇保健的次要因素。1990~2015 年，世界各地的孕产妇死亡率下降了近 44%。但在中低收入国家，孕产妇的保健情况仍不容乐观。2015 年，低收入国家中仅有 40%的孕妇做过 4 次产前检查。2016~2030 年，作为世界卫生组织可持续发展议程的一部分，具体目标是使全球孕产妇每 10 万例活产的死亡率降至 70 人以下。中国地域经济发展不平衡的国情，孕产妇死亡率也表现为经济欠发达地区高于经济较发达地区（表 2）。

孕产妇死亡评审制度 孕产妇死亡评审（maternal death review，MDR）是全球孕产妇死亡监测及应对的重要组成部分。医学专业人员通过 MDR 了解孕产妇死亡的时间、地点及原因，帮助他们采取适当的措施，避免在未来发生同样类型的孕产妇死亡。MDSR 的任务是汇聚孕产妇死亡信息，提出应对措施，采取行动，并确保问责制的实施。孕产妇死亡监测及应对实施情况见图 1。

向孕产妇死亡评审递交的证据很大程度上依据孕产妇死亡资料的质量及完整性，很多孕产妇死亡信息根本没有报道，可能是与之相关的妊娠及分娩资料不完备。而孕产妇死亡评审的“问责文化”通常导致孕产妇死亡的漏报。通常由医疗机构孕产妇死亡评审委员会撰写死亡报告上报至地区孕产妇死亡评审机构，需要 3~6 个月，地区孕产妇死亡评审机构再将数据汇总并上报至国家卫生部门。MDSR 规定，孕产妇死亡是一个严重的事件，纳入国家法定疾病报告系统。每一例疑似发生在医疗机构内的孕产妇死亡，均应在事件发生的 24 小时内上报孕产妇死亡评审委员会，在社区死亡的孕产妇应在事件发生的 48 小时内上报。

改善孕产妇健康是世界卫生组织的主要优先事项之一。世界卫生组织致力于通过增加研究证据、提供循证临床和规划指导、制定全球标准以及为会员国提供技术支持以降低孕产妇死亡率。在 2015 年纽约联合国大会期间，联合国秘书长潘基文推出了《妇女、儿童和青少年健康全球战略（2016—2030）》。可持续发展目标指出该战略是 2015 年后议程的路线图，其目的是努力终结所有可预防的妇女、儿童和青少年死亡并创造一个使这些人群不仅能生

表 2　中国监测地区孕产妇死亡率

年份	孕产妇死亡率（1/10 万）		
	合计	城市	农村
1991	80.0	46.3	100.0
2000	53.0	29.3	69.6
2001	50.2	33.1	61.9
2002	43.2	22.3	58.2
2003	51.3	27.6	65.4
2004	48.3	26.1	63.0
2005	47.7	25.0	53.8
2006	41.1	24.8	45.5
2007	36.6	25.2	41.3
2008	34.2	29.2	36.1
2009	31.9	26.6	34.0
2010	30.0	29.7	30.1
2011	26.1	25.2	26.5
2012	24.5	22.2	25.6
2013	23.2	22.4	23.6
2014	21.7	20.5	22.2
2015	20.1	19.8	20.2
2016	19.9	19.5	20.0
2017	19.6	16.6	21.1
2018	18.3	15.5	19.9
2019	17.8	16.5	18.6

来源：国家卫生健康委员会．我国卫生健康事业发展统计公报。

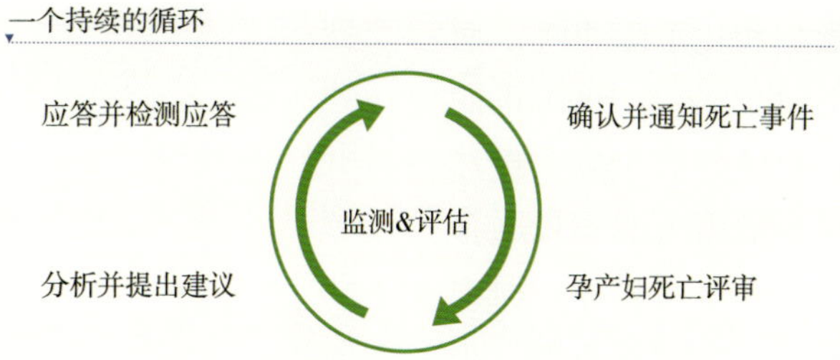

图 1　孕产妇死亡监测及应对实施情况

存而且能繁荣发展的环境，同时要让他们看到自己的环境、健康和福祉有了改观。

（余艳红 黄莺莺 何 岩）

wéichǎn'ér sǐwáng lǜ

围产儿死亡率（prenatal mortality rate，PMR） 妊娠满28周或出生体重≥1000g的胎儿（含死胎、死产）至产后7天内新生儿死亡数与活产数（孕产妇）之比。一般以‰表示。死胎、死产与新生儿死亡（0~7天）共同被归类为围产儿死亡，有研究表明，将3种情况共同分析是不恰当的，应该分别表述，然而仍有两者概念重叠的情况出现，遂在国际上仍通用围产儿死亡率这一指标。围产儿死亡是不可忽视的社会公共卫生问题，而围产儿死亡率则是保障母胎健康的重要提示指标。大约一半的死胎、死产及新生儿死亡（0~28天）可以通过高质量的、有证据支持的干预而避免。

尽管自2000年联合国千年大会上《联合国千年宣言》发布后，全球儿童生存率显著提高，但仅有23个国家能在2015年之前实现千年宣言的第4项发展目标，即在1990~2015年小于5岁儿童死亡率下降2/3。而2000~2018年，全球儿童死亡率平均每年下降2.6%，但新生儿死亡率仅下降2.2%，新生儿死亡现占据5岁以下儿童死亡的比重为46%。据世界卫生组织报道，2013年有630万小于5岁儿童死亡，与1990年1200万的数据相比下降49%。而全球围产儿死亡率由1990年的90‰下降至2013年的46‰。虽然2015年全球范围内未能实现联合国千年宣言的第4项目标，但中国所取得的成就仍是显著的，小于5岁儿童死亡率每年降低率由1%~2%（1990~1995年）升高至4%（2005~2013年）。相对新生儿死亡率来说，死胎、死产发生率并未包含在联合国千年宣言内，并且无专业机构如联合国或全球疾病负担组织等统计追踪数据，所以死胎、死产发生率较难统计，2015年全球估计有240万~300万妊娠晚期死胎、死产，并且相对新生儿死亡率，死胎、死产发生率较难下降。自2000年开始，死胎、死产发生率下降较新生儿死亡率更为缓慢。有效的统计数据对实现2030年死胎、死产发生率降低至12‰及以下十分重要。围产儿死亡率在全球具有区域性特点，分布极不平衡，非洲等发展中国家围产儿死亡率显著高于发达国家。

在中国，自2010年起才有完整的围产儿死亡率数据统计（表1），在此之前仅有新生儿死亡率、婴儿死亡率及5岁以下儿童死亡率三类数据。据2016年中国卫生和计划生育统计年鉴显示，2010年中国围产儿死亡率为7.02‰，2011年为6.32‰，2012年为5.89‰，2013年为5.53‰，2014年为5.37‰，2015年则下降至4.99‰，远低于世界平均水平。从地域特点来看，由于中国幅员辽阔，地区之间经济、文化水平不平衡，城乡差异、内地及边远地区与沿海地区差异明显。

近年来，中央和地方财政加大投入力度，针对妊娠前、妊娠期、新生儿等不同阶段，启动实施一系列重大公共卫生服务项目，包括国家免费妊娠前优生健康检查项目、增补叶酸预防神经管缺陷项目、新生儿疾病筛查项目、珠蛋白生成障碍性贫血防控项目等，数千万个生育家庭从中受益。经过不懈努力，降低围产儿死亡率初具成效。同时中国已建立完善的妇幼卫生监测网，1990~1995年卫生部在30个省、自治区、直辖市建立两个妇幼卫生监测网（孕产妇死亡检测网，247个监测点；5岁以下儿童死亡监测网，81个监测点），动态检测全国孕产妇死亡和5岁以下儿童死亡情况。1996年起实行孕产妇死亡监测、5岁以下儿童死亡监测和出生缺陷监测三网合一，抽取116个监测点建立全国妇幼卫生监测网，2007年起全国妇幼卫生监测点扩大到336个。自2010年起，已将围产儿死亡率纳入统计数据范围，重视围产期死亡率这一指标并采取一系列措施降低围产儿死亡率。

表1 2010年至2019年中国围产儿死亡率

年份	5岁以下儿童死亡率（‰）	婴儿死亡率（‰）	新生儿死亡率（‰）	3岁以下儿童系统管理率（%）
2010	16.4	13.1	8.3	81.5
2011	15.6	12.1	7.8	84.6
2012	13.2	10.3	6.9	87.0
2013	12.0	9.5	6.3	90.7
2014	11.7	8.9	—	89.8
2015	10.7	8.1	5.9	90.7
2016	10.2	7.5	4.9	91.1
2017	9.1	6.8	4.5	91.1
2018	8.4	6.1	3.9	91.2
2019	7.8	5.6	3.5	91.9

围产期是妇女和儿童一生中最重要、最关键、最脆弱和死亡率最高的时期，中国妇幼保健工作以“儿童优先，母亲安全”为宗旨，持续巩固、拓展和夯实围产期全程优质服务链，大大提高孕产妇的健康水平，显著降低孕产妇死亡率和围产儿死亡率做出了不懈的努力，并取得了阶段性的卓越成果。①调整、扩增助产服务资源：针对妇幼健康服务资源总体不足和结构性短缺问题，中国已加快实施妇幼健康服务保障工程，加强省、地市、县三级妇幼保健机构建设，新增产科床位8.9万张，改善服务条件，提高服务能力，努力满足群众需求，让孕产妇享受到更优质、更温馨的服务。对助产服务供需矛盾突出的地区，加强针对性指导，引导医疗机构加大内部挖潜，扩增产科床位。通过妇幼健康服务联合体、远程医疗、对口支援等方式，积极推进优质服务资源下沉，提升基层服务能力。②提升危重孕产妇和新生儿救治能力：依托产科、儿科实力突出和综合救治能力较强的医疗机构，加快危重孕产妇和新生儿救治中心建设，健全危重孕产妇和新生儿转诊、会诊网络，提升救治能力和水平，确保急救“生命通道”畅通。③推进妇幼健康优质服务：在试点基础上，全面推广使用全国统一的母子健康手册，加强生育全程基本医疗保健服务。以母子健康手册为载体，整合孕前保健、孕期保健、住院分娩、儿童保健、预防接种等服务内容，为妇女儿童提供系统、规范的优生优育全程服务，打造生育全程服务链。以妇幼健康优质服务示范工程、妇幼保健机构评审等为抓手，创新服务模式，优化服务流程，提升妇幼健康服务水平。

妇女儿童健康是人类持续发展的前提和基础。妇女儿童健康指标是国际上公认最基础的健康指标，也是衡量经济社会发展和人类发展的综合性指标。做好妇幼健康工作对于提高出生人口素质，提升全民健康水平，推动经济社会可持续发展，构建和谐社会具有重要意义。

中国现有8.8亿妇女儿童，拥有世界上规模最大的妇女儿童群体。多年来，党中央、国务院高度重视妇女儿童健康，以保护妇女儿童健康权益、提高妇女儿童健康水平为目标，以贯彻实施《母婴保健法》《人口与计划生育法》和中国妇女儿童发展纲要为核心，逐步完善妇幼健康法律法规，不断健全妇幼健康服务体系，持续提高妇幼健康服务质量，着力解决妇女儿童健康突出问题，努力促进公平性和可及性，取得了举世瞩目的成就。

（余艳红　高云飞　尹　倩）

rènshēn bìngfāzhèng

妊娠并发症（pregnancy complication） 由妊娠及妊娠时母儿病理性变化引起，与妊娠不存在必然因果联系，而是偶然因果关系的疾病。妊娠是胚胎和胎儿在母体内发育成长的过程。从成熟卵受精开始，到胎儿及其附属物娩出的整个妊娠过程中，机体各系统发生了一系列非常复杂而又十分协调的生理性改变，以维持妊娠的顺利进行。在妊娠漫长的40周期间，各种内在因素与外界因素及其联合作用，都会影响母体和胎儿机体的生理性适应调节，导致病理性变化。当机体无法代偿这些变化时，就会发生妊娠期高血压疾病、妊娠期糖尿病、胎盘早剥、胎膜早破、羊水异常等，形成病理妊娠。一种疾病是不是妊娠并发症，可通过以下2点进行鉴别：疾病由妊娠及妊娠时母儿病理性变化引起；疾病与妊娠不存在必然因果联系，二者为偶然因果关系。

（杨慧霞）

wǎnqī liúchǎn

晚期流产（late abortion） 妊娠12周至27^{+6}周，胎儿体重不足1000g而终止者。由于国情和医学水平的差异，对晚期流产的定义不同。英国皇家妇产医师学会将流产限定在妊娠24周前；而美国妇产科医师学会将妊娠13~26周而终止者称为中孕流产，这相当于中国晚期流产的概念。妊娠是个复杂的生理过程。从受孕到胎儿娩出期间，各种内在因素及外界因素的综合作用影响着妊娠结局。胚胎着床后31%发生自然流产，其中晚期流产占20%。晚期流产若处理不及时，可能遗留生殖器官炎症、损伤等危及母胎健康甚至生命。

病因 晚期流产的病因包括胚胎因素、母体因素及其他因素。

胚胎因素 胚胎染色体异常在晚期流产原因中仅占36%。其中，染色体数目异常最多见，以三体居多，约占51%，其中13、16、18、21及22-三体最为常见。而染色体结构异常引起的流产并不常见，结构异常包括染色体缺失、异位、重叠、嵌合体等。导致胚胎染色体异常的原因尚不清楚，随着孕妇年龄的增长，胚胎染色体发生异常的风险越高。染色体异常所致的流产可发生于任何阶段，但以妊娠8~15周时发生率最高。据统计约1%的活产婴儿有严重的基因突变，而基因突变在反复流产中的作用尚不清楚。

母体因素 内分泌功能异常、

免疫功能异常、生殖器官发育异常、母体感染因素、血栓前状态及其他因素是母体因素中导致流产的常见原因。

内分泌功能异常 女性内分泌功能异常，如黄体功能不良、甲状腺功能减退、未控制的糖尿病、高泌乳素血症、多囊卵巢综合征等均可导致流产。

免疫功能异常 如抗磷脂综合征、系统性红斑狼疮等自身免疫功能异常者，临床上可导致自然流产，甚至复发性流产。此外，妊娠是成功的半同种异体移植现象，孕妇由于自身免疫系统产生一系列的适应，从而对胎儿产生免疫耐受，使妊娠移植物能够继续。封闭抗体、组织相容性抗原HLA-G及子宫局部免疫可能与流产发生有关。

生殖器官解剖结构异常 包括先天性子宫异常及后天性子宫异常。①子宫畸形：常见的子宫畸形包括中隔子宫、双角子宫、单角子宫及残角子宫等，其中以中隔子宫最常见，约占子宫畸形的80%。畸形子宫的子宫腔变小，适应性扩张能力下降，随着孕周延长，子宫腔扩张受限而限制胚胎发育而导致流产；影响子宫血供，如单角子宫只有一侧子宫动脉供应血运、子宫中隔血运不良，影响孕卵植入及胚胎发育，导致流产的发生。②子宫腔粘连：导致子宫腔粘连的主要原因为创伤，子宫内膜诊刮术后或流产后的子宫内膜炎是子宫腔粘连最常见的诱因。子宫腔粘连可使子宫腔变形、容积缩小、子宫内膜异常，导致胎盘形成障碍而导致流产。据相关报道，子宫腔粘连者14%~40%发生反复流产，在缺乏治疗时可达40%。③子宫颈机能不全。

母体感染因素 感染与流产的关系较为明确，导致流产的主要感染原因是生殖系统感染，生殖系统常见的感染有TORCH感染、各种性传播疾病、各种病原体引起的阴道炎等。如单纯疱疹病毒和人类巨细胞病毒，可以直接感染胎盘和胎儿，引起绒毛膜炎，破坏胎盘结构，导致流产的发生。感染可以使机体对病原体产生免疫反应，增加体内炎症因子的生成，也不利于胚胎的继续发育，增加流产的风险。此外，其他各个器官的感染也可导致流产的发生。研究发现，牙周病是导致流产及早产的独立危险因素之一。

血栓前状态 指多种因素导致的凝血、抗凝及纤溶系统功能失调或障碍的病理生理过程。根据病因不同可以分为遗传性和获得性两种。①遗传性的血栓前状态：包括凝血因子V突变、蛋白C及蛋白S缺陷症、活化蛋白C抵抗和凝血酶原基因突变等。②获得性血栓前状态：包括抗磷脂抗体综合征、获得性高同型半胱氨酸血症及机体存在的引起血液高凝状态的疾病。血栓前状态最终都会导致凝血功能及抗凝功能紊乱，高凝状态的发生，在子宫胎盘部位导致血流状态改变，局部形成微血栓，导致胎盘梗死，最终导致流产的发生。

其他孕妇如果合并严重的内外科疾病，可导致晚期流产。如贫血和心脏病可引起胎盘缺氧，慢性肾炎、高血压可使胎盘发生梗死等。另外，孕妇过量吸烟、酗酒、接触放射线及化学物质均可能引起晚期流产。

临床表现 晚期流产者有停经史，阵发性腹部疼痛后出现阴道流血。开始时阴道流血常为鲜红色，后为暗红色或褐色，一般开始量较少，后会逐渐较多。其临床过程与早产及足月产相似，经过阵发性宫缩排出胎儿及胎盘，同时出现阴道流血。按自然流产发展的不同阶段，可分为先兆流产、难免流产、不全流产及完全流产。此外，还有稽留流产、复发性流产、流产合并感染三种特殊情况。

诊断 根据病史、症状和体征，结合相应的辅助检查，即可诊断。

病史 询问患者有无停经史和反复流产史，有无阴道流血、流血量及持续时间，是否伴有腹痛、腹痛部位、性质、程度，有无阴道排液及妊娠物排出。询问有无反复流产史有助于诊断复发性流产。此外，应了解有无发热、阴道分泌物有无臭味以及下腹部压痛可协助诊断流产合并感染，询问既往患病史对流产病因诊断可以提供帮助。

体格检查 先行妇科检查了解阴道流血来源及子宫颈情况，确定宫口是否扩张，有无妊娠物堵塞或羊膜囊膨出；应注意子宫大小与停经周数是否相符，有无压痛；子宫颈口有无柱状上皮异位及出血，有无宫颈息肉，有无子宫颈举痛。疑为先兆流产者，操作应轻柔。

辅助检查 ①B超检查：对于可疑晚期流产者，根据胎儿是否存活，制订正确的治疗方案。②孕激素测定：有研究表明，异常妊娠中仅1%患者的血孕激素水平≥25ng/ml，如果血孕激素水平<5ng/ml，则无论宫内或宫外妊娠，胚胎已停止发育。③其他检查：血红蛋白计数可判断出血程度，白细胞计数和C反应蛋白、降钙素原可判断有无感染存在。

复发性流产患者可行妊娠物以及夫妇双方染色体检查。

治疗 ①先兆流产：以保胎治疗为主，经治疗后约60%先兆流产能够继续妊娠。建议卧床休息，合理营养，严禁性生活，避免不必要的阴道检查，可用超声动态监测宫内胎儿情况。对患者进行心理疏导，减少患者不必要的紧张和顾虑，对于精神紧张者，可给予少量镇静剂。甲状腺功能低下者可口服小剂量甲状腺片。先兆晚期流产可服用宫缩抑制剂，子宫颈机能不全者于妊娠13~16周可酌情行预防性子宫颈环扎术。②难免流产：原则上应尽早使胎儿及胎盘组织完全排出。必要时可行清宫术，对妊娠物仔细检查，并送病理检查；复发性流产患者建议做染色体核型分析，对明确流产原因有帮助。晚期流产时，子宫较大、阴道流血较多，可用缩宫素促进子宫收缩。当胎儿及胎盘排出后检查是否完整，必要时刮宫以清除宫内残留妊娠物，并予抗生素预防感染。③不全流产：出血较少且未合并感染者，应尽快行清宫术。有感染且出血较多者，应在控制感染的同时行清宫术，刮出的标本送病理检查。可疑休克者，应及时输液、输血，同时给予抗生素预防感染。④完全流产：可不予处理，B超检查了解有无宫腔内残留物。⑤稽留流产：手术时避免子宫穿孔，一次不能刮净，于术后5~7天后再次刮宫。孕周较大者，可口服米非司酮加米索前列醇，或静脉滴注缩宫素，促使胎儿、胎盘排出，术后根据宫腔残留物存留情况决定是否再次清宫，并加强抗感染治疗。如果胚胎组织稽留过久，可导致严重的凝血功能障碍，甚至导致弥散性血管内凝血的发生，一旦发生弥散性血管内凝血，应积极给予输血，并补充凝血物质，包括纤维蛋白原、新鲜冷冻血浆、血小板等。⑥流产合并感染：指流产合并生殖器感染，主要由厌氧菌感染引起，约占60%以上，常见的有厌氧链球菌、类杆菌、梭状芽胞杆菌等，有时为混合性感染。在广谱抗生素积极抗感染后尽快行清宫术，将宫内残留物清除。若已合并感染性休克，应积极进行抗休克及抗感染治疗，病情稳定后应彻底刮宫。严重的感染性流产可并发子宫内膜炎、盆腔脓肿、血栓性静脉炎、感染性休克、急性肾衰竭及弥散性血管内凝血等，必要时需切除子宫。

预防 妊娠妇女应养成良好的生活习惯，戒烟戒酒。参加相对舒缓的体育锻炼，增强体质。注意均衡营养，摄取足够的维生素与矿物质；对于复发性流产的妇女，应做全面的产前检查，排查各种可能的病因。对妊娠中发现的异常情况，应及时去医院就诊，根据具体情况决定是否保胎。

（余艳红　王志坚　孟凡良）

zǐgōngjǐng jīnéng bùquán

子宫颈机能不全（cervical incompetence，CIC）

因宫颈先天发育异常或后天损伤所造成的宫颈功能异常而无法维持妊娠，最终导致流产。又称子宫颈内口闭锁不全、子宫颈口松弛症。CIC的发生率为0.1%~2%，在妊娠16~28周复发性流产中占15%左右。早在1678年，*The Practice of Physick*一书便对该病进行了描述和记载。1865年有学者在柳叶刀杂志上首次提出子宫颈机能不全的概念。既往对CIC的诊断通常是通过病史进行的回顾性诊断。直到20世纪80年代，随着经阴道超声的开展，阴道超声检测子宫颈长度的手段被引入临床并用于诊断CIC。尽管对CIC的研究逐步深入，但目前国内外仍对其缺乏一个精确的诊断标准。2014年美国妇产科学会颁布子宫颈环扎术治疗CIC指南文件，为CIC的诊断提供了新证据。

病因与发病机制 CIC的发病机制尚未完全明确，可能是单因素或多因素共同作用的结果。目前公认的病因包括先天性及获得性。

先天性因素　包括解剖结构异常、组织结构异常及其他因素。①先天性子宫颈解剖结构异常：由于子宫颈与子宫体具有相同的胚胎起源，所以先天性子宫畸形（如单角子宫、双角子宫、中隔子宫）常合并有先天性子宫颈结构异常，如子宫颈过短或形态异常。②先天性组织结构异常：子宫颈组织主要由胶原纤维组成，胶原纤维是维持子宫颈功能的重要结构。先天性子宫颈发育不良常表现为初次分娩即发生CIC，其主要原因是子宫颈胶原纤维缺乏及比例失调。在妊娠中期子宫峡部伸长扩张形成子宫下段，羊膜囊及胎儿的重力作用使子宫颈逐渐缩短，子宫颈在无腹痛情况下扩张，继而发生晚期流产及早产，如先天性米勒管畸形。③胎儿期暴露于己烯雌酚的女婴，日后发生CIC的风险大大增加，己烯雌酚是人工合成的非甾体雌激素物质，能产生与天然雌二醇相同的所有药理与治疗作用，可通过胎盘达到胎儿体内，影响子宫颈胶原纤维的构成。服用己烯雌酚的孕妇生育的女婴将来发生CIC的概率明显高。

获得性因素　包括机械性损伤、创伤（如分娩、刮宫术、子宫颈锥切）及生化因素（如炎症、血栓）的影响。主要是机械性损伤及创伤。①外科创伤：见于分娩造成的子宫颈裂伤、子宫颈扩张过快、子宫颈锥切术或宫颈电热圈环形切除术术后导致子宫颈括约肌功能的完整性受损。其中锥切术后是否引起 CIC，与锥切术后子宫颈管的长短有关。②生化因素：主要是感染、炎症和血栓之间相互作用。高凝状态是炎症刺激的早期反应，凝血酶可调节炎症反应，炎症机制可上调促凝因子，抑制溶解纤维蛋白的活性，在 CIC 中起到一定的作用。

临床表现 主要表现为妊娠中晚期出现无痛性宫口扩张、子宫颈管缩短、羊膜囊膨出、胎膜早破，进而发生流产、早产，而在妊娠前及妊娠早期通常无任何临床表现。

症状 可无临床表现，或者有轻微症状，如盆腔压迫感、经前疼痛或腰痛以及阴道分泌物增加。这些症状通常持续数天或几周，典型的症状常开始于妊娠 14～20 周。常不伴有子宫收缩或轻微宫缩。由于妊娠子宫内容物达到临界的重量，在超过子宫颈内口承受力时，子宫颈扩张，胎膜从宫口膨出，到一定程度后胎膜破裂导致流产。

体征 阴道检查可发现子宫颈软、消退，轻微的宫口扩张，于子宫底加压，或采取瓦尔萨尔瓦（Valsalva）动作，在刺激状态下子宫颈管内或阴道内可看到羊膜囊，无刺激状态下胎膜膨出或胎膜已破裂。

诊断 尚无公认的诊断标准，病史是妊娠期诊断 CIC 最重要的依据。导致流产、早产病因虽多，但妊娠中期流产及早产时无明显宫缩而出现宫口迅速开大、羊膜囊膨出、随后胎儿分娩，临床医师首先应考虑 CIC。

病史 患者有 1 次或 2 次流产或早产史，出现无明显腹痛和宫缩、宫口扩张、羊膜囊已突出子宫颈外口，可考虑 CIC 的诊断，3 次以上流产或早产的病史即可诊断。典型的病例有妊娠中期的无痛性子宫颈扩张 2～4cm，伴会阴的压迫感和黏性分泌物。

阴道检查 阴道检查示子宫颈软，子宫颈管短于正常水平，宫口开大，甚至有羊膜囊突出于子宫颈管内，是 CIC 的客观证据，也是确诊妊娠期 CIC 的直接方法。但阴道检查大多只能观察子宫颈阴道部，使得测量值常常偏低。妊娠前子宫颈触诊需考虑到月经周期的变化，月经期子宫颈峡部短且比较松弛，自增生早期峡部的张力渐上升至排卵后最高，月经来潮前又松弛。在整个月经周期中，峡部有延伸趋势，分泌期呈管状。故妊娠前子宫颈检查不能较好判断子宫颈长度，更不能判断子宫颈内口宽度。妊娠期阴道检查可刺激子宫颈分泌前列腺素，还增加了感染的风险，对诊断不但无帮助，还可能产生副作用。此外，在早产低风险人群中，重复指检可使早产发生率倍增。

超声检查 ①经阴道超声：较为可靠的诊断方法，在测量子宫颈管缩短的基础上，诊断 CIC 还需增加羊膜腔膨出进入子宫颈管形成漏斗的证据。目前公认的正常妊娠 14～30 周子宫颈长度是 35～40mm。子宫颈缩短或漏斗形成常见于 18～22 周，子宫颈展平伴有子宫颈内口和子宫颈管逐渐从“T”形向“Y”形改变，最终形成“V”形。这种变化通常伴随着进行性子宫颈管缩短至 25mm。这些变化对早产的预测价值很高，在无宫缩情况下，如果子宫颈长度<25mm，可能会发生 CIC。②经腹部超声：其诊断准确性不如经阴道超声和经会阴超声。检查前嘱患者排空膀胱，应获取子宫颈矢状影像，并显示子宫颈黏膜的长轴回声。检查时用足够的压力压迫子宫颈，但不能过度以免子宫颈延长。沿子宫颈管测量子宫颈内外口的长度，测定 3 次子宫颈管闭合部分的长度，记录最短的数据，子宫底加压 15 秒记录子宫颈长度和漏斗的变化。用“T、Y、V、U”四种字形来描述 B 超下所见的子宫颈管变化。如果子宫颈管是关闭的，只需测量子宫颈长度这一个参数。子宫颈管有弯曲时，可用轨迹测量两条直线相加的方法。③经会阴超声：可减少阴道操作，从而避免上行感染的可能，更适用于胎膜早破、前置胎盘等特殊情况。

值得注意的是，5%的患者子宫颈长度在检查的 5～10 分钟内可发生变化，子宫颈管上方的漏斗可以出现或者消失。在加压子宫底后，5%的病例可出现子宫颈缩短。检查时应记录最短的子宫颈长度。有子宫颈机能不全的高危因素，但子宫颈长度未达到诊断标准时，可采用子宫颈应力试验，经子宫底加压或孕妇站立一段时间后观察子宫颈结构的变化，如果子宫颈明显缩短或子宫颈内口呈现漏斗状则 CIC 的可能性大。这有助于早期诊断。无论是否有过典型病史，子宫颈长度开始测量的时间应该是 14～16 周，而子宫颈长度的临界值定于 25mm。怀疑有 CIC 的孕妇，可于 14～16 周开始，间隔 2 周连续监测子宫颈的变化情况。

治疗 包括保守治疗及手术治疗，其中手术治疗是主要手段。

保守治疗 治疗包括卧床休

息、使用子宫颈托和给予孕酮。保守治疗方法在治疗 CIC 方面的有效性没有得到证实。①卧床休息：如果宫口已开大，甚至伴有羊膜囊脱出应当绝对卧床，必要时垫高孕妇臀部，减轻对子宫颈内口的压力，保持大便通畅，防止屏气用力。②使用子宫颈托：妊娠 30 周前发现子宫颈长度<25mm 者可使用，子宫颈口可见羊膜囊但宫口无明显扩张者不列为禁忌。使用前先用无菌阴道窥器检查子宫颈以选择大小合适的子宫颈托，阴道拭子做分泌物细菌培养和敏感测定。如阴道拭子做分泌物细菌培养和敏感测定结果无异常，可将子宫颈托在尽可能高的位置上环绕子宫颈，短期观察无不适感及阴道流血时可出院，然后定期随访。子宫颈托均应于妊娠 34～36 周时取出，如有胎膜早破、宫缩、阴道流血或明显不适时及时取出。根据阴道拭子培养是否阳性应用抗生素。以下情况禁忌使用：有宫缩、胎膜早破、孕妇发热、C 反应蛋白升高、白细胞计数>15×10^9/L、阴道异常排液和流血。子宫颈托不需要麻醉和手术，徒手放置即可完成，孕妇无特殊不适，在欧洲使用相对较多。③给予孕酮：孕酮可维持子宫静止和松弛状态，子宫颈局部的孕激素能够抑制炎症因子的释放，抑制细胞外基质的降解，从而抑制子宫颈的软化和扩张。孕酮同时对子宫颈黏液栓有重要的维持和保护作用，间接起到预防上行感染、加强子宫颈的作用。2014 年美国妇产科医师协会子宫颈环扎术治疗 CIC 的指南指出，对于妊娠<24 周、无早产史、偶然发现子宫颈长度≤20mm 无症状者，可推荐使用阴道孕激素，以减少单胎妊娠早产风险。

手术治疗 对有高危因素的孕妇应进行评估，决定是否实行环扎术。在施行环扎术前，应确认胎儿解剖结构是否正常及有无染色体异常。见*子宫颈环扎术*。

（余艳红 王志坚 孟凡良）

zǐgōngjǐng huánzhā shù

子宫颈环扎术（cervical cerclage）

在子宫颈部位用缝线或环扎带为子宫颈提供机械性支撑，加强子宫颈管张力，防止子宫下段延伸和子宫颈口扩张，从而建立或修复正常的子宫颈结构、形态及功能，延长孕周、维持妊娠至足月的手术。对防治子宫颈机能不全导致的流产和早产具有重要临床意义，是治疗子宫颈机能不全最有效的手段。

子宫颈环扎术已有 60 余年历史。经阴道子宫颈环扎术最早在 1955 年由印度学者报道，其通过利用患者大腿阔筋膜对子宫颈进行黏膜下缝合来治疗子宫颈机能不全；1957 年，澳大利亚麦克唐纳（Mcdonald）提出了一种更为简便及安全的子宫颈环扎技术，不需要剥离子宫颈，避免损伤膀胱及直肠，而且便于拆线。1965 年本森（Benson）首次报道开腹子宫颈环扎术，随着腹腔镜技术发展及成熟，1998 年美国希贝塔（Scibetta）等首次报道腹腔镜下子宫颈峡部环扎术，此后不断有非妊娠期腹腔镜环扎成功的报道；2008 年美国报道了 2 例机器人辅助腹腔镜环扎术，克服了常规腹腔镜二维深度观察和操作的局限性，手术更加微创，还可在妊娠期辅助经腹环扎，为腹腔镜子宫颈环扎术提供了更安全、有效的术式选择。

手术指征 单胎妊娠妇女行子宫颈环扎术手术指征包括：子宫颈机能不全病史、妇科检查发现妊娠中期无痛性子宫颈扩张、自发性早产病史伴妊娠 24 周前 B 超发现子宫颈管缩短。

基于病史指征的子宫颈环扎术 又称预防性环扎术，患者有典型子宫颈机能不全病史：既往 1 次或多次的因子宫颈机能不全导致妊娠中期胎儿丢失或早产史、曾因妊娠中期无痛性子宫颈扩张行子宫颈环扎术。有典型病史指征的环扎术一般在妊娠 13～16 周进行。

基于体格检查指征的子宫颈环扎术 包括紧急子宫颈环扎术和援救子宫颈环扎术，是针对妊娠中期无痛性子宫颈扩张或子宫颈管消退（伴或不伴胎膜膨出）的孕妇进行子宫颈环扎。研究表明，经过临床检查排除宫缩、羊膜腔感染，对单胎妊娠且有子宫颈内口扩张的孕妇行基于体格检查指征的子宫颈环扎术是有益的。

基于病史联合阴式超声指征的子宫颈环扎术 既往有妊娠≤34 周的自发早产史、妊娠 16～24 周前 B 超检查发现子宫颈短（≤25 mm）的单胎孕妇，行子宫颈环扎术有助于降低早产发生率，并改善新生儿发病率和死亡率。

禁忌证 包括绝对禁忌证和相对禁忌证。①绝对禁忌证：羊膜腔内感染、胎膜早破、严重的胎儿畸形、死胎、活动性子宫出血、凝血功能障碍、明显宫缩等。②相对禁忌证：前置胎盘、胎儿生长受限。

手术时机 根据手术时机不同，妊娠期子宫颈环扎术可分为择期子宫颈环扎术、紧急子宫颈环扎术、援救子宫颈环扎术。其中预防性的子宫颈环扎术在子宫颈扩张前进行效果最佳，但是对于部分孕妇已经出现子宫颈扩张或者展平的情况下，可进行紧急子宫颈环扎术。

择期子宫颈环扎术 指妊娠前或妊娠早期已明确诊断子宫颈机能不全者，子宫颈尚未变化前进行的预防性子宫颈环扎，一般建议在妊娠13~16周进行，环扎成功率高，并发症相对低，20周以后的成功率逐步降低。

紧急子宫颈环扎术 当妊娠中期子宫颈已经出现改变，包括无痛性子宫颈管缩短，长度≤25mm；或子宫颈形态改变，即子宫颈内口开大呈楔形或漏斗形，和/或羊膜囊楔入、脱出，甚至已经发生早产、临产时，为了阻断产程进展而采取紧急子宫颈环扎术，一般限定在入院后24小时内进行。

援救子宫颈环扎术 第1次环扎术失败后，评估病情如无继续妊娠禁忌，可再实施1~3次的援救环扎术，以延长孕周获得良好妊娠结局。再次手术需结合孕周、是否感染、子宫颈状况及宫缩等信息，充分评估胎膜早破、羊膜腔感染及早产等风险；一般采用简单的McDonald术式，尽量缩短手术时间，减少对母婴的刺激和感染风险，术前及术后积极抑制宫缩和抗感染治疗。

手术方式 子宫颈环扎术术式多样，根据手术路径不同可分为经阴道子宫颈环扎术和经腹子宫颈环扎术。

经阴道子宫颈环扎术 是妊娠期子宫颈环扎术最常用的手术方式，标准的阴式子宫颈环扎术包括Shirodkar术式、McDonald术式和改良的Shirodkar术式，以McDonald术式（图1）和改良的Shirodkar术式（图2）应用的最多。一般在妊娠12~16周进行。

McDonald术式 ①手术步骤：用阴道拉钩暴露子宫颈，用卵圆钳夹持子宫颈前唇轻轻向下牵拉，在靠近阴道穹隆部子宫颈内口水平自子宫颈12点处进针，在10点处出针，然后从8点处进针，6点处出针，如此环绕子宫颈缝合4~6针，最后在1点处出针，将环子宫颈的缝线拉紧，将子宫颈管缩小到5~10mm，在阴道前穹隆处打结并保留一定长度的线尾以便拆线。②优点：操作简单；无须切开子宫颈阴道部的黏膜，创伤相对小；对母婴干扰少；手术时间短、术后恢复快，容易拆线；费用较低。③缺点：不能用于子宫颈已消退或子宫颈过短的病例；缝合位置较低，只能达到子宫颈中1/3段将子宫颈管下段缩窄，缝线所能承受的负荷较小，术后易再次出现子宫颈改变，需行二次环扎；或者当子宫腔内压增加时，子宫颈管上段仍可能出现膨胀导致流产、早产。

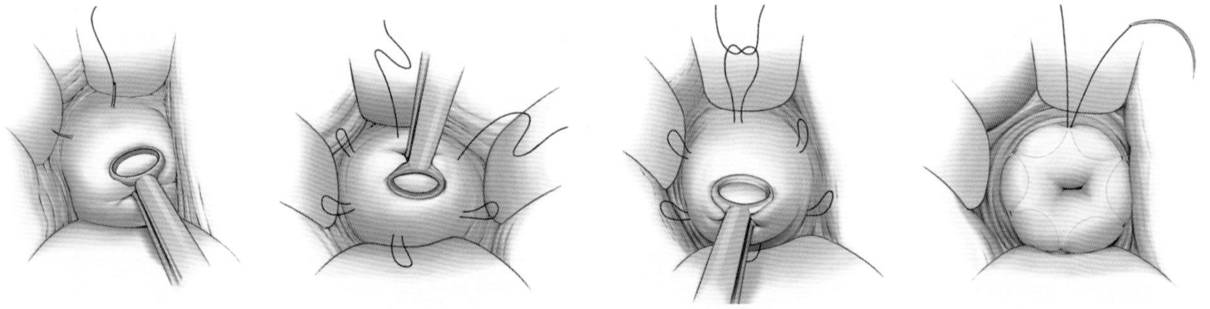

图1 McDonald式子宫颈环扎术

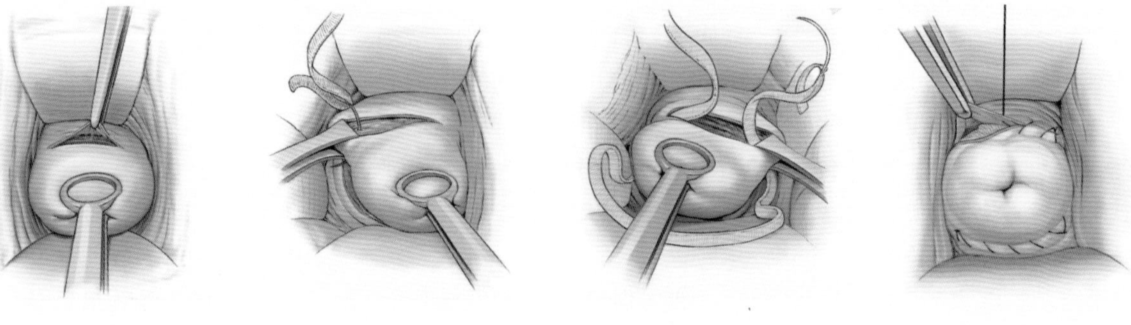

图2 改良Shirodkar式子宫颈环扎术

Shirodkar 术式　多用于子宫颈过短、子宫颈管消退不宜行 McDonald 手术的孕妇。①手术步骤：用阴道拉钩暴露子宫颈，横行切开子宫颈前唇的阴道黏膜，上推膀胱，切开子宫颈后唇黏膜，用卵圆钳将子宫颈前后唇拉近，用缝针在前穹隆切口两侧穿过阴道黏膜下至后穹隆切口两侧穿出、打结，上下共 2 针，连续缝合黏膜并包埋线结。②优点：高位子宫颈环扎，缝扎位置可达子宫颈上 1/3 段，能有效地增加子宫颈管的张力，较 McDonald 术承受较大重力，宫腔压力增高时能有效阻止子宫颈口扩张，达到预防早产和流产的目的。③缺点：需切开阴道前后穹隆，损伤及出血风险相对大；手术需推开膀胱及切开子宫颈阴道部前后壁，手术操作较为复杂，不易掌握及广泛应用。

改良 Shirodkar 术　①手术步骤：将子宫颈阴道前壁黏膜切开，上推膀胱，后壁不切开，按左后、左前、右前、右后顺序子宫颈内口水平进行环扎缝合，在子宫颈阴道部位打结，连续缝合切开的阴道黏膜。②优点：只切开阴道前壁，较经典的 Shirodkar 术创伤小、出血少，在子宫颈条件不宜行 McDonald 法时，实施改良 Shirodkar 术很有必要。

水囊堵塞法　当宫口已开大，羊膜囊突出甚至脱入阴道时，可行紧急子宫颈环扎术，但此时行子宫颈缝合容易损伤胎膜或增加缝扎子宫颈管的困难，抬高臀部、充盈膀胱或经腹行羊水穿刺降低宫内压均有助于羊膜囊还纳环扎术的实施。也可采用水囊堵塞法，缝合前可先用 16 号或 18 号 Foley 导尿管插入宫口内，注入 15～30ml 生理盐水充盈球囊，从而将羊膜囊推入子宫颈口内，再以 McDonald 式环扎子宫颈，既避免羊膜囊损伤，也便于子宫颈管缝合。术毕排空球囊并取出（图 3）。

经腹子宫颈环扎术　包括开腹子宫峡部缝合术、腹腔镜下子宫颈环扎术和机器人辅助子宫颈环扎术。

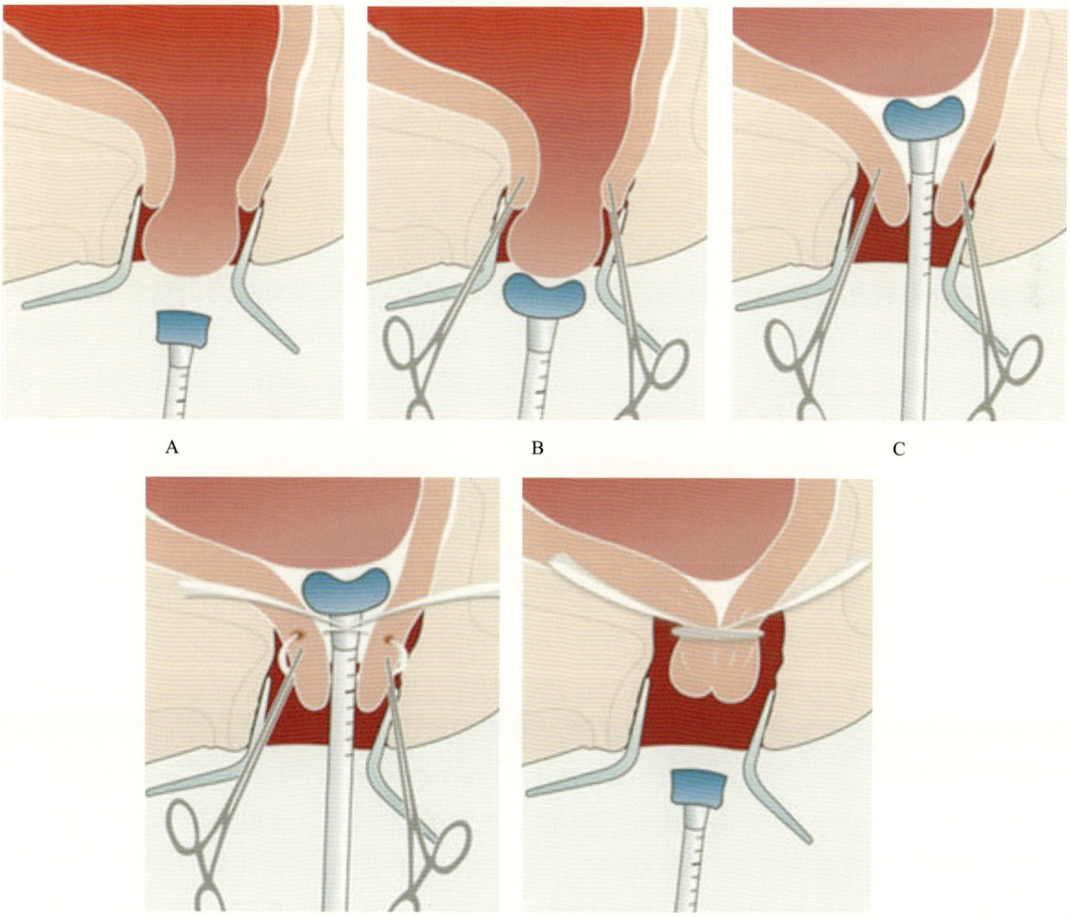

A　B　C　D　E

图 3　使用 Foley 管的 McDonald 式子宫颈环扎术

开腹子宫峡部缝合术 适用于子宫颈长度<25mm或曾经手术切除子宫颈、有子宫颈深部裂伤、子宫颈阴道瘘和子宫颈瘢痕过硬、阴道缝合困难等不适合实施阴道手术者或曾行经阴道环扎术失败者。该术宜在妊娠前进行，也有学者认为错过妊娠前手术时机者可在妊娠10~14周进行。①手术步骤：该法为从子宫下段分离膀胱，环扎部位在主韧带和子宫骶骨韧带上方，环扎带放置在子宫颈解剖学内口水平的无血管区和子宫动脉之间，环绕在子宫颈上部。②优点：该术式解剖分离清晰，环扎部位准确，缝扎位置较高，缝线不易脱落且效果好，且减少阴道内异物刺激，避免诱发感染和早产。③缺点：手术难度大，创伤大，妊娠期手术容易诱发宫缩及早产，分娩须行剖宫产；若手术失败发生难免流产需开腹拆除环扎带。

腹腔镜下子宫颈环扎术 随着腹腔镜技术迅速发展，手术操作日渐成熟，应用日趋广泛，且效果良好，腹腔镜外科技术越来越多地替代了传统的妇科开腹手术。开腹环扎也逐渐被腹腔镜环扎所替代。腹腔镜环扎术的环扎带放置在子宫颈内口的解剖学位置非常准确，与经阴道环扎术相比可避免阴道异物，克服了在瘢痕和缩短的子宫颈上缝合困难的技术问题，较开腹环扎创伤小，术后疼痛轻、恢复快，优于开腹环扎，不但可延长胎儿的孕周，并且对孕妇也安全和有效。

机器人辅助子宫颈环扎术 随着机器人技术发展及其在外科手术中的应用不断成熟，2008年美国报道2例机器人辅助腹腔镜环扎术，机器人克服了常规腹腔镜二维深度观察和手操作的局限性，手术更加微创、精细、有效，也可在妊娠期辅助经腹环扎，为子宫颈环扎术提供了替代传统开腹和快速恢复的新手段。

并发症 子宫颈环扎术严重并发症发生率低。近期并发症（术中及术后48小时）包括出血、子宫颈裂伤、胎膜早破、诱发宫缩导致流产；远期并发症常见的有感染、绒毛膜羊膜炎、缝线移位、子宫颈管裂伤等；产时还可能因子宫颈管狭窄发生宫口梗阻性难产、子宫颈撕裂、产后出血。并发症的发生与环扎术时间、手术指征等相关。与经阴道子宫颈环扎术相比，经腹子宫颈环扎术的严重并发症增加；紧急环扎术并发症发生率较择期环扎术增加。

术后处理 ①一般处理：术后需臀高位卧床休息3~5天，禁止性生活，禁止阴道栓和阴道灌洗，避免负重，保持大便通畅。②积极防治感染：术前常规应用抗生素预防感染，并密切监测体温、感染指标变化，一旦发现宫内感染，应尽早取出环扎带、终止妊娠。③抑制宫缩治疗：对于择期环扎手术，一般在术后48~72小时内给予宫缩抑制剂，若无明显宫缩可停用宫缩抑制剂；对于紧急环扎术，术后需延长宫缩抑制剂使用时间，必要时一直用到34周。④检测子宫颈改变：择期环扎术后每2周一次、紧急环扎术后每周一次复查阴道B超，B超提示子宫颈管进行性扩张或缩短则环扎术失败，可考虑再次环扎术。⑤其他：密切注意腹痛、阴道流血、阴道流液情况，警惕胎膜早破发生，应定期门诊产检。

分娩期处理 ①妊娠36周之后出生的新生儿，其发病率及死亡风险很低，因此，多数专家建议经阴道子宫颈环扎最迟妊娠37周拆除缝线或环扎带，并等待自然临产。无阴道试产禁忌证者可行阴道分娩，产后注意仔细检查子宫颈是否裂伤，有裂伤者进行子宫颈缝合。②经腹环扎术患者妊娠晚期须行剖宫产术终止妊娠，术中切断、取出环扎带；若有再次妊娠意愿且无继续妊娠禁忌证者，可保留环扎带再次妊娠。③对于出现未足月胎膜早破的孕妇，必须权衡拆除缝线所致早产和保留缝线感染之间的利弊，须结合孕周及母胎情况：妊娠>32周，胎儿发育接近成熟，早产新生儿生存能力较强，可考虑拆除缝线减少感染风险；妊娠<22周时出生的新生儿存活率极低，保胎意义不大，建议拆除缝线；妊娠22~31周应个体化对待，保留环扎缝线可以适当延长几天时间，也有研究建议给予糖皮质激素促胎肺成熟后48小时再拆除缝线。④对于妊娠中期出现难免流产或早产临产者，应及时取出环扎带再行引产术，避免因产道梗阻导致子宫下段破裂。⑤环扎术后48小时内出现胎膜破裂、安胎过程中出现感染、宫缩频繁难以抑制时应及时拆除缝线，避免过强宫缩导致子宫颈裂伤甚至断裂。

（余艳红 王志坚 孟凡良）

rènshēn jùtǔ

妊娠剧吐（hyperemesis gravidarum，HG）

妊娠早期出现严重的恶心、呕吐引起脱水、酮症甚至酸中毒，需要静脉输液治疗。在妊娠早期约50%的妊娠妇女可发生恶心、呕吐，25%仅有恶心，无呕吐。多始于停经后4周，妊娠9周时症状最为严重，60%患者妊娠12周后自行缓解，91%患者妊娠20周后缓解，约10%的孕妇在整个妊娠期持续恶心、呕吐，通常只有0.3%~1%的孕妇发展为妊娠剧吐。妊娠剧吐若处理不当可引起母亲严重并发症甚至危及生命，被迫终止妊娠。因此，早期识别、正确处理具有重要的临床意义。

目前，中国对妊娠剧吐的临床处理，尤其是止吐药物应用的安全性存在较大顾虑。因此，根据国外妊娠剧吐的诊疗指南，以及止吐药物在妊娠早期应用的最新循证医学证据，结合中国临床实践的需求，中华医学会妇产科学分会产科学组组织中国有关专家制定了《妊娠剧吐的临床诊断与处理规范》，旨在规范和指导妇产科医师对妊娠剧吐的临床处理，改善母亲结局，减少不必要的医源性终止妊娠。

临床表现 典型表现为停经6周左右出现恶心、呕吐并随妊娠进展逐渐加重，至停经8周左右发展为持续性呕吐，不能进食，极为严重者甚至出现嗜睡、意识模糊、谵妄甚至昏迷、死亡。体重减轻可超过5%，明显消瘦，极度疲乏，口唇干裂，皮肤干燥，眼球凹陷，尿量减少。

诊断 是否需要住院治疗常常作为临床上判断妊娠剧吐的重要依据之一。妊娠剧吐为排除性诊断，应仔细询问病史，排除可能引起呕吐的其他疾病，如胃肠道感染（如腹泻）、胆囊炎、胆道蛔虫、胰腺炎（如腹痛）、尿路感染（是否有排尿困难或腰部疼痛）、病毒性肝炎（肝炎病毒血清标志物阳性，转氨酶明显升高）或妊娠前疾病（如糖尿病引起的呕吐、艾迪生病）。应特别询问是否伴有上腹疼痛及呕血或提示其他病变（如胃溃疡）引起的症状。

辅助检查可帮助了解病情。①尿液检查：饥饿状态下机体动员脂肪组织供给能量，使脂肪代谢的中间产物酮体聚积，尿酮体阳性至少一个（+）；同时测定尿量、尿比重，注意有无蛋白尿及管型尿，中段尿细菌培养排除泌尿系统感染。②血常规：因为血液浓缩致血红蛋白升高，可以达150g/L以上，血细胞比容0.45以上。③生化分析：血钾、钠、氯降低，呈代谢性低氯性碱中毒，67%患者转氨酶（ALT或AST）升高，但通常不超过正常上限值的4倍，若肾功能不全则尿素氮、肌酐升高。④动脉血气分析：二氧化碳结合力下降至<22mmol/L。上述异常通常在纠正脱水、恢复进食后迅速恢复正常。⑤眼底检查：重症患者可出现视神经炎及视网膜出血。

特殊并发症 ①甲状腺功能亢进症：60%的妊娠剧吐患者可出现短暂的甲亢，原因在于HCG的β-亚单位结构与TSH相似，妊娠后HCG水平升高，刺激甲状腺分泌甲状腺激素，继而反馈性抑制TSH水平。常为暂时性，多数并不严重，一般无须使用抗甲状腺药物。原发性甲亢患者很少出现呕吐，而妊娠剧吐患者没有甲状腺功能亢进症的临床表现或甲状腺抗体。应在妊娠20周复测甲状腺功能，T_4水平通常会恢复正常。②韦尼克（Wernick）脑病：一般在妊娠剧吐持续3周后发病，为严重呕吐引起维生素B_1（硫胺素）严重缺乏所致。约10%的恶性呕吐患者并发该病，主要特征为眼肌麻痹、躯干共济失调和遗忘性精神症状。临床表现为眼球震颤、视力障碍、步态和站立姿势受影响，个别发生木僵或昏迷。患者经治疗后死亡率为10%，未治疗者死亡率高达50%。

治疗 持续性呕吐合并酮症患者需要住院治疗，包括静脉补液、补充多种维生素、纠正脱水及电解质紊乱、合理使用止吐药物及防治并发症等。

一般处理 应尽量避免接触容易诱发呕吐的气味、食品或添加剂。避免早晨空腹，鼓励少量多餐，两餐之间饮水，进食温和、干燥以及高蛋白的食物。医务人员和家属应给予患者心理疏导，告知患者经积极治疗2~3天后，病情多迅速好转，仅少数患者出院后症状复发，需再次入院治疗。

对症治疗 ①纠正脱水：每天静脉滴注葡萄糖液、葡萄糖盐水、生理盐水及平衡液共3000ml左右，其中加入维生素B_6、维生素B_1、维生素C，连续输液至少3天（视呕吐缓解程度和进食情况而定），维持每天尿量≥1000ml。为更好地利用葡萄糖，可按照每4~5g葡萄糖+1U胰岛素+10%KCl 1~1.5g配成极化液输注。恶性呕吐者可考虑胃肠外营养。②补钾：一般补钾3~4g/d，严重低钾血症时可补钾至6~8g/d。注意观察尿量，原则上每500ml尿量补钾1g较为安全，同时监测血清钾和心电图，酌情调整剂量。③纠正酸碱平衡紊乱：根据血二氧化碳值，适当补充碳酸氢钠或乳酸钠溶液纠正代谢性酸中毒。

止吐治疗 包括以下内容。

止吐药物安全性 由于妊娠剧吐多发生于妊娠早期，正值胎儿最易致畸的敏感时期，因而止吐药物的安全性备受关注。①甲氧氯普胺：研究显示，妊娠早期应用甲氧氯普胺并未增加出生缺陷、低出生体重儿、早产、围产儿死亡的风险。②昂丹司琼：为5-羟色胺3受体拮抗剂，美国最常用的止吐处方药。研究显示该药物并未增加自然流产、胎死宫

内、出生缺陷、早产、低出生体重儿及小于胎龄儿的风险。双盲研究证实静脉滴注甲氧氯普胺与昂丹司琼的止吐效果近似，但后者的不良反应如嗜睡、口干、尿酮升高发生率低于甲氧氯普胺，而甲氧氯普胺以其对胎儿安全、止吐效果佳且价廉的优势成为妊娠剧吐的首选止吐药。③异丙嗪：研究结果显示，异丙嗪与甲氧氯普胺的止吐疗效相似，但甲氧氯普胺的不良反应的发生率低于异丙嗪。妊娠早期应用异丙嗪止吐虽然未增加出生缺陷率，但在妊娠晚期持续使用可致新生儿戒断效应和锥体外系反应（图 1）。

止吐药物特性　见表 1。

终止妊娠指征　体温持续高于 38℃；卧床休息时心率高于 120 次/分；持续黄疸或蛋白尿；出现多发性神经炎等症状体征；有颅内或眼底出血经治疗不好转者；出现韦尼克脑病。

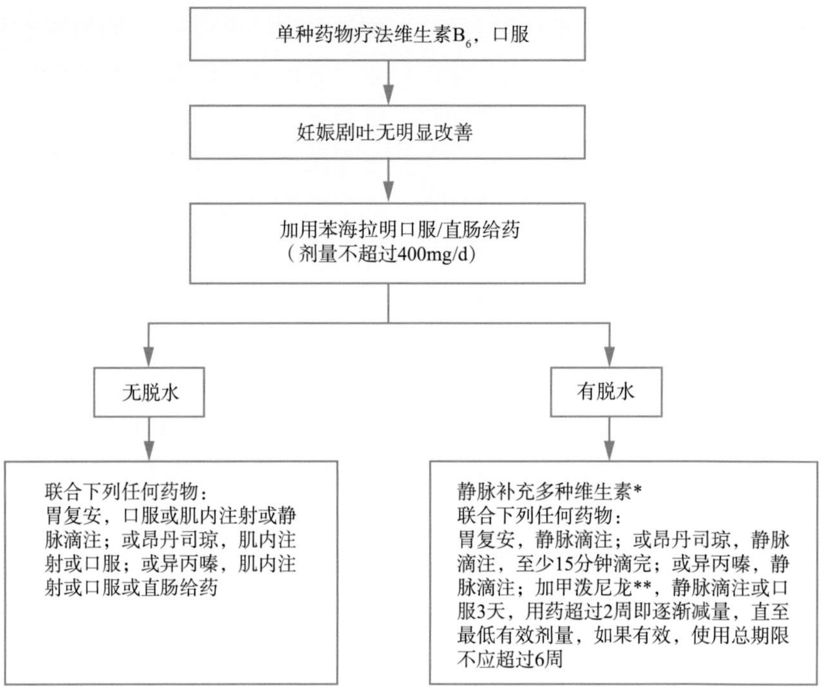

图 1　妊娠剧吐药物止吐治疗流程

注：利用该流程必须排除其他原因引起的呕吐；在任何步骤，如果有指征都应考虑肠外营养。

* 建议任何需要水化和呕吐超过 3 周的患者每日补充维生素 B_1 100mg，连续 2~3 天（其次补充多种维生素）。

** 在妊娠前 10 周使用类固醇可能会增加胎儿唇腭裂风险。

表 1　妊娠剧吐止吐药物分类

制剂	妊娠期使用安全性	不良反应	评论
维生素 B_6 维生素 B6-多西拉敏缓释剂	整个妊娠期可安全使用		建议维生素 B_6 或维生素 B_6-抗组胺复合制剂作为一线用药
抗组胺药		镇静	
多西拉敏	整个妊娠期可安全使用		
苯海拉明	妊娠期可安全使用；可能轻微增加腭裂风险；在早产分娩前 2 周使用可能对早产儿有毒性作用		
茶苯海明	在早产分娩前使用增加早产儿视网膜病变综合征风险		
酚噻嗪类		锥体外系症状、镇静	
异丙嗪	对胚胎可能有轻微影响，但证据不充分		口服或直肠给药，或肌内注射为佳；静脉使用可能造成严重的组织损伤
多巴胺拮抗剂		镇静、抗胆碱能作用	
甲氧氯普胺	整个妊娠期均可使用，没有证据显示对胚胎、胎儿、新生儿有影响	迟发性运动障碍	用药超过 12 周可能增加迟发性运动障碍风险
5-羟色胺 3 受体拮抗剂		便秘、腹泻、头痛、疲倦、轻度镇静、头痛	
昂丹司琼	妊娠期使用风险较低		口含片比口服片价格高
糖皮质激素			
甲泼尼龙	妊娠 10 周前使用轻微增加唇裂风险		避免在妊娠 10 周前使用，最长治疗期限不超过 6 周

注：多西拉敏或维生素 B_6-多西拉敏缓释剂中国暂无。

处理流程 如果没有改善，继续下一步。

预后 过去多数研究认为妊娠剧吐患者发生胎儿生长受限风险并未增加，且围产儿结局与无妊娠剧吐者无显著差异。妊娠早期发生妊娠剧吐患者发生子痫前期风险轻微升高，在妊娠中期（12～21周）因剧吐入院者，其37周前发生子痫前期的风险上升2倍，胎盘早剥风险增高3倍，小于胎龄儿风险增高39%，提示尤其在妊娠中期仍然持续剧吐可能与胎盘功能异常相关。但就大多数妊娠剧吐患者而言，临床经过多为良性，经过积极正确的治疗，病情会很快得以改善并随着妊娠进展而自然消退，总体母婴预后良好。

（马润玫 陈 卓）

rènshēn qī gāo xuèyā jíbìng

妊娠期高血压疾病（hypertensive disordersin pregnancy）

妊娠与血压升高并存的一组疾病。妊娠期高血压疾病严重威胁母儿健康和生命，是产科常见病症；临床研究进展推进较快，各国学术组织都持续不断地更新临床诊治指南。目前将妊娠高血压疾病分为妊娠期高血压、慢性高血压并发子痫前期、子痫前期、子痫以及各种原因导致的妊娠合并慢性高血压。其是世界各地孕产妇死亡的重要原因之一，尤其是子痫前期、子痫是导致孕产妇及围产儿病死率升高主要原因。

妊娠期高血压疾病母体发病背景复杂，尤其是子痫前期、子痫存在多因素发病异源性和多机制致病以及多通路临床表现的异质性，因为存在的多因素-多机制-多通路发病，尚不能用单一理论解释所有子痫前期、子痫的发病，也不能用单一的预测手段预测所有子痫前期、子痫的发病，更不能用整齐划一的预防方法预防所有的子痫前期、子痫的发病。临床普遍存在的问题是未能及时干预、未能及早发现和诊断，待发现时已经成为重度患者，或已经发生严重的靶器官并发症，或需要转诊到三级医疗救治中心并需要多学科联合救治；不论是国内还是国外，不论是各级医疗助产机构，其造成的孕产妇死亡约有一半是可以避免的；还有一半子痫前期、子痫就发生在所谓正常妊娠妇女中。影响子痫前期发病的因素包括母体基础病理疾病和基础状况、家族遗传因素和既往妊娠史、妊娠期饮食营养和环境以及产前保健的适当与否，包括医患双方的“人”的因素如患者依从性或医院产前保健质量，影响因素众多。预防子痫前期、子痫发病或预防妊娠期高血压造成母儿损害，除了做好初级预防工作如母体风险因素评估或钙剂补充以及小剂量阿司匹林的指征性预防应用，还要注意孕期严格管理，包括各时段的预警、预防、早行动，包括早识别、早诊断、早处理，避免疾病的发生发展，避免走向重症，避免母儿不良事件发生。防范始于孕前、始于任何产前保健首诊时，防范行动见诸于妊娠期任何时段，更不能忽视产后迟发子痫前期、子痫。

（杨 孜）

rènshēn qī gāo xuèyā

妊娠期高血压（gestational hypertension）

妊娠期首次出现高血压，收缩压≥140mmHg和/或舒张压≥90mmHg，于产后12周内恢复正常且尿蛋白阴性的疾病。产后方可确诊，约半数发展成子痫前期。母儿相关严重并发症发生率分别为约2%与16%。

病因与发病机制 参见子痫前期。

临床表现 按血压升高严重程度分为重度高血压和非重度高血压。①重度高血压：收缩压≥160mmHg或舒张压≥110mmHg。②非重度高血压：收缩压≥140mmHg但<160mmHg或舒张压≥90mmHg但<110mmHg。血压缓慢升高时，患者一般无自觉症状，多于产前检查时发现，或在精神紧张、情绪激动、劳累后出现头晕、头痛等；血压急骤升高时，患者可出现剧烈头痛、视物模糊、心悸、气促，可引起心脑血管意外，如心力衰竭、脑出血等。可伴有上腹部不适或血小板减少。

诊断 孕妇在妊娠20周后，首次血压≥140/90mmHg（测量应当两次以上），蛋白尿阴性，是妊娠期新发生的高血压，并于产后12周恢复正常，产后方可确诊。

鉴别诊断 需要与子痫前期、妊娠合并慢性高血压进行鉴别。对于接受规律产前检查的孕妇一般不难鉴别。①子痫前期：特征除血压升高（收缩压≥140mmHg或舒张压≥90mmHg）外，还可出现蛋白尿，或有其他系统和脏器如肝、肾、心脏、神经系统、血液系统、胎儿-胎盘等损害症状及体征。因妊娠期高血压患者约有半数随后发展成子痫前期，故需要监测蛋白尿和其他器官累及情况。②妊娠合并慢性高血压：特征是在非妊娠期血压已经升高，或在妊娠20周之前出现高血压。一些孕妇在非妊娠期没有明显的慢性高血压，但在妊娠晚期反复出现妊娠期高血压并在产后不消退，需要警惕存在潜在的慢性高血压。

评估与监测 目的在于明确

高血压程度、是否需要治疗。需要依据血压严重程度、临床症状及体征、发生孕周以及是否存在子痫前期高危因素来决定。

血压测量　由于电子血压监测仪测量的稳定性和准确性欠缺，可能会低估患者的血压，推荐应用水银柱血压计进行妊娠期血压测量，或定期进行电子血压计的校准。应选择合适长度和宽度的袖带，具体长度应为上臂周径的1.5倍，或者袖带的气囊应包裹上臂80%以上。

血压测量前，孕妇应当坐下休息数分钟。初诊时应测量双侧上臂的血压，如果两侧差异不大，以后可以选择右侧上臂进行每次测量；如果一侧血压明显高于另一侧，应选择血压较高的一侧进行以后的血压测量。测量时孕妇可采取坐位或者左侧卧位，如果孕妇采用左侧卧位，则应测量左侧上臂。袖带水平应与心脏水平持平。①收缩压的测量：应在触不到上臂动脉搏动后再向上充气20mmHg，放气时应当缓慢，大约每秒2mmHg。②舒张压的测量：应以声音消失时（柯氏音第五期）的血压为准。仅当柯氏音第五期不出现时，方可采用柯氏音第四期。血压数值要记录到个位数。

血压监测　血压测量的频率需要根据高血压的严重程度以及病史和危险因素进行评估。高血压越严重，就越有可能发生心脑血管意外，需要越严密监测血压变化并给予治疗。

重度高血压需要每间隔15分钟复测，非重度高血压也需要动态监测以及早发现重度高血压的发生。通过适当的动态血压监测可了解24小时的血压变异性，早期发现异常血压升高，更好地了解和监控病情。可以通过自动动态血压监测仪，或者连续的每隔2~4小时血压监测（夜间除外）来进行。

若仅收缩压超过140mmHg，也应当进行监测，注意舒张压升高的出现。此外，部分患者在医院和面对医护人员时，往往产生紧张和恐惧情绪，而使得测量血压偏高，也称为“白大衣高血压”。在妊娠妇女中较为常见，也是干扰诊断和监测的因素之一。对出现白大衣高血压的孕妇也要注意监测，预防妊娠中期、妊娠晚期发生子痫前期。

其他并发症监测　首次发现妊娠期新发生的高血压时，需要监测尿蛋白、血常规、肝肾功能、心肌酶、凝血功能、眼底血管等，以及胎儿宫内状况（胎动计数，胎心监护，B超监测胎儿生长发育、羊水、脐带血流等），以及早发现子痫前期-子痫发生。

监测频率　依据病情，监测频度有所不同。在英国推荐如下方法。①重度高血压：要住院监测，每日至少4次监测血压，每日1次尿蛋白检测，入院时进行血化验，包括肝肾功能、血常规和凝血功能等。在血压得到有效控制后，需要每周2次测量尿蛋白，每周1次血化验。②非重度高血压：非重度高血压但发生在妊娠32周前，或同时具有子痫前期高危因素，也需要每周2次监测血压和测定尿蛋白；其余妊娠期高血压患者可以每周1~2次监测血压，每次产前保健时测定尿蛋白。

治疗　包括以下内容。

抗高血压治疗　收缩压达到160mmHg或舒张压达到110mmHg的孕妇，需要进行抗高血压药物治疗，而对于血压在140~159/90~109mmHg者也要考虑降压处理。对于无其他合并症者，收缩压应该控制在130~155mmHg，舒张压可以降低至80~105mmHg；而对于有其他合并症者，如合并有糖尿病、肾病、肝功能障碍、心功能障碍或凝血功能障碍时，血压控制标准应降至更低水平，其收缩压应降至130~139mmHg，舒张压应降至80~89mmHg。降压过程力求平稳，不可波动过大，且血压不可低于130/80mmHg，以保证子宫胎盘血流灌注。降压药物的应用见重度子痫前期。

分娩期处理　轻度高血压或重度高血压药物控制良好者，可等待妊娠37周足月后分娩；重度高血压血压控制差或出现严重并发症者，应在胎肺成熟后积极终止妊娠。终止妊娠方式：①轻度高血压，如无产科剖宫产指征，原则上考虑阴道试产。如果不能短时间内阴道分娩、血压波动大，可考虑放宽剖宫产指征。②重度高血压，全面评估母胎状况，依据个案选择分娩方式（见子痫前期）。分娩期间注意事项：①注意观察自觉症状变化。②监测血压并应继续降压治疗，注意控制血压。③监测胎心变化。④积极预防产后出血。⑤产时不可使用任何麦角新碱类药物。

产褥期处理　产后48小时内，回心血量增加，外周血管阻力加大，重度高血压产后仍然容易发生高血压脑病和心力衰竭、肺水肿、肾功能损害等。仍应积极监测血压，继续应用抗高血压药物控制血压，并可以加用利尿药。产后12周血压仍未恢复正常者，应诊断为慢性高血压。

预后与预防　见子痫前期。

（杨　孜　王伽略）

rènshēn hébìng mànxìng gāo xuèyā

妊娠合并慢性高血压（pregnancy complicated with chronic hypertension） 在妊娠前或妊娠20周前血压≥140/90mmHg，或妊娠20周后首次诊断高血压并持续到产后12周以后的疾病。是妊娠期高血压状况之一，为妊娠期最常见的合并症，多数为原发性高血压，少数为继发性高血压。发病率约占妊娠妇女的3%。

高血压分期或分级 美国联合预防、检测、评估及治疗高血压全国委员会第7次报道中，按照持续高血压所带来的急性或远期不利影响，将慢性高血压分为高血压前期、高血压1期和2期。高血压前期：为收缩压120～139mmHg，舒张压80～90mmHg。高血压1期：为收缩压140～159mmHg，舒张压90～99mmHg。高血压2期：为收缩压≥160mmHg，舒张压≥100mmHg。威廉姆斯（Williams）产科学采用该方法将慢性高血压分为高血压前期、高血压1期和2期。

2010年，中国高血压防治指南根据血压升高水平，又进一步将高血压分为1级、2级和3级。①1级高血压（轻度）：为收缩压140～159mmHg和/或舒张压90～99mmHg。②2级高血压（中度）：为收缩压160～179mmHg和/或舒张压100～109mmHg。③3级高血压（重度）：为收缩压≥180mmHg和/或舒张压≥110mmHg。

病因 肥胖、糖尿病、遗传倾向等是慢性高血压的重要危险因素。

临床表现 高血压出现在妊娠前或妊娠20周之前。一些孕妇在非妊娠期没有发现明显的慢性高血压，但在妊娠晚期反复出现高血压并在产后不消退，需要警惕是否存在潜在的慢性高血压并需要随访到产后。

妊娠合并慢性高血压因个体病因、病程和病情严重程度等不同，临床表现差异较大。多数慢性高血压患者在妊娠期间血压控制良好。血压缓慢升高时，患者多无自觉症状，于体检时发现血压增高，或在精神紧张、情绪激动、劳累后，感头晕、头痛等；血压急骤升高时，患者可出现剧烈头痛、视物模糊、心悸、气促，可引起心脑血管意外和高血压脑病，如心力衰竭、脑出血等。妊娠合并慢性高血压还可以影响各重要器官功能，出现各种严重并发症：如胎盘血管功能障碍可导致胎儿生长发育受限，甚至胎盘早剥、围产儿死亡；发生脑血管意外，包括脑出血和/或脑梗死，发生心力衰竭、肺水肿、肝肾功能障碍以及诱发早产等。

慢性高血压的孕妇在妊娠期间可以发生子痫前期，出现蛋白尿或在原有蛋白尿基础上加重，即慢性高血压并发子痫前期，发生率占慢性高血压孕妇的4%～40%。

诊断 在妊娠前或妊娠20周前血压≥140/90mmHg，或妊娠20周后首次诊断高血压并持续到产后12周以后即可诊断。

鉴别诊断 需要与妊娠期高血压、子痫前期、慢性高血压并发子痫前期进行鉴别。

治疗 妊娠前、妊娠期和分娩期的处理各不相同。

妊娠前处理 ①评估和检查：详细了解高血压病因、病程长短和病史，血压控制状况和当前的治疗情况。了解既往是否有与高血压相关的不良事件，如脑血管意外或心肌梗死、心或肾功能不全等，是否有其他合并症如糖尿病、免疫系统疾病等，进行对症治疗。了解日常生活习性、饮食习惯，是否有吸烟、酗酒等不良行为。进行全面检查。并可在妊娠前补充含叶酸的多种维生素，可给予低剂量阿司匹林（妊娠前25～100mg/d，睡前服用），预防妊娠并发症。存在心或肾功能不全、需要多种药物联合控制血压或血压控制不佳、心律失常或左心室肥厚者，不良妊娠结局的风险明显增加。既往发生过脑血管血栓栓塞或脑出血、心肌梗死或严重心功能衰竭者，其妊娠的危险非常大，属妊娠禁忌证，需要非常严格的妊娠前评估和检查。需要多种抗高血压药物联合使用而舒张压持续>110mmHg者，或血清肌酐>176.8μmol/L是妊娠的相对禁忌证，也需要严格的妊娠前评估和检查。美国有学者提出，按照慢性高血压病程的长短、严重程度以及其他器官的累及情况，将慢性高血压孕妇分为高度风险和低度风险两类。高度风险者患病风险及母儿病率以及产后肺水肿、肾衰竭、高血压脑病的风险大大增加，需要更为严密的监控和治疗。②控制血压：健康的生活方式有利于控制高血压：减少压力；减轻并保持正常体重，即体质指数保持在18.5～24.9；多进食含量丰富的水果、蔬菜和低脂肪奶制品，以减少饱和脂肪酸和总脂肪饮食；减少饮食中钠摄入量，每天不超过2.4g钠或6g氯化钠；从事规律的有氧体力活动，如每天走30分钟；控制酒精饮料，每天不超过15ml乙醇。无并发症的高血压者，应当控制血压<140/90mmHg；而对于合并糖尿病或肾脏病者，血压控制应当更加严格，需控制血压<130/80mmHg。药物选择及应用见妊娠

期高血压。

妊娠期处理　治疗目标是减少孕产妇及围产儿不良结局，降低并发症发生率。①预防子痫前期的发生：慢性高血压为子痫前期高风险人群。低钙摄入量的妇女建议补钙（至少 1g/d）；应用低剂量阿司匹林（妊娠前或从确诊妊娠至分娩，25～100mg/d，睡前服用），戒烟酒，补充含叶酸的多种维生素；避免妊娠期间体重过度增加；适当增加休息，减少工作量及精神压力；保证健康的饮食和适量的运动；对有血栓形成倾向和/或子痫前期病史的孕妇可考虑应用肝素。②控制血压：收缩压达到 160mmHg 或舒张压达到 110mmHg 的孕妇应该进行抗高血压药物治疗；对于血压在 140～159/90～109mmHg 者，也可应用抗高血压药物平稳血压。对于无其他合并症者，收缩压应该控制在 130～155mmHg，舒张压可降低至 80～105mmHg；而对于有其他合并症者如合并有糖尿病、肾脏病、肝功能障碍、心功能障碍或凝血功能障碍时，血压控制标准应降至更低水平，收缩压应该降至 130～139mmHg，舒张压应该降至 80～89mmHg。降压过程力求平稳下降，不可波动过大，且血压不可低于 130/80mmHg，以保证子宫胎盘血流灌注。降压药物的应用见重度子痫前期。③母儿监护：妊娠期动态监测血压变化，监测尿蛋白、血常规、肝肾功能、凝血功能、眼底血管等，注意心肺功能，以及时发现子痫前期-子痫的发生。监测胎儿生长发育情况，警惕生长受限的发生。加强原发疾病监测和控制。

分娩期处理　轻度高血压或重度高血压药物控制良好者，可等待妊娠 37 周后分娩；重度高血压血压或出现严重并发症者，应在胎肺成熟后积极终止妊娠（见子痫前期）。

终止妊娠方式和分娩期间注意事项同妊娠期高血压。

产褥期处理　处理同妊娠期高血压。

预后　妊娠合并慢性高血压的妇女远期心血管并发症风险明显增加，合并子痫前期和糖尿病者，心血管并发症风险更高。

（杨　孜　王伽略）

mànxìng gāo xuèyā bìngfā zǐxián qiánqī

慢性高血压并发子痫前期

（preeclampsia superimposed on chronic hypertension）　妊娠 20 周前无蛋白尿的高血压妇女新出现尿蛋白 ≥ 300mg/24h，或妊娠 20 周前存在高血压和蛋白尿的孕妇出现尿蛋白的突然增加或血压的突然升高，或血小板计数<100×10^9/L 的疾病。15%～25%的慢性高血压患者妊娠期合并发生子痫前期。

病因与发病机制　参见子痫前期。

临床表现　发生时间通常早于单纯型子痫前期，病情也更加严重，常常伴有胎儿生长受限。在妊娠早、中期，慢性高血压的孕妇通常都会出现血压下降。在妊娠中期的后期，多在妊娠 20～24 周后，合并子痫前期者开始出现血压升高，甚至可升高至显著异常水平；新出现尿蛋白≥300mg/24h，或原有慢性蛋白尿突然加重，尿蛋白定量增加；可同时出现系统及器官损害表现：如血液系统、肝肾功能等异常和/或胎儿生长受限、羊水过少等胎儿-胎盘异常。

诊断与鉴别诊断　有高血压者在妊娠 20 周前无蛋白尿，但新发生尿蛋白≥300mg/24h；在妊娠 20 周前存在高血压和蛋白尿者，尿蛋白或血压突然升高或血小板减少<100×10^9/L。应当与妊娠合并慢性高血压、子痫前期相鉴别。慢性高血压同时合并潜在肾脏病、慢性蛋白尿者，发生子痫前期后诊断可能困难：叠加子痫前期的诊断条件包括新发蛋白尿、神经系统症状如严重的头痛和视力障碍、全身水肿、少尿、抽搐甚至肺水肿、胎儿生长受限、羊水过少，以及实验室检查异常，包括血肌酐增加、血小板减少、血清肝转氨酶明显升高或低蛋白血症等。慢性高血压继发于其他疾病者可以通过病史、临床表现和实验室检查进行诊断和鉴别。

治疗　慢性高血压合并子痫前期病情往往更加严重，应当按照重度子痫前期处理。应立即入院观察、评估及治疗。基本治疗目标是：在对孕妇及胎儿影响和损伤最小的情况下终止妊娠；分娩的婴儿能够健康存活；孕妇也能够完全恢复健康。

预后与预防　见子痫前期。

（杨　孜　王伽略）

zǐxián qiánqī

子痫前期

（preeclampsia）　妊娠前血压正常的孕妇在妊娠 20 周以后出现高血压、蛋白尿的疾病。又称先兆子痫。是妊娠期高血压疾病的状况之一，为妊娠期特发疾病，可影响机体各器官系统。发病率约占全部妊娠期疾病的 3.9%。

高风险因素　包括：年龄>40 岁，初产妇；距前次妊娠>10 年或<2 年；社会经济地位低；既往子痫前期-子痫病史或家族史；肥胖，BMI > 35，中国人 BMI > 28；多胎；采用辅助生育技术；妊娠滋养细胞疾病；母体已经存在的疾病，如慢性高血压病、糖尿病、肾病；首次产前检查时血压 > 130/80mmHg；蛋白尿、高甘油三酯血症；免疫异常和血液高凝状态，如抗心磷脂抗体阳性、血栓和血栓形成倾向等。

病因　可能涉及母体、胎盘和胎儿等多种因素，包括有滋养细胞侵袭异常、免疫调节功能异常、内皮细胞损伤、遗传因素和营养因素。但是没有任何一种单一因素能够解释所有子痫前期发病的病因和机制。①滋养细胞侵袭异常：可能是子痫前期发病的重要因素。患者滋养细胞侵入螺旋小动脉不全，子宫肌层螺旋小动脉未发生重铸而平均外径仅有正常胎盘血管的一半；血管内皮损伤，形成动脉粥样硬化样改变。异常狭窄的螺旋动脉使胎盘灌注减少和缺氧，胎盘碎片释放，激起全身性炎症反应，从而最终导致子痫前期的发生。②免疫调节功能异常：母体对于父亲来源的胎盘和胎儿抗原的免疫耐受缺失或者失调，是子痫前期病因的重要组成部分。初次妊娠孕妇以及父亲源性抗原负荷增加时，如葡萄胎、胎儿为13-三体综合征的孕妇，其子痫前期的发病率明显增高；相反，以前暴露于父亲源性抗原的孕妇，如前次妊娠史（和同一个丈夫），其子痫前期发病率下降，都表明子痫前期是免疫介导性疾病。子痫前期患者滋养细胞人类白细胞抗原-G 表达下降和缺失，血液循环中的自然杀伤细胞、中性粒细胞以及 IL-2、IL-6、IL-12 及 TNF-α 等均增加。此外，正常妊娠是以母体 Th 2 细胞因子参与的体液免疫应答为主，而子痫前期患者 Th1/Th2 平衡失调，可使胎盘血管发生形态和生化改变，最终出现子痫前期的临床表现。③血管内皮损伤：氧化应激、抗血管生成和代谢性因素，以及其他炎症介质可导致血管内皮损伤而引发子痫前期。患者体内氧化与抗氧化作用失衡，倾向氧化作用。氧化应激反应的毒性效应最终可导致中性粒细胞炎性浸润和释放多种蛋白酶，还通过还原型辅酶Ⅱ氧化酶，产生大量氧化中间产物，如 OH、H_2O_2 等，这些物质能与细胞膜 DNA 结合，产生脂质过氧化反应而导致细胞损伤。产生氧化应激的原因和机制并不确切，可能为滋养细胞浸润障碍及胎盘缺氧所致的继发性损伤。④遗传因素：子痫前期是一种多因素、多基因疾病，有家族遗传倾向：若母亲患子痫前期，其女儿子痫前期的发病率为20%～40%；患子痫前期的妇女，其姐妹子痫前期的发病率为11%～37%；双胞胎中，若一人患子痫前期，其姐妹子痫前期的发病率为 22%～47%。但其遗传模式尚不清楚。目前研究较多的候选基因有 MTHFR（C677T），F5（Leiden），AGT（M235T），HLA（Various），NOS3（Glu 298 Asp），F2（G20210A），ACE（I/DatIntron 16）等。⑤营养因素：缺乏维生素 C 可增加子痫前期-子痫发病的危险性。进食丰富的水果和蔬菜可以提高机体的抗氧化活性，但尚未证实膳食补充剂，如维生素 C 和维生素 E 等，可以降低子痫前期发病率。

发病机制　与子痫前期发病相关的重要机制如下。①血管痉挛：受累靶器官血管痉挛性收缩导致血管阻力增加和高血压，血流量减少，导致组织缺血坏死、出血和其他靶器官损害表现。②内皮细胞激活：是子痫前期发病的核心机制。胎盘缺血或其他刺激因子如胎盘微粒、抗血管生成因子、氧化应激产物、炎症介质等，激起广泛的血管内皮细胞激活和功能障碍。激活或受损的血管内皮细胞产生较少的一氧化氮，分泌促凝血物质，并对血管加压因子的灵敏度提高，最终导致子痫前期。③升压反应增加：血压正常的初产妇对注入血管紧张素Ⅱ仍然耐受，但子痫前期患者在发病前数周，即对注入去甲肾上腺素和血管紧张素Ⅱ血管反应性增加。④前列腺素变化：子痫前期病理生理改变的中心环节。子痫前期内皮细胞前列环素的产生较正常妊娠低，血小板分泌的血栓素 A2 增加，前列环素/血栓素 A2 比值降低，最终结果使得对注入血管紧张素Ⅱ敏感性增加，并最终导致血管痉挛收缩。⑤一氧化氮合成受抑制：可导致平均动脉压的增加，心率下降，并对血管加压因子反应性增加。子痫前期可能与内皮型一氧化氮合酶表达下降导致的一氧化氮失活增加有关。⑥内皮素异常升高：血浆内皮素（ET）-1 水平在血压正常的孕妇增加，但子痫前期的孕妇 ET-1 水平更高。异常升高的 ET-1 可导致血管痉挛收缩。⑦血管生成和抗血管生成物质异常：最终发展为子痫前期孕妇血管生成不平衡，抗血管生成肽产生过多，如溶性 fms-样酪氨酸激酶 1（sFlt-1）和可溶性内皮因子（sEng）。孕妇血浆中其水平在子痫前期临床表现出现之前数月已经开始增加。sFlt-1 水平增加可以灭活和减少循环中游离 PLGF 和 VEGF 浓度，导致血管内皮功能障碍；sEng 可通过与内皮细胞受体的结合抑制各种 TGF-β 亚型，导致内皮细胞一氧化氮依赖性血管舒张的减弱。

病理生理 基本变化是全身小动脉痉挛，内皮细胞功能障碍，全身各系统靶器官血流灌注减少而造成损害，出现不同的临床征象。①子痫前期患者全身小血管广泛痉挛，外周血管阻力增加，导致平均动脉压升高，左心室舒张末期压力升高，收缩功能下降；冠状动脉痉挛导致不同程度的心肌损害，心肌细胞肥大、心肌间质局限性纤维变性，重者尚可见点状出血和局灶性坏死。形成低排高阻型血流动力学改变，很容易发展为急性左心功能衰竭；而组织液向肺间质和肺泡渗漏，尤其是存在严重低蛋白血症时，极易发生急性肺水肿。②血液系统主要病理改变为凝血状态异常、血液浓缩。分为凝血、血容量和渗透压改变。部分子痫前期患者出现血小板减少，血浆中部分凝血因子水平降低，红细胞形态异常和急性溶血。血小板减少的发生率和严重程度取决于子痫前期的严重程度与持续时间。血小板计数越少，母亲和胎儿的发病率及死亡率就越高。血小板计数<$100×10^9$/L，表明病情严重，通常是结束妊娠的指征。凝血因子及功能异常通常比较轻微，而血栓形成倾向是指凝血因子缺陷导致高凝状态，与早发子痫前期发病相关。重度子痫前期常常并发溶血征象，由内皮破坏、血小板黏附和纤维蛋白沉积造成的微血管病性溶血。重度子痫前期出现溶血、血小板减少及血清肝酶升高称为HELLP综合征。由于血管收缩、内皮细胞损伤、通透性增加等原因，导致血液浓缩，实际有效循环血量减少，表现为血细胞比容增加、血液黏滞度增加等。由于大量蛋白质从尿中丢失，同时肝脏清蛋白生成能力低下、胃肠血管痉挛使蛋白吸收减少，可引起严重的低蛋白血症。患者血浆胶体渗透压降低，导致细胞内外滤过不平衡，细胞内液移至细胞间隙，严重者可出现全身明显水肿，甚至出现腹腔、胸腔、心包腔的浆膜腔积液。③肾病理改变为肾小球毛细血管内皮增生，内皮细胞肿胀增大，内皮下纤维素沉积。子痫前期患者肾灌注和肾小球滤过率下降，肾小球基底膜受损，通透性增加，出现蛋白尿。但是蛋白尿可能发生较晚，甚至在分娩之后或者已经子痫抽搐后才出现。子痫前期很少引起急性肾小管坏死及肾皮质坏死，发生肾衰竭者多数伴发HELLP综合征或胎盘早剥。④肝脏细胞缺血缺氧坏死，严重时出现门静脉周围出血，甚至肝被膜下血肿形成，自发性肝破裂。⑤子痫前期患者脑血管痉挛阻力和灌注压均增加，脑血管自动调节能力丧失，内皮细胞损伤渗漏，病理改变为典型的微血管损伤，表现为动脉壁纤维素性样坏死、血管周围小梗死和出血。其他常见病理改变包括皮质和皮质下点状出血、皮质下水肿、全脑多处非出血性“软化”、白质出血、基底神经节或脑桥出血，血液进入脑室。视网膜病变包括缺血、梗死和视网膜脱落。⑥子宫螺旋小动脉血管痉挛及子宫蜕膜和肌层血管发生急性动脉粥样硬化，管腔变窄，极易导致栓塞，导致胎盘灌流下降，进而胎盘功能下降。可进一步出现胎儿生长发育受限，胎儿宫内缺血缺氧，甚至胎儿窘迫、宫内死亡。胎盘血管破裂出血，可导致胎盘早剥，严重威胁孕妇及胎儿生命。

临床表现 可表现为高血压、蛋白尿和水肿。①高血压：血压升高，血压≥140/90mmHg。血压缓慢升高时，患者多无自觉症状，于体检时发现血压增高，或在精神紧张、情绪激动、劳累后，感头晕、头痛等；血压急骤升高时，患者可出现剧烈头痛、视物模糊、心悸、气促，可引起心脑血管意外。②蛋白尿：伴有蛋白尿者尿蛋白可随着血管痉挛的变化在每一天中有所变化。③水肿：可表现为显性水肿和隐性水肿。显性水肿多发生于踝部及下肢，也可表现为全身水肿；特点为休息后不消失，或突然出现，迅速波及全身。隐性水肿指液体潴留于组织间隙，主要表现是体重的异常增加。④其他器官受累表现。

诊断 基本标准为：妊娠前血压正常者在妊娠20周后出现收缩压≥140mmHg，或舒张压≥90mmHg。尿蛋白定量≥0.3g/24h，或间隔4~6小时以上，两次尿蛋白定性≥（+）；或无蛋白尿，可以有其他系统或靶器官受累表现。

鉴别诊断 应当与妊娠合并慢性肾炎、妊娠合并慢性高血压、慢性高血压并发子痫前期、HELLP综合征和妊娠期急性脂肪肝等相鉴别。妊娠合并慢性肾炎：既往有慢性肾炎病史，或妊娠20周前有明显水肿、蛋白尿和高血压，尿常规有蛋白、红细胞及管型，可能有肾功能损害（肌酐升高、肾小球滤过率下降）。隐匿型肾炎仅有轻度尿液改变，可有蛋白尿、管型尿，有时表现为镜下血尿，可以没有高血压等其他症状。

治疗 基本治疗目标是：在对孕妇及胎儿影响和损伤最小的情况下终止妊娠；分娩的婴儿能够健康存活；孕妇也能够完全恢复健康。治疗基本原则是休息、镇静、解痉，有指征地降压、利尿，密切监测母胎情况，适时终止妊娠。孕妇在出现血压升高或子痫前期首次诊断或病情进展（如血压升高、尿蛋白增加或出现其他症状及并发症）时，应入院观察、评估及治疗。

监测病情 目的在于了解病情轻重和进展情况，及时合理干预，避免不良临床结局发生。根据病情决定检查频度和内容。①基本检查：了解头痛、胸闷、视物模糊、上腹部疼痛等自觉症状，检查血压、体重、尿量以及尿常规，监测胎心、胎动。②孕妇特殊检查：包括眼底、凝血功能、心肝肾功能、血脂、血尿酸和电解质等检查，注意扩展检查自身免疫性疾病相关实验室检查内容。③胎儿的特殊检查：包括胎儿发育情况检查，B超监测胎儿宫内状况和脐动脉血流等。

一般治疗 ①左侧卧位休息：可适当体育锻炼，减少工作量。增加卧床休息和睡眠时间，每天大于10小时，但并非绝对卧床。②饮食：给予足量碳水化合物、高蛋白、低脂肪，避免高钠盐饮食，适量补充多种维生素，如维生素C、维生素E，以及补充适量钙。③镇静：为保证充足睡眠，必要时可睡前口服地西泮。④精神和心理治疗：解除患者及亲属思想顾虑，避免不良刺激的影响，减轻压力。

抗高血压治疗 同妊娠期高血压。

硫酸镁治疗 硫酸镁是子痫治疗的一线药物，也是重度子痫前期预防子痫发作的预防用药。对于非重度子痫前期患者也可考虑应用硫酸镁；不应用硫酸镁治疗的非重度子痫前期患者，孕产妇死亡率上升，同时新生儿神经系统异常发生率亦升高，因此非重度子痫前期患者的硫酸镁使用，可以根据具体情况选择。硫酸镁控制子痫再次发作的效果优于地西泮、苯巴比妥和冬眠合剂等镇静药物。除非存在硫酸镁应用禁忌或者硫酸镁治疗效果不佳，否则不推荐使用苯妥英钠和苯二氮䓬类（如地西泮）用于子痫的预防或治疗。

预防子痫发作的常用方案为：负荷剂量硫酸镁2.5～5g，溶于10%葡萄糖溶液20ml静脉推注（15～20分钟），或者5%葡萄糖溶液100ml快速静脉滴注，继而1～2g/h静脉滴注维持。或者夜间睡眠前停止静脉给药，改为肌内注射，用法为25%硫酸镁20ml+2%利多卡因2ml臀部肌内注射。24小时硫酸镁总量25～30g，疗程24～72小时。

负荷和维持剂量与控制子痫处理相同。用药时间长短需要根据病情掌握，一般每天静脉滴注6～12小时，24小时总量不超过25g。用药期间每日评估病情变化，决定是否继续用药。

血清镁离子有效治疗浓度为1.8～3.0mmol/L，>3.5mmol/L即可出现中毒症状。治疗过程中应当注意：①膝腱反射存在。②呼吸≥16次/分。③尿量≥25ml/h或≥600ml/d。④备有10%葡萄糖酸钙。镁离子中毒时，停用硫酸镁，静脉缓慢推注（5～10分钟）10%葡萄糖酸钙10ml。⑤合并肾功能不全、心肌病、重症肌无力等情况时，硫酸镁应慎用或减量使用。⑥用药期间可同时监测血清镁离子浓度。

促胎肺成熟 对于妊娠<34周的早产胎儿，糖皮质激素有促进胎肺发育成熟的作用，可以明显减少新生儿呼吸窘迫的发生，同时减少新生儿脑室内出血、感染和死亡的发生，并不增加母亲的并发症。妊娠<34周的子痫前期患者，产前均应接受糖皮质激素促胎肺成熟治疗。用法：地塞米松，肌内注射；或倍他米松，肌内注射；或羊膜腔内注射地塞米松。不推荐反复、多疗程产前给药。临床已有宫内感染证据者禁忌使用糖皮质激素。

扩容疗法 对于孕产妇及围产儿结局没有明显改善，而增加的血管外液体量可导致肺水肿、脑水肿等，因此，除非有严重的液体丢失（如呕吐、腹泻、分娩失血），一般不推荐扩容治疗。

终止妊娠 子痫前期患者经积极治疗母胎状况无改善或者病情持续进展的情况下，终止妊娠是唯一有效的治疗措施。胎儿已达到成熟的子痫前期患者应尽快分娩；无并发症、较早发生的（发病妊娠<34周）子痫前期患者，可考虑延迟分娩的保守治疗（又称期待疗法），以延长孕龄，减少因胎儿不成熟导致的围产儿死亡。

终止妊娠时机 在美国、英国、加拿大等国家，学者们建议妊娠24～34周、母儿状况平稳的重度子痫前期可以考虑期待疗法。

在中国出现下列情况建议考虑终止妊娠：①妊娠<26周的重度子痫前期患者，经治疗病情不稳定，建议终止妊娠。②妊娠26～28周的重度子痫前期患者，根据母胎情况及当地围产期母儿诊治能力决定是否可行期待疗法。③妊娠28～34周的重度子痫前期患者，如病情不稳定，经积极治疗24～48小时病情仍加重，应终止妊娠；如病情稳定，可以考虑期待疗法，并建议转至具备早产儿救治能力的医疗机构。④妊娠34周后的重度子痫前期患者，可

考虑终止妊娠。⑤妊娠37周后的子痫前期可考虑终止妊娠。⑥子痫控制稳定后可考虑终止妊娠。

终止妊娠方式 如无产科剖宫产指征，原则上可考虑阴道试产。但若不能短时间内阴道分娩、病情有可能加重，可考虑放宽剖宫产指征。阴道试产期间的注意事项：①应继续降压治疗并将血压控制在≤160/110 mmHg；注意平稳控制血压。②注意观察自觉症状变化、监测胎心变化。③预防产时或产后子痫的发生。④积极预防产后出血。⑤产时不可使用任何麦角新碱类药物。

产褥期治疗 产后回心血量增加，外周血管阻力加大，仍然容易发生脑或肺水肿、心力衰竭、肾功能不全或脑出血，产后仍应积极监测血压，继续应用抗高血压药物控制血压，预防和管理不良并发症。监测患者血常规、肝肾功能、凝血功能等，以及时发现产后病情加重及产后严重并发症的发生。注意监测及记录产后出血量。

子痫前期患者产后3~6天高血压、蛋白尿等症状仍可能反复出现甚至加重，因此这期间仍应每天监测血压及尿蛋白。如血压≥150/100mmHg应继续给予降压治疗。哺乳期可继续应用产前使用的降压药物，仍禁用血管紧张素转换酶抑制剂和血管紧张素Ⅱ受体阻滞剂类（卡托普利、依那普利除外）。

子痫前期患者产后应注意有无血管栓塞；产前卧床休息时间超过4天或剖宫产术后24小时，可酌情使用阿司匹林、低分子肝素或中草药如丹参等抗凝药物以预防血栓形成。

预后 子痫前期患者为以后发生心脑血管疾病的高危人群，尤其是早发和/或重度子痫前期患者，晚年发生高血压、缺血性心脏病、卒中、静脉血栓栓塞和相关疾病造成死亡的风险增加。不良预后与许多影响因素和基础疾病有关，包括代谢综合征、糖尿病、肥胖、血脂代谢紊乱和动脉粥样硬化等。

预防 尚无证据表明能在一般人群中预防妊娠期高血压疾病的发生。以下措施对高危人群的预防可能有效。①饮食营养：没有足够的证据证明限制食盐摄入可以降低子痫前期的发病。膳食中低钙的孕妇患妊娠期高血压疾病的风险显著增加。但是补钙能否预防子痫前期尚有争议。对饮食缺钙的妇女应当补充钙剂。鱼油中富含ω-3脂肪酸，补充此类脂肪酸可以预防炎症介导的动脉粥样硬化，但未证实补充鱼油可降低子痫前期的发生。②小剂量阿司匹林：可以有效抑制血小板血栓素A_2合成，而不影响血管前列环素合成，个体化服用小剂量阿司匹林，对某些类型子痫前期发病的预防作用还待进一步研究论证。联合应用低分子肝素加小剂量阿司匹林，对子痫前期的预防效果也尚未明确。③抗氧化剂：氧化-抗氧化失衡导致氧化应激在子痫前期的发病机制中起着重要作用。补充外源性抗氧化剂如维生素C、维生素E将有助于改善妇女的氧化能力，降低患子痫前期的风险，但未得到研究证实。④体育运动：可预防高血压性心血管病变，但是否可降低子痫前期的发生率尚有待证实。

（杨 孜 王伽略）

zhòngdù zǐxián qiánqī

重度子痫前期（severe pre-eclampsia）

在子痫前期的基础上，出现严重高血压和大量蛋白尿或母体脏器功能损害或胎儿并发症的疾病。是子痫前期病情严重的表现。

病因、发病机制与病理生理 见子痫前期。

临床表现 在子痫前期基础上出现严重高血压和大量蛋白尿，伴有不同的脏器损害。由于个体病因和发病机制的不同，患者脏器损害不同，可以表现为单器官损害，也可以多个系统和器官被累及。

高血压 重度子痫前期患者血压继续升高，出现严重高血压，血压≥160/110mmHg。

蛋白尿 重度子痫前期患者尿蛋白继续增加，出现大量蛋白尿。尿蛋白定性≥（++），或尿蛋白定量≥2g/24h。

水肿 可表现为显性水肿和隐性水肿。①显性水肿：多发生于踝部及下肢，也可表现为全身水肿。特点为休息后不消失，或突然出现，迅速波及全身甚至出现腹腔、胸腔、心包腔的浆膜腔积液。②隐性水肿：指液体潴留于组织间隙，主要表现是体重的异常增加。

器官损害表现 ①心脏：心率代偿性增加可以表现为窦性心动过速；心肌缺血缺氧可以表现为ST段下移、T波低平或倒置、心律失常、心肌酶异常升高。心力衰竭是重度子痫前期最严重的器官损害并发症之一。早期心力衰竭征兆包括患者出现夜间不能平卧、端坐呼吸、自觉心悸、气短，查体心率>110次/分、呼吸>20次/分、心界扩大、心前区闻及收缩期杂音或偶闻肺底湿啰音。②肝：可出现上腹部不适，特别是右上腹不适、恶心、呕吐、肝区叩痛。肝功能异常，各种转氨酶水平升高，其数值很少超过

500U/L，但有些也会超过2000U/L。患者在肝酶升高时出现血小板减少和微血管溶血又称为HELLP综合征。妊娠期急性脂肪肝也可伴发重度子痫前期。③脑：可出现持续性头痛或其他脑部或视觉病变、持续严重的中枢神经系统症状，如头痛、视觉障碍、失明、精神状态改变等，甚至昏迷；广泛脑水肿可使颅压升高甚至发展为致命性的急性脑疝。④肾：血浆尿酸浓度通常升高，可出现血清肌酐>1.2 106μmol/L、少尿甚至无尿。⑤血液：可出现血小板减少（$<100\times10^9$/L），凝血机制障碍、慢性弥散性血管内凝血。微血管溶血时表现为血清乳酸脱氢酶升高、外周血出现破碎红细胞。⑥子宫胎盘灌流：子宫螺旋小动脉血管痉挛、子宫蜕膜和基层血管发生急性动脉粥样硬化，管腔变窄，极易导致栓塞，致胎盘灌流下降和胎盘功能下降。尤其早发子痫前期可影响胎儿生长发育，出现胎儿生长受限、胎儿宫内缺血缺氧，甚至胎儿窘迫、宫内死亡。可以发生胎盘血管破裂出血或微血栓形成及胎盘早剥。

诊断 子痫前期患者出现下述任一种情况可诊断为重度子痫前期：①血压持续升高：收缩压≥160mmHg和/或舒张压≥110mmHg。②蛋白尿定量≥2.0g/24h或随机蛋白尿≥（++）。③持续性头痛或视觉障碍或其他脑神经症状。④持续性上腹部疼痛等肝包膜下血肿或肝破裂症状。⑤肝酶异常：血丙氨酸转氨酶或天冬氨酸转氨酶升高。⑥肾功能异常：少尿（尿量<400ml/24h或<17ml/h）或者血肌酐>106μmol/L。⑦低蛋白血症伴腹水或胸腔积液。⑧血液系统异常：血小板呈持续性下降，并且低于100×10^9/L。血管内溶血、贫血、黄疸或血乳酸脱氢酶升高。⑨心力衰竭、肺水肿。⑩胎儿生长受限或羊水过少。

鉴别诊断 需与子痫前期、妊娠期急性脂肪肝鉴别。

治疗 应立即入院观察、评估及治疗。基本治疗目标是：在对孕妇及胎儿影响和损伤最小的情况下终止妊娠；分娩的婴儿能够健康存活；孕妇也能够完全恢复健康。

监测病情 包括以下内容。

孕妇监测 ①每日严密的医疗护理和临床观察：如有无头痛、视物模糊、上腹疼痛、病理反射，记录体重增加情况、液体出入量等，注意宫缩情况。②血压监测：在血压未平稳前，需要严密的监测，必要时进行动态血压监测。③尿蛋白监测：尿常规（尿蛋白定性）、24小时尿蛋白定量（依据病情变化增减频率）。④生化检查：肝肾功能、血糖、尿酸、乳酸脱氢酶、血脂、血电解质等检测。⑤血常规检查：包括血红蛋白、血小板、血细胞比容等。⑥凝血功能检查：包括血浆凝血酶原时间、凝血酶时间、活化的部分凝血活酶时间、血浆纤维蛋白原、凝血酶原国际标准化比值、纤维蛋白（原）降解产物、D-二聚体、3P试验、抗凝血酶-Ⅲ。注意自身免疫性疾病的排查。⑦眼底、心电图、胸腹部超声（肝、胆、胰、脾、肾超声，以及有无浆膜腔积液等）、超声心动图检查，必要时动脉血气分析、CT、MRI检查。

胎儿监测 ①每日的胎心率和胎动计数。②胎心电子监护：无负荷试验（NST），依据病情变化增减频率和监测时间，尤其是对早发型子痫前期存在脐血流变化者，应加强胎心电子监护，及时发现胎儿窘迫。③超声检查：胎儿发育、脐带胎盘血流、胎盘回声和大小等情况。

一般治疗 见子痫前期。

硫酸镁治疗 硫酸镁是子痫治疗的一线药物，也是重度子痫前期预防子痫发作的预防用药；除非存在硫酸镁应用禁忌或者硫酸镁治疗效果不佳，否则不推荐使用苯妥英钠和苯二氮䓬类（如地西泮）用于子痫的预防或治疗。

用法 ①控制子痫：负荷剂量硫酸镁2.5~5g，溶于10%葡萄糖溶液20ml静脉推注（15~20分钟），或者5%葡萄糖溶液100ml快速静脉滴注，继而1~2g/h静脉滴注维持。或者夜间睡眠前停止静脉给药，改为肌内注射，用法为25%硫酸镁20ml+2%利多卡因2ml臀部肌内注射。24小时硫酸镁总量25~30g，疗程24~48小时。②预防子痫发作（适用于子痫前期和子痫发作后）：负荷和维持剂量同控制子痫处理。用药时间长短需要根据病情掌握，一般每天静滴6~12小时，24小时总量不超过25g。用药期间每日评估病情变化，决定是否继续用药。

注意事项 治疗过程中应当注意：①膝腱反射存在。②呼吸≥16次/分。③尿量≥25ml/h或≥600ml/d。④备有10%葡萄糖酸钙。镁离子中毒时，停用硫酸镁，静脉缓慢推注（5~10分钟）10%葡萄糖酸钙10ml。⑤合并肾功能不全、心肌病、重症肌无力等情况时，硫酸镁应慎用或减量使用。⑥用药期间可同时监测血清镁离子浓度。

抗高血压治疗 收缩压达到160mmHg或舒张压达到110mmHg的孕妇，需要进行抗高血压药物治疗，而对于血压在140~159/

90~109mmHg 者也要行抗高血压治疗。

对于无其他合并症者，收缩压应控制在 130~155mmHg，舒张压可降低至 80~105mmHg；而对于有其他合并症者，如合并有糖尿病、肾脏病、肝功能障碍、心功能障碍或凝血功能障碍时，血压控制标准应降至更低水平，收缩压应降至 130~139mmHg，舒张压应降至 80~89mmHg。降压过程力求平稳，不可波动过大，且血压不可低于 130/80mmHg，以保证子宫胎盘血流灌注。

应选择不减少肾和胎盘血流，对胎儿影响小的药物。常用口服降压药物有拉贝洛尔、硝苯地平短效或缓释片。如口服药物血压控制不理想，可使用静脉用药，常用有拉贝洛尔、尼卡地平、酚妥拉明。妊娠期一般不使用利尿剂降压，以防血液浓缩、有效循环血量减少和高凝倾向。不推荐使用阿替洛尔和哌唑嗪。硫酸镁不可作为降压药使用。禁止使用血管紧张素转换酶抑制剂（ACEI）和血管紧张素Ⅱ受体阻滞剂（ARB）。①拉贝洛尔：为 α_1 受体和非选择性 β 受体阻滞药。在有效降低血压时不影响肾及胎盘的血流，为中国重度子痫前期最常用的降压药之一。不能用于哮喘患者。口服，每天 3~4 次；静脉注射，初始剂量 20mg，10 分钟后如未见有效降压则剂量加倍，最大单次剂量 80mg，直到血压被控制，最大总剂量 220mg/d；静脉滴注，可根据血压调整滴速，血压稳定后改口服。②硝苯地平：二氢吡啶类钙离子通道阻滞药。口服；紧急时舌下含服起效快，但不推荐常规使用。③尼卡地平：二氢吡啶类钙离子通道阻滞剂。口服或静脉滴注，可根据血压变化调节滴速。④肼屈嗪：在北美及欧洲最常应用，为外周血管扩张剂，有心脏病史者慎用。口服或静脉滴注。⑤酚妥拉明：肾上腺素受体阻滞药。静脉滴注。⑥甲基多巴：中枢性肾上腺素能神经阻滞药。初始剂量口服后，可根据病情酌情增减，最高不超过 2g/d。⑦硝酸甘油：作用于氧化亚氮合酶，可同时扩张静脉和动脉，降低前负荷、后负荷，主要用于高血压急症合并急性心力衰竭和急性冠脉综合征时的降压治疗。起始剂量静脉滴注后，每 5~10 分钟增加滴速至维持剂量。⑧硝普钠：强效血管扩张剂。缓慢静脉滴注。妊娠期仅适用于其他降压药物应用无效的高血压危象孕妇。产前应用不超过 4 小时。⑨乌拉地尔：α 受体阻滞药，适用于重度高血压，注意易引起直立性低血压。

促胎肺成熟 同子痫前期。

扩容疗法 对于孕产妇及围产儿结局没有明显改善，而增加的血管外液体量可导致肺水肿、脑水肿等，因此，除非有严重的液体丢失（如呕吐、腹泻、分娩失血），一般不推荐扩容治疗。

终止妊娠 子痫前期患者经积极治疗母胎状况无改善或者病情持续进展的情况下，终止妊娠是唯一有效的治疗措施。胎儿已达到成熟的子痫前期患者应尽快分娩，而无并发症的较早发生的（发病妊娠<34 周）子痫前期可考虑延迟分娩的保守治疗或期待疗法，以延长孕龄，减少因胎儿不成熟而致的围产儿死亡。

终止妊娠时机 ①在美国、英国、加拿大等国，学者们建议妊娠 24~34 周的母儿状况平稳的重度子痫前期可以考虑期待治疗。②中国出现下列情况建议考虑终止妊娠：小于妊娠 26 周的重度子痫前期经治疗病情不稳定者建议终止妊娠。妊娠 26~28 周的重度子痫前期根据母胎情况及当地围产期母儿诊治能力决定是否可以行期待治疗。妊娠 28~34 周的重度子痫前期，如病情不稳定，经积极治疗 24~48 小时病情仍加重，应终止妊娠；如病情稳定，可以考虑期待治疗，并建议转至具备早产儿救治能力的医疗机构。妊娠 34 周后的重度子痫前期患者可考虑终止妊娠。妊娠 37 周后的子痫前期可考虑终止妊娠。子痫控制稳定后可考虑终止妊娠。

终止妊娠方式 重度子痫前期如无产科剖宫产指征，母体无严重器官损害，原则上可以考虑阴道试产，但试产时间不应超过 24 小时。但是如果不能短时间内阴道分娩、宫颈不成熟、病情有可能加重者，可考虑剖宫产。孕周较早，胎儿多不能适应阴道分娩，考虑剖宫产。

阴道试产期间注意事项 ①应继续降压治疗并将血压控制在≤160/110 mmHg；注意平稳控制血压后继续应用硫酸镁。②注意观察自觉症状变化，预防重要器官的严重并发症；监测胎心变化。③预防产时或产后子痫的发生。④积极预防产后出血。⑤产时不可使用任何麦角新碱类药物。

产褥期治疗 ①重度子痫前期尤其是早发重度子痫前期经期待保守治疗者产后至少应继续使用硫酸镁 24~48 小时预防产后子痫，依据病情变化和监测情况，酌情延长硫酸镁或及时重新启动硫酸镁的应用，预防产后迟发子痫的发生。②产后回心血量增加，外周血管阻力加大，仍然容易发生脑或肺水肿、心脏衰竭、肾功能不全或脑出血，产后仍应积极

监测血压，继续应用抗高血压药物控制血压，预防和管理不良并发症。监测患者血常规、肝肾功能、凝血功能等，以及时发现产后病情加重及产后严重并发症的发生。注意监测及记录产后出血量。③子痫前期患者产后3~6天高血压、蛋白尿等症状仍可能反复出现甚至加重，因此这期间仍应每天监测血压及尿蛋白。如血压≥150/100mmHg应继续给予降压治疗。哺乳期可继续应用产前使用的降压药物，仍禁用ACEI类和ARB类（卡托普利、依那普利除外）。④子痫前期患者产后应注意有无血管栓塞。子痫前期患者产前卧床休息时间超过4天或剖宫产术后24小时，可酌情使用阿司匹林、低分子肝素或者中草药如丹参等抗凝药物以预防血栓形成。⑤患者在重要器官功能恢复正常后出院。

预后 见子痫前期。

（杨　孜　王伽略）

zǐxián qiánqī yùcè

子痫前期预测（prediction of preeclampsia） 用临床风险因素筛查、分子生物学指标、生物化学和生物物理学指标等预测子痫前期的发病风险。预测指标主要涉及胎盘灌注和血管阻力、心输出量和全身血管阻力、胎儿-胎盘单位内分泌功能、肾功能、内皮和凝血的激活、氧化应激和抗血管生成因子等方面。临床风险因素预测涉及与子痫前期发病相关的病因和发病机制。不过，尚没有能预测所有子痫前期发病的可靠、有效、经济并适用于临床的方法。尽管前期的试验研究已证实各种预测方法的有效性，但是在临床应用中，各种预测方法是否能够真正有效地应用于临床实践，仍需大规模随机对照临床试验的进一步检验。较有价值的预测指标如下。

高风险因素 具有子痫前期临床高风险因素者是发病的风险人群。临床高风险因素包括：年龄>40岁、初产妇、距前次妊娠>10年或<2年、社会经济地位低、既往子痫前期-子痫病史或家族史、肥胖（体重指数>35）、多胎、采用辅助生育技术、妊娠滋养细胞疾病以及母体已经存在的疾病（如慢性高血压、糖尿病、肾病、首次产前检查注册时的血压>130/80mmHg和蛋白尿、高甘油三酯血症；免疫异常和血液高凝状态，如抗心磷脂抗体阳性、炎症性疾病以及血栓和血栓形成倾向）。

胎盘灌注及血管功能障碍相关检测 ①“翻身”试验：临床可用来预测子痫前期。有妊娠期高血压疾病倾向的孕妇，仰卧位时妊娠子宫压迫腹主动脉，血压升高。孕妇左侧卧位测量血压，直至血压稳定后；翻身仰卧位5分钟再测血压。若仰卧位舒张压较左侧卧位≥20mmHg，提示有发生子痫前期的倾向。其敏感性为54%，特异性为85%。②母亲血压状况：妊娠早中期平均动脉压升高可能预测子痫前期的发生，但是预测价值很低。妊娠中期平均动脉压升高与子痫前期的发生相关。③子宫动脉多普勒测速：妊娠早期和中期应用多普勒超声检测子宫动脉血流异常，可用来预测子痫前期。子宫动脉血流阻力增加、胎盘灌注减少，最终可导致子痫前期。子宫血流阻力增加产生异常波形，表现为阻力指数和搏动指数升高、一侧或双侧的舒张期波谷。双侧子宫动脉血流舒张期波谷对预测≤34孕周的早发子痫前期的价值较高。

胎儿-胎盘单位内分泌功能异常检测 预测子痫前期准确性有限。①人绒毛膜促性腺激素：尚未在临床应用作为子痫前期预测指标。妊娠中期人绒毛膜促性腺激素增高的孕妇子痫前期患病风险增加。②甲胎蛋白：预测子痫前期的准确性差。③雌三醇：预测子痫前期准确性很低。妊娠中期胎盘产生的游离雌三醇水平过低与子痫前期发生有关，但敏感性低。④抑制素A：预测子痫前期的准确性也很低。⑤妊娠相关蛋白A：预测子痫前期准确性同样较低。⑥激活素A：预测子痫前期的准确性不高。⑦胎盘蛋白13：作为早发子痫前期的预测指标价值较高。子痫前期尤其是早发型子痫前期患者，妊娠早期血浆胎盘蛋白13水平明显降低，但其有效性仍需进一步研究验证。

肾功能异常相关检测 主要涉及尿酸和尿白蛋白。①尿酸：尿酸测定值升高预测子痫前期发生的价值也很低，但高尿酸血症是子痫前期最早出现的临床表现之一。由于患者肾小球滤过率下降而导致尿酸清除减少，可反映子痫前期病情的严重性。②尿白蛋白：作为子痫前期预测指标临床价值很小，但也是子痫前期重要临床表现之一。无论是尿白蛋白浓度还是尿白蛋白与尿肌酐比值，预测子痫前期的敏感性及特异性均不高。

内皮细胞功能障碍和氧化应激相关检测 ①纤维连接蛋白：预测子痫前期发生的临床应用有效性仍待证实。即将发生子痫前期的孕妇，血中细胞纤维连接蛋白浓度较正常孕妇明显升高。②氧化应激相关标志物：可能没有临床预测价值。在子痫前期发生前，孕妇血中过氧化底物和过氧化物增加（包括铁、转铁蛋白和铁蛋白；血脂，包括甘油三酯、游离脂肪酸、脂蛋白；同型半胱氨酸等），而抗氧化物减少（包括维生素C和维生素E）。但可能应用于子痫前期的预防。③黏附分子：预测子痫前期的临床有效性未被证实。如P-选择素、血管细胞黏附分子-1和细胞间黏附分子等都被尝试作为预测指标。④血管生成因子：预测早发子痫前期的准确性较高，是较有应用前景的生物学预测指标。在子痫前期发病前，血浆中的促血管生成因子，如血管内皮生长因子（vascular endothelial growth factor，VEGF）和胎盘生长因子（placental growth factor，PIGF）水平下降；而抗血管生成因子如可溶性fms样酪氨酸激酶1（也称可溶性血管内皮生长因子受体-1，soluble fms-~like tyrosine kinase 1，sFlt-1）和可溶性内皮糖蛋白（soluble endoglin，sEng）水平升高。孕妇血浆中sFlt-1、endoglin和PIGF/sFlt-1比值预测子痫前期，尤其是早发子痫前期，敏感性和特异性较准确。⑤凝血激活：可能帮助预测子痫前期。凝血系统激活是子痫前期重要的病理生理变化，可以表现为血小板减少、高凝状态以及纤溶亢进。在子痫前期发生前，可出现血小板体积增大，纤溶酶原激活抑制物-1明显升高，抗凝血酶Ⅲ明显下降等凝血异常，但其临床应用有效性尚不清楚。

胎儿DNA 预测子痫前期的临床有效性很低，可能并没有临床预测价值。子痫前期患者血液中胎儿DNA浓度升高，可能代表了胎盘梗死坏死和滋养细胞凋亡。

预测方法的联合应用 联合应用两种或几种预测方法可以提高预测效果。通常是联合应用超声多普勒测量子宫胎盘循环血流、滋养细胞功能的生化指标（胎盘蛋白等）或内皮细胞功能的生化指标（VEGF等）。其中，对子痫前期（尤其是早发子痫前期）预测价值较高的有：超声多普勒测量子宫动脉流速联合VEGF，以及超声多普勒测量子宫动脉流速联合PP-13、sFlt-1、sEng。但在临床应用上同样需要进一步验证。目前研究最多的是将母体风险+平均动脉压+子宫动脉血流及PIGF联合计算风险值，用于对小剂量阿司匹林预防应用提供帮助。

（杨 孜 王伽略）

zǐxián

子痫（eclampsia） 在子痫前期基础上，发生不能用其他原因解释的抽搐的疾病。是妊娠期高血压疾病的状况之一，是重度子痫前期紧急、严重的并发症之一。子痫可发生在产前、产时、产后等不同时间：38%~53%子痫发生在产前，18%~36%发生在产时，还有11%~44%发生在产后，更有发生在分娩48小时后以及产后11天以后者。不典型的子痫还可发生于妊娠20周以前，可见于葡萄胎、胎盘水肿伴有或不伴胎儿存在者。

通过子痫前期-子痫临床规范指南的完善和普及推广，部分子痫的发生得以预防，其发病率及病死率已经下降。在发达国家，子痫发病率约1/2000次分娩，孕妇死亡率约1%。在世界范围内，子痫仍是威胁孕产妇生命的常见疾病。

病因与发病机制 参见子痫前期。

临床表现 ①典型表现：患者出现眼球固定、瞳孔放大、瞬即头向一侧扭转、牙关咬紧，继而口角与面部肌肉颤动，全身及四肢肌肉强直性收缩（背侧强于腹侧），双手紧握，双臂伸直，迅速发生强烈抽动。抽搐时呼吸暂停、面色青紫，持续1分钟左右抽搐强度渐减，全身肌肉松弛，随即深长吸气，发出鼾声而恢复呼吸。临抽搐发作前及抽搐期间患者神志丧失，轻者抽搐后渐苏醒，抽搐间隔期长，发作少；重者则抽搐发作频繁且持续时间长，患者可陷入深昏迷状态。患者还可出现各种严重并发症：如胎盘早剥、吸入性肺炎、肺水肿、心肺功能停止、急性肾衰竭、脑出血、失明或视力下降，甚至孕产妇死亡；在抽搐过程中易发生各种创伤，如唇舌咬伤、摔伤、呕吐误吸等。②不典型表现：可发生于存在严重高血压者（20%~54%），也可发生于轻度血压升高者（30%~60%），且有16%子痫患者无临床上的高血压，48%子痫患者存在着严重蛋白尿，14%患者并无蛋白尿。③子痫发作前期表现：有以头痛或视力障碍为首发表现，也有仅表现为上腹部疼痛，也有头痛或视力障碍与上腹部疼痛都存在。还有表现为反射亢进。部分患者仅存在实验室检查指标的异常，如可出现血细胞比容异常（<0.3或≥0.4）、血小板$<100\times10^9/L$、肝酶异常（丙氨酸转氨酶或天冬氨酸转氨酶≥70IU）、血肌酐≥106.1μmol/L等，或者仅有低蛋白血症等表现。

诊断 在子痫前期基础上发生或不能用其他原因解释的抽搐。尽管子痫临床表现和实验室检查的特异性不强，可以与其他多种能引起抽搐的疾病相混淆，但子痫是在妊娠期及产后短时间内发生的、最常见的、与高血压有关的抽搐病因。

鉴别诊断 需要与其他强直性-痉挛性抽搐疾病进行鉴别，如癔症、高血压脑病、脑血管意外（包括出血、血栓、畸形血管破裂等）、癫痫、颅内肿瘤、代谢性疾病（低血糖、低血钙）、脑白质病变、脑血管炎等相鉴别。从病史、临床发生发展过程以及临床表现等几方面综合分析判断，一般不难鉴别。

治疗 子痫的治疗原则为：控制抽搐和防止抽搐复发；预防并发症和损伤发生；及时终止妊娠。子痫发作时的紧急处理包括：一般急诊处理、控制抽搐、控制血压、预防子痫复发及适时终止妊娠；同时应监测心、肝、肾、中枢神经系统等重要脏器功能、凝血功能和水电解质酸碱平衡；给予对症行处理。产褥期治疗见子痫前期。

一般急诊处理 ①防止受伤：患者抽搐时神志不清，需要专人护理。应固定患者身体，放置床栏和开口器，避免摔伤和咬伤。②保证呼吸循环畅通稳定：应取左侧卧位，并吸氧，防止呕吐误吸而致窒息，必要时人工辅助通气或注意插管机械通气。③减少刺激：病室应保持安静避光，治疗操作应轻柔并相对集中，以尽量减少刺激诱发子痫发作。④密切观察生命体征，监测心、肝、肾、中枢神经系统等重要脏器功能、凝血功能和水电解质酸碱平衡，应留置导尿管监测尿量等，减少并发症的发生。

控制抽搐 包括以下方法。

硫酸镁 是治疗子痫及预防复发的首选药物。当患者存在硫酸镁应用禁忌或硫酸镁治疗无效时，可考虑应用地西泮、苯妥英钠或冬眠合剂控制抽搐，子痫患者产后需继续应用硫酸镁 24～48 小时，至少住院密切观察 4 天，在重要器官功能恢复正常后出院。

硫酸镁使用方法。①控制子痫：静脉用药，负荷剂量硫酸镁 2.5～5g，溶于 10%葡萄糖注射液 20ml 静脉推注（15～20 分钟），或者 5%葡萄糖注射液 100ml 快速静脉滴注，继而 1～2g/h 静脉滴注维持。或者夜间睡眠前停用静脉给药，改为肌内注射，用法：25%硫酸镁 20ml + 2%利多卡因 2ml 臀部肌内注射。24 小时硫酸镁总量 25～30g，疗程 24～48 小时。②预防子痫发作（适用于子痫前期和子痫发作后）：负荷和维持剂量同控制子痫处理。用药时间长短根据病情需要掌握，一般每天静脉滴注 6～12 小时，24 小时总量不超过 25g，复发抽搐注意追加负荷量。用药期间每日评估病情变化，决定是否继续用药。

应用注意事项：血清镁离子有效治疗浓度为 1.8～3.0mmol/L，超过 3.5mmol/L 即可出现中毒症状。使用硫酸镁必备条件：①膝腱反射存在。②呼吸≥16 次/分。③尿量≥25ml/h 或≥600ml/d。④备有 10%葡萄糖酸钙。镁离子中毒时停用硫酸镁，静脉缓慢推注（5～10 分钟）10%葡萄糖酸钙 10ml。如患者同时合并肾功能不全、心肌病、重症肌无力等，则硫酸镁应慎用或减量使用。条件许可，用药期间可监测血清镁离子浓度。

镇静药物 ①地西泮（安定）：地西泮肌内注射或者静脉注射（>2 分钟）可用于控制子痫发作和再次抽搐。②苯巴比妥：控制子痫时肌内注射。③冬眠合剂：由氯丙嗪（50mg）、哌替啶（哌替啶，100mg）和异丙嗪（50mg）三种药物组成，可抑制中枢神经系统，有助于解痉、降压、控制子痫抽搐。通常以 1/3～1/2 量肌内注射，或以半量加入 5%葡萄糖溶液 250ml，静脉滴注。由于氯丙嗪可使血压急剧下降，导致肾及胎盘血流量降低，而且对母胎肝脏有一定损害，故仅用于硫酸镁治疗效果不佳患者。

控制高血压 脑血管意外是子痫患者死亡的最常见原因。当收缩压持续>160mmHg，舒张压>110mmHg 时，要积极降压以预防心脑血管并发症（见重度子痫前期）。

终止妊娠 终止妊娠时机应根据孕妇和胎儿的状况综合考虑，通常应在经过积极治疗、病情平稳、抽搐控制后可考虑终止妊娠。如无产科剖宫产指征，原则上可以考虑阴道试产。但如果不能短时间内阴道分娩、病情有可能加重，可考虑放宽剖宫产指征。阴道试产时应注意：①继续降压治疗并将血压控制在≤160/110mmHg，注意平稳控制血压。②注意观察自觉症状变化，监测胎心变化。③预防产时或产后子痫的发生。④积极预防产后出血。⑤产时不可使用任何麦角新碱类药物。

促胎肺成熟 早发子痫前期-子痫在控制抽搐后，必要时有条件情况下促胎肺成熟治疗。

预后 子痫患者除远期心血管疾病患病风险明显升高外，还可能出现明显的神经系统远期后遗症。子痫抽搐时出现的脑白质病灶可能长期持续存在，可能出现继发的认知力受损和持续注意力受损。

预防 50%～75%的患者子痫发作前可出现头痛，还可以出现视物模糊、畏光、上腹部疼痛、反射亢进和意识障碍等前驱症状，应引起临床医师足够的重视。对于出现上诉症状妊娠期高血压疾病患者，以及重度子痫前期患者，给予硫酸镁治疗，可明显减少子痫抽搐的发作。

（杨 孜 王伽略）

HELLP zōnghézhēng

HELLP 综合征（HELLP syndrome） 子痫前期基础上出现溶血（hemolysis，H）、肝酶升高（elevated liver enzymes，EL）和血小板减少（low platelets，LP）的综合征。又称溶血-肝酶升高-血小板减少综合征。由路易斯·温斯坦（Louis Weinstein）在 1982 年提出并命名。妊娠中发生率为 0.5%~0.9%，占重度子痫前期的 10%~20%。多发生于妊娠中晚期或分娩后 48 小时内。HELLP 综合征是子痫前期（尤其是早发子痫前期）的严重并发症，但有 10%~20%的 HELLP 综合征患者没有高血压和蛋白尿，且不伴发子痫前期。

病因与发病机制 主要病理生理改变与妊娠期高血压疾病相似，但发展为 HELLP 综合征的确切病因和发病机制仍不清楚。已有不少报道，发生于妊娠 16 周、17 周等妊娠早中期的早发 HELLP 综合征多与抗磷脂综合征，尤其是暴发性抗磷脂综合征有关。还有些早发 HELLP 综合征与系统性红斑狼疮以及葡萄胎等相关。研究认为，与 HELLP 综合征相关的重要机制如下。①胎盘源性：胎盘滋养细胞浸润、螺旋小动脉重铸障碍，使得胎盘局部灌注降低、组织缺氧，进而内皮细胞损伤和凝血级联反应激活，最终可导致 HELLP 综合征。②自身免疫：母胎免疫耐受机制的破坏，导致母体对胎儿的免疫排斥反应是 HELLP 综合征发病的重要原因。患者血中补体被激活，使血管痉挛性收缩、内皮损伤，导致小动脉收缩及血小板聚集、消耗，从而引起一系列病理变化。③凝血因子Ⅴ基因突变：FⅤ leiden 与 R506Q 基因突变与早发子痫前期、HELLP 综合征、不明原因死胎、胎盘梗死有关。④脂肪酸氧化代谢缺陷：胎儿脂肪酸氧化代谢酶如 LCHAD 缺陷，可能导致长链羟酰基肉毒碱及游离脂肪酸堆积，抑制线粒体脂肪酸氧化代谢酶活性，损害氧化磷酸化和 ATP 产生，最终作用于肝脏引起 HELLP 综合征和妊娠期急性脂肪肝。

病理生理 包括血管痉挛、血管内皮损伤、血小板聚集与消耗、纤维蛋白原沉积和终末器官缺血等。血管内皮损伤引起血小板激活、血管痉挛性收缩，进一步损伤血管，同时血小板聚集、增加血小板消耗，使其减少。血小板减少、血液黏度增加、血流缓慢，使红细胞变形能力下降。微血管溶血为 HELLP 综合征的标志，可能由红细胞通过内膜受损和纤维蛋白沉积的小血管引起，外周血涂片红细胞呈三角形、钝锯齿状，见破碎红细胞和球形红细胞等。典型的肝脏病理改变为门静脉周围或肝实质局部坏死，肝窦可见纤维素样透明沉着物。免疫荧光下肝脏坏死和正常区域都可以见到肝窦的纤维蛋白微血栓和纤维蛋白原沉积。在某些严重病例，CT 下即可见到肝细胞坏死和梗死，甚至出现包膜下或肝实质内出血。肝脏病理改变与疾病严重程度相关，与患者肝酶升高和右上腹痛有关。

临床表现 发病时间可从妊娠早中期到产后数天的任何时期。发生于分娩前者，约 70%发生于妊娠 27~37 周，10%小于 27 孕周，20%大于 37 孕周；15%~25%发生于分娩后。

临床表现多样，典型的临床表现为乏力、右上腹疼痛及恶心、呕吐。体格检查可有右上腹压痛、肌紧张，也可以没有任何阳性体征。约 90%发病前数天有全身不适，后有上腹部或右上腹疼痛，45%~86%有恶心、呕吐及非特异性病毒感染症状。患者通常出现体重骤增、全身明显水肿。还可以出现子痫前期的临床表现，尽管 82%~88%患者有高血压，但 15%~50%患者仅有轻度高血压，13%患者没有蛋白尿。30%~60%患者有头痛，约 20%患者有视觉障碍。部分患者有轻度黄疸；凝血功能障碍严重时可出现全身出血倾向，如牙龈、消化道出血或血尿。还有患者仅主诉为抽搐、黄疸、鼻出血、胃肠出血、血尿，或肾区、胸部及肩部疼痛、流感样症状。

并发症 其可出现母儿严重并发症。①孕妇可发生子痫、胎盘早剥、弥散性血管内凝血、肾衰竭、急性肺水肿、严重的腹水、脑水肿、视网膜脱离、伤口血肿、感染甚至败血症等。肝包膜下血肿破裂少见，文献报道发生率不足 2%，但却是致命的严重并发症；典型表现为突然出现严重的右上腹疼痛，向背部放射，可迅速出现低血容量休克。肝梗死可见于合并抗磷脂综合征的 HELLP 综合征患者，孕产妇病死率可高达 1%。②可引起胎儿缺氧、早产、胎儿生长受限，甚至围产儿死亡。围产儿的死亡率高达 7.4%~20.4%，主要与各种原因引起的早产儿不成熟有关。

诊断 实验室诊断标准并不统一。微血管溶血是 HELLP 综合征的标志，典型表现包括外周血涂片异常（破碎红细胞、球形红细胞等），血清胆红素升高（以间接胆红素为主），血清结合珠蛋白降低，乳酸脱氢酶（LDH）升高和血红蛋白明显降低。而肝功能异常以及异常程度与HELLP综合征诊断的关系，学者们意见尚不统一。

1990年西巴伊（Sibai）提出的田纳西（Tennessee）诊断标准如下。①微血管内溶血：外周血涂片可见破碎或变形红细胞，LDH升高>600U/L（2倍于正常标准上限），和/或总胆红素水平>21μmol/L。②肝酶异常：天冬氨酸转氨酶（AST）>70U/L（2倍于正常标准上限）。③血小板减少：血小板<100×10^9/L。溶血、肝酶升高、低血小板3项指标中任1项或2项异常，未全部达到上述标准的称为部分性HELLP综合征。

1999年马丁（Martin）等提出的密西西比（Mississippi）标准如下。①血小板减少：外周血<150×10^9/L。②肝功能异常：丙氨酸转氨酶（ALT）≥40U/L，AST≥40U/L，或两者均升高。③溶血：LDH升高，进行性贫血。并以血小板减少程度划分为：Ⅰ级指血小板数<50×10^9/L；Ⅱ级为>50×10^9/L而<100×10^9/L；Ⅲ级为>100×10^9/L而<150×10^9/L。该标准用于预测产后疾病恢复速度、复发风险、围产儿预后以及血浆置换的必要性。

鉴别诊断 HELLP综合征较为不典型的临床表现给诊断带来困难。与重度子痫前期、子痫、溶血性尿毒症、血栓性血小板减少性紫癜、妊娠期急性脂肪肝有极相似的临床表现和实验室结果，应注意鉴别。以右上腹或侧腹部严重疼痛、呕吐就诊者，易被误诊为胆囊炎、胆绞痛、消化性溃疡、胰腺炎、妊娠剧吐、病毒性肝炎等。此外还应注意鉴别的疾病有特发性血小板减少症、免疫性血小板减少性紫癜、暴发性抗磷脂综合征、系统性红斑狼疮、肝性脑病、颅内出血、肾结石、肾盂肾炎、肾小球肾炎等。①妊娠期急性脂肪肝：发病多在妊娠晚期，起病急骤。典型临床表现为乏力、持续性恶心、呕吐，1周内黄疸产生并迅速加深，出血倾向，常发生弥散性血管内凝血和肝肾衰竭。高血压和蛋白尿较不常见。血清胆红素明显增高，尿胆素阴性，尿酸增高，白细胞计数增加达（20～30）$\times10^9$/L，持续低血糖。B超可见脂肪波，肝脏密度增加。②重度子痫前期并发弥散性血管内凝血：特点为重度子痫前期基础临床表现外，出现出血和凝血功能障碍，三项筛选试验阳性，纤维蛋白原<2g/L，凝血酶原时间>15秒，血小板<100×10^9/L。③重症肝炎：血清AST常显著升高，尿胆红素阳性，尿胆原增高，病原学检查阳性。通常没有血小板减少。④系统性红斑狼疮：临床表现为血小板减少、蛋白尿、溶血性贫血等，与HELLP综合征极易混淆，但实验室检查抗核抗体阳性。⑤溶血尿毒症-血栓性血小板减少性紫癜：病理生理特点与HELLP综合征相似，有内皮细胞损伤、血小板聚集、微血栓形成、血小板减少和贫血。溶血性尿毒症通常出现在产后，以肾功能损害、急性肾衰竭为主要表现，同时出现严重溶血性贫血、血小板减少，外周血涂片有异形红细胞及红细胞碎片，经肾活检证实为肾血栓性微血管病。血栓性血小板减少性紫癜主要表现为微血管病性溶血性贫血，血小板减少与出血倾向、神经精神异常，可同时出现肾功能损害和发热。

治疗 原则为妊娠>34周，应立即终止妊娠；若妊娠<34周，在母儿病情平稳的情况下，可以积极治疗48小时促胎肺成熟后终止妊娠。

评估与监测 ①评估、严密监测并稳定母体状况：监测患者自觉症状、体征，尤其是肝区有无叩痛或压痛、子宫有无压痛及松弛度以及各项相关实验室检查。②纠正凝血功能障碍，硫酸镁预防或治疗抽搐，治疗严重高血压。B超和/或CT了解肝脏情况及是否有肝被膜下血肿。③胎儿宫内安危评估包括胎儿生物物理评分、超声评估胎儿生长发育状况及胎龄评估。

促胎肺成熟 糖皮质激素可以改善母体状况和促进胎肺成熟。①标准的单疗程促胎肺成熟治疗：妊娠<34周的孕妇应常规使用，但能否改善孕妇病情和妊娠结局尚不明确。②大剂量多次地塞米松治疗：通过抑制内皮活化、减少血管内皮损伤、增加肝血流、减少肝细胞死亡、预防血栓性微血管溶血和减少血小板消耗，可迅速提升血小板，改善孕妇病情而被广泛应用。常用地塞米松静脉注射，间隔12小时1次至分娩。如产后持续血小板减少或产后才诊断的HELLP综合征，可在产后继续应用至血小板≥100×10^9/L及血LDH下降。但是否能降低孕产妇的患病率和改善妊娠结局，尚无充足的证据支持，而大剂量地塞米松可影响胎儿的远期预后和造成脑损伤，因此多数学者仅推荐地塞米松单疗程促胎肺成熟治疗。

期待疗法 因为期待过程中母儿发生严重合并症的风险较高，

故仅妊娠<34 周、母儿病情平稳者可以考虑在有条件的医院，严密动态监测下进行期待治疗。病情进展或出现弥散性血管内凝血应立即终止妊娠。

预防出血 符合以下指征的输注血小板和使用肾上腺皮质激素：①血小板计数$>50\times10^9/L$且不存在过度失血或者血小板功能异常时，不建议预防性输注血小板或者剖宫产术前输注血小板。②血小板计数$<50\times10^9/L$可考虑肾上腺皮质激素治疗。③血小板计数$<50\times10^9/L$且血小板数量迅速下降或者存在凝血功能障碍时应考虑备血，包括血小板。④血小板计数$<20\times10^9/L$时，阴道分娩前强烈建议输注血小板，剖宫产前建议输注血小板。

终止妊娠 绝大多数 HELLP 综合征患者应在积极治疗后终止妊娠。只有当胎儿不成熟且母胎病情稳定的情况下方可在有条件的医疗单位进行期待治疗。分娩方式应根据产科指征而定，需综合考虑孕妇病情和胎儿状况、子宫颈成熟情况、分娩史等，可酌情放宽剖宫产指征。剖宫产时，如果血小板计数$>75\times10^9/L$，无凝血功能紊乱和进行性血小板下降，首选区域麻醉；如果血小板计数$<50\times10^9/L$，应采用全身麻醉。

肝病治疗 肝功能明显异常时，可以应用护肝药物，如葡醛内酯、谷胱甘肽等。肝被膜下出血但血流动力学稳定的患者可采用保守治疗，严密监测患者体征、血流动力学和凝血变化，以及 B 超或 CT 或 MRI 对血肿动态观察。如血肿破裂或母体情况恶化则立即手术治疗。保守手术止血无效需切除肝脏，或肝脏发生大面积坏死、出现肝衰竭保守治疗无效时，应当考虑肝移植。

其他治疗 尚无足够证据评估血浆置换或者血液透析在 HELLP 治疗中的价值，应该依据个案处理原则。

预后 HELLP 综合征患者甚至合并肝脏破裂者，产后及远期肝功能均可恢复正常；肾损害也可恢复至正常。再次妊娠时复发率为 2%～6%，患心血管疾病和慢性高血压的风险亦升高。也有报道有高达 24%患者再次并发 HELLP 综合征，28%患者并发子痫前期，33%患者发生慢性高血压。此外，还有 32%的患者发生抑郁，26%患者发生焦虑。

（杨　孜　王伽略）

rènshēn qī gānnèi dǎnzhī yūjīzhèng

妊娠期肝内胆汁淤积症

妊娠期肝内胆汁淤积症（intrahepatic cholestasis of pregnancy，ICP） 以皮肤瘙痒和血清总胆汁酸升高为特点的妊娠期特有疾病。通常在妊娠晚期发病，产后迅速缓解，与胎儿的不良结局密切相关。发生率为 0.1%～15.6%，与种族和地域有关，其中重度 ICP 占 15%左右。

病因与发病机制 尚不清楚，可能与激素、遗传及环境因素等有关。①ICP 大多发生在妊娠晚期、多胎妊娠中，以上均为高雌激素水平状态，所以推断高浓度的雌激素水平与 ICP 的发生有关。动物实验发现，高浓度的雌激素通过下调法尼酯 X 受体信号抑制胆盐输出泵，从而影响胆汁酸的肝肠循环，导致 ICP 的发生。但并不是所有孕妇都会发生 ICP，孕妇对雌激素引起胆汁淤积效果的敏感性不同于 ICP 的发生也有关。②ICP 与遗传、种族也有一定关系。印第安人 ICP 的发生率高于其他美洲地区，且在母亲或姐妹中有 ICP 病史的妇女发生率明显增高。③ICP 的发生与环境因素有关，ICP 的发生率冬季高于夏季，血硒水平增高 ICP 的发生率下降。

病理 产后胎盘病理检查可见胎盘绒毛膜板和羊膜有胆盐沉积，滋养细胞肿胀、数量增多，绒毛基质水肿、间隙狭窄。肝组织活检见肝细胞无明显变性，仅肝小叶中央区胆红素轻度淤积，毛细胆管胆汁淤积及胆栓形成。

临床表现 无皮损的瘙痒是 ICP 的首发症状。瘙痒有典型的分布模式，手掌和脚掌、指（趾）间最易发生，白昼轻，夜间加剧，多于分娩后迅速缓解。瘙痒不伴有皮损，但可出现因瘙痒所致的抓痕，这是与皮肤病引起的瘙痒抓痕皮损的最大区别。少数患者可出现轻度黄疸。

对母儿的影响 对孕妇来说，ICP 是一过性的良性疾病，分娩后可立即缓解。对胎儿来说，ICP 可导致早产、羊水粪染、胎儿窘迫、呼吸抑制、心动过缓、突发胎死宫内等严重的不良结局。母体血清胆汁酸的水平与胎儿的不良结局密切相关。

诊断 ICP 是排除性诊断，在除外其他导致肝功能异常或瘙痒的疾病后，主要依据瘙痒症状和血清总胆汁酸水平升高进行诊断。若仅有瘙痒表现，而胆汁酸和肝酶测定正常，则 ICP 的诊断仍存争议。在 ICP 高发地区且医疗资源有限的情况下，诊断常规仅依据瘙痒的临床表现，不需检测胆汁酸水平，但需排外其他原因导致的肝功能异常。ICP 一般在妊娠中晚期发病，产后 1～3 天恢复，如果产后持续存在，需考虑其他原因而不能用 ICP 的诊断。

主要诊断依据如下。①临床表现：妊娠晚期出现瘙痒、伴或不伴黄疸等表现。②血清胆汁酸检测：胆汁酸水平升高是诊断ICP的主要实验室证据，一般胆汁酸≥10μmol/L即为升高，胆汁酸水平≥40μmol/L定义为重度ICP，提示病情较重。胆汁酸的水平与ICP严重程度、胎儿不良结局密切相关。③肝功能检测：大多数ICP患者的天冬氨酸转氨酶（AST）和丙氨酸转氨酶（ALT）轻至中度升高，ALT较AST更敏感；ALT水平与胎儿不良结局也有一定的相关性。另外，血清胆红素（以总胆红素和直接胆红素为主）水平会有轻至中度升高。

鉴别诊断 ICP需与其他原因导致的瘙痒相鉴别，如皮肤病、妊娠特异性鼻炎、变态反应等；ICP还需与其他原因导致的肝损伤相鉴别，如病毒性肝炎、急性脂肪肝等。

治疗 主要目的是缓解瘙痒、降低胆汁酸的水平、保护肝功能，在治疗的同时注意胎儿宫内情况的监护，适时终止妊娠。①降低胆汁酸水平：熊去氧胆酸是推荐的ICP首选药物，可以缓解症状、降低胆汁酸水平、改善胎儿的预后，但远期影响还不确定。S-腺苷蛋氨酸是ICP的临床联合治疗药物，可静脉滴注或口服。在治疗期间，需每1~2周监测肝功能和胆汁酸水平。胆汁酸水平在帮助医师评估疾病严重程度、决定分娩时机以降低围产儿死亡率方面具有重要作用。②促胎肺成熟：对于妊娠≤34周的孕妇，在分娩前要给予促胎肺成熟治疗，常用药物是地塞米松。③保肝治疗：在降胆汁酸治疗的基础上加用护肝治疗以保护肝功能，如维生素以及葡萄糖、胰岛素和氯化钾组成的极化液等。④缓解瘙痒：可以使用炉甘石液以及薄荷类、抗组胺类药物缓解瘙痒。⑤预防产后出血及新生儿颅内出血：当伴发明显的脂肪痢或凝血酶原时间延长时，为预防产后出血及新生儿颅内出血，应补充维生素K，口服或肌内注射。⑥产科处理：包括加强胎儿监护、适时终止妊娠、降低围产儿死亡率。产前通过NST监测、必要时生物物理评分，及早发现隐性胎儿缺氧。但ICP所致胎死宫内是突发的，常规的胎儿电子胎心监护、多普勒超声等在预测ICP孕妇胎死宫内方面缺乏有效的价值，故常规用于预测高危妊娠胎死宫内风险的手段在ICP的处理上效果不佳。ICP导致胎死宫内的风险在妊娠晚期最高，所以建议在满37周后对ICP孕妇进行引产，积极终止妊娠；在37周后确诊者，一经诊断立即终止妊娠。ICP不是剖宫产的指征，但对重度ICP治疗无效、合并产科指征等情况时，可行剖宫产终止妊娠。

（马润玫　宋欣燕）

rènshēn qī jíxìng zhīfáng gān

妊娠期急性脂肪肝（acute fatty liver during pregnancy，AFLP）

妊娠期肝细胞在短时间内大量、快速脂肪变性，以黄疸、凝血功能障碍和肝功能急剧衰竭为主要临床特征，同时伴有脑、肾、胰腺等多脏器功能障碍的疾病。是发生于妊娠晚期的罕见的严重并发症。发生率为1∶13000~1∶7000。发病急骤，病情凶险，如果对该病早期症状、体征认识不足，延误治疗，母婴死亡率很高。20世纪80年代，AFLP母婴死亡率高达85%。近年来，由于对该病认识提高，能早期诊断、早期治疗，母婴预后得到明显改善。

病因 病因尚不明确。

病理 其主要病理变化是肝细胞肿胀，肝细胞内充满细小的脂肪滴，但肝小叶的结构仍存在，极少或者无肝细胞坏死。

发病机制 可能与以下因素有关。①胎儿脂肪酸氧化障碍：可能与长链3-羟酰辅酶A脱氢酶（long-chain 3-hydroxyacyl-coenzyme A dehydrogenase，LCHAD）有关，缺乏此酶的胎儿的母亲易患AFLP，为常染色体隐性遗传，父母双方携带该致病基因时，其子女25%发病。其原因可能为胎儿或胎盘产生长链3-羟酰代谢产物堆积在母体内，对肝脏产生高毒性，且妊娠期脂肪酸代谢利用降低而加重毒性。②药物、毒物和病毒感染：曾有文献报道，AFLP患者肝细胞内有细菌、真菌存在；也有文献报道1例患者服用阿司匹林后出现该病，可能为此类药物引起了线粒体的功能异常而导致AFLP。③多胎妊娠：AFLP在双胎与三胎妊娠中多见。多胎常有血小板减少和抗凝血酶活性增高，均提示有肝酶升高风险，易发生AFLP。④因AFLP并发子痫前期较为多见，HELLP综合征与AFLP在病因、临床表现和治疗方面有很多共同之处，故有学者认为子痫前期、HELLP综合征和AFLP可能为疾病从轻微到严重以致威胁生命的多系统功能障碍的系列改变。⑤雌激素、孕激素：对肝脏合成和代谢功能的作用，可能对妊娠晚期线粒体功能造成不良影响，引起AFLP发生。

临床表现 主要发生于妊娠晚期，以初产妇多见，产后少见。早期症状不特异，以消化道症状为主，主要为食欲缺乏、恶心、呕吐、上腹部胀痛不适、乏力等，数天至1周后出现黄疸，且进行性加重，出现肝肾功能障碍、凝血功能异常、低血糖（肝细胞水肿、变性使糖原合成减少所致）、低蛋白血症，甚至肝性脑病、昏迷、休克、弥散性血管内凝血以及死胎、早产、死产等。显著特点为病情迅速恶化，很快造成全身多器官功能障碍。

辅助检查 ①生化检查：肝酶轻至中度升高，血胆红素升高且<200μmol/L，尿酸、尿素氮及肌酐升高。②凝血功能检查：纤维蛋白降低，凝血时间、活化的部分凝血活酶时间延长，D-二聚体升高。③血象：白细胞计数升高、血小板计数降低。④尿胆红素：阴性。肾发生脂肪变性，肾小球基底膜增厚，胆红素不能滤过所致。⑤各种肝炎病毒血清学检查阴性。⑥B超：肝体积缩小，肝区弥漫性密度增高，呈雪花状，呈“亮肝”样改变。

诊断 确诊AFLP须依据肝病理，肝活检为诊断的金标准，但由于AFLP多伴有明显的凝血功能障碍，肝穿刺活检有一定的危险和困难，临床应用有一定限制。因此，AFLP的产前早期诊断主要依靠临床诊断。出现以下情况，应高度警惕早期AFLP的存在：①妊娠晚期出现无诱因的恶心、呕吐、乏力、上腹部疼痛和进行性黄疸等。②妊娠晚期出现肝肾功能损害，丙氨酸转氨酶（ALT）、碱性磷酸酶、血清胆红素升高，以直接胆红素为主，尿胆红素阴性，尿酸、肌酐及尿素氮升高。③持续性低血糖。④白细胞计数升高，血小板计数降低。⑤凝血功能障碍，尤其是纤维蛋白原下降较为明显。⑥孕妇无肝病及肝炎接触史，各种肝炎标志物均为阴性。⑦超声提示肝区弥散的密集光点，呈雪花状，强弱不均。早期诊断并及时处理是减少AFLP严重并发症、降低母儿死亡率的关键。

鉴别诊断 AFLP需与其他妊娠相关疾病相鉴别。①妊娠期重症肝炎：多伴有肝功能明显异常，ALT及天冬氨酸转氨酶（AST）明显升高，常>1000U/L，肝性脑病较明显，体格检查和影像学检查多有肝缩小表现。肝炎病毒学检查呈阳性，肾衰竭出现较晚，肝组织病理学提示肝细胞广泛坏死，但缺乏急性脂肪变依据。②HELLP综合征：是子痫前期的特殊类型，表现为溶血、肝酶升高和血小板减少三联征。有学者报道AFLP与HELLP为相同疾病谱中的不同阶段。两者发展至严重阶段均可导致多器官衰竭和严重并发症。当症状不典型时，两者鉴别比较困难。总的来说，HELLP综合征较AFLP常见，临床特征与AFLP有交叉重叠，如多数患者主诉右上腹部或剑突下不适或疼痛，伴恶心、呕吐、乏力，且有肝酶、血清尿酸升高，黄疸者不多见。血小板明显较少，外周血涂片提示有溶血，血清总胆红素升高，且以间接胆红素升高为主，血清乳酸脱氢酶升高。极少发生弥散性血管内凝血和意识障碍，凝血酶原时间、部分凝血酶时间及纤维蛋白原测定多在正常范围内，无低血糖症状。肝病理检查提示非特异性炎症改变。③妊娠期肝内胆汁淤积症：多发生于妊娠中晚期，早产发生率高，主要是对胎儿预后产生不良影响。因胆汁淤积所致，以皮肤瘙痒为首发症状，病情严重时可出现黄疸，消化道症状较少发生。血清总胆汁酸明显升高，肝功能正常或ALT、AST轻度升高，凝血功能大多正常。母亲预后良好，分娩后症状很快消失，无精神障碍和多脏器损害等。妊娠期肝内胆汁淤积症的病情轻重与血胆汁酸和肝酶升高程度有关，主要并发症为早产、死胎及胎儿窘迫。

治疗 AFLP病情进展迅速，易危及母儿生命，故一旦确诊必须终止妊娠，可使母儿存活率明显增高。由于AFLP多发生于妊娠晚期，胎儿发育已经或接近成熟，分娩对胎儿影响不大，且大多数患者肝功能产后迅速恢复。由于患者病情发展迅速，常有严重的肝衰竭、凝血功能障碍、弥散性血管内凝血、肝性脑病，因此在做好产科处理的同时，多科协作综合治疗尤为重要。

终止妊娠 分娩方式首选剖宫产，因胎儿宫内已处于缺氧状态，不能很好地耐受经阴道分娩时产道的挤压，而且阴道分娩会加重产妇体能消耗及肝肾负担，使原有并发症如高血压、肾衰竭及弥散性血管内凝血等进一步恶化，导致产后宫缩乏力，而且患者多有凝血功能障碍，会发生难以控制的产后出血。如经宫缩剂保守治疗无效，剖宫产时可使用手术止血法；如仍无效，则行子宫切除术。

产后对症支持治疗 也是AFLP治疗的关键。①处理凝血功能障碍：凝血因子减少，应立即输新鲜血、新鲜冷冻血浆、冷沉淀或凝血酶原复合物，补充纤维蛋白原和血小板以预防产后大出血。②保肝治疗：用多种维生素、能量合剂、还原型谷胱甘肽及支链氨基酸等保护肝脏，促进肝细胞再生，防治肝性脑病。③改善肾衰竭：当出现少尿时，可给予呋塞米，出现氮质血症时可行透析疗法。④预防感染：选用对肝肾功能影响小的抗生素，且尽早预防用药。⑤人工肝：人工肝支持系统作为一种能够替代或模拟正常肝脏的部分或全部功能的体

外人工器官装置，为AFLP患者的治疗提供了新的方法。其作用机制基于肝损伤的可逆性和肝细胞的强大再生能力，通过人工肝辅助治疗使内外环境改善的情况下，肝功能能够自发恢复。可分为血浆置换和血浆滤过。血浆置换可将肝衰竭患者含毒素或致病物质的血浆分离出来，弃去异常血浆，以清除循环中蛋白结合毒素、异常抗体等，同时补充缺乏的凝血因子、清蛋白等多种物质。血浆滤过可有效清除细胞因子和炎性介质，并可弥补血浆置换对水溶性毒素不能清除的不足，而且有助于血流动力学的稳定与肝肾综合征的支持治疗。需要注意的是，终止妊娠并不意味着病情好转，仍有不少产妇在剖宫产术后因凝血功能障碍和代谢紊乱而死亡，说明在该病的急性、广泛肝细胞损害期，若血氮、尿素氮等有害物质代谢物不能有效清除，仍对患者有致命威胁。此时，人工肝治疗是挽救患者生命的最佳方法。因此，AFLP一旦诊断成立，应及时终止妊娠并进行内科治疗，密切观察患者肝、肾、凝血功能的变化，一旦达到重度肝损害的标准甚至向重症肝损害发展，则应尽快进行人工肝治疗，清除血液循环中因肝衰竭而产生的有害物质，使肝功能得到一定程度的保护，为机体创造一个平稳的内环境，为肝细胞再生赢得时间，为心功能、肾功能恢复和凝血因子再生创造条件。⑥肝移植：大部分AFLP孕妇终止妊娠、及时治疗后能迅速恢复，且肝具有潜在逆转能力，因此肝移植不应过早考虑。但对肝功能继续恶化，经积极治疗仍不能恢复，出现不可逆的肝功能损害时，肝移植仍是一种有效治疗方法。已有多例肝移植成功的报道，并有人类胚胎肝细胞腹膜移植治疗AFLP成功病例的报道。⑦其他：纠正低血糖，维持有效的血容量及酸碱平衡、水电解质平衡。保持大便通畅，必要时灌肠治疗，口服乳果糖，以减少肠道氨的吸收。

预后 AFLP患者经积极治疗后病情可迅速好转，肾功能恢复较快，尿素氮、肌酐在产后3天开始下降，胆红素在产后7天也开始下降。凝血功能也多于产后4~12天恢复正常。肝脏为可逆性改变，一般于产后4周恢复正常，且肝脏无病变遗留。

AFLP患者再次妊娠时有一定复发倾向。AFLP患儿如LCHAD缺乏，常存在脂肪酸氧化障碍，表现为急性代谢紊乱、低酮低糖血症、胎儿生长受限、饮食困难等。据报道，LCHAD缺陷儿童死亡率为75%~90%，给予低脂、高碳水化合物饮食可明显降低其发病率与死亡率。因此，对高危儿进行*LCHAD*基因筛查非常重要，便于早期诊断与治疗。

应该加强对AFLP的认识，早期诊断、及早终止妊娠及有效预防产后出血等多种并发症的发生是改善AFLP孕妇母婴结局的关键。终止妊娠后，配合对症治疗、营养支持、预防感染，及时应用人工肝脏支持系统等综合治疗，使孕妇能够尽早度过危险期，尽快恢复肝肾等重要脏器功能。

（王谢桐　彭　文）

zǎochǎn

早产（preterm birth）　妊娠满28周至不足37周间分娩。世界卫生组织将妊娠37周前终止者定义为早产，但这并未对早产孕周设立下限，1997年美国妇产科医师学院将早产定义为妊娠20~37周分娩者，中国在诊断早产过程中所采用的标准则为妊娠满28周至不足37周间分娩者。

早产的发生率随地域和种族的不同而存在明显差异。美国早产的发生率可高达10%~11%，其他欧美发达国家为5%~9%，中国的早产发生率占分娩总数的5%~15%。值得注意的是，由于各国对于早产的诊断标准不同，因此将对其发生率的统计造成一定影响，但就近十余年的总体趋势而言，早产的发生率有较为明显的上升。原因可能是当前存在早产高危因素的孕妇数目增多、辅助生育技术的应用导致多胎妊娠的增加。除此之外，亦有学者认为，随着早产儿救治水平的提高，各国对于早产定义的孕周下限进行下调，由于统计标准的改变，也将导致早产发生率的相对升高。

早产可对围产儿造成极大的危害。早产儿的死亡率较高，可占围产儿总死亡人数的75%左右，对于妊娠<32周的早产儿，即使可以存活，亦有近半数早产儿出现新生儿呼吸窘迫综合征、缺血缺氧性脑损伤、新生儿寒冷损伤综合征及新生儿高胆红素血症等各种合并症以及脑瘫、视听障碍、认知障碍、精神神经发育异常等后遗症。此外，还有研究显示女性早产儿日后妊娠早产的发生率亦会增加。

分类 根据病因、孕龄和临床阶段有不同的分类。

根据病因分类　①自发性早产：又称特发性早产，包括未足月分娩发作（早产临产）和未足月胎膜早破。②治疗性早产：由于医源性或其他复杂的病理产科因素，需提前终止妊娠者，如前置胎盘、胎盘早剥等产科并发症、妊娠期高血压疾病等妊娠期特有疾病、妊娠合并内外科疾病及胎儿窘迫、胎儿生长受限、胎儿畸形等因素，必须立即终止妊娠而导致的早产。

根据孕龄分类 ①极早早产：妊娠20~28周发生的早产，约占5%。②早早产：妊娠28~32周发生的早产，约占10%。③轻型早产：妊娠32~36周发生的早产，占85%左右。其中，有学者将妊娠32~34周前发生的早产称为中型早产，而将妊娠34~36周发生的早产称为轻型早产。

根据临床阶段分类 分为先兆早产、早产临产、难免早产。

高危因素 主要包含以下几方面。①既往有早产或晚期流产病史，并且其复发的风险有随着早产次数增加而上升的趋势，即早产次数越多，复发率亦越高。②年龄因素：孕妇年龄过小（<18岁）或年龄过大（>40岁）。③社会经济因素：有资料显示，接受文化教育程度较低、从事重体力劳动、经济收入少、缺乏产前保健的妇女更易发生早产。④子宫因素：如子宫发育不良及各类先天性子宫畸形。⑤子宫颈因素：如行子宫颈锥切术后导致子宫颈机能不全者。⑥宫腔压力过高：包括多胎妊娠及羊水过多。⑦感染因素：如绒毛膜羊膜炎症、生殖道及泌尿道感染。⑧存在各种妊娠期并发症、合并症者。⑨精神心理因素：也与早产相关，精神紧张、思想负担过重的孕妇发生早产的可能性更大。⑩母亲不良生活习惯：每日吸烟>10支、酗酒以及滥用药物等。⑪此外，种族差异、孕妇体重过轻、长途旅行、长时间站立、外伤刺激及性生活过频等，均属于导致早产的高危因素。另有研究发现，孕妇口腔微生物感染（如牙周病）是早产及胎儿生长受限、胎膜早破、子痫前期等产科并发症的危险因素，口腔内病原微生物可通过血行播散对胎盘胎儿单位造成影响，中国此类相关报道尚不多。

病因 多数学者认为导致早产的病因包括以下几种。①胎膜早破及绒毛膜羊膜炎：这是早产最为常见的病因。②感染：有20%~40%的早产与感染相关，各种病原体导致的生殖道及泌尿道感染可使局部产生炎性细胞介质及内毒素，促进子宫颈软化成熟或胎膜早破而诱发早产。③各种妊娠期并发症及合并症：如妊娠期高血压疾病、妊娠期肝内胆汁淤积症、妊娠合并心脏病、严重贫血等。④宫腔内压力过高：如羊水过多及多胎妊娠。⑤胎盘因素：如前置胎盘、胎盘早剥及胎盘功能减退等。⑥子宫发育不良或畸形。⑦子宫颈机能不全。⑧此外，妊娠期间内分泌激素水平的异常，如肾上腺皮质激素水平升高或雌激素、孕激素平衡失调等均可能导致早产的发生。

发病机制 尚未完全明了，但普遍认为是多因素综合作用的结果。随着对早产病因的深入探讨，自发性早产的免疫发病机制逐渐引起关注。

研究发现，免疫系统功能紊乱或异常激活均可对早产的发生产生重要影响：母体细胞因子水平失衡，如IL-2、IL-6、TNF-α水平升高而IL-10减少可加剧早产的发生；部分胎儿组织相容性抗原可透过胎盘屏障进入母体血液循环，使母体致敏、诱发免疫排斥反应，导致早产；此外补体系统和固有免疫细胞的异常激活均与早产密切相关。但是与早产相关的免疫机制并未完全阐明，临床诊疗过程中对此尚缺乏重视，以致部分免疫异常导致自发性早产的患者未能得到及时有效的诊断和治疗。

诊断 如下所述。

先兆早产 妊娠37周前出现子宫收缩，至少10分钟一次，每次持续30秒，达1小时以上。但是目前对于先兆早产的诊断标准意见尚不统一，也有学者将先兆早产定义为妊娠28~36^{+6}周孕妇出现下腹坠胀、腰背痛、阴道分泌物增多等自觉症状，监护发现每小时宫缩≥4次（除外生理性宫缩、压力<10~15mmHg）。

早产临产 早产临产发生时间的准确诊断还较困难，建议的诊断指标包括：妊娠≥28周，但<37周；持续的子宫收缩（每20分钟4次或60分钟8次）伴有子宫颈进行性改变（子宫颈容受度80%以上或子宫颈扩张）。

难免早产 规律宫缩不断加强，宫口扩展至4cm。

早产预测 对早产高危人群进行及时、准确的预测，可为早期采取有效治疗措施提供依据。

超声测量子宫颈长度 包括以下内容。

测量指征及人群 早产高危人群，具体包括具有早产史、晚期流产史、早产胎膜早破史以及子宫颈手术史或子宫畸形者。在这些早产高危者中，子宫颈缩短与早产密切相关。循证医学研究表明，对高危人群进行超声筛查具有显著意义，应对这类妊娠妇女进行常规的动态子宫颈长度测量。对于无症状、早产低危人群，超声测量子宫颈长度预测早产的敏感性较低。是否在妊娠中期对该类人群常规检测子宫颈长度以预测早产尚有争议，但是美国放射学会建议对所有妊娠中期妇女常规超声检查时进行子宫颈的检测，以发现无症状的早产高危妊娠妇女。

测量方法　主要有经腹部超声检查、经会阴超声检查和经阴道超声检查。①经腹部超声：评价子宫颈长度有一定局限性。由于胎儿部分可以遮挡子宫颈，在妊娠20周以后尤为明显；其次经腹超声需充盈膀胱，但充盈膀胱使子宫下段伸展，增加子宫颈的长度，致准确性降低。②经会阴超声：评价子宫颈无须膀胱充盈，探头置于双侧大阴唇间进行。该法可以避免探头置入阴道，与经腹部超声相比，并未减少胎儿部分对子宫颈的遮挡，可获得成功图像的概率近100%；探头不用置入阴道而导致直接压迫子宫颈，患者更易接受。缺点是肠内气体可影响图像，尤其是子宫颈外口的图像。因此临床应用受到一定的限制。③经阴道超声：妊娠妇女取膀胱截石位，检查时无须膀胱充盈，将探头置入阴道内，阴道探头直接接触子宫颈，探测子宫颈的成功率为100%，图像不受胎儿部分的影响。其准确性优于经腹部及经会阴探查，是首选的子宫颈检查方式。

测量标准　经腹部超声测量的结果为32~53mm，经阴道超声测量为32~48mm，经会阴超声测量为29~35mm，妊娠期正常子宫颈长度应>30mm。

测量时机选择　存在争议。有学者认为子宫颈长度15~25mm对妊娠34周前的早产有预测价值。有学者认为妊娠20~24周测定子宫颈长度对预测早产更有价值。而有学者认为妊娠22~24周测量子宫颈长度<20mm预测早产的阳性率达69%。有学者认为妊娠16~28周首次测定子宫颈长度，3天内再次测量，如明显变短对预测早产的价值明显优于单次测量。有学者认为动态监测子宫颈长度对预测早产有一定价值，但长时间的超声检查可能对胎儿造成不利影响，尚不能普及应用。中国较多采用在妊娠中期经阴道超声测量子宫颈长度，若结果<25mm，则早产风险增加，需严密监测。

意义　循证医学证据表明，经阴道超声测量子宫颈长度为预测早产的较可靠方法。

胎儿纤维连接蛋白测定　纤维连接蛋白（fibronectin，FN）是一种大分子糖蛋白，分子量约为450kD，广泛存在于动物组织和组织液中，具有多种生物活性，是参与细胞间连接的重要因子。已发现的FN有3种。①肝性纤维连接蛋白：主要存在于肝脏和血液中。②细胞性纤维连接蛋白：存在于细胞间质和血液中。③胎儿纤维连接蛋白（fetal fibronectin，fFN）：存在于胎盘组织及羊水中。存在绒毛膜与蜕膜连接间隙细胞外基质中，是子宫绒毛膜细胞外的基质成分，主要由滋养层细胞产生，对绒毛膜与蜕膜起到连接和黏附作用。

原理　妊娠22周前，由于胎膜和绒毛膜之间的连接尚不紧密，故在子宫颈和阴道分泌物中可检测到fFN。对正常孕妇而言，妊娠22周后直到临产前在子宫颈和阴道分泌物中不应检测到fFN（fFN<50ng/ml）。

fFN进入阴道的可能途径包括：早产前不被觉察的宫缩机械作用导致绒毛膜与蜕膜分离，使fFN进入子宫颈和阴道分泌物中；生殖道的感染引起绒毛膜羊膜炎，炎性细胞因子促进局部fFN合成增加，fFN渗入子宫颈和阴道分泌物中。

检查方法　①fFN检测方法经济、简单，已有临床检验试剂盒可供使用。②fFN检测结果受阴道检查、阴道出血、24小时内性交及胎膜早破等影响，检查时注意避免以上情况存在。③目前采用的标准一般是：取样前24小时内禁止性交及其他阴道操作，以酶联免疫吸附试验测定孕妇子宫颈、阴道分泌物中的fFN。④标本采集：孕妇取膀胱截石位，以窥器扩开阴道并暴露子宫颈，将无菌拭子置于阴道后穹隆处10~15秒采集阴道分泌物。⑤fFN检测方法：采用fFN快速测试条。将取样拭子头置于缓冲液中充分混合10~15秒，将fFN测试条下端插入缓冲液中放置10分钟后取出，并判读结果。阴性结果者应于20分钟后再次判读作为最终结果。

参考范围　fFN≥50mg/ml为阳性。

临床意义　对早产高危人群进行及时、准确的预测，可以为早期采取有效治疗措施提供依据，可靠的预测手段也对避免过度临床干预有着十分重要的意义。①fFN阳性结果对先兆早产孕妇发生早产有较高的预测价值。fFN在临床工作中的意义主要在于其对于早产极高的阴性预测价值，fFN阴性者1周内不分娩的阴性预测值可高达97%以上，2周内不分娩的阴性预测值可达95%。若妊娠22~35周检测到fFN阳性，预示发生早产的可能性大，对于伴有早产症状者，要采取积极保胎及促胎肺成熟的治疗，提高早产儿成活率。若fFN阴性，14天内早产可能性极小，严密监测孕妇情况变化，避免过度治疗和不必要的干预。②对于检测结果阳性的患者，可结合其他早产预测方法，如B超测量子宫颈长度等以便对早产进行准确的诊断。通过fFN检测对早产进行预测，可显著减少先兆早产孕妇的住院时间、入院率及宫缩抑制剂的使用，从而降低医疗费用。但需要注意的是，对于早产的预测应该是一个连续动态的过程，不应只行单次检测，而是应多次复查，以便能够早期发现并诊断并给予及时的处理。另外有研究显示，fFN检测与子宫颈长度测量联合应用，可以显著提高早产预测的特异性和阳性预测值。③对于早产高危人群如有早产史或晚期流产史、子宫颈手术史、双胎、羊水过多或子宫畸形、生殖道感染史、妊娠期过度紧张、焦虑等孕妇，可进行fFN检测预测早产的风险，但是fFN预测的特异性不高，阴道流血、阴道检查及性生活后残留精液，均可导致假阳性的出现，故而对于无临床症状的早产低危孕妇尚不主张常规应用。此外尚有研究发现，fFN亦可对多胎妊娠早产进行预测。

目前，及时准确地预测早产的发生并采取恰当的措施，以降低早产的发生率、改善其不良妊娠结局，已在全球范围内引起高度重视并成为业内研究热点之一。已有众多研究显示，阴道分泌物fFN的检测是预测早产的有效方法之一，美国妇产科医师协会已将fFN检测推荐为早产诊断的常规筛查项目。

超声检查子宫颈长度联合阴道分泌物fFN测定 有学者认为fFN应作为无症状的早产高危孕妇预测早产的首选指标，而超声子宫颈长度测定可用于fFN阳性的孕妇。有学者则认为经阴道子宫颈长度测定应作为预测早产的首选方法，fFN用于子宫颈长度测定评价为阳性的孕妇可避免1/3的fFN检测，此方案可作为预测早产的有效方法。亦有较多研究提示，二者联合应用可显著提高早产预测的特异性及阳性预测值。

其他 ①胰岛素样生长因子连接蛋白-1（insulin-like growth factor binding protein-1，IGFBP-1）：由蜕膜细胞、母儿肝脏等组织器官分泌，是胰岛素和孕酮依赖蛋白，在母体循环中，IGFBP-1浓度随妊娠进展而增加。妊娠中期及妊娠晚期，母体血清、蜕膜组织中均以高磷酸化的IGFBP-1为主。临产发动前，由于绒毛膜-蜕膜分离，而使存在于子宫基质蛋白中的IGFBP-1漏入子宫颈。因此，检测子宫颈分泌物中的IGFBP-1不仅可反映子宫颈成熟度，还可反映子宫下段生理变化。IGFBP-1的临床意义与fFN的检测意义基本相同。②炎性细胞因子：如C反应蛋白、IL-1、IL-2、IL-6等。30%~40%的早产与胎膜早破、绒毛膜羊膜炎有关。羊膜腔感染是导致早产的首要原因，下生殖道感染、泌尿系感染均与早产有关。研究证明，细菌、病毒等病原微生物入侵体内引起炎症反应，导致细胞因子释放和前列腺素合成，从而引起一系列酶链反应使胎膜脆性增加及发动子宫收缩，导致胎膜早破，进一步诱发早产。多数学者认为，妊娠期C反应蛋白基线的慢性升高与早产有关，急性升高与宫内感染有关。但也有研究表明，炎性因子不能很好地预测早产，故炎性细胞因子在预测早产中的作用尚存在争议。③妊娠相关蛋白-A、甲胎蛋白和人绒毛膜促性腺激素。有学者研究表明甲胎蛋白与早产密切相关，其在预测早产方面有较高的特异性，但是敏感性较低。有学者认为，在无症状的早产高危妇女中，子宫颈阴道部的人绒毛膜促性腺激素水平对妊娠34周以前的早产具有较好的预测价值。有学者认为在胎儿染色体正常的情况下，妊娠早期间孕妇血清的妊娠相关蛋白-A值较低与早产相关。④促肾上腺皮质激素释放激素：孕妇紧张、抑郁可导致其增高，可在早产发生6周前出现，该激素不引起宫缩，但主要通过促进前列腺素的释放，同时促进胎盘细胞释放缩宫素，还促进子宫缩宫素受体的表达，引起宫缩导致早产。其特异性差，未在临床推广。⑤快速基质金属蛋白酶-8：主要是由中性粒细胞分泌。目前认为与细胞外基质中相应成分降解、导致胎膜组织结构弱化有关。有学者认为其可作为预测羊膜腔内感染及早产的独立因子。但是这些指标对早产的预测均缺乏较好的循证医学证据。

治疗 研究表明妊娠24~30周，每延长1天宫内时间便可将早产儿的存活率提高3%，因此对于早产孕妇需采取积极有效的干预处理，对获得良好的围产结局意义重大。早产可以分为先兆早产和早产临产，其治疗目的及原则各不相同。①先兆早产：治疗应力争有效抑制宫缩，尽可能地延长孕周，甚至达到避免早产发生的目的。②早产临产：通过使用宫缩抑制剂或其他治疗手段，尽可能延长妊娠时间3~7天，为促胎肺成熟治疗和宫内转诊等提供机会。此外，早产病因十分复杂，在防治过程中若能够明确高危因素，究其病因，给予有针对性的对因治疗，往往可以收获较好的疗效。

子宫颈环扎术 子宫颈机能不全与早产的发生密切相关，子宫颈环扎术作为治疗子宫颈机能不全的主要方式已有50余年，但对于其预防晚期流产和早产的效果仍存争议。虽有研究表明，子宫颈环扎术较单纯卧床休息可明显延长妊娠时间，但亦有学者持不同观点，认为尚无切实证据可以表明子宫颈环扎术能降低早产的发生率。尚有专家认为，即使对于早产临产患者仍可通过实施子宫颈环扎术并联合应用宫缩抑制剂以达到延长孕龄的目的。见子宫颈环扎术。

宫缩抑制剂的应用　见宫缩抑制剂。

早产胎膜早破的治疗　胎膜早破可使早产成为不可避免，故必须积极处理，不同孕周出现胎膜早破的处理方法不同，但总体而言其治疗原则为：出现感染者，应立即终止妊娠；早产胎膜早破而无感染者，应在严密监护下尽可能延长妊娠时间，同时使用糖皮质激素促胎肺成熟，尽量避免新生儿呼吸窘迫综合征，提高围产儿存活率，推荐常规使用广谱抗生素预防感染。此外，在期待治疗过程中，必须密切监测宫内感染的相关指标及胎儿宫内的安危状况。

其他治疗　①传统观点认为，早产患者卧床休息十分必要，尤其是多胎妊娠者，但有系统评价指出，尚无证据显示卧床休息可以降低早产的风险或改善围产儿预后，长期卧床反而可能增加血栓性疾病的发生率。有专家推荐对于妊娠<34周的先兆早产患者，可短期卧床，以便为促胎肺成熟争取时间，但不主张有早产倾向者常规长期卧床。②已有循证医学证据显示，17α-己酸羟孕酮可明显降低有早产史、单胎妊娠者的早产发病率、新生儿病率及死亡率，且尚未发现严重不良反应，故美国妇产科学会和美国国立卫生研究院均已推荐该药物可用于早产的预防。但是17α-己酸羟孕酮长期应用的安全性及是否存在远期并发症尚属未知，中国未将该药物用于早产的防治。③糖皮质激素已经被广泛用于促胎肺成熟，预防新生儿呼吸窘迫综合征，常用药物有地塞米松和倍他米松，该类药物的临床使用已经积累大量经验，临床疗效也较为肯定，但是对于使用糖皮质激素后尚未分娩但仍存早产风险的孕妇是否可以重复用药，仍存在众多争议。此外，由于糖皮质激素可对糖代谢造成影响，故有用促甲状腺激素释放激素作为替代应用于糖尿病早产患者。

孕妇及早产儿的管理　①医务人员应当加强早产相关知识的宣传教育，使妊娠妇女避免吸烟、酗酒等不良生活习惯，情绪平稳，注意营养，避免繁重体力劳动。②同时注重产前保健、定期产检，及时发现异常情况。对存在早产高危因素的孕妇给予严格监护，尽早处理各类妊娠期并发症或合并症。③必要时采用适当手段促进胎儿发育成熟，并与新生儿科密切合作，共同参与对早产患者及其新生儿的救治。如当早产孕妇分娩时，应当请新生儿科医师提前到场，为抢救新生儿做好充分准备，以便获得满意的妊娠结局。

（张建平）

zǎo zǎochǎn

早早产（early preterm birth，EPB）　于妊娠28～32周发生的早产。

危险因素、临床表现、实验室检查、诊断及鉴别诊断　见早产。

治疗　根据不同的早产临床阶段进行处理，强调先兆早产的早期识别及早期干预。早期早产的治疗目的主要是抑制先兆早产，延迟早产临产发生时间，改善新生儿的存活率和预后。①卧床休息，抑制先兆早产，延迟早产临产发生时间，改善新生儿的存活率和预后。②应用宫缩抑制剂延长妊娠。③单疗程使用糖皮质激素促胎肺成熟，改善胎肺成熟度和新生儿结局，降低新生儿呼吸窘迫综合征。④广谱抗生素的应用，降低早产儿发病率和死亡率。见早产。

分娩时机及方式的选择　①分娩时机选择：对于不可避免的早产，应停用一切宫缩抑制剂；当延长妊娠的风险大于胎儿不成熟的风险时，应选择及时终止妊娠；对于有明确宫内感染的孕妇应尽快终止妊娠。②分娩方式选择：应与孕妇及其家属充分商议，有剖宫产指征者可行剖宫产终止妊娠，但应在估计早产儿有存活可能性的基础上实施；阴道分娩时应密切监测胎心、慎重使用抑制胎儿呼吸的镇静剂；对于产前使用宫缩抑制剂者，需防止产后出血。

近远期影响和结局　孕周、出生体重与围产结局的相关研究中显示，孕龄与出生体重是关系围产结局的重要因素。而相对于出生体重而言，早产儿的孕龄与预后关系更为密切。对于严重的妊娠期合并症造成的医源性早产以及不同阶段自发早产的多因素回归分析显示，终止妊娠时的孕龄是影响围产结局的主要因素。EPB仅占所有分娩者的1%～2%，但近一半的早期早产儿出现远期神经系统疾病，围产期死亡率高达60%。

（张建平）

gōngsuō yìzhì jì

宫缩抑制剂（tocolysis） 能够抑制子宫收缩的药物。通常分为6大类：β受体激动剂、硫酸镁、前列腺素合成酶抑制剂、钙通道阻滞剂、缩宫素受体拮抗剂和一氧化氮供体。

β受体激动剂 $β_2$受体激动剂通过结合$β_2$受体引起细胞内cAMP水平升高，激活蛋白激酶，使肌球蛋白轻链激酶失活，降低平滑肌收缩性，从而起到抑制宫缩的作用。

利托君 又称羟苄羟麻黄碱，是唯一被美国食品与药品监督管理局批准用于治疗早产的药物。加拿大早产研究合作组的研究发现，利托君可延长妊娠时间24小时以上，但并不改善围产儿结局。

用法 ①静脉途径：利托君100mg加入5%葡萄糖溶液500ml中（200μg/ml），从50μg/min（5滴/分）开始滴注，每10~15分增加50μg/min至宫缩被抑制，最大滴速不超过350μg/min（36滴/分）。维持用药24~48h，以50μg/min减量。②口服：静脉滴注结束前30分钟开始口服治疗，最初24小时口服剂量为每2小时1次，每次10mg，此后每4~6小时10~20mg。每天维持剂量不超过12片。

副作用 包括心悸、震颤、低血钾、绒毛膜羊膜炎、高血糖、子宫内膜炎、头痛、呼吸困难、恶心呕吐、胸痛、低血压、心律异常、肺水肿等，因副作用明显有28.4%孕妇可能中途停药。

禁忌证 糖尿病、心脏病、甲亢、严重贫血、高血压。

注意事项 ①如果孕妇心率>140次/分，收缩压<90mmHg，立即停药。②孕妇和胎儿心率可作为反映用药量的指标，心率增快提示用药量达到治疗浓度，心率无变化则可能用药量不足。③新生儿需警惕低血糖、低血压、低钙及心动过速的发生。英国皇家妇产科学院提出如下建议：每15分钟监测脉搏和血压；每4小时监测血糖；每24小时检测电解质和肾功能；严格记录出入量；输液量<2500ml/d；注意听诊是否出现肺啰音。

特布他林 国外妊娠期使用最多的$β_2$受体兴奋剂，静脉滴注特布他林治疗可延迟分娩，减少早产和低出生体重儿的发生，但是未见围产儿死亡率和严重的新生儿呼吸窘迫综合征发生率明显下降。

用法 ①静脉滴注，起始5~10μg/min，每10~15分钟增加5μg/min，最大剂量80μg/min。②皮下注射：每20~30分钟重复一次，可给予4~6次。③口服：每4~6小时一次，用于静脉特布他林的后续治疗。

副作用 其母体副作用与利托君相似。

沙丁胺醇 口服，2.4~4.8mg，4~6小时一次。

海索那林 ①静脉滴注：0.05mg/min，每10~15分钟逐渐增加，达到0.3mg/min。②口服：1~2片，2~6小时一次。

硫酸镁 硫酸镁在体内和体外试验中均能降低子宫平滑肌收缩性，硫酸镁作为宫缩抑制剂应用于临床。硫酸镁通过超极化细胞膜和抑制肌球蛋白轻链激酶活性降低细胞内钙离子浓度，从而降低子宫收缩性。作为最早应用于临床的宫缩抑制剂，硫酸镁被认为在高浓度时发挥抑制宫缩的作用，同时可激活三磷酸腺苷酶分解ATP，导致ATP和子宫肌细胞肌质蛋白轻链激酶的磷酸化减少，抑制子宫收缩。尚无随机对照试验证实硫酸镁能够推迟分娩时间，但硫酸镁可预防早产儿脑瘫的发生。

用法 首先给予硫酸镁负荷剂量5g溶于25%葡萄糖20ml静脉推注（15~20分钟），或者溶于5%葡萄糖100ml快速静脉滴注（15~20分钟），然后1.0~2.0g/h维持，直到宫缩被抑制再维持12~24小时，当血镁浓度达到2.0~3.5mmol/L时，可有效抑制宫缩。

副作用 孕妇可出现恶心、呕吐、视力障碍、头痛、呼吸短促、肺水肿、心肌缺血。血镁浓度>3.5mmol/L时膝反射消失；血镁浓度>5mmol/L出现呼吸抑制；血镁浓度>6mmol/L导致心力衰竭。硫酸镁可导致胎儿肌张力下降、呼吸抑制、骨代谢异常和先天性肌肉痛。

注意事项 由于没有证据表明，硫酸镁与钙通道阻滞剂合用比单用好，因此应避免硫酸镁与钙通道阻滞剂联合使用，以免导致血压过低，胎盘供血减少。

前列腺素合成酶抑制剂 环氧合酶（COX）以COX-1和COX-2两种异构体的形式存在，它转换花生四烯酸为前列腺素H_2。前列腺素加强子宫平滑肌间隙连接的形成，并通过提高跨膜内流和肌质网释放钙离子，增加细胞内钙离子浓度，加强子宫收缩。COX-1在蜕膜、子宫平滑肌和胎膜持续表达，而COX-2在早产和足月产时的蜕膜和子宫平滑肌中表达极大增加。非选择性COX抑制剂和选择性COX-2抑制剂均能减少前列腺素的产生。前列腺素合成酶抑制剂包括阿司匹林、布洛芬、吲哚美辛和舒林酸，而用于抑制子宫收缩的药物主要是吲哚美辛。

吲哚美辛　又称消炎痛，其抑制子宫收缩的机制是通过抑制COX-2，阻断花生四烯酸转化为PGE2、PGF2a，从而抑制宫缩和宫口扩张。

用法　可口服或直肠给药，建议首次直肠给药50～100mg，再每隔4～6小时口服或直肠给药25～50mg，并且每天总量不超过200mg，用药时间不超过48小时。

副作用　有可导致孕妇消化性溃疡、胃出血、产后出血。对胎儿的影响有：①可逆性羊水减少：当超声检查提示羊水指数（AFI）≤5cm时应停药，停药48小时后AFI可以恢复。②动脉导管收缩：动脉导管搏动指数（PI）<2cm/min时应停药。随着孕周增长，动脉导管收缩越来越明显。妊娠32周，50%导管收缩，因此妊娠>32周，应当停药。③坏死性小肠结肠炎：妊娠<30周的早产儿容易发生。④脑室内出血。

禁忌证　孕妇有消化性溃疡、血液系统疾病、肝病、肾功能不全、哮喘、羊水过少和胎儿有先天性心脏病禁用。尽管使用吲哚美辛存在风险，但妊娠<30周，给药时间<48小时，吲哚美辛是相对安全的，目前认为吲哚美辛是治疗早产的二线药物。

舒林酸　研究显示舒林酸与吲哚美辛疗效相当，但胎儿副作用较少。试验表明，舒林酸与吲哚美辛比较，明显抑制胎儿的尿液生成，导致羊水量减少。

钙通道阻滞剂　钙通道阻滞剂通过阻断钙通道，直接抑制通过细胞膜的钙离子内流和细胞内钙离子从肌质网的释放，减少细胞内游离钙，抑制钙离子依赖的肌球蛋白轻链激酶介导的磷酸化，导致平滑肌松弛。代表药物为硝苯地平。研究表明，硝苯地平治疗早产较β受体兴奋剂更有效，副作用和中途停药者减少，新生儿发生呼吸窘迫综合征、黄疸和转入重症监护室者减少，硝苯地平已成为治疗早产的一线药物。

用法　首剂20mg口服，然后每隔6～8小时给予10～20mg。含化不推荐在早产治疗时使用，因为吸收太快（5分钟），易导致血压骤降。

副作用　有头痛、潮红、血压下降，发生率为17%，2%～5%中途停药。动物实验发现硝苯地平可导致胎盘血流减少，影响氧饱和度，但人类尚未证实。

缩宫素受体拮抗剂　在正常分娩中，缩宫素刺激诱导磷酸肌醇三磷酸腺苷转化为三磷酸肌醇（结合在一种存在于肌质网的蛋白），使钙离子进入细胞质而导致平滑肌收缩。缩宫素受体拮抗剂竞争性结合位于子宫肌层和蜕膜的缩宫素受体，阻止细胞内钙离子增加，从而松弛平滑肌。美国尚未批准此类药物用于早产的治疗，代表药物为阿托西班。阿托西班抑制子宫收缩的机制在于可竞争性结合缩宫素受体，抑制缩宫素受体的增加而起到受体降调作用，从而减少缩宫素的功效。阿托西班只降调缩宫素受体，不改变子宫肌层对缩宫素的敏感性。动物模型研究提示，缩宫素受体拮抗剂可有效抑制子宫收缩。

用法　多采用3阶段连续疗法：①首次剂量静脉推注6.75mg。②负荷量为18mg/h静脉滴注，持续3小时。③维持量为6mg/h静脉滴注，维持18小时以上。一个总疗程不超过45小时，总量不超过330mg。

副作用　与β受体兴奋剂比较，胎儿出现心血管副作用、胎心增快、胎心减慢和中途停药者明显减少。母体副作用有恶心、呕吐、头痛，但均比较轻微，较严重的心血管副作用、利尿和抑制泌乳等副作用尚未发现。

一氧化氮　一氧化氮是一种血管扩张剂，对维持正常的平滑肌张力是必需的。一氧化氮产生于L-精氨酸在一氧化氮合酶催化下氧化生成L-瓜氨酸的过程。一氧化氮与鸟苷酸环化酶相互作用导致平滑肌细胞内环磷酸鸟苷合成增加，肌球蛋白轻链激酶失活，从而使平滑肌松弛。硝酸甘油作为一种一氧化氮供体，具有松弛平滑肌的作用。由于硝酸甘油容易导致孕妇血压下降甚至休克，一般很少用于早产的治疗。

（张建平）

tāifèi chéngshú dù jiǎncè

胎肺成熟度检测（fetal lung maturity detection）

评估胎儿宫内肺发育情况，了解出生后发生呼吸窘迫综合征等风险的方法。产科临床工作中经常遇到无法维持足月妊娠的情况，对这些胎儿进行肺成熟度判断，对提高产科质量极为重要。

原理　维持肺泡稳定靠肺表面活性物质（PS）的作用。表面活性物质由肺泡Ⅱ型细胞，尤其是中板层小体合成、分泌、贮存，主要成分是磷脂尤其是磷脂酰胆碱（卵磷脂），卵磷脂中含二棕榈酰卵磷脂，因含棕榈酸而降低肺泡表面张力。表面活性物质中还有磷脂甘油、磷脂酰肌醇、三酰甘油、脂肪酸等。

方法　临床多采用羊膜腔穿刺取羊水，测定羊水生化指标和生物物理指标判断胎肺成熟度，有一定创伤性。

羊水振荡试验　用等体积的

羊水和乙醇混合后振荡摇匀，直立静置30秒，观察形成泡沫的情况。一般以形成单层泡沫圈大于1/3或一圈表示有足够的表面活性物质。该方法简易、快速、价廉、准确，但有一定主观性。

泡沫稳定试验　用一系列小试管混合羊水和乙醇，乙醇体积比为0.42~0.55不等，在泡沫最早消失的试管中乙醇含量不小于0.47即表示肺成熟，其阳性预测值为100%。

羊水中磷脂成分的检测　①卵磷脂/鞘磷脂（L/S）：卵磷脂含量可反映表面活性物质的含量，约在妊娠34周后，卵磷脂迅速增加，而鞘磷脂含量在平稳中略下降，二者比值增加，一般以L/S≥2为胎肺成熟标准。用薄层层析法和近红外区光谱法均可测L/S比值。判断糖尿病孕妇的胎儿肺成熟度时一般需以L/S≥2为成熟标准。②磷脂酰甘油（PG）：PG是酸性磷脂，可增进整个表面物质系统形成，增加表面活性物质在肺泡内层展开，还可增加二棕榈酰卵磷脂的作用。PG一般在妊娠36周出现，代表胎肺发育成熟，然后继续增加直至分娩。只要羊水中有PG存在，就不会发生明显的胎儿呼吸窘迫综合征，如果PG与L/S结果不一致，则以PG值为准。羊水中PG除表面活性物质外，极少有其他来源，所以血或胎粪污染不影响PG检测。检测PG除薄层层析法之外，还有乳胶凝集试验和酶标法等。③二棕榈酰卵磷脂和不饱和卵磷脂：二棕榈酰卵磷脂是一种饱和脂肪酸，对降低肺泡表面张力、维持肺泡稳定性起着重要作用。气相色谱法检测羊水中，二棕榈酰卵磷脂是一种检测肺表面活性物质成分的高度特异性的实验室检测手段。也可检测羊水中不饱和卵磷脂等来判断胎肺成熟度，用薄层层析法和直接比色法检测磷脂成分具有很好相关性。

板层小体计数　板层小体是表面活性物质在细胞内贮存的地方，直径2~6mm，具有典型洋葱状结构。妊娠34~36周，板层小体数目明显增多。据有关报道，板层小体计数与孕周的相关系数为0.70，以板层小体计数≥30000/ml为临界值预测RDS的敏感性和特异性均为100%。另有报道，以板层小体计数≥46000/ml为临界值判断胎肺成熟度敏感性为100%，特异性为89%。

650nm时羊水吸光率　即OD650。表面活性物质使羊水浊度增加，体积较大的板层小体对光产生散射，因此可用羊水吸光率估计表面活性物质含量。临床多以650nm时的吸光率≥0.15为临界值判断胎肺成熟度。

表面活性物质蛋白　表面活性物质蛋白（SP）-A在妊娠19周时即可检出，随孕周进展而增加，妊娠晚期增加迅速；SP-B最早在妊娠31周可检出，足月时显著增加。SP-A、SP-B的测值不受胎儿性别、阿氏评分、胎膜破裂、孕龄以及母体是否患糖尿病、高血压或使用某种药物的影响。

羊水表面张力　表面活性物质可使肺泡表面张力降低，防止肺泡塌陷，所以可用生物物理学方法评价表面张力下降的特性，从而推断胎肺成熟度。测定表面张力敏感性和特异性与L/S相似。

羊水中Clara细胞蛋白测定　Clara细胞蛋白（CC16）是由支气管、细支气管无纤毛细胞（包括Clara细胞）分泌的蛋白质，免疫扩散法显示羊水中CC16和成人肺灌洗液蛋白完全一致。CC16约从妊娠15周起出现于羊水中，逐渐增加直至分娩，妊娠30周后有平台趋势。自妊娠15~39周，羊水中CC16含量增加约25倍，不受胎儿性别的影响，可作为支气管上皮发育的标志。

羊水促弹性组织离解活性　要完成肺充气必须克服胸廓和肺本身所具有的弹性阻力，弹性阻力大则不易扩张。随妊娠进展，羊水促弹性组织离解活性下降，弹性硬度增加，肺顺应性增加，胸廓和肺易于扩张。羊水L/S与羊水促弹性组织离解活性呈负相关，以羊水促弹性组织离解活性2.01±0.05mmol/（min·ml）（相当于L/S≥2）为临界值，其敏感性91.43%，特异性91.67%。

超声检查　通过测定羊水指标判断胎肺成熟度须进行羊膜腔穿刺，有一定并发症，孕妇及其家属往往有一定顾虑。超声检查简单又无创伤，目前常用的超声指标有以下几方面。①超声测量各器官径线值：由胎儿躯体发育程度可推知功能上的成熟程度。对无合并糖尿病孕妇，以胎儿双顶径≥9.2cm及Ⅲ级胎盘为胎儿成熟标志。②胎盘成熟度分级：胎盘成熟是渐进过程，各级成熟度在各孕周有交叉现象。目前多以胎盘绒毛板与基底板相连，形成明显胎盘小叶为Ⅲ级，表示胎儿成熟。胎盘成熟受多种因素影响，胎盘分级能否判断胎肺成熟度，不同学者意见不一。③胎肺形态：胎肺功能改变导致肺成熟，在形态上也有显著改变。有报道，用超声测量胎肺矢状面、额状面、冠状面上的长度，以鉴别胎肺发育不全或肺畸形。另有报道，用三维超声测量胎肺容积，发现随孕周进展，全肺容积呈指数上升，右肺容积一般大于左肺，因此可用三维超声研究胎肺发育和可能损害胎肺发育的疾病。④胎肺回声：超声在传播过程中存在衰竭现象，声束在不同组织中衰减不同，所以可用超声的衰减反映组织特性。随着孕周进展，胎肺逐渐成熟，其回声也有改变，但胎位、母体状况、仪器设备等均影响测值，不易获得统一的成熟标准。⑤多普勒超声判断胎肺成熟度：胎肺血流与胎肺发育程度密切相关，随着胎肺发育成熟，血管逐级分化，胎肺发育成熟后，阻力指标下降。多普勒超声指标搏动指数（PI）、血流阻力指数（RI）与胎肺成熟度的关系还有待进一步研究。

（张建平）

cù tāifèi chéngshú

促胎肺成熟（promote fetal lung maturity） 对于近期可能分娩且肺发育不成熟的胎儿，予药物促进胎儿肺成熟的方法。妊娠满28周而不足37周分娩者称为早产，此时娩出的新生儿称早产儿。75%以上围产儿死亡与早产有关，在围产儿死亡顺位中居第二位。早产儿死亡的主要原因是胎肺不成熟并发新生儿呼吸窘迫综合征。因此，促进早产儿肺成熟成为降低围产儿病死率和死亡率的关键。自1972年有学者首次报道产前应用糖皮质激素能促进胎肺成熟、减少新生儿呼吸窘迫综合征及围产儿死亡以来，糖皮质激素已被广泛应用于早产的治疗。

作用机制 动物研究表明，糖皮质激素能刺激肺结构发育，通过多种途径启动肺泡表面活性物质产生，从而促进肺成熟。游离的糖皮质激素扩散到细胞内与具有高亲和力的激素受体结合，形成激活的受体复合物与靶基因的激素受体反应位点结合，从而提高信使核糖核酸的合成。糖皮质激素还可调节肺泡Ⅱ型细胞内生系统的变化，促进Ⅱ型细胞成熟，并加速肺表面活性物质结合蛋白质的生成；增强磷脂合成的关键酶如脂肪酸合成酶、磷酸胆碱胞苷酰转移酶的活性，使磷脂的合成增加、板层小体发育。糖皮质激素还可增加肺组织抗氧化损伤的能力，减少脂质过氧化物在胎肺的积聚，改善肺泡功能，清除肺液体，减少肺水肿；上调内皮型一氧化氮合酶的表达，增加上皮细胞钠离子通道活性等。

糖皮质激素促胎儿肺成熟的生理效应可以简单归纳为：①促进肺组织结构的发育和肺泡表面活性物质的产生及分泌。②提高肺的顺应性，增加最大肺容量。③降低血管通透性，减少蛋白漏出。④加速肺内液体的清除。

适应证 临床上，产前糖皮质激素的应用主要用于与不可避免的早产相关的疾病。2010年版欧洲《早产儿呼吸窘迫综合征治疗共识指南》（以下简称指南）指出，对妊娠期不足35周、可能早产的所有孕妇，产前给予糖皮质激素治疗，对于高危产妇且准备在妊娠35～38周择期分娩并证实有胎儿肺发育不成熟者（对羊水中的卵磷脂/鞘磷脂、磷脂酰甘油和板层小体进行分析），亦推荐产前使用一个疗程的激素。

产前糖皮质激素应用的主要适应证包括：①早产。②胎膜早破。③先兆子痫。④妊娠期糖尿病。⑤其他：如胎儿窘迫、妊娠晚期出血或母体合并严重的疾病不能继续妊娠需提前终止妊娠。对妊娠35周以下胎膜早破的孕妇给予糖皮质激素治疗，尽管可能增加新生儿的感染机会，但仍然利大于弊。

方法 用于促胎肺成熟的糖皮质激素主要为地塞米松。地塞米松在美国食品与药品监督管理局颁布的妊娠期药物等级标准中属C类药物，因其极易通过胎盘进入胎儿体内，又不经胎盘代谢，是用于促早产儿胎肺成熟比较理想的药物。

给药方式 有静脉注射、肌内注射和羊膜腔直接给药。①静脉注射：效果较肌内注射差，且经过母体循环可能引起免疫抑制导致感染扩散，尤其对于胎膜早破或有明显感染者应慎用。②羊膜腔注射：效果最好，这可能与通过胎儿吞咽羊水，在羊膜腔穿刺的同时，药物经消化道黏膜上皮吸收迅速有关，同时不经母体循环避免发生免疫抑制，也可抽取羊水测定胎肺成熟度指导用药及选择分娩时机，应是促胎肺成熟治疗的最佳途径。但羊膜腔注射属于有创性的治疗手段，有一定并发症，难以于临床普遍应用。主要适用于妊娠合并糖尿病患者以及母体患出血性疾病、结核等疾病患者。③肌内注射：由于药效持续时间长、给药方便且患者易于接受，是临床较为普遍使用的方法，效果良好。

经典用法 地塞米松6mg肌内注射，每12小时1次，共4次为1个疗程；或羊膜腔内注射地塞米松10mg，1次。

药物效果 肌内注射可以结合75%的激素受体，在胎儿靶细胞引起最大效应，增加用药剂量和次数并不会增加治疗的效果，反而会产生不良反应。临床及体外实验均证实，激素的作用能持续7天，在用药24小时后至7天之内，药物效果均佳，以用药后1～2天作用最强，7天后药效逐渐消失。用药24小时以内分娩，

仍可减少新生儿病死率以及新生儿呼吸窘迫综合征、新生儿颅内出血的发生。

给药时机 单疗程药物促胎儿肺成熟的最佳时间是在完成治疗后 24 小时至 7 天。临床上有早产倾向者或存在早产高危因素者，在首次用药后 7 天内未分娩，可能需要重复用药，包括每周重复用药方案（用药后 1 周未分娩，而仍有早产风险者再次给药直至分娩）以及挽救用药方案（曾用过单疗程促胎肺成熟治疗，在间隔较长时间之后，在早产不可避免发生前 1 周内再次重复给药）。

对于上述情况重复使用皮质激素仍有争议，虽然在首次用药 7 天后重复使用能够降低早产儿的呼吸窘迫综合征的发生率，但是这部分婴儿出生的体重和头围均有所降低。有学者对早产儿的随访研究发现，随妊娠期糖皮质激素应用次数的增加，早产儿出生体重下降 9%，头围减小 4%，妊娠期用药 3 次以上者则可能伴脑容量减少。但应注意，此结果受用药至分娩间隔时间的影响。人脑在妊娠 19～34 周时发育最迅速，此时期所受的影响是否可逆，尚不清楚。2010 年版欧洲指南中提到，产前重复使用糖皮质激素仍存在争议，自此次指南更新后，又有一项随机试验显示，在首次疗程后未分娩的孕妇追加一个疗程糖皮质激素是有效的，且多胎妊娠重复使用通常被认为是有益的。

（张建平）

zǎochǎn ér gōngnèi zhuǎnyùn

早产儿宫内转运（preterm infant intrauterine transport） 在分娩前，将有早产风险的高危孕妇转运到拥有产科、新生儿科、内科和外科等科室或技术设备优良的综合医学中心进行诊治处理的过程。高危孕妇宜做宫内转运至上级医院分娩，其所生新生儿也宜早转运至上级医院进行监护。

20 世纪 70 年代初，国外建立了新生儿监护中心（newborn intensive care unit，NICU），不久开展了高危新生儿转运工作，此后新生儿转运系统（newborn emergency transport service，NETS）在发达国家不断完善与普及。与由外单位转运患儿的被动式单程转运方式不同，NETS 是一项接收单位主动“把流动的 NICU 进到危重儿身边”的双程转运系统。通过有计划、有组织、有领导地将基层医院产科、儿科与大医院的 NICU 联系起来。在 NETS 指导下，及时把基层医院中的高危儿经就地抢救、稳定病情后转进 NICU，使高危儿得到最好的诊疗与护理，从而降低新生儿病死率与致残率。

同时，随着围产医学的发展，产科和儿科医师的密切合作保证了早产儿生后复苏、保暖、转运的及时性和安全性，是早产儿救治成功的前提。早产儿尤其是极低出生体重儿，出生后 1 分钟复苏对其存活以及远期存活质量有着十分重要的影响。在这样的形势下，出现了早产儿宫内转运。通过宫内转运，将有早产风险的孕妇和胎儿由没有条件救治或救治条件尚未成熟的医院转运至上级医院，以提高新生儿的存活率和近远期生活质量。

对具有早产因素的高危产妇，于胎儿出生前，通过宫内转运到上一级医院，使患儿出生时可得到新生儿科医师及时复苏抢救，减少窒息发生率。在生后瞬间即开始采取保暖措施，维持正常体温恒定，同时加强监护，积极防治呼吸系统疾病，可避免生后转运受缺氧、感染和环境温度变化的威胁。并对可能发生早产的孕母及时应用肾上腺皮质激素，使急性呼吸窘迫综合征的发病率及严重性降低。

区域性的三级转诊系统对于保障母婴健康起到至关重要的作用。由于基层和部分医院缺乏救治早产儿的专业技术人员、必要的设备和抢救经验，将有早产风险的孕妇集中转运至三级医院，能保证其分娩的早产儿得到及时和有效的治疗，是有效降低早产儿各项并发症发病率和死亡率的有效措施。

胎儿宫内转运的主要形式为紧急转运，最常见的原因是胎膜早破。大部分早产儿是由于母亲在妊娠期出现产科急症而紧急转运后娩出，在上级医院通过产科的处理，大部分能有效延迟分娩时间，为胎儿宫内治疗争取最宝贵的时间，达到了转运的预期目的。而且大部分早产儿都能避免感染和环境温度变化带来的威胁。因此，在条件许可的情况下，胎儿宫内转运对早产儿更为有利。早产儿宫内转运是新生儿转运方式中最为安全和便宜的转运。这一转运的基础是识别高危妊娠，将有可能发生早产风险的孕妇，在适当的时候转至围产中心。各项统计均表明，早产儿宫内转运在降低死亡率方面较新生儿转运为好。

转运指征 可根据所在医院的医疗条件决定。

转运方式 包括被动转运和主动转运两种方式。①被动转运：由当地医院或家属转送，由于无急救设备和条件、缺乏新生儿分娩保暖措施和生命体征监测，孕妇若在途中分娩，新生儿往往得不到积极有效的治疗和护理，导致病情恶化，给进一步的抢救带来困难，而且会对预后造成不良影响。②主动转运：将流动的NICU送到孕妇及胎儿身边的双程转运系统，具备急救技术和训练有素地主动转运可以更有效地进行现场复苏急救和途中处理，在孕妇先兆早产阶段和新生儿生命的最初阶段就得到及时和序贯治疗，从而全面提高救治质量。

转运形式 胎儿宫内转运不是简单地将孕妇和胎儿通过交通工具从一处转向另一处。这里需强调的是，转运中的患者应视为一种特殊的住院患者，尤其是高危早产孕妇更是住院患者中需特别关注的对象，因此转运过程中应提供与住院治疗相一致的医疗护理环境。应有熟悉患者病情的医护人员参加转运，这样的转运工作应被认定是住院处置的延续，并在转运前应预计病情可能出现的变化和处置方法，一切以保证母婴安全为前提。

转运成功的关键 首先在于建立一个高效、有序的转运系统，配备专业素质高的产科医师、护士，新生儿专科医师、护士及现代化的监护与复苏设施。当接到转运电话后，需简洁地了解病情，指导对方采取适当措施，准备充分包括抑制宫缩、预防早产以及一旦早产的产科分娩各项准备，新生儿分娩后充足供氧、保暖、气囊面罩复苏器、加压人工呼吸或气管插管加压给氧等条件，及时出车并保持与对方医院的联系。转运人员到达基层医院后，根据病史、体检和现有的辅助检查，做出初步诊断，进行必要的稳定病情的处理，并向基层医护人员及家属交代病情。

意义 胎儿宫内转运的目的是救治胎儿，通过转运使母子能得到严密和良好的监护，有效地控制母体疾病，推迟和减少早产；在分娩时为孕妇和新生儿提供优质的医疗服务，降低孕妇和围产儿的病死率。

较出生后转运，早产儿宫内转运的新生儿呼吸窘迫综合征、呼吸暂停、颅内出血、肺出血、新生儿寒冷损伤综合征的发生率及病死率明显下降，治愈率明显提高。生后转运的早产儿由于出生环境的设备不完善，保暖不当，尤其是转运过程保暖不当，使新生儿寒冷损伤综合征的发生率变高。且由于生后转运常伴有寒冷损伤、循环不良、缺氧、酸中毒、颠簸等，使得肺出血以及颅内出血的发生率显著高于宫内转运的早产儿，从而造成新生儿病死率增加。另外，早产儿由于先天因素早产或母亲有各种严重高危因素不得不终止妊娠，出生后其各脏器和生理功能极不成熟，常伴有严重的各类疾病，容易导致死亡，胎龄越小，体重越低，死亡率越高，从而影响其存活率。

因早产、妊娠合并甲状腺功能亢进症、糖尿病、心脏病、肝炎以及妊娠期高血压疾病等需要剖宫产，医生给予新生儿可能会出问题的产妇胎儿宫内转运治疗，使新生儿抢救成功率几乎达到100%。将具有高危因素的孕妇及胎儿由低层次的医疗单位向高层次的医疗单位转运，可通过良好的设备和医师的处理经验降低早产发生率，同时解决了早产儿生活、转运所特需的各类设备和环境要求。宫内转运是解决早产儿转运、提高生存率的有效方法之一。

相较新生儿出生后转运，宫内转运是最为安全的转运。但是，并不是所有的高危妊娠都能在产前被转运，也不是所有的高危分娩都能被预测。早产、围产期疾病和先天畸形不能总被预知，并且许多重症患儿都是正常分娩后被发现的，因此，危重新生儿的产后转运仍不能够完全避免。

随着新生儿急救医学工作的开展，中国一些地区已开展了区域性危重新生儿双程转运工作，使一些无条件实行宫内转运的患儿得到了及时治疗。但此项工作必须由新生儿专科医护人员进行，要具备全套抢救系统设备的转运设备，目前难以普及。而宫内转运不需要特定设备和环境要求，更适合中国国情，是解决极低出生体重儿转运，提高其生存率最有效的办法。

因此，为更好地进行早产儿宫内转运，各级医院之间应经常保持信息沟通，定期对转运工作加以总结。三级医院NICU有义务对一级、二级医院的产科、儿科医护人员进行业务培训，一级、二级医院有责任向三级医院提出建议和要求，以便共同提高转运质量。做好早产儿宫内转运工作，必须加强围产期保健工作，基层医院对早产要有充分的认识、较准确发现、适时宫内转运到具有NICU的医院中，使早产儿一出生，便得到最好的治疗及护理，极有利于提高早产儿的存活率。

（张建平）

tāilíng píngfēn

胎龄评分（assessment of gestation age）

使用超声、体格检查等方法对胎儿的胎龄和/或出生24小时内新生儿的胎龄进行评估的方法。

指标 包括以下内容。

产科胎龄评估 根据母亲末次月经的第一天算起到评估当天止为母亲的孕龄，孕龄的准确判

定对监测胎儿发育非常重要，如果月经周期规律为28天左右，孕早期超声显示胚胎大小与相应的孕龄相符，即可以应用末次月经计算胎龄。但临床公认的最准确的判断孕龄的方法为孕早期的超声检查，应用的主要指标有妊娠囊和胚胎头臀长。①妊娠囊：测量妊娠囊的三条径线（纵径、横径和前后径），获取一个平均值，就可以预测相应的妊娠周数，但是当妊娠囊呈椭圆形、腰豆形或不规则形时，所获得的平均值就可能发生一些误差。②头臀长：指从胚胎的头部测量至臀部，声像图上取胎儿正中矢状切面，从头的顶点测量至臀部的最低点。在孕早期，头臀长与孕龄有很好的相关性，较妊娠囊更准确。妊娠12周以后，胎儿头部可以清晰显示。因此从妊娠12周以后就可以通过B超对胎儿头部各项指标进行测量，并以此来评估胎龄的大小。但在妊娠16周前和26周以后，因每个胎儿发育的生物学差异相对较大，以此评估胎龄会出现较大误差。胎头测量指标有双顶径（BPD）、头围（HC）、枕额径（OFD）。其中最常用的是BPD，也可通过B超测量胎儿腹围（AC）和股骨长径（FL），来评估胎龄。

新生儿科胎龄评分 由于胎儿在宫内的体格发育和神经系统发育有一定时间规律和程序，故新生儿胎龄评估主要根据新生儿的体格特征及神经发育成熟度综合评价。①皮肤：极低胎龄儿的皮肤薄、透明、色红，躯干尤其是腹壁皮肤透亮度高，大小静脉清晰可见。随着胎龄增加，皮肤逐渐增厚，血管可见度逐渐降低，直到看不见。②毳毛：20周胎龄时出现毳毛，由少到多，34周起又逐渐减少至消失，先是面部毳毛消失，以后全身消失。③足底纹理：极低胎龄儿足底光滑无纹。32~34周胎龄时，足底前端出现1~2条纹理，随着胎龄增加纹理渐多并向后端延伸，足月时纹理已遍布足底。④乳房小结：极低胎龄儿不易看见乳头和乳晕，随着胎龄增加而逐渐显现，并由小变大，乳晕也渐隆起，并可触及逐渐增大的乳房小结。⑤耳壳：极低胎龄儿外耳薄平柔软，无定形，触不到软骨，随着胎龄增加，缓渐成形。⑥外生殖器：20周胎龄时，男婴阴囊平而光滑，以后渐出现皱褶，30周胎龄以后在腹股沟外环可触及睾丸，近足月后才逐渐下降至阴囊；女婴初期阴蒂突起，阴唇扁平，继之小阴唇先增大，近足月后大阴唇才逐渐增大到覆盖阴蒂和小阴唇。⑦头发：20周胎龄时出现头发，细如棉花绒毛，不能分清，随着胎龄增加，发丝逐渐增粗，出现光泽，36周起头发如丝能分开。

早产儿胎龄评估在出生后12小时内进行最为可靠，出生后随日龄增加，上述评分内容将会改变而影响其准确性，患病早产儿由于肌张力及反射改变，评估结果将会受到影响。

应用 充分评估胎儿的胎龄是产科以及新生儿科进行临床诊断和治疗的基础。对胎儿进行胎龄评分并充分地评估胎儿的生长发育状况，对于妊娠结局以及新生儿的预后具有重要意义。

产前胎龄评估 主要应用超声评估胎龄。

早期妊娠胎龄评估（表1） 临床实践上，胎龄及预产期通常按孕妇的末次月经计算，但实际上多数的孕妇并不能很确切地记得末次月经时间，即使记得清楚，由于月经周期不规律等原因，其实际排卵及受精时间也难以估计。因此，除了那些月经规律且明确末次月经或同房时间，或使用了辅助生殖技术，如促排卵、IVF-ET等情况外，一般需要结合早期妊娠超声检查综合判断胎龄。

经阴道超声最早能在妊娠6周左右发现胚胎，表现为卵黄囊一侧增厚的线状强回声，此时的头臀长为1~2mm。头臀长（CRL）是胚胎的头顶到臀部的长度。测量时取正中矢状切面，胎儿处于自然姿态时进行，从头的顶点到臀部的最低点的直线距离，注意不要包括卵黄囊和胎儿肢体。早期妊娠，头臀长与胎龄有非常密切的相关性，早期妊娠测量CRL是估计胎龄相对最准确的方法。早期妊娠，CRL每天增长约为1mm。

妊娠5~6周，除了CRL及胚胎的心脏活动外，目前的超声技术难以清晰地观察到胚胎其他的形态特征。随着妊娠的进展，胚胎各器官不断分化发育，经阴道超声能观察到的结构越来越多，通过观察这些不同的形态，也可以帮助我们了解胚胎的发育情况，以此评估胎龄。妊娠7周时，胚胎颅内可见一个无回声结构，称为单脑泡；上下肢肢芽隐约可见。妊娠8周时，胚胎能分辨出头部、躯干及肢体各部分。妊娠9周后，无论是经腹部还是经阴道超声均可清晰地观察到胎儿结构，除了可以观察到颅内的侧脑室及其内明显的脉络膜丛外，还能观察到胃泡等。此时可观察到胎儿躯干、肢体等的活动。妊娠10周开始，胎儿躯干生长速度明显增快，到妊娠12周末CRL增长约1倍。虽然胎儿头颅生长速度不如躯干，但到了12周末，胎儿头颅与躯干的比例还是偏大的。妊娠12周

表 1　经阴道超声测量平均妊娠囊直径、头臀长及羊膜囊直径推算妊娠龄

测量值（mm）	百分位数孕周（周+天）								
	平均孕囊直径			头臀长			羊膜囊直径		
	P_5	P_{50}	P_{95}	P_5	P_{50}	P_{95}	P_5	P_{50}	P_{95}
4				4+6	6+0	7+0			
5				5+1	6+1	7+2			
6	3+6	5+3	6+6	5+2	6+2	7+3			
7	4+0	5+3	7+0	5+3	6+3	7+4	6+0	7+1	8+1
8	4+1	5+4	7+1	5+4	6+5	7+5	6+1	7+2	8+2
9	4+2	5+5	7+1	5+5	6+6	8+0	6+2	7+3	8+3
10	4+3	5+6	7+2	6+0	7+1	8+1	6+3	7+3	8+4
11	4+3	6+0	7+3	6+1	7+2	8+2	6+4	7+4	8+5
12	4+4	6+1	7+4	6+2	7+3	8+3	6+5	7+5	8+5
13	4+5	6+2	7+5	6+3	7+4	8+4	6+5	7+5	8+6
14	4+6	6+3	7+6	6+4	7+5	8+5	6+6	7+6	9+0
15	5+0	6+4	8+0	6+5	7+6	8+6	7+0	8+0	9+1
16	5+1	6+5	8+1	7+0	8+0	9+1	7+1	8+1	9+1
17	5+2	6+5	8+2	7+1	8+1	9+2	7+2	8+2	9+2
18	5+3	6+6	8+3	7+2	8+2	9+3	7+3	8+3	9+3
19	5+4	7+0	8+4	7+3	8+3	9+4	7+3	8+3	9+4
20	5+5	7+1	8+5	7+4	8+4	9+5	7+4	8+4	9+5
21	5+5	7+2	8+5	7+5	8+5	9+5	7+5	8+5	9+5
22	5+6	7+3	8+6	7+6	8+6	9+6	7+5	8+5	9+6
23	6+0	7+4	9+0	8+0	9+0	10+0	7+6	8+6	10+0
24	6+1	7+5	9+1	8+1	9+1	10+1	8+0	9+0	10+1
25	6+2	7+5	9+2	8+2	9+2	10+2	8+1	9+1	10+1
26	6+3	7+6	9+3	8+3	9+3	10+3	8+2	9+2	10+2
27	6+4	8+0	9+3	8+3	9+4	10+4	8+2	9+3	10+3
28	6+5	8+1	9+4	8+4	9+5	10+5	8+3	9+3	10+3
29	6+5	8+2	9+5	8+5	9+5	10+5	8+3	9+4	10+4
30	6+6	8+3	9+6	8+5	9+6	10+6	8+4	9+5	10+5
31	7+0	8+3	10+0	8+6	10+0	11+0	8+5	9+5	10+5
32	7+1	8+4	10+1	9+0	10+1	11+1	8+5	9+6	10+6
33	7+2	8+5	10+1	9+1	10+1	11+1	8+6	9+6	11+0
34	7+3	8+6	10+2	9+1	10+2	11+2	9+0	10+0	11+1
35	7+3	9+0	10+3	9+2	10+3	11+3	9+1	10+1	11+1
36	7+4	9+1	10+4	9+3	10+3	11+3	9+1	10+1	11+2
37	7+5	9+1	10+5	9+3	10+3	11+4	9+2	10+2	11+3
38	7+5	9+2	10+5	9+4	10+4	11+5	9+3	10+3	11+3
39	7+6	9+3	10+6	9+4	10+5	11+5	9+3	10+3	11+4
40	8+0	9+4	11+0	9+5	10+5	11+5	9+3	10+4	11+4
41	8+1	9+4	11+1	9+5	10+5	11+6	9+4	10+5	11+5
42	8+2	9+5	11+2	9+6	10+6	11+6	9+5	10+5	11+5
43	8+3	9+6	11+3	9+6	10+6	12+0	9+5	10+6	11+6
44	8+3	10+0	11+3	9+6	11+0	12+0	9+6	10+6	12+0
45	8+4	10+1	11+4	10+0	11+1	12+1	10+0	11+0	12+0
46	8+5	10+1	11+5	10+1	11+1	12+1	10+0	11+1	12+1
47	8+5	10+2	11+5	10+1	11+1	12+1	10+1	11+1	12+1
48	8+6	10+3	11+6	10+1	11+2	12+2	10+1	11+2	12+2
49	9+0	10+3	12+0	10+2	11+2	12+2	10+2	11+2	12+3
50	9+1	10+4	12+1	10+2	11+2	12+3	10+3	11+3	12+3

末，胎儿骨骼开始出现初级骨化中心，尤其在颅骨及长骨等部位。

中期妊娠胎龄评估　中期妊娠胎儿生长发育的超声监测的目的是通过测量胎儿生物统计指标来了解胎儿的生长发育是否与孕周相符，对于孕周不明确者也可通过这些指标判断其实际孕周；并可通过羊水情况、胎儿生物物理评分以及血流动力学状况等判断胎儿宫内状况。随着妊娠的进展，子宫逐渐增大，早期妊娠后期，子宫已经进入腹腔，因此，除非特殊情况，日常检查基本可通过经腹部超声完成。

中期妊娠评估胎儿生长发育的生物统计指标包括双顶径（BPD）、头围（HC）、腹围（AC）、股骨长度（FL）、肱骨长度（HL）、小脑横径等。为了获得一致性和可比性的结果，这些指标都应在“标准”切面上测量，测量时图像应尽量放大，但必须完整包括需要测量的结构，以减少测量误差。

双顶径、枕额径及头围的测量：双顶径是胎儿头颅横切面在顶骨隆凸水平的最大径线，超声测量平面为丘脑平面。除了双顶径外，丘脑平面还是头围、枕额径等的测量平面。检查时，取胎儿头颅横切面，使胎儿颅骨光环呈椭圆形，脑中线居中，丘脑位于脑中线中央并且两侧对称，丘脑中间可见裂隙样第三脑室，脑中线前1/3可见透明隔腔。冻结图像，取近侧颅骨骨板外缘至远端颅骨骨板内缘垂直于脑中线的最大距离即可测得双顶径。不同的研究者有不同的测量双顶径的方法，有些采用近侧颅骨骨板外缘至远端颅骨骨板外缘垂直于脑中线的最大距离进行测量，有些则采用近侧颅骨骨板内缘至远端颅骨骨板外缘或者是两侧颅骨强回声中点垂直于脑中线的最大距离进行测量。中期妊娠时，使用外缘到外缘的测量方法测出的双顶径较使用外缘到内缘（或内缘到外缘）等方法测出来的结果偏大2~3mm，估算胎龄时可能偏大约1周，在使用参照系或比较同一胎儿的检查结果时需要注意所使用的测量方法。如果超声仪中内置有胎儿双顶径与生长发育的换算程序，也应明确其使用的是哪一种测量方法。

表2为不同作者报道的双顶径正常值。从图3中可看出，妊娠中期双顶径随孕周呈线性增长，

表2　中晚孕期不同胎龄的双顶径、头围、腹围及股骨长

胎龄（周+天）	双顶径（mm）			头围（mm）			腹围（mm）			股骨长（mm）		
	P_5	P_{50}	P_{95}	P_5	P_{50}	P_{95}	P_5	P_{50}	P_{95}	P_5	P_{50}	P_{95}
14+0~14+6	28	31	34	102	110	118	80	90	102	14	17	19
15+0~15+6	31	34	37	111	120	129	88	99	112	17	19	22
16+0~16+6	34	37	40	120	130	140	96	108	122	19	22	25
17+0~17+6	36	40	43	130	141	152	105	118	133	21	24	28
18+0~18+6	39	43	47	141	152	164	114	128	144	24	27	30
19+0~19+6	42	46	50	151	163	176	123	139	156	26	30	33
20+0~20+6	45	49	54	162	175	189	133	149	168	29	32	36
21+0~21+6	48	52	57	173	187	201	143	161	181	32	35	39
22+0~22+6	51	56	61	184	198	214	153	172	193	34	38	42
23+0~23+6	54	59	64	195	210	227	163	183	206	37	41	45
24+0~24+6	57	62	68	206	222	240	174	195	219	39	43	47
25+0~25+6	60	66	71	217	234	252	184	207	233	42	46	50
26+0~26+6	63	69	75	227	245	264	195	219	246	44	48	53
27+0~27+6	66	72	78	238	256	277	205	231	259	47	51	55
28+0~28+6	69	75	81	248	267	288	216	243	272	49	53	58
29+0~29+6	72	78	85	257	277	299	226	254	285	51	56	60
30+0~30+6	74	81	88	266	287	309	237	266	298	53	58	63
31+0~31+6	77	83	90	274	296	319	246	277	310	55	60	65
32+0~32+6	79	86	93	282	304	328	256	287	322	57	62	67
33+0~33+6	81	88	96	288	311	336	265	297	334	59	64	69
34+0~34+6	83	90	98	294	317	342	274	307	345	61	66	71
35+0~35+6	85	92	100	299	323	348	282	316	355	63	68	73
36+0~36+6	86	94	102	303	327	353	289	324	364	64	69	74
37+0~37+6	87	95	103	306	330	356	295	332	372	66	71	76
38+0~38+6	88	96	104	308	332	358	302	339	380	67	72	77
39+0~39+6	89	97	105	309	333	359	307	345	387	68	73	78

到妊娠晚期增加速度变缓。双顶径的测量平面容易获得且测量方法较简单，也是传统上最常用的确定孕周的超声指标。在妊娠12~28周，双顶径判断孕周的准确性非常高，其判断胎龄的误差在5天内。现代的超声仪器基本都内置有根据BPD计算胎龄的回归方程，由于不同人群间BPD的变异并不明显，因此一般均可应用这些方程推算胎龄，也可通过查表（表3）推算相应孕周。

测量双顶径时，不应包括颅骨外缘的软组织。另外，在中期妊娠后，当胎位为臀位或横位，或伴有羊水过少时，胎儿头常呈长而窄的椭圆形，可能会影响双顶径的测量。此时，可先测量枕额径（OFD），并利用BPD和OFD来计算头径指数（CI）。枕额径的测量平面与双顶径平面一致，也是丘脑平面，测量时取枕骨外缘到额骨外缘的最大距离；同时，双顶径的测量也应使用外缘到外缘的方法。头径指数CI=BPD（外缘至外缘）/OFD，CI的正常范围在0.7~0.85，当CI接近临界值或超出此范围时，BPD不能很好地反映相应孕周的胎儿头的大小，也不适宜用于推算孕周。此时，应该进行胎儿头围的测量。由于头围不受胎儿头形状的影响，与BPD比较，在中晚孕时更能准确地反映胎儿头的情况。

测量HC时，同样取丘脑平面，使用超声仪的椭圆形测量功能进行，沿着颅骨板外缘直接进行测量，注意不应包括头皮等软组织。当BPD的测量方法为外缘到外缘时，头围也可用以下公式计算而得：HC = 3.14×（BPD + OFD）/2。不同胎龄的头围正常值见表2。通过超声仪器内置的回归方程可利用HC推算胎龄，一般认为由此推算的胎龄较BPD的更为准确。

股骨长度、肱骨长度的测量：股骨是最常用的胎儿生长指标之一，妊娠10周起即可测量，也是中晚孕期推算胎龄的指标之一。测量时，取靠近探头的大腿，纵切其中的股骨，使声束与股骨长径垂直，并从外侧到内侧扫查，完全显示股骨，并使两端呈平行的斜面，直接测量两端中点的直线距离。

测量时注意，仅测量股骨干，不包括股骨头、骨骺及两端的软骨（现代高性能的超声仪多能显示两端的软骨）。对同一股骨，应该在不同截图上至少测量2次，每次误差应在1mm内。股骨的生长速度随妊娠的进展而减慢，正

表3　通过双顶径推算胎龄

双顶径（cm）	胎龄（周）	双顶径（cm）	胎龄（周）	双顶径（cm）	胎龄（周）	双顶径（cm）	胎龄（周）
2.0	11.8	4.0	18.0	6.0	24.6	8.0	32.5
2.1	12.5	4.1	18.3	6.1	25.0	8.1	32.9
2.2	12.8	4.2	18.6	6.2	25.3	8.2	33.3
2.3	13.1	4.3	18.9	6.3	25.7	8.3	33.8
2.4	13.3	4.4	19.2	6.4	26.1	8.4	34.2
2.5	13.6	4.5	19.5	6.5	26.4	8.5	34.7
2.6	13.9	4.6	19.9	6.6	26.8	8.6	35.1
2.7	14.2	4.7	20.2	6.7	27.2	8.7	35.6
2.8	14.5	4.8	20.5	6.8	27.6	8.8	36.1
2.9	14.7	4.9	20.8	6.9	28.0	8.9	36.5
3.0	15.0	5.0	21.2	7.0	28.3	9.0	37.0
3.1	15.3	5.1	21.5	7.1	28.7	9.1	37.5
3.2	15.6	5.2	21.8	7.2	29.1	9.2	38.0
3.3	15.9	5.3	22.2	7.3	29.5	9.3	38.5
3.4	16.2	5.4	22.5	7.4	29.9	9.4	38.9
3.5	16.5	5.5	22.8	7.5	30.4	9.5	39.4
3.6	16.8	5.6	23.2	7.6	30.8	9.6	39.9
3.7	17.1	5.7	23.5	7.7	31.2	9.7	40.5
3.8	17.4	5.8	23.9	7.8	31.6	9.8	41.0
3.9	17.7	5.9	24.2	7.9	32.0	9.9	41.5

常值见表2。当胎龄不明确时，也可以通过股骨长度推算，在妊娠24周前较为准确，而在妊娠28周后则不宜单用股骨长度推算孕周（表4）。有研究表明，不同人群间股骨长度的差异较大，因此如要利用超声内置的回归方程推算胎龄时，应明确该方程的适用人群。理论上，利用本地区人群研究出来的回归方程是最为适合的。当合并胎儿骨骼发育异常时，不适合用股骨长度推算胎龄。

肱骨长度的测量与股骨类似，正常值见表5。中期妊娠早期，肱骨与股骨等长，甚至可以稍长于股骨。其后，股骨生长速度超过肱骨而逐渐长于肱骨。在染色体异常引起的长骨发育异常中，肱骨通常较股骨表现更为明显。

小脑横径的测量：近年来，大量研究报道指出小脑横径不易受到胎儿生长受限等的因素影响，是一个判断胎龄非常好的指标。在妊娠22周前，小脑横径（以毫米计算）基本相当于妊娠周数，在妊娠22周后则需查表（表6）。小脑横径的测量平面非常容易获得：在取得标准双顶径测量片面后，以透明隔腔为圆心，位于胎儿枕部侧的探头向胎儿尾侧稍旋转，使前方（额侧）同时显示透明隔及双侧侧脑室前角，后方（枕侧）显示双侧小脑半球及小脑蚓部及颅后窝，测量小脑半球间的最大径线。晚期妊娠后期，由于颅骨钙化声影明显及胎位等因素的影响，小脑横径不一定都能显示。

新生儿胎龄评分　包括以下方面。

检查方法　①体位：将婴儿放在检查台上，取仰卧位，保持安静观察婴儿体位。②方法：检查者用拇指将婴儿的手向前臂屈曲，测定小鱼际与前臂侧所成的角度，操作时勿旋转婴儿手腕。③踝背曲：将婴儿足向小腿背侧屈曲，检查者拇指放在足后跟，其余手指放在小腿背后，测量足背与小腿之间的角度。④上肢退缩：将上臂贴胸，检查者用双手将婴儿两前臂压向上臂，使肘部弯曲，5秒后拉回前臂，使之伸直，随即放手，接婴儿前臂弹回

表4　通过股骨长度推算胎龄

股骨长度	估计胎龄（周+天）	P_5（周+天）	P_{95}（周+天）	股骨长度	估计胎龄（周+天）	P_5（周+天）	P_{95}（周+天）
10	13+0	12+1	13+6	32	20+0	18+3	21+4
11	13+2	12+3	14+1	33	20+2	18+5	22+0
12	13+4	12+5	14+4	34	20+5	19+1	22+3
13	13+6	13+0	14+6	35	21+0	19+3	22+5
14	14+1	13+1	15+1	36	21+3	19+5	23+1
15	14+3	13+3	15+3	37	21+5	20+1	23+4
16	14+5	13+5	15+6	38	22+1	20+3	24+0
17	15+0	14+0	16+1	39	22+4	20+5	24+3
18	15+2	14+2	16+3	40	22+6	21+1	24+6
19	15+5	14+4	16+6	41	23+2	21+3	25+2
20	16+0	14+6	17+1	42	23+5	21+6	25+5
21	16+2	15+1	17+3	43	24+1	22+1	26+1
22	16+4	15+3	17+6	44	24+3	22+4	26+4
23	16+6	15+5	18+1	45	24+6	22+6	27+1
24	17+2	16+0	18+4	46	25+2	23+2	27+4
25	17+4	16+2	18+6	47	25+5	23+4	28+0
26	17+6	16+4	19+2	48	26+1	24+0	28+3
27	18+2	16+6	19+5	49	26+4	24+3	29+0
28	18+4	17+1	20+0	50	27+0	24+5	29+3
29	18+6	17+4	20+3	51	27+3	25+1	30+0
30	19+2	17+6	20+5	52	27+6	25+4	30+3
31	19+4	18+1	21+1	53	28+2	26+0	31+0

表 5　不同胎龄肱骨长度的正常值

胎龄（周）	肱骨长度（mm）			胎龄（周）	肱骨长度（mm）		
	P_5	P_{50}	P_{95}		P_5	P_{50}	P_{95}
11	–	6	–	26	36	45	49
12	3	9	10	27	41	46	51
13	5	13	20	28	42	48	52
14	5	16	20	29	44	50	56
15	11	18	25	30	44	52	56
16	12	21	26	31	47	53	59
17	19	24	29	32	47	55	59
18	18	27	30	33	50	56	62
19	22	29	36	34	50	57	62
20	23	32	36	35	52	58	65
21	28	34	40	36	53	60	63
22	28	36	40	37	57	61	64
23	31	38	45	38	55	61	66
24	32	41	46	39	56	62	69
25	35	43	51	40	56	63	69

表 6　不同胎龄的小脑横径正常值

胎龄（周+天）	小脑横径（mm）			胎龄（周+天）	小脑横径（mm）		
	P_5	P_{50}	P_{95}		P_5	P_{50}	P_{95}
14+0～14+6	12	14	15	27+0～27+6	27	31	34
15+0～15+6	13	15	17	28+0～28+6	29	32	36
16+0～16+6	14	16	18	29+0～29+6	30	33	37
17+0～17+6	15	17	19	30+0～30+6	31	35	39
18+0～18+6	16	18	21	31+0～31+6	32	36	40
19+0～19+6	17	20	22	32+0～32+6	34	37	42
20+0～20+6	19	21	24	33+0～33+6	35	39	43
21+0～21+6	20	22	25	34+0～34+6	36	40	44
22+0～22+6	21	24	27	35+0～35+6	37	41	46
23+0～23+6	22	25	28	36+0～36+6	38	42	47
24+0～24+6	24	26	30	37+0～37+6	39	43	48
25+0～25+6	25	28	31	38+0～38+6	40	44	49
26+0～26+6	26	29	33	39+0～39+6	41	45	51

的位置评分。⑤下肢退缩：将新生儿的髋与膝充分屈曲 5 秒后，牵引二足使伸直，随即放手，按髋与膝弹回的位置评分。⑥腘窝成角：检查者在婴儿右侧以左手拇指和示指抵住膝部，然后检查者以右手拇指和示指抬起踝后方，使小腿充分伸展，测量在腘窝处所形成的角度。⑦足跟至耳：将婴儿两足拉至头部，测量足与头之间距离和腘窝形成的角度，肌张力极低者足可拉至耳部。⑧围巾征：将婴儿一侧手牵引至对侧肩部，尽可能放在对肩后方，观察肘部的位置，是否超过躯干中心线（胸骨中线）。⑨头部后退：检查者抓住婴儿双手或上臂，慢慢拉至坐位，注意头与躯干位置的关系。⑩腹部悬吊：置婴儿于胸腹卧位即俯卧位，检查者用一只手伸入婴儿下腹部将婴儿抬起离开检查台，观察婴儿。观察婴儿背部弯曲程度，肌张力强者背部较平，弱者背部弯曲；下肢屈曲度，肌张力强者下肢稍向背部伸直，弱者垂向下方；头与躯干的关系，肌张力强者头向上抬起，稍高于躯干，弱者头向下弯曲。

常见的胎龄评分法　包括以下几种。①Dubowitz 胎龄评分法：是目前比较全面的评分法，按新生儿外表特征表（表 7）及神经系统评估评分表（表 8）评分，并相加在一起，根据总的评分法，从表 9 中查出胎龄。此评分法准确度较高，因检查项目较多，较为烦琐，但是目前仍有不少医院采用。② Ballard 评分法：根据 Dubowitz 评分法修改补充而成，在生后 1 周内应用非常准确。评分时按神经肌肉成熟度及躯体成熟度评分分值相加，根据总和分可从成熟率表中查出孕周（表 10，表 11）。③Finnstrom 评分法：此法较上述两种评分法更为简便，仅据表 12 所列 7 项早产儿外观特征进行评分，然后据表 13 查出胎龄。④简易评分法：为上海市第一妇幼保健院根据国外评分办法，经过 4000 多例临床实践总结出的胎龄评估办法，此法仅涉及 4 项新生儿体表特征，评估时简单易行，极其方便。评估时按表 14 所列项目评分，总分值加 27 即为新生儿胎龄周数。

产科使用超声检查的方法进行胎龄评估目前应用广泛，且该项技术已比较成熟。准确地预估胎儿的胎龄，从而在孕妇分娩时给予准确的诊断和处理，对于早产发生的预防十分重要。同时，对于胎儿生长发育的评估也与临床处理密切相关。

由现代超声诊断仪除了能单独计算每一个胎儿生物统计指标相对应的孕周外，还能将其平均计算出一个平均超声孕周（average ultrasound age，AUA）。AUA

表 7　Dubowitz 胎龄评分法——外表与胎龄的关系

外观表现	评分				
	0	1	2	3	4
水肿	手足明显水肿（胫骨压痕）	手足无明显水肿（胫骨压痕）	无水肿		
皮肤结构	很薄，滑黏感	薄而光滑	光滑，中等厚度皮疹或表皮脱屑	轻度增厚，表皮皱裂及脱屑，以手足部位为著	厚，羊皮纸样，伴皱裂深浅不一
皮肤色泽（婴儿安静时观察）	暗红	粉红色，全身一样	淡粉红色，全身深浅不一	灰色，仅在耳、唇、手掌及足跟部位呈粉红色	
皮肤透明度（躯干）	静脉及毛细血管清晰可见，尤其在腹部	可见静脉及其分支	腹部可见少数大静脉	少数大静脉隐约可见（腹部）	看不到静脉
胎毛（背部）		整个背部覆满长而密的胎毛	胎毛稀疏分布，尤其在下背部	有少量胎毛，间以光秃区	大部分无胎毛
足底纹	无皮肤皱褶	足掌前半部可见浅红色皱褶	足掌前<3/4 区域可见较明显的红色折痕	>3/4 足掌前区可见折痕	>3/4 足掌区域明显深折痕
乳头发育	乳头隐约可见，无乳晕	乳头清晰，乳晕淡而平，直径<0. 75cm	乳晕清晰，边缘部分高起，直径<0. 75cm	乳晕清晰，边缘不高起，直径>0. 75cm	
乳房大小	扪不到乳腺组织	在一侧或两侧扪到乳腺组织，直径<0. 5cm	两侧乳腺组织皆可扪到，直径 0. 5~1cm	两侧乳腺组织皆可扪到，直径>1cm	
耳壳	平如翼，无固定形状，边缘轻度或无卷折	部分边缘卷曲	耳壳发育较好，上半边缘卷曲		
耳的稳定性	耳翼柔软，易于弯折，不易复位	耳翼柔软，易于弯折，缓慢回位	耳翼边缘软骨已发育，但柔软，易回位	耳壳发育良好，边缘软骨形成，回位快速	
生殖器　男性	阴囊内无睾丸	至少有一个睾丸，位于阴囊高位	至少有一个睾丸，位于阴囊位		
女性	大阴唇明显分开，小阴唇突起	大阴唇大部分覆盖小阴唇	大阴唇完全覆盖小阴唇		

表 8　Dubowitz 胎龄评分法——神经系统评估评分表

神经系统表现	评分					
	0	1	2	3	4	5
体位	软，伸直	软，稍屈	稍有张力，屈	有张力，屈	更有张力，屈	
方窗	90°	60°	45°	30°	0°	
踝背曲	90°	75°	45°	20°	0°	
上肢退缩反射	180°	90°~180°	<90°			
下肢退缩反射	180°	90°~180°	<90°			
腘窝成角	180°	160°	130°	110°	90°	<90°
足跟至耳	至耳	接近耳	稍近耳	不至耳	远离耳	
围巾征	肘至前腋线外	肘至前腋线和中线之间	肘至中线上	肘不至中线		
头部后退	头软后退	头呈水平位	头稍向前	头向前		
腹部悬吊	头软下垂	头稍高但在水平位下	头呈水平位	头稍抬起	头抬起	

表 9 Dubowitz 总分与胎龄关系

分数	胎龄（天）	胎龄（周+天）
10	191	27+2
15	202	28+6
20	210	30
25	221	31+4
30	230	32+6
35	240	34+2
40	248	35+3
45	259	37
50	267	38+1
55	277	39+4
60	287	41
65	296	42+2
70	306	43+5

表 10 Ballard 评分与胎龄

评分	胎龄（孕周）
-10	20
-5	22
0	24
5	26
10	28
15	30
20	32
25	34
30	36
35	38
40	40
45	42
50	44

可与利用末次月经计算的胎龄比较。在妊娠中期，当 AUA 与按末次月经计算的胎龄相差在 1 周以内时，可认为正常，预产期可按末次月经计算；当相差超过 1 周时，应检查构成 AUA 的胎儿生物统计指标测量数值，有无明显偏大或偏小影响了 AUA，如其中一项明显偏大或偏小，则应检查其测量平面是否标准，测量方法是否正确，并予以复查；如各指标，包括小脑横径等均一致且与胎龄有明显差异时，则需要详细问清孕妇的月经史：末次月经是否记得很清楚，月经周期是否规律，

表 11 Ballard 评分表

表现	评分						
	-1	0	1	2	3	4	5
皮肤	光滑，嫩、透明	胶质状，红，透明	光滑，粉红，可见静脉	光滑，粉红，可见静脉	薄而嫩，可有皮疹，可见少数静脉	羊皮纸样，有深的裂痕，无静脉	皮革状，有裂痕、皱纹
胎毛	无	稀疏	丰富	薄层	有脱毛区域	大部分脱毛	
足底表面	足跟至足趾 40～50mm：-1；<40mm：-2	>50mm，无跖纹	微红，痕迹	微红，痕迹	只有前面少数横行跖纹	前 2/3 有跖纹	
乳腺	难以察觉	勉强可认	乳晕扁平，无乳腺小结	点状乳晕，乳腺小结 1～2mm	乳晕突出，乳腺小结 3～4mm	乳晕完整，乳腺小结 5～10mm	
眼/耳	眼睑闭合 疏松：-1； 牢固：-2	眼睑睁开，耳翼平，易折叠	耳翼轻微弯曲，软，复位慢	耳翼弯曲，软，退复位略快	耳翼形成，坚固，复位快	耳翼厚，软骨形成，耳郭硬	
男性外生殖器	阴囊平，光滑	阴囊空，极少皱褶	睾丸位于上方管内，阴囊皱褶很少	睾丸下降，阴囊皱褶少	睾丸已下降，阴囊皱褶多	睾丸下垂，阴囊皱褶深	
女性外生殖器	阴蒂突起，阴唇扁平	阴蒂突起，小阴唇较小	阴蒂突起，小阴唇增大	大小阴唇一样突起	大阴唇大，小阴唇小	大阴唇遮盖阴蒂及小阴唇	

表 12 Finnstrom 评分表

表现	评分			
	1	2	3	4
皮肤	静脉多，腹部小静脉清楚可见	静脉及其支流可见	腹部大血管清楚可见	腹部少数大血管可见或看不见血管
耳壳	耳屏无软骨	耳屏有软骨感	耳轮有软骨	软骨发育已完成
足底纹	无	仅见前横沟	足底前 2/3 有纹	足底至足跟部有纹
乳房大小	<5mm	5～10mm	>10mm	
乳头	无乳头，无乳晕	有乳头和乳晕，但乳晕不高起	有乳头，乳晕高起	
指甲	未达到指尖	已达指尖	指甲较硬	
头发	细软，不易分清	粗，易分清		

注：将这些分数加在一起，根据表 13 查出胎龄。

表 13　Finnstrom 总分与胎龄

分数	胎龄（天）	胎龄（周+天）	分数	胎龄（天）	胎龄（周+天）
7	191	27+2	16	250	35+5
8	198	28+2	17	256	36+4
9	204	29+1	18	263	37+4
10	211	30+1	19	269	38+3
11	217	31	20	276	39+3
12	224	32	21	282	40+2
13	230	32+6	22	289	41+2
14	237	33+6	23	295	42+1
15	243	34+5			

有无延长缩短，排卵或同房时间，有无使用辅助生殖技术等，并结合早期妊娠临床检查结果，包括早孕反应出现时间、妇科检查子宫大小、尿妊娠试验阳性出现时间、超声检查结果等一起考虑，其中早期妊娠超声检查结果最为重要，最有决定性意义。

在没有早期妊娠超声检查的情况下，当中期妊娠超声检查发现胎儿 AUA 超过胎龄 1～2 周时，应详细询问孕妇是否清楚记得末次月经时间及经量，既往月经周期有无缩短，有无排卵期出血，是否明确排卵、同房时间等；当 AUA 超过胎龄 4 周以上时，应询问孕妇末次月经是否与以往的月经一样，包括时间有无推迟、量有无减少等，以避免孕妇把早期妊娠先兆流产当作末次月经。对于不能提供确切的末次月经时间者，则可考虑在短期（3～4 周）内复查，以观察胎儿生长发育速度。同时，在检查中注意羊水量的情况，必要时进行羊水指数的测量。虽然多数妊娠期糖尿病所致的巨大儿发生在晚期妊娠，中期妊娠发现胎儿 AUA 较大时应注意孕妇血糖情况，尤其是对于伴有羊水过多，以及有明确早期妊娠超声检查明确胎龄的孕妇。

在没有早期妊娠超声检查的情况下，当中期妊娠超声检查发现胎儿 AUA 小于胎龄 1 周以上时，在超声检查中应注意胎儿超声解剖结构、羊水量、胎儿各项生物统计指标（尤其是腹围），预测胎儿体重以及胎儿（脐动脉、大脑中动脉、静脉导管等）血流动力学变化和孕妇子宫动脉血流动力学变化等情况，对于无明显阳性发现者，询问其月经史，对于差异原因考虑为月经周期长等所致排卵、受精时间延迟以及既往月经不规律或忘记末次月经时间者，可根据 AUA 修正预产期；对月经规律且排卵时间确切或有早期妊娠超声检查结果不支持差异为受精时间延迟所致者，可予短期内（2～3 周后）复查，以观察胎儿的生长速度是否正常；若生长速度正常且无上述阳性发现时，可按 AUA 修正预产期；当发现生长速度减慢或有上述阳性发现时，应予以进一步检查及针对不同情况给予相应处理。

新生儿科的胎龄评估系统是早产儿出生后评估的重要部分，Dubowtiz 胎龄评分法、Ballard 评分法等在临床上均有应用，各种评分法侧重不同，使用范围也各不相同。其中以 Duttowtiz 胎龄评分法最复杂，但准确度较高。而简易胎龄评估法因其简单易行，极其方便，使用最为广泛。对早产儿胎龄进行评分，更有助于对新生儿的救治处理提供诊疗基础。

（张建平）

guòqī rènshēn

过期妊娠（postterm pregnancy）　平时月经周期规则，按末次月经计算妊娠达到或超过 42 周

表 14　简易胎龄评估法（胎龄周数=总分+27）

体征	评分				
	0 分	1 分	2 分	3 分	4 分
足底纹理	无	前半部红痕不明显	红痕>前半部褶痕<1/3	褶痕>前 2/3	明显深的褶痕>前 2/3
乳头形成	难认，无乳晕	明显可见，乳晕淡、平，直径<0.75mm	乳晕呈点状，边缘突起，直径>0.75cm	乳晕呈点状，边缘突起，直径>0.75cm	—
指甲	—	未达指尖	已达指尖	超过指尖	—
皮肤组织	很薄，胶冻状	薄而光滑	光滑，中等厚度，表皮翘起	稍厚，表皮皱裂翘起，以手足最为明显	厚，羊皮纸样皱裂深浅不一

注：各体征的评分如介于两者之间，可用其均数。

（≥294天），或按排卵日计算妊娠达到或超过40周（≥280天）尚未分娩的情况。发生率占妊娠总数的3%~15%。有过期妊娠史者，再次发生过期妊娠概率升高。

过期妊娠使胎儿窘迫、胎粪吸入综合征、过熟综合征、新生儿窒息、围产儿死亡、巨大儿以及肩难产等不良结局发生率增高，其风险随妊娠期延长而增加。

病因 可能与下列因素有关。①雌激素、孕激素比例失调：内源性前列腺素和雌二醇分泌不足、孕酮水平增高导致孕激素优势，抑制前列腺素和缩宫素的作用，延迟分娩发动，导致过期妊娠。②头盆不称：部分过期妊娠胎儿较大，导致头盆不称和胎位异常，使胎先露部不能紧贴子宫下段及子宫颈内口，反射性子宫收缩减少，容易发生过期妊娠。③胎儿畸形：如无脑儿，由于无下丘脑，垂体-肾上腺轴发育不良或缺如，促肾上腺皮质激素产生不足，胎儿肾上腺皮质萎缩，使雌激素的前身物质不足，从而雌激素分泌减少；或小而不规则的胎儿不能紧贴子宫下段及子宫颈内口诱发宫缩，导致过期妊娠。④羊水过少：羊水过少时，在分娩的发动过程中，缺少呈楔形的前羊水囊对子宫颈的撑开刺激作用，而容易发生过期妊娠。⑤遗传因素：某家族、某个体常反复发生过期妊娠，提示过期妊娠可能与遗传因素有关。胎盘硫酸酯酶缺乏症是一种罕见的伴性隐性遗传病，其导致过期妊娠发生的机制为：因胎盘缺乏硫酸酯酶，胎儿肾上腺与肝脏产生的16α-羟基硫酸脱氢表雄酮不能脱去硫酸根转变为雌二醇及雌三醇，从而使血雌二醇及雌三醇明显减少，降低子宫对缩宫素的敏感性，使分娩难以启动。⑥其他：研究表明，胎儿性别、种族、孕妇年龄、体重指数、孕产次等与过期妊娠有关。还有社会、心理因素的影响，孕妇长期处于精神压力大、焦虑、紧张、不安、恐惧的状态时，会使机体产生一系列变化，如神经内分泌变化，松弛素水平减少、细胞因子分泌增加，促使子宫收缩发动分娩，不易出现过期妊娠。

病理 表现如下。

胎盘 过期妊娠的胎盘病理有两种类型。①胎盘功能正常，除重量略有增加外，胎盘外观和镜检均与妊娠足月胎盘相似。②胎盘功能减退，肉眼观察胎盘母体面呈片状或多灶性梗死及钙化，胎儿面及胎膜常被胎粪污染，呈黄绿色。镜下见胎盘绒毛内血管床减少，绒毛间隙变窄，间质纤维化增生，合体细胞小结增多，其中部分断裂、脱落，绒毛表面有纤维蛋白沉积，出现钙化灶，绒毛上皮与血管基膜增厚。另外有绒毛间血栓、胎盘梗死、绒毛周围纤维素或胎盘后血肿增加等胎盘老化现象。电镜下见合体细胞表面微绒毛及细胞内吞饮小泡明显减少，内质网空泡变。这些变化均明显降低胎盘合成、代谢、运输及交换等功能。

羊水 正常妊娠38周后，羊水量随妊娠推延逐渐减少，妊娠42周后羊水减少迅速，约30%孕妇减至300ml以下。过期妊娠时，一方面由于胎盘功能低下，使羊膜和绒毛膜失去正常透析作用，母儿间的物质代谢转换障碍，羊水和母儿的细胞外液间的等渗状态受到破坏，羊水通过胎盘进入母体量增多，胎尿生成率降低，可导致羊水过少；另一方面因胎盘功能低下，胎盘血供不足，胎儿缺氧，血液重新分配，心、脑、肾上腺血流增加，肾血流量减少，因胎儿过度成熟，其肾小管对抗利尿激素的敏感性增高，尿量减少而导致羊水过少。过期妊娠羊水粪染率明显增高，是足月妊娠的2~3倍，若同时伴有羊水过少，羊水粪染率可高达71%。羊水过少时，子宫对胎儿的保护性下降，脐带受压的风险增加，从而胎儿窘迫的发生率较高。

胎儿 过期妊娠的胎儿在宫内发育的状态有别于正常妊娠的胎儿。其生长模式与胎盘功能有关，可分为以下3种。①正常生长及巨大儿：胎盘功能正常者，能维持胎儿继续生长，约25%成为巨大儿，其中5.4%胎儿出生体重>4500g。②胎儿成熟障碍：10%~20%过期妊娠并发胎儿成熟障碍。胎盘功能减退与胎盘血流灌注不足、胎儿缺氧及营养缺乏等有关。由于胎盘合成、代谢、运输及交换功能障碍，胎儿不易再继续生长发育。临床分3期：第Ⅰ期，为过度成熟，表现为胎脂消失，皮下脂肪减少，皮肤干燥、松弛、多褶皱，头发浓密，指（趾）甲长，身体瘦长，容貌似“小老人”；第Ⅱ期，为胎儿缺氧，肛门括约肌松弛，有胎粪排出，羊水及胎儿皮肤黄染，羊膜和脐带绿染，围产儿发病率及死亡率最高；第Ⅲ期，胎儿全身因粪染历时较长而广泛黄染，指（趾）甲和皮肤呈黄色，脐带和胎膜呈黄绿色。此期胎儿已经历和度过第Ⅱ期危险阶段，其预后反较第Ⅱ期好。③胎儿生长受限：小样儿可与过期妊娠并存，后者更增加胎儿的危险性，约1/3过期妊娠死产儿为生长受限小样儿。

对母儿的影响 ①对围产儿的影响：除上述胎儿成熟障碍外，胎儿窘迫、胎粪吸入综合征、新生儿窒息、羊水减少等围产儿发病率及病死率均明显增高。②对母体的影响：胎儿窘迫、头盆不称、产程延长、颅骨钙化不易变形、巨大儿等使手术产率及母体产伤、产后出血明显增加。

诊断 准确核实孕周，确定胎盘功能正常是关键。部分过期妊娠是由于孕周计算错误所致，故在诊断过期妊娠之前应准确核实孕周。

核实孕周 诊断过期妊娠之前必须准确核实孕周。可依据病史、临床表现和实验室检查确认孕周。

病史 ①以末次月经第一天计算：平素月经规则、周期为28~30天的孕妇停经≥42周尚未分娩，可诊断为过期妊娠。若月经周期超过30天，应酌情顺延。②根据排卵日推算：月经不规则、哺乳期受孕或末次月经记不清者，可根据基础体温提示的排卵期推算预产期，若排卵后≥280天仍未分娩者可诊断为过期妊娠。③根据性交日期推算预产期。但通常会有误差。

临床表现 早孕反应开始出现时间、胎动开始时间以及妊娠早期妇科检查发现的子宫大小，均有助于推算孕周。

辅助检查 ①根据B超检查确定孕周，妊娠20周内，B超检查对确定孕周有重要意义。妊娠5~12周，胎儿顶臀径推算孕周较准确；妊娠12~20周，以胎儿双顶径、股骨长度推算预产期较好。②根据妊娠初期血、尿人绒毛膜促性腺激素（HCG）增高的时间推算孕周。

判断胎盘功能 可通过胎动计数、胎儿电子监护仪检测、B超检查等判断胎盘功能。①胎动计数：妊娠超过40周的孕妇，通过计数胎动进行自我检测尤为重要，胎动计数>30次/12小时为正常，<10次/12小时或逐日下降超过50%，应视为胎盘功能减退，提示胎儿宫内缺氧。②胎儿电子监护仪检测：无应激实验（NST）每周2次，胎动减少时应增加检测次数。NST无反应型需进一步做缩宫素激惹实验（OCT），如多次反复出现胎心晚期减速，提示胎盘功能减退，胎儿明显缺氧。因NST存在较高假阳性率。需结合B超检查，估计胎儿安危。③B超检查：观察胎动、胎儿肌张力、胎儿呼吸运动及羊水量。每周1~2次。羊水暗区<3cm提示胎盘功能减退，<2cm提示胎儿宫内明显缺氧。另外，脐血流仪检查胎儿脐动脉血流S/D比值，协助判断胎盘功能与胎儿安危。④尿雌激素与肌酐（E/C）比值：单次尿E/C比值<10提示胎盘功能减退。⑤羊膜镜检查：观察羊水颜色，若已破膜，可直接观察到流出的羊水有无粪染。

处理 与正常足月妊娠相比，过期妊娠者羊水过少和污染、胎盘功能减退、胎儿窘迫、新生儿窒息等发生率均显著升高，给围产儿带来不利影响，同时阴道助产、剖宫产机会亦增加，而剖宫产指征大多为胎儿窘迫。根据胎盘功能、胎儿大小、子宫颈成熟度综合分析，选择恰当的分娩方式。已确诊过期妊娠孕妇，终止妊娠的指征有：①子宫颈条件成熟。②胎儿体重≥4000g或胎儿生长受限。③12小时内胎动<10次或NST为无反应型，OCT阳性或可疑。④尿E/C比值持续低值。⑤羊水过少（羊水暗区<3cm）和/或羊水粪染。⑥并发重度子痫前期或子痫。终止妊娠的方法应酌情而定。

引产 子宫颈条件成熟、Bishop评分>7分者，应予引产；胎头已衔接者，通常采用人工破膜，破膜时羊水多而清者，可静脉滴注缩宫素，严密监视下经阴道分娩。子宫颈条件未成熟者，可用促子宫颈成熟药物，如普拉睾酮，静脉注射；应用COOK球囊机械扩张促子宫颈成熟后，加滴缩宫素也有较好的引产效果。第一次引产失败，可于3天内进行第二次引产；少数失败者，予以剖宫产结束分娩；也有第三次引产者。对羊水Ⅲ度污染者，若阴道分娩，要求在胎肩娩出前用负压吸管或吸痰管吸净胎儿鼻咽部黏液。

剖宫产 过期妊娠时，胎儿虽有足够储备力，但临产后宫缩应激力的显著增加超过其储备力，出现隐形胎儿窘迫，对此应有足够的认识。临产后应用胎儿监护仪监测胎儿宫内情况，及时发现问题，采取应急措施。出现胎儿窘迫征象时，不论子宫颈条件成熟与否，均应行剖宫产尽快结束分娩。适时选择剖宫产挽救胎儿。剖宫产的指征有：①引产失败。②产程长，胎先露部下降不满意。③产程中出现胎儿窘迫征象。④头盆不称。⑤巨大儿。⑥臀先露伴骨盆轻度狭窄。⑦高龄初产妇。⑧破膜后，羊水少、黏稠、粪染。⑨同时存在妊娠合并症及并发症，如糖尿病、慢性肾炎、重度子痫等。

进入产程后，应鼓励产妇左侧卧位、吸氧。产程中最好连续监测胎心，注意羊水性状，必要时取胎儿头皮血测pH，及早发现胎儿窘迫并及时处理。过期妊娠时，常伴有胎儿窘迫、羊水粪染，分娩时应做好相应准备。胎儿娩出后，立即在直接喉镜指引下行气管插管吸出气管内容物，以减少胎粪吸入综合征的发生。过期儿发病率及死亡率均增高，应该及时发现和处理新生儿窒息、脱水、低血容量及代谢性酸中毒等并发症。

预防 加强妊娠期宣教，使孕妇及家属认识过期妊娠的危害性。定期进行产前检查，适时结束分娩。

（张建平）

rènshēn hébìngzhèng

妊娠合并症（medical complication in pregnancy）

在妊娠之前或妊娠期间发生的非妊娠直接引起的疾病。包括妊娠合并神经系统疾病、循环系统疾病、呼吸系统疾病、代谢及内分泌疾病、消化系统疾病、泌尿系统疾病、生殖系统疾病、血液系统及免疫系统疾病等。

（王谢桐）

rènshēn hébìng xīnzàngbìng

妊娠合并心脏病（pregnancy complicated with heart disease）

心脏病是孕产妇死亡的首位非直接产科因素，包括妊娠前已有和妊娠后发现的。心脏病占死因顺位的第二位。世界范围内各国发病率 1%～4%。妊娠合并心脏病国外的数据：心功能Ⅰ、Ⅱ级 0.4%，Ⅲ、Ⅳ级 6.8%。

孕产妇心血管病方面的变化 见妊娠期循环系统变化。妊娠 32～34 周、分娩期、产褥期前三天是最危险期，易发生心力衰竭。

妊娠合并心脏病的种类及其对妊娠的影响 随着心脏内科先进的诊断技术及心脏外科的手术进展，妊娠合并风湿性心脏病明显减少，先心病已占 35%～50%，85%可以存活至成年。由于风湿热得到及时与彻底的治疗，疾病发展至累及心脏的情况亦逐渐减少。

先天性心脏病 ①左向右分流型先心病：房间隔缺损，缺损<1cm^2 多无症状，>2cm^2 在妊娠前矫正后再妊娠；室间隔缺损，<1cm^2 为小型缺损，多无症状；动脉导管未闭占先心病的 20%～50%，儿童期可手术治愈。②右向左分流型先心病：法洛四联症、法洛三联症、艾森门格综合征母儿死亡率较高，发绀严重者流产率 80%。③无分流型先心病：有主动脉缩窄、肺动脉狭窄、马方综合征，中重度死亡率高，应避孕或早期终止妊娠。

风湿性心脏病 ①二尖瓣狭窄：最常见，易发生右心衰和肺水肿。正常二尖瓣瓣口面积 4～6cm^2，轻度狭窄 1.5～2.0cm^2，中度狭窄 1.0～1.5cm^2，重度狭窄<1.0cm^2。在妊娠期由于血容量和心排出量增加，二尖瓣狭窄阻碍了血液从左心房流向左心室，左心房压力增加，左心排出量低于右心，使肺静脉和肺部毛细血管压力增加，血浆渗出至肺泡及间质内，导致急性右心衰及肺水肿。占风湿性心脏病 2/3～3/4，部分合并关闭不全。心功能Ⅰ～Ⅱ级，无心衰史及并发症的轻度二尖瓣狭窄的孕妇，无明显血流动力学改变，孕期严密监护可耐受妊娠；中、重度的二尖瓣狭窄患者，肺水肿和心力衰竭的发生率增高，母胎死亡率增加，尤其在分娩时和产后孕产妇死亡率更高。因此，病变较严重、伴有肺动脉高压患者，应在妊娠前纠正二尖瓣狭窄，已妊娠者宜早期终止妊娠。②二尖瓣关闭不全：单纯性二尖瓣关闭不全不致发生严重情况，能较好适应妊娠期、分娩期及产褥期，但当合并狭窄时也易发生右心衰及肺水肿。③主动脉瓣狭窄：占 10%，轻型可安全渡过妊娠期、分娩期及产褥期，重型可发生左心衰竭，甚至突然死亡。④主动脉瓣关闭不全：常与二尖瓣狭窄相伴。单纯性主动脉瓣狭窄，由于妊娠期间心率加快，舒张期缩短，主动脉回流至左心室的血量相应减少，因此常无症状。重症者同样可发生心力衰竭，易合并细菌性心内膜炎。

功能异常性心脏病 各种无心血管结构异常的心律失常，功能异常性心脏病是以心电和传导异常、起搏点异常为主要病理生理基础。①快速型心律失常：包括室上性心律失常和室性心律失常。②缓慢型心律失常：包括窦性心动过缓、病态窦房结综合征、房室传导阻滞。根据心律失常的类型、严重程度及其对心功能的影响，决定是否妊娠和选择终止妊娠时机与方式。

妊娠期高血压性心脏病 全身小动脉痉挛，冠状动脉也痉挛，心肌供血不足，可导致间质水肿、血液黏稠度高、外周阻力增加，加重心脏负担，易发生心力衰竭。贫血时加重。常易误诊为上呼吸道感染或支气管炎。产后病因去除，多不留后遗症。

围产期心肌病 参见围产期心肌病。

妊娠合并心脏病对胎儿的影响 不影响受孕，但缺氧可引起子宫收缩而发生流产、早产、死胎、胎儿生长受限、胎儿窘迫和新生儿窒息。治疗心脏病的药物对胎儿潜在毒性，限制了心脏病的治疗。部分先天性心脏病的发生与遗传有关，双亲一方患先心病，后代心脏病的发生率增加 5 倍（0.8%：4%）。

诊断 包括以下方面。

妊娠期心脏病的诊断 由于妊娠期循环系统的变化增加了心脏病诊断的困难。应仔细询问病史和细致的身体检查。下列表现有诊断意义：妊娠前曾被诊断为器质性心脏病；妊娠前有心悸、气短、心力衰竭史；有劳力性呼吸困难，经常性夜间端坐呼吸、咯血，经常性胸闷、胸痛等症状；有发绀、杵状指和持续性颈静脉怒张；心脏听诊有舒张期 2 级以上或粗糙的全收缩期 3 级以上杂音，有心包摩擦音、舒张期奔马率和交替脉等；心电图提示严重的心律失常，如心房颤动、心房扑动、三度房室传导阻滞等；X 线检查显示心脏显著扩大，个别心腔扩大；超声心动图示心肌肥厚、瓣膜运动异常、心内结构畸形。

心功能分级 ①主观分级：Ⅰ级，一般体力活动不受限制（无症状）；Ⅱ级，一般体力活动稍受限制（心悸、轻度气短），休息时无症状；Ⅲ级，一般体力活动显著受限制（轻微日常工作即感不适、心悸、呼吸困难），休息后无不适；或过去有心力衰竭史者；Ⅳ级，不能进行任何活动，休息时仍有心悸、呼吸困难等心力衰竭表现。②客观分级：A 级，无心血管病的客观依据；B 级，客观检查表明属于轻度心血管病患者；C 级，属于中度心血管病患者；D 级，属于重度心血管病患者。

妊娠期早期心力衰竭的诊断 妊娠合并心脏病的孕妇，若出现下述症状或体征，应考虑早期心力衰竭：轻微活动后出现胸闷、心悸、气短；休息时心率超过 110 次/分，呼吸 20 次/分；夜间常因胸闷而坐起呼吸，或需到窗口呼新鲜空气；肺底部少量持续性湿啰音，咳嗽后不消失。

妊娠期咨询 ①心脏病可以妊娠者：心功能Ⅰ级或Ⅱ级患者，无心力衰竭及其他合并症，妊娠后经密切监护，良好处理，也可获成功妊娠。应告知妊娠和分娩可能导致病情加重，甚至危及生命，动态进行风险评估。②心脏病不可以妊娠者：心功能不全达Ⅲ级以上；右向左分流，有心力衰竭史；有心内膜炎或活动性风湿热；左室收缩力减弱（射血分数 40%）；二尖瓣面积< $2cm^2$；主动脉瓣面积<1.5 cm^2；先天性心脏病有明显发绀或伴有中重度肺动脉高压者；风湿性心脏病有肺动脉高压者；年龄 35 周岁以上，病程较长，易发生心力衰竭，不宜妊娠。不宜妊娠者应严格避孕，若已妊娠在早期行人工流产。

妊娠合并心脏病常见并发症 ①心力衰竭多见于严重病例，因疾病种类不同，心力衰竭机制也不同。②亚急性感染性心内膜炎，妊娠期菌血症风险增加，是诱发心力衰竭的原因之一。③缺氧和发绀发生右向左分流、静脉栓塞和肺栓塞、妊娠期高凝、静脉压增高和血液淤滞。④恶性心律失常。

处理 包括以下方面。

妊娠期处理 心脏病孕妇、产妇的主要死亡原因是心力衰竭。规范的孕期保健或干预可早期发现或减少心力衰竭发生。①预防心力衰竭：根据心功能情况限制体力活动，每天至少应保证睡眠 10 小时以上，避免过重的体力劳动和精神紧张。②终止妊娠：不宜妊娠者应于妊娠 12 周前行人工流产，妊娠 12 周以上应行钳刮或中期引产。已发生心力衰竭者，需在心力衰竭控制后终止妊娠。妊娠 12 周以后者，引产的危险不亚于终止妊娠。对于顽固性心力衰竭者为减轻心脏负荷，严密监护下行剖宫产术，常收到良好的效果。③加强产前检查：20 周以前每 2 周查一次，妊娠 20 周后尤其是 32 周后，由于心力衰竭的机会增加，每周查 1 次。与心内科医师密切配合，除了解产科情况外，应注意了解心率、呼吸和水肿，着重了解心功能代偿情况。妊娠期应纠正贫血；应用铁剂或含铁较多的食物，如豆制品、瘦肉，妊娠中后期应补充铁剂；进食高蛋白、高维生素食物，限制钠盐摄入，一日量不超过 4~5g，限制脂肪的摄入，防止体重过度增长，妊娠期不应超过 10kg；及早控制感染。妊娠期上呼吸道感染及任何创伤应及早应用广谱抗生素预防感染；动态观察心脏功能。④分娩时机：孕期经过顺利者，妊娠 36~38 周住院待产，心功能不全达Ⅲ级以上者应根据病情随时入院治疗。

分娩方式的选择 阴道分娩：心功能Ⅰ~Ⅱ级，胎儿不大，宫颈条件良好者可在严密监护下选择经阴道分娩。目前多选用剖宫产分娩。过去认为，心脏病患者均应经阴道分娩，剖宫产术以及麻醉时血流动力学改变均能增加心脏病患者的负担，并可引起心力衰竭。近年来多主张对心脏病孕妇放宽剖宫产指征，因在临床实践中证明剖宫产可减少产妇因长时间子宫收缩所引起的血流动力学改变，减轻心脏负担，其结果较阴道分娩者明显改善病情。有心力衰竭应先控制心力衰竭后施术。术中注意防治仰卧位低血压综合征，即左侧 15°，上半身抬高 30°，适当限制输液，以 24 小时内静脉滴注 1000ml 为宜。手术操作应轻巧熟练。术中应行心电监护。

分娩期处理 ①第一产程：给产妇以安慰和鼓励，消除紧张情绪，适当给予地西泮、哌替啶等镇静剂，严密观察血压、脉搏、呼吸、心率、心律。若有心力衰竭，应取半坐位，面罩吸氧，并给予毛花苷C 0.4mg加50%葡萄糖20ml，缓慢静脉注射，必要时每隔4~6小时重复一次。产程开始即给予抗生素预防感染，直至产后1周左右。②第二产程：避免产妇用力屏气。宫口开全后，行会阴侧切，以胎头吸引术或产钳术、臀助产术助娩，以缩短第二产程，死胎者行穿颅术尽快结束分娩。③第三产程：胎儿娩出后，产妇腹部放置沙袋，以防治腹压骤降而诱发心力衰竭。产后立即注射哌替啶100mg。若子宫收缩不佳，可应用缩宫素，但禁用麦角新碱，以防静脉压过高而引起心力衰竭。若发生产后出血应输血，注意输血速度。

产褥期处理 妊娠期、分娩期未发生心力衰竭者，产褥期可能出现，尤其是产后头3天内。因此产褥期仍应加强监护。保证产妇充分休息，必要时用镇静剂。密切观察心率、呼吸、血压变化。预防感染至产后1周左右，创面常是亚急性心内膜炎的根源。心功能Ⅲ级以上不宜哺乳。

（王谢桐）

wéichǎn qī xīnjībìng

围产期心肌病（peripartum cardiomyopathy，PPCM） 既往无心脏病史，于妊娠最后1个月或产后5个月内首次发生的以左心收缩功能减退及左心衰竭为主的心肌病。该病少见。由于临床表现多变，发病率全球各地报道不一，在1∶4000~1∶299，死亡率为6%~10%。在美国，有4%的PPCM患者进行心脏移植。PPCM的早期诊断并及时治疗对于降低母儿死亡率及改善预后至关重要。

病因与发病机制 病因尚不明确，研究认为PPCM是由于妊娠晚期及产褥期早期的激素变化导致的血管性病变。常见高危因素包括子痫前期、双胎、高龄、经产妇、非裔、吸毒。有关病因的假说包括以下几种。①炎症反应学说：PPCM患者体内TNF-α、γ干扰素、IL-6，C反应蛋白的水平较高，提示炎症反应在PPCM的发生中具有一定作用。PPCM患者具有较高的氧化应激水平。在小鼠心肌细胞中敲除*STAT3*基因可以抵抗导致PPCM的氧化应激过程，且具有剂量依赖性。STAT3信号途径通过组织蛋白酶使催乳素降解为16kD的蛋白质，进而诱导细胞凋亡而引起PPCM。②心肌炎：现有文献表明，大多数PPCM患者有心肌细胞的炎性改变，但原因不清。无论支持还是反对，心肌炎在PPCM发病中的作用的证据都较少。③胎儿细胞嵌合：在母体免疫力低下时，一些具有较弱父源基因的胎儿细胞进入母体血液循环，并在心脏驻留，产后通过正常的免疫系统触发免疫反应。PPCM患者体内可以检测出高浓度的抗心肌细胞重链的抗体，但二者之间的因果关系仍然不清。④遗传及营养因素：PPCM的发生具有一定的地域性和家族易感性，研究发现TTN的基因片段的突变是最常见的遗传因素。

临床表现 大多数发生在产后4个月内，<10%发生在产前。临床表现无明显特异性，与特发性扩张型心肌病相似，易被妊娠期解剖和生理变化所掩盖，包括气促、呼吸困难、水肿、疲乏、心悸、胸闷等以左心衰竭为主的各种表现。

并发症 有个例报道，表现为血栓栓塞相关症状。血栓栓塞是PPCM的罕见并发症，可以表现为上腹部不适、疼痛、恶心、呕吐等。

辅助检查 常用辅助检查包括心脏彩超、心电图、MRI、心肌酶等。

心脏彩超 对PPCM的诊断较为关键，可以表现为左心腔的扩大及左心收缩力的减弱。诊断同时心脏彩超也是评估PPCM预后的重要指标，产后心功能的恢复及PPCM的复发与左心室舒缩功能密切相关。

B型利尿钠肽 PPCM诊断的重要指标。由于左室舒张末压力的增加，PPCM患者通常伴有血浆B型利尿钠肽（BNP）水平的升高。

影像学检查 ①胸部X线片：可以表现为心脏增大、肺充血及胸腔积液。②MRI：广泛用于心肌病的诊断及预后评估，尤其是对左心室栓子的诊断有高度敏感性，但对PPCM的鉴别诊断无特异性。

心电图 提示心动过速、心律失常、左室增大、非特异性ST-T改变等，但这些在诊断上都无明显特异性。

心内膜心肌活检 尚有争议，其敏感性达55%，特异性达99%，但因属于有创操作，一般不常规检测。

实验室检查 肝肾功能、血常规等是必查项目，可以了解患者的肝肾功能及有无贫血、感染等情况。但常规的心肌标志物对PPCM的诊断无特异性。

诊断 PPCM临床表现缺乏

特异性，给诊断带来一定的困难。PPCM 的诊断是排除性诊断，需排除遗传性、病毒性等其他心肌病所引起的左心衰竭。辅助检查有助于 PPCM 的诊断。主要依据心脏彩超及临床表现进行诊断，包括以下 4 点：①于妊娠最后 1 个月或产后 5 个月内首次发生。②无确切的引起心力衰竭的原因。③既往无心血管疾病病史。④心脏彩超：LVEF<45%和/或左心室缩短分数 < 30%，和 LVEDD > 2.7cm/m^2。有 50%的 PPCM 无上述典型的临床表现及相关辅助检查结果，故在围产期出现不明原因的不适时，应考虑到 PPCM 的可能。

治疗 需要多学科的协作，主要目的是改善症状进而治愈。PPCM 孕妇终止妊娠的时机需综合评估母亲及胎儿的状况而定，须有产科医师、儿科医师及心脏科医师的共同监护。一般 PPCM 患者产后不推荐哺乳。①治疗心力衰竭：心力衰竭的处理及用药与非缺血性扩张型心肌病相似，包括吸氧、利尿、强心、扩血管等，在用药期间应对药物副作用做好监测和处理。妊娠期禁用血管紧张素转换酶抑制剂（ACEI）及血管紧张素Ⅱ受体阻滞剂（ARB）类药物。②治疗心律失常：心房颤动是最常见的类型。奎尼丁、普鲁卡因、地高辛可以作为一线用药。顽固性心房颤动需安置心律调节器。③抗凝：心力衰竭和妊娠均为血栓形成的危险因素。推荐在 LVEF<30%时使用低分子肝素抗凝，产后也可使用肝素或华法林。④体外循环支持和心脏移植：严重的 PPCM 患者可能需要体外循环支持或心脏移植。主动脉内球囊反搏泵和左心室辅助装置可以作为移植前的替代治疗。但 PPCM 患者的免疫应激状态使其移植排斥率较高。⑤靶向治疗：免疫抑制剂尚未得到广泛应用，也不被推荐，但确认心肌炎时可以作为一项治疗选择。丙种球蛋白、免疫抑制剂（硫唑嘌呤、糖皮质激素）也是治疗顽固性 PPCM 的选择之一。⑥其他：临床上有个案报道，溴隐亭可以有效治疗 PPCM，但仍需要有大样本对照研究。其他还包括低盐饮食、限制液体入量、戒烟酒、控制体重等。

预后 PPCM 患者的存活率达 90%~95%，通常在产后 3~6 个月恢复，也有少数延长至产后 2 年，恢复的指标为 LVEF≥50%或 LVEF 改善>20%。延误诊断、非裔、多产、左心室血栓及多因素并存等均影响预后情况。PPCM 患者再次妊娠复发的概率增加，特别是在 LVEF<55%的人群中。PPCM 患者若需再次妊娠以及产后避孕都需要进行专科医师的咨询。

（马润玫　宋欣燕）

rènshēn qī tángniàobìng

妊娠期糖尿病（gestational diabetes mellitus，GDM）

妊娠期首次出现和发生葡萄糖耐量异常，不包括临床显性糖尿病的疾病。对于大多数 GDM 患者而言，葡萄糖不耐受在分娩后很快消失。发生率由于筛查和诊断的方法不同、种族和民族的差异而有所区别，世界各国报道为 1%~14%，华裔妇女 GDM 发生率高于其他人种。

病因与发病机制 GDM 病因不明，可能与胰岛素抵抗有关。正常妊娠时，胰岛素敏感性较妊娠前下降 50%~60%，胰岛素对葡萄糖处理能力下降约 50%，胰岛素分泌代偿性增加 2~2.5 倍，以维持正常血糖水平，故妊娠时处于生理性胰岛素抵抗状态，当机体不能分泌足够的胰岛素来代偿异常加重的胰岛素抵抗时，即发生 GDM。导致妊娠期胰岛素抵抗的因素包括：妊娠期激素水平变化、自身免疫、遗传因素等导致胰岛分泌胰岛素功能下降，机体组织器官对胰岛素敏感性下降，血中游离脂肪酸水平变化，胰岛素受体后信号转导功能异常等。

有学者认为炎症因子在 GDM 的发病中也起到重要作用。有研究提示，妊娠早期或妊娠中期血液中肿瘤坏死因子、C 反应蛋白以及白细胞计数的升高可以预测 GDM 的发生；还有研究发现，瘦素与 2 型糖尿病的发病有关，在病理状态下，血浆瘦素与胰岛素之间的双向调节作用可能发生紊乱，导致高胰岛素血症和高瘦素血症；脂联素水平也与胰岛素敏感性高度相关；妊娠期不健康的生活方式也会诱发 GDM 的发生，妊娠期体重增加过多，长期进食高血糖指数食物，可使胰岛 B 细胞功能的代偿潜能进行性下降，引起机体胰岛素抵抗程度加重。

对妊娠的影响 包括以下两方面内容。

对孕妇的影响 ①妊娠期高血压疾病：GDM 使孕妇发生子痫前期的风险增加，发生率约 15%。胰岛素抵抗和高胰岛素血症可能是子痫前期发生、发展的原因之一。②早产：GDM 孕妇常见的并发症之一。包括高血糖诱发胎儿宫内缺氧、先天畸形、胎儿低血糖以及宫内感染等引起的自发早产和胎膜早破，还有并发子痫前期、胎儿窘迫、酮症酸中毒等其他严重并发症，需提前终止妊娠所致的医源性早产。早产的发生率差异较大，多为 6.2%~25%，与妊娠期血糖控制不佳有密切关系。③羊水过多：GDM 另一种常见并发症。发病机制不清，可能与胎儿畸形、妊娠期高血糖和胎盘增大、肿胀有关，与妊娠期血糖控制有关。

对胎儿及新生儿的影响　①影响胚胎发育：妊娠早期高血糖会影响胚胎的正常发育，易导致胎儿畸形，严重者致胚胎停止发育而发生流产。②导致先天畸形：GDM子代有较高的先天畸形发生率，畸形多发，包括心脏缺陷、中枢神经管缺陷、骨骼发育缺陷等。③胎儿发育异常：包括胎儿生长受限、巨大儿、胎肺发育成熟障碍、脑发育成熟障碍以及胎死宫内风险增加。

妊娠期血糖对母儿结局影响的全球多中心研究结果表明，随着孕妇血糖水平的升高，大于胎龄儿、剖宫产率、新生儿低血糖、新生儿高胰岛素血症等风险增加；由于巨大儿导致新生儿肩难产、锁骨骨折、臂丛神经损伤的概率增加，新生儿呼吸窘迫综合征风险增加；GDM对子代的影响是一个恶性循环，其子代在青少年期肥胖、糖耐量异常发生率增加，成年期代谢综合征发病率增加，女性子代在其生育年龄又发生GDM的风险增加。

诊断　常用的诊断方法为葡萄糖耐量试验（OGTT）。方法如下。

75g葡萄糖耐量试验　在妊娠24~28周及以后，应对所有尚未被诊断为糖尿病的孕妇进行75g OGTT（75g葡萄糖粉指纯葡萄糖粉，通常临床使用的含结晶水的葡萄糖粉为82.5g）。OGTT的方法：检查前连续三天正常体力活动、正常饮食，即每日进食不少于150g碳水化合物，OGTT前一晚餐后禁食至少8小时至次日凌晨（最迟不超过上午9时），检查期间静坐、禁烟。服葡萄糖水前先测定空腹血糖，然后将82.5g葡萄糖粉溶于300ml温水中，在5分钟内喝完，分别测定饮糖水后1小时、2小时的静脉血糖（从饮糖水第一口计算时间）。采用葡萄糖氧化酶法测血浆葡萄糖。GDM的诊断标准：空腹≥5.1mmol/L、服糖后1小时≥10.0mmol/L、2小时≥8.5mmol/L，任意1项和/或1项以上满足上述标准即诊断为GDM。

医疗资源缺乏地区　建议妊娠24~28周首先检查空腹血糖（FPG）。FPG≥5.1mmol/L，可以直接诊断为GDM，不必再做75g OGTT；而4.4mmol/L≤FPG≤5.1mmol/L者，应尽早做75g OGTT；FPG<4.4mmol/L，可暂不行75g OGTT。

具有GDM高危因素产妇　首次OGTT正常者，若临床高度怀疑GDM，可于妊娠30~34周重复75g OGTT。GDM高危因素如下。①孕妇因素：年龄≥35岁、妊娠前超重（BMI≥28）或肥胖（BMI≥30）、糖耐量异常史、多囊卵巢综合征。②家族史：孕妇本人糖尿病家族史。③妊娠分娩史：不明原因的死胎、死产、流产史、巨大儿（特别是肩难产史）、胎儿畸形和羊水过多史，子痫前期病史或GDM病史。④本次妊娠因素：妊娠期胎儿过大、羊水过多、子痫前期；外阴瘙痒伴反复念珠菌感染；严重感染史。

治疗　包括医学营养治疗、运动疗法、药物治疗等。妊娠期血糖控制标准：空腹血糖为3.3~5.3mmol/L，餐后2小时血糖为4.4~6.7mmol/L，夜间血糖为4.4~6.7mmol/L，餐前30分钟血糖为3.3~5.3mmol/L。使用胰岛素期间要求尿酮体阴性。

医学营养治疗　GDM预防、治疗和自我管理、教育的重要组成部分。应以保证母亲和胎儿的最佳营养状况，摄入足够能量，保证妊娠期适宜的体重增加，达到并维持目标血糖水平，避免餐后高血糖或饥饿性酮症为目标。①原则：合理控制总能量摄入，维持体重的适宜增长。建议妊娠早期每日能量摄入约为1500kcal/d，妊娠中期、后期约为1800kcal/d。超重和肥胖妇女，应降低能量摄入、自我监测血糖和尿酮体并适量增加运动。对体重较轻或体质虚弱的患者，要注意供给足够的能量。膳食能量推荐要结合妊娠前体重、身高、妊娠期增重、病情等综合考虑，并应根据监测情况必要时给予调整。②适当限制碳水化合物，包括摄入总量、摄入时间、每次摄入量及组成。《中国糖尿病营养治疗指南》建议，GDM患者碳水化合物提供的能量比为50%~60%，每日碳水化合物不低于150g。③保证充足的蛋白质，蛋白质占膳食总能量的15%~20%。④合理的脂肪摄入，膳食脂肪占总能量的百分比为25%~30%，适当限制饱和脂肪酸、反式脂肪酸的摄入量。⑤膳食纤维的摄入，膳食纤维是不产生能量的多糖，需充分保证足够的维生素、矿物质摄入。⑥给予合理的餐次安排，按照患者的文化背景、生活方式、经济条件、教育程度、活动、社会习惯进行膳食安排和营养教育。少量多餐，定时定量进餐，各餐次占总能量的比例：早餐10%~15%，中餐和晚餐各30%，上午、下午及睡前加餐5%~10%。

运动疗法　运动疗法是配合药物、饮食疗法治疗GDM的极为重要的措施，越来越受到重视。

运动疗法可以增加胰岛素敏感性、增加胰岛素葡萄糖转运能力，降低胰岛素抵抗。运动呈多样化，可选择低至中等强度的有氧运动，最简单实用的运动为每天餐后休息30分钟后即开始快速步行，每天力争步行达到10000~15000步，等于7~10千米。

药物治疗 经医学营养治疗及运动治疗后，仍不能使血糖达到目标血糖值者，则需及早使用药物治疗。口服降糖药物二甲双胍和格列苯脲，分别通过促进胰岛素分泌和降低胰岛素抵抗而改善糖代谢异常，目前在GDM患者中应用的安全性和有效性虽已得到证实，但这两种药物在中国尚未获得妊娠期治疗GDM的注册适应证，而胰岛素治疗被认为是GDM患者的标准药物治疗。

妊娠期胰岛素治疗原则如下。①尽早使用：经饮食治疗1~2周血糖仍不能达到目标值，或控制后出现饥饿性酮症，需尽早使用胰岛素治疗。②尽可能模拟生理状态下基础胰岛素分泌及三餐后胰岛素分泌，避免低血糖反应。③剂量和治疗方案需个体化。④须在饮食治疗的基础上进行。⑤妊娠期应使用人胰岛素或超短效胰岛素类似物。⑥原则应从小剂量开始，0.3~0.8U/(kg·d)，首先用总量的1/2~2/3作为试探量。调整不要太频繁，幅度不要太大。

妊娠期化验检查及监测 ①动态监测血糖：建议采用末梢微量血糖测定、血糖控制不理想时查尿酮体；每周至少监测1次全天血糖，包括手指末梢空腹血糖及三餐后2小时末梢血糖共4次。②糖化血红蛋白（HbA1C）：反映采血前2~3个月的平均血糖水平，每1~2月测定1次。③伴有微血管病变者应在妊娠早、中、晚三个阶段进行肾功能、眼底检查和血脂测定。④妊娠前糖尿病及需使用胰岛素治疗的GDM患者，妊娠32~34周起每周1次胎心无应激试验（NST），妊娠36周后酌情每周2次NST；GDM无妊娠并发症者，自妊娠36周开始行NST。⑤B超检查：妊娠22~24周常规B超检查，排查胎儿畸形。妊娠28周后每4~6周复查B超，监测胎儿发育、体重估计、羊水量及胎儿血流。

分娩方式 分娩方式：GDM不是剖宫产的指征。

分娩时机 ①无妊娠并发症，无论是否需要胰岛素治疗的GDM，胎儿生长适宜、监测无异常的情况下，妊娠39~40周收入院，在预产期以前终止妊娠。②妊娠前糖尿病需胰岛素治疗者，如血糖控制良好，严密监测下妊娠38~39周终止妊娠，血糖控制不佳或有并发症者适时入院。③血糖控制不佳或有死胎史，或并发子痫前期、羊水过多、胎盘功能不全者确定适时终止妊娠。④糖尿病伴微血管病变者，妊娠36周后入院，促胎肺成熟后及时终止妊娠。

预后 GDM患者及其子代是2型糖尿病的高危人群，这些人群同时存在高血压及肥胖的风险；GDM患者产后生活方式改变可以有效减少或延缓2型糖尿病的发生；推荐所有GDM妇女在产后8~12周进行随访，复查75g OGTT（空腹和餐后2小时共2次血糖值，参照世界卫生组织的普通人群糖尿病诊断标准），指导其改变生活方式、合理饮食及适当运动，鼓励母乳喂养，之后至少每3年随访复查一次OGTT。

（马润玫　杜明钰）

rènshēn pínxuè

妊娠贫血（anemia during pregnancy）

由于妊娠期血容量增加，且血浆增加多于红细胞增加，致使血液稀释的疾病。贫血是妊娠期最常见的合并症。关于妊娠期贫血的诊断国内外有一定的差别，世界卫生组织规定，孕妇外周血血红蛋白<110g/L及血细胞比容<0.33为妊娠贫血。中国一直沿用的标准是血红蛋<100g/L、红细胞计数<3.5×10^{12}/L或血细胞比容<0.30。世界卫生组织资料表明，50%以上孕妇合并贫血，以缺铁性贫血最常见，巨幼细胞贫血少见，此外也可见再生障碍性贫血。巨幼细胞贫血较少见，与妊娠期营养缺乏，尤其是缺乏叶酸和维生素B_{12}有关。

（胡娅莉）

rènshēn qī quētiě xìng pínxuè

妊娠期缺铁性贫血（iron deficiency anemia during pregnancy）

因妊娠期胎儿生长发育及妊娠血容量增加对铁的需要量增加，尤其在妊娠后半期，孕妇对铁摄取不足或吸收不良所致的贫血。较多见。严重缺铁性贫血容易造成围产儿及孕产妇死亡，应高度重视。

病因 ①对铁的需要量增加，但早孕常因胃肠功能失调，致恶心、呕吐、食欲缺乏或腹泻而影响铁的摄入。②孕妇胃酸常过低，有碍铁的吸收。

对妊娠的影响 ①对孕妇的影响：轻度贫血影响不大，重度贫血（红细胞计数<1.5×10^{12}/L、血红蛋白<50g/L、血细胞比容<0.13）时，心肌缺氧导致贫血性心脏病；胎盘缺氧易发生妊娠期高血压疾病或妊娠期高血压性心脏病；严重贫血对失血耐受性降低，易发生失血性休克；由于

贫血降低产妇抵抗力，易并发产褥感染，危及生命。②对胎儿的影响：孕妇骨髓和胎儿是铁的主要受体组织，在竞争摄取孕妇血清铁的过程中，胎儿组织占优势，而铁通过胎盘又是单向运输，不能由胎儿向孕妇方向逆转转运。因此，一般情况下，胎儿缺铁程度不会太严重。但当孕妇患重度贫血（血红蛋白<60g/L）时，会因胎盘供氧和营养不足，引起胎儿生长受限、胎儿窘迫、早产或死胎。

临床表现 轻者无明显症状；重者可有乏力、头晕、心悸、气促、食欲缺乏、腹胀、腹泻，皮肤和黏膜苍白、皮肤和毛发干燥、指甲脆薄以及口腔炎、舌炎等。

诊断 依据病史、临床表现，结合必要的辅助检查即可诊断。既往有月经过多等慢性失血性疾病史、胃肠功能紊乱导致的营养不良等病史。①外周血象为小细胞低色素性贫血。必备条件是血红蛋白<100g/L、红细胞计数<3.5×10^{12}/L、血细胞比容<0.30，而白细胞计数及血小板计数均在正常范围。②血清铁浓度能灵敏反映缺铁状况，正常成年妇女血清铁为7~27μmol/L；若孕妇血清铁<6.5μmol/L，可诊断为缺铁性贫血。③诊断困难时应做骨髓穿刺，骨髓象红系造血呈轻度或中度活跃，以中晚幼红细胞增生为主，骨髓铁染色可见细胞内外铁均减少，尤以细胞外铁减少明显。

治疗 ①补充铁剂：当血红蛋白<100g/L时，应口服铁剂。可口服硫酸亚铁，同时服维生素C或10%稀盐酸促进铁吸收。也可选用10%枸橼酸铁铵口服，同时服稀盐酸。不能口服铁剂时，可用右旋糖酐铁深部肌内注射。②输血：当血红蛋白<60g/L、接近预产期或短期内需行刮宫产术者，应少量多次输血，警惕发生急性左心衰竭。有条件的医院可行成分输血（输浓缩红细胞）。③预防产时并发症：临产后备血，酌情给维生素K_1、卡巴克络、维生素C等。严密监护产程，防止产程延长，阴道助产以缩短第二产程。当胎儿前肩娩出后，肌内注射或静脉滴注宫缩剂（缩宫素或麦角新碱）；或当胎儿娩出后，阴道或肛塞卡前列甲酯栓，以防产后出血。出血多时应及时输血。产程中严格无菌操作，产后给予广谱抗生素预防感染。

预防 妊娠前积极治疗失血性疾病如月经过多等，以增加铁的贮备。妊娠期加强营养，鼓励进食含铁丰富的食物，如猪肝、鸡血、豆类等。妊娠4个月起常规补充铁剂，每天口服硫酸亚铁，同时补充维生素C，有利于铁的吸收。也可给予氨基酸螯合钙胶囊。产前检查时，每个孕妇必须检查血常规，尤其在妊娠后期应重复检查。做到早期诊断，及时治疗。

（胡娅莉）

rènshēn qī xuèxiǎobǎn jiǎnshǎozhèng

妊娠期血小板减少症（gestational thrombocytopenia，GT）

在妊娠前多无血小板减少的病史，妊娠期首次发现血小板计数低于正常值的疾病。又称良性血小板减少、无症状性血小板减少症。

病因与发病机制 GT是妊娠常见的合并症，可由多种内科合并症和妊娠并发症引起，对妊娠期血小板减少意义的探讨取决于对潜在病因的准确认识。不同原因引起的血小板减少，其母亲及新生儿的预后及死亡率相差很大。文献报道，妊娠相关血小板减少的总发生率约为7%，其中最常见的原因是妊娠期血小板减少症（占总发生率的30%~79%），其次为妊娠合并特发性血小板减少性紫癜（idiopathic thrombocytopenic purpura，ITP）、子痫前期及HELLP综合征等妊娠特有疾病，血栓性血小板减少性紫癜（thrombotic thrombocytopenia purpura，TTP）、溶血性尿毒症（hemolytic uremic syndrome，HUS）、巨幼细胞贫血、再生障碍性贫血、脾功能亢进、白血病等疾病也可合并妊娠期血小板减少。

GT的发病机制尚不完全明确。多数学者认为GT为正常妊娠的生理现象，并不是病理原因引起的血小板破坏增加或血小板生成减少，凝血功能正常且没有血小板质的改变，凝血因子活性水平以及数量与正常人无明显差别，为一过性、自限性的生理过程。有学者推测可能与妊娠期孕妇生理性血容量增加、血液稀释、血液处于高凝状态、胎盘循环中血小板的收集和利用增多，导致血小板相对减少等原因有关。文献报道双胞胎及三胞胎的孕妇在妊娠晚期出现血小板计数逐渐下降，分娩后迅速上升，并认为多胎妊娠的孕妇比单胎的孕妇更容易发生GT，提示妊娠晚期胎盘循环对血小板收集和利用增多可能是GT的发病原因。这与其他的妊娠合并血小板减少症的疾病，如ITP、HELLP综合征等的发病机制不同。ITP患者产生抗血小板的抗体，在其作用下除血小板数量下降外，尚有血小板生存期缩短、血小板易破坏的特点；HELLP综合征主要为血管内皮细胞损伤后血小板黏附和聚集，从而增加血小板消耗，使血小板减少，同时凝血系统也被激活，凝血因子被消耗。两者均有血小板质的下降以及凝血系统紊乱。

临床表现 多在妊娠中晚期发病，一般无明显出血症状及相关病史。即使血小板计数<60×10^9/L，大多数母儿并无临床症状，只表现为轻度至中度血小板减少，产后迅速恢复，胎儿也一般不会出现血小板减少。

诊断 GT诊断为排除性诊断，需排除内外科疾病及产科因素引起血小板减少的原因，以及药物、实验室误差引起的假性血小板减少后，符合以下特点者，可诊断为GT。①妊娠前无血小板减少的病史，妊娠期首次发现血小板计数低于正常值水平（<100×10^9/L），多发生于妊娠晚期。②抗血小板抗体阴性，肝肾功能及凝血功能正常，免疫全套检测、抗核抗体、狼疮全套检测阴性，骨髓象巨核细胞形态及数量无异常。③血小板减少只发生在妊娠期，分娩后血小板恢复正常。④不引起胎儿和新生儿血小板减少和出血。⑤临床常无皮肤淤点、淤斑、牙龈出血、鼻出血等出血表现。有学者认为可将血小板轻度减少（100×10^9/L>血小板计数>80×10^9/L）作为GT诊断标准之一，但也有认为血小板减少程度不能完全区别GT与其他血小板减少性疾病。

鉴别诊断 需要与以下疾病相鉴别。围产期母亲有血小板减少，同时也有新生儿血小板减少时，则须考虑免疫性血小板减少的可能，如妊娠合并ITP。而新生儿出生数天后血小板进行性减少，则需考虑新生儿败血症或新生儿坏死性小肠炎的可能。

妊娠合并特发性血小板减少性紫癜 ITP为常见的自身免疫性出血性疾病，广泛出血累及皮肤、黏膜、内脏，多次检查血小板计数减少，脾不大或轻度增大。其发生与免疫有关，可能是由于机体产生了损害自身血小板的IgG抗体。已经证实，ITP患者的血小板存活期为正常人血小板存活期的1/9～1/4，这是由于免疫机制异常引起血小板破坏增加、寿命缩短，且同时出现骨髓中巨核细胞数量增多或正常，多伴有巨核细胞成熟障碍，激素治疗有效。一般认为，妊娠可加重ITP病情，病死率可达4%～11%，对母婴构成威胁。

ITP与GT的区别主要有血小板减少出现的时间、血小板减少的程度、产后血小板能否恢复正常以及实验室检查结果等。GT血小板减少只出现在妊娠期间，常在妊娠中晚期出现，不随妊娠期进一步降低，分娩后血小板恢复正常。ITP血小板减少在妊娠前即可发生，分娩后不能完全恢复正常。GT血小板减少程度较轻，大多数血小板计数>50×10^9/L，有学者认为血小板计数>80×10^9/L，但也有部分患者血小板计数<50×10^9/L，故也有学者认为单凭血小板减少的程度不能完全区分ITP和GT。ITP还可能出现骨髓象改变，血小板结合免疫球蛋白阳性及其他特异性指标阳性。本次妊娠前有ITP病史，血小板减少程度较重，血浆中检测出抗血小板抗体等均提示妊娠合并ITP可能。

HELLP综合征 妊娠期高血压疾病的严重并发症（见HELLP综合征）。

其他 包括抗磷脂综合征、妊娠合并溶血、再生障碍性贫血、药物（如肝素、奎宁）或遗传性血小板减少等均能引起血小板减少。①抗磷脂综合征：一组由抗磷脂抗体引起的综合征的总称，主要表现为血栓形成、习惯性流产、血小板减少等。抗磷脂抗体可以与血小板内膜磷脂结合，增加单核-巨噬细胞系统对血小板的吞噬和破坏，从而引起血小板减少。②溶血性尿毒症：因肾及其他脏器血栓形成造成的以溶血性贫血、血小板下降及肾衰竭为主要特征的疾病。典型的溶血性尿毒症，是由大肠埃希菌等病原微生物感染诱发产生内毒素所致；非典型的溶血性尿毒症，则与遗传性、获得性或不明原因等因素有关。以上这些因素，根据患者病史，检测肝功能、抗磷脂抗体以及进行系统性红斑狼疮相关项目检查、免疫相关项目检查等，一般能够与GT鉴别。

治疗 GT通常不需特殊处理。通常将血小板计数<50×10^9/L作为剖宫产以及内科处理的指标之一，由于GT患者血小板计数大多>50×10^9/L，且大多数GT患者血小板减少在产后可以自行恢复正常，故不需要输入血小板。有学者认为，血小板输注的指征应该结合血小板数目和出血倾向综合评估决定，对于血小板减少较严重，血小板计数<20×10^9/L以及有出血倾向者，可以在分娩当天短时间内输注血小板。多数学者认为，严密观察的GT孕妇除非有产科指征，对于血小板计数>50×10^9/L，胎儿已成熟者，应尽量阴道分娩。因血小板减少的孕妇面临产道损伤和手术切口的出血，阴道分娩较剖宫产损伤小，故为首选。但在分娩过程中，由于血小板数目减少，阴道壁充血丰富，可能加重阴道壁创面的出血、渗血，故产程中应注意防止产程延长或急产，尽量避免手术助产和软产道损伤，分娩后仔细检查、缝合创口，彻底止血。血小板计数<50×10^9/L，有出血倾向或有产

科指征时，应选择剖宫产。

预后 GT患者一般无明显出血症状及相关病史，血小板减少程度较轻，产后血小板计数恢复正常时间短，较正常人群产后出血的发生率无明显差异。妊娠合并中到重度血小板减少的孕妇，其流产以及早产的概率均较正常人群高，但这通常发生在HELLP综合征、子痫前期的少数患者。GT预后通常较好，新生儿一般没有血小板减少的症状，不需特殊治疗。新生儿的预后与普通人群无明显差异。

（王谢桐 彭 文）

rènshēn qī shènyú shènyán

妊娠期肾盂肾炎

（pyelonephritis during pregnancy） 妊娠期因激素变化致肾盂、输尿管内尿液潴留而发生感染的疾病。是妊娠期尿路感染的常见病，妊娠期发生率为2%～8%，如急性期治疗不彻底可反复发作成为慢性。

病因与发病机制 妊娠期雌激素及孕激素分泌增加。雌激素使输尿管、肾盂、肾盏及膀胱的肌层肥厚；孕激素则使平滑肌松弛，使输尿管的蠕动减少、减弱。妊娠期增大的子宫对输尿管的压迫，尤其是右侧，造成尿路迂曲扩张、蠕动减慢、尿流不畅，易致肾盂、输尿管内尿液潴留而发生感染。孕妇尿中葡萄糖、氨基酸及水溶性维生素等营养物质增多，有利于细菌生长。致病菌多为革兰阴性杆菌，如大肠埃希菌、副大肠埃希菌、变形杆菌、产气杆菌等，其中以大肠埃希菌最为常见。

临床表现 急性期可有高热（常达39℃以上）、畏寒、寒战、全身不适、恶心、呕吐、食欲缺乏，也可有尿频、尿痛、季肋部痛和腰痛、肾区叩痛。慢性期多无泌尿系统症状，仅有微热、乏力表现。

辅助检查 ①尿常规检查：尿色一般无变化，如为脓尿则混浊或另为血尿；尿沉渣检查可见白细胞满视野，可出现白细胞管型，红细胞每高倍视野可超过10个（慢性期>5/HP）。慢性期尿液检查改变不明显。②尿培养及细菌计数检查：确诊尿路感染不须做尿细菌培养及菌落计数，细菌数>10^8/L即可确定。细菌生长阳性应做分离培养及药敏试验。尿标本应取自用药前晨尿的中段尿，如已用过药应在停药后5天取样。尿路感染常见病原菌为大肠埃希菌，占75%～85%，其次为副大肠埃希菌、变形杆菌、产气荚膜杆菌、葡萄球菌及粪链球菌，铜绿假单胞菌少见。慢性期尿培养可能为阴性，但高渗培养有20%可有原浆型菌株（L型）生长。此外，对慢性期者也可做厌氧菌及真菌培养，尽力找出致病菌。③血培养：体温超39℃者须做血培养。如阳性，应进一步做分离培养及药敏试验。对血培养阳性者应注意发生败血症性休克及弥散性血管内凝血。

治疗 包括以下内容。

一般处理 卧床休息，左右轮回侧卧位，以减少妊娠子宫对单侧输尿管及膀胱的压迫；多饮水稀释尿液，每天保持尿量2000ml以上。上述两种措施有利于疏通尿流、促进菌尿排出，以起到辅助治疗的作用。口服碳酸氢钠碱化尿液，以减轻对膀胱的刺激。

对症治疗 对高热症状应积极采取物理降温。

药物治疗 急性期采取抗生素治疗是必要的，如经尿或血培养发现致病菌并有药敏试验结果者，可根据药敏试验结果合理用药，但应选择对胎儿无毒害作用的抗生素。未行尿或血细菌培养者，原则上选用氨苄西林、钾盐青霉素、头孢菌素类、呋喃类药物；如上述药物无效，也可应用磺胺、庆大霉素、阿米卡星等药物，但应注意用药期限及药量等，尽量减少对胎儿的毒害（磺胺类在妊娠早期有引起先天畸形可能，妊娠晚期有致胆红素脑病的危险；庆大霉素、卡那霉素有致胎耳毒性作用）。①疗程：急性期一个疗程为两周，前3天静脉滴注给药，第4天起改口服。抗生素选用的方法，最好选2种有效药物联用，疗效强。慢性期与急性期基本相同，一个疗程为1～3周，总疗程为2～4个月。一个疗程用药后停5～7天再开始下一个疗程。②用药方法：可选2～3种药物，分成2～3组轮回用药，避免抗药并可比较疗效。③疗效判定：依尿培养为准，用药前两周，每周做一次中段尿培养，阴性为有效，6周后再培养一次，阴性为治愈。

密切观察 急性肾盂肾炎可引起流产、早产、胎儿生长受限，甚而发生死胎。如发现异常情况应及时采取措施。预防胎儿神经管畸形的发生，妊娠早期发病可引起胎儿神经系统发育障碍，无脑儿发生率远较正常妊娠者发生率高。

（胡娅莉）

rènshēn hébìng xìng chuánbō jíbìng

妊娠合并性传播疾病

（pregnancy complicated with sexually transmitted diseases） 常见的妊娠期性传播疾病包括淋病、梅毒、尖锐湿疣、生殖器疱疹、沙眼衣原体感染、支原体感染和艾滋病。孕妇感染后，绝大部分病原体可通过胎盘、产道、产后哺乳或密切接触感染胚胎、胎儿或新生儿，导致流产、早产、胎儿生长受限、死胎和出生缺陷等，严重危害母儿健康。

淋病 淋病是由淋病奈瑟菌引起的以泌尿生殖系统化脓性感染为主要表现的性传播疾病。近年其发病率居中国性传播疾病首位。淋病奈瑟菌为革兰阴性双球菌，简称淋球菌。

传播途径 主要通过性接触传播，间接传播比例很小，后者主要通过接触含菌衣物及检查器械等传播。感染主要局限于下生殖道，包括子宫颈、尿道、尿道旁腺和前庭大腺。

孕妇感染后可累及绒毛膜和羊膜而进入羊膜腔，导致胎儿感染，新生儿在分娩时通过产道感染。

对母儿的影响 妊娠各期感染淋病奈瑟菌对妊娠结局均有不良影响。妊娠早期淋菌性子宫颈管炎可致感染性流产。妊娠晚期子宫颈管炎易发生绒毛膜羊膜炎、胎儿感染、胎儿窘迫、胎儿生长受限、死胎、胎膜早破和早产等。分娩后产妇抵抗力低，易促使淋病播散，引起子宫内膜炎、输卵管炎等产褥感染，严重者可致播散性淋病。

胎儿通过未经治疗产妇软产道时，约1/3感染淋病奈瑟菌，引起新生儿淋菌性结膜炎、肺炎，甚至出现败血症，围产儿死亡率增加。若未及时治疗，结膜炎可累及角膜形成角膜溃疡、穿孔或虹膜睫状体炎、全眼球炎而致失明。

临床表现 阴道脓性分泌物增多，外阴瘙痒或灼热，偶有下腹痛。妇科检查见子宫颈水肿、充血等子宫颈炎表现。也可有尿道炎、前庭大腺炎、输卵管炎和子宫内膜炎等表现。

诊断 女性感染淋病奈瑟菌临床症状多不典型，必须根据接触史、临床表现及实验室检查结果综合分析确定诊断。①分泌物涂片检查见中性粒细胞内有革兰阴性双球菌；②淋菌培养是诊断淋病的“金标准”；③核酸扩增试验。

处理 妊娠期淋病治疗原则包括：尽早确诊，使用敏感药物，足量、正规、正确治疗。在确诊前不应随意治疗，确诊后应立即治疗；根据药物敏感试验正确地指导治疗。严格掌握治愈标准，坚持定期复查，夫妻或性伴侣双方应同时接受检查和治疗。由于多数有淋病的孕妇无症状，而妊娠期淋病严重影响母儿健康，因此，对淋病高危孕妇在产前检查时应取宫颈管分泌物行淋病奈瑟菌培养。妊娠期忌用喹诺酮类或四环素类药物。推荐联合使用头孢菌素和阿奇霉素。首选头孢曲松钠，单次肌内注射加阿奇霉素顿服。淋病产妇分娩的新生儿，应尽快使用0.5%红霉素眼膏预防淋菌性眼炎，并预防使用头孢曲松钠单次肌内注射或静脉注射。应注意新生儿播散性淋病的发生，治疗不及时可致新生儿死亡。

治愈标准 无性接触治疗结束后3周内，临床症状和体征全部消失、尿液澄清透明。临床症状消失后1周宫颈口或尿道口取材，做尿沉渣或分泌物涂片和培养，每5~7天1次，连续2次淋病奈瑟菌培养均阴性。PCR检测结果不能作为淋病治愈的指标。

梅毒 梅毒是由梅毒螺旋体引起的性传播疾病。妊娠合并梅毒发病率在多数地区为2%~5%。梅毒对孕妇和胎儿均危害严重，梅毒螺旋体可以通过胎盘感染胎儿，已成为严重的健康问题和公共卫生问题，是国家要求妊娠期筛查的疾病。

自妊娠2周起梅毒螺旋体即可感染胎儿，引起流产。妊娠16~20周后梅毒螺旋体可穿过胎盘播散到胎儿所有器官，并导致流产和死胎。梅毒如未经治疗，可导致胎儿自然流产或死产（17%~46%）、早产或低出生体重儿（25%）、新生儿死亡（12%~35%）或婴儿感染（21%~33%），不良围产结局发生率为36%~81%。

分期 ①一期梅毒：梅毒螺旋体侵入人体后，经过2~4周的潜伏期，在侵入部位发生炎症反应，表现为无痛和自然消失的丘疹，称为硬下疳，可伴近卫淋巴结肿大。②二期梅毒：出现硬下疳后，梅毒螺旋体由硬下疳附近的淋巴结进入血液扩散到全身。感染后6~8周，有全身症状和弥散性皮疹（通常在手掌和足底上）。二期梅毒的症状可不经治疗而自然消失，进入潜伏状态，无特定症状。当机体抵抗力降低时，可再次出现症状，称为二期复发梅毒，可以复发数次。③三期梅毒：未经治疗的部分显性梅毒，病期在2年以上，肉芽肿影响皮肤、黏膜、骨骼、心血管、神经梅毒和内脏梅毒。

诊断 梅毒主要靠血清学诊断。根据检测所用抗原不同，梅毒血清学试验分为两大类：一类为非梅毒螺旋体抗原血清试验，包括性病研究实验室试验、不加热血清反应实验、快速血浆反应素环状卡片试验。非梅毒螺旋体试验用心磷脂做抗原，检查血清中抗心磷脂抗体，主要应用于梅毒筛查和疗效观察。但当患者有自身免疫性疾病、近期有发热性疾病、妊娠或药瘾时可出现假阳性反应，进一步确诊需做螺旋体试验抗体。另一类为梅毒螺旋体抗原血清试验，包括梅毒螺旋体血凝试验、梅毒螺旋体颗粒凝集试验等。梅毒螺旋体抗原血清试验患者感染后通常终生阳性，不能用于疗效观察。梅毒螺旋体抗原血清试验和非梅毒螺旋体抗原血清试验均可作为血清学筛查试验，筛查结果呈阳性反应时需另一种检测方法确诊。

先天性梅毒　孕妇梅毒分期越早，对胎儿感染机会越大。先天性梅毒所见的胎儿异常是胎儿免疫反应所致，因此只有当妊娠18~20周后胎儿免疫功能正常时，才能发现胎儿异常。先天性梅毒最常见的超声异常包括肝大、胎盘增大、羊水过多、腹水和水肿。不常见的包括小肠扩张、长骨不规则和增厚，脑实质强回声。

治疗　孕妇梅毒和有先天梅毒表现的治疗，推荐对发现感染者即刻开始按照梅毒期别注射长效青霉素治疗。推荐方案：苄星青霉素 240 万 U 肌内注射，1 次/周，连续 3 次为 1 疗程；普鲁卡因青霉素 80 万 U/d 肌内注射，连续 15 日为 1 疗程。对青霉素过敏者首选在有条件的医院脱敏治疗，需要区分皮肤试验阳性和青霉素过敏。对无法应用青霉素治疗者选择替代方案，如头孢曲松 1g/d，肌内注射或静脉注射，连续 10 日为 1 疗程。头孢曲松可以通过胎盘，但应用头孢曲松预防先天梅毒的资料有限，需要明确告知患者。用药后应每 4~8 周监测非梅毒螺旋体抗原血清试验抗体滴度变化，判断有无复发或再感染，对抗体滴度未获满意下降或升高者再次治疗。对晚孕期常规重复治疗存在争议。

孕妇抗生素治疗后，MCA 多普勒血流异常、腹水和羊水过多是首先得到改善的超声异常表现，其次是胎盘肿大。肝大发生较早，在治疗后最后改善。

妊娠合并梅毒不改变分娩方式选择，经过治疗获得满意疗效者可以母乳喂养，但要注意防止先天梅毒婴儿经过母乳喂养感染乳母。对确诊为先天梅毒的患儿按先天梅毒规范治疗。

尖锐湿疣　尖锐湿疣是由人乳头瘤病毒（HPV）感染引起的鳞状上皮疣状增生的病变。其发病率仅次于淋病，居第二位，常与多种性传播疾病同时存在。HPV 属环状双链 DNA 病毒，目前共发现四十余种 HPV 型别与生殖道感染有关，其中引起尖锐湿疣的主要是 HPV6 型和 HPV11 型。

传播途径　主要经性接触传播，不排除间接传播可能。孕妇感染 HPV 可传染给新生儿，但其传播途径是经胎盘感染、分娩过程中感染还是出生后感染尚无定论，一般认为胎儿通过产道时因吞咽含 HPV 的羊水、血液或分泌物而感染。

对母儿影响　妊娠期病灶易生长迅速，数目多、体积大、多区域、多形态、质脆易碎，阴道分娩时容易致大出血。巨大尖锐湿疣可阻塞产道。妊娠期尖锐湿疣有垂直传播危险。宫内感染极罕见。婴幼儿感染 HPV6 型和 HPV11 型可引起呼吸道乳头状瘤。

临床表现　外阴瘙痒，灼痛或性交后疼痛。病灶初为散在或呈簇状增生的粉色或白色小乳头状疣，细而柔软指样突起。病灶增大后融合呈鸡冠状、菜花状或桑葚状。病变多发生在性交易受损部位，如阴唇后联合、小阴唇内侧、阴道前庭、尿道口，也可累及阴道和子宫颈等部位。

诊断　典型的尖锐湿疣肉眼即可诊断。如果症状不典型、诊断不明确、病情加重，建议行活组织病理检查以明确诊断。不建议行 HPV 检查。

处理　产后部分尖锐湿疣可迅速缩小，甚至自然消退。因此，妊娠期常不必切除病灶。治疗主要目的是缓解症状。外阴较小病灶，用 80%～90% 三氯醋酸涂擦局部，每周 1 次。若病灶大且有蒂，可行物理治疗，如激光、微波、冷冻、电灼等。巨大尖锐湿疣可直接手术切除疣体，待愈合后再行局部药物治疗。妊娠期禁用足叶草碱、咪喹莫特乳膏和干扰素。

目前尚不清楚剖宫产能否预防婴幼儿呼吸道乳头状瘤的发生，因此，妊娠合并尖锐湿疣不是剖宫产指征。若病灶局限于外阴部，可经阴道分娩。若病灶广泛存在于外阴、阴道、子宫颈，经阴道分娩极易发生软产道裂伤而大出血；或巨大病灶堵塞软产道，应行剖宫产术。

预防　孕前接种四价或九价 HPV 疫苗可预防 HPV 感染和尖锐湿疣的发生。孕妇不推荐使用 HPV 疫苗。哺乳期可以注射 HPV 疫苗。

获得性免疫缺陷综合征　又称艾滋病。是由人免疫缺陷病毒（HIV）感染引起的性传播疾病。HIV 引起 T 淋巴细胞损害，导致持续性免疫缺陷，多个器官出现机会性感染及罕见恶性肿瘤，最终导致死亡，是主要致死性传染病之一。HIV 属反转录 RNA 病毒，分为 HIV-1 型和 HIV-2 型，HIV-1 引起世界流行，HIV-2 主要在非洲西部局部流行。

传播途径　HIV 存在于感染

者血液、精液、阴道分泌物、泪液、尿液、乳汁、脑脊液中，艾滋病患者及 HIV 携带者均有传染性，主要经性接触传播，其次为血液传播，如静脉毒瘾者、接受 HIV 感染的血液或血制品、接触 HIV 感染者血液和黏液等。

孕妇感染 HIV 可通过胎盘传染给胎儿，或分娩时经产道感染，其中母婴传播 20%发生在妊娠 36 周前，50% 发生在分娩前几日，30%发生在产时。出生后也可经母乳喂养感染新生儿。母乳喂养传播率可高达 30%～40%，并与 HIV 病毒载量有关，病毒载量<400copies/ml，母婴传播率 1%；病毒载量>100000copies/ml，母婴传播率>30%。

对母儿影响　妊娠期因免疫功能受抑制，可影响 HIV 感染病程，加速 HIV 感染者从无症状期发展为 AIDS，并可加重 AIDS 及其相关综合征的病情。

HIV 感染可增加不良妊娠结局的发生，如流产、早产、死产、低出生体重儿和新生儿 HIV 感染等。未接受抗反转录病毒治疗的孕妇，HIV 母婴传播率约为 30%；经抗反转录病毒治疗、产科干预（如妊娠 38 周时选择性剖宫产）和避免母乳喂养可降低至 2% 以下。鉴于 HIV 感染对胎儿、新生儿的严重危害，对 HIV 感染合并妊娠者可建议在早孕期终止妊娠。

临床表现　①急性 HIV 感染期：潜伏期通常为几日到几周，平均 3～6 周。急性 HIV 感染与许多其他病毒感染症状相似，通常持续不到 10 日。常见症状包括发热、盗汗、疲劳、皮疹、头痛、淋巴结肿大、咽炎、肌痛、关节痛、恶心、呕吐和腹泻等。②无症状期：症状消退，从无症状病毒血症到艾滋病期大概需要 10 年。③艾滋病期：发热、体重下降、全身浅表淋巴结肿大，常合并各种条件性感染（如口腔念珠菌感染、肺孢子菌肺炎、巨细胞病毒感染、疱疹病毒感染、弓形虫感染、隐球菌脑膜炎及活动性肺结核等）和肿瘤（如卡波西肉瘤、淋巴瘤等），约半数患者出现中枢神经系统症状。

实验室检查　抗 HIV 抗体阳性，$CD4^+T$ 淋巴细胞总数显著减少；$CD4^+/CD8^+$ 比值 < 1；血清 p24 抗原阳性；外周血白细胞计数及血红蛋白含量下降；β_2 微球蛋白水平增高，合并机会性感染病原学或肿瘤病理依据均可协助诊断。

诊断　所有妊娠妇女均应行 HIV 抗体检测。根据病史、临床表现和实验室检查做出诊断。

处理　包括以下方面。

妊娠期治疗　主要采取抗病毒药物治疗和一般支持对症处理，加强营养，治疗机会性感染及恶性肿瘤。①抗反转录病毒治疗（antiretroviral therapy，ART）：妊娠期应用 ART 可使 HIV 的母婴传播率由近 30%降至 2%。具体方案应根据是否接受过 ART、是否耐药、孕周、HIVRNA 水平、$CD4^+T$ 淋巴细胞计数等制订。②正在进行 ART 的 HIV 感染妇女妊娠，若病毒抑制效果可以、患者能耐受，继续当前治疗；若检测到病毒，可行 HIV 抗反转录病毒药物耐药测试，若在妊娠早期，继续药物治疗；一旦治疗中断，则停用所有药物，待妊娠中期重新开始治疗。③从未接受过 ART 的 HIV 感染者，应尽早开始高效联合抗反转录病毒治疗（highly active antiretroviral therapy，HAART），俗称鸡尾酒疗法。如果 $CD4^+T$ 淋巴细胞计数高、HIV-RNA 水平低，可考虑推迟至妊娠中期开始。④曾使用过抗反转录病毒药物但现在已停药者，可行耐药测试，并在之前治疗情况和耐药测试的基础上重新开始 HAART。可用干扰素、IL-2 等也可应用。

分娩期处理　如果分娩前从未接受过 ART 或者 HIV-RNA > 400copies/ml，或未知 HIV-RNA 水平，可用齐多夫定，首剂 2mg/kg 静脉注射（>1 小时），然后 1mg/（kg·h）持续静脉滴注至分娩。

产科处理　①尽可能缩短破膜距分娩的时间。②尽量避免进行有创操作，如会阴切开术、人工破膜、胎头吸引器或产钳助产术、胎儿头皮血检测等，以减少胎儿暴露于 HIV 的危险。③建议在妊娠 38 周时选择性剖宫产以降低 HIV 母婴传播。④不推荐 HIV 感染者母乳喂养。⑤对于产后出血建议用缩宫素和前列腺素类药物，不主张用麦角生物碱类药物，因其可与反转录酶抑制剂和蛋白酶抑制剂协同促进血管收缩。

预防　AIDS 无治愈方法，重在预防。①利用各种形式宣传教育，了解 HIV/AIDS 危害性及传播途径。②取缔吸毒。③对高危人群进行 HIV 抗体检测，对 HIV 阳性者进行教育及随访，防止继续播散，有条件应对其性伴侣检测抗 HIV 抗体。④献血人员献血前检测抗 HIV 抗体。⑤防止医源性感染。⑥广泛宣传避孕套预防 AIDS 传播的作用。⑦HIV 感染的妇女避免妊娠。⑧及时治疗 HIV 感染的孕产妇。

（王谢桐）

róngmáomó yángmó yán

绒毛膜羊膜炎（chorioamnionitis，CAM）　各种病原体通过不同途径进入胎膜（羊膜和/或绒毛膜），使胎膜发生炎症的疾病。主要指源自羊水、胎膜、胎盘和/或子宫的细菌学感染，现已成为宫内感染的同义词。占总妊娠的0.5%～10%，占足月妊娠的0.5%～2%。目前认为CAM可引起未成熟胎膜早破和自发性早产。有证据证实CAM与足月/未足月新生儿脑瘫有关。CAM应早期诊断、早期治疗，才能降低母婴发病率和病死率。

分类 分为临床CAM和组织学CAM。①临床CAM：指有临床表现的细菌学感染，不论是否合并组织学CAM。②组织学CAM：指胎膜有中性粒细胞浸润，包括绒毛膜板、绒毛膜蜕膜、羊膜、脐血管的炎症，发生率高于临床CAM，又称亚临床CAM。大多数的组织学CAM既无临床表现也无感染的临床征象，占无症状足月分娩的10%～20%，早产的40%～70%。其发生率为临床CAM的2～3倍。

病因与发病机制 ①非特异性细菌感染：为CAM的主要原因。寄生于阴道的细菌在正常情况下不致病，当机体免疫力下降、阴道防御功能降低时，这些细菌上行引起羊膜及羊膜腔感染，导致CAM。细菌性阴道病、阴道B族溶血链球菌感染、滴虫性阴道炎、外阴阴道假丝酵母菌病等是引起CAM的常见原因。②TORCH感染：妊娠期发生TORCH感染，即巨细胞病毒感染、单纯疱疹病毒感染、弓形虫感染和风疹病毒感染，均可通过胎盘和血液感染胎儿，引起胎盘、羊膜腔感染。③乙型肝炎病毒：中国人群中乙肝病毒携带者占10%，孕妇携带率也不低于此值，乙肝病毒虽然不能通过胎盘屏障，但在整个妊娠期只要有轻微的母血交换，病毒即可通过胎盘传给胎儿。在妊娠晚期，随着子宫下段的展平，胎盘出现微小损伤时病毒可传染给胎儿。乙肝病毒引起的羊膜腔感染，新生儿表现为黄疸及肝脾大，严重时有肝酶升高。④性传播疾病：妊娠期患淋病、梅毒、获得性免疫缺陷综合征（简称艾滋病）、衣原体感染、支原体感染等性传播疾病，均可导致绒毛膜羊膜炎。

高危因素 ①胎膜早破：阴道或羊膜本身的炎症常常是导致胎膜早破的原因，胎膜早破后，炎症上行感染，导致CAM。②多次肛查或阴道检查：把阴道内的细菌带入羊膜腔，反复刺激阴道黏膜，使之抵抗力下降，更易感染。③死胎滞留宫腔：可继发羊膜腔感染。④羊膜腔穿刺术：消毒不严格、患者抵抗力差或患者本身有某种潜在感染，行羊膜腔穿刺术有可能造成羊膜腔感染。

总之，任何导致胎膜破裂时间延长和/或阴道细菌上行至子宫腔的因素都会增加CAM的风险。值得注意的是，CAM时胎儿心血管系统对母亲内源性致热原（如肿瘤坏死因子、白介素）的免疫应答以及胎儿可能发生的脓毒血症，临床上可表现为胎儿头皮血气异常，胎心监护异常如胎心过速/减速、变异减少等。羊水粪染也会增加母亲感染和/或CAM的风险，可能是羊水成分改变降低了母亲的免疫应答反应所致。其他危险因素还包括：阴道菌群定植、妊娠期糖尿病及妊娠前糖尿病以及母体慢性疾病、营养不良及焦虑等，都可能影响母亲的免疫系统功能而增加感染的风险。

感染途径 包括经生殖道上行感染和其他感染途径。①经生殖道上行感染：妊娠期子宫颈管处于闭合状态，并且子宫颈口有黏液栓，构成阻碍病原体侵入的一道屏障。当机体抵抗力下降、阴道防御功能被破坏或患者存在阴道感染时，病原体从阴道、子宫颈部向上侵入蜕膜继而感染绒毛膜羊膜。妊娠晚期，由于子宫颈的扩张、反复多次的肛门或阴道检查，破坏了原有的屏障作用；胎膜逐渐暴露于阴道的细菌之中，羊膜受胎头的挤压而缺血、水肿，病原体感染羊膜，造成CAM。②其他感染途径：包括血行传播、经胎盘感染、盆腔逆行感染、侵入性操作（如羊膜腔穿刺和绒毛取样）等，如各种病毒、梅毒螺旋体、弓形虫、衣原体、支原体等经血液循环感染胎盘、胎儿而引起CAM。但相对较为少见。

临床表现 CAM多数情况下呈亚临床经过，症状不典型，约有40%患者无临床表现，给早期诊断带来困难。通常已有临床表现的CAM都已是疾病的中晚期，此类患者若诊断、治疗不当，可危及母儿生命。

CAM患者几乎都有胎膜早破的病史，CAM与胎膜早破有互为因果的关系，胎膜早破可能是CAM的原因，也可能是其结果。破膜距离分娩时间越长，发生CAM的机会越高。但CAM也可发生于胎膜完整的孕妇。

诊断 主要是根据临床症状，首先须出现母亲发热（≥37.8℃），排除常见的感染因素如泌尿系统感染、呼吸系统感染、阑尾炎等，伴发下述任何一项指标即可诊断：①母亲心动过速，心率≥100～120次/分。②胎儿心动过速（胎心率≥160次/分）。③母亲白细胞计数>（15～18）×10^9/L。④羊水异味。⑤子宫压痛。羊水或阴道分泌物的细菌培养有助于诊断，胎盘及胎膜的病理组织学检查可最后确定诊断。

血常规　母亲白细胞计数升高支持临床 CAM 的诊断，但并非诊断的必备条件，白细胞计数轻度升高可能与分娩或妊娠本身有关。短期内母亲应用糖皮质激素也可引起白细胞计数轻度增高。然而，如果外周血白细胞计数>15 $\times 10^9$/L，尤其当白细胞计数明显升高并出现核左移（中性粒细胞比例增加，尤其出现幼稚细胞）时，应怀疑感染。

C 反应蛋白检测　C 反应蛋白也是炎症反应的敏感标志物，其阴性预测价值优于阳性预测价值，故 CRP 正常时基本可排除 CAM。假性升高的情况见于宫缩超过 6 小时或有其他感染因素存在。排除其他原因引起的感染，若 CRP 升高幅度大于 30%，则对宫内感染有较大的预测价值。此外，产程中母亲发热也可能与硬膜外麻醉有关，但硬膜外麻醉所致的母亲发热与新生儿脓毒血症无关，退热迅速，且不伴随其他的感染征象。

其他　①脐血 IgM 检测、胎盘胎膜病理学检查等，都需待产后才能进行，仅能在分娩后做回顾性参考。②羊水培养时间较长。③血清一氧化氮（NO）测定是较为可靠的检测方法。其特异性较细胞因子 IL-1、IL-6、IL-8 及 TNF-a 等检测方法强。NO 具有介质、信使、免疫调节及细胞毒效应，是维持正常妊娠的重要调节因子。机体感染时，激活了巨噬细胞及中性粒细胞的细胞抑制及细胞毒作用，对感染的反应产生细胞因子及释放 NO。NO 增高的水平与羊水中革兰阳性菌计数、白细胞计数呈正相关，与羊水中葡萄糖含量呈负相关。通过对 NO 代谢产物的测定，可及时诊断子宫内感染，以便及时防治感染，尤其当羊膜炎症状并不突出时，NO 的增高可能预示感染的存在。但在临床上不常用。④感染时红细胞沉降率加快，但敏感性较差，限制了其在临床上的应用。⑤由于组织学 CAM 无任何临床表现，其诊断常依据产后胎盘/胎膜组织病理学证实，而产前诊断可通过羊膜腔穿刺采集羊水，进行细菌培养（金标准）或革兰染色，检测葡萄糖浓度、白细胞弹性蛋白酶（>0.15μg/ml）等，但组织学 CAM 的诊断对临床管理价值不大。

对胎儿的检测　也能提示宫内感染的存在：宫内感染后羊水中前列腺素升高，后者可以改变胎儿的生物学行为。同时宫内感染可使绒毛间隙水肿及脐血管收缩。因而，增加了胎盘血管阻力。使得胎儿氧供受影响，继而使胎心率及胎动发生改变。通过胎心检测及 B 超即可判断胎儿有无宫内感染存在。

对母儿的影响　如下所述。

对孕妇的影响　5%~10%的孕妇发生菌血症，感染累及子宫肌层后可引起子宫收缩乏力导致滞产。产后感染、破碎的胎盘胎膜组织残留宫腔以及子宫炎症，均可引起产褥感染及产后出血。感染引起会阴侧切伤口或剖宫产切口延期愈合，严重者可发生感染性休克甚至孕妇死亡。严重的宫内感染引起分娩发动较易理解。有研究发现，即使是轻微的或慢性感染，发生流产及胎死宫内的危险性也较正常妊娠高。

对胎儿的影响　CAM 围产儿的结局与胎龄密切相关，主要包括胎儿生长受限、产前和产时胎儿窘迫、脓毒血症、肺炎/慢性肺脏疾病、呼吸窘迫综合征、远期神经系统损伤（如脑室周围白质软化、脑瘫）。羊膜腔或胎盘感染，病原体侵入胎儿消化道、呼吸道甚至血液循环，致使胎儿窘迫。新生儿出生出现窒息，体温升高或不升，呼吸不规则或发绀、抽搐等。还可能发生新生儿肺炎、脐炎、脑膜炎、败血症，使新生儿死亡率升高。

研究发现，亚临床型患者与正常孕妇相比，其新生儿发生颅内病变（颅内出血、脑室软化等）的概率要高 2.7~3.5 倍，新生儿发生抽搐的危险性要高 2.3 倍。急性 CAM 的孕妇发生胎儿胎粪吸入综合征、新生儿呼吸窘迫综合征、新生儿败血症及需要进行重症监护的危险性较正常孕妇危险性要大。有羊膜腔感染综合征的孕产妇，其胎儿及新生儿的生长发育较正常孕产妇要差，尤其是在妊娠 28~32 周时，这种差别最明显。羊膜腔感染综合征新生儿出生体重与胎盘重量之比较正常新生儿低。自然分娩胎儿体重<1000g 者，羊膜腔感染综合征的发生率高达 83%。

治疗　一经诊断为 CAM，即应予以抗感染和退热治疗，尽快终止妊娠。

应用广谱抗生素　一旦诊断确立，原则上应立即给予抗生素治疗直至分娩。抗菌谱应覆盖革兰阳性菌及革兰阴性菌、需氧菌和厌氧菌。最常用的标准治疗方案是联合应用 β_2 内酰胺类（青霉素/氨苄西林）与氨基糖苷类（庆大霉素），必要时加用抗厌氧菌的药物，如克林霉素或甲硝唑以降低产后子宫内膜炎的风险，也可选用头孢菌素类（如头孢哌酮舒巴坦钠或头孢呋辛），但尚无证据表明何种治疗方案疗效最佳。证据表明，围产期给予母亲抗生素治疗优于产后治疗，可降低新生儿感染发生率并改善母亲的结局。

终止妊娠 治疗足月胎膜早破 CAM，2007 年美国妇产科医师学会在胎膜早破治疗指南中推荐：足月胎膜早破应尽快引产（多用缩宫素静脉点滴），以降低 CAM 的风险。如果给予了恰当的抗生素治疗，产程进展顺利（如已进入活跃期），估计短时间内能阴道分娩，则应选择阴道分娩；但由于有羊膜腔内感染存在，引产时可能对缩宫素的反应性很差，伴发宫缩乏力（约 75%的 CAM 孕妇产程中需使用缩宫素加强宫缩），导致产程进展缓慢、产程（尤其是潜伏期）延长，导致胎儿窘迫的发生率很高，为挽救母婴常被迫行剖宫产术，使剖宫产率及产后出血风险明显增加。行腹膜外剖宫产术，对减少产妇的感染有利。手术后，应放置引流管，有利于减少伤口感染。因此 CAM 诊断后，其分娩方式应综合评估母胎情形而定，同时应积极预防宫缩乏力性产后出血。对个别羊膜腔感染极其严重者，经大量广谱抗生素治疗仍不能控制，甚至有败血症休克征象而保守治疗无法改善患者状况时，则需行子宫切除术，以挽救患者生命。

由于现代医疗水平的提高，现多主张妊娠 34 周以后发生的羊膜腔感染要尽快终止妊娠，终止妊娠方案实施期间给予足量的抗生素治疗；至于妊娠不足 34 周发生羊膜腔感染者，也宜及早终止妊娠，但还需综合考虑胎儿能否存活问题。必要时，可一方面促胎儿成熟，另一方面加强母儿监测，在保证母儿安全的情况下，适时延长妊娠。终止妊娠的方式可根据有无产科指征选择使用。

产后处理 有感染者，产后要对新生儿做咽拭子、外耳拭子、鼻拭培养及脐血培养，以便尽早治疗新生儿可能出现的败血症。滴抗生素眼药水以预防或治疗眼炎。针对孕妇出现的盆腔炎及泌尿道感染给予相应的抗感染治疗。只要怀疑临床或亚临床 CAM，应尽可能地行脐动脉血血气分析，并将胎盘/胎膜送病检。胎盘/胎膜送病检指征为：怀疑或确诊感染、早产（尤其妊娠<34 周）、母亲发热、羊水粪染或颗粒状、胎膜早破>24 小时、新生儿入住新生儿重症监护病房、胎死宫内、围产儿死亡、脐带动脉血 pH<7.0、阿氏评分 5 分钟评分<6、新生儿正压通气时间>10 分钟、新生儿气管插管、新生儿抽搐。

预防 主要是针对易引起绒毛膜羊膜炎的高危因素来进行。

胎膜早破的处理 ①目前多主张破膜 12 小时则预防性使用抗生素，也有主张一旦胎膜早破则开始预防性使用抗生素治疗。②当胎膜早破估计胎儿成熟（多数孕龄达到 34 周者胎肺即已成熟）宜及早终止妊娠，胎膜早破后大约有 70%的孕妇在 24 小时内自然发动分娩。若 24 小时仍无宫缩应使用缩宫素静注引产。也有人主张破膜 12 小时以上仍未临产，则阴道穹隆置米索前列腺素 E_2，可使分娩提前发动而不增加剖宫产率及缩宫素的使用和羊膜腔感染的发生。③若破膜时妊娠<34 周，为保证胎儿在宫外能存活，则宜用期待疗法。期待治疗期间采用促胎肺成熟和预防感染同时进行。促胎肺成熟时使用糖皮质激素是否会增加宫内感染机会，尚不明了。但胎肺不成熟可导致新生儿呼吸窘迫综合征的危害比宫内感染更为严重，故目前仍主张妊娠 28～34 周破膜时，常规使用地塞米松或倍他米松促胎肺成熟。至于妊娠<28 周的胎膜早破，多主张积极引产，以免期待治疗时间过长而发生宫内感染，但对改善围产儿预后不良的作用并不大。胎膜早破尽量避免直接阴道指检，而应积极倡导使用无菌窥器检查，避免内置宫腔压力探头；足月胎膜早破应予以积极引产；妊娠>34 周的未成熟胎膜早破也应积极终止妊娠。

治疗无症状性菌尿 无症状性菌尿是妊娠期常见的泌尿道感染，3%～10%孕妇曾患无症状性菌尿，其发病率与种族、孕产次及社会地位有关。无症状性菌尿患者有 30%～50%发展为肾盂肾炎。一项汇总分析表明，妊娠期无症状性菌尿患者发生早产及低出生体重儿的危险性较大，同时也发现无症状性菌尿与宫内感染密切相关。因此，积极治疗无症状性菌尿可以减少宫内感染的发生。

积极处理滞产 产程中注意各种操作的消毒清洁工作，增强无菌意识。产程中避免过多的肛查及阴道检查。通常在产程中肛查不要超过 10 次。

治疗孕妇全身感染性疾病 孕妇患肺炎链球菌大叶性肺炎时，新生儿死亡后肺内虽无炎性病理改变，但肺组织培养出肺炎链球菌。通常，各种病原体血症可以经血行传播，传输到宫内，引起胎儿感染。孕妇患感染性疾病时，包括各种特异性和非特异性感染，经积极治疗后可以降低胎儿宫内感染的机会。积极治疗妊娠期泌尿道感染，以减少相应并发症的发生。

预防胎儿宫内感染 关于

TORCH，需做好卫生宣教工作。必要时进行育龄妇女相应的预防接种。

治疗细菌性阴道病 细菌性阴道病时，阴道分泌物性质发生改变，阴道内乳酸杆菌减少，而与细菌性阴道病有关的细菌增加，革兰阴性菌及厌氧菌如加德纳菌、动弯杆菌及消化链球菌和支原体、衣原体感染等。妊娠期细菌性阴道病的发生率估计在16%左右，是孕妇阴道分泌物异常的常见原因。但也有近一半细菌性阴道病患者无症状。有很多研究都提示，细菌性阴道病与宫内感染密切相关，甚至有学者认为下生殖道的细菌感染是上生殖道感染的标志。引起细菌性阴道病的病原体可以穿过子宫颈管黏液栓，穿过完整的胎膜引起羊膜腔感染。细菌性阴道病患者阴道内细菌内毒素及蛋白溶解酶、黏蛋白酶、唾液酸酶、IgA蛋白溶解酶和磷脂酶均增加。这些细胞因子的增加与宫内感染的发生密切相关。有细菌性阴道病病史的患者剖宫产时，CAM及产后子宫内膜炎的发病率较无细菌性阴道病病史的患者要高4倍。因此，积极治疗妊娠期细菌性阴道病对于减少宫内感染的发生有重要意义。

（张建平）

rènshēn qī TORCH gǎnrǎn

妊娠期TORCH感染（TORCH infection during pregnancy） 妊娠期发生的弓形虫、风疹病毒、巨细胞病毒、单纯疱疹病毒及其他病原体的感染。TORCH一词由弓形虫（Toxoplasmosis）、风疹病毒（Rubella virus）、巨细胞病毒（Cytomegalovirus）、单纯疱疹病毒（Herps simplex virus，HSV）和其他（Others）的英文首字母组合而成，其他病原体包括梅毒螺旋体、淋病奈瑟菌、人类免疫缺陷病毒、乙型肝炎病毒、带状疱疹病毒、微小病毒B_{19}等，上述病原体中，以巨细胞病毒感染最常见，其次为弓形虫。巨细胞病毒感染在人群中感染非常广泛，中国成人感染率达80%~97%，影响0.5%~2.5%的活产儿，是引起智力和听力损伤的一个常见原因，是已知的仅次于21-三体综合征引起智力低下的原因；中国人群弓形虫感染率为5%~10%。随着风疹疫苗的普及，风疹的发生率逐渐下降。

病因 ①巨细胞病毒感染：巨细胞病毒属疱疹病毒科，是双链DNA病毒，直径180~250nm，具有典型的疱疹样病毒结构。巨细胞病毒具有高度种属特异性，只能感染人类，也只能用人的活成纤维细胞进行培养。人巨细胞病毒是最常见、危害最大的导致新生儿先天性疾病的病毒。②弓形虫感染：由刚地弓形虫引起的一种人畜共患病，猫科动物的粪便是主要的传染源，猫的唾液中的弓形虫还可经伤口进入人体患病，食入含有弓形虫包囊的未熟肉或生肉感染。③风疹病毒感染：风疹病毒属于披盖病毒科，直径50~70nm，呈不规则球状，由一单链RNA与1个核衣蛋白、3个囊膜蛋白组成，对人具有抗原性。人是风疹病毒的唯一自然宿主，可通过飞沫传播。④单纯疱疹病毒感染：单纯疱疹病毒属疱疹病毒科，完整的病毒颗粒呈球形，直径150~200nm，病毒核心部分由双链线状DNA和一些蛋白质构成，外有蛋白质外壳，最外一层为糖蛋白和脂肪组成的包膜。包括HSV-1和HSV-2两型。HSV-1型，称为口型或上半身型，属非传播性，主要引起上半身皮肤、口腔黏膜或器官感染，少数累及生殖道，很少感染胎儿；HSV-2型：称为生殖器型，属性传播，主要引起生殖器、肛门和腰部以下皮肤感染。孕妇患生殖器疱疹，可以传播给胎儿。

发生机制 母体及胎盘感染导致胎盘功能障碍，影响胎盘的血液循环，营养成分和氧气供应不足，代谢产物排出受限，导致胎儿生长发育受到影响。有研究表明，巨细胞病毒感染患者的胎盘组织增厚，胎盘的病理改变包括大量的合体结节、游离绒毛表面纤维素沉着、白细胞浸润、钙化、坏死。另外，病原体通过胎盘屏障感染胎儿，发生先天感染，病原体在胎儿体内繁殖复制，导致胎儿组织器官受到病原体的直接损伤，严重的先天感染患儿可出现形态学改变，影像学表现为胎儿生长受限、器官的功能结构异常和羊水量异常等。

临床表现 包括以下内容。

巨细胞病毒感染 多数患者无症状，少数可表现为发热、乏力、上呼吸道感染、淋巴细胞增多和颈部淋巴结肿大等。可长时间呈带病毒状态，经唾液、尿液、乳汁、子宫颈分泌物排出病毒。妊娠期母体原发感染时，胎儿先天感染的发生率为30%~50%，再发感染时发生率为1%~2.2%。随着感染孕龄的后推，先天感染的发生率增加。但感染发生的孕龄越早，胎儿的损伤越严重；感染发生的孕龄越晚，胎儿的损伤越轻。

宫内感染可以表现为：胚胎停育、流产、死胎或发育异常。影像学检查可发现侧脑室扩张、小头畸形、肾盂积水、脑室周围脑实质回声异常、肝及肠管回声异常、羊水量异常和胎盘增厚等异常表现。出生后部分患儿表现为肝脾大、黄疸、紫癜、肺炎、视网膜脉络膜炎或神经变性疾病等一过性表现，以及小头畸形、视力损伤、听力损伤、智力低下、运动障碍、癫痫、死亡等长期后遗症。其中，出生时即出现症状者约占12.7%。

弓形虫感染 绝大多数为隐性感染，表现为淋巴结炎，全身或局部淋巴结肿大，无粘连和触痛，症状不明显；若弓形虫侵犯多个脏器，可患全身弓形虫并引起相应的症状。

胎儿先天感染常由妊娠期母体的原发感染引起，在妊娠早期、妊娠中期和妊娠晚期，先天感染的发生率分别为15%、30%、60%，感染发生的孕周越早后果越严重。妊娠早期感染可引起胎儿死亡、流产或发育异常。少数先天感染的胎儿超声检查可发现颅内钙化、侧脑室扩张、小头畸形、肝大、腹水和胎盘增厚。先天感染的患儿在生后早期多数没有症状，但80%~90%可逐渐出现眼和神经系统病变。先天弓形虫感染典型表现脑积水、颅内钙化灶、视网膜脉络膜炎和智力低下、运动障碍，其他表现还包括小头畸形、血小板减少性紫癜、贫血、黄疸、肝脾大、淋巴囊肿等。

风疹病毒感染 风疹又称德国麻疹，是风疹病毒引起的急性呼吸道传染病，显性感染以轻度发热、面颊部及全身浅红色斑丘疹、枕后颈后部淋巴结肿大和疼痛为主要特征，数日后消退，临床上易被忽视。妊娠期母体感染后可导致胎儿严重的先天畸形，称为先天性风疹综合征（congenital rubella syndrome，CRS），是中国疾控中心的监测项目之一。CRS主要发育异常按发生率由高到低排列如下：听力障碍、智力低下、心血管异常（动脉导管未闭、肺动脉狭窄、主动脉缩窄）、眼发育异常（核性白内障、小眼畸形、色素性视网膜炎、青光眼、斜视、远视）。先天性心脏病、白内障和听力障碍是CRS特征性的表现。妊娠期母体原发感染后CRS的风险较高，妊娠早期的发生率为80%~90%，再发感染时极少发生。妊娠期接种疫苗也有发生胎儿感染的风险。随着孕周的增加，CRS的风险降低。有报道，妊娠4~6周为100%，7~12周为80%，13~16周为45%~50%，17~20周为6%，20周后为0。妊娠早期感染，以眼和心脏畸形最常见；妊娠中期感染，以耳聋、小头畸形、智力低下常见；妊娠晚期或新生儿期感染，可导致迟发性损伤。大约2/3的CRS患儿出生时无症状，但在生后5年内可逐渐出现感染的表现。

单纯疱疹病毒感染 大多数人感染后无症状，少数出现生殖器疱疹、溃疡表现。先天性感染以出生时经产道感染最为常见，宫内感染少见。分娩时胎儿通过感染的产道而感染，导致新生儿出生后2~3周出现皮肤、眼和口局部疱疹，严重感染表现为疱疹性脑炎、播散性感染。宫内感染通常是在妊娠期母体原发感染时发生，病毒经胎盘或经子宫颈逆行感染胎儿，可引起流产、早产、先天性畸形、死胎等。

诊断 不能仅依靠临床表现，实验室检查是诊断的重要依据，尤其是在无症状感染的情况下，实验室检查成为唯一的诊断依据。实验室检查包括IgM、IgG抗体检测及IgG抗体亲和力检测、病原体核酸检测、抗原检测、病原体培养等。血清抗体检测可初步筛查发现母体感染，联合病原体培养或核酸检测可确诊母体感染。

母体确诊TORCH感染只能表明胎儿有发生先天感染的风险，针对母体的各种检测方法不能准确地预测先天感染，产前诊断是先天感染的诊断依据。产前诊断的方法包括侵入性和非侵入性方法。侵入性方法包括绒毛活检术、羊膜腔穿刺术、脐带血穿刺术获取胎儿组织进行相应的病原体检测以确诊先天感染。非侵入性方法指影像学检查，包括超声和MRI，是妊娠期安全的检查手段，可发现胎儿器官明显的结构异常，有助于判断预后。目前的产前诊断水平可确诊先天感染患儿，除非有明显的结构异常，先天感染严重程度及预后尚缺乏明确的判断指标，影响了妊娠期感染干预措施的决策。①巨细胞病毒感染：母体感染的诊断主要依靠血清学检测，包括IgM、IgG抗体及其亲和力检测及病毒DNA检测。IgM阳性时，IgG抗体低亲和力提示近期感染，是判断近远期感染的灵敏指标。母体感染确诊后，需对胎儿组织成分如绒毛、羊水或脐血进行检测，明确是否发生先天感染，三种标本可进行病毒分离、DNA检测，脐血还可用于检测IgM。羊膜腔穿刺术是先天性巨细胞病毒感染最主要的产前诊断方法，最佳时间为妊娠21~22周以后或母体感染后至少6~8周，羊水病毒培养或病毒DNA阳性提示胎儿先天感染。新生儿尿液病毒培养或病毒DNA检测阳性证实先天感染。②弓形虫感染：血清抗体及其亲和力检测可确诊母体感染。羊水检测弓形虫DNA可确诊胎儿感染。新生儿血清弓形虫IgM阳性可确诊感染。③风疹病毒感染：根据临床表现及血清抗体检测确诊断母体感染后，需进一步行产前诊断检测羊水或脐血风疹病毒 RNA，明确有无胎儿宫内感染。④单纯疱疹病毒感染：母体感染的诊断依靠病史、抗体检测及病毒分离培养。妊娠期生殖器疱疹患者，通过阴道分泌物病毒培养及血清抗体检测进行病毒的分型诊断。病毒培养与抗体检测结果阳性且二者分型一致，不论既往有无生殖器疱疹病史，为再发感染；如果病毒培养阳性，抗体检测为阳性但与前者分型不一致或阴性，为前者分型的原发感染。新生儿诊断依靠临床表现及实验室检查，包括皮肤表面分泌物及脑脊液的病毒检测。

治疗 ①巨细胞病毒感染：尚无安全有效的妊娠期治疗药物，终止妊娠是唯一有效的方式。但由于先天感染妊娠结局的差异性大，需结合产前诊断的各项检查结果综合评估，谨慎做出抉择。建议对生后有症状的先天感染患儿进行抗病毒治疗，在生后一个月内给予更昔洛韦治疗 6 周；对于无症状患儿，不建议治疗。②弓形虫感染：妊娠期弓形虫感染可给予螺旋霉素治疗。若确诊胎儿先天感染，给予乙胺嘧啶+磺胺嘧啶+亚叶酸治疗。通过早期治疗可使不良影响最小化。出生后有症状的患儿应该治疗，但对于无症状患儿是否治疗存在争议。③风疹病毒感染：缺少有效的治疗方法，确诊胎儿先天感染者宜终止妊娠。④单纯疱疹病毒感染：妊娠期母体患病情况将影响分娩方式的选择。分娩时使用窥器对孕妇进行仔细的阴道检查，以明确有无生殖器疱疹。美国妇产科医师学会建议有活动性病灶的再发感染者在妊娠≥36 周给予抗病毒治疗，分娩时有活动性病灶或有明显症状者（如外阴疼痛、烧灼感）建议剖宫产，既往患有生殖器疱疹但分娩时无活动性病灶者不建议剖宫产。生后有症状的患儿给予阿昔洛韦治疗。

预防 ①巨细胞病毒感染：巨细胞病毒可通过患者的尿液、血液等各种体液及分泌物进行传播，对于孕妇，其主要的传染源是儿童和配偶，良好的卫生习惯可能降低感染的风险，如减少与患者的接触、勤洗手等。尚无有效的疫苗。②弓形虫感染：对育龄妇女普及弓形虫感染的危害和预防知识，包括改善卫生、饮食习惯，如不食用生的肉、奶、蛋制品，不接触宠物和生肉等。尚无有效的弓形虫疫苗。③风疹病毒感染：接种风疹疫苗可有效地预防风疹。风疹病毒抗体阴性的易感育龄妇女应在妊娠前接种疫苗。美国疾病控制与预防中心推荐接种疫苗后应间隔至少 1 个月再受孕，妊娠期禁止接种风疹疫苗，因为疫苗接种有导致胎儿感染的风险。④单纯疱疹病毒感染：主要是避免不洁性生活、注意个人卫生。尚无有效疫苗。

危害 主要在于对胎儿发育的影响，影响程度轻重不一，从无影响到发育异常，甚至流产、死胎等不良妊娠结局，幸存患儿出生后可能遗留先天发育异常。它们具有一些共同特点：妊娠期母体感染后自身症状轻微或无症状，但可导致部分胎儿发生先天感染，而先天感染患儿只有一部分会出现发育异常等感染的表现；不同病原体的先天感染可有一些相同或相似的表现，不具有特异性表现。

（王谢桐　王玉立）

rènshēn yǎngzhěn

妊娠痒疹（prurigo gestationis）

孕妇在妊娠期间，尤其是妊娠早期，出现全身或局部皮肤瘙痒的症状。又称妊娠瘙痒症。程度有轻有重，严重时能令人坐卧不宁、难以忍受。痒疹是一组伴有剧烈瘙痒的小风团样斑丘疹及慢性疱疹样皮肤损害的总称。通常将其分为急性痒疹、慢性痒疹和症状性痒疹三型皮疹，多于分娩后 1 个月内自行消退，瘙痒也随之消失，也可以持续数月或下次妊娠时有可能再发。妊娠痒疹属于症状性痒疹的一种，是妊娠期间出现的瘙痒性皮疹，也有认为妊娠痒疹是一种轻型妊娠丘疹性皮炎。多见于经产妇，其发病率为 0.5%~2.0%，是最常见的妊娠皮疹。

病因与发病机制 有资料报道，患痒疹的孕妇皮肤敏感性高于正常孕妇，且同时患荨麻疹、哮喘等变态反应性疾病者并不少见。检查皮肤划痕试验阳性，血中嗜酸性粒细胞明显增多，推测与变态反应有关，是对胎儿蛋白的一种变态反应，也可能与妊娠期间出现的内分泌改变有关联。也有学者认为妊娠痒疹是妊娠疱疹的无渗出性变型。

病理 ①肉眼所见对称分布、绿豆大小、圆形、顶部略扁平、坚实的丘疹。丘疹之间伴有风团，搔抓形成剥蚀面及血性结痂，痂皮脱落后皮疹消退，局部可遗留色素沉着或色素消失。②皮肤组织病理改变无特异性。丘疹早期为表皮轻度棘细胞层肥厚，表皮局部出现局灶性海绵，偶有小水疱形成并有角化不全。真皮浅层血管周围有轻度淋巴细胞浸润，有时可见少量嗜酸性粒细胞及真皮乳头水肿，有表皮剥脱的丘疹表现为部分表皮缺失，上覆内含变性炎性细胞核的痂。若行连续切片，可见以毛囊为中心的细胞学改变，表现为海绵形成，在毛囊口至皮脂腺开口处有单核细胞浸润，在毛囊周围也有炎症细胞浸润。

临床表现 经产妇多见。妊娠瘙痒可表现为阵发性和持续性两种，常常是在白天工作紧张或注意力集中在其他事物时，瘙痒便减轻或不痒；待到夜深人静欲眠时，瘙痒往往严重，而且越抓越重，难以入睡。妊娠瘙痒的孕妇，有的皮肤上有粟粒样皮疹，有的并无皮疹；有的短期内瘙痒会自行消退，有的则持续到妊娠终止，分娩后瘙痒很快消失。这种皮肤瘙痒是妊娠期间特有的症状。临床上常按皮疹出现的时期分为以下两型。①早发型妊娠痒疹：由于发生在妊娠前半期，尤其多在妊娠第3、4个月时发生而得名。丘疹好发于四肢伸侧、躯干上部、上臂、股部，呈两侧对称分布，圆形，粟粒大至绿豆大，顶端略扁平，初起白色，以后呈深红色、淡红色或正常肤色。丘疹周围有荨麻疹样红晕，经数天或数十天丘疹可消退，但又可有新丘疹再发生。由于瘙痒剧烈，夜间尤甚，搔抓使丘疹上覆盖黄色痂皮。痂皮脱落后，局部遗留色素沉着或色素脱失。②迟发型妊娠痒疹：多发生在妊娠最后2个月时，尤其是产前2周之内。皮疹形态与早发型妊娠痒疹相同，还可见丘疱疹及风团样皮疹，酷似多形红斑。皮疹多首先发生在腹壁的陈旧妊娠纹（萎缩纹）上，随后可迅速向全身扩展。瘙痒剧烈，因搔抓可见抓痕、血痂及苔藓样变等继发性皮疹。在分娩后2~3周会自行消退，遗留暂时性色素沉着。

诊断 根据经产妇、发疹特点及发病时间，以及皮肤组织病理改变特点，诊断多无困难。

鉴别诊断 妊娠痒疹是妊娠期间特有的症状，虽可以包括某些预后良好的皮肤病，但需认真鉴别，以排除因感染病毒引起的、严重威胁孕妇及胎儿（胚胎）生命和致畸力强的皮肤病，如风疹、妊娠疱疹、疱疹样脓疱疮等。对患有上述皮肤病的孕妇不可盲目治病保胎，以免造成严重后果。妊娠痒疹还应与以下疾病鉴别。①妊娠瘙痒性丘疹及斑块病：又称多形性皮疹，特点是皮肤损害为红色风团性丘疹和斑块。多见于初孕妇，妊娠27~40周发病。小红丘疹1~2mm大小，周围可见狭窄苍白晕，开始多发生于腹部妊娠纹，数天后皮损可以蔓延到全腹部、臀部、四肢各部，颜面和黏膜极少被波及，皮损相互融合呈荨麻疹性斑块，偶见小水疱及环状皮损。皮肤瘙痒症状剧烈，但抓痕并不多见。孕妇患病并不影响胎儿，无全身症状。多在产后2周内皮疹自行消退，以后妊娠不再复发。由于皮肤组织病理改变与妊娠痒疹相似，只能通过临床表现区分。②妊娠疱疹：一种罕见的、发生在妊娠期和产褥期的多形性瘙痒性红斑、丘疱疹或疱疹样皮疹，且再次妊娠时复发的一种自身免疫性疾病。常在妊娠期间首次出现，最早可在妊娠头3个月发病，多数病例发病时间晚于妊娠4个月。皮疹常出现于四肢，尤其是手和足，也可累及躯干前面、头和颜面，很少累及黏膜。皮疹呈多形性，开始为红色荨麻疹样斑块，黄豆大或更大，然后在红斑基底上及邻近出现丘疱疹，继之群集并形成环形分布的水疱，不久融合成疱壁紧张的大疱，伴有严重的烧灼感和瘙痒，致使患者坐卧不安。大疱破溃后结痂，愈后遗留色素沉着。病情时轻时重，多在分娩后缓解，最晚产后8个月消失。再次妊娠复发，且发病更早、更重。妊娠疱疹产妇分娩的新生儿，偶尔可见上述皮损，多数自愈。组织病理为表皮下大疱，直接免疫荧光检查大疱周围皮肤，可见基膜带有补体C3呈线状沉积。③疱疹样脓疱病：是一种好发于妊娠晚期的皮肤病。皮肤病损严重，其基本损害是在红斑基础上出现浅表、群集、无菌性脓疱，常成批发生伴有严重的全身症状。分娩后缓解，再次妊娠可复发。根据孕妇在妊娠晚期，皮肤褶皱处在红斑基础上出现多数黄白色群集、呈花环状排列的脓疱，并伴有较严重的全身症状如发热等，再结合皮肤组织病理改变，可诊断。④妊娠期肝内胆汁淤积症：多发生于妊娠中晚期，可对胎儿预后产生不良影响。见*妊娠期肝内胆汁淤积症*。

治疗 包括以下内容。

一般治疗 指导患者生活尽量规律，保持皮肤干爽，淋浴时避免用碱性皂液，避免吃辛辣刺激性食物，注意补充钙剂和维生素C，避免食用易引起变态反应的食物。

糖皮质激素治疗 对严重的妊娠痒疹有较好疗效，妊娠期首选泼尼松口服。小剂量、短时间用药对胎儿并无影响，但应尽量缩短疗程。症状明显减轻后，逐渐减量维持，直至停药。临产后不宜应用糖皮质激素。

止痒 ①局部皮肤涂擦：选用的药物有甘油/氯化钠（复方甘油）洗剂、止痒酊、炉甘石洗剂

等。②应用抗组胺药：常选用苯海拉明、氯苯那敏等。

中药治疗　防风、白鲜皮、蛇床子、百部、苍耳子，煎水洗患部。或者苍术、白术、赤小豆、防风、竹叶、荆芥、连翘、黄柏、桑白皮、甘草，煎水洗患部。

（王谢桐　王红梅）

rènshēn qī jíxìng lánwěi yán

妊娠期急性阑尾炎（acute appendicitis during pregnancy）　妊娠期阑尾发生急性炎症。是常见的产科急腹症之一，发生率为0.5‰～1‰。由于妊娠期妇女的生理结构及阑尾解剖位置改变，使妊娠期急性阑尾炎的临床表现不典型，易误诊且病情发展较快，并发症多，对母儿的预后存在潜在威胁，严重时可危及母儿生命。因此，如何早期诊断并及时处理为影响妊娠结局的关键。

病因与发病机制　急性阑尾炎的发病因素尚不肯定，多认为是几种因素综合作用的结果。①梗阻：阑尾为一细长的管道，起自盲肠顶端后部，仅一端与盲肠相通，通常为腹膜包裹，其远端游离于右下腹腔。一般长6～8cm，直径0.6～0.8cm。一旦发生梗阻，可使管腔内分泌积存，内压增高，压迫阑尾壁，阻碍远侧血供。在此基础上，管腔内细菌侵入受损黏膜，易致感染。常见的梗阻原因有粪石、粪块、蛔虫；既往阑尾遭受破坏所致管腔狭窄；阑尾系膜过短所致阑尾扭曲；阑尾管壁内淋巴组织增生或水肿引起管腔狭窄；阑尾开口于盲肠部位的附近有病变，如炎症、结核、肿瘤，使阑尾开口受压，排空受阻。②感染：未梗阻而发病者，其主要因素是阑尾腔内细菌所致直接感染。少数发生于上呼吸道感染后，因此也有认为感染可能是由血运传播至阑尾。还有一部分感染源自邻近器官的化脓性感染，入侵阑尾。③胃肠道功能障碍（腹泻、便秘等），引起内脏神经反射，使阑尾肌肉和血管痉挛，导致阑尾管腔狭窄。④遗传因素和阑尾先天畸形。

临床表现　该病病程各异，可发生在妊娠早期、中期、晚期和产后，多见于妊娠中期。①妊娠早期阑尾炎：症状与体征与非妊娠期基本相同。腹痛是急性阑尾炎首发的、基本的症状，妊娠早期100%的阑尾炎孕妇有腹痛，最初多表现为上腹部及脐周阵发性隐痛或绞痛，数小时后转移并固定至右下腹，呈持续性疼痛。可伴有食欲缺乏、恶心、呕吐、便秘或腹泻等胃肠道症状。低位的阑尾炎可刺激直肠或膀胱，出现排便时有里急后重感或尿频、尿急。急性阑尾炎早期体温可正常或轻度升高，右下腹麦氏点固定压痛。肛门指诊有直肠前壁右侧触痛。②妊娠中晚期阑尾炎：疼痛的位置与非妊娠期不同。随着阑尾位置的移动，腹痛及压痛的位置逐渐上移，甚至可达右肋下肝区；阑尾位于子宫背面时，疼痛可位于右侧腰部。据报道，约80%的妊娠中晚期阑尾炎孕妇出现右下腹痛，20%表现为右上腹痛。由于增大的子宫将壁腹膜向前顶起，右下腹痛及压痛、反跳痛不明显。若体温明显升高（>39℃）或脉率明显增快，出现乏力、口渴、头痛等全身感染中毒的症状，右下腹麦氏点压痛、反跳痛及腹肌紧张明显，血象升高明显，提示阑尾穿孔或合并弥漫性腹膜炎。

辅助检查　包括以下内容。

实验室检查　由于妊娠期有生理性的白细胞数增多，可增加至12×10^9/L，分娩过程中，甚至可增加至（18～30）$\times10^9$/L，加之并非所有的围产期急性阑尾炎患者都有白细胞计数和中性粒细胞百分数升高，因此白细胞水平不能十分有助于急性阑尾炎的诊断。对怀疑为妊娠期急性阑尾炎，应仔细解读并动态观察其白细胞计数和中性粒细胞百分数的检查结果。

影像学检查　由于妊娠期生理结构及解剖位置的变化，单纯依据病史、体格检查和实验室检查诊断急性阑尾炎有一定困难。如果不借助影像学检查，阴性阑尾切除率可高达50%。①腹部超声：因其具有操作方便、非侵入性及非放射性等优点，作为首选的辅助检查。2011年美国放射学会推荐超声检查为妊娠期急性阑尾炎首选影像学检查，尤其是高分辨率超声能够提升诊断准确率、降低剖腹探查阴性率。高分辨率超声的阑尾炎声像改变对妊娠期急性阑尾炎诊断的敏感性高达82%、特异性高达95～100%。典型的阑尾炎声像改变包括：阑尾外径>6mm，阑尾不可压缩性、蠕动差，阑尾周围积液。在妊娠早期及产后急性阑尾炎的诊断中具有较高的准确性，而在妊娠中晚期诊断的准确性有待进一步研究。②CT检查：对于非妊娠期者，CT诊断急性阑尾炎的准确性较高，阴性阑尾切除率仅4%。妊娠期CT对阑尾炎的诊断效果仍很好，若仅依据临床症状、体征诊断阑尾炎，阴性阑尾切除率高达54%；而临床诊断+超声诊断，阴性阑尾切除率达36%；在此基础上再加上CT影像学诊断，阴性阑尾切除率降至8%。但CT射线量为10～20mSv，为500～1000张胸片射线剂量，妊娠期CT检查可增加

2倍儿童期罹患肿瘤的风险，因此妊娠期不建议首选CT检查诊断急性阑尾炎。③MRI：MRI因其非放射性的工作原理，同时具有较高的特异性和阴性预测值，在妊娠期腹痛的辅助检查中逐渐被推广应用。其能够有效诊断急性阑尾炎，同时能够鉴别其他妇科及消化系统的疾病，是一种安全有效的影像学检查手段。大多数研究推荐，对怀疑急性阑尾炎以及腹部超声检查无异常的患者进行MRI检查，有助于提高诊断的准确性，显著降低阴性阑尾切除率。MRI对妊娠期急性阑尾炎诊断的特异性高达98%、阴性预测值达99%。因此，MRI作为一种有效的辅助检查手段在临床上应逐渐被推广应用。但MRI技术因素往往影响阑尾炎的诊断，包括：检查时胎动造成的伪影、孕妇检查时难以配合憋气、妊娠期阑尾炎移位等。妊娠期MRI检查有助于鉴别除阑尾炎外其他引起腹痛的疾病，包括梗阻性尿路结石、肾盂肾炎、胆囊疾病、肠梗阻、其他胃肠道疾病、卵巢/附件疾病等。

诊断 文献报道妊娠期阑尾炎术前诊断率为50%～85%，14%～30%在阑尾穿孔或并发弥漫性腹膜炎时才确诊。妊娠期急性阑尾炎患者常有慢性阑尾炎病史，妊娠早期阑尾炎诊断并不困难，妊娠中晚期由于症状及体征不典型，右下腹痛及压痛需要与源于子宫、附件的病变相鉴别。可以先按压右侧腹部压痛点，然后嘱患者左侧卧位，如果压痛减轻或消失，提示压痛可能来自子宫及附件；如果压痛无变化，提示阑尾炎的可能性大。如果诊断有困难，可借助B超及MRI，并与以下妊娠期急腹症鉴别后做出诊断。对腹膜炎症状明显，临床上怀疑阑尾炎者可行腹腔镜检查，可提高妊娠20周以前急性阑尾炎诊断的准确性。

鉴别诊断 需要与妇科急腹症及其他外科疾病相鉴别。

与妇科急腹症相鉴别 ①卵巢囊肿蒂扭转：妊娠期最常见的妇科急腹症，多发生于妊娠8～15周，子宫增大进入腹腔，使囊肿位置发生变化所致。部分患者妊娠前有卵巢囊肿病史，表现为突发性一侧剧烈疼痛，常随体位发生改变，疼痛时可伴有恶心、呕吐；腹部检查下腹部有局限性压痛，妊娠早期或肿块较大时可触及压痛包块，如果囊肿扭转坏死时，局部有肌紧张及反跳痛。B超检查可见附件区包块。②异位妊娠破裂：可有盆腔炎病史，停经后有不规则阴道流血及下腹痛。查体：贫血貌，下腹压痛、反跳痛、肌紧张。妇科检查：阴道后穹隆饱满、触痛，子宫颈举痛，一侧附件区增厚有压痛。B超检查：子宫内未见妊娠囊，右侧附件区可见囊性无回声区，有时可见胎芽、胎心。

与其他外科疾病相鉴别 ①消化系统疾病：上腹空腔或实质性脏器病变，如十二指肠溃疡穿孔、急性胆囊炎坏疽穿孔、肝肿瘤破裂出血等，因胃液、胆汁或血液沿结肠旁沟集聚在右下腹，可引起右下腹痛和压痛，但临床表现为突发右上腹剧痛后迅速延及右下腹，疼痛及压痛范围大。胃十二指肠穿孔者，腹部X线平片可见膈下游离气体。肝破裂者，B超可见腹水。梅克尔憩室炎者，临床表现与阑尾炎极为相似，常难以鉴别；憩室炎的腹痛和压痛偏脐部和中下腹部，有时憩室和脐之间有纤维束带，可并发小肠梗阻，或憩室出血而有黑粪或果酱样粪。另外，急性胃肠炎和克罗恩病的体征会有脐周或一次性下腹痛的症状，但一般无转移性右下腹痛，且常伴有明显的恶心、呕吐等胃肠道症状。②呼吸系统疾病：右下肺大叶性肺炎和右侧胸膜炎，可出现牵涉性右侧腹疼痛，但定位不明确，并与呼吸关系密切，腹部通常无固定压痛点，更无肌紧张和反跳痛。腹痛发作前常有发热，呼吸道感染症状为主要表现，胸部X线检查可见肺部病变。③泌尿系统疾病：应结合尿液检查、B超检查与右侧肾绞痛、肾盂积水、急性肾炎相鉴别。④血液系统疾病：约半数过敏性紫癜患者有脐周和下腹痛，但疼痛点不如急性阑尾炎确切和局限，有时皮肤紫癜为首发症状，伴有便血和尿血。该病常有变态反应史，血管脆性试验阳性。

治疗 妊娠期阑尾炎不主张保守治疗，一旦诊断，应在积极抗感染治疗的同时，立即进行手术治疗。尤其是妊娠中晚期，如果一时难以诊断，又高度怀疑阑尾炎时，应尽早剖腹探查，有产科指征时可同时行剖宫产。

围手术期处理 ①静脉补液、维持水电解质平衡：监测生命体征及感染征象（如体温、血白细胞计数及C反应蛋白等），监测宫缩及胎儿生长发育情况、监测胎动及胎心变化。②抗感染：应选择敏感的抗肠道菌群的广谱抗生素，常用药物为青霉素类及头孢菌素类，如术中发现有坏死性阑尾炎或穿孔，应给予甲硝唑联合用药，甲硝唑停药24小时后恢复母乳喂养。化脓性阑尾炎时，术中应行分泌物细菌培养+药敏试验，利于术后指导抗生素使用。③宫缩抑制剂：需要继续妊娠的妊娠晚期患者，应在术后给予宫缩抑制剂抑制子宫收缩，并监测胎儿宫内状况。

手术治疗 ①开腹手术：妊娠早期阑尾炎切除手术同非妊娠期，一般取右下腹麦氏点切口。妊娠中晚期手术或诊断不明确时，取腹部压痛点最明显处，选择切口右侧旁正中切口或正中切口，晚期可取右侧腹直肌旁切口，高度相当于子宫体上1/3部位。孕妇左侧卧位，一般选择连续硬膜外麻醉，病情危重伴休克者，以全麻为佳。术中避开子宫找到阑尾，基底部结扎、切断阑尾，内翻缝合，尽量不放置腹腔引流管，以减少对子宫的刺激。若阑尾穿孔、盲肠壁水肿，应于附近放置引流管，避免引流物直接与子宫壁接触。产后1周内，由于盆腔血液丰富，炎症容易播散，且此时的阑尾仍处于上移状态，受到增大子宫的掩盖，为充分局限并切除病灶，也建议开腹手术。阑尾炎坏死伴穿孔时，可能伴发盆腔脓肿或粪便的播散，处理原则是尽可能选择开腹手术。值得注意的是，除非有产科指征，原则上仅处理阑尾炎而不行剖宫产。以下情况可考虑同时行剖宫产术：妊娠已接近预产期而术中难以暴露阑尾时，可先行剖宫产术，再行阑尾切除术；阑尾穿孔并发弥漫性腹膜炎时，盆腔感染严重，子宫及胎盘有感染迹象，估计胎儿已基本成熟。②腹腔镜阑尾切除术：随着麻醉技术及腹腔镜手术技术的完善，腹腔镜切除阑尾以其安全、有效、微创、恢复快的优势，被越来越多的医师所接受，并开始应用于妊娠期阑尾切除。妊娠期腹腔镜下成功切除阑尾，孕周应限制在26~28周内。术中人工气腹时CO_2压力应控制在12mmHg以下，监测母亲血氧饱和度。尽量使用小口径TRo-Car，避免损伤子宫。

麻醉药物的安全性 见妊娠期麻醉。

预后 妊娠期急性阑尾炎并不常见，但一旦发生可造成不良妊娠结局。妊娠本身并不诱发阑尾炎，但由于妊娠期阑尾位置发生变化，阑尾炎的症状和体征通常不典型，有时不易做出早期诊断。延迟诊断易导致阑尾炎穿孔，另外大网膜被增大的子宫推移，不易包裹和局限炎症，易继发弥漫性腹膜炎；炎症累及子宫可诱发宫缩，宫缩又促使炎症播散，易诱发败血症和感染性休克，导致不良的围产期结局。产后1周内妇女的盆腔血液及淋巴循环丰富、免疫力低下，炎症容易扩散而波及腹膜，出现不同程度的腹膜刺激症状；此时阑尾仍处于上移状态，受到增大子宫的掩盖，往往使急性阑尾炎症状不够典型，缺乏转移性右下腹痛的特点；此时急性阑尾炎的早期临床表现与产后感染较为相似，易误诊为产褥感染。

对孕产妇的影响 孕产妇的并发症包括盆腔脓肿、切口感染、术后肠梗阻及败血症等，严重者发生感染性休克导致死亡。首发症状出现与手术间隔时间超过24小时将明显增加并发症的发生率。孕产妇死亡是妊娠期急性阑尾炎最严重的不良结局，急性阑尾炎一旦延迟诊断或手术不及时，极易发展为坏死性阑尾炎伴穿孔或坏疽，并且术后并发盆腔脓肿的概率增加，严重时需二次手术。有研究报道，一旦发生穿孔，并发症的发生率由17%上升至52%。若妊娠期急性阑尾炎患者能早期诊断并及时手术，上述并发症的发生率均明显降低。

对胎儿的影响 胎儿并发症包括流产、死胎、早产及胎儿生长受限等。如果发展为坏死性阑尾炎伴坏疽或腹膜炎，胎儿的死亡率可高达70%。有研究表明，一旦发生坏死性阑尾炎伴穿孔时，胎儿的丢失率由1.5%上升至36%；并发腹膜炎或盆腔脓肿时，早产率由4%上升至11%，而阴性阑尾炎手术的胎儿丢失率及早产率分别为4%与10%。妊娠期急性阑尾炎患者得到及时诊断与处理后，胎儿并发症发生率明显下降。

妊娠期急性阑尾炎患者的妊娠结局取决于急性阑尾炎的早期诊断与及时处理，不良母儿结局多因诊断延误导致。因此应重视临床表现，详细询问病史及查体，早期诊断，及时处理，以获得良好的妊娠结局。

（马润玫　李　航）

rènshēn qī jíxìng dǎnnáng yán

妊娠期急性胆囊炎（acute cholecystitis during pregnancy）

妊娠期因胆囊管阻塞和细菌侵袭而导致的胆囊炎症。急性胆囊炎是妊娠期比较常见的急腹症，仅次于急性阑尾炎，发生率0.1%~0.8%。可发生于妊娠各期，以妊娠晚期多见。临床上应对该病充分认识和重视，早期识别该疾病，早诊断，积极治疗，预防并发症，可改善围产期母儿结局。

临床表现 既往多有右上腹疼痛病史，常在饱餐或过度疲劳后突发右上腹痛，也可见于上腹部正中或剑突下，阵发性加剧。疼痛可放射至右肩部、右肩胛下角或右腰部，少数患者可放射至左肩部。大部分患者可有恶心、呕吐、寒战、发热，25%左右的患者合并黄疸。严重感染时可出现感染性休克表现。查体右上腹压痛明显，部分患者墨菲（Murphy）征阳性，并发腹膜炎时可有腹肌紧张和反跳痛。

并发症 急性胆囊炎可发生严重并发症，如胆源性胰腺炎、胆囊积脓、胆囊穿孔、急性腹膜炎等，炎症可诱发宫缩导致流产、早产、胎儿窘迫等，严重威胁母儿生命。

诊断 白细胞计数升高，丙氨酸转氨酶和天冬氨酸转氨酶可有轻度升高，胆管梗阻，胆红素可升高；B超检查可见胆囊肿大、壁厚或合并胆结石，可明确诊断。由于妊娠晚期的解剖和生理变化很大，增大的子宫使脏器移位，妊娠期急性胆囊炎的体征常不典型，增加了诊断困难。而X线检查、CT因可能对胎儿造成伤害，应用受到限制，也给确诊增加难度。超声检查结果不确定时，可以加用MRI检查以提高诊断的准确性。

鉴别诊断 妊娠期急性胆囊炎易误诊为其他急腹症，如急性阑尾炎、急性胰腺炎，应注意鉴别；此外，还需与妊娠并发症，如HELLP综合征、胎盘早剥等鉴别。

治疗 治疗原则与非妊娠期一致。

保守治疗 由于妊娠期手术治疗对胎儿有潜在风险，选择手术治疗多有顾虑，因此多选用保守治疗，缓解症状，控制感染和预防并发症。

手术治疗 若出现手术指征，需积极手术治疗。一旦决定手术，需充分考虑外科医师的技术水平及人员设备情况，决定手术方式，术前需要与患者及家属充分知情沟通。

手术指征 ①非手术治疗无效，且病情加重。②有明显的腹膜炎体征或疑为坏疽性胆囊炎、胆囊穿孔、胆囊周围积液。③合并有胆总管结石、急性胆管炎，出现梗阻性黄疸，并发急性坏死性胰腺炎。④妊娠期胆绞痛反复发作>3次者。

手术方式 包括腹腔镜或开腹手术行胆囊切除术或胆囊造瘘术。①胆囊切除术：由于妊娠晚期孕妇血流动力学的改变明显，腹腔镜气腹腹腔内压的升降会加剧其改变，孕妇易出现心律不齐、心肺功能不全等并发症。但目前认为，妊娠期腹腔镜下胆囊切除术是安全、有效的治疗方法，具有手术时间短、术后疼痛减轻、创伤小、出血少、切口液化和感染率低、血栓发生率低、住院时间缩短的优点。相对于开腹手术，腹腔镜手术可减少对子宫的操作和激惹，降低早产的风险。②胆囊造瘘术：是一种较为简单的急救手术方式。有经腹腔穿刺造瘘和经肝穿刺造瘘两种手术方式，一般只在耐受差、行胆囊切除术有较大风险且急需引流的危重胆囊炎患者急救时采用。该手术操作简单、并发症少、安全性高，但此种手术只在胆囊管及肝总管无梗阻时才可发挥作用，加之胆囊切除术的完善和成熟，此种手术方法已应用较少。经内镜逆行性胰胆管造影术（ERCP）和内镜下括约肌切开取石术（EST）可作为胆囊切除术的替代选择，但放射线暴露对胎儿发育的影响以及内镜手术对妊娠结局的影响仍是有争论的。

预防静脉血栓 围术期应积极预防静脉血栓，妊娠期孕妇处于高凝状态，且CO_2气腹导致血流减慢，静脉淤血，增加血栓形成风险。术中、术后利用充气泵等措施加强小腿肌肉舒缩运动，加速静脉血回流；术后鼓励孕妇下地活动有助于预防血栓。没有证据支持腹腔镜术后应用普通肝素或低分子肝素可以预防血栓。术中建议孕妇采用左侧卧位。妊娠期增大的子宫压迫下腔静脉，影响静脉回流，减少心脏射血，孕妇出现低血压，胎盘血供减少，可导致胎儿缺血缺氧，左侧卧位可避免孕妇出现仰卧位综合征。围术期不建议预防性应用宫缩抑制剂，只有在胎儿出现流产或早产症状时可考虑应用宫缩抑制剂。

预后 及早诊断和手术治疗是病情发展和母儿预后的重要因素。非手术治疗的急性胆囊炎患者产后症状容易复发（妊娠晚期保守治疗症状复发的概率为44%），症状复发增加住院次数和早产风险，宜及早手术治疗。症状一旦再发，病情较前加重，增加手术难度，且易致胆道损伤，增加胆瘘和中转开腹的可能性，患者术后恢复较慢，住院时间延长，费用增加。

（马润玫　李　航）

rènshēn hébìng shēngzhí xìtǒng zhǒngliú

妊娠合并生殖系统肿瘤

（pregnancy complicated with reproductive system tumor） 女性特有的生殖系统肿瘤目前已被认为是危害女性健康的主要因素，育龄女性合并生殖系统肿瘤的发病率较高，妊娠合并生殖系统肿瘤中，良性肿瘤以子宫肌瘤最常见，而恶性肿瘤以子宫颈癌、卵巢癌最为常见。

卵巢肿瘤 卵巢肿瘤是妇科常见肿瘤，占女性生殖器官肿瘤的32%，其中恶性肿瘤占10%。妊娠合并卵巢肿瘤比例为0.19%，其中恶性肿瘤占0.93%~3.00%。在妊娠合并妇科恶性肿瘤中，卵巢恶性肿瘤居第2位，合并妊娠的卵巢良性肿瘤以成熟畸胎瘤为最多，其次为浆液性囊腺瘤及黏液性囊腺瘤等；恶性者以无性细胞瘤及浆液性囊腺癌为多。

妊娠对卵巢肿瘤的影响　①蒂扭转：妊娠期子宫逐渐增大，从盆腔升入腹腔，卵巢肿瘤受牵引位置可发生改变，因而蒂扭转多发生于妊娠中期和产后子宫突然收缩时期。②破裂：妊娠期增大的子宫可挤压卵巢肿瘤，使之发生破裂和出血。大多数恶性肿瘤组织为自发穿破所致。③恶变：妊娠期机体由于受内分泌影响各种功能都趋于活跃，卵巢肿瘤也不例外，除会促使卵巢肿瘤生长迅速外，还易发生恶变。妊娠期盆腔充血，血液供应丰富，妊娠期卵巢恶性肿瘤可能生长迅速，易发生浸润和转移，但预后仍相对较好。妊娠期浆液性交界性瘤多有微浸润表现，但妊娠结束后微浸润消失，达到无瘤生存。多数学者认为妊娠不加速肿瘤的生长和扩散。

卵巢肿瘤对妊娠的影响　①不孕：卵巢肿瘤对生育的影响取决于肿瘤的性质及大小。单侧卵巢肿瘤一般不影响受孕，双侧卵巢肿瘤可以因排卵障碍而导致不孕。②流产：早孕时肿瘤影响卵巢激素的分泌，或肿瘤嵌入盆腔，可引起流产。③胎位异常：晚期妊娠时，如果卵巢肿瘤较大，可影响胎儿在宫内的活动，从而引起胎位异常。④产道梗阻：如果卵巢肿瘤较大或位置较低，分娩时可阻塞产道引起滞产或难产。

诊断　包括以下方面。

症状　与非妊娠期相同，妊娠早期卵巢肿瘤患者往往无任何症状。妊娠中期如果发生蒂扭转，可表现为子宫一侧突发性剧痛，下腹部压痛、反跳痛并伴有胃肠道症状，甚至体温升高。分娩时如产程延长，胎儿先露部高浮不能下降，阴道检查发现盆腔内有嵌顿的包块时，一般多为卵巢肿瘤导致的梗阻性难产。

妇科检查　妊娠早期常规妇科检查是诊断妊娠合并卵巢肿瘤的简单、有效方法。妊娠早期盆腔检查可以发现70%的卵巢肿瘤患者，但妊娠早期多数患者由于担心流产不愿接受妇科检查，致部分卵巢肿瘤不能及时发现。

超声检查　有报道指出，86.6%的妊娠合并卵巢肿瘤经超声检出。其无创性及安全性特别适用于妊娠期妇女。超声不但可了解肿物的位置、形态、大小以及与子宫的关系，还能判断肿物的内容物及血流，在一定程度上为鉴别良性或恶性提供线索。卵巢恶性肿瘤的超声声像图特征如下：①直径>7cm。②实性或混合性肿物。③乳头状突起。④肿瘤内见分隔带（特别是瘤壁厚或内含血管者）。⑤双侧对称。⑥边界不清。⑦血供丰富，低阻血流。⑧腹水。

MRI检查　MRI在评价妊娠期卵巢肿瘤时可以被安全使用，其优点是可以提供三维平面图像、描绘组织面及内容物特点，对于超声不能明确的盆腔深部、肌肉及骨骼的情况尤为有益。

肿瘤标志物测定　CA125是第一个用于上皮性卵巢肿瘤的标志物；甲胎蛋白、β人绒毛膜促性腺激素、乳酸脱氢酶分别对内胚窦瘤、卵巢原发性绒癌、无性细胞瘤具有监测作用。

鉴别诊断　①妊娠合并生理性卵巢囊肿：生理性囊肿直径多<6cm，单侧多见，持续至妊娠14周后消失。但是对妊娠期卵巢囊肿不能单纯以大小鉴别是否为生理性囊肿，妊娠期的黄体囊肿直径可达8~10cm，只要无并发症发生，妊娠12~16周后不继续增大者，只给予观察随诊即可。②妊娠合并子宫浆膜下肌瘤：子宫浆膜下肌瘤常与子宫壁有直接联系，超声检查肌瘤的回声是均匀一致的实性结构，而卵巢肿瘤常为无回声或不均匀强回声，有的内有分隔。③子宫畸形：双子宫、双角子宫或残角子宫畸形时，可能将未孕侧子宫或残角子宫误诊为卵巢肿瘤，B超检查可协助诊断。

治疗　如下所述。

妊娠合并卵巢良性肿瘤　早孕合并卵巢肿瘤要求继续妊娠者，可在严密监护下期待至妊娠14~16周手术，可根据情况行腹腔镜肿瘤剔除或超声引导下穿刺。直径<10cm、无自觉症状且无恶性特征的妊娠期卵巢肿瘤，只予以严密监护，若无并发症发生，剖宫产时一并切除或产后手术即可。如卵巢肿瘤蒂扭转发生在6小时内，保留卵巢；若超过6小时，要视术中情况而定，如果确认卵巢已经坏死，则行患侧附件切除术。

妊娠期卵巢恶性肿瘤　①手术治疗：ⅠA期G_1级上皮性癌，有生育要求者，只行患侧附件切除，对侧卵巢活检及盆腹腔冲洗液细胞学均为阴性者，可维持妊娠至足月分娩；超过ⅠA期的上皮性癌应行肿瘤细胞减灭术，晚期妊娠先行剖宫产术。②化疗：有关妊娠合并卵巢恶性肿瘤的化疗经验较少，应权衡母亲、胎儿的获益及危险。妊娠早期中止妊娠后及时化疗，化疗对今后再妊娠的影响很小；妊娠中、晚期化疗不会引起胎儿畸形，但可能致胎儿生长受限、早产，亦可能影响胎儿中枢神经系统发育。多数学者认为早期病例只做单侧附件切除者，妊娠期不行化疗，在足月分娩后6周开始化疗；晚期患者行肿瘤细胞减灭术后应立即进行，化疗方案同非妊娠期。

子宫肌瘤 女性生殖器官中最常见的良性肿瘤。由子宫平滑肌细胞增生形成，其间含有少量纤维结缔组织。育龄妇女子宫肌瘤的发生率为20%~25%，而妊娠合并子宫肌瘤发生率为0.3%~7.2%。

病因 确切病因尚不明了，可能与女性激素有关。雌激素能使子宫肌细胞增生、肥大，肌层变厚，子宫增大。女性激素通过相应激素受体起作用。多种生长因子，如上皮生长因子、胰岛素样生长因子、嗜碱性纤维细胞生长因子的调控在子宫肌瘤的发生和增长中也有很大作用，并认为是妊娠期肌瘤增大的启动因素。

妊娠与子宫肌瘤的相互影响 ①子宫肌瘤对妊娠的影响：不孕、流产、早产、前置胎盘、胎盘早剥和胎盘粘连、难产、胎膜早破、胎位异常、产后出血等。②妊娠对肌瘤的影响：妊娠期肿瘤的迅速增大而相对血供不足，可发生各种退行性变，如玻璃样变、囊性变或坏死、红色变性。带蒂的浆膜下肌瘤易发生蒂扭转。

诊断 随着孕周的增加，子宫逐渐长大，肌瘤也随之上升至盆腔外，腹部可扪及较软的妊娠子宫，子宫上可触及较硬的结节或实性块物。随着妊娠月份的增加，子宫及胎儿增大，肌瘤与胎儿头部、肢体相混淆，肌瘤软化与周围组织界限不清时，易致漏诊。

治疗 如下所述。

妊娠前子宫肌瘤手术对妊娠结局的影响 黏膜下子宫肌瘤影响胚胎种植与生长，增加流产风险及胎盘早剥风险，故若发现此类型子宫肌瘤可予以肌瘤剔除。肌壁间肌瘤对受孕的影响受争议，而小肌瘤及浆膜下子宫肌瘤并不影响受孕，倘若行肌瘤剔除，将有瘢痕子宫妊娠相关并发症出现的隐患。因此孕前行子宫肌瘤剔除术需慎重。

妊娠期肌瘤处理 子宫浆膜下肌瘤或子宫肌壁间的小肌瘤如无症状，可以在妊娠期定期随访，无须特殊处理。

妊娠合并肌瘤变性的处理 妊娠期子宫肌瘤红色变性发生率约为5%~8%。患者自觉局部腹痛，肿瘤迅速增大变软，可伴呕吐、发热；症状、体征可在7~14天内自行缓解。处理首选保守治疗，抗炎、保胎及小剂量肝素治疗。

妊娠期子宫肌瘤的手术治疗 一般不主张在妊娠期行子宫肌瘤剔除，因手术可导致失血过多、流产、早产、肌瘤剔除术后子宫壁切口在妊娠晚期破裂。除非出现以下情况才能行子宫肌瘤剔除术：①浆膜下肌瘤蒂扭转而出现急性腹痛。②肌瘤异常增大或嵌顿于盆腔，影响继续妊娠。③肌瘤压迫邻近器官，出现严重不适症状。④黏膜下肌瘤脱出子宫颈或肌瘤感染。诊断确定后应及时行肌瘤摘除术。手术宜在妊娠24周前进行，如果肌瘤并发症发生在妊娠晚期，胎儿已成熟，可先行剖宫产术同时切除子宫肌瘤。

分娩期肌瘤处理 子宫肌瘤不阻碍产道者，可经阴道分娩。肌瘤>8cm者，行选择性剖宫产术同时行肌瘤剔除术，因为大的子宫肌瘤可能影响子宫收缩，易发生滞产、产后胎盘滞留、出血和感染；子宫肌瘤影响子宫复旧，增加盆腔感染风险；而妊娠期子宫肌瘤大多边界清晰，较易分离，并不明显增加手术难度、出血量以及术后并发症；故主张剖宫产同时行子宫肌瘤剔除。虽然剖宫产术中同时行子宫肌瘤剔除可避免90%的单发子宫肌瘤患者行子宫切除术，但临床上亦有手术时严重失血而导致患者死亡的报道。因此应严格选择合适病例。对于直径>8cm的肌瘤、不易暴露的肌瘤及靠近子宫动静脉的大肌瘤应谨慎对待，以免造成大血管、输卵管、输尿管的损伤。对于年龄较大、无再生育要求、多发肌瘤、疑肌瘤恶变、胎盘植入肌瘤内者，可行子宫切除术。对妊娠合并心脏病、心力衰竭、子痫、弥散性血管内凝血等危重孕妇，为保证患者安全，应尽量缩短手术时间，不主张在剖宫产的同时行肌瘤剔除。

子宫颈癌 妇科最常见的恶性肿瘤。妊娠合并子宫颈癌尚无严格的确切定义，有关报道认为在妊娠期间和产后6~12个月内发现子宫颈癌者都属此范围。

妊娠对子宫颈癌的影响 妊娠是否影响子宫颈癌的病情发展和预后，意见尚不一致。理论上说，子宫颈癌合并妊娠的预后较差。这是由于：①妊娠合并子宫颈癌时，生殖器官血运丰富、淋巴流速增加，可促使癌症的转移和发展。②妊娠期雌激素的作用，使子宫颈鳞状上皮及子宫颈内膜腺体增生突起如乳头状，并可能有蜕膜样变，成为促进子宫颈癌发展的因素。③经阴道分娩时，子宫颈扩张可以引起瘤栓的播散，胎儿通过子宫颈时引起子宫颈裂伤致大出血，肿瘤周围结缔组织被破坏，促使产褥期癌症扩散，病情恶化。

据报道，妊娠不会促进子宫

颈癌的发展，其5年存活率与非妊娠期子宫颈癌相似，Ⅰ～Ⅱ期约为85%，Ⅲ～Ⅳ期约为40%。

子宫颈癌对妊娠的影响 ①子宫颈癌灶的分泌物及其感染的炎性产物，不利于精子通过阴道，可减少受孕机会。②妊娠后阴道反复流血可造成继发性贫血和感染，影响胎儿发育和孕妇的营养状况，易导致流产或早产。③分娩时肿瘤可影响子宫颈扩张及先露下降，引起难产及产时、产后大出血。④子宫颈癌对母体的健康不利，能加重妊娠反应并出现恶病质，促使母体衰竭。为了挽救母体，常常必须牺牲胎儿而行人工流产、放疗或提前剖宫产。⑤放疗和化疗可引起胎儿宫内死亡，或引起流产和胎儿畸形。⑥人乳头瘤病毒（HPV）感染影响胎盘、胎儿的发育，有学者认为妊娠期低危型HPV感染与胎儿染色体异常相关。

诊断 包括以下方面。

症状与体征 30%～55%妊娠合并子宫颈癌患者无明显症状。有症状者表现为阴道分泌物增多、接触性阴道流血及不规则阴道流血等，晚期转移时可有腰骶部及大腿外侧部疼痛、尿频、尿急等症状。临床表现与非妊娠期子宫颈癌相似，局部体征随子宫颈浸润癌的生长发展类型不同而异。妊娠早期易误诊为先兆流产，妊娠中晚期易误诊为早产、前置胎盘、胎盘早剥等。孕妇可因担心引起流血避免行阴道检查，而导致误诊。

细胞学和病理检查 子宫颈涂片细胞学检查是普查筛选子宫颈癌的首选方法。妊娠早期应仔细检查子宫颈，并常规做子宫颈细胞学检测。对细胞学诊断有不典型细胞者，应进一步在阴道镜下行定点活检，依病理改变明确诊断。HPV分型的运用可以提高子宫颈涂片的敏感性。妊娠期一般不宜采用子宫颈锥切术，因为这种手术操作较易引起子宫颈感染、羊膜绒毛膜炎、子宫颈狭窄、出血及流产等并发症。

需要强调的是，对妊娠期发生的阴道流血一定要行阴道检查以除外子宫颈病变。对于妊娠后期发生的阴道流血，即使明确为前置胎盘也不能完全除外子宫颈病变的可能。如果可疑有子宫颈病变，要遵循子宫颈病变三阶梯步骤进行筛查，即细胞学检查（必要时同时行高危型HPV检测）、阴道镜检查、活体组织病理学检查最终确诊。

鉴别诊断 ①子宫颈糜烂或子宫颈息肉（子宫颈蜕膜息肉）：子宫颈糜烂或子宫颈息肉均可引起接触性出血，外观难以与子宫颈癌鉴别。应做子宫颈刮片、阴道镜检查甚至活检以除外癌变。②子宫颈乳头状瘤：为良性病变，多见于妊娠期，可表现为接触性出血和白带增多，外观乳头状或菜花状，经活检除外癌变，即可确诊。③子宫颈结核：偶表现为不规则阴道流血和白带增多，局部可见多个溃疡，子宫颈活检是与子宫颈癌鉴别的唯一可靠方法。

治疗 妊娠合并子宫颈癌处理起来比较矛盾，既要根据子宫颈癌的期别、病理类型和级别采取规范化治疗，又要尽可能地兼顾胎儿的成活率。其治疗原则取决于多种条件：①癌症的临床期别。②妊娠的时期。③孕妇的身体状况及对胎儿的需求程度。④医疗条件。⑤随访条件。

传统观点 对于妊娠20周前发现的子宫颈癌，因距离胎儿有存活能力时间较长，建议立即终止妊娠，然后行规范化治疗，而妊娠20周后的子宫颈癌，一般会延迟6～8周待胎肺成熟后再行治疗。①子宫颈原位癌：期望胎儿者，可在严密观察下继续妊娠，也不需任何治疗，但要密切随诊，每隔4～6周做一次细胞学检查或阴道镜检查，足月妊娠时剖宫产结束分娩。产后6～8周，如细胞学检查和活检仍为原位癌，按非妊娠期原则进行处理。行全子宫切除术或扩大性子宫切除术，可以保留一侧卵巢，不需放疗。另外，妊娠期由于受雌激素影响，子宫颈鳞柱交接部外移，移行带区的基底细胞可出现不典型增生，不必处理，产后多能恢复正常。可于产后6～8周进行复查，如仍为不典型增生，按非妊娠期原则进行处理。②子宫颈微小浸润癌（ⅠA期）：处理取决于浸润的深度。无论是鳞癌还是腺癌，如果切缘没有病变，没有血管或淋巴侵犯，子宫颈管诊刮术阴性，分期为国际妇产科联盟（International Federation of Gynecology and Obstetrics，FIGO）ⅠA_1时，其淋巴结转移率<5%，疾病复发的危险性低。可行保留生育及生理功能的手术，行子宫颈广泛切除术+腹腔镜盆腔淋巴结/前哨淋巴结的切除。对不要求保留生育功能的患者，可行广泛性子宫切除术和腹膜后淋巴结切除术，保留卵巢。③早期子宫颈癌（ⅠB～ⅡA期）：原则上应先终止妊娠，再行广泛性全子宫切除术+盆腔淋巴结切除术，治疗同非妊娠患者。④ⅡB期以上的晚期子宫颈癌：应首选放疗，包括腔内、腔外照射治疗，治疗的时机根据胎儿能否存活而定。若胎儿能存活，可先剖宫产，然后放疗；若胎儿不能存活，应根据孕周决定放疗时机。妊娠早

期宜直接行放疗，一般于放疗的20～24天，放疗量达25～40Gy时，可造成流产，并于流产后3天继续放疗；妊娠中期行剖宫取胎术，术后2周开始放疗；妊娠晚期处理较复杂，观点不一。有主张延迟至胎儿存活后行剖宫产，也有认为晚期子宫颈癌不宜延迟治疗，应尽早放疗，需进一步探讨。⑤分娩方式：多数学者认为经阴道分娩可引起癌栓播散，易造成子宫颈癌的复发，且易引起大出血，因此主张应以剖宫产为宜。也有学者认为早期子宫颈癌可经阴道分娩。

近期观点　近年来学者们开始探讨能保存胎儿、保留生育功能的治疗方法，疗效尚在观察中。①妊娠期广泛性子宫颈切除术：用于妊娠期的期待治疗及想保留生育功能的年轻患者，主要适用于 $\mathrm{IA_2}$ 期和ⅠB期，癌灶直径<2cm，无明显盆腔或淋巴结转移者，可增加胎儿成活率，对患者也较安全。术式有经阴道根治性子宫颈切除术和经腹根治性子宫颈切除术。患者术后需行子宫颈环扎术。相比于标准的子宫颈癌根治术，根治性子宫切除术并不增加子宫颈癌的复发率。广泛性子宫颈切除术的术前必须要先行腹腔镜下全盆腔淋巴结切除术，快速冷冻病理检查结果为阴性，确定盆腔淋巴结无转移，方可行子宫颈切除术。②延迟治疗：指在妊娠任何阶段发现子宫颈癌，若孕妇拒绝立即治疗且强烈要求保留胎儿，应采用保守观察至胎儿具备成活能力后，行剖宫产术同时行广泛全子宫切除术。适应证：一般主张 $\mathrm{IA_1}$、$\mathrm{IA_2}$ 及 $\mathrm{IB_1}$ 期、经充分的评估没有淋巴结转移者可以考虑延迟治疗，对 $\mathrm{IB_2}$ 以上者应不考虑胎儿情况尽早治疗。延迟时间为5～30周。其随访结果显示，在等待过程中患者病情没有进展，延迟治疗不增加孕妇危险。③新辅助化疗：对于强烈要求继续妊娠，且处于妊娠中期、妊娠晚期的患者，为防止癌灶扩散，使延迟治疗的时间增加，可进行新辅助化疗。理论上，新辅助化疗可缩小肿瘤体积，增加手术可能性，且减小淋巴结转移率。化疗药物对胎儿的影响取决于用药的时间、妊娠周数以及药物。一般认为在妊娠早期，尤其是妊娠3～10周时，药物对胎儿的影响最大，可能会增加流产和新生儿畸形的发生率。妊娠中期后，化疗对胎儿的影响不大，但有待进一步随访观察。化疗药物中，甲氨蝶呤、5-氟尿嘧啶、环磷酰胺、阿糖胞苷等对胎儿的毒性较大，长春新碱相对安全，顺铂会导致胎儿生长受限和听力损害。

预后　鉴于对妊娠和非妊娠患者疗效对比的报道有限，所以很难明确两者预后的区别。尽管如此，多数学者认为妊娠并不促进子宫颈癌的进展，妊娠与非妊娠子宫颈癌患者的生存率无明显差异，若妊娠合并子宫颈癌能及时诊治并不影响预后。

总之，妊娠合并子宫颈癌的处理应在充分保障患者及胎儿利益的前提下，给予患者个体化治疗，以控制疾病、保障母亲的安全、保留生育功能并尽可能保留胎儿。

（王谢桐　张晓菁）

rènshēn qī luǎncháo nángzhǒng/zhǒngliú pòliè/dì niǔzhuǎn

妊娠期卵巢囊肿/肿瘤破裂/蒂扭转（rupture/torsion of the pedicle of ovarian cyst/tumor during pregnancy）　妊娠合并卵巢囊肿/肿瘤是产科临床较常见的合并症，大多数为生理性囊肿或卵巢良性肿瘤，恶性肿瘤仅占2%～5%。由于卵巢囊肿/肿瘤的来源不同、大小及性质不同，其对母体及胎儿的影响差异很大，一般需在充分评估并权衡利弊后做出手术或保守治疗的决定，然而一旦发生蒂扭转或破裂，常需急诊手术治疗。

病因与发病机制　卵巢囊肿/肿瘤蒂扭转/破裂一般继发于卵巢良性肿瘤、卵巢子宫内膜异位囊肿或卵巢生理性囊肿，其发生率为10%～15%。

在妊娠期，随着妊娠月份的增加，囊肿随增大的子宫进入腹腔，活动余地增加而易发生扭转，因此，妊娠期卵巢囊肿发生破裂或蒂扭转的概率比非妊娠期增加数倍。围产期卵巢囊肿蒂扭转多发生在妊娠中期及产后1周内，在妊娠中期以后卵巢囊肿随增大子宫升入腹腔，有较大活动空间，当孕妇体位改变或肠蠕动增加时，可影响囊肿而发生蒂扭转；而产后1周，子宫骤然缩小，腹壁松弛，空间增加，也易发生蒂扭转。卵巢肿瘤破裂则多发生在妊娠晚期，由于卵巢肿瘤以囊性成分为主，囊壁多较薄，在妊娠足月子宫的压迫下易于发生破裂。一旦发生破裂或蒂扭转，需急诊处理。

临床表现　妊娠合并卵巢肿瘤常无症状，多是在定期产科检查时被发现。一旦发生破裂或蒂扭转，则出现急腹症的临床表现。①腹痛：在妊娠期突感一侧下腹剧痛，难以忍受，且伴恶心、呕吐时，应首先考虑为卵巢肿瘤蒂扭转或破裂的可能。若是蒂扭转，腹痛主要位于患侧；若为肿瘤破裂，则常出现一侧腹痛，继而全腹痛，类似阑尾炎出现的转移性下腹痛。②腹泻、呕吐：卵巢囊肿蒂扭转时，由于自主神经系统反射，患者常会伴有呕吐，少数人会伴有轻微的腹泻。如果发生破裂，患者一般还会伴有肛门坠胀和里急后重感。③发热：一般发生在腹痛症状出现后数小时，多为轻度发热，体温不超过38.5℃，如果超过39℃，应该考虑合并有腹腔感染的可能。④阴道流血和不规律宫缩：在妊娠晚期发生蒂扭转或破裂时，一般不伴有阴道流血。但有时由于破裂流出的囊液刺激子宫，产生不规律宫缩，会同时出现少量阴道流血。

辅助检查 ①血常规：妊娠期卵巢肿瘤扭转或破裂时，常伴有白细胞计数升高。②超声检查：超声诊断对围产期合并卵巢肿瘤的早期发现具有重要意义，而且对区分卵巢的良性、恶性肿瘤有一定价值，其敏感度和特异度分别为95%和70%；超声的另一个主要优点是可以快速直观地显示血流的平面分布状态。通过分析卵巢大小、形态、血流变化来判断卵巢病变。若合并较多的盆腔积液时，则提示卵巢肿瘤破裂。③MRI：可以提供三维平面图像、描绘组织面及内容物特点，对超声检查不能明确的盆腔深部、肌肉及骨骼的情况提供准确的诊断，有利于排除其他部位来源的恶性肿瘤。由于对胎儿无辐射，可作为超声诊断的重要补充手段，但不能注射增强剂进行增强检查。④肿瘤标志物检查：CA125是上皮性卵巢肿瘤检查最重要的标志物，大多数卵巢肿瘤患者都会有CA125不同程度的升高，但在妊娠期其有一定的特殊性。胚胎时期的体腔上皮及羊膜都会有CA125表达，在正常妊娠早期可大于1000kU/L，妊娠晚期则下降至35kU/L。所以CA125对妊娠晚期合并卵巢恶性肿瘤有一定的诊断意义。

治疗 卵巢肿瘤破裂或蒂扭转可能发生卵巢坏死、出血、破裂、感染及腹膜炎，可以诱发子宫收缩引起流产或早产，且妊娠期卵巢肿瘤中少数可能为恶性肿瘤。因此，若腹痛症状明显，一经确诊，应及早手术，手术方式分为开腹手术及腹腔镜手术。如为卵巢肿瘤扭转，根据卵巢是否有坏死，可行附件切除或囊肿剥除术。如果为卵巢子宫内膜异位囊肿破裂，则需用生理盐水反复冲洗，将巧克力样液体尽量清除干净，以免术后疼痛。如为畸胎瘤破裂，则宜用5%葡萄糖溶液反复冲洗，并尽量将毛发等内容物清除干净。如为卵巢恶性肿瘤，宜在胎儿取出后行全面分期手术。

开腹手术　具有视野好、暴露较充分、操作相对容易的优点，故适合于妊娠各个时期，同时手术操作技巧相对容易掌握，对术者的技能要求相对较低。手术切口宜选用纵切口（利于探查及延长切口、扩大手术治疗）；动作轻柔，尽量减少对子宫的刺激以防止早产的发生；根据孕周、生育要求、卵巢肿瘤的性质、是否发生卵巢坏死，术式选择卵巢囊肿剥除术、患侧附件切除术等；温盐水冲洗盆腔及卵巢以减少刺激。如为恶性肿瘤，视孕周及分期决定手术方式。

腹腔镜手术　由于微创、分辨率高、探查腹腔深部方便等优点，已在妇科广泛应用。但用于妊娠合并卵巢囊肿破裂时，应该具备以下几个条件：胎儿已分娩或剖宫取出，此时与开腹手术相比，腹腔镜手术的优势非常明显；卵巢囊肿蒂扭转或破裂症状出现时间不长；破裂前卵巢囊肿包块直径<10cm；术者有娴熟的腹腔镜手术经验；无已知的严重盆腔粘连；无不能耐受腹腔镜手术的内科疾病。根据患者的子宫底高度及卵巢囊肿的大小，第一穿刺孔选取脐孔处或腹部正中线子宫底上方3~5cm处，必要时可行开放式进入镜孔，从而增大视野及相对操作空间。置入腹腔镜，检查盆腹腔情况，根据探查情况决定其余穿刺孔的位置，气腹压力一般选择在10mmHg，从而减少对孕妇的刺激。尽量在卵巢囊肿剥除时保持完整，尽可能保护正常卵巢组织，避免过多电凝，必要时可以缝扎止血，切除后的组织应用专用无菌塑料袋取出，避免囊内容物污染盆腔、腹腔及切口。

（马润玫　李　航）

rènshēn qī shǒushù

妊娠期手术（operation during pregnancy）

妊娠期母体各系统器官发生变化，是非常复杂且又协调的生理过程。妊娠期手术除应考虑疾病本身适应证，还需充分考虑其特殊的生理、病理变化对孕产妇的影响，以及母胎安全。

适应证 包括以下内容。

妊娠合并内外科疾病　①妊娠期急性阑尾炎。②妊娠期急性胆囊炎。③妊娠期急性胰腺炎：以妊娠晚期多见，发病原因主要为胆道疾病，同时增大子宫压迫胰管导致腺管内压增高，胰腺组织发生出血、水肿而导致胰腺炎。轻型患者可保守治疗，禁食、胃肠减压、补充液体和热量、维持电解质平衡；重型患者需手术治疗，可行胆道和胰腺引流、病灶清除或切除术。④妊娠期肠梗阻：妊娠期孕激素升高可导致肠蠕动减弱，易发生肠麻痹导致肠梗阻；粪块积聚、肠扭转、肠套叠、肠肿瘤也可诱发肠梗阻。单纯肠梗阻可以短期保守治疗，经禁食、胃肠减压、纠正水电解质紊乱后好转；如肠梗阻症状未能缓解，甚至出现绞窄性肠梗阻时，应及时手术治疗。妊娠晚期合并肠梗阻症状不典型，随着子宫增大，可掩盖肠梗阻症状和体征，同时易与胎盘早剥和宫缩引起的腹痛相混淆，以致延误诊断和治疗，观察需谨慎。妊娠晚期尤其是妊娠34周以后，经促胎肺成熟治疗后，可先行剖宫产，再行肠梗阻手术。⑤妊娠期泌尿系统结石：因妊娠期输尿管扩张、尿量增加、泌尿系平滑肌张力降低，妊娠并发泌尿系统结石需要外科治疗的情况较少，但出现并发尿源性败血症、孤立肾尿路梗阻、急性肾衰竭、顽固性疼痛时应积极采用外科治疗，经皮肾穿刺或逆行插管引流尿液应为首选，手术适用于妊娠早期、中期。妊娠晚期的泌尿系统结石，多数可经保守治疗而得到控制或治愈。传统的外科治疗是开放式手术取石。妊娠晚期由于解剖位置的变化，输尿管镜操作相当困难，出于对孕妇和胎儿的安全考虑，欧洲泌尿外科协会将妊娠列为输尿管镜手术的禁忌证之一。

妊娠相关的妇科疾病　妊娠期发生卵巢肿瘤蒂扭转。概率较非妊娠期增加4～8倍，以妊娠8～15周多见。见妊娠期卵巢囊肿/肿瘤破裂/蒂扭转。

妊娠期创伤性疾病　骨折、颅脑外伤后应首先抢救孕妇生命，待病情稳定后再根据孕龄、检查及用药情况、妊娠意愿决定产科处理。妊娠3个月内的骨折如必需行放射检查，接受低剂量照射者，经患者知情同意可严密观察至妊娠中期行产前诊断；如辐射剂量较高，则考虑终止妊娠。多数学者认为低放射检查不致引起流产，当辐射剂量低于0.1Gy时，不增加胎儿畸形或生长受限的发生率。常用的放射检查对胎儿辐射剂量不到其允许量的1/10，但妊娠3个月后的X线检查时仍需使用防护板保护孕妇腹部，并做好知情告知工作。

禁忌证　妊娠期急腹症延误诊治可致母儿预后不良，因此无绝对手术禁忌证。

方法　见妊娠期急性阑尾炎、妊娠期急性胆囊炎和妊娠期卵巢囊肿/肿瘤破裂/蒂扭转。

（马润玫　李　航）

rènshēn qī mázuì

妊娠期麻醉（anesthesia during pregnancy）　在妊娠期的任何阶段都有可能需手术，据估计，0.75%～2%的孕妇会于妊娠期接受非产科手术。手术可能与妊娠直接相关（如子宫颈环扎术）或间接相关（如卵巢囊肿剔除术）或无关（如阑尾切除术、胆囊切除术）。妊娠期妇女在生理方面发生许多明显的变化，包括：①由于妊娠子宫压迫主动脉和下腔静脉，易发生仰卧位低血压综合征。②肺功能残气量减少、氧耗增加，血氧饱和度迅速下降。③妊娠期气道水肿、血管扩张、乳房增大，增加了潜在性的气道困难性。④胃泡上移、疼痛或/和阿片药物引起的胃排空减慢、食管下端括约肌松弛，导致误吸机会增加。⑤肺泡最低有效浓度减低。因此，妊娠期手术的麻醉需特别关注。

适应证　妊娠期需要手术的患者。高危产科手术前，应进行多学科/麻醉门诊会诊评估，包括：①疑似前置胎盘、植入性胎盘或穿透性胎盘。②妊娠期需行非产科手术。③孕妇有心脏疾病或严重肺部疾病。④孕妇有出血性疾病、血小板减少症和各种原因所致的肝硬化。⑤孕妇有背部手术史、慢性腰痛、神经系统疾病或其他可能产生椎管内阻滞的相关并发症。⑥非上述疾病范围、不能确定是否需要会诊者。

禁忌证　妊娠期急腹症多需手术处理，若延误诊治可导致母儿预后不良，因此无绝对麻醉禁忌证。妊娠期择期手术椎管内麻醉禁忌证包括：①中枢神经系统疾病，如脑膜炎、结核及肿瘤等。②穿刺部位感染或败血症。③心血管功能不全，如严重贫血、休克、心力衰竭、高血压、冠心病等。④腹水或腹腔内巨大肿瘤。⑤血小板减少、凝血功能障碍。全身麻醉无绝对禁忌证。

方法　包括以下内容。

麻醉监测　监测血压、氧饱和度、体温以及呼气末二氧化碳检测等，对较长时间的手术必须监测血糖。在不干扰术野的前提下，对妊娠20～24周以上的孕妇应行间断或持续胎儿监测，以确保子宫内环境处于最佳状态。麻醉后，胎儿心律变异性消失属正常；若胎心率减慢，则可能提示需增加孕妇氧供，升高血压，应加大子宫左移位置，改变手术牵拉位置，并开始保胎治疗。胎儿监测同样可评估控制性降压、体外循环或容量改变时母体的灌注情况。

麻醉方式　没有研究表明麻醉方法与胎儿结局改善有关联，孕妇情况、手术部位和种类可指导麻醉方法的选择。如果可能，局部麻醉或区域麻醉更可取。区域麻醉时，发生胎儿药物暴露和孕妇围术期并发症的风险最低。但是，腹腔镜手术和大多数上腹部手术通常需要全麻。无论采取何种麻醉方法，避免低血氧、低血压、低血容量、酸中毒、高碳酸血症和低碳酸血症都是麻醉处理中最紧要的问题。还应检查血糖水平，尤其是对手术时间长或患有妊娠期糖尿病、糖耐量受损的孕妇更应如此。

全麻　术前准备时应谨慎、重复行气道检查。术前常规静脉注射甲氧氯普胺和雷尼替丁，或口服非颗粒性止酸剂，以减少术中误吸。因妊娠期胃泡上移、分娩疼痛等因素使胃排空减慢、食管下段括约肌松弛，使术中误吸的机会增大。在产妇转运过程中以及手术台上，应置孕妇于左侧卧位（30°）或采用双手将子宫推至左侧等措施，以缓解子宫对下腔静脉、主动脉的压迫，增加母婴生命器官的供血。同时，最好给予3分钟以上100%面罩吸氧去氮；若时间紧迫，则半分钟4次或一分钟8次深呼吸。确认静脉通畅，放好监护仪（包括血压仪、氧饱和度仪、心电图仪）和检查气道设备（包括喉镜、7.0带导管芯气管导管、吸引器等）。术中管理应注意保证母婴氧供、确保足够的麻醉深度，胎儿娩出后减少吸入麻醉对子宫肌收缩的负面影响。①诱导：妊娠16~20周开始，全身麻醉要求进行气管内插管。用100%纯氧预氧合3~4分钟（对时间紧迫的孕妇可进行4次深呼吸），然后进行快速顺序诱导并压迫环甲膜。给予琥珀胆碱后，不会出现持续肌颤。由于妊娠引起呼吸道黏膜水肿、充血，推荐使用小号气管插管（6.0~7.0mm）。因为黏膜血管增加，故应避免鼻插管，以免引起出血。选用妊娠期使用安全的药物，包括硫喷妥钠、吗啡、芬太尼、琥珀胆碱和大多数非去极化肌松药。大多认为妊娠期使用异丙酚也是安全的。②术中维持：推荐使用中等浓度的挥发性麻醉药和高浓度的氧气。科学证据并不支持妊娠期应避免使用氧化亚氮，但是建议使用浓度<50%，对于妊娠早期和超长手术应限制其使用。如果不用氧化亚氮，需给予充分镇痛，从而使孕妇对高浓度挥发性麻醉药（可导致孕妇低血压）的需求降到最低。相比吸入性麻醉药，阿片类药物和诱导药物会更大限度地降低胎儿心律变异性。只有当非产科手术与剖宫产必须同时进行时，阿片类药物所致的胎儿呼吸抑制才有可能出现。

正压通气会使胸膜腔内压增加、静脉回流减少，从而减少子宫血流并降低子宫胎盘灌注。避免对孕妇进行过度通气，呼吸末二氧化碳（$EtCO_2$）应维持在正常范围。

肌松逆转药的作用无法预测。理论上认为抗胆碱酯酶药会增加子宫张力，所以推荐先给予阿托品后，再缓慢注射肌松拮抗药。通常推荐格隆溴铵，因为阿托品比它更易于通过胎盘。阿托品能快速通过胎盘，大剂量可致胎儿心动过速，丧失胎儿心律变异性。然而，阿托品经胎盘通过更有利于拮抗新斯的明对胎儿的作用。虽然根据抗胆碱酯酶药的分子大小和结构可以预测有限的跨胎盘转运，但若不伴随使用阿托品，新斯的明会明显通过胎盘，对胎儿产生显著影响。

区域麻醉　优点在于用药量少而又能最大限度地减少妊娠早期致畸的发生率，对妊娠后期胎心影响最小。通过适当补液扩容、子宫推至左侧以及积极应用适量麻黄碱，可防止低血压。孕妇局麻药的用量减少1/3，即为非妊娠者用药量的2/3。区域麻醉还可充分地控制术后疼痛，从而减少母体镇静用药，有利于维持胎儿心律变异性正常。

术中术后麻醉处理　阑尾切除术及附件手术在妊娠期最为常见。据报道，产妇行阑尾切除术后，发生肺水肿或急性呼吸窘迫综合征的概率为18%。肺水肿的危险因素包括：妊娠>20周，术前呼吸频率>24次/分，术前体温>38℃，术后48小时负荷液量超过4L以及应用保胎药物。麻醉医师在术中必须适当限制液体。如果液体负荷过多，应行中心静脉压监测。

麻醉后恢复期间应监测胎心和子宫活动度。如果胎儿可成活并发生早产，建议尽早请儿科医师会诊，若有必要，应将患者转运至有新生儿ICU的医院。通过全身或椎管内应用阿片类药物来提供充分的镇痛。区域麻醉优于全身应用阿片类药物，因为后者会降低胎儿心律变异性。由于患者有血栓栓塞的风险，故应术后早期活动和预防静脉血栓。

腹腔镜手术麻醉　妊娠期腹腔镜手术包括诊断性和治疗性手术，如胆囊切除术、阑尾切除术和卵巢囊肿扭转手术。因为考虑到妊娠禁忌证，近些年来，腹腔镜手术率渐增多，具有住院时间较短、术后疼痛较轻等优点。研究显示开腹手术和腹腔镜手术在胎儿结局上并无差别。为确保妊娠期腹腔镜手术安全进行，必须考虑与非孕患者的重要差异。应用开放性方法进入腹腔，避免潜在子宫和胎儿损伤。①监测孕妇$EtCO_2$（30~35mmHg）±动脉血气（若手术时间较长），避免胎儿高碳酸血症和酸中毒。②维持较低的气腹压（8~12mmHg，不大于15mmHg），尽量降低充气时间或采用免气腹技术，避免降低子宫胎盘灌注。③放射检查时用屏蔽物保护子宫。④如果可行，监测胎心率和子宫张力。

大多数腹腔镜手术采用全身麻醉，气腹和头低足高位会降低肺的顺应性和功能残气量，增加气道压，容易发生低氧血症，尤其是处于妊娠晚期时。气腹和主动脉、腔静脉压迫合并反头低足高位，会导致静脉回流显著减少，出现严重低血压。所以应限制充气压力，保持子宫左侧位等，这样能尽可能减轻血压下降。腹腔镜手术期间，可用血管加压药（如麻黄碱、去氧肾上腺素）治疗低血压，从而维持孕妇的血压。采取最好的措施来保护胎儿健康，如维持孕妇的氧合、酸碱度，保持血流动力学数值在孕妇正常范围内。腹腔充气状态下，除了采取经阴道监测途径，否则胎心率监测和子宫张力监测将不能进行。孕妇高凝状态和气腹造成的下肢静脉淤积，会增加血栓栓塞的风险，因此，间断充气装置和预防血栓栓塞尤为重要的。

（马润玫　李　航）

tāiér yìcháng

胎儿异常（abnormal fetal）

妊娠期由于孕妇营养不良或过度，或因遗传、合并其他疾病、感染等因素，可引起胎儿发育异常、胎儿结构异常或染色体异常，甚至胎死宫内。

胎龄（gestationalage，GA）是从最后1次正常月经第1天起至分娩时为止，通常以周表示。根据出生体重和胎龄的关系可分为3类。适于胎龄儿（appropriate for gestational age，AGA）指出生体重在同胎龄儿平均体重的第10至90百分位之间的新生儿。新生儿分类有不同的方法，根据胎龄、出生体重、出生体重和胎龄的关系及出生后周龄等分类。以及小于胎龄儿、大于胎龄儿3类。适于胎龄儿如已足月且无任何疾病，则为正常新生儿。

（杨慧霞）

dàyú tāilíng ér

大于胎龄儿（large for gestational age，LGA）

出生体重大于同胎龄平均体重第90百分位以上，或高于平均体重2个标准差的新生儿。

病因　可与下列因素有关。

生理性因素　①与遗传有关，通常其父母体格较高大。②与母亲妊娠期饮食因素有关，母亲妊娠期食量较大，摄入大量蛋白质。

病理性因素　①母亲患有未控制的糖尿病。②胰岛细胞增生症。③胎儿患有Rh血型不合溶血病。④大血管错位先天性心脏病。⑤贝-维综合征。

临床表现　不同病因所致者，临床表现亦不同。

糖尿病母亲巨大儿　可出现下列临床表现及并发症。①窒息和颅内出血：因胎儿过大，易发生难产和产伤，是导致窒息和颅内出血的主要原因。②低血糖：发生率为58%～75%，因胰岛素量增加所致，多为暂时性。③呼吸困难：主要为肺透明膜病，欧美国家报道发病率约为30%，死亡率较高。④低血钙：发生率约为60%，可能与甲状旁腺功能低下有关。⑤红细胞增高血黏稠度高，易发生血管内凝血，形成静脉血栓。常见肾静脉血栓，临床可出现血尿及蛋白尿。⑥高胆红素血症：生后48～72小时内可出现，尤以胎龄<36周更为常见。⑦约10%伴有先天性畸形。

Rh血型不合溶血病巨大儿　除溶血表现外，易发生低血糖。

贝-维综合征巨大儿　其外表呈突眼、舌大、体型大伴脐疝，有时伴先天性畸形。在新生儿早期约50%可发生暂时性低血糖。病死率高。

大动脉转位巨大儿　主要表现为发绀、气促、心脏扩大，生后早期易发生心力衰竭。

治疗　发生窒息及产伤者，积极抢救。出生后先称体重，然后全身检查有无畸形及其他疾病。母亲有糖尿病者需查母亲的血糖和尿糖；发绀者应疑及大动脉转位；贝-维综合征从外表即可发现；Rh血型不合溶血病需查血型，行抗人球蛋白试验。检查婴儿血糖，如血糖低，即予10%葡萄糖液输注，按60～80ml/kg计算，以6～8mg/(kg·min)的速度缓慢静脉滴入，一次量不宜过大，因会刺激胰岛素的分泌。能进食者尽早喂乳，以免发生早期低血糖症。其他有关生化检查，如血钙、血清胆红素等，并予相应处理。红细胞增多和血黏稠度高者，可用等量血浆或生理盐水进行部分交换输血（10ml/kg）。巨大儿不一定成熟，尤其母亲有糖尿病的患儿，需加强护理，注意并发症的发生。

预后　大于胎龄的足月儿和早产儿通常比适于胎龄儿更常见智力和发育迟缓，并可引起死亡率增加。母亲有糖尿病的巨大儿病死率约为10%，其死亡原因分别为肺透明膜病、呼吸道疾病、先天畸形和感染，存活儿于青年期患糖尿病的概率比其他人约高20倍；贝-维综合征病死率高，但生存者智力正常；Rh血型不合溶血病及大动脉转位患儿的预后则决定于其本身疾病的严重度。

预防　母亲妊娠期糖尿病的血糖控制情况将直接影响新生儿的预后，母亲妊娠期间血糖控制较差者，其新生儿的出生体重、低血糖等并发症以及大于胎龄儿和巨大儿的发生率，均显著高于母亲血糖控制较好的新生儿。因而对妊娠糖尿病母亲的血糖水平严格观察和控制，是降低大于胎龄儿和巨大儿发生率的根本措施之一。

（杨慧霞）

jùdà ér

巨大儿（macrosomia）

胎儿体重达到或超过4000g。诊断标准并没有在国际上获得统一的共识，欧美国家的定义为胎儿体重达到或超过4500g，中国定义为胎儿体重达到或超过4000g。因营养过剩而致巨大胎儿的发生率明显上升，20世纪90年代巨大儿的发生率比20世纪70年代增加了一倍。中国巨大儿的发生率约7%，国外发生率为15.1%，男胎多于女胎。巨大儿手术产率及死亡率均较正常胎儿明显增高。当产力、产道、胎位均正常时，常因胎儿过大导致相对头盆不称而发生分娩困难，如肩难产。

高危因素 ①糖尿病。②营养与孕妇体重。③过期妊娠。④经产妇。⑤父母身材高大。⑥高龄产妇。⑦有巨大儿分娩史。⑧种族的不同。

对母儿的影响 包括以下几方面内容。

对母体的影响 ①难产：巨大儿头盆不称发生率明显增加，临产后胎头不易入盆，往往阻隔在骨盆入口之上，可致第一产程延长；胎头下降缓慢，易造成第二产程延长。巨大儿双肩径大于双顶径，若经阴道分娩，易发生肩难产。肩难产的发生率与胎儿体重成正比。肩难产处理不当可发生严重的软产道损伤甚至子宫破裂；产后可因分娩时盆底组织过度伸长或裂伤，发生子宫脱垂及阴道前后壁膨出。亦可因滞产发生尿瘘、粪瘘。手术产率增加。②产后出血及感染：由于子宫过度扩张、子宫收缩乏力、产程延长，易导致产后出血及感染。

对胎儿的影响 巨大胎儿体积大、胎头大，难以通过正常产道，手术助产机会增加；阴道分娩可引起颅内出血、锁骨骨折、臂丛神经损伤及麻痹、新生儿窒息甚至死亡。

临床表现 孕妇多存在高危因素，如孕妇多肥胖或身材高大，合并糖尿病，有巨大儿分娩史或为过期妊娠。妊娠期体重增加迅速，常在妊娠晚期出现呼吸困难，腹部沉重及两肋部胀痛等症状。腹部检查见腹部明显膨隆，子宫高>35cm。触诊胎体大，先露部高浮，若为头先露，胎头跨耻征阳性。听诊胎心清晰但位置较高。若子宫高（cm）+腹围（cm）≥140cm，巨大儿的可能性较大。

诊断 尚无在宫内准确估计胎儿体重的方法，通过病史、临床表现及辅助检查可以初步判断，但巨大儿待出生后方能诊断。B超检查胎儿双顶径、股股长、腹围、头围等各项生物指标，可评估胎儿生长发育情况。超声预测胎儿体重对较小的胎儿和早产儿有一定的准确性，但对于巨大儿的预测有一定的难度，尚无证据支持哪种预测方法更为有效。巨大儿的胎头双顶径常>10cm时，需进一步测量胎儿腹围，若介于35~40cm，是用来预测巨大儿非常有意义的单项超声指标，其次需要测量胎儿的肩径及胸径，当肩径及胸径大于头径时，需警惕肩难产的发生。

处理 包括如下内容。

妊娠期处理 诊断详细询问病史，定期做妊娠期检查及营养指导，对既往有巨大儿分娩史及妊娠期发现胎儿大或羊水过多者，需检查有无糖尿病及糖耐量异常。若有，应积极治疗，控制血糖，并于足月后根据胎盘功能、胎儿成熟度及血糖控制情况，择期终止妊娠。对妊娠期发现巨大儿可疑者，目前的证据并不支持进行预防性引产。因为预防性引产并不能改善围产儿结局，不能降低肩难产率，且反而可能增加剖宫产率。

分娩期处理 根据宫高、腹围、B型超声检查，尽可能准确推算出胎儿体重，并结合骨盆测量决定分娩方式。①剖宫产：非糖尿病孕妇胎儿体重≥4500g，糖尿病孕妇胎儿体重≥4000g，建议剖宫产终止妊娠。②经阴道分娩：对于估计4000g≤胎儿体重<4500g而无糖尿病者，可阴道试产，但需放宽剖宫产指征。产时应充分评估，必要时产钳助产，同时做好处理肩难产的准备工作。分娩后应行宫颈及阴道检查，了解有无软产道损伤，并预防产后出血。

新生儿处理 预防新生儿低血糖，应在生后30分钟监测血糖，于出生后1~2小时开始喂糖水，早开奶。轻度低血糖者口服葡萄糖纠正，严重者静脉输注。新生儿易发生低钙血症，应补充钙剂，多用10%葡萄糖酸钙1ml/kg加入葡萄糖液中静脉滴注。

（杨慧霞）

xiǎoyú tāilíng ér

小于胎龄儿（small for gestational age，SGA）

出生体重在同胎龄儿平均体重的第10百分位以下，或低于平均体重2个标准差的新生儿。有早产、足月、过期产小于胎龄儿之分。大部分小于胎龄儿是正常的，但从整体上来看，其围产期死亡率以及出生后直至成人期发病率均明显高于适于胎龄儿，尤其是出生体重在第3个百分位以下者。

病因 包括以下内容。

母体因素 ①孕母年龄过大或过小、身材矮小。②孕母营养不良、严重贫血。由营养供给不足而影响胎儿生长发育主要发生在妊娠晚期，因为妊娠早期胎儿所需营养少，因此并不影响其生长发育。③缺氧或血供障碍：如原发性高血压、晚期糖尿病、妊娠期高血压疾病、慢性肺病、慢性肾病以及居住在海拔较高处等，均可因子宫、胎盘血流减少而影响胎儿生长。④孕母吸烟、吸毒，应用对胎儿有损伤的药物，接触放射线等。

胎儿因素 ①双胎或多胎。②染色体疾病：如21-三体综合征。③先天性畸形。④慢性宫内感染：如风疹病毒、巨细胞病毒、弓形虫等感染，尤其当感染发生在妊娠早期、胎儿发育的关键时刻，可引起胎儿某些器官细胞破坏而致胎儿生长受限。

胎盘和脐带因素 ①胎盘功能不全如小胎盘、胎盘绒毛梗死或血管瘤、大血肿、慢性胎盘早剥等。②双胎输血如发生在妊娠早、中期，供血儿即发生营养不良。③脐带附着异常、双血管脐带等。

内分泌因素 胰岛素样生长因子（IGF）尤其是IGF-1，以及胰岛素样生长因子结合蛋白对胎儿生长起中枢性调节作用；另外，甲状腺素、胰岛素等激素对胎儿生长也极为重要，任何一种激素先天性缺陷均可致胎儿生长受限。

分型 根据重量指数［出生体重（g）×100/出生身长^3（cm^3）］和身长头围之比可分为匀称型和非匀称型。

匀称型 此型常由染色体异常、遗传代谢性疾病、先天性感染所致。由于损伤发生在妊娠早期，故引起胎儿各器官细胞有丝分裂受阻、细胞数目减少，但仍保持有相当正常的细胞体积。患儿出生时头围、身长、体重成比例减少，体型匀称。重量指数>2.00（胎龄≤37周），或>2.20（胎龄>37周）；身长与头围之比>1.36。

非匀称型 此型常由孕母血管性疾病所致，胎儿生长发育必需物质（如氧气、营养）供给缺乏。由于损伤发生在妊娠晚期，胎儿大部分器官已发育，故各器官细胞数目正常，但细胞体积缩小，损伤为可逆性，一旦营养供给充足，受累细胞可恢复正常大小。出生时患儿身长、头围正常，但皮下脂肪消失，呈营养不良外貌。重量指数<2.00（胎龄≤37周）或<2.20（胎龄>37周）；身长与头围之比<1.36。

并发症 ①围产期窒息：SGA在宫内常处于慢性缺氧环境中，故常并发围产期窒息，且多留有神经系统后遗症。②先天性畸形：染色体畸变和慢性宫内感染可引起各种先天性畸形。③胎粪吸入：由于宫内缺氧、肠蠕动增加和肛门括约肌松弛，常有胎便排入羊水，胎儿可在产前或产程中吸入污染胎粪的羊水，引起胎粪吸入综合征。④低血糖：肝糖原贮存减少；糖异生底物如脂肪酸和蛋白质缺乏，糖异生酶活力低下；胰岛素水平相对较高，而儿茶酚胺水平较低；出生时如有缺氧情况，使糖原贮存更趋于耗竭，极易发生低血糖。非匀称型由于脑与肝之比相对较大，更易发生低血糖。⑤红细胞计数增多症-高黏滞度综合征：胎儿宫内慢性缺氧，引起红细胞生成增多。据统计，50%足月SGA的血细胞比容>0.6，17%足月SGA的血细胞比容>0.65。红细胞增多可引起血黏稠度增高而影响组织正常灌注，导致全身各器官受损，临床上出现一系列症状、体征，如呼吸窘迫、青紫、低血糖、心脏扩大、肝大、惊厥、黄疸等。

治疗 有围产期窒息者生后立即进行复苏。注意保暖。有条件者置入暖箱中，维持体温在正常范围，减少能量消耗。尽早开奶，预防低血糖。注意监测血糖，及时发现低血糖，并给予治疗。能量不足者可给予部分静脉营养。症状性红细胞增多症-高黏滞度综合征如静脉血血细胞比容>0.7可进行部分换血治疗。

预后 长期预后与病因、宫内受损发生的时间及持续时间有关。其围产期死亡率是适于胎龄儿的10倍，围产期窒息和合并致命性先天性畸形是引起死亡的两个首要因素。大部分小于胎龄儿出生后体重增长呈追赶趋势，随后身长也出现快速增长阶段，生后第2年末达到正常水平，体格、智力发育正常。约8%出生体重或身长小于第3个百分位者出现终生生长落后，但研究发现，生长激素治疗可获得满意的身高。宫内感染、染色体疾病等所致严重胎儿生长受限者可能会出现终生生长、发育迟缓和不同程度的神经系统后遗症，如学习、认知能力低下，运动功能障碍甚至脑瘫等。出生后发病率高，如易患非胰岛素依赖性糖尿病、脂质代谢病及心血管疾病等。

预防 加强孕妇保健，避免一切不利于胎儿宫内生长的因素。加强胎儿宫内监护，及时发现胎儿生长受限，并对孕母进行治疗。如有宫内窘迫，应立即行剖宫产。

（杨慧霞）

tāi'ér shēngzhǎng shòuxiàn

胎儿生长受限（fetal growth restriction，FGR）

由于病理原因造成胎儿的出生体重低于同孕龄、同性别胎儿平均体重的两个标准差或第10百分位数的情况。中国发生率为3%~7%，美国发生率为3%~10%，发生率的高低与所采用的诊断标准、经济及社会状况有关。

目前新生儿分为：极小于胎龄儿（低于第3百分位数）、小于胎龄儿（低于第10百分位数）、适于胎龄儿（第10~90百分位数）及大于胎龄儿（超过第90百分位数）。FGR围产儿死亡率为正常胎儿的4~6倍，占中国围产儿死亡总数的42.3%，其新生儿的近期和远期并发症均明显升高。

病因 影响胎儿生长的因素复杂，约40%患者病因尚不明确。影响胎儿宫内生长受限的危险因素主要有以下几种。

母体因素 该因素最常见，占50%~60%。①营养因素：孕妇偏食、妊娠剧吐以及摄入蛋白质、维生素及微量元素不足，胎儿出生体重与母体血糖水平呈正相关。②妊娠并发症与合并症：并发症如妊娠期高血压疾病、多胎妊娠、妊娠期肝内胆汁淤积症等，合并症如心脏病、慢性高血压、肾炎、贫血、抗磷脂抗体综合征等，均可使胎盘血流量减少，灌注下降。③其他：孕妇年龄、地区、体重、身高、经济状况，是否存在子宫发育畸形、吸烟、吸毒、酗酒、宫内感染、母体接触放射线或有毒物质等。

胎儿因素 ①染色体异常：21-三体综合征、18-三体综合征或13-三体综合征及特纳（Turner）综合征、猫叫综合征常伴发FGR。超声没有发现明确畸形的FGR胎儿中，近20%可发现核型异常，当生长受限和胎儿畸形同时存在时，染色体异常的概率明显增加。21-三体综合征FGR一般是轻度的，18-三体综合征胎儿常有明显的生长受限。②胎儿畸形：如先天性成骨不全和各类软骨营养障碍等可伴发FGR，严重畸形的婴儿有1/4伴生长受限，畸形越严重，婴儿越可能是小于胎龄儿。许多遗传性综合征也与FGR有关。③胎儿感染：在FGR病例中，多达10%的人发生病毒、细菌、原虫和螺旋体感染。宫内感染，如胎儿感染风疹病毒、巨细胞病毒、单纯疱疹病毒、弓形虫、梅毒螺旋体等可致FGR。④多胎：与单胎相比，双胎或多胎妊娠更易发生其中一个或多个FGR。

胎盘及脐带因素 胎盘各种病变导致子宫胎盘血流量减少，胎儿血供不足。脐带过长、脐带过细（尤其近脐带根部过细）、脐带扭转、脐带打结、脐带边缘或帆状插入等均可引起FGR。

分类 根据胎儿的生长特征、体重及病因等，将FGR分为3型。①内因性匀称型FGR：属于原发性FGR。一般发生在胎儿发育的第一阶段，因胎儿在体重、头尾和身长三方面均受限，头围与腹围均小，故称匀称型。其病因包括基因或染色体异常、病毒感染、接触放射性物质及其他有毒物质。②外因性不匀称型FGR：属于继发性FGR。不良因素主要作用在妊娠中、晚期。多因子宫胎盘功能低下，常见于妊娠期高血压疾病、糖尿病、胎盘病变等。③外因性匀称型FGR：为上述两型的混合型。其病因有母儿双方因素，多缺乏重要生长元素如叶酸、氨基酸、微量元素，或因有害药物、吸烟、酗酒等所致。致病因素在整个妊娠期均产生影响。

临床表现 在妊娠不同时期胎儿的生长发育受到致病因素影响，其结局不同，临床表现各异。

内因性匀称型FGR ①胎儿体重、身长及头径相称，但均小于此孕龄的正常值。新生儿身材矮小，发育不全，外观无营养不良。②脑重量轻，常有脑神经发育障碍，多伴有智力障碍。③胎盘组织结构无异常，但体积重量小。④半数有先天畸形。⑤产后新生儿生长发育亦有困难，常伴有脑神经发育障碍。

外因性不匀称型FGR ①新生儿外表呈营养不良或过熟儿状态，发育不匀称，身长、头径与孕龄相符而体重偏低。②胎儿常有宫内慢性缺氧及代谢障碍，各器官细胞数量正常，但细胞体积小，以肝脏为著。③胎盘体积正常，但功能下降，伴有缺血缺氧相关的病理变化，常有梗死、钙化、胎膜黄染等，加重胎儿宫内缺氧，使胎儿在分娩期对缺氧的耐受力下降，导致新生儿脑神经受损。④新生儿在出生后躯体发育正常，容易发生低血糖。

外因性匀称型FGR ①体重、身长、头径均小于该孕龄的正常值，外表有营养不良表现。②各器官细胞数量减少，体积均小，尤以肝脾为著，脑细胞数量也明显减少。新生儿的生长与智力发育常常受到影响。③胎盘外观正常，但体积小。④胎儿少有宫内缺氧，但存在代谢不良。

诊断 妊娠期准确诊断FGR并不容易，往往需要在分娩后才能确诊。疑有FGR时，应加强监测，尽可能确定宫内FGR的特异性病因。

病史　①准确判断孕龄。②注意本次妊娠过程中是否存在导致FGR的危险因素，询问既往是否有FGR史及慢性高血压、慢性肾病、严重贫血、营养不良等疾病；有无不良生活嗜好，如吸烟、酗酒、滥用药物等；工作或生活中是否接触有害、有毒物质。

症状及体征　测量子宫长度、腹围、体重，推测胎儿大小，简单易行，用于低危人群的筛查。①子宫高、腹围连续3周测量均在第10百分位数以下者，为筛选FGR指标，预测准确率达85%以上。②计算胎儿发育指数：胎儿发育指数＝子宫高（cm）－3×（孕月+1），指数在-3与+3之间为正常儿，低于-3则提示有FGR的可能。③在妊娠晚期，孕妇每周增加体重0.5kg，若体重增长停滞或增长缓慢时，可能为FGR。

辅助检查　包括超声检查、抗心磷脂抗体检测等。

超声检查　诊断FGR的关键步骤。①测头围（HC）与腹围（AC）比值（HC/AC）：胎儿头围在妊娠28周后生长减慢，而胎儿体重仍按原速度增长，故只测头围不能准确反映胎儿生长发育的动态变化，应同时测量胎儿腹围和头围（HC/AC），比值小于正常同孕周平均值的第10百分位数，即有FGR的可能，有助于估算不匀称型FGR。②测量胎儿双顶径（BPD）：正常妊娠早期双顶径每周增长3.6～4.0mm，妊娠中期每周增加2.4～2.8mm，妊娠晚期每周增加约2.0mm。如超声动态监测双顶径时发现每周增长<2.0mm，或每3周增长<4.0mm，或每4周增长<6.0mm，于妊娠晚期双顶径每周增长<1.7mm，均应考虑有FGR的可能。连续测定动态观察其变化，以期及早发现FGR。③羊水量与胎盘成熟度：可采用B超测定羊水量。30%的FGR伴羊水量减少。当胎儿血流重分布以保障重要脏器血液灌注时，肾脏血流量不足，胎尿生成减少导致羊水量减少。多数FGR会出现胎盘老化的超声图像。④彩色多普勒超声脐动脉舒张期血流缺失或倒置对诊断FGR意义大。妊娠晚期脐动脉S/D比值通常≤3为正常值，脐血S/D比值升高时，也应考虑有FGR的可能。测量子宫动脉的血流（PI及是否存在切迹）可以评估是否存在胎盘灌注不良可能，从而预测FGR的发生。

抗心磷脂抗体测定　抗心磷脂抗体与FGR的发生有关。

鉴别诊断　FGR应与小于胎龄儿相鉴别，后者是指结构正常儿，不伴有营养不良，围产儿常无不良结局，多与母亲的种族、产次、体重和身高等因素有关。

治疗　治疗原则是积极寻找病因，补充营养，改善胎盘循环，加强胎儿检测，适时终止妊娠。

寻找病因　临床怀疑FGR的孕妇，应尽可能找出可能的致病原因，如及早发现妊娠期高血压疾病，行TORCH感染检查、抗磷脂抗体测定，超声检查排除胎儿先天畸形，必要时行胎儿染色体检查。

妊娠期治疗　治疗越早，效果越好，妊娠32周前开始疗效佳，妊娠36周后疗效较差。常见的改善胎盘循环及补充营养的方法有静脉营养等，但效果欠佳。

一般治疗　均衡膳食、吸氧，这种方法在匀称性FGR妊娠孕妇中未得到证实。尽管如此，许多医师建议一种改良式的休息方式即左侧卧位，增加母体心输出量的同时可能会使胎盘血流达到最大量。

母体静脉营养　氨基酸是胎儿蛋白质合成的主要来源，为胎儿生长发育的物质基础，以主动运输方式通过胎盘到达胎儿；能量合剂有助于氨基酸的主动转运；葡萄糖是胎儿热能的来源。故理论上母体补充氨基酸、能量合剂及葡萄糖有助于胎儿生长。但在临床上，单纯应用母体静脉营养的治疗效果并不理想，可能原因是：①真正营养缺乏造成的FGR很少。②在胎儿生长受限时，胎盘功能减退，胎盘绒毛内血管床减少，间质纤维增加，出现绒毛间血栓、胎盘梗死等一系列胎盘老化现象，子宫-胎盘供血不足，导致物质转换能力下降。

药物治疗　①β受体激动剂：能舒张血管、松弛子宫，改善子宫胎盘血流，促进胎儿生长发育。②硫酸镁：能恢复胎盘正常的血流灌注。③丹参：能促进细胞代谢、改善微循环、降低毛细血管通透性，有利于维持胎盘功能。④低分子肝素、阿司匹林：用于抗磷脂抗体综合征引起FGR者有效。⑤糖皮质激素：预计妊娠34周前分娩的生长受限胎儿应该注射糖皮质激素，以促胎肺成熟。

胎儿健康情况监测　可以进行无应激实验、胎儿生物物理评分、胎儿血流监测等。脐血流的舒张期缺失、倒置和静脉导管的反向A波提示了较高的围产儿发病率与死亡率。胎儿的多普勒血流改变往往早于胎心监护或生物物理评分异常。

产科处理　包括以下内容。

继续妊娠指征　胎儿宫内情况良好，胎盘功能正常，妊娠未足月、孕妇无合并症及并发症者，可在密切监护下妊娠至足月，但不应超过预产期。

终止妊娠指征 ①治疗后FGR无改善，胎儿停止生长3周以上。②胎盘提前老化，伴有羊水过少等胎盘功能低下表现。③无应激试验、胎儿生物物理评分及胎儿血流测定等提示胎儿缺氧。④妊娠合并症、并发症孕妇病情加重，妊娠继续将危害母婴健康或生命者，均应尽快终止妊娠，一般在妊娠34周左右考虑终止妊娠。如妊娠未达34周，应促胎肺成熟后再终止妊娠。

分娩方式选择 由于FGR对缺氧耐受性差，胎儿胎盘贮备不足，难以耐受分娩过程中子宫收缩时的缺氧状态，应适当放宽剖宫产指征。①阴道产：胎儿情况良好，胎盘功能正常，胎儿成熟、子宫颈成熟度评分≥7分，羊水量及胎位正常，无其他禁忌者，可经阴道分娩；若胎儿难以存活，无剖宫产指征时予以引产。②剖宫产：胎儿病情危重，产道条件欠佳，阴道分娩对胎儿不利，应行剖宫产结束分娩。

预后 FGR的近期及远期并发症发病率均较高。①近期并发症：主要有新生儿窒息、低体温、低血糖、红细胞增多症等。②远期并发症：主要有脑瘫、智力障碍、行为异常、神经系统障碍；成年后高血压、冠心病、糖尿病等心血管疾病及代谢性疾病的发病率较高，约为正常儿的2倍。

（杨慧霞）

dī chūshēng tǐzhòng ér

低出生体重儿（low birth weight infant）

出生体重<2500g的胎儿。其中，出生体重在1000～1499g的早产儿称为极低出生体重（very low birth weight，VLBW）儿，出生体重<1000g者则称为超低出生体重（extremely low birth weight，ELBW）儿或超未成熟儿。发生率各国报道不一致，2005年中华医学会儿科学会新生儿学组对22个省、自治区和直辖市共47个城市62所医院的45722例产科新生儿的调查资料显示，中国极低出生体重儿的发生率为0.7%，超低出生体重儿为0.2%。中国香港地区极低出生体重儿的发生率为0.69%，超低出生体重儿为0.14%。日本超低出生体重儿的发生率约为0.2%。英美国家的极低出生体重和超低出生体重儿的发生率分别为1%和0.3%。目前统计的存活率大多数是根据出生体重来评估的，但在产前提供的资料只有胎龄。正常发育的胎儿胎龄与体重关系大致如下：24周约为600g，25周约为750g，26周约为850g，27周约为1000g。

临床表现 生后不久可能发生呼吸窘迫综合征和感染、颅内出血、黄疸、电解质紊乱和动脉导管未闭等，需进行呼吸支持治疗、静脉营养和置管。多数早产儿远期均有可能发生呼吸暂停、慢性肺病、院内感染、早产儿视网膜病变、贫血、神经发育和听力筛查异常等问题。

处理 产科及新生儿科共同讨论，选择最佳分娩时间和分娩方式，尽量将母胎双方的损伤控制在最小限度内。

宫内转运与出生后转运 如果医疗条件欠佳的医院预计将有极低出生体重儿或超低出生体重儿出生，最佳方案是通过宫内转运，将孕母转运到具有良好接产条件并设有新生儿重症监护病房的高层次医院去分娩，这是对极低出生体重儿、超低出生体重儿的最好保护。

出生后的转运，即使拥有良好的转运系统，仍难保证如宫内一样的良好环境。孕母临产如已迫近，可先与专业医院联系，专业医院应配备技术优良的医护人员和完善的转运设施，及时赶到待转医院协助抢救，待婴儿稳定后再转运到专科医院。

出生时处理 积极有效的复苏对提高存活率和改善生存质量极其重要。产房中至少应有复苏技术熟练的2名儿科医师和一名护士在场。除了一般的常规复苏措施外，主要重视以下几个方面。①保暖：迅速将婴儿置于预热的远红外复苏抢救台，快速用预热的毛巾擦干，用食品级的塑料薄膜包裹婴儿，脐部露出以进行置管操作。或者在婴儿周围放置热水袋。②呼吸：产房尽可能配备呼吸机、持续气道正压、T型复苏器、空氧混合仪等。尽早使用肺表面活性物质，胎龄28周以下者应预防性应用肺表面活性物质；胎龄28～30周的早产儿在出现呼吸窘迫综合征的早期症状如呻吟、吸气性凹陷、吸入氧浓度（FiO_2）40%仍不能维持氧饱和度在85%以上，尽早应用肺表面活性物质。早期应用鼻塞持续气道正压，可减少气管插管和肺表面活性物质的应用，特别适合中国国情。空氧混合仪可以减少纯氧的吸入，减少慢性肺病和早产儿视网膜病变的发生。③循环：可采取心脏按压，方法是用示指和中指在胸骨中央部下压1cm左右，同时用另一手指探测股动脉搏动，感到搏动即可，避免压力过大导致胸骨骨折。在呼吸稳定后及时监测血压，若平均血压值低于胎龄值，给予生理盐水10ml/kg扩容。④外周静脉穿刺和脐动静脉置管：在呼吸稳定后应进行外周静脉置管，给予静脉液体输注。开始可应用10%葡萄糖液，根据血糖调节，以避免低血糖的发生。需要机械通气的患儿应尽可能放置脐动、静脉插管，不需要机械通气的患儿可仅放置脐静脉插管。置管成功后进行 X 线定位。⑤血糖和血气监测：超低出生体重儿极易发生低血糖，应尽早监测血糖；监测血气，发现酸中毒应及时纠正；外周静脉穿刺；脐动静脉置管；肺表面活性物质应用也可在新生儿重症监护病房完成，但在产房给予积极有效的复苏，尽可能快地稳定内环境，在稳定的情况下转运患儿到新生儿重症监护病房，可以显著提高成活率和减少远期不良预后的发生。

预后 胎龄越小，体重越低，死亡率越高。随着新生儿重症监护病房的建立、新生儿医学的发展以及医护条件的日臻完善，极低出生体重儿和超低出生体重儿的死亡率在明显下降。在美国，超低出生体重抢救存活率已从 1943 年的 0 增加到 82%。在中国，极低出生体重儿的抢救存活率也在不断提高。存活者并发症的发生率与胎龄及出生体重呈负相关，主要包括脑积水、脑瘫、视网膜病变、失聪、体格发育落后、认知功能障碍及社会适应能力障碍等。

（杨慧霞）

tāi'ér jiǒngpò

胎儿窘迫（fetal distress） 由于急性或者慢性缺氧，危及子宫内胎儿的健康甚至生命的综合征。发生率为 2.7%～38.5%。可分为急性和慢性两种：①急性胎儿窘迫：常发生于分娩期。②慢性胎儿窘迫：多发生于妊娠晚期，但可延续至分娩期；临产后慢性胎儿窘迫往往表现为急性胎儿窘迫。临床主要表现为胎心率异常、羊水粪染、胎动减少或消失等。胎儿窘迫严重威胁围产儿健康，是围产儿死亡的主要原因，也是儿童智力低下的主要原因。

（杨慧霞）

jíxìng tāi'ér jiǒngpò

急性胎儿窘迫（acute fetal distress） 胎儿在子宫内因急性缺氧而危及其健康和生命的疾病。主要发生在分娩期。急性胎儿窘迫严重危及胎儿健康，尤其是重度缺氧，随时可引起胎儿死亡。

病因与发病机制 由于脐带血运受阻、胎盘功能异常或母体疾病等原因，引起母胎间的血氧运输及交换障碍或脐带血液循环障碍，使胎儿无法获得足够的氧气而出现子宫内缺氧。多因脐带异常、前置胎盘、胎盘早剥、宫缩过强及不协调等引起。①前置胎盘或胎盘早剥：胎盘在胎儿娩出前与子宫壁剥离，若剥离面积较大，可引起胎儿缺氧，甚至胎儿死亡。②脐带异常：如脐带绕颈、脐带脱垂、脐带真结、脐带血肿、脐带过长或过短、脐带附着于胎膜等，使脐带血管受压甚至闭锁，导致脐带血运受阻。③母体严重血液循环障碍：如各种原因导致的休克等，导致胎盘血液灌注的急剧减少。④缩宫素使用不当：可引起子宫收缩过强、过频以及子宫收缩不协调，导致子宫内压力长时间增高，阻碍母体血液进入胎盘绒毛间隙。⑤麻醉药及镇静剂过量：孕妇应用麻醉药及镇静剂过量，可抑制母体呼吸。

病理生理 胎儿对宫内缺氧具有一定的代偿能力。轻度缺氧时，由于二氧化碳蓄积及呼吸性酸中毒，胎儿交感神经兴奋，肾上腺素分泌增多，代偿性血压升高，心率增快。此时，胎儿无严重代谢障碍和器官损伤。

若长时间中度缺氧，胎儿迷走神经兴奋，无氧酵解占优势，血中儿茶酚胺浓度增加，二氧化碳、碳酸、乳酸等代谢产物堆积，出现呼吸性酸中毒及代谢性酸中毒，心肌收缩力被抑制，心输出量下降、心率减慢。肾血管收缩，胎儿尿液形成受阻、减少，羊水显著减少。胎儿胃肠道血管收缩，肠蠕动亢进，肛门括约肌松弛、粪便排出污染羊水。缺氧可使胎儿深呼吸增加，出现不规则喘息，使粪染的羊水吸入呼吸道。严重时导致胎儿呼吸暂停甚至消失。

临床表现及诊断 临床表现及诊断要点如下。①胎动异常：为其重要表现，初期表现为胎动频繁，继而减弱及次数减少，甚至消失。②胎心率异常：为其重要特征。正常胎心率为 120～160 次/分。急性胎儿窘迫者于缺氧早期，表现为胎心率代偿性增快（>160 次/分）；缺氧严重时，胎心率反而减慢，可<120 次/分。胎儿电子监护可出现多发晚期减速、变异减速等异常；若胎心率<100 次/分，并伴发频繁晚期减速，提示胎儿严重缺氧，胎儿常结局不良，可随时胎死宫内。③羊水胎粪污染：也可表现为不同程度的羊水胎粪污染。羊水污染可分 3 度：Ⅰ度浅绿色；Ⅱ度深绿色或黄绿色、混浊；Ⅲ度棕黄色、混浊、稠厚。羊水胎粪污染不是胎儿窘迫的特有征象，但Ⅱ度污染提示胎儿急性缺氧，Ⅲ度污染提示胎儿严重缺氧。④酸中毒：急性胎儿窘迫者胎儿头皮血血气分析结果表现为酸中毒特征，即 pH<7.2（正常为 7.25～7.35），氧分压（PO_2）<10mmHg（正常为 15～30mmHg）及二氧化碳分压（PCO_2）>60mmHg（正常为 35～55 mmHg）。

处理 急性胎儿窘迫瞬息万变，应采取果断措施，进行紧急处理，快速改善胎儿缺氧状态。

一般处理 采取左侧卧位。应用氧气面罩或鼻导管给氧，氧流量10L/min，吸氧30分钟/次，间隔5分钟。积极纠正产妇水电解质失衡和酸中毒。

病因治疗 积极寻找病因并采取相应措施进行治疗。缩宫素使用不当使子宫收缩过强及不协调者，停用缩宫素，必要时使用宫缩抑制剂，如特布他林、哌替啶或硫酸镁；羊水过少导致脐带受压者，可经腹羊膜腔输液。

终止妊娠 尽快终止妊娠并做好新生儿窘迫抢救准备。根据产程进展选择分娩方式。①宫口未开全者：出现以下任意指征即应该立即行剖宫产终止妊娠：胎心率<120次/分或>180次/分，伴Ⅱ度羊水污染；Ⅲ度羊水污染伴羊水过少；胎儿电子监护出现频繁晚期减速或重度变异减速；胎儿头皮血血气分析pH<7.2。②宫口已开全且骨盆各径线正常者：若胎头双顶径已达坐骨棘水平以下，尽快经阴道助产分娩。

（杨慧霞）

mànxìng tāi'ér jiǒngpò

慢性胎儿窘迫（chronic fetal distress）

胎儿在子宫内长期处于缺氧状态而危及胎儿健康的疾病。主要发生于妊娠晚期，常延续至分娩期并加重。

病因与发病机制 多由妊娠期高血压疾病、慢性肾炎、糖尿病、严重贫血、妊娠肝内胆汁淤积症及过期妊娠等引起。常见的原因和机制如下：①母体血液含氧量不足，如妊娠合并慢性肺功能不全、哮喘反复发作、较大面积肺部感染、先天性心脏病或心功能不全、重度贫血等。②子宫胎盘血管硬化、狭窄或梗死，导致胎盘绒毛间隙血液灌注不足，如妊娠期高血压疾病、妊娠合并慢性肾炎、糖尿病、过期妊娠等。③胎儿运输或利用氧能力下降，如胎儿严重的心血管疾病、呼吸系统疾病、胎儿畸形、母儿血型不合、胎儿宫内感染、颅内出血及颅脑损伤等。

临床表现及诊断 ①胎动减少或消失：临床常用胎动监测方法为孕妇于早、中、晚自行计数胎动各1小时，3次监测胎动之和乘以4即12小时的胎动数。12小时胎动<10次为胎动减少，是胎儿缺氧的重要表现。发现胎动减少应高度警惕，临床中胎心消失常发生于胎动消失24小时后。②胎儿电子监护异常：如无应激试验（NST）表现为无反应型，即持续20分钟胎动时胎心率加速≤15次/分，持续时间≤15秒，基线变异频率<5次/分；或光学相干断层扫描（OCT）可见频繁变异减速或晚期减速。③胎儿生物物理评分低：根据B超监测胎动、胎儿呼吸运动、胎儿肌张力、羊水量，联合胎儿电子监护NST结果进行评分（每项2分）。≤4分者提示胎儿窘迫；6分为胎儿可疑窘迫。④胎盘功能低下：尿雌三醇<10mg/24h或连续测定下降>30%；随意尿雌激素/肌酐<10；妊娠晚期胎盘生乳素<4mg/L、妊娠特异β_1糖蛋白<100mg/L。⑤羊水胎粪污染：可有羊水胎粪污染，污染分度见急性胎儿窘迫。⑥脐动脉多普勒超声血流异常：生长受限的胎儿可出现进行性舒张期血流降低、脐血流指数升高等胎盘灌注不足征象；严重缺氧者可表现为舒张期血流缺失或倒置。

处理 慢性胎儿窘迫使子宫胎盘灌注不足，影响胎儿生长发育，导致胎儿生长受限，可能发生缺氧缺血性脑病及脑瘫等，肾血流减少可引起羊水过少。其治疗应根据病因、结合孕周、胎儿成熟度及胎儿窘迫的严重程度等进行综合判断。①一般处理：卧床休息，左侧卧位。定时吸氧。积极治疗可能导致慢性胎儿窘迫的妊娠并发症及合并症等疾病。加强胎儿监护，密切观察胎动变化。②期待疗法：孕周小，估计胎儿娩出后存活概率较小者，尽量保守治疗以延长妊娠期，同时促胎肺成熟，争取胎肺成熟后终止妊娠。需要注意的是，在期待过程中，胎儿可能随时胎死宫内，或由于胎盘功能低下影响胎儿发育。③终止妊娠：妊娠近足月的慢性胎儿窘迫者，出现胎动减少或OCT晚期减速、重度变异减速，或胎儿生物物理评分<4分，建议行剖宫产终止妊娠。

（杨慧霞）

tāi'ér tóupí xuè xuèqì fēnxī

胎儿头皮血血气分析（fetal scalp blood gas analysis）

在分娩过程中，为了了解急性胎儿窘迫胎儿机体酸碱平衡情况、缺氧状态及程度，采集胎儿头皮血进行血气分析的检测手段。血气分析可反映血液酸碱度（pH）、二氧化碳分压（PCO_2）、氧分压（PO_2）等指标，是判断机体酸碱平衡及缺氧状态和程度的重要检测方法。其结果有利于评估急性胎儿窘迫的病情，有助于临床更为准确地纠正机体酸碱失衡。

常用指标包括pH、PCO_2、PO_2、二氧化碳总量（TCO_2）、氧饱和度（$SatO_2$）、实际碳酸氢根（AB）、剩余碱（BE）、阴离子间隙（AG）。一般根据pH、$PaCO_2$、BE（或AB）判断酸碱失衡，根

据 PO_2 及 PCO_2 判断缺氧及通气情况。血气分析有时需联合其他检查，并结合临床动态观察，方能正确判断机体酸碱平衡和缺氧状态及程度。①酸碱度（pH）：参考范围为 7.35～7.45。<7.35 为失代偿性酸中毒，>7.45 为失代偿性碱中毒。值得注意的是，pH 正常并不能完全排除无酸碱失衡。代偿性酸中毒或碱中毒时 pH 均在 7.35～7.45 的正常范围。②二氧化碳分压（PCO_2）：判断各型酸碱中毒主要指标，参考范围为 35～45mmHg。PCO_2 升高提示呼吸性酸碱失衡。PCO_2 > 50mmHg 有抑制呼吸中枢危险。PCO_2 乘 0.03 即 H_2CO_3 含量。超出参考范围称为高碳酸血症，低于参考范围称为低碳酸血症。③二氧化碳总量（TCO_2）：其参考范围为 24～32mmHg，代表血中 CO_2 和 HCO_3 之和，在体内受呼吸和代谢的影响。代谢性酸中毒时 TCO_2 明显下降，碱中毒时明显上升。④氧分压（PO_2）：其参考范围为 80～100mmHg。PO_2 < 60mmHg 即提示呼吸衰竭，< 30mmHg 可有生命危险。⑤氧饱和度（$SatO_2$）：其参考范围 91.9%～99%。⑥实际碳酸氢根（AB）：参考范围为 21.4～27.3mmol/L；标准碳酸氢根（SB）：参考范围为 21.3～24.8mmol/L。AB 是体内代谢性酸碱失衡的重要指标，在特定条件下计算出的 SB 也可反映代谢情况。二者正常，提示酸碱平衡、内环境稳定；二者皆低，提示代谢性酸中毒（失代偿）；二者皆高，提示代谢性碱中毒（失代偿），AB>SB 为呼吸性酸中毒，AB<SB 为呼吸性碱中毒。⑦剩余碱（BE）：其参考范围为 -3～+3mmol/L。正值表示增加，负值表示降低。BE 高于正常值提示存在代谢酸中毒。⑧阴离子间隙（AG）：参考范围为 8～16mmol/L。AG 是早期发现混合性酸碱中毒的重要指标。

（杨慧霞）

yángshuǐ tāifèn wūrǎn

羊水胎粪污染（meconium-stained amniotic fluid）

当胎粪过早排入羊水时，出现羊水胎粪污染，表现为不同程度的绿色，且由清亮变混浊、黏稠。羊水是维持胎儿生命和健康发育不可缺少的生活环境，羊水的来源、容量及组成物质随妊娠进展而发生变化。羊水与胎儿生长发育密切相关，羊水性状可反映胎儿的生理和病理状态。

病因 胎儿窘迫、胎儿畸形、病毒感染等原因引起胎儿肠道蠕动亢进，肛门括约肌松弛，导致胎粪排出而污染羊水。

分度 根据程度的不同，羊水污染分为 3 度。Ⅰ度：羊水呈浅绿色，常见于胎儿慢性缺氧。Ⅱ度：羊水呈深绿色或黄绿色，混浊，多见于急性胎儿窘迫。Ⅲ度：羊水呈棕黄色，稠厚，提示胎儿严重缺氧。

检查方法 可以直接肉眼观察或通过羊膜镜检查。怀疑急性胎儿窘迫时，若胎先露部固定，前羊水囊中羊水的性状可以与胎先露部上方的羊水不同。胎心率< 120 次/分而前羊水清亮者，应在无菌条件下，于宫缩间歇期轻推胎先露部，了解其后羊水性状。但注意不可太用力上推，避免脐带脱垂。

（杨慧霞）

sǐtāi

死胎（still birth，fetal death）

妊娠 20 周后胎儿在子宫内死亡。胎儿在分娩过程中死亡，称为死产，也是死胎的一种。

病因 ①胎盘及脐带因素：如前置胎盘、胎盘早剥、血管前置、脐带脱垂、脐带绕颈缠体等，导致胎儿缺氧。②胎儿因素：如胎儿严重畸形、胎儿生长受限、严重遗传性疾病、母儿血型不合等。③孕妇因素：严重的妊娠合并症、并发症，如妊娠期高血压疾病、糖尿病、心血管疾病、各种原因引起的休克等。子宫局部因素，如子宫张力过大或收缩力过强、子宫畸形、子宫破裂等致局部缺血而影响胎盘、胎儿。

临床表现 孕妇自觉胎动停止，子宫停止增长，检查时听不到胎心，子宫大小与停经周数不符，超声检查可确诊。

死胎在宫腔内停留过久可能引起母体凝血功能障碍。胎儿死亡后约 80% 在 2～3 周内自然娩出，若死亡后 3 周胎儿仍未排出，退行性变的胎盘组织释放凝血活酶进入母体血液循环，激活血管内凝血因子，可能出现弥散性血管内凝血（DIC）。胎死宫内 4 周以上，DIC 发生机会增多，可引起分娩时的严重出血。

处理 死胎一经确诊，首先应该详尽完善病史。尽早引产。建议尸体解剖及胎盘、脐带、胎膜病理检查及染色体检查，尽力寻找死胎原因。做好产后咨询和心理支持。

引产方法有多种，包括米索前列醇，经羊膜腔注入依沙吖啶及缩宫素引产等，应根据孕周及子宫有无瘢痕，结合孕妇意愿，知情同意下选择。原则是尽量经阴道分娩，剖宫产仅限于特殊情况下使用。妊娠 28 周前有子宫手术史者，应制定个体化引产方案。妊娠 28 周后的引产应根据产科指南制订执行。

胎儿死亡4周尚未排出者，应行凝血功能检查。若纤维蛋白原<1.5g/L，血小板<100×10^9/L时，可用肝素治疗，可使纤维蛋白原和血小板恢复到有效止血水平，然后再引产，并备新鲜血，注意预防产后出血和感染。

即使经过全面、系统评估，仍至少有1/4的病例无法明确病因。对于不明原因的低危孕妇，37周之前死胎的再次发生率为7.8‰~10.5‰；37周之后的再次发生率仅为1.8‰。有合并症或并发症的高危孕妇，死胎的再次发生率明显增加。

（杨慧霞）

yángmó dài zōnghézhēng

羊膜带综合征（amniotic band syndrome，ABS）

胚胎或胎儿的某些部位被羊膜带缠绕、粘连，引起受累器官出现分裂或发育异常的一组复合胎儿畸形。活产儿的发生率为1：1200~1：15000。畸形常为多发性、不对称性，常见于头部、躯干和四肢，可单独受累或联合受累。

病因与发病机制 病因尚不清楚，多数学者同意羊膜破裂引起纤维带状物缠绕胎儿的假说。妊娠早期由于羊膜破裂而绒毛膜尚完整，使得胎儿通过羊膜破裂处到达绒毛膜腔内。由于羊水通过渗透性较好的绒毛膜外渗而使羊水一过性减少，使胎儿与绒毛膜贴近。羊膜表面的中胚叶绒毛组织产生纤维带缠绕胎儿肢体导致肢体畸形、皮肤缺损等；当纤维带与缺损皮肤粘连，可以导致腹裂或脑膨出等；当胎儿咀嚼吞咽羊膜带时，可以出现非对称性唇裂、腭面裂或消化道闭锁等。但是部分羊膜带综合征是无法单纯通过纤维带状物缠绕胎儿来进行解释的。

诊断 主要依赖影像学检查，包括超声检查和MRI检查，超声检查仍为目前应用最为广泛的检查。主要根据典型的胎儿畸形特征进行诊断，并非必须显示羊膜带才能诊断为羊膜带综合征，但若能发现羊膜带则有助于羊膜带综合征的诊断。

畸形的发生取决于羊膜带的形成范围以及形成时的孕周，胎儿的任何部位均可出现畸形，超声主要表现如下。①羊膜带：羊水中可见一漂浮的带状回声，黏附于胎儿。②胎儿畸形：羊膜带粘连处的胎儿身体部分可出现畸形，胎头、躯干、肢体可单独受累或一并受累，但均有各自的特征。其典型特征主要为多发性、非对称性、不规则畸形。头颅畸形时，无脑畸形、脑膨出较常见。无脑畸形可能存在不对称的某个部位的颅骨缺损；脑膨出往往为非正中性，可发生在颅骨的任何部位。躯干畸形时，广泛腹壁皮肤缺损，肝、脾、胃、肠管、膀胱等脏器甚至心脏均外翻在羊水内，由于腹腔内极度空虚，故可见脊柱呈“V”形向腹侧屈曲。肢体畸形时，肢体的环状缩窄和截断是诊断羊膜带综合征的最有效依据，其特征为截断肢体部分远端骨骼突出在软组织外。并指（趾）及足内翻畸形也常见于该综合征，并指（趾）在羊水过少的情况下超声很难诊断，但只要发现指（趾）有膜状回声，即应警惕该畸形可能。由于压迫导致肢体淋巴回流障碍，还可以出现肢体淋巴水肿。颜面部畸形时，常表现为不规则、非常见部位的唇裂、腭裂及鼻发育异常。③其他：胎动多受限制，常常合并羊水量异常。

鉴别诊断 需要与以下疾病相鉴别。

羊膜片 因宫内器械操作损伤等导致子宫腔粘连，使羊膜绒毛膜沿着宫内瘢痕生长而形成羊膜片，发生率约为0.16%。较羊膜带厚，由两层羊膜及两层绒毛膜组成，边缘游离，基底较厚，彩色多普勒超声有时可见血流频谱。不附着于胎儿身上，一般无特异性畸形发生，妊娠晚期常可消失。

短脐带综合征 胚胎发育至4~6周时，由于血流的改变导致胚胎组织发育不全或受损，引起胎儿体内出血、坏死、缺氧、腹壁闭合失败等。表现为脐带短或无脐带，有明显的脊柱侧弯，腹腔内容物到达羊膜腔中，并有脊柱、四肢多发联合畸形，子宫腔中无羊膜带样回声。

胚外体腔 胚胎在正常发育过程中由于羊膜与绒毛膜尚未完全融合，羊膜与绒毛膜下积液形成了胚外体腔，常在妊娠16周后消失。羊膜囊完整且不附着于胎儿，胎儿胎动不受约束，无并发畸形。

羊膜外妊娠 罕见，是妊娠早期羊膜破裂后胎儿继续在胚外体腔内生长，一般不伴有胎儿畸形。超声表现为羊水中的带状回声薄，与胎儿之间无明显的缠绕现象。

轮状胎盘 胎盘绒毛膜边缘卷曲，似一蒂状结构突出于羊膜腔中。易被误认为羊膜带，胎儿发育正常。

子宫不全纵隔 带状结构由肌层向羊膜腔内突起，回声与子宫肌层回声相似，与胎儿间无粘连、缠绕，彩色多普勒超声显示其内有血流频谱。

治疗 对可疑羊膜带综合征患者应进行全面的超声检查来排

查胎儿是否存在其他部位异常。如腹壁或胸腹壁缺陷的胎儿可合并心脏缺陷，所以该类胎儿应进行胎儿超声心动图检查。治疗方案的制订应综合考虑多种因素，如孕周、畸形部位和程度、胎儿的珍贵程度等。①终止妊娠：若胎儿已出现重要脏器畸形，或多发的胎儿畸形，而当地的医疗水平无法进行出生后的相关干预，新生儿短期存活率低，远期影响无法预料时，可考虑放弃妊娠。②继续妊娠，出生后进行治疗：有较轻微的胎儿畸形，对胎儿和新生儿的影响不大，在新生儿外科医生会诊后可考虑继续妊娠，动态观察病情进展。散发的畸形往往与染色体异常无关，不需要常规进行羊膜腔穿刺检查。但患者有多发畸形，无法完全用羊膜带综合征患者特有的畸形特征进行解释，怀疑有染色体异常者，可考虑行羊膜腔穿刺术。妊娠期间发现有脐动脉血流异常时，应考虑是否有脐带被羊膜带缠绕的可能，如不及时处理，可能出现胎儿生长受限，甚至胎死宫内。羊膜带综合征不是剖宫产的指征，应以产科因素决定分娩方式。分娩时，应选择有新生儿科专家、小儿外科专家以及小儿美容整形专家的综合性医院，以便新生儿出生后能接受及时的会诊治疗。新生儿出生后应再次进行全面的体格检查，重新进行评估。③手术干预：随着胎儿外科学的发展，已经成功采用胎儿镜对羊膜带综合征患者施行羊膜带粘连松解术，术后受累肢体得以摆脱羊膜带的束缚，取得较好的临床效果，但此治疗在中国开展较少，其技术要求较高。

预后 一般对母体无影响，羊膜带综合征患儿的预后取决于胎儿畸形的严重程度，同时依赖当地新生儿外科水平。如为小的粘连带及手指、脚趾的淋巴水肿则预后较好，而多发畸形病死率高。大多数羊膜带综合征属于散发，再发风险相对较低。

（漆洪波　黄　帅）

tāi'ér xīnlǜ shīcháng

胎儿心律失常（fetal cardiac arrhythmias） 胎儿心脏激动的起源、频率、节律、传导速度和传导顺序异常的疾病。发生率约1.0%，部分为间歇性发作，但是有些胎儿心律失常则较严重，可引起胎儿血流动力学改变而导致胎儿水肿甚至胎儿死亡。

病因与发病机制 引起胎儿心律失常的发病机制尚不清楚，胎儿心律失常的发生可能与以下因素相关。①胎儿心血管畸形：约2%的心律失常胎儿合并器质性心脏病。②宫内感染：如细小病毒B_{19}感染等。③母体结缔组织病：结缔组织病患者的自身抗体及抗可溶性核糖核蛋白抗体经胎盘转移到胎儿后，与胎儿心脏传导系统中的抗原结合，可导致传导系统炎症及纤维化，从而引起心律失常。④胎儿窘迫：严重脐带受压时可以引起窦房传导阻滞，引起心率过缓。⑤药物：母体使用普萘洛尔、利血平等药物或子宫颈局部麻醉时，可以出现胎儿窦性心动过缓。⑥其他：母亲接触咖啡因、烟草和酒精等，可以出现一过性胎儿心律失常。

分类 按心率快慢可分为快速型、慢速型以及不规则型，最常见为前两者。①快速型心律失常：胎心率>200次/分，包括孤立的异位搏动、室上性心动过速、心房扑动等，其中最常见的是异位搏动。②慢速型心律失常：胎心率<100次/分，包括窦性心动过缓、非传导性期前收缩及完全性房室传导阻滞等，其中最常见的为完全性房室传导阻滞。③不规则型心律失常：包括房性期前收缩、室性期前收缩以及伴有房室传导阻滞的快速型心律失常等。

诊断 由于胎儿心电信号难以用无创方法获得，胎儿超声心动图（包括二维超声、M型超声及多普勒超声）可以通过观察心壁的运动、瓣膜的启闭及心内血液频谱来观察并诊断胎儿心律失常，是目前临床用于诊断胎儿心律失常的首选方法。

不规则型心律失常　房性期前收缩是一种常见的胎儿心律失常。它可以下传至心室引起心室收缩，也可以不下传至心室，在心室出现一较长的代偿间期。房性期前收缩在M型超声心动图上表现为提前出现的、幅度较低的心房壁运动波，如果下传至心室，出现相应的心室或半月瓣运动波形；如果不下传至心室，则在心室或半月瓣运动曲线上出现一较长的间歇期。在多普勒超声心动图上，表现为流入道波提前出现，如果下传至心室，可引起心室射血波，但因心室充盈不良而波幅较小；如果不下传至心室，则检测不到心室相应的血流波。

快速型心律失常　胎儿心率超过200次/分。M型取样线同时穿过心房壁和心室壁，同时记录到心房壁和心室壁的运动曲线，分别计算心房率和心室率，如果两者相等，房室传导为1∶1，心率>200/分，则可诊断为室上性心动过速。如果心房率>300次/分，且规则，则为心房扑动；如果心房率不规则，可考虑心房颤动。如果心房率超过心室率，此时应分析心房收缩与心室收缩的对应关系（如2∶1或3∶1），从而确定心房扑动伴房室传导阻滞。

慢速型心律失常 胎儿心率低于 100 次/分。最常见的慢速型心律失常是先天性完全性房室传导阻滞。胎儿期的完全性房室传导阻滞较少见，发生率为 1∶20000~1∶25000（活产）。超过一半的完全性房室传导阻滞患者合并严重先天性心脏病。M 型超声在同时显示心房收缩与心室收缩的曲线上或频谱图上进行分析，分别计算心房率与心室率，若心房率与心室率规则，且为 1∶1 传导，则为窦性心动过缓；如果心房率与心室率没有依赖关系，且胎心率<100 次/分，可以诊断为完全性房室传导阻滞。

治疗 临床诊断发现胎儿心律失常应做胎儿超声心动图检查，主要明确胎儿心律失常的类型，是否伴有胎儿先天性心脏结构畸形，是否存在心包积液、胸腔积液或胎儿水肿，有无房室瓣的反流，心脏功能状态如何等。此外，应对胎儿其他部位进行详细检查，明确是否伴有其他结构畸形，这对胎儿的预后至关重要。引起胎儿心律失常的病因对治疗方案的选择至关重要，同时治疗方案应结合患者年龄、孕周、胎儿珍贵程度、当地新生儿医疗水平进行综合考虑。

终止妊娠 对一些孕周较小、合并严重的心脏结构畸形、已经发生严重的血流动力学功能障碍的胎儿，围产儿病死率高，即使存活也预后不良，可考虑终止妊娠。

期待治疗 间歇性的胎儿心律失常，没有血流动力学功能障碍或胎儿水肿的证据时，可以密切观察胎儿的状况，不使用药物治疗，进行期待治疗，定期行超声检查。

药物治疗 如果已经发生血流动力学改变或胎儿水肿，可以考虑在宫内以及分娩时用药物治疗，使用前应仔细评估胎儿心脏形态结构有无异常。①快速型心律失常：常用药物为地高辛，地高辛为治疗孤立的胎儿心动过速的一线药物，在地高辛治疗无效或因孕周尚早无法立即分娩的患者，可使用普鲁卡因胺、氟卡尼、普萘洛尔、奎尼丁等二线药物。用药时需注意药物的不良影响，如胺碘酮虽然治疗难治性胎儿心动过速有良好效果，但有可能导致胎儿甲状腺功能低下；普鲁卡因胺和奎尼丁有潜在的致胎儿心律失常作用和母体胃肠道毒性；维拉帕米可能导致心脏功能失代偿和突发性胎死宫内；普萘洛尔可能导致胎儿生长受限、新生儿心动过缓及低血糖。②慢速型心律失常：目前经验较少，但没有结缔组织病史的孕妇发现胎儿完全性房室传导阻滞后，应全面筛查孕妇是否患有相关疾病。免疫介导的完全性心脏传导阻滞通常会导致胎儿心脏传导系统的永久性损害，目前知晓的治疗药物为皮质类固醇激素和β受体激动药，但仍然存在很大的争议。某些治疗方法还在试验阶段，如在宫内安置胎儿心脏起搏器，或在母体腹壁安置心外起搏器，但均不能有效阻止胎儿死亡，成功率有限。总之，虽然许多学者做过有意义的慢速型心律失常的治疗尝试，但尚没有被普遍接受的治疗方法。

分娩时间与分娩方式选择 最佳分娩时间以及分娩方式仍不确定，可由产科医师和新生儿科医师讨论后决定最佳处理方案。但是应在三级医疗机构分娩，提倡宫内转诊，同时需要多学科医师在场，包括儿科、心脏外科医师、新生儿内科医师等。

足月后的胎儿发生快速型心律失常，可尽可能采用药物治疗并进行阴道试产。然而，当不能成功转为窦性心律或合并胎儿水肿时，剖宫产可能更合适。完全性房室传导阻滞胎儿分娩方式存在争议。如果胎儿心功能失代偿，经阴道分娩可能会导致进一步的血流动力学障碍，尽管可以严密的监护，但对超过妊娠 30 周且合并以下情况的患者建议行剖宫产：血流动力学改变、胎儿非免疫性水肿、心室率<55 次/分、房室瓣关闭不全或心脏收缩功能降低。新生儿出生后，可转入新生儿科接受进一步检查及治疗。再次对其进行全面的体格检查，并针对病因进行治疗。

预后 胎儿心律失常的预后和胎儿分娩时的孕周、是否合并器质性心脏病等密切相关。间歇性心律失常且不合并胎儿器质性心脏病时，临床意义不大，大多可以自行缓解。然而，胎儿先天性心脏病合并室上性心动过速则预后不良，心房扑动胎儿预后更差。完全性房室传导阻滞胎儿新生儿死亡率>25%，当完全性房室传导阻滞胎儿合并复杂性器质性心脏病时，存活率仅 14%。

（漆洪波　黄　帅）

fēi miǎnyì xìng tāi'ér shuǐzhǒng

非免疫性胎儿水肿（nonimmune hydrops fetalis，NIHF）

因非免疫因素导致胎儿体液在 2 个及 2 个以上的腔隙异常积聚的症状。是胎儿疾病的一种临床表现，主要表现为胎儿多浆膜腔积液及普遍的组织水肿，可导致心力衰竭及循环衰竭等并发症，严重威胁胎儿安全。其在活产胎儿中的发生率为 1∶4000~1∶1500。

病因与发病机制 其病因繁多（表 1），最常见的为心血管疾

表 1　非免疫性胎儿水肿的病因及临床类型

分类	临床类型
心血管疾病	左心发育不全、房间隔缺损、室间隔缺损、法洛四联症、右心发育不全、埃布斯坦（Ebstein）畸形、永存动脉干、大血管错位、主动脉狭窄或闭锁、肺动脉狭窄或闭锁、心肌炎、动脉导管早闭、卵圆孔早闭、心脏横纹肌瘤、心内畸胎瘤、室上性心动过速、心房扑动、房室传导阻滞、缓慢型心律失常、沃-帕-怀（Wolff-Parkinson-White）综合征
染色体异常	特纳（Turner）综合征、21-三体综合征、18-三体综合征、13-三体综合征、三倍体、四倍体
血液系统疾病	α-珠蛋白生成障碍性贫血、胎母输血综合征、葡萄糖-6-磷酸脱氢酶缺乏、动静脉瘘、考夫曼-麦库西克（Kaufman-Mckusick）综合征、静脉血栓、先天性白血病、骨髓增生异常症
畸形综合征	致死性侏儒、先天性骨关节挛缩、致死性多发性翼状胬肉综合征、胎儿运动不能畸形序列征、阿姆斯特丹型侏儒征、先天性腹壁肌肉发育不全、骨发育不良、软骨骨发育不全
胸部疾病	先天性肺囊腺瘤、隔离肺、膈疝、先天性乳糜胸、先天性肺淋巴管扩张症、纵隔肿瘤（畸胎瘤、平滑肌肉瘤）、支气管囊肿
泌尿系统疾病	尿路狭窄或梗阻、后尿道瓣膜病、多囊肾、肾静脉血栓
双胎疾病	双胎输血综合征、联体双胎
消化系统疾病	食管闭锁、肠道闭锁、肛门闭锁、肠旋转不良、小肠重复畸形、胎粪性腹膜炎
肝脏疾病	肝脏钙化或纤维化、胆汁淤积、多囊肝、胆道闭锁、肝血管畸形、巨细胞性肝炎、肝坏死
胎盘脐带因素	绒毛膜血管瘤、绒毛膜静脉血栓、脐带真结、脐带肿瘤、脐静脉栓塞、脐带血管黏液瘤
感染性疾病	弓形虫、风疹病毒、巨细胞病毒、单纯疱疹病毒、细小病毒 B19、苍白螺旋体、柯萨奇病毒、水痘-带状病毒、呼吸道合胞体病毒等感染
先天性代谢异常	戈谢（Gaucher）病、黏多糖贮积症Ⅲ型、甲状腺功能减退症、黏脂病、黏多糖病
母体因素	服用药物（如吲哚美辛）、严重的贫血、低蛋白血症及糖尿病
其他	羊膜带综合征、骶尾部畸胎瘤、结核、胎儿外伤、先天性神经母细胞瘤

病，其次为染色体异常、血液系统疾病。各种原因导致胎儿水肿的确切机制尚不清楚，但水肿的发生多是由于体内外液体交换平衡以及血管内外液体交换平衡失调所致。如充血性心力衰竭、肿瘤压迫静脉或静脉内血栓形成引起毛细血管流体静脉压增高，α-珠蛋白生产障碍性贫血所致的胶体渗透压降低，各种炎症感染所致的血管壁通透性增加，与胎儿水囊瘤有关的淋巴回流受阻，严重的肾脏疾病引起的水钠潴留均可使体内外液体交换平衡失调从而产生胎儿水肿。

诊断　主要通过超声检查进行诊断，表现为胎儿出现 2 个及 2 个以上的浆膜腔积液及组织水肿，包括腹水、胸腔积液、心包积液、皮肤厚度>5mm、胎盘增厚等。如果在早期仅有单个浆膜腔积液，不能诊断为胎儿水肿，但对于某些已经明确能产生胎儿水肿的疾病，如动静脉畸形、先天性肺囊腺瘤等，可诊断为胎儿水肿。

超声检查浆膜腔积液表现为胸腔、腹腔、心包腔内出现游离无回声区，大量胸腹水时，可见胸腔、腹腔脏器如肺、肠道等漂浮在无回声区内。30%～70%的非免疫胎儿水肿的患者，还可以出现羊水过多。同时超声还可检出引起水肿的其他原发病灶，如胎儿畸形、肿瘤、胎盘病灶等。

鉴别诊断　超声发现胎儿水肿后，应积极寻找病因，首先应筛查母体 ABO 和 RH 血型及间接 Coombs 试验以除外免疫性胎儿水肿。考虑为非免疫性胎儿水肿后，要对病因进行各个排除（表 1），包括父亲母亲病史、家族史；对胎儿进行高分辨的全身超声筛查及超声心动图检查；母体血清病原体筛查，包括 TORCH（弓形虫、风疹病毒、巨细胞病毒和单纯疱疹病毒）以及细小病毒 B19 IgG 和 IgM 滴度。必要时进行侵入性产前诊断检查，获取绒毛、羊水、脐血甚至胎儿组织进行染色体核型分析或组织病理检查，进行鉴别诊断。另外，经皮脐静脉穿刺获取脐血后可进行胎儿红细胞计数、红细胞电泳、直接 Coombs 试验、肝肾功能检测、血气分析、蛋白电泳及病毒学检测等，从而获取更为直接的诊断证据。

治疗　发现胎儿水肿后，提倡早期宫内转诊，转入有多学科综合小组的医院进行检查和治疗，该小组应联合围产学家、新生儿科专家、遗传学专家和其他儿科学科相关专家。应对胎儿进行详细的胎儿染色体检查以及结构筛查，查明胎儿水肿的病因对治疗方案的选择至关重要，同时治疗方案应结合患者年龄、孕周、胎儿珍贵程度、当地新生儿医疗水平进行综合考虑。①终止妊娠：对一些孕周较小、合并染色体异常、严重心脏结构畸形的胎儿，围产儿病死率高，即使存活也预后不良，可考虑终止妊娠。②继续妊娠，出生后进行治疗：目前仅有 20%～30%的非免疫性胎儿水肿可以采取干预性治疗，包括贫血、心律失常、肺部疾病、双胎输血综合征、膈疝和一些肿瘤引起的胎儿水肿，部分患儿能取得良好疗效。母体口服洋地黄等药物可控制快速型心律失常；通过经皮脐静脉穿刺进行宫内输血，可纠正由胎儿出血、细小病毒 B19 感染、珠蛋白生成障碍性贫血等引起的严重胎儿贫血；针对双胎输血综合征的胎儿，可通过胎儿镜切断血管交通支进行治疗；在羊水过多的病例，可能需要行羊水减量术以减少母体并发症和早产；乳糜胸和较多的胸腔积液患儿，可在超声引导下行胸腔穿刺，行胸腔-羊膜腔分流术，减少肺发育不良的发生。③最佳分娩时间以及分娩方式：仍不确定，可由产科医师和新生儿科医师讨论后决定最佳处理方案。胎儿水肿不是剖宫产指征，但对有生机的胎儿而言，为了降低因胎儿水肿引起的难产发生率，可适当放宽剖宫产指征。分娩前，应充分了解胎儿水肿的严重程度，同时准备好需要的复苏抢救设备，应有专业的新生儿科医师和护士在场等待新生儿出生，新生儿出生后，转入新生儿科接受进一步检查及治疗。再次对其进行全面的体格检查，并针对病因进行治疗。

预后 与胎儿水肿有关的疾病常常导致胎儿或新生儿死亡，预后通常较差。胎儿水肿病因多而治疗手段有限，病死率极高，其预后取决于胎儿水肿的病因。部分病例可通过药物干预或手术治疗来改善预后，还有一些病例表现出自限性病程，预后良好。而对于胎儿水肿合并染色体异常、心脏结构异常、胸腔积液、发病孕周小、严重低蛋白血症等患儿，其预后较差。

（漆洪波　黄　帅）

mǔ'ér xuèxíng bùhé

母儿血型不合（fetal-maternal blood group incompatibility）

因母亲与胎儿血型不一致，母亲的血型抗体通过胎盘，引起胎儿、新生儿红细胞破坏的免疫性溶血性疾病。这类溶血性疾病仅发生在胎儿与早期新生儿，是引起胎儿、新生儿溶血性疾病的重要病因。尚有其他原因导致新生儿溶血性疾病，如红细胞酶或红细胞膜的缺陷等，只有母儿血型不合引起的溶血病称为母儿血型不合溶血病。

1932 年，新生儿水肿、贫血和黄疸第一次被视为一种独立性疾病，其特征是围产期胎儿/新生儿肝脾大、髓外造血及外周血涂片存在有核红细胞。1938 年达罗（Darrow）意识到胎儿血是致病抗原，其使母体发生同种免疫、产生抗体通过胎盘使胎儿/新生儿发病。1940 年兰德施泰纳（Landsteiner）等学者发现了 Rh 血型系统，其后医学界总结 Rh 血型不合溶血病的病死率高达 50%。1941 年莱维内（Levine）等发现患病新生儿红细胞上的 Rh 抗体，确定了该类疾病病因。1945 年开始对新生儿溶血病使用换血治疗。1956 年多布斯（Dobbs）及克里默（Cremer）发现阳光照射有降低黄疸患者血清胆红素的作用，并进一步确认为阳光内蓝光的作用。1952～1956 年出现以提早分娩的方法预防胎儿水肿和严重新生儿贫血。上述治疗方法使新生儿溶血病的病死率显著降低。1963 年开始对患病胎儿施行宫内输血治疗、预防胎儿水肿，使得溶血性贫血成为第一个可治疗的胎儿疾病。1965～1975 年开始抗 D 免疫球蛋白被用于预防新生儿溶血病，使得 Rh 血型不合溶血病的病死率降至 2%。2000 年玛拉（Mari）等证明，通过非侵入性地测量胎儿大脑中动脉血流速度峰值，可以确诊大多数中重度贫血，提高胎儿中重度贫血的诊断率。尽管取得了这些里程碑式的进展，母婴血型不合溶血病仍是围产期常见且严重的疾病。

人类有 26 个血型系统，包括 ABO、Rh、MN、Lew、Kell 和 Fya 等，每个血型系统都按孟德尔法则独立遗传，并在红细胞表面表达相应的抗原。胎儿从父亲和母亲各接受一半基因成分，胎儿红细胞可能携带来自父体的抗原，表现为胎儿的血型不同于母体。如母亲在本次妊娠前已接受不同抗原的刺激、产生免疫性抗体，则在本次妊娠过程中，母亲抗体可通过胎盘进入胎儿血液循环系统，使胎儿红细胞表面发生免疫反应而被破坏，导致胎儿和新生儿溶血性疾病。人类所有血型系统中引起母儿血型不合溶血病以 ABO 血型和 Rh 血型最为常见，其他如 MN 系统也可能引起该病，但极少见。

（余艳红　黄莉萍　王雪飞）

ABO xuèxíng bùhé róngxuèbìng

ABO 血型不合溶血病（ABO blood group imcompatibility hemolytic disease）

因母亲与胎儿、新生儿 ABO 血型不一致引起的胎儿、新生儿免疫性溶血病。主要发生于母亲 O 型而胎儿 A 型或 B 型的妊娠，如母亲 AB 型或胎儿 O 型，则不发生 ABO 溶血。ABO 血型不合是中国新生儿溶血病的主要原因，约占 96%，也是新生儿高胆红素血症常见原因，约占28.6%。国外统计ABO血型不合溶血病约占出生数15%，有临床症状者约3%。中国统计ABO血型不合溶血病大约占出生数27.7%，其中有临床症状者5%。

病因 据报道ABO血型不合溶血病病例中，第1胎发病者占40%~50%。因为自然界中的某些植物或动物（感染的肠道寄生虫）以及某些免疫疫苗（如伤寒疫苗、破伤风疫苗或白喉类毒素）等，也具有A或B血型物质，O型妇女在妊娠前就有机会接触A或B血型物质刺激而产生抗A、抗B的IgG抗体，妊娠后，抗A、抗B的IgG抗体通过胎盘进入胎儿体内，引起溶血。虽然ABO血型不合发生率很高，但真正发生ABO血型不合溶血病的病例不多，即使发生一般症状也较轻，胎儿很少发生水肿、重度贫血、肝脾大等，其原因为：①抗A或抗B的IgG抗体通过胎盘进入胎儿体内后，经血型物质中和、组织细胞吸附，部分抗体被处理并失效。②胎儿红细胞A或B抗原的结合位点较少，仅为成年人的1/4，抗原性较成年人弱，反应能力差，故发病较少。

临床表现 溶血过程始发于子宫内，但胎儿体内产生的胆红素通过胎盘代谢，故临床表现不明显。出生后溶血继续、胆红素产生速度超过新生儿肝脏代谢的速度，则开始出现黄疸、贫血等表现，症状严重程度与母亲抗体量、胎儿红细胞破坏程度和胎儿代偿能力等因素有关。

诊断 妊娠期主要依据血清学抗体效价进行间接判断，新生儿期可直接行血清学检测确诊。

妊娠期诊断 主要依据母血抗体效价进行判断，若孕妇血型为O型、丈夫非O型，可行母血抗体效价检测，一般在妊娠24周后进行抗A抗体或抗B抗体效价检测。抗体效价达到1∶64，可疑胎儿溶血；抗体效价达到1∶512则高度怀疑胎儿溶血。但孕妇抗A或抗B效价的高低并不一定与胎儿溶血程度成正比，需要结合其他方法综合判断。有学者认为，ABO血型不合溶血病程度轻、导致新生儿严重溶血病例少，如果对孕妇血型为O型、丈夫非O型的夫妇进行常规抗体效价检测，将造成很大社会负担，且结果并不一定可靠，临床意义不确切，对抗体效价较高孕妇进行的妊娠期治疗效果也非常有限，故建议不在妊娠期行ABO血型抗体效价检测，而是分娩后检测新生儿血型、相关抗体、胆红素等指标，必要时直接进行新生儿治疗。

新生儿期诊断 分娩后，可通过观察新生儿体征进行初步推断，如黄疸出现早、进展快、程度重，或有肝脾大、腹水等体征，需考虑溶血病可能。也可直接抽取脐血或新生儿外周血检测新生儿血型、胆红素、溶血三项试验。溶血三项试验包括直接抗人球蛋白（Coombs）试验、游离抗体试验、抗体释放试验，其中抗体释放试验为ABO血型不合溶血病最直接的诊断依据。虽然ABO血型不合溶血病发病者的比例低，但以中国现阶段庞大的生育基数计算，其绝对数量仍非常大。对母儿ABO血型不合的新生儿，应动态监测血清胆红素、血红蛋白等指标，判断是否继发新生儿高胆红素血症。

治疗 包括以下内容。

妊娠期处理 多采用中医药治疗，有抑制抗体、降低新生儿胆红素水平的作用。也有妊娠晚期口服苯巴比妥、静脉滴注葡萄糖及维生素C注射液的报道，但缺乏循证医学证据，未纳入常规疗法。

分娩期处理 母儿ABO血型不合不影响产科的处理原则，产后对产妇一般无须特殊处理。

新生儿处理 胎儿娩出时可抽取脐静脉血液，检测新生儿ABO血型及Coombs试验。新生儿期主要根据贫血程度及胆红素水平决定治疗方法，常见以下疗法。①药物疗法：口服酶诱导剂如苯巴比妥，可降低血清胆红素，也有报道应用γ球蛋白静脉滴注减少胆红素产生，或选择性给予白蛋白，与非结合胆红素结合，防止非结合胆红素进入中枢神经系统损伤脑细胞，预防胆红素脑病。②光照疗法：对药物治疗效果不明显者采用光照疗法，降低血清胆红素水平。③中医药治疗：新生儿服用茵陈蒿汤、茵栀黄口服液、茵栀黄注射液静脉滴注等。④换血疗法：用于胆红素水平高、光疗效果不明显者。

（余艳红　黄莉萍　王雪飞）

Rh xuèxíng bùhé róngxuèbìng

Rh血型不合溶血病（Rh blood group imcompatibility hemolytic disease） 发生于母亲为Rh阴性、胎儿和/或新生儿为Rh阳性的免疫性溶血性疾病。Rh血型抗原是由第1对染色体上三对紧密连锁的等位基因决定的，共有6种抗原，即C和c、D和d、E和e。Rh血型抗原的抗原性决定了溶血病的严重程度，D抗原的抗原性最强，其次为E抗原，再次为C、c和e抗原；d抗原的抗原性最弱，尚无抗d抗体发现。另外，尚有可能两种抗原同时作用、产生两种抗体，共同导致溶血病。Rh（D）阳性者在红细胞表面存在D抗原，Rh（D）阴性者则红细胞表面缺乏D抗原。Rh（D）阴性的频率存在种族差异，在白种人群中约占15%，美国黑人中占5%；中国汉族人群中约为0.34%，而中国有些少数民族（如塔塔尔族、乌孜别克族等），Rh（D）阴性占5%以上。

病因 由于自然界中极少存在Rh抗原，人类通常只能通过血液接触到Rh抗原。Rh（D）阴性妇女初次妊娠、被来自Rh（D）阳性胎儿的抗原致敏的时间较长（6周至12个月），且产生的抗体以IgM为主，不能通过胎盘，因此Rh血型不合溶血病很少发生在第一胎。

仅有约1%的Rh血型不合溶血病发生在第一胎，其主要原因为：①Rh（D）阴性孕妇在妊娠前曾输注Rh（D）阳性的血液或血制品导致致敏。②外祖母学说：当Rh（D）阴性妇女自身在胎儿阶段时，接受其Rh（D）阳性母亲的血液而致敏。绝大部分Rh血型不合溶血病发生在Rh（D）阴性妇女再次妊娠时，初次妊娠使Rh（D）阴性妇女致敏，再次妊娠时又有来自Rh（D）阳性胎儿的少量红细胞进入孕妇，孕妇迅速产生大量的IgG抗体，可通过胎盘进入胎儿循环并破坏其红细胞，造成胎儿溶血和贫血，严重者胎儿血红蛋白少于80g/L。胎儿贫血严重可发生心力衰竭，同时使肝细胞缺氧损伤，导致低蛋白血症、水肿。另外，出生后新生儿体内继续发生溶血，贫血可能加重。

部分Rh血型不合溶血病新生儿在出生后2~6周时发生明显贫血（<80g/L），称为晚期贫血，其原因包括如下。①抗体在新生儿体内存留时间较长（超过2个月，个别甚至超过了6个月），导致新生儿溶血持续发生、贫血加重。②进行新生儿换血治疗虽然可以减少新生儿体内部分血型抗体，但不能完全消除。③换血治疗后，新生儿体内的红细胞携氧能力发生改变，氧离曲线右移，使红细胞在组织中易释放氧、减轻了组织缺氧，不刺激骨髓分泌促红细胞生成素，抑制红细胞增生，加重贫血。溶血产生的胆红素在胎儿时期都有母亲肝脏代为处理，分娩后胆红素全部由新生儿处理，溶血产生的胆红素相对于新生儿而言量大，加之新生儿肝功能不够健全，大量胆红素不能及时从肝脏排出，导致新生儿高胆红素血症。

临床表现 Rh血型不合溶血病的严重程度与母亲抗体量、胎儿红细胞破坏程度和胎儿代偿能力等因素有关，少数病例中胎儿在宫内发生剧烈溶血，造成胎儿严重贫血、组织严重缺氧，出现胎儿水肿、心力衰竭等，严重者发生死胎。与母儿ABO血型不合溶血病相比，母儿Rh血型不合溶血病出现新生儿高胆红素血症时间早、程度重，出生后4~5小时即开始出现，多数在24小时内出现且进展迅速、在24~48小时内达高峰。因为胆红素以非结合胆红素为主，非结合胆红素为脂溶性，与富有脑磷脂的神经细胞有亲和力，故新生儿总胆红素>342μmol/L时，易发生胆红素脑病。

诊断 妊娠期诊断需综合病史、血型检测、血清学抗体效价检查以及B型超声等形态学检查判断，新生儿期可直接行血清学检测确诊是否为溶血病及其程度。

妊娠期诊断 ①病史：有复发性流产、早产、宫内死胎史，或分娩过水肿胎儿、新生儿高胆红素血症者，均应进行血型检查，明确是否为罕见血型。②血型检查：有不良孕产史的妇女，妊娠期须进行夫妻双方血型检查。若孕妇血型为O型和/或Rh（D）阴性，需要进行配偶的血型检查。如夫妻ABO、Rh（D）血型系统检测排除母儿ABO及RH（D）血型不合，但临床症状高度怀疑胎儿或新生儿溶血、无法用其他原因解释，或孕妇血液中发现不规则抗体，需要进行Rh全套和特殊血型检查。有条件者可通过绒毛活检、羊膜腔穿刺、脐血穿刺、母血中富集的胎儿细胞等方法获取胎儿组织进行检测，行胎儿血型鉴定。③母血抗体的测定：Rh（D）阴性孕妇丈夫如Rh（D）阳性，妊娠期应动态监测孕妇抗D抗体效价，自妊娠16周开始每2~4周1次、妊娠36周后每1~2周1次。抗D抗体效价≥1：2开始即有意义，且抗体效价与胎儿溶血程度成正比，抗D效价达到1：16，考虑胎儿溶血、贫血风险增加。如果孕妇已有严重的妊娠同种免疫性溶血病史，则本次妊娠抗体的效价并不适用于预测胎儿溶血的严重程度。④羊水ΔOD_{450}（光密度）的测定：正常羊水呈无色透明，或混有少许乳白色胎脂；胎儿发生溶血后羊水变黄，且溶血程度越重，羊水越黄。通过B型超声引导，行羊膜腔穿刺术获取羊水，应用分光光度计，测定羊水在光密度为450nm的值，可间接推算胎儿溶血程度，并间隔1~2周重复进行穿刺获取羊水复测，根据数值及变化趋势进行判断及处理。羊膜腔穿刺的操作相对较简单，但属有创性操作、需要连续多次进行，反复穿刺可能引起母体致敏、羊膜炎及胎膜早破发生率增高等风险，故该方法简单并不意味着安全，一般较少采用。⑤脐血管穿刺：也属于有创性操作，在B超引导下行脐静脉穿刺获取胎儿血液，可直接进行网织红细胞计数和直接Coombs试验，可以敏感而特异地预测胎儿发生贫血的风险，假阳性率和假阴性率都极低。此方法准确性极高，但需考虑其可能导致的急性血管意外、胎儿损失、孕妇敏感性增加等安全性问题，需慎重判断是否进行及何时选择此方法。一般在评估胎儿需要进行宫内输血治疗并选择脐血管输血，治疗同时穿刺获取胎儿血液检测。⑥B超检查：通过B超观察胎儿、胎盘、羊水等情况，可间接推算胎儿溶血程度。如出现胎儿水肿、腹水、腹围增大、胸腔积液、肺脏小、肝脾大及羊水过多等情况，提示胎儿严重溶血，同时可能出现胎盘增厚、水肿。胎儿大脑中动脉收缩期峰值流速是一种很可靠的推测胎儿贫血的非侵入性手段，大多数中度、重度贫血的胎儿可以通过测量大脑中动脉收缩期峰值流速做出诊断。对溶血病高危孕妇，一般每隔2~4周进行一次B超检查，必要时每周一次。⑦电子胎心监护：妊娠32周起进行无应激试验（NST）检查，如果出现正弦波形，提示胎儿可能出现严重贫血并缺氧、接近濒死状态。

新生儿期诊断　新生儿娩出后，可直接抽取脐血或新生儿静脉血检测血型、胆红素、血红蛋白等指标及直接Coombs试验，确定溶血和贫血的程度。部分指标如胆红素、血红蛋白等需动态监测，根据其绝对值、增长速度决定治疗方法。针对脑病的辅助检查包括脑干听觉诱发电位和MRI。

并发症　胆红素脑病（核黄疸）是母儿血型不合溶血病最严重的并发症。胆红素脑病是由高非结合胆红素造成的，引起新生儿高非结合胆红素血症的原因以新生儿溶血病最多见。非结合胆红素即未与血液中清蛋白结合的、游离的胆红素，为脂溶性，对富含脂质的脑神经细胞有亲和力及神经毒性，一旦与神经细胞结合，会造成不可逆脑损伤。非结合胆红素与清蛋白结合后才能随血液循环运送到肝脏进行代谢，成为水溶性的、对大脑无毒性作用的结合胆红素。大脑脑干的基底神经核最易受累、被非结合胆红素黄染，故命名核黄疸，但随着黄疸的加深，整个大脑均会黄染，故更多地称为胆红素脑病。

发生胆红素脑病的有关因素　大脑组织及神经元被非结合胆红素黄染造成损害，发生核黄疸必须考虑非结合胆红素水平、血脑屏障、非结合胆红素与清蛋白结合状态三个因素。只有非结合胆红素水平升高超过血脑屏障的阈值，才能发生该并发症。一般情况下，足月新生儿血脑屏障的阈值为总胆红素340~360μmol/L，但血脑屏障阈值是随着出生孕周和出生日龄而变化的。新生儿出生时血脑屏障不够成熟，阈值就会降低，一般出生一周后就逐渐成熟，所以足月新生儿胆红素脑病一般发生在一周内，出生10天后罕见发生。早产儿的血脑屏障不成熟，出生孕周越小、胆红素阈值越低，故早产儿常常会发生低胆红素水平的胆红素脑病。

分期　①警告期：表现为嗜睡、吮吸无力、肌张力减弱、尖叫等，一般持续12~24小时就会进入下一个阶段，此期如能及时认识、有效地换血处理，后期再通过康复等治疗可逐渐恢复正常，不留明显后遗症，所以此期是防止后遗症的关键期。②痉挛期：双眼凝视、肌张力增高、呼吸暂停、角弓反张、抽搐、发热等，1/2~1/3的患儿在此期死亡，或持续12~48小时，其中角弓反张是最特征性的体征，且可持续1~2年。③恢复期：以上表现逐渐消失，持续约2周。此期易造成疾病治愈假象，但仔细检查仍有角弓反张的体征。④后遗症期：恢复期后逐渐表现出胆红素脑病四联症：手足徐动、眼球运动障碍、听觉障碍、牙釉质发育不良，还可能留下脑瘫、智力落后和癫痫等后遗症。

有学者将出生后1周内胆红素神经毒性表现称为急性胆红素脑病；将痉挛期后胆红素毒性引起的慢性和永久性损害称为慢性胆红素脑病。

治疗　妊娠期治疗主要目的为抑制母胎之间的免疫反应，减轻胎儿溶血，防止宫内死胎，适时终止妊娠。除极少数重症病例需在妊娠期采取胎儿宫内治疗外，绝大多数Rh血型不合溶血病病例的治疗可在新生儿出生后进行。新生儿期的处理包括阻止溶血的继续发生、防治胆红素脑病、纠正贫血。

妊娠期处理　①一般处理：妊娠期间间断吸氧、提高氧供；为提高胎儿的抵抗力，于妊娠早、中、晚期各进行10天的综合治疗，用药包括维生素K注射、维生素C加入葡萄糖注射液静脉滴注、服用维生素E等。孕妇于预产期前1~2周口服苯巴比妥，诱导胎儿肝脏尿苷二磷酸葡萄糖醛酸基转移酶产生增加，催化非结合胆红素转变为结合胆红素，经胆汁排至肠道，减轻新生儿黄疸。②中医药治疗：文献报道，茵陈蒿汤、茵栀黄口服液等中药用于母儿血型不合孕妇，自抗体效价升高时开始直至分娩，可抑制抗体产生，有防止流产、死胎、早产及减轻新生儿症状的疗效。③孕妇血浆置换：Rh血型不合孕妇在妊娠20周后，每周换血1次或视病情调整频率，每次换血1000ml左右，目的是置换出抗体、减少溶血。适应证为：分娩过重症Rh血型不合溶血病患儿的孕妇，再次妊娠时监测抗体效价高于1∶64，又有胎儿腹水、肝脾大等临床症状，但不适宜提前分娩的孕妇。此法比直接胎儿宫内输血或新生儿换血安全，但需要的血量多，医疗花费大。④孕妇大剂量输注免疫球蛋白：多位学者建议给予孕妇大剂量输注免疫球蛋白，可治疗母儿血型不合溶血病、减少换血需要。其治疗机制为：大剂量免疫球蛋白可反馈性抑制母亲产生IgG；阻止母亲IgG通过胎盘进入胎儿；大剂量免疫球蛋白进入胎儿体内后，可与胎儿单核-巨噬细胞受体结合并起到封闭作用，阻止胎儿红细胞破坏。这种方法比较简单、用血量少，减少了血液传播疾病的机会，但治疗效果不如宫内输血。⑤宫内输血：适应证为胎儿血细胞比容<0.30或胎儿血红蛋白<80g/L、胎儿水肿、胎肺尚未成熟者，如出现胎儿水肿，通常表明胎儿血细胞比容<0.15。母儿Rh血型不合时，在B超引导下穿刺脐静脉或胎儿腹腔输注Rh阴性、O型浓缩红细胞，输血量=（妊娠周数-20）×10ml。此方法技术水平要求较高，但疗效明确，可延长宫内胎儿存活的时间。⑥终止妊娠时机和方式：妊娠越接近预产期，抗体产生越多，对胎儿的危害也越大，需根据既往分娩史、血型不合类型、溶血病严重程度、胎儿成熟度以及胎盘功能状态等综合决定终止妊娠时机。对于不贫血的胎儿可按产科常规继续妊娠和分娩。对于进行过胎儿宫内输血治疗的孕妇，一般建议输血治疗至妊娠30~32周，期待至妊娠32~34周分娩，但也有文献推荐宫内输血至妊娠36周，于妊娠37~38周分娩。产前进行过宫内输血治疗不是放弃阴道试产而选择剖宫产的指征，无其他剖宫产指征者可以试行阴道分娩，产程中严密监测胎心。本次妊娠Rh抗体效价逐渐升至1∶32或1∶64以上、用分光光度计测定羊水胆红素增高，经测定羊水中L/S比值评估胎肺已成熟，或不成熟者给予糖皮质激素促胎肺成熟治疗后，维持妊娠达32~33周，可剖宫产终止妊娠。

分娩期处理　对产妇处理，分娩后72小时内尽快注射抗Rh（D）免疫球蛋白，阻止或减少体内抗Rh（D）抗体的产生。胎儿娩出时立即钳夹脐带，以免脐血流入新生儿体内过多而加重病情。断脐时残端留5~6cm，远端结扎，用1∶5000呋喃西林湿润无菌纱布后包裹保湿，以备换血。测量胎盘大小、重量并送病理检查。

新生儿处理　①光照疗法：一种简单易行的方法，可降低血清中非结合胆红素。光疗原理为非结合胆红素在光照作用下可转变结构、转为水溶性，经胆汁和尿液排出，蓝色的425~475nm光线和绿色的510~530nm光疗效果最佳，故有蓝光和绿光疗法。光照对非结合胆红素敏感程度为结合胆红素的2~3倍，在光照作用下，非结合胆红素从脂溶性转化为水溶性的异构型，可经胆汁排到肠腔或从尿中排除，从而降低血清胆红素水平。②换血疗法：是治疗溶血病继发高胆红素血症最迅速的方法，主要目的是置换出致敏红细胞，清除抗体和降低血清胆红素，防止胆红素脑病。换血同时还可纠正贫血，防止心力衰竭。换血疗法偶有心力衰竭、血栓、空气栓塞、继发感染等合并症，故须严格掌握指征。换血指征见表1。③药物疗法：酶诱导剂如苯巴比妥口服可降低血清胆红素，也有报道应用γ球蛋白静脉滴注减少胆红素产生，或选择性给予白蛋白与未结合胆红素结合，从而减少其进入中枢神经系统损伤脑细胞，预防核黄疸。④中医药治疗：服用茵陈蒿汤或茵栀黄口服液，或茵栀黄注射液静脉滴注。

预防　未致敏Rh阴性孕妇若经历先兆流产、羊水穿刺、脐血穿刺等致敏事件，均应尽快注射抗D免疫球蛋白，以便保护母亲和下一次妊娠。如胎儿血型不详

表1　新生儿高胆红素血症换血疗法指征

出生孕周（PW）	出生体重（W）	黄疸指数
PW<28	W<1000g	>171μmol/L
28≤PW<30	1000g≤W<1250g	>222μmol/L
30≤PW<32	1250g≤W<1500g	>257μmol/L
32≤PW<34	1500g≤W<2000g	>291μmol/L
34≤PW<36	2000g≤W<2500g	>308μmol/L
PW>36	W>2500g	>342μmol/L

或已知为 Rh 阳性，Rh 阴性孕妇需在孕 28 周注射抗 D 免疫球蛋白 300μg，或者分别在 28 周和 34 周各注射 120μg；产后 72 小时内再次注射抗 D 免疫球蛋白 300μg，如果产后 72 小时内未注射，72 小时后仍应尽快注射，致敏事件发生后 28 天内注射都可以达到保护效果。

（余艳红　黄莉萍　王雪飞）

yángshuǐ guòshǎo xùlièzhēng

羊水过少序列征（oligohydramnias sequence）　双侧肾脏发育不全伴肺发育不全和面部畸形的综合征。又称波特（Potter）综合征。因 1949 年波特（Potter）首先阐述而得名。发生率为 1∶2500～1∶4500。由于胎儿无肾，故无胎尿形成，因此从妊娠中期开始即可出现羊水过少，而中期妊娠羊水过少与围产儿预后不良有显著关系。

病因　病因至今未明，认为发病的原因是多方面的，可能是一种单基因疾病，也可能部分是染色体异常所造成的。泌尿系统畸形常合并生殖系统的畸形，而生殖系统的胚胎发生与泌尿系统的发生密切相关，故它们可能都来自胚胎早期发生时的间介中胚层。

临床表现　如下所述。

眼部特征　双眼眶距过远，显著的内眦部皱褶向下延伸至颊部，倒蒙古样斜睑裂。

全身特征　①面部畸形，鼻背扁平，低位耳，小下颌。②手足畸形（杵状手和杵状脚），关节僵硬，脊柱裂。③泌尿生殖系统可见肾囊样发育障碍或肾缺失畸形，羊水过少或结节性羊膜，女性常无子宫和阴道，男性常无直肠和肛门。④肺发育不全。

诊断　可用 B 超在产前做出诊断，即未见肾形成。B 超发现妊娠中期的羊水过少，是临床早期发现波特综合征的一个征象。由于羊水过少，胎儿过度屈曲和缺少“声窗”，给超声诊断带来了困难，行羊膜腔灌注术后，恢复了正常羊水量，胎儿活动自如，可较清楚地分辨胎儿的脏器，因此羊膜腔灌注术可作为诊断胎儿畸形的辅助措施。

治疗　尚无特殊的治疗方法，一般新生儿出生后短期内死亡。因此如果妊娠中期就出现羊水过少患者，一定要排除羊水过少序列征，做到早发现、早处理。

（苟文丽　李雪兰）

duōtāi rènshēn

多胎妊娠（multiple gestation）　一次妊娠子宫腔内同时有两个或者两个以上的胎儿，但是不包括输卵管或子宫输卵管复合妊娠的情况。以双胎最多见，三胎少见，四胎及四胎以上罕见。虽然多胎妊娠是生理现象，但其并发症与死亡率均高于单胎妊娠，双胎新生儿发生严重残疾的危险升高 2 倍，三胎则升高 3 倍，故属于高危妊娠的范畴，临床应加倍重视。

病因　其发生率与遗传因素、年龄及产次、卵泡刺激素水平、促排卵药物以及辅助生殖技术的应用有关。

临床表现　早孕反应严重，子宫明显增大，胎动频繁。妊娠晚期可能会出现呼吸困难、下肢水肿、静脉曲张等压迫症状，而且还会有贫血。腹部可扪及多个小肢体和多个胎头，听到多个不同速率胎心音。

合并症　①妊娠期糖尿病：双胎妊娠中妊娠期糖尿病的发生率（3%～6%）高于单胎妊娠，三胎妊娠（22%～39%）又高于双胎妊娠。②妊娠期高血压和子痫前期：多胎妊娠发生妊娠期高血压的风险高于单胎妊娠。双胎妊娠子痫前期的发病率是单胎妊娠的 2.6 倍，三胎妊娠又高于双胎妊娠。此外，当多胎妊娠并发子痫前期时，发病更早并且更严重。多胎妊娠更常在 35 周前发生妊娠期高血压及子痫前期，胎盘早剥及产后出血危险升高 8.2 倍。多胎减胎可以降低子痫前期的风险。③其他：妊娠并发症如急性脂肪肝、血栓栓塞等风险在多胎妊娠中也增加。

处理　包括以下方面。

妊娠期　妊娠 28～30 周后，应多卧床休息，采取左侧卧位，左侧卧位可以增加子宫血流量，减少胎儿对子宫颈的压迫和扩张；妊娠晚期如出现先兆早产表现，需给予抑制宫缩治疗；预防性使用任何抑制宫缩药物没有任何作用，并且会出现如肺水肿并发症；有子宫颈发育不良、子宫颈内口松弛者，可在妊娠中期行子宫颈内口结扎术；有妊娠期合并症者应及时住院接受治疗。对于多于 3 个及以上胎儿的妊娠，可以选择减胎和选择性胎儿终止。①减胎：如 4 个或更多胎儿继续妊娠，所有胎儿都存活的可能性很小，而且孕妇的并发症会很严重，因此可以考虑减胎。然而，减胎到三胎或双胎，其他胎儿死亡或流产的风险也很大。大多数的研究表明，四胎或更高数目妊娠的风险显然超过减胎相关的风险。但不管是将高数目多胎妊娠减胎到双胎或三胎，还是所有三胎妊娠都减胎，目前都是有争议的。单绒毛膜性的减胎操作更复杂；如果单绒毛膜双胎中的一个胎儿被减胎，突然的低血压和血栓形成现象可能导致留下的这个胎儿死亡或损伤。②选择性胎儿终止：指应用减胎技术，选择性地终止多胎妊娠中其中一个异常的或非整倍体的胎儿。这项操作的风险比多胎减胎术更高。因为一般情况下诊断胎儿异常时妊娠孕周更大（一般在 18～22 孕周，而正常减胎是在 10～12 孕周），此外减掉的胎儿位置异常可能增加减胎风险。当被减掉的胎儿于宫颈内口或且当孕周大于或等于 20 周时，发生流产、早产或低体重儿的风险最高。

分娩期　①分娩时机：双胎妊娠满 38 周时，围产儿死亡率最低；三胎妊娠满 35 周时，围产儿死亡率最低；四胎妊娠和其他高数目多胎妊娠尚无大样本数据。故建议，双胎妊娠在 38 周前、三胎妊娠在 35 周前终止妊娠。②分娩方式：双胎分娩途径应根据胎方位和母亲及胎儿的状态决定。对于高数目多胎妊娠分娩的最佳途径尚无确切数据研究，但对三胎妊娠来说，有回顾性病例分析确认阴道分娩是可以考虑的分娩方式，但大部分此类妊娠及更高数目妊娠是经剖宫产分娩的。

（苟文丽　赵　娟）

shuāngtāi rènshēn

双胎妊娠（twins pregnancy）

一次妊娠同时有两个胎儿的情况。其发生率在不同国家、地区、人种之间有一定差异。随着辅助生殖技术的发展及高龄孕妇的增多，双胎妊娠的发生率逐年上升。双胎妊娠已成为导致流产、早产、出生缺陷及围产儿病率和死亡率增加的重要原因。

病因　一般在有家族史、胎次多、年龄大者发生双胎妊娠的概率高。近年来有医源性原因，应用药物诱发排卵，双胎与多胎妊娠可高达 20%～40%。另有报道，在停止使用避孕药后 1 个月妊娠，双胎比例增高，这是停药后卵泡刺激素分泌增高所致。

分型　可分为双卵双胎和单卵双胎。

双卵双胎　两个卵子分别受精形成的双胎妊娠。

单卵双胎　由一个受精卵分裂形成的双胎妊娠。有 4 种类型：双绒毛膜双羊膜囊单卵双胎、单绒毛膜双羊膜囊单卵双胎、单绒毛膜单羊膜囊单卵双胎、联体双胎。

临床表现　①妊娠期：早孕反应较重，子宫增大快，妊娠 24 周后尤为明显。妊娠晚期，因子宫过大可致各种压迫症状。还易并发妊娠期高血压疾病、羊水过多、胎膜早破、脐带脱垂、胎儿畸形、前置胎盘、胎盘早剥、产后出血、早产、难产、胎儿生长受限、死胎、胎位异常等。②分娩期：双胎分娩时出现的异常情况较多，如产程延长、胎位异常、胎盘早剥、胎头交锁、胎头碰撞、产后出血及产褥感染。

辅助检查　①B 超检查：可以早期诊断双胎及双胎类型、畸胎，能提高双胎妊娠的妊娠期监护质量。B 超在妊娠 7～8 周时见到两个妊娠囊并判断绒毛膜性，妊娠 13 周后清楚显示两个胎头光环及各自拥有的脊柱、躯干、肢体等。B 超对中晚期的双胎诊断率几乎达 100%。双胎妊娠的膜性即双胎的绒毛膜和羊膜的组成形式。绒毛膜性应在妊娠 13^{+6} 周前确定，在妊娠 6～9 周，可通过孕囊数目确定；在妊娠 10～13^{+6} 周可通过观察羊膜与胎盘交界处膜的形态，是 T 征或 λ 征及胎盘的数量。定义双胎绒毛膜性的超声图像应保存，以作为日后的参考。妊娠 14 周后，通过胎盘数量判定绒毛膜性方法的可靠性值得商榷。因为双绒毛膜性的胎盘通常毗邻，表现为单个的胎盘，且 3% 的单绒毛膜双胎妊娠在超声检查中可发现两个胎盘。因而综合超声图像特点判断绒毛膜性比单个超声征象更为准确。②多普勒胎心仪：妊娠 12 周后听到两个频率不同的胎心音。

并发症　①母亲并发症：妊娠期高血压疾病、妊娠期肝内胆汁淤积综合征、贫血、羊水过多、胎膜早破、宫缩乏力、胎盘早剥、产后出血和流产等。②胎儿并发症：早产、脐带异常、胎头交锁、胎头碰撞、胎儿畸形、选择性胎儿生长受限和双胎输血综合征等。

治疗　包括以下内容。

妊娠期处理　按时产检，加强营养，预防贫血和妊娠期高血压疾病。妊娠晚期避免过劳，减少早产和围产儿死亡率。若确诊为联体畸形时，妊娠 26 周前行引产术，26 周后部分需剖宫取胎。若发现双胎输血综合征，可在胎儿镜引导下，激光堵塞胎盘吻合血管。

分娩期处理　包括以下方面。

分娩方式选择　多数能经阴道分娩。分娩过程需要注意：①严密观察产程及胎心、胎位变化，做好输液、输血、抢救新生儿准备。②产程中注意子宫收缩情况，若出现宫缩乏力，可加用缩宫素低浓度缓慢静滴。③当第一胎儿娩出后，应行阴道检查，了解第二个胎儿先露部，并于腹部将第二个胎儿固定成纵产式。④若第二胎儿为肩先露，先行外转胎位术，不成功时改用联合转胎位术，娩出胎儿。⑤分娩时若第一胎儿为臀先露、第二个胎儿为头先露，为避免发生胎头交锁，助手用手在腹部上推第二个胎儿的胎头，使第一个胎儿顺利娩出。

引产指征　①合并急性羊水过多，有压迫症状，孕妇腹部过度膨胀，呼吸困难，严重不适。②胎儿畸形。③母亲有严重并发症，如先兆子痫或子痫，不允许继续妊娠时。④预产期已到尚未临产，胎盘功能减退者。

剖宫产指征　①异常胎先露：如第一胎儿肩先露或臀先露，或易发生胎头交锁和碰撞的胎位及单羊膜囊双胎、联体双胎等。②脐带脱垂、前置胎盘、先兆子痫、子痫、胎膜早破、继发性宫缩乏力等经处理无效者。③第一个胎儿娩出后，若发现先兆子宫破裂或子宫颈痉挛，为抢救母婴生命也应行剖宫产。④胎儿窘迫，短时间内不能经阴道分娩者。

双胎中一个胎儿死亡的处理　①早期死亡能被吸收或变为纸样胎儿，可不处理。②妊娠晚期死亡能释放凝血活酶，引起弥散性血管内凝血，因此，死胎稽留4周以上约有30%出现凝血功能障碍，需测定相应指标。③为了保证一活胎的继续妊娠，必要时可用小剂量肝素治疗，期待至胎儿成熟适时分娩。

（苟文丽）

dānluǎn shuāngtāi

单卵双胎（monozygotic twins）

一个受精卵在妊娠前期分裂发育为2个独立胚胎的情况。约占双胎妊娠30%。两个胎儿具有相同的遗传基因，性别一致，相貌、生理特征极相似，血型和组织相容性抗原也相同，组织器官可互相移植而不被排斥。

病因　形成原因不明，不受种族、遗传、年龄、胎次、医源的影响。

分型　由于受精卵在早期发育阶段发生分裂的时间不同，形成以下4种类型：双绒毛膜双羊膜囊单卵双胎、单绒毛膜双羊膜囊单卵双胎、单绒毛膜单羊膜囊单卵双胎、联体双胎。

临床表现　有些孕妇恶心、呕吐等早孕反应重；妊娠中期后体重增加迅速，腹部增大明显，下肢水肿、静脉曲张等压迫症状出现早且明显；妊娠晚期常有呼吸困难、活动不便。产科检查时，子宫大于停经周数；妊娠中晚期可触及多个肢体；不同部位听到两个胎心，两者之间有无回声区，或同时听诊1分钟，两个胎心相差10次以上。

诊断　根据其临床表现，结合超声检查即可诊断。超声检查发现，妊娠35天后，子宫腔内可见2个妊娠囊；妊娠6周后可见2个原始心管搏动；妊娠中晚期可以进行胎儿结构、胎位、羊水等检查。

并发症　妊娠期高血压疾病、妊娠期肝内胆汁淤积综合征、贫血、羊水过多、流产、胎膜早破、脐带脱垂、宫缩乏力、产后出血、胎位异常、胎盘早剥、早产、脐带异常、胎头交锁、胎头碰撞、胎儿畸形。单绒毛膜双胎特有并发症有双胎输血综合征、选择性胎儿生长受限和一胎无心畸形。

处理　补充足够营养、防治早产、及时防治并发症、B超监测胎儿生长情况及胎位变化。双胎妊娠是高危妊娠，母儿结局与妊娠期保健关系密切，一旦确诊，应做好保健和管理。

终止妊娠指征　除了与双卵双胎相同外，无合并症的单绒毛膜单羊膜囊双胎，妊娠32～34周酌情终止妊娠；单绒毛膜双羊膜囊双胎可以在严密监测下至妊娠37周分娩；双绒毛膜双胎可期待至妊娠38周时再考虑分娩；复杂性双胎（如双胎输血综合征、sIUGR及双胎贫血-红细胞增多序列征等）需要结合每个孕妇及胎儿的具体情况制订个体化的分娩方案。

分娩期处理　基本同双卵双胎。

（苟文丽　付　晶）

dān róngmáomó shuāng yángmónáng dānluǎn shuāngtāi

单绒毛膜双羊膜囊单卵双胎（monochorionic diamniotic monozygotic twins）

受精卵分裂发生在早期囊胚期（受精后第4～8天），此时绒毛膜已形成，羊膜囊尚未出现，内细胞团在同一个囊胚腔内分裂，因而形成两个羊膜腔，两个胚胎有两层羊膜分隔。此种类型占单卵双胎的70%左右。两个胎儿共同一个胎盘，共同一个胎盘绒毛膜板，胎盘表面及深部存在血管交通和吻合，如果血流动力学不平衡或胎盘分割比例不均，可能导致复杂性双胎并发症，包括双胎输血综合征、选择性胎儿宫内生长受限、双胎反向动脉灌注序列征、双胎之一宫内死亡或畸形等。因而需要重视妊娠期产检和超声监测，以期早发现并发症，及早干预，改善预后。

妊娠早期，超声表现为单个孕囊，两胎儿羊膜分隔与胎盘呈"T"征。对于始终无法确定绒毛膜性，如果双胎性别相同，一个胎盘，则按单绒毛膜双胎处理。单纯的单绒毛膜双胎应在妊娠早期进行一次超声检查，妊娠中期进行排畸超声检查，为了及时发现双胎输血综合征及双胎贫血-红细胞增多序列征，妊娠16周后应每隔2周进行一次超声检查，以改善分娩结局。复杂性单绒毛膜双羊膜囊双胎应根据情况提高超声检查的频率。为筛查双胎贫血-红细胞增加序列征，单绒毛膜双胎从妊娠20周起应记录大脑中动脉收缩期峰值流速。为筛查双胎输血综合征，单绒毛膜双羊膜囊双胎应评估并记录每一次超声检查的最大羊水池深度。

对于无并发症及合并症的单绒毛膜双羊膜囊双胎，适宜的分娩时机为37～38周。复杂性双胎需要结合孕妇及胎儿的具体情况制订个体化的分娩方案，分娩时机为32～36周。

（苟文丽　韩　蓁）

shuāngtāi shūxuè zōnghézhēng

双胎输血综合征（twin-twin transfusion syndrome，TTTS）

通过胎盘间的动-静脉吻合支，血液从动脉向静脉单向分流，使一个胎儿成为供血儿，另一个胎儿成为受血儿的综合征。是单绒毛膜双羊膜囊单卵双胎的并发症。TTTS可导致供血儿贫血、血容量减少、胎儿生长受限等致胎儿死亡，受血儿可发生充血性心力衰竭而死亡。

TTTS在单绒毛膜双胎中的发生率为4%～35%，占所有双胎妊娠的1%左右，占双胎妊娠围产儿死亡的17%，占新生儿死亡的12%和婴儿死亡的8.4%。妊娠28周前发生TTTS与80%～100%的围产儿死亡有关，神经系统发育异常是单胎妊娠的6～8倍（早产、低出生体重），一胎宫内死亡，存活胎儿神经系统异常增加3～10倍。一胎胎死宫内后，血流动力学的剧烈改变和长期的缺氧以及脑水肿可能是存活儿致病的原因。

诊断与鉴别诊断　TTTS曾经的诊断是根据两个新生儿体重相差15%～20%，并且血红蛋白（Hb）水平相差50g/L。目前已经不再使用这一诊断标准，因为单绒毛膜双胎两个胎儿的体重和Hb不一致的情况很常见，但不足以诊断TTTS。而且，TTTS可没有显著的Hb差异。

产前诊断标准：①羊水量明显不一致。②胎儿大小明显不一致。③两胎儿同性别。④单绒毛膜。⑤受血儿出现心脏负荷过重或充血性心力衰竭。

TTTS分期如下。Ⅰ期：羊水过多（≥8cm或≤2cm），供血儿膀胱可见；Ⅱ期：供血儿膀胱不可见；Ⅲ期：脐动脉舒张末期血流消失或反流，或静脉导管出现反流或任何一胎出现脐静脉血流搏动；Ⅳ期：一胎出现水肿；Ⅴ期：一胎或双胎死亡。

对于双胎妊娠胎儿，应连续进行超声检查以评价胎儿发育情况。超声检查的间隔时间尚无定论，应根据胎盘是单绒毛膜还是双绒毛膜来决定。由于9%～15%的单绒毛膜双胎会发生TTTS，且死亡率很高，但是可通过干预治疗来减少并发症的发生，故应密切监测是否有TTTS发生。建议应尽早超声检查以确定绒毛膜性（最好在早孕晚期）。对于单绒毛膜双胎妊娠，建议从妊娠16周开始，每2周进行一次超声检查直至分娩。

治疗　方法有羊水减量术、羊膜中隔穿孔术、选择性胎儿镜下激光凝结胎盘血管交通支术（selective fetoscopic laser photocoagulation，SFLP）等。

羊水减量术　通过抽放羊水，减少过多的羊水对绒毛膜板的压力而改善胎儿和母体循环。其方法简单易行，广泛通用。但羊水减量术后胎儿的存活率为38%～81%，且这种方法常需重复多次穿刺治疗，胎儿发生神经系统损害的概率较高，波动于18%～83%。

羊膜中隔穿孔术　改进的胎儿镜下羊膜中隔微型穿孔术，在胎儿镜下应用激光穿出五个左右极小的孔洞，即使胎儿细小的手指也无法穿过撕破，一方面达到“单羊膜囊”的目的，另一方面又避免胎儿脐带缠绕的发生。目前羊膜中隔微型穿孔术多与SFLP、羊水减量术，在同一次胎儿镜手术中同时进行。

选择性胎儿镜下激光凝结胎盘血管交通支术　单绒毛膜双羊膜囊双胎胎盘的血管交通支是TTTS发病的必要条件。通过阻断这些血管交通支，可使单绒毛膜胎盘在功能上转换为双绒毛膜状态，理论上其不但阻断从供血儿到受血儿的血流，而且也阻止潜在的血管活性介质的转运，从而达到治疗效果。只凝结直接的动脉-动脉吻合支、静脉-静脉吻合支和由一个脐根部发出的动脉到绒毛叶后再由一条静脉连接到另一个脐根部的吻合支，从而最大限度减少胎盘功能不良的发生概率。很多研究都比较了激光治疗和羊水减量术对TTTS的疗效，Meta分析证实，激光治疗组胎儿的存活率是羊水减量组的2倍，而新生儿死亡率是羊水减量组的24%，合并神经系统疾病的风险显著低于羊水减量组。有研究发现，TTTS的激光治疗组中胎儿总的存活率为57%，羊水减量组胎儿总的存活率为39%，且激光治疗组中无神经系统并发症的存活儿较羊水减量组更多。

SFLP在妊娠16～26周进行，因为妊娠16周前宫腔内操作空间不够，妊娠26周以后激光不能完全凝结、破坏逐渐粗大的血管。

（苟文丽　黄　谱）

shuāng róngmáomó shuāng yángmónáng dānluǎn shuāngtāi

双绒毛膜双羊膜囊单卵双胎

（diachorionic diamniotic monozygotic twins） 受精卵分裂发生在桑椹胚期（受精后3天内），此时内细胞团已形成，而囊胚外层的细胞滋养细胞尚未转化为绒毛，则形成两个独立的受精卵，两个受精卵之间有两层绒毛膜、两层羊膜。此种类型约占单卵双胎的30%。胎盘为两个或一个。双绒毛膜双羊膜单卵双胎与双卵双胎在宫内的发育情况类似，即使两胎儿共同一个胎盘，两胎儿间有一个较厚的绒毛膜板间隔，两胎儿无血管交通，互不干扰，独立生长。超声表现为双孕囊和“饱满的lambda征”。单纯的双绒毛膜双羊膜双胎应在妊娠早期进行一次超声检查，妊娠中期（20周左右）进行一次详细的排畸超声检查，并在之后每4周进行一次超声检查。双绒毛膜双胎每个胎儿发生畸形的风险与单胎接近。复杂性双绒毛膜双胎妊娠的孕妇应根据其状态及严重程度提高超声检查的频率。对于无并发症及合并症的双绒毛膜双羊膜双胎，妊娠38～39^{+6}周分娩较适宜。

（苟文丽 韩 蓁）

dān róngmáomó dān yángmónáng dānluǎn shuāngtāi

单绒毛膜单羊膜囊单卵双胎

（monochorionic monoamniotic monozygotic twins） 受精卵分裂发生在晚期囊胚期（受精后9～13天），这时羊膜腔已形成，两个胎儿共存于一个羊膜腔内，共同一个胎盘。此种类型占单卵双胎的1%～2%。单绒毛膜单羊膜囊双胎除了可能发生复杂性双胎并发症，由于两个胎儿中间没有任何分隔，两胎儿发生脐带相互缠绕打结的概率很大，可能随时出现脐带意外导致双胎胎死宫内。产前检查要充分告知孕妇存在不可预测的胎儿死亡风险，定期进行超声检查，评估胎儿的生长发育及多普勒血流。单绒双胎基本都会存在脐带缠绕，但如果仅出现脐动脉异常，无恶化的其他征象并不增加胎儿死亡的风险。建议在妊娠32～34周剖宫产分娩，终止妊娠前进行促胎肺成熟治疗。

（苟文丽 韩 蓁）

liántǐ shuāngtāi

联体双胎（conjoined twins）

单受精卵分裂而又分离不完全致两个胎儿身体间的部分结构不能分离而相互连接的先天畸形。是一类复杂而罕见的先天性畸形，仅发生在单绒毛膜单羊膜囊双胎中。两个胎儿之间任何部位均能相互连接，因联合部位及范围的不同而临床表现多样，其处理和预后状况，以联体双胎诊断时的孕周和联体儿的融合程度而定。国内外报道的畸形率差异很大，范围波动在1/20万～1/2800。中国是联体双胎的高发国家，平均发生率约为3/10万，中国重庆及河北地区联体双胎的发生率分别约为17/10万和11/10万。

病因 尚不清楚，可能与遗传、环境污染及妊娠早期接触农药等因素有关。其发生原因主要有两种假说。①分裂假说：认为当受孕妇女为孪胎时，在胚盘分开后，倘若胚盘上两个发育中心没有完全分开，使两胚胎具有共同的中间区域，两胚胎的一部分联合，即形成先天性联体畸形，具有同一染色体核型、同一性别，血型、毛发颜色等亦相同。大多数学者目前倾向于此假说，认为联体畸形是由于胚盘在受精超过13天后发生的分离不全所致。②融合假说：两个或两个以上的囊胚部分融合，使本已完全分离的胚胎具有共同的中间区域，从而促使联体畸形的形成。

分类 联体双胎可以是两胎儿间的身体任何部位的融合，根据融合部位、类型和范围不同有不同的命名，根据胚盘两部分分离的均等性分为对称性双胎和非对称性双胎。对称性联体双胎根据具体联合的部位可分为5种类型，即头联双胎（2%）、胸联双胎（40%）、腹部联体（33%）、臀联双胎（19%）及坐骨联胎（6%）；不对称性联体双胎是一个发育正常或接近正常的胎儿与另一个发育不全的个体相连，发育不全的个体若附着于正常胎儿的体表某处，称寄生胎；若包入正常胎儿的体内，称胎内胎。

诊断 超声检查是早期联体双胎诊断的主要手段，按双胎超声检查规范要求检查的内容，是可以在妊娠早期发现的。一般双绒毛膜双羊膜的双胎，不会发生联体双胎，单绒毛膜双羊膜也不发生，主要是单绒毛膜单羊膜囊的双胎中，会有联体双胎的可能。妊娠早期比妊娠中期、晚期更容易发现联体双胎。超声可以通过直接检测联体胎儿的融合部位及融合程度做出正确诊断。如果两胎之间无羊膜分隔，超声仅显示一个胎盘、一个羊膜囊，则应警惕联体双胎的可能，应仔细检查两胎儿相接触的部位是否存在融合。妊娠早期超声诊断要点：①发现为单绒毛膜单羊膜囊双胎。②两个胎儿非常靠近，当妊娠10周后羊膜腔增大时，就可以观察到两个胎儿的相连部分。③两个胎儿同时躯干活动。

在超声检查难以确定诊断或

融合程度时，特别是孕周较晚发现的联体双胎，超声检查有一定的局限性。CT 和 MRI 可以作为超声检查的一种补充手段，由于 CT 有放射性，MRI 就被作为首选，可进行诊断和融合程度的评估。

处理 一旦明确诊断，应通过超声和 MRI 检查，做出一个初步全面的评价，向孕妇和家属详细而准确地解释畸形的程度和继续妊娠的风险，以及出生后分离手术和可能出现的后果，从而决定是终止妊娠还是继续妊娠。

终止妊娠 检查结果提示联体双胎有严重畸形包括染色体异常或有重要器官如心、脑共用时，通常建议终止妊娠，尤其是妊娠早期。

继续妊娠 如孕妇和家属有继续妊娠的条件和愿望时，产前需进一步明确每个胎儿联体部位和评估其他畸形并定期检查。在临近足月时，必须安排离小儿外科较近的地方分娩，以便于分离手术可以随时进行。分娩通常安排在妊娠 36~38 周，选择分娩方式为剖宫产。

联体分离手术时机：一般认为不宜在新生儿期仓促进行，手术时机应选择在 2~3 个月龄较合适，因为随着小儿年龄的增大，对麻醉和手术的耐受力也增强；手术分离的一个主要问题是腹壁缺损太大，缝合难度较高，而经过一段时间的发育和充分的术前腹壁扩张，有利于创面的覆盖。

当双胎之一的胎儿死亡或严重不良，威胁到另一胎儿的生命时，或在双胎或双胎之一存在致命性的但可矫治的先天性畸形时，如肠闭锁、伴有或不伴有肠扭转的肠旋转不良、脐膨出破裂或肛直肠发育不良时，在这些情况下，只有通过手术才能有机会挽救一个或两个婴儿的生命时，可以考虑急诊行分离手术。

预后 多数联体双胎出现早产，约 40% 为死胎，约 35% 在出生后 24 小时内死亡，存活者预后根据联体部位及是否合并其他畸形而不同。虽然一部分连接程度轻的联体双胎经手术可以分离，但有资料提示，联体双胎的死亡率极高，只有 8% 的联体双胎存活，有可能接受手术治疗。所以，对联体双胎来说，应提高产前诊断率，且越早越好，以尽量降低联体双胎足月分娩给产妇带来的损伤。

（苟文丽 董 欣）

shuāngluǎn shuāngtāi

双卵双胎（dizygotic twins）

由两个卵子分别受精后形成两个受精卵，并分别植入子宫壁的蜕膜层内，各自发育成长为双胞胎。约占双胎妊娠的 70%。同期复孕是两个卵子在短时间内不同时间受精而形成的双卵双胎。检测人类白细胞抗原性别可识别精子的来源。

病因与发病机制 与应用促排卵药物、多胚胎宫腔内移植和遗传因素有关。两个卵子分别受精后形成两个受精卵，各自的遗传基因不完全相同，故两个胎儿血型、性别不同或相同，指纹、外貌、精神类型等表型不同。胎盘多为两个，也可融合为一个，两个胎盘之间的血液循环并不相通，两个胎儿安居在各自的胎囊里，两个胎羊膜之间有两侧羊膜和两层绒毛膜所组成的中隔。

临床表现 恶心、呕吐等早孕反应重；妊娠中期后体重增加迅速，腹部增大明显，下肢水肿、静脉曲张压迫症状出现早且明显；妊娠晚期常有呼吸困难、活动不便。产科检查时，子宫大于停经周数，妊娠中晚期可触及多个肢体，不同部位听到 2 个胎心，两者之间有无回声区，或同时听诊 1 分钟，两个胎心相差 10 次以上。

诊断 多有家族史，或妊娠前应用促排卵药物或体外受精，多个胚胎移植。结合临床表现和超声检查即可诊断。超声检查示妊娠 35 天后，子宫腔内可见 2 个妊娠囊；妊娠 6 周后可见 2 个原始心管搏动；妊娠中晚期可进行胎儿结构、胎位、羊水等检查。

并发症 包括母体并发症与围产儿并发症。

母体并发症 ①胎膜早破、脐带脱垂：由于子宫腔内压力增高，容易发生胎膜早破及脐带脱垂。②宫缩乏力、产后出血：双胎妊娠由于子宫过于膨大，子宫肌纤维过度延伸，产程中易致子宫收缩乏力而导致产程延长，易发生产后出血。③胎位异常：双胎妊娠时，每个胎儿常较单胎胎儿小，易发生胎位异常；第一个胎儿娩出后，而第二个胎儿活动范围大，容易转成横位。④胎盘早剥：分娩时，当第一个胎儿娩出后，子宫腔容积突然缩小，胎盘附着面骤然缩小，故可能发生胎盘早剥，直接威胁第二个胎儿的生命和产妇的安全。

围产儿并发症 ①50% 并发早产，风险为单胎妊娠的 7~10 倍，多与胎膜早破或母体严重并发症有关。②胎儿畸形发生率为单胎妊娠的 2~3 倍。

处理 包括以下方面。

监护及处理 ①补充足够营养：注意补充足够的蛋白质、铁剂、维生素、叶酸、钙剂等。②防治早产：增加休息，尽量避免过度劳累。③及时防治并发症：及早发现如出现妊娠期高血压疾病、贫血等并发症，并积极规范治疗。④定期产前检查，B 超监测胎儿生长情况及胎位变化：双胎妊娠是高危妊娠，母儿结局与妊娠期保健关系密切，一旦确诊，应做好保健和管理。

终止妊娠指征　合并急性羊水过多，引起压迫症状，如呼吸困难、严重不适等；母体合并严重并发症，如子痫前期或子痫，不允许继续妊娠时；胎儿畸形；胎盘功能逐渐减退或羊水减少者；无合并症者，建议分娩孕周范围为 38～39^{+6} 周。

分娩期处理　双胎妊娠多能经阴道分娩，需做好输血、输液及抢救孕妇的应急设备，并熟练掌握新生儿抢救和复苏的技术。

分娩方式选择　结合孕妇年龄、胎次、孕龄、胎先露、不孕史及产科合并症/并发症等因素综合考虑，原则上阴道试产，适当放宽剖宫产指征。①阴道试产：选择双胎均为头先露或第一胎儿为头位，第二胎儿为臀位，两个胎儿的总体重为 4500～5000g，第 2 个胎儿体重估计不超过第 1 个胎儿 500g。②剖宫产分娩指征：异常胎先露，如第一胎儿为肩先露、臀先露；宫缩乏力导致产程延长，经处理效果不佳；胎儿窘迫短时间不能经阴道分娩者。严重并发症需要立即终止妊娠者，如子痫前期、胎盘早剥或脐带脱垂者；联体畸形无法经阴道分娩者。

注意事项　①保证产妇良好体力，保证产妇足够的能量摄入及睡眠。②严密观察胎心变化、宫缩及产程进展，若出现宫缩乏力，可以给予低浓度的缩宫素缓慢点滴。当第一个胎儿娩出后，在胎盘侧脐带端立即夹紧，以防第二个胎儿失血。同时助手在腹部将第 2 个胎儿固定成纵产式并听胎心。若无阴道流血，胎心正常，等待自然分娩，一般在 20 分钟左右第 2 个胎儿可以娩出。若等待 10 分钟仍无宫缩，可以给予人工破膜或低浓度缩宫素点滴促进子宫收缩。若发现脐带脱垂或可疑胎盘早剥或胎心异常，立即用产钳或臀牵引，尽快娩出胎儿。

防治产后出血　产程中开放静脉通道，做好输液及输血准备；第 2 个胎儿娩出后，立即给予缩宫素促进子宫收缩；产后严密观察子宫收缩及阴道流血量，尤其注意产后 2～4 小时内的迟缓性出血。必要时抗生素预防感染。

（苟文丽）

sāntāi jí yǐshàng rènshēn

三胎及以上妊娠（multiple pregnancy）　一次妊娠同时有三个及以上胎儿的情况。是少见的多胎妊娠，发生受多种因素的影响。埃林（Hellin）早在 1895 年就根据大量统计资料计算出自然多胎妊娠的发生率为 1∶89^{n-1}。近年来，随着辅助生殖技术的发展和促排卵药物的广泛应用，三胎及以上妊娠的发生率呈上升趋势。目前全世界通过辅助生殖技术受孕的多胎妊娠（双胎、三胎及四胎）分别占到了其各自总数的 35%、59%～77% 和 95%。尽管目前围产监护和新生儿监护技术水平有了很大提高，但三胎及以上妊娠早产和产科并发症的发生明显高于单胎及双胎妊娠，其引起产科工作者极大的关注。

病因　其发生与以下因素有关。①遗传因素：家族中特别是母亲、姐妹有多胎史者，多胎的发生率增加。而且已生过多胎的妇女容易再生双胎或多胎，这种机会比一般妇女高 4 倍多。②环境因素：在正常情况下，一个受精卵只能发育成一个胎儿，若在早期发育中受某种因素的影响，如受精卵着床前，宫内温度下降或缺氧，可使胚胎发育迟缓，并诱发三胎及以上妊娠。③年龄及妊娠次数：年龄越大，胎次越多，发生多胎妊娠的机会亦越多。④促排卵药物的应用：如促性腺激素、氯米芬，可使卵巢一次排出多个卵子，若同时受精，就会形成多胎妊娠。⑤辅助生育技术的应用和发展：体外受精术后的多胎率达 22.4%～37.6%。出现多胎妊娠增加的原因是由于在体外受精-胚胎移植过程中为了提高单次胚胎移植的妊娠率，通过增加胚胎移植数目来弥补。

风险　三胎及以上妊娠对胎儿及孕妇健康均构成威胁。胎儿数愈多，合并症的种类及程度均相应增加。可在妊娠期、分娩期和产后出现各类产科并发症和合并症，且发生率高于单胎。其妊娠结局与单胎相比，流产率、早产率、低出生体重儿和围产儿死亡率都显著升高。对所有孕妇，尤其对应用促排卵药物和辅助生育技术、有双胎家族史的孕妇，均应妊娠早期行 B 超检查，明确胎儿个数。在妊娠早期诊断三胎及以上的多胎后，可在 9～13 周行选择性减胎术，以降低多胎妊娠的多种并发症，延长孕周，增加新生儿成活率。①妊娠期：妊娠反应和其他症状常较重或较早出现；妊娠 10 周以后子宫增大比单胎妊娠明显，妊娠 24 周后尤为迅速，易出现压迫症状；三胎及以上妊娠孕妇血容量增加比单胎时多，且供应多个胎儿对铁质的需要量增加，孕妇容易出现缺铁性贫血；由于子宫过度膨大，又常合并胎位不正，容易发生胎膜早破及早产；易并发妊娠期高血压疾病、羊水过多、胎儿畸形、妊娠期肝内胆汁淤积症和前置胎盘。②分娩期：常见并发症是产后出血，发生率明显高于单胎妊娠，产后出血仍是孕产妇死亡的首要原因，故对于三胎及以上妊娠更应积极预防，产前建议孕妇到有条件医院分娩，产前或术前备血，产后给予宫缩剂，持续按摩子宫等。

诊断 并不困难。如果家族中有多胎妊娠史，或者此次受孕前曾接受促排卵药物治疗，怀疑自己有多胎妊娠的可能，尽早到医院做产前检查即可确诊。超声检查对多胎妊娠的诊断起决定的作用。

处理 包括以下内容。

妊娠期处理 早期诊断，确定是否需选择性减胎，延长孕周，促进胎儿生长发育，预防并发症。对三胎以上多胎妊娠，主张于妊娠9~13周行选择性减胎术，每次可灭1~3个胚胎，保留双胎，可减少母婴并发症。如孕妇家属不同意，在征得孕妇家属签字后，进行良好的产前检查和监护，预防和减少早产、妊娠期高血压疾病、贫血等并发症，正确、及时的围产期及分娩期处理，可以提高围产儿存活率，保障母亲安全。

分娩时机 一般认为，三胎及以上妊娠孕周满34周者，应据孕妇有无并发症及其严重程度决定保胎或终止妊娠。有严重并发症者应于病情控制、促胎肺成熟后终止妊娠。

分娩方式 三胎或三胎以上妊娠早产多、胎位异常多、手术产率高、早产低体重儿对缺血缺氧耐受力差，分娩方式均以剖宫产为主，但也有学者认为，若第一胎为头位，无阴道分娩禁忌证，分娩过程有条件对胎儿进行监护的，也可进行阴道试产。分娩时一定要有经验的产科、儿科及麻醉科医师在场，做好新生儿抢救及产时并发症的防治准备。

（苟文丽）

xuǎnzé xìng jiǎntāi shù

选择性减胎术（selective embryo reduction）

通过产前诊断发现多胎妊娠中的异常胎儿，用一定的介入手段使之死亡并改善正常胎儿预后的手术。选择性减胎是以胎儿状况或性别（非社会因素）为选择依据，属于优生的范畴。其主要目的是减少多胎妊娠胎儿数、减灭异常胎儿，改善多胎妊娠结局。选择性减胎术是多胎妊娠管理中不可缺少的手段。

应用 主要应用于产前诊断多胎妊娠的一胎为遗传病或结构异常者，如无脑畸形、无心畸形、唐氏综合征、染色体易位或缺失等。在减胎之前应对每个胎儿进行染色体核型分析。此外，此项技术还可应用于双胎中妊娠早期一胎出现胎膜早破的胎儿，避免因羊水长时间渗漏引起的感染，并可推迟分娩时间。

减胎时机 整个妊娠期都可以进行选择性减胎术。通常认为减胎时机的选择是影响妊娠结局的重要因素，减胎越早妊娠并发症越少。也有观点认为，在任何孕周行减胎术均可获得良好的妊娠结局。对于出现严重的双胎输血综合征或其他异常胎儿可能对正常胎儿造成不良影响时，应及时行选择性减胎术。

方法 多采用经腹途径。在排除单绒毛膜多胎的情况下，在B超介导下行胎儿心内或胸腔内或颅内注射高浓度氯化钾是最常用的方法，一般在妊娠11~24周施行；此外还有心内空气栓塞、甲醛注射、心脏穿刺、胎儿抽吸术等。对于单绒毛膜多胎由于存在血管交通支，使用氯化钾注射减胎将导致另一胎儿也死亡，因而需要采用血管闭塞技术阻断脐带血流进行选择性减胎，一般选择在妊娠15~27周时施行。可采用B超介导下的脐带血管阻断术，包括脐带激光凝固术、双极电凝、脐带射频消融和脐带结扎术等。这些方法各有其特点及适应证，因此实施减胎术时要掌握适应证，严格进行病例筛选，遵循个体化原则。

意义 多胎妊娠减胎者胎膜早破、胎儿生长受限、妊娠期高血压疾病、妊娠期糖尿病、子痫前期等的发生率降低；减胎后剖宫产率较未减胎者显著下降；减胎术对被保留胎儿影响极小，未发现选择性减胎术后出生的婴儿有畸形和生长发育障碍；未发现严重的母儿并发症。手术适应证、手术时机、手术方法以及术者的熟练程度与妊娠结局有关。随着此项技术的广泛应用，妊娠丢失率已越来越低。

选择性减胎术在发达国家已被广泛应用于优生领域，在发展中国家的应用也越来越多。建立安全、准确的多胎妊娠早期产前诊断方法，可以将选择性减胎术的应用时间进一步提前，预后会更好。

（苟文丽 黄 谱）

chǎnqián chūxuè

产前出血（antepartum haemorrhage）

妊娠20周以后，产前发生的阴道流血。产前出血是妊娠中晚期的严重并发症，处理不当可危及母儿生命。

病因与发病机制 导致产前出血的因素很多，可能是由于前置胎盘、胎盘早剥、前置血管、轮廓胎盘、胎盘边缘性血窦破裂、子宫颈病变、见红等因素导致。前置胎盘和胎盘早剥是妊娠晚期产前出血的主要原因，而见红则是生理现象，出血量不多，对母儿无危害，一般不做处理。

胎盘异常　前置胎盘、胎盘早期剥离最为常见，其次还有轮廓胎盘及有缘胎盘。轮廓胎盘及有缘胎盘：胎盘的胎儿面边缘部分或完整地围有一黄白色环形皱褶，环的宽度不等（一般约1cm），在皱褶内缘下为一环形壁龛，可见脐血管终止于环的内缘，是为轮廓胎盘。若此盘紧靠胎盘边缘，平坦或略高起，则称为有缘胎盘。

前置血管　脐带附着于胎膜上，脐血管呈扇形分布，在羊膜与绒毛膜之间通过，进入胎盘边缘，称为脐带帆状附着，又称帆状胎盘。当不受脐带华通胶保护及胎盘组织支持的脐血管横越子宫下段，在胎先露前方跨过子宫颈内口时，则称为前置血管。

胎盘边缘性血窦破裂　晚期妊娠出血的常见原因之一，通常发生在妊娠30周以后，多见于轮廓胎盘。由于轮廓胎盘边缘及其附近缺乏蜕膜、绒毛膜和羊膜的覆盖，胎盘边缘血窦壁薄、易破坏而常致产前出血。

子宫颈与阴道疾病　如有子宫颈糜烂、子宫颈息肉、子宫颈癌或阴道疾病（如阴道感染、阴道外伤、静脉曲张破裂）等时，可见产前出血。另外，阴道外伤或异物置入等，也可造成出血。

真性蜕膜息肉　指妊娠期子宫峡部蜕膜组织局部过度生长导致肥厚，从子宫颈管呈息肉样突出，甚至突出子宫颈外口而形成息肉。从组织结构上讲，蜕膜息肉不属于真性息肉，均为蜕膜组织，镜下见不到柱状上皮和子宫颈腺体，是残留的妊娠组织。

其他　如子宫瘢痕裂开出血、合并血液科疾病导致凝血功能异常等。见红则属先兆临产的征象。

临床表现　由于引起产前出血的疾病不同，其临床表现亦存在较大差异。

胎盘异常　①前置胎盘：典型症状是妊娠20周之后的无痛性阴道流血，约2/3的完全性前置胎盘患者可在分娩前有此症状。但需注意的是，前置胎盘合并分娩发作时也可有腹痛。②胎盘早剥：根据出血方式可分为显性剥离、隐性剥离及混合型；按病情轻重又可分为轻型、重型。不同的分型其临床表现有所不同，但多具有发病急、阴道流血伴不同程度腹痛，阴道流血量与全身失血症状不成正比等特点。③轮廓胎盘及有缘胎盘：出血多发生在妊娠30周后，与前置胎盘的临床表现相同，也是反复发作的无痛性阴道流血，但出血量较少，且出血量不随孕周增长而增多。另外，由于轮廓胎盘结构特殊，易在胎盘边缘发生胎膜破裂而导致妊娠中期流产、早产，破膜后羊水可混有血液呈淡红色。

前置血管　十分少见。表现为妊娠中期、晚期无痛性阴道流血，易误诊为前置胎盘或胎盘早剥，延误处理致胎儿死亡。前置血管的表现并非一成不变，有些前置血管的血管破裂发生在胎膜破裂之前，也可发生在产前或产程中。当前置血管被胎先露压迫时，可致胎儿脐带循环受阻；当胎膜自然破裂或人工破膜时，被胶原纤维固定在平滑绒毛膜上的前置血管亦可破裂。主要为胎儿出血，由于胎儿足月妊娠时的血容量约为250ml，如失血超过20%~25%，即相当于约60ml，即可发生失血性休克，若未及时处理，胎儿死亡将不可避免。

胎盘边缘性血窦破裂　妊娠晚期不明原因出血的最常见原因。出血大多发生在妊娠30周以后，与前置胎盘导致的出血一样为反复发作的无痛性阴道流血，血流量较少，病情较轻。

子宫颈与阴道疾病　妊娠后，由于子宫颈充血、组织水肿，子宫颈及阴道病变更易发生出血。约有1/3妊娠合并子宫颈癌者在确定诊断时并无任何症状，在主诉中以阴道流血或流液为最常见，多数的妊娠合并子宫颈癌为临床Ⅰb期。

真性蜕膜息肉　妊娠期一般出血不多。阴道窥器检查蜕膜息肉多呈大片状，色红，质软而脆，易出血。

合并血液科疾病　除阴道流血外，常伴有因凝血功能异常导致的全身症状。

诊断　凡妊娠20周以后，产前发生的阴道流血，均应考虑产前出血。诊断时需首先排除尿道及肛门病变所导致的出血，其次应明确引起阴道出血的基础疾病。在妊娠20周以后，经病史采集、体格检查、B超检查、辅助检查、分娩后胎盘及胎膜检查，可明确产前出血的诊断及病因。

病史　妊娠晚期或临产时突然发生无诱因的无痛性反复阴道流血，应考虑为前置胎盘，若出血早、量多，则完全性前置胎盘的可能性大；凡妊娠期合并妊娠期高血压疾病，剧烈腹痛伴或不伴阴道流血应高度怀疑胎盘早剥；本次妊娠产前检查提示脐带帆状附着，应考虑前置血管；胎盘边缘血窦破裂通常无前置胎盘或胎盘早剥的症状和征象，一般在排除前置胎盘和胎盘早剥后，可考虑诊断胎盘边缘血窦破裂；既往的生殖道感染病史可提示阴道感染、子宫颈糜烂及子宫颈息肉导致妊娠期出血的可能；合并凝血功能异常导致全身症状者，应考虑妊娠合并血液科疾病。

体格检查 产前出血患者全身状况取决于出血量及出血速度。①子宫颈与阴道感染性疾病：其导致的产前出血，往往出血量不多，对孕妇生命体征无明显影响。②前置胎盘：多次出血，可呈贫血貌；急性大量出血，可发生休克。失血过多可出现胎儿缺氧，严重者胎死宫内。③胎盘早剥：起病急，严重时造成低血容量性休克，血压骤降、脉速而弱、面色苍白、四肢冰冷或发绀等，可无阴道流血或只有少量的阴道流血，贫血程度与外出血量不相符。腹部检查子宫呈板状，宫缩无间歇，压痛明显，后壁胎盘压痛可不明显。宫缩间歇期子宫不能松弛。胎位扪不清，胎心音听不清或不能闻及。④前置血管：破裂出血时，可迅速导致胎儿死亡，胎心、胎动消失。

阴道检查对于明确因子宫颈或阴道病变导致的产前出血具有极大的价值，适用于明确出血的部位及原因。超声排除前置胎盘后，不明原因妊娠晚期阴道流血者必须进行阴道窥器检查。而考虑诊断前置胎盘者，如要在妊娠终止前行阴道检查，必须在有输液、输血及手术条件下方可进行，一般只做阴道窥诊及穹隆部扪诊，不应行子宫颈管内指诊，以免使附着在该处的胎盘剥离引起大出血。目前多采用 B 超检查，已很少再做阴道检查。前置血管者行阴道检查时，通过已扩张的子宫颈，可在胎先露部前的胎膜上扪及索状、有搏动的动脉。

超声检查 产前超声诊断具有准确、安全、方便、经济和实时的优点，不仅可清楚地显示子宫壁、胎先露部、胎盘和子宫颈的关系，还能动态测量胎盘厚度，了解胎盘后血肿的大小，并可重复检查，是产科检查首选的影像学方法。

超声检查对胎盘定位准确率高达 95%以上，但对后壁胎盘的可视性较差。经阴道超声检查是前置胎盘的首选诊断方式，也是诊断前置胎盘的金标准。即使在有阴道流血的情况下，经阴道超声诊断前置胎盘仍是安全的。经腹灰阶超声显像见邻近子宫颈内口处有平行或环绕的回声线者，经阴道内彩色超声多普勒检查多证实有前置血管。超声检查应准确报告胎盘的大小、成熟度、厚度及附着的部位、与子宫颈内口的关系、超过子宫颈内口的距离等，同时还要注明胎儿的胎产式、胎方位并核定孕周等，便于临床处理。

MRI 检查 MRI 具有较高的组织分辨率及空间分辨率，图像质量不易受超声受限因素的影响，且可以直接显示胎儿器官，获得超声不能显示的额外信息，因此在超声检查的基础上，对难以明确诊断的产前出血及可能伴随的胎儿异常行 MRI 检查是必要的。

实验室检查 用于确定妊娠期阴道流血来源母亲或胎儿。常用的方法有显微镜下观测红细胞的来源、NaOH 实验、Ogita 试验、Loendersloot 试验、蛋白电泳试验、Kleihauer-betke 试验等。以上各种方法各有优劣，应根据其敏感性、特异性、实验的复杂程度及报告速度等综合衡量。

病理检查 蜕膜息肉、妊娠合并子宫颈息肉、子宫颈癌等均以病理组织学检查结果为确诊依据。①蜕膜息肉：真性蜕膜息肉均为蜕膜组织，镜下见不到柱状上皮和子宫颈腺体；而假蜕膜息肉是妊娠期子宫颈息肉间质细胞肥大呈蜕膜样变，有明显的柱状细胞及子宫颈腺体。需与鳞状细胞化生及高分化鳞癌鉴别。②妊娠合并子宫颈癌：可通过子宫颈细胞学检查、阴道镜及子宫颈活检、子宫颈锥切术后病检进行诊断。但需注意的是，妊娠期由于子宫颈柱状上皮异位、子宫颈黏液过多及异常出血，可以导致子宫颈细胞学检查的假阴性率增加。

产后检查胎盘及胎膜 检查时应注意胎盘形态及有无副胎盘。前置部位的胎盘母体面有紫黑色陈旧血凝块附着，胎膜破口距胎盘边缘距离<7cm，可诊断前置胎盘；产后检查见胎盘母体面组织色泽不一，有血凝块及压迹，应诊断为胎盘早剥；脐带帆状附着于胎膜，胎膜破口处有断裂的血管，可诊断为前置血管；胎盘胎儿面中央稍有凹陷，周边部分或完整地围绕一圈略高起的黄白色环形皱褶，则诊断为轮廓胎盘。

鉴别诊断 引起产前出血的因素错综复杂，在除外尿道及肠道、肛门疾病引起的出血后，根据病史、查体及辅助检查及胎盘检查，在引起产前出血的各种基础疾病之间进行仔细鉴别。前置胎盘和胎盘早剥是引起产前出血最常见的疾病，在临床中与先兆子宫破裂常难以鉴别，其鉴别要点见表 1。

治疗 产前出血的处理应根据导致出血的病因、失血量、有无休克、妊娠周数、产次、胎位、胎儿是否存活、是否临产等情况进行综合评判。

前置血管 ①在妊娠中期、晚期已做出诊断者，应保持阴道清洁，禁忌性交；避免增加腹压，

表1 常见产前出血疾病的鉴别诊断

鉴别点	前置胎盘	胎盘早剥	先兆子宫破裂
发病相关因素	经产妇多见	常伴发于妊娠期高血压疾病或腹部外伤史	有头盆不称、梗阻性难产或剖宫产史
胎盘位置	位置异常	位置正常	位置多正常
腹痛	无腹痛	发病急，常有剧烈腹痛	强烈子宫收缩，子宫下段压痛明显
阴道流血	外出血，阴道流血量与全身失血症状成正比	有内、外出血，以内出血为主，阴道流血量与全身失血症状不成正比，严重时也可出现血尿	少量阴道流血，可出现血尿
子宫	子宫软，与妊娠月份一致	子宫板样硬，有压痛，可比妊娠月份大	可见病理缩复环，子宫下段有压痛
胎位、胎心	胎位清楚，胎心音一般正常	胎位扪不清，胎心音减弱或消失	胎位尚清楚，胎儿窘迫
阴道检查	宫口内可触及胎盘组织	无胎盘组织触及	无胎盘组织触及
B超检查	胎盘下缘低于胎先露部	胎盘位置正常，胎盘后可有血肿	胎盘位置正常
胎盘检查	无凝血块压迹；胎膜破口距胎盘边缘<7cm	早剥部分有凝血块压迹	无特殊变化

减少活动，预防便秘；避免阴道检查、肛门检查。胎儿成熟后，行选择性剖宫产。②若在产程中肯定诊断，胎儿仍存活，胎心率仍规则，亦应迅速行剖宫产抢救，因为受损裂伤的脐血管有可能已栓塞、封闭。

轮廓胎盘　①该病产前出血多为少量，常并发未足月胎膜早破，易导致早产和胎儿、婴儿感染，因此处理原则是防治早产和控制羊膜腔感染。②该病常可引起胎盘、胎膜剥离不全或宫缩乏力，产后出血率显著增加。因此需警惕胎盘、胎膜残留，产后应详细检查胎盘，以排除其他胎盘异常，避免产后出血及产褥感染。

妊娠合并宫颈癌　应根据子宫颈癌期别及妊娠时间，采用手术治疗或放疗。原则上仍为早期病变选用手术治疗，中晚期采用放疗。妊娠早期、中期以及时治疗子宫颈癌为主，而妊娠24周后则可考虑延缓治疗，于妊娠32~34周行剖宫产后再治疗子宫颈癌。一般认为，妊娠20周诊断Ⅰa或Ⅰb小病灶且迫切要求继续妊娠者，可延缓到胎儿成熟。分娩方式以剖宫产为宜。根据病情，在剖宫产时行全子宫切除术或广泛性子宫切除术。

前置胎盘　见前置胎盘。

胎盘早剥　见胎盘早剥。

预防　导致产前出血的原因很多，针对不同的基础疾病有不同的预防措施。原则上讲，妊娠前避免子宫内膜损伤；妊娠期保持良好的生活习惯对预防产前出血具有重要意义。其次，对具有高危因素者及早干预，加强妊娠期监护及管理，并给予合理的妊娠期指导，做到早诊断、早治疗，从而改善母儿结局。

（漆洪波　罗　欣）

qiánzhì tāipán

前置胎盘（placenta previa）

妊娠28周以后，胎盘附着于子宫下段，甚至胎盘下缘达到或覆盖子宫颈内口处，其位置低于胎儿先露部的妊娠期并发症。前置胎盘是导致妊娠晚期出血的主要原因，一般在单胎妊娠中的发生率为0.28%，双胎妊娠中为0.39%。前置胎盘会导致患者入院观察、输血、早产、剖宫产率增加，剖宫产术后子宫切除率为5.3%，围产儿死亡率是正常妊娠的3~4倍，是严重的妊娠期并发症，处理不及时危及母儿生命。

病因与发病机制　前置胎盘的发生可能与以下因素相关。

高龄　研究证实，前置胎盘的发生率随年龄增长而增加。35岁以上高龄孕妇前置胎盘的发生率是25岁左右孕妇的3倍。

既往孕产史　多次刮宫、多胎产等均可损伤子宫内膜，尤其是多次刮宫术引起内膜瘢痕形成，造成种植部位的子宫内膜损伤。在受孕时蜕膜发育不良，使孕卵种植下移，或因子宫内膜血供不足，为在绒毛间隙获得更多血供而致胎盘面积增大，从而导致前置胎盘的发生风险增高。

瘢痕子宫　剖宫产、子宫肌瘤挖除术、宫腔镜手术损伤子宫内膜及肌层，致子宫蜕膜血管生长不全。当受精卵植入时，因血液供应不足，为摄取足够营养，胎盘面积扩大，伸展至子宫下段。此外，子宫下段切口瘢痕妨碍胎盘随子宫体、子宫峡部的增长、伸展而向上“迁移”，诱发胎盘前置。既往剖宫产史与前置胎盘密切相关，随着剖宫产次数的增加，前置胎盘发生的危险性亦增加。前次剖宫产的孕妇在第二次妊娠时，其前置胎盘的发生率增加47%，比无剖宫产史的孕妇增加1.59倍；有两次剖宫产史者，再次妊娠发生前置胎盘的概率为1.9%；有三次及其以上者导致前置胎盘的发生率增至4.1%。

胎盘异常 胎盘异常包括胎盘大小异常与形态异常。①胎盘大小异常：如双胎或多胎妊娠、胎儿呈红细胞增多症、妊娠合并糖尿病等孕妇，胎盘的面积会较单胎的胎盘面积增大而达到子宫下段，发生前置胎盘。②胎盘形态异常：主要指副胎盘、膜状胎盘等。当有副胎盘时，主胎盘在子宫体部，副胎盘可延伸到子宫下段发生前置胎盘；而当膜状胎盘时，胎盘面积大而薄，也易导致前置胎盘的发生。

孕妇吸烟或毒品滥用 研究表明，吸烟孕妇发生前置胎盘的危险性较不吸烟孕妇增加2倍，孕妇戒烟则可降低前置胎盘的发生率。其致病机制可能是吸烟时孕妇暴露于尼古丁与一氧化碳中，导致低氧血症，胎盘为增加血供和氧气而扩大面积，从而引起胎盘肥大，增加胎盘种植超过子宫颈内口的危险性，导致前置胎盘发生。同时，吸烟导致蜕膜血管生成不良，引起胎盘炎症或萎缩改变，也可导致前置胎盘的发生。可卡因使血管收缩，妊娠期间可拮抗其作用的胆碱酯酶较少，故子宫血管发生痉挛，胎盘中的螺旋小动脉堵塞及损坏，由此造成的灌注低下，胎盘代偿性肥大，扩大面积以建立有效循环，前置胎盘的危险性因而增加。

其他因素 研究证实，体外受精-胚胎移植可导致前置胎盘的风险增加，可能是子宫收缩使胚胎着床于子宫颈管外口导致低位种植；同样也可能在移植过程中，胚胎自身停留在子宫颈管处着床。同时，不孕症患者可能年龄偏大，之前曾行宫腔检查、子宫内膜检查等，存在子宫内膜损伤，或本身可能有尚未发现的子宫异常，而导致胚胎低位种植。

分类 按胎盘与子宫颈内口的关系，将前置胎盘分为4类（表1，图1）。

胎盘与子宫颈内口的关系可随着子宫下段的逐渐伸展、子宫颈管的逐渐消失和子宫颈口的逐渐扩张而改变。因此，前置胎盘的类型可随妊娠及产程的进展而发生变化。临产前为完全性前置胎盘，临产后由于子宫颈口的扩张，可变为部分性。所以入院时的分类很可能与处理前的检查结果不一致，而以后者决定其类型。

临床表现 包括以下内容。

症状 典型症状是妊娠晚期的无痛性阴道流血，约2/3的完全性前置胎盘患者在分娩前可发生。但前置胎盘合并分娩发作时也可有腹痛。前置胎盘出血是由于妊娠晚期或临产后，子宫下段逐渐伸展，子宫颈管消失，子宫颈口扩张，而附着于子宫下段或子宫颈内口的胎盘不能相应地伸展，以致部分前置的胎盘自其附

表1 前置胎盘分类

分类	定义
完全性前置胎盘	胎盘组织完全覆盖子宫颈内口
部分性前置胎盘	胎盘组织部分覆盖子宫颈内口
边缘性前置胎盘	胎盘下缘达子宫颈内口，但未覆盖子宫颈内口
低置胎盘	胎盘位于子宫下段，边缘接近但未达子宫颈内口

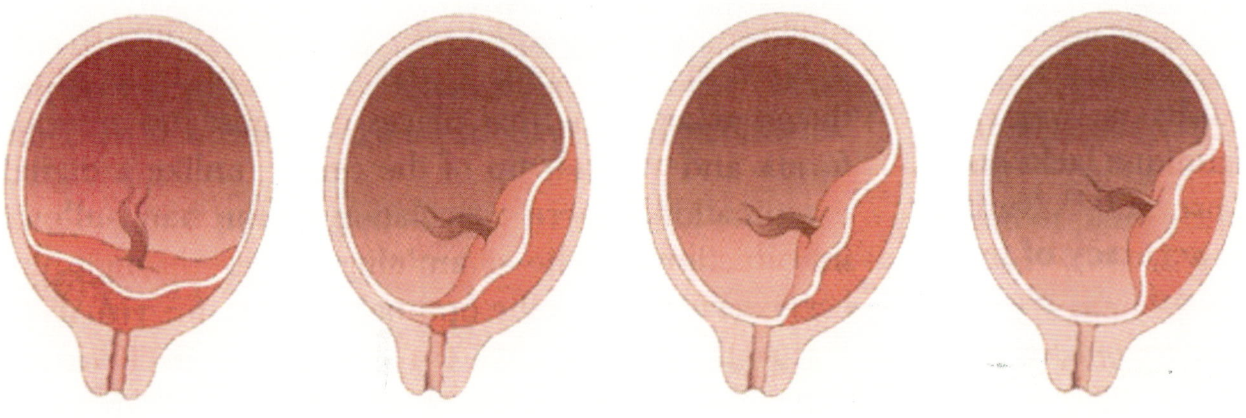

A. 完全性前置胎盘　B. 部分性前置胎盘　C. 边缘性前置胎盘　D. 低置胎盘

图1 前置胎盘类型

着处剥离，使血窦破裂而引起出血。出血多无诱因。初次出血时量一般不多，且常在胎盘剥离处血液凝固后自然停止，但亦有初次出血即发生致命性大出血者。阴道流血发生时间的早晚、反复发作的次数、出血量的多少与前置胎盘的类型有很大关系。完全性前置胎盘初次出血时间早，多在妊娠28周左右，称为警戒性出血，反复出血次数频，量较多，有时一次大量出血即可使患者陷入休克状态；边缘性前置胎盘初次出血发生较晚，多在妊娠37~40周或临产后，量也较少；部分性前置胎盘初次出血时间和出血量介于两者之间。临产后，每次宫缩时，子宫下段向上牵引，出血往往随之增加。部分性和边缘性前置胎盘者，破膜后胎先露如能迅速下降，直接压迫胎盘，出血可以停止。由于子宫下段的蜕膜发育不良，前置胎盘可合并胎盘植入，因而在子宫下段形成过程中及临产后不发生子宫出血，却在胎儿娩出后导致产后出血。

体征　孕妇全身状况与出血量成正比，由于反复多次或大量阴道流血，产妇可以出现贫血，其贫血程度与出血量成正比，出血严重者即陷入休克，胎儿发生缺氧、窘迫，甚至死亡。腹部检查：子宫大小与停经周数相符，因子宫下段有胎盘占据，影响胎先露入盆，故先露部高浮，约有15%并发胎位异常，尤其为臀位。临产时检查示宫缩为阵发性，间歇期子宫可以完全放松。有时可在耻骨联合上方听到胎盘杂音。

诊断　在妊娠28周以后，经B超检查、阴道检查、剖宫产或阴道分娩后确定胎盘附着部位异常者，可诊断为前置胎盘。妊娠28周以前属流产范畴。

病史　妊娠晚期或临产时，突然发生无诱因的无痛性反复阴道流血，应考虑为前置胎盘，若出血早、量多，则完全性前置胎盘的可能性大。以往有流产刮宫、产褥感染、剖宫产或子宫肌瘤挖除史；与上次妊娠间隔不足6个月；为高龄孕妇或双胎妊娠。本次妊娠中期检查时，B超检查显示胎盘邻近或覆盖子宫颈内口。

体格检查　患者全身状况取决于出血量及出血速度。多次出血，呈贫血貌，急性大量出血，可发生休克。除胎先露有时高浮外，腹部检查与正常妊娠相同。失血过多可出现胎儿缺氧，严重者胎死宫内。有时于耻骨联合上方可听到胎盘杂音，但当胎盘附着在子宫下段后壁时则听不到。

阴道检查适用于终止妊娠前为明确诊断并决定分娩方式时，须在做好充分剖宫产手术准备的情况下进行。一般只做阴道窥诊及穹隆部扪诊，不应行子宫颈管内指诊，以免使附着该处的胎盘剥离引起大出血，若为完全性前置胎盘，甚至危及生命。若诊断已明确或流血过多不应再做阴道检查。现多用B超检查，已很少再做阴道检查。

超声检查　B超检查可清楚看到子宫壁、胎先露部、胎盘和子宫颈的位置，并根据胎盘边缘与子宫颈内口的关系进一步明确前置胎盘的类型，胎盘定位准确率高达95%以上，并可重复检查。受胎头位置、孕妇肥胖、膀胱充盈程度等因素的影响，经腹超声检查诊断前置胎盘有25%的假阳性率，且对于后壁胎盘的可视性较差。经阴道超声检查是前置胎盘的首选诊断方式，也是诊断前置胎盘的金标准，其诊断的敏感性为87.5%，特异性为98.8%，阳性预测值93.3%，阴性预测值97.6%。即使在有阴道流血的情况下，经阴道超声诊断前置胎盘仍是安全的。如果没有经阴道超声，经会阴或经阴唇超声（用腹部超声探头）检查诊断前置胎盘的准确性也高于经腹超声。超声检查应准确报告胎盘附着的部位、与子宫颈内口的关系、超过子宫颈内口的距离等，同时要报告胎儿的胎产式、胎方位、孕周等，便于临床处理。

产后检查胎盘及胎膜　注意胎盘形态，常见马蹄形、舌形、长圆形或不规则形；并应注意是否有副胎盘。胎盘和胎膜前置部位的胎盘母体面有紫黑色陈旧血凝块附着，胎膜破口距胎盘边缘距离<7cm，可诊断前置胎盘。若行剖宫产终止妊娠，术中即可直接了解胎盘位置，胎膜破口失去诊断意义。

鉴别诊断　主要应与胎盘早剥、脐带帆状附着、前置血管破裂、胎盘边缘血窦破裂、子宫颈病变等产前出血相鉴别。结合病史，通过B超检查及分娩后检查胎盘，一般不难鉴别。

胎盘早剥　①轻型胎盘早剥：主要症状为阴道流血，出血量一般较多，色暗红，可伴有轻度腹痛或腹痛不明显。②重型胎盘早剥：可出现突然发生的持续性腹痛和/或腰酸、腰痛，其程度因剥离面大小及胎盘后积血多少而不同，积血越多疼痛越剧烈。严重时可出现恶心、呕吐，甚至面色苍白、出汗、脉弱及血压下降等休克征象。可无阴道流血或仅有少量阴道流血，贫血程度与外出血量不相符。B超可发现胎盘增厚、胎盘后血肿，胎盘位置正常。

帆状胎盘前置血管破裂　主

要为胎儿出血，由于血管的位置异常，多在破膜后有多量血水流出，随即出现胎儿窘迫表现，甚至胎心忽然消失。产后检查胎膜可证实诊断。

其他原因发生的产前出血　如胎盘边缘血窦破裂及子宫颈病变如子宫颈息肉、子宫颈糜烂、子宫颈癌等，结合病史，通过阴道检查、B 超检查、病理检查及分娩后胎盘检查可以确诊。

对母儿的影响　①产前及产后出血：前置胎盘不仅引起产前出血，也易并发产后出血。分娩后由于子宫下段肌肉组织菲薄、收缩力较差，附着于此处的胎盘剥离后，血窦一时不易缩紧闭合，故常发生产后出血。②胎盘植入：胎盘绒毛因子宫蜕膜发育不良等原因，容易植入子宫肌层，出现胎盘植入，胎盘植入因胎盘剥离不全而容易发生大出血。③羊水栓塞：前置胎盘是羊水栓塞的诱因之一。羊水可通过前置胎盘附着处开放的子宫静脉窦进入母体血液循环。④产褥感染：前置胎盘的胎盘剥离面接近子宫颈外口，细菌易从阴道侵入胎盘剥离面；由于产前失血，产妇多合并贫血，也易发生感染。⑤早产及围产儿死亡率增高：前置胎盘出血大多发生于妊娠晚期，易引起早产。前置胎盘围产儿的死亡率亦高，可因产妇休克，致使胎儿窘迫、严重缺氧而死于宫内，或因早产存活力差，出生后死亡。此外，在阴道操作过程或剖宫产娩出胎儿前，胎盘受到损伤，小叶发生撕裂，胎儿出生后常迅速死亡。

治疗　原则是补血与止血。应根据失血量、有无休克、孕周、胎儿成熟度、产次、胎位、胎儿是否存活、是否临产等情况做出决定。

期待疗法　目的是在保证孕妇安全的前提下，积极治疗，抑制宫缩以预防再出血及延长孕周，促使胎儿成熟，适时终止妊娠，从而提高围产儿的存活率。一般适用于妊娠<36 周，阴道流血不多，患者一般情况好，胎儿存活者。注意卧床休息，强调左侧卧位，尽量不予干扰，以减少出血机会。定时间段吸氧，提高胎儿血氧供应。在等待过程中，应严密监测出血，纠正贫血，必要时可给予宫缩抑制剂。在期待治疗过程中，应行 B 超检查随访胎盘位置是否迁移、与子宫颈内口的关系有无改变，估计胎儿成熟情况。若妊娠<34 周，根据临床表现，估计近日需终止妊娠者，可用地塞米松促胎肺成熟。若在观察期间发生大量阴道流血或反复出血，须及时终止妊娠。

终止妊娠　①剖宫产术：剖宫产可迅速结束分娩，短时间内娩出胎儿，对母儿均较安全，是处理前置胎盘的主要手段。适时果断行剖宫产术，能立即结束分娩，达到迅速止血的目的，并可在直视下处理产后出血，是处理前置胎盘最安全、最有效的方法，也是处理前置胎盘严重出血的急救手段。术前应积极纠正休克，输液、输血补充血容量，这些措施不但为抢救患者，而且也改善胎儿在宫内的缺氧状态。完全性前置胎盘必须以剖宫产结束分娩，部分性或初产妇边缘性前置胎盘近年也倾向行剖宫产。持续出血，但出血量不多且没有生命危险，妊娠>36 周者，考虑终止妊娠；出血量多、有生命危险者，不论孕周如何，必须选择剖宫产。剖宫产时子宫切口的选择，宜个别病例个别对待。由于子宫下段的收缩力差，胎儿娩出后，胎盘未娩出，需及时徒手剥离，及时运用促进子宫收缩药物增强子宫下段收缩，并按摩子宫，可减少产后出血量；及时填塞宫腔纱条或行 B-Lynch 缝合子宫也可有效止血。若合并植入性胎盘，不可强行剥离，应根据植入面积大小和深度，分别处理。胎盘植入面积大、子宫壁薄、子宫收缩差、短时间内出血量多时，如为经产妇、有剖宫产史、胎盘植入在原切口部、数分钟内出血>2000ml 者，应考虑行子宫切除术。视具体情况选择次全子宫切除术或全子宫切除术。②阴道分娩：仅适用于边缘性前置胎盘、头先露、出血不多、估计在短时间内可结束分娩者。决定阴道分娩后，适时行人工破膜，破膜后胎头下降压迫胎盘达到止血，并可促进子宫收缩，加速分娩。胎儿娩出后，由于胎盘往往不易自行剥离或剥离不全而出血不止，故以人工剥离为宜，操作须轻柔，慎防损伤子宫下段，并警惕合并胎盘粘连或植入性胎盘的可能。若破膜后先露下降不理想，仍有出血，或分娩进展不顺利，应立即改行剖宫产术。

紧急转送　若患者阴道流血量多，而当地无条件处理，可静脉输液或输血，腹部加压包扎，并在消毒下行阴道填塞，暂时压迫止血，迅速护送转院治疗。

预防　避免多产、多次刮宫或宫内感染，以免发生子宫内膜损伤。准备妊娠的妇女应戒烟、戒毒，避免被动吸烟。加强妊娠期管理，强调必要的产前检查及正确的妊娠期指导，重视产前出血，无论出血量多少均须及时就医，以做到早期诊断、及时处理。

（漆洪波　罗　欣）

tāipán zǎobō

胎盘早剥（placenta abruption）

妊娠20周以后或分娩期，附着在正常位置的胎盘在胎儿娩出前，部分或全部从子宫壁剥离的妊娠并发症。其发病率因所用的诊断标准不同，存在较大差异。中国报道为4.6‰~21‰，其他国家为5.1‰~23.3‰。有些轻型胎盘早剥在临产前可无明显症状，只在产后检查胎盘时，发现早剥处有凝血块压迹，此类患者易被忽略。因此，胎盘早剥发生率的高低也与分娩后是否仔细检查胎盘有关。胎盘早剥是一种严重的妊娠晚期并发症，起病急、进展快，若处理不及时，可危及母儿生命。

病因与发病机制　基本原因不明，但与以下几个因素相关。①孕妇血管病变：最常见的相关因素是妊娠期高血压疾病，其次是孕妇合并慢性肾病等。这些疾病可引起底蜕膜螺旋小动脉痉挛、梗死，远端毛细血管缺血坏死，导致破裂出血。血液流至底蜕膜和胎盘之间，形成胎盘后血肿，进而导致胎盘剥离。出血不断增加，血肿面积也不断扩大，胎盘剥离面积也随之扩大。②机械因素：外伤（特别是腹部直接受撞击或摔倒使腹部直接触地等）、性交、外倒转术等都可以诱发胎盘早剥。临产后胎儿下降，脐带过短（<30cm）或脐带绕颈使胎盘自子宫壁剥离。③羊膜腔穿刺：经腹穿刺羊膜腔抽取羊水做胎儿成熟度测定；慢性羊水过多经腹穿刺羊膜腔减压，盲目穿刺有可能损伤前壁胎盘的脐带附着处，引起出血而导致底蜕膜血肿形成，继而使胎盘自子宫壁剥离。因此羊膜腔穿刺均应在B超引导下进行。④子宫腔压力骤减：未足月胎膜早破；羊水过多，破膜时羊水流出过快；双胎妊娠的第一胎儿娩出过快，使宫内压骤减，子宫突然收缩，也可导致胎盘自子宫壁剥离。⑤子宫静脉压突然增高：妊娠晚期或临产后，孕产妇长时间取仰卧位时，可发生仰卧位低血压综合征。此时由于巨大的妊娠子宫压迫下腔静脉，回心血量减少，血压下降，而子宫静脉淤血，静脉压升高，蜕膜静脉床淤血或破裂，导致胎盘部分或全部自子宫壁剥离。⑥其他：子宫平滑肌瘤，尤其是位于胎盘附着部位者，易导致胎盘早剥。其次，高龄孕妇、经产妇易发生胎盘早剥；不良生活习惯如吸烟、酗酒、吸食可卡因等也是导致胎盘早剥发病率增高的原因。

临床表现及分型　根据临床表现，胎盘早剥有两种分型法。

以出血特点分型　胎盘早剥可分为显性剥离、隐性剥离及混合性剥离3型（图1）。①显性剥离：约占80%。胎盘剥离面位置大多偏离胎盘中央，故胎盘后出血易于冲开胎盘边缘及胎膜，经子宫颈外流而表现为阴道流血。一般仅部分胎盘剥离，并发症少而轻。②隐性剥离：约占20%。胎盘剥离大多起自胎盘中央，出血积聚于胎盘后或子宫腔，无阴道流血。剥离面积往往较大，甚至完全剥离而伴有严重并发症。③混合性剥离：既有显性又有隐性剥离。一般先有内出血，后因胎盘后积血过多，血液冲开胎盘边缘向子宫颈口外流，由于病情发展至如此严重程度才就诊者很少，故发生率不高。

按病情轻重分型　根据病情分为轻、重型。①轻型：以显性出血为主，一般胎盘剥离面不超过胎盘的1/3，患者贫血不严重，多见于分娩期。主要症状为阴道流血，出血量较多，色暗红，可伴有轻度腹痛或无明显腹痛。腹部检查示子宫软，宫缩有间歇，无压痛或轻微压痛，子宫大小符合孕周，胎位清，胎心异常取决于胎盘剥离面的大小及剥离的位置，可出现轻度窘迫或正常。若发生在分娩期，宫缩有间歇，产程进展较快。产后检查胎盘，可见胎盘母体面组织色泽不一，有血凝块及压迹。②重型：以隐性出血为主，胎盘剥离面积一般超过1/3，多见于重度子痫前期及已

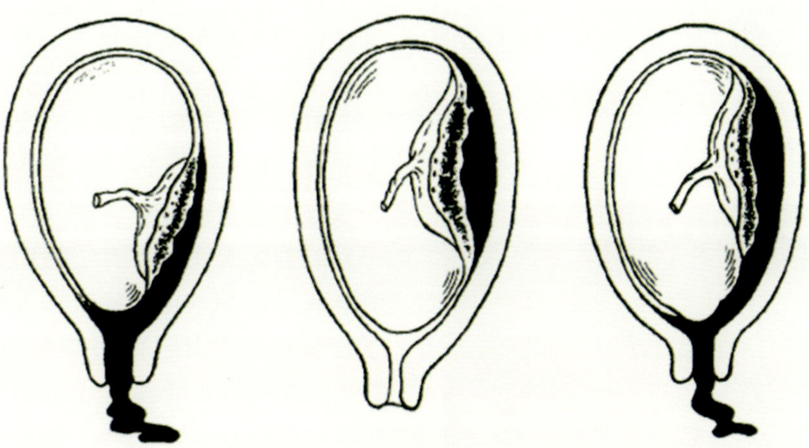

A. 显性剥离　　B. 隐性剥离　　C. 混合性剥离

图1　胎盘早剥类型

有全身血管病变的慢性高血压孕妇。其病情之凶险，不仅在于常导致凝血功能障碍，也在于出血量难以正确估计。主要症状为突然发生的持续性腹痛和/或腰酸、腰痛，其程度因剥离面大小及胎盘后积血多少而不同，积血越多疼痛越剧烈。严重时造成低血容量性休克，可有血压下降、脉速而弱、面色苍白、四肢冰冷或发绀等症状，可无阴道流血或只有少量的阴道流血，贫血程度与外出血量不相符。腹部检查示子宫大于孕周，且随病情进展，子宫底也随之升高；子宫呈板状，宫缩无间歇，压痛明显，如胎盘附着在后壁，压痛可不明显；如有宫缩，间歇期子宫不能松弛；胎位扪不清，胎心音听不清或不能闻及。胎盘后方的血肿向羊膜方向渗透，可导致血性羊水；向子宫肌层渗透，可引起子宫胎盘卒中（图2）。子宫胎盘卒中，又称库弗莱尔子宫（couvelaire uterus），是胎盘早剥发生内出血时，血液积聚于胎盘与子宫壁之间，随着胎盘后血肿压力的增加，血液侵入子宫肌层，引起肌纤维分离、断裂甚至变性，当血液渗透至子宫浆膜层时，子宫表面呈现紫蓝色淤斑的情况。血液进一步渗入阔韧带结缔组织、输卵管系膜，甚至经输卵管流入腹腔。

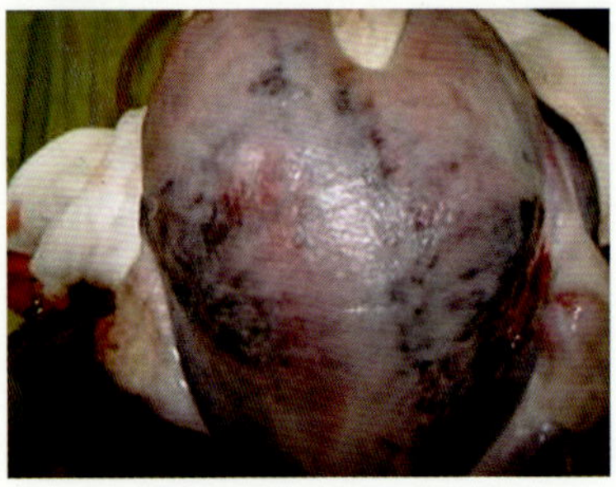

图2　子宫胎盘卒中

诊断　主要根据病史、临床症状及体征。凡妊娠晚期有原因不明的子宫张力增高，并非羊水过多，亦未临产，特别是伴有妊娠期高血压疾病者，应高度怀疑胎盘早剥。①轻型胎盘早剥：由于症状与体征不够典型，诊断往往有一定困难，应仔细观察与分析，并借B超检查来确定。②重型胎盘早剥：症状与体征比较典型，诊断多无困难。确诊重型胎盘早剥的同时，应进行实验室检查，确定有无凝血功能障碍及肾衰竭等并发症，以便制订合理的处理方案。附着于子宫后壁的胎盘早剥，尤其是剥离面积较小、出血不多时，易漏诊。

鉴别诊断　胎盘早剥必须与其他可引起妊娠晚期、分娩期阴道流血的产科并发症或妇科疾病相鉴别，主要是前置胎盘、子宫破裂，其次为子宫颈病变出血等。①前置胎盘：轻型胎盘早剥也可为无痛性阴道流血，体征不明显，行B超检查确定胎盘下缘与子宫颈内口的关系，即可鉴别；子宫后壁的胎盘早剥，腹部体征不明显，不易与前置胎盘区别，B超检查亦可鉴别；重型胎盘早剥的临床表现极典型，不难鉴别。②子宫破裂：子宫先兆或不全破裂往往发生在分娩过程中，孕妇出现强烈宫缩、下腹疼痛拒按、烦躁不安、少量阴道流血、可有胎儿窘迫征象等。以上临床表现与重型胎盘早剥较难区别。然而子宫破裂多有头盆不称、梗阻性难产或子宫手术史，检查可发现子宫病理缩复环、肉眼血尿等。而胎盘早剥多见于重度子痫前期患者，检查子宫呈板状。③其他：如胎盘边缘血窦破裂及子宫颈病变如子宫颈息肉、子宫颈糜烂、子宫颈癌等，结合病史通过阴道检查、B超检查及分娩后胎盘检查可以确诊。

并发症　并发症的轻重根据内出血量以及导致胎盘早剥的病因而定。①弥散性血管内凝血与凝血功能障碍：胎盘早剥是妊娠期发生凝血功能障碍最常见的原因，伴有死胎时约1/3可发生。重型胎盘早剥，尤其是胎死宫内病例很有可能发生弥散性血管内凝血和凝血功能障碍。胎盘和蜕膜含有丰富的组织凝血活酶，胎盘早剥时，促凝物质通过损伤的血管进入母体血液循环，激活凝血系统，导致弥散性血管内凝血。肺、肾等脏器的毛细血管内均可有微血栓形成，引起脏器损害。血小板及纤维蛋白原等凝血因子大量消耗。因此，胎盘早剥的时间越长，促凝物质进入母体血液循环也越多，弥散性血管内凝血继续发展，即激活纤维蛋白溶解系统，产生大量纤维蛋白降解产物。由于凝血因子大量消耗，加之纤维蛋白降解产物又有抗凝作用，导致并加剧凝血功能障碍。临床表现为皮下、黏膜下或注射部位出血，子宫出血不凝或仅有软凝血块，甚至发生尿血、咯血或呕血。因此，一旦确诊为胎盘早剥，应密切注意弥散性血管内凝血的发生及凝血功能变化，并积极处理。②急性肾衰竭：重型胎盘早剥由重度子痫前期引起者居多。重度子痫前期时，全身小动脉痉挛，肾内小动脉也痉挛引起组织缺氧，肾小球血管壁内皮细胞肿胀、体积增大，使血流阻滞；内皮细胞下有纤维样物质沉积，使肾小球前小动脉极度狭窄。肾缺血，再加上胎盘早剥失血过多、休克时间较长及弥散性血管内凝血等因素严重影响肾血流量，可导致双侧肾皮质或肾小血管缺血坏死，出现急性肾衰竭。慢性高血压孕妇发生胎盘早剥，由于大量出血引起心输出量下降及肾血管痉挛，肾严重灌注不良，亦可致肾损害而致急性肾衰竭。③羊水栓塞：胎盘早剥时，羊水可经剥离面开放的子宫血窦，进入母体血液循环。羊水中的有形成分可形成栓子，栓塞肺血管导致羊水栓塞。胎盘早剥时，剥离面的子宫血窦开放，若胎盘后的出血穿破羊膜，血液进入羊水，则羊水也可反流入开放的子宫血管，进入母体循环，形成栓子造成肺栓塞，从而引起肺动脉高压、呼吸循环衰竭、弥散性血管内凝血及继发纤溶亢进、多脏器损伤等一系列羊水栓塞症状，多在胎儿娩出前发生，如果抢救不及时，病死率极高。④产后出血：胎盘早剥发生子宫胎盘卒中时，影响子宫肌层收缩导致产后出血，经治疗多能好转。若并发弥散性血管内凝血、羊水栓塞，产后出血的可能性更大且难以纠正。

治疗 母儿的预后取决于诊断是否及时与处理是否恰当。

纠正休克 患者入院时，情况危重、处于休克状态者，应积极补充血容量，纠正休克，尽快改善患者状况。输血必须及时，尽量输新鲜血，既能补充血容量，又可补充凝血因子。若并发弥散性血管内凝血，应测中心静脉压以指导补液量，迅速输血、予以平衡液，积极控制出血，可预防致命的肾衰竭。

及时终止妊娠 胎儿未娩出前，胎盘可能继续剥离，难以控制出血；出血持续时间越长，病情越严重，并发凝血功能障碍等合并症的可能性也越大。因此，一旦确诊，必须及时终止妊娠。终止妊娠的方法根据胎次、早剥的严重程度、胎儿宫内状况及宫口开大等情况而定。①经阴道分娩：经产妇一般情况较好，出血以显性为主，宫口已开大，估计短时间内能迅速分娩者，可经阴道分娩。先行破膜，使羊水缓慢流出，缩减子宫容积；破膜后用腹带包裹腹部，压迫胎盘使之不再继续剥离，并可促进子宫收缩，必要时配合静脉滴注缩宫素以缩短产程。分娩过程中，密切观察患者的血压、脉搏、子宫底高度、宫缩情况及胎心等的变化。有条件者可用胎儿电子监测仪进行监护，更能早期发现宫缩及胎心的异常情况。产后按摩子宫，密切观察子宫收缩情况及子宫出血量、有无凝血块。②剖宫产：重型胎盘早剥，特别是初产妇不能在短时间内结束分娩者；胎盘早剥虽属轻型，但有胎儿窘迫征象，需抢救胎儿者；重型胎盘早剥，胎儿已死，产妇病情恶化，处于危险之中又不能立即分娩者；破膜引产后，产程无进展者，均应及时行剖宫产术。死胎时，由于血容量明显下降及严重的消耗性凝血障碍，剖宫产对母体危害性极大，宁可选择经阴道分娩；但由于出血过于活跃、大量输血不奏效或有其他产科并发症不宜阴道分娩者，仍以剖宫分娩为宜。术中取出胎儿、胎盘后，应及时行子宫体肌内注射宫缩剂、按摩子宫，一般均可使子宫收缩良好，控制出血。若发现为子宫胎盘卒中，同样经注射宫缩剂及按摩子宫等积极处理后，宫缩多可好转，出血亦可得到控制。若经上述处理效果不佳者，可行子宫动脉上行支结扎，或用可吸收线大“8”字缝合胎盘卒中部位的浆肌层，多能止血而保留子宫。若子宫仍不收缩，出血多且血液不凝，出血不能控制时，则应在输入新鲜血的同时行子宫切除术。

并发症处理 ①产后出血：胎盘早剥患者容易发生产后出血，故在分娩后应及时应用子宫收缩剂如缩宫素、米索前列醇或卡前列素氨丁三醇等，并按摩子宫。若经各种措施仍不能控制出血，子宫收缩不佳时，须及时行子宫切除术。若大量出血且无凝血块，应考虑为凝血功能障碍，并按凝血功能障碍处理。②弥散性血管内凝血及凝血功能障碍：在迅速终止妊娠、阻断促凝物质继续进入母体血液循环的基础上，采用抗凝、补充凝血因子、抗纤溶等措施。③急性肾衰竭：在处理过程中，应随时注意尿量，若尿量< 30ml/h，应及时补充血容量；<17ml/h 或无尿时，应考虑有肾衰竭的可能。在血容量补足后，予以呋塞米 40mg 静脉推注，必要时可重复使用，尿量一般多能于 1~2 天恢复。经处理尿量在短期内不见增加，血尿素氮、肌酐、血钾等明显增高，CO_2 结合力下降，提示肾衰竭情况严重，出现尿毒症，应行透析以抢救产妇生命。④羊水栓塞：初阶段主要是纠正缺氧、抗过敏、抗休克、解除肺动脉高压、防止心力衰竭。病程第二、第三阶段，主要表现为凝血功能障碍、肾衰竭，处理如前所述。

预防 建立健全的孕产妇三级保健制度，积极防治妊娠期高血压疾病，对妊娠期高血压疾病及慢性肾炎孕妇，应加强妊娠期管理并积极治疗；行外转胎位术纠正胎位时，动作应轻柔，对高危患者不主张行倒转术；妊娠晚期或分娩期，应鼓励孕妇做适量的活动，避免长时间仰卧；避免腹部外伤；人工破膜应在宫缩间歇期进行；处理羊水过多或双胎时避免子宫内压力下降过快等。

（漆洪波　罗　欣）

tāipán zhírù

胎盘植入（placenta implantation）　胎盘组织不同程度地侵入子宫肌层的一组疾病。是产科凶险、危重的并发症之一，可导致产妇大出血、失血性休克、子宫穿孔、继发感染，甚至有死亡的风险，必要时可能需为挽救患者生命而急诊切除子宫。

病因　子宫手术史如剖宫产、子宫肌瘤剔除、多次刮宫史、子宫发育不良、多产和高龄孕妇是植入性胎盘的高危因素。上述情况可损伤子宫内膜，引起子宫内膜炎或萎缩性病变，再次受孕时子宫下段蜕膜发育不良，胎盘绒毛穿透底蜕膜而侵入子宫肌层，形成植入性胎盘。子宫蜕膜发育不良同样也是前置胎盘的病因，因此胎盘植入往往与前置胎盘伴发。有剖宫产手术史且伴有前置胎盘的患者胎盘植入发生率远比有剖宫产史但不合并前置胎盘者高。胎盘植入的总体发生率约为1/533。

分类　根据胎盘绒毛侵入子宫肌层深度分为三类。①胎盘粘连：绒毛直接附着于子宫肌层，使胎盘与子宫壁粘连紧密不能自行剥离排出。②胎盘植入：胎盘绒毛达深部肌层，多由显微镜观察切除的子宫标本而证实。③穿透性胎盘植入：胎盘绒毛可达浆膜层，甚至可穿透浆膜层，达膀胱或直肠。

按胎盘植入面积不同，又将上述三种类型可分为完全性和部分性两种。

临床表现　以产后胎盘滞留、剥离不全、剥离面大出血为主要表现或行剖宫产时发现胎盘植入，甚至穿透子宫肌层。由于胎盘与子宫壁粘连紧密并扎根于子宫肌壁内，往往导致胎盘不能自行剥离娩出、第三产程延长，或只能部分剥离引起产后子宫缩复不良，发生产后大出血、失血性休克，严重时危及产妇生命。人工剥离胎盘时，找不到子宫壁与胎盘边缘可分离的界线，或部分胎盘剥离容易，部分胎盘无法剥离，强行剥离时感子宫壁随胎盘剥离而移动，且感子宫壁变薄，甚至可剥破子宫壁，或者造成子宫内翻。

诊断　有剖宫产、子宫肌瘤剔除术史、多次刮宫史；B超多次提示前置胎盘而妊娠期无阴道流血者要高度警惕植入性胎盘的可能。

影像学检查　①彩色多普勒超声：发现胎盘增厚，胎盘内血池异常丰富，胎盘下肌层局部菲薄，甚至消失，有时仅见浆膜层线状高回声，胎盘后间隙消失，胎盘近子宫肌层处血流丰富。因为彩超能够很好地反映血流情况，作为非侵入性检查手段，且简单易行，又有较高的正确率，因此是产前诊断胎盘植入的首选检查手段。②MRI检查：磁共振检查多用于评估胎盘侵入子宫肌层的深度、子宫后壁的胎盘植入、宫旁组织和膀胱受累程度以及临床上高度疑诊，但超声不能确定者。

产时检查　胎儿娩出后胎盘仍不剥离，用手探查宫内发现子宫壁与胎盘之间没有分离，试图剥离胎盘失败者，应考虑该病，利用超声进一步诊断。

病理检查　确诊胎盘植入的方法，不仅可明确诊断植入性胎盘，还可判定植入性胎盘的类型。但是仅部分植入性胎盘患者需要子宫切除，故诊断不能完全依赖病理。剖宫产时或经阴道分娩后，徒手剥离胎盘时进行临床诊断更有现实意义。植入性胎盘光镜下表现为：可见绒毛与肌层间蜕膜发育不良或无蜕膜，绒毛与肌层直接接触，或深入肌层。

治疗　胎盘植入易发生产后出血，需要在有抢救条件的医疗机构进行。需要有产科医师、麻醉师及新生儿科医生组成抢救团队。有胎盘粘连或可疑少部分胎盘植入者，应手取胎盘，可剥离胎盘，组织送病理检查。如无活动性出血，可应用促宫缩药物及抗生素，严密观察。胎盘植入者病情比较凶险，对造成产后大出血、失血性休克者，子宫切除是治疗胎盘植入的主要方法；对于出血量不多、植入面积小、有保留子宫意愿的产妇，保守性治疗也是一项有效的方法。

保守性手术　适用于胎盘植入面积小、子宫壁厚、子宫收缩好、出血量少、生命体征平稳的患者。在剖宫产术中，若发现胎盘部分植入且出血不多，可剥离胎盘后用可吸收缝线“8”字结扎缝合出血点、局部热盐水纱布压迫止血或宫腔填塞、氩气刀止血、结扎双侧子宫动脉上行支等。阴道分娩时，发现胎盘部分植入，产后出血多，可行宫腔水囊压迫止血或开腹探查，行胎盘植入部分切除或切开子宫直视下取出胎盘，局部肌层受损部位行缝扎修补。采取上述措施后，若出血停止，则保守治疗成功。

介入治疗　已成为治疗胎盘植入的重要方法。首选子宫动脉栓塞术，在子宫动脉插管失败时可考虑髂内动脉栓塞。见子宫动脉栓塞术。

药物保守治疗　对出血少、无感染、想保留子宫的患者是一项有效措施。常用药物有化疗药

物和米非司酮。①化疗药物：通过干扰 DNA 的合成使滋养细胞变性坏死，脱落排出。常用的有 5-氟尿嘧啶和 MTX。②米非司酮：能抑制滋养细胞增生，诱导和促进其凋亡，从而使绒毛组织变性、坏死、吸收。保守治疗时需监测 B 超、定期测血 β-人绒毛膜促性腺激素，行抗感染、促宫缩治疗，必要时需配合清宫术。

子宫切除术　胎盘植入面积大、植入深、发生大出血时，应果断地行子宫次全切术或子宫全切术。见产科子宫切除术。

预防　由于胎盘植入主要与人工流产、引产、剖宫产、产褥感染、前置胎盘、高龄有关，因此认识导致胎盘植入的高危因素对预防胎盘植入的发生十分重要。应避免高龄妊娠、多次人流，严格掌握剖宫产指征。对有高危因素的孕妇，尤其是有剖宫产史或合并前置胎盘的孕妇，应常规行产前彩超检查以筛查胎盘植入。

（刘兴会　单　丹）

tāimó zǎopò

胎膜早破（premature rupture of membrane，PROM）

在临产前胎膜破裂。妊娠满 37 周后发生的胎膜早破为足月胎膜早破；妊娠不足 37 周发生的胎膜早破为足月前胎膜早破。胎膜早破是围产期最常见的并发症，足月胎膜早破占分娩总数的 10%，未足月胎膜早破发生率为 2.0%~3.5%，可对孕产妇、胎儿和新生儿造成严重不良后果。胎膜早破的妊娠结局与破膜时孕周相关，孕周越小，围产儿预后越差。胎膜早破可导致早产率升高，围产儿病死率增加，宫内感染率及产褥感染率均升高。

病因　导致胎膜早破的因素很多，最初是从传统力学观点来解释，然后发现胎膜本身结构变化和感染因素对胎膜早破很重要，最近几年又进一步探讨酶类和细胞因子在胎膜早破过程中的作用。①感染：已普遍认识到感染和胎膜早破互为因果关系，胎膜早破患者发生宫腔内感染的概率很高，而生殖道病原微生物上行性感染是引起胎膜早破的主要原因之一。其机制可能为微生物附着于胎膜，趋化中性粒细胞，使中性粒细胞脱颗粒，释放弹性蛋白酶，破坏胎膜的胶质，最后导致羊膜的张力强度和弹性下降，引起胎膜早破。②胎膜发育不良：正常胎膜有上皮-纤维化成熟或化生现象，最后演变成具有一定弹性和张力强度的胎膜。胎膜发育不良主要指胎膜的羊膜层和绒毛膜层结构发育异常，Ⅲ型胶原的减少对胎膜早破具有重要意义。除胎膜本身因素外，孕妇维生素 C 缺乏、铜缺乏和孕妇吸烟等因素均与胎膜发育不良有关。③子宫腔内压力异常：包括子宫腔内压力不均和子宫腔内压力过大。子宫腔内压力不均常见于头盆不称和胎位异常；子宫腔内压力过大常见于双胎妊娠、羊水过多、剧烈咳嗽和排便困难等。④子宫颈机能不全：因手术机械性扩张子宫颈、产伤或先天性子宫颈局部组织结构薄弱等造成子宫颈内口松弛，前羊水囊易于楔入，使该处羊水囊受压不均，加之此处胎膜最接近阴道，首先受到病原微生物感染，造成胎膜早破。⑤创伤和机械性刺激：主要分为医源性和非医源性。非医源性常见妊娠晚期的性交活动以及外伤等；医源性包括多次羊膜腔穿刺、多次阴道检查等。

临床表现　90%患者突然发生阴道排液，排液量可多可少，无腹痛等其他产兆。排液通常为持续性，持续时间不等，开始量多然后逐渐减少，少数为间歇性排液，阴道排液通常与孕妇体位变动、活动与否有关。

孕妇仰卧位可能见到阴道口有液体流出，也可能无任何液体流出；如无液体流出，肛查时上推胎儿先露部可有液体由阴道口流出。所流出的液体通常稀薄，有时可能混有胎脂或被胎粪污染。如并发明显羊膜腔感染，则阴道流出液体有臭味，并伴发热、母儿心率增快、子宫压痛、白细胞计数增高、C 反应蛋白阳性等急性感染表现。隐匿性羊膜腔感染时，可无明显发热，但常出现母儿心率增快。患者在排液后，常很快出现宫缩及宫口扩张。

诊断　根据临床表现及必要的辅助检查即可做出诊断，同时必须判断是否有羊膜腔感染，这对于进一步处理有重要决定作用，特别是足月前胎膜早破患者。

胎膜早破　①阴道检查：见液体自宫颈流出或后穹隆积液中见到胎脂样物质是诊断的直接证据。②pH 测定：正常阴道液 pH 为 4.5~5.5，羊水 pH 为 7.0~7.5，如阴道液 pH>6.5，提示胎膜早破可能性大。③阴道液涂片检查：取阴道后穹隆积液置于干净玻片上，干燥后镜检，见到羊齿植物叶状结晶为羊水。用 0.1~0.5%硫酸尼罗蓝染色，查见橘黄色胎儿上皮细胞，均可诊断胎膜早破。④羊膜镜检查：可直视胎儿先露部，看不到前羊水囊即可诊断。

羊膜腔感染　①羊水细菌培养：诊断羊膜腔感染的金标准，但难以快速诊断。②羊水涂片找细菌：如找到细菌，可诊断，但敏感性较差。③羊水涂片计数白细胞：≥30/ml，提示绒毛膜羊膜炎。如羊水涂片未找到细菌而白细胞计数增高，应警惕支原体、衣原体感染。④羊水 IL-6 测定：如羊水 IL-6≥7.9ng/ml，提示急性绒毛膜羊膜炎。上述指标常同时检测，综合分析，评价羊膜腔感染的可能性。

鉴别诊断 羊水需与尿液、阴道黏液等相鉴别，通过阴道检查及辅助诊断手段，胎膜早破的确诊比较容易。

治疗 胎膜早破一旦确诊，需要根据患者的特点制订治疗方案，决定治疗方案的因素很多，如孕周、是否合并感染、有无胎儿窘迫、有无羊水过少和新生儿救治医学水平，其中最重要的是孕周、是否合并羊膜腔感染。足月胎膜早破的治疗见足月胎膜早破。足月前胎膜早破的治疗见足月前胎膜早破。

预后 包括以下内容。

对母体影响 ①感染：破膜后，寄生于子宫颈管和阴道的致病微生物上行性感染更容易、更迅速。随着胎膜早破潜伏期的延长，孕妇产前羊膜腔感染综合征和产褥期感染的发生率明显增加。②胎盘早剥：足月前胎膜早破可引起胎盘早剥，可能与羊水减少有关。③难产：胎膜早破前羊水囊消失，临产后前羊水囊扩张子宫颈的作用消失，造成难产；同时后羊水消失合并感染等因素同样可以造成难产。

对胎儿影响 ①感染：胎膜早破并发绒毛膜羊膜炎时，常引起胎儿、新生儿感染，表现为肺炎、颅内感染。②脐带脱垂或受压：胎先露未衔接者，破膜后脐带脱垂的危险性增加；因破膜继发羊水减少，使脐带受压，也可致胎儿窘迫。③胎儿畸形：主要见于破膜时孕龄较小、保守治疗时间较长、羊水较少等情况，常见的畸形包括肢体、面部器官和呼吸系统畸形。

预防 妊娠期尽早治疗下生殖道感染；注意营养平衡，适量补充铜元素和维生素 C；避免腹压突然增加；治疗子宫颈内口松弛，可于妊娠 14～16 周行子宫颈环扎术。

注意事项 典型的胎膜早破很容易诊断，但非典型的胎膜早破往往因为延误诊断而造成严重的后果。临床常见的是孕妇自觉少量阴道流液，但到达医院后流液停止，检查者未见到液体流出，同时 pH 试纸检测阴道口液体，pH<7.0，除外胎膜早破而未予处理或严密观察，如此反复发生，最后直到出现羊膜腔感染才意识到胎膜早破。因此，必须注意患者阴道排液主诉，同时 pH 试纸法需要检测阴道内而非阴道口液体，避免假阴性可能。

（张建平）

zúyuè tāimó zǎopò

足月胎膜早破（term premature rupture of membrane）

妊娠满 37 周后发生的胎膜早破。足月胎膜早破占分娩总数的 10%。

病因、临床表现 见胎膜早破。

诊断与鉴别诊断 根据临床表现及必要的辅助检查即可做出诊断，同时必须判断是否有羊膜腔感染（见胎膜早破）。

治疗 胎膜早破一旦确诊需要根据患者的特点制订治疗方案，决定治疗方案的因素很多如孕周、是否合并感染、有无胎儿窘迫、有无羊水过少和新生儿救治医学水平，其中最重要的是孕周和是否合并羊膜腔感染。足月胎膜早破观察 12～24 小时，80% 患者可自然临产。产程顺利者等待自然分娩，否则行手术助产。若未临产，但发现有明显羊膜腔感染体征，应立即使用抗生素，并终止妊娠。不论何种情况破膜超过 12 小时要预防性应用抗生素。破膜 24 小时仍未临产且无头盆不称，应予引产。

预后、预防 见胎膜早破。

（张建平）

zúyuè qián tāimó zǎopò

足月前胎膜早破（preterm premature rupture of membrane, PPROM）

妊娠不足 37 周发生的胎膜早破。也称未足月胎膜早破。发生率为 2.0～3.5%，可对孕产妇、胎儿和新生儿造成严重不良后果。胎膜早破的妊娠结局与破膜时孕周相关，孕周越小，围产儿预后越差。胎膜早破可导致早产率升高，围产儿病死率增加，宫内感染率及产褥感染率均升高。

病因、临床表现 见胎膜早破。

诊断 根据临床表现及必要的辅助检查即可做出诊断，同时必须判断是否有羊膜腔感染，这对于进一步处理有重要决定作用，特别是未足月胎膜早破患者。胎膜早破的诊断、羊膜腔感染的诊断见胎膜早破。

鉴别诊断 见胎膜早破。

治疗 治疗的关键是早产以及早产儿的处理。早产儿的存活率主要由早产儿的重要脏器特别是肺的成熟度来决定，肺的成熟度随孕周的增加而增加。但无论孕周大小，胎膜早破合并羊膜腔感染是终止妊娠的指征。因此，目前未足月胎膜早破的处理原则是：如胎肺不成熟，但无明显感染征象，无胎儿窘迫，可期待治疗；若胎肺成熟或已有明显临产感染征象，应立即终止妊娠。

期待疗法　对于妊娠34周前，特别是妊娠28～34周的患者，为使胎儿宫内继续生长发育，以提高胎儿娩出后的存活率为目的而采取的综合治疗方法的总称。①一般治疗措施：包括绝对卧床休息，平卧位或侧卧位抬高床尾，保持外阴清洁，避免不必要的阴道和肛门检查等。②胎儿监测：定期行胎儿电子监护，必要时行生物物理评分，以判断胎儿宫内情况；定期行B超检查，记录羊水量，胎儿生长发育情况。③促进胎肺成熟：方法主要是应用肾上腺皮质激素、促甲状腺激素和β受体激动剂如沙丁胺醇和利托君（羟苄羟麻黄碱）等。最常用的肾上腺皮质激素类药物是地塞米松和倍他米松。地塞米松主要应用方案为肌内注射或静脉注射、羊膜腔注入。肾上腺皮质激素促胎肺成熟的注意事项：适用于妊娠周数<34周或超过34周明确胎儿肺功能不成熟者；激素可以掩盖感染，加重感染，应用时应严密监测感染的发生并预防感染；药物24小时后发挥作用，并持续1周；1周后可以重复给药，用法相同，但重复给药的作用不确切；妊娠期糖尿病患者34周前必须应用，用药期间监测血糖并调整胰岛素用量以防高血糖、酮症或酮症酸中毒的发生；妊娠期高血压疾病患者用药期间可能引起血压波动或水电解质紊乱。④应用抗生素：足月前胎膜早破应用抗生素能降低胎儿及新生儿肺炎、败血症及颅内出血的发生率，并减少产后子宫内膜炎的发生。可选用FDA分类为B类的广谱抗生素。⑤抑制宫缩：抑制子宫收缩是期待疗法的一项重要治疗措施，分为预防性和治疗性抑制宫缩治疗。胎膜早破时宫缩抑制的方法很多，主要有硫酸镁、缩宫素受体拮抗剂、一氧化氮（NO）、钙通道阻断剂和前列腺素合成酶抑制剂等（见早产）。⑥纠正羊水过少：若孕周小，羊水明显减少者，可进行羊膜腔输液补充羊水，帮助胎肺发育；产程中出现明显脐带受压表现，羊膜腔输液可缓解脐带受压。

终止妊娠　①胎膜早破合并羊膜腔感染是终止妊娠的指征，无须考虑孕龄大小。②孕龄超过34周，除非明确胎儿肺发育不成熟。③妊娠29～33周者，通过期待疗法尽可能延长孕周，使孕周达到34周或应用促胎肺成熟药物48小时后。④妊娠28周前依据新生儿医学水平决定可以选择终止妊娠，特别是妊娠未满24周者。⑤对于胎位异常或宫颈不成熟，缩宫素引产不易成功者，应根据胎儿出生后存活的可能性，考虑剖宫产或更换引产方式。

预后、预防　见胎膜早破。

（张建平）

yángshuǐ yìcháng

羊水异常（amniotic fluid abnormal）

羊水量过多或过少，或羊水性状改变。正常妊娠时，羊膜腔内充满一定量的羊水，有利于保护胎儿及母体。妊娠期凡是能引起羊水产生和吸收失衡的因素，均可导致羊水过多或羊水过少。

羊水特性　见羊水。

羊水污染　①羊水胎粪污染：根据程度不同分为3度。Ⅰ度，浅绿色，常见胎儿慢性缺氧。Ⅱ度，深绿色或黄绿色，提示胎儿急性缺氧。Ⅲ度，呈棕黄色，稠厚，提示胎儿缺氧严重。10%～20%过期妊娠并发胎儿成熟障碍及胎盘功能减退，胎儿缺氧，肛门括约肌松弛，有胎粪排出，羊水及胎儿皮肤黄染，羊膜和脐带绿染，围产儿病率及围产儿死亡率最高。继续发展胎儿全身因粪染历时较长广泛黄染，指（趾）甲和皮肤呈黄色，脐带和胎膜呈黄绿色。②血性羊水：胎盘早剥出血穿破胎膜溢入羊水中成为血性羊水；胎死宫内时间较久时可出现暗褐色羊水。③羊水异味：羊膜腔内感染时羊水混浊，有臭味。

（苟文丽）

yángshuǐ guòduō

羊水过多（polyhydramnios）

妊娠期间羊水外观、性状均正常，羊水量超过2000ml。

病因　约1/3羊水过多的原因不明，2/3羊水过多可能与胎儿畸形及妊娠合并症、并发症有关。①胎儿畸形：羊水过多孕妇中约25%合并胎儿畸形，以中枢神经系统和消化道畸形居多。如无脑儿、脊柱裂等。消化道畸形如食管及十二指肠闭锁。染色体异常，如18-三体综合征、21-三体综合征、13-三体综合征胎儿可出现吞咽羊水障碍，引起羊水过多。②母体病变：如糖尿病、妊娠期高血压疾病、急性病毒性肝炎、重度贫血时，均容易发生羊水过多。③其他：如多胎妊娠、胎盘脐带病变和母儿血型不合。

临床表现　①急性羊水过多：较少见。多发生在妊娠20～24周。羊水急速增多，子宫于数日内明显增大，产生一系列压迫症状。出现腹部胀痛、呼吸困难，甚至发绀，不能平卧。检查子宫明显大于妊娠月份，胎位不清，胎心遥远或听不清。②慢性羊水过多：较多见。多发生在妊娠晚期，临床上无明显不适或仅出现轻微压迫症状，如胸闷、气急，但能忍受。检查子宫底高度及腹围大于妊娠月份，腹壁皮肤发亮、变薄。子宫张力大，有液体震颤感，胎位不清，胎心遥远。

诊断 根据临床表现，结合B超检查即可诊断。B超检查：羊水最大暗区垂直深度（羊水池）：≥8cm或羊水指数≥25cm诊断为羊水过多。

对母儿影响 ①对母体影响：孕妇易并发妊娠期高血压疾病，是正常妊娠3倍。易发生胎膜早破、早产及胎盘早剥。易导致产后子宫收缩乏力及产后出血。②对胎儿影响：胎位异常、脐带脱垂、胎儿窘迫及早产。

处理 处理取决于胎儿有无畸形、孕周及症状严重程度。

羊水过多合并胎儿畸形 一经确诊胎儿畸形、染色体异常，应及时终止妊娠。

羊水过多合并正常胎儿 ①妊娠<37周、胎肺不成熟者，应尽量延长孕周。症状轻者注意休息，低盐饮食，必要时酌情使用镇静剂。每周复查B超了解羊水指数及胎儿生长情况。自觉症状严重者，应经腹羊膜腔穿刺放羊水，缓解压迫症状。②应用前列腺素合成酶抑制剂：吲哚美辛口服。用药期间，每周B超监测羊水量。③病因治疗：积极治疗糖尿病、妊娠期高血压疾病及母儿血型不合等。④分娩期处理：妊娠足月或自然临产，可行人工破膜，终止妊娠。

（苟文丽 李春芳）

yángshuǐ guòshǎo

羊水过少（oligohydramnios）

妊娠晚期羊水量少于300ml。发生率0.4%～4%。羊水过少严重影响新生儿预后，羊水量少于50ml，围产儿死亡率高达88%，应高度重视。

病因 原因尚未阐明，影响因素较多，主要包括胎儿因素、胎盘因素、母体因素及其他因素。①胎儿因素：许多先天畸形特别是泌尿系统畸形与羊水过少有关，如先天性肾缺如、肾发育不良、多囊肾和尿道狭窄或闭锁、膀胱出口狭窄等。②胎盘因素：胎盘是胎儿和母体进行物质交换的器官，胎盘功能减退导致羊水过少。胎盘体积小、薄，或者同时合并胎盘母面的钙化、纤维化，虽然胎盘母儿屏障可能正常或下降，但总有效面积降低，胎盘功能严重下降，导致羊水过少甚至合并胎儿生长受限。导致胎儿生长受限的原因是胎盘血流障碍致胎儿营养缺乏，胎儿的血液循环主要供应心、脑等重要器官，而肺、肾的血流量减少，胎尿和胎肺内液体减少，导致羊水过少，形成恶性循环。

诊断 若羊水量<50ml，胎儿窘迫及围产儿死亡率均明显高于正常妊娠者。在临床上观察孕妇的子宫高、腹围、体重不增加，甚至减少。检查有子宫紧裹胎体的感觉，应怀疑羊水过少。此方法准确度较低，无法客观反映真实的羊水量，只是作为进一步检查的筛选。

羊水直接测量 在阴道分娩或剖宫产术中用吸引器收集羊水，破膜时加胎儿娩出后羊水量之和，其羊水量<300ml可诊断羊水过少，此方法准确但不能早期诊断，只能作为产后诊断。

超声诊断 超声检查测量最大羊水暗区的垂直径（maximal vertical pocket，MVP）与羊水指数（amniotic fluid index，AFI），大多定义为：MVP≤2.0cm提示羊水过少，<1.0cm为严重羊水过少；AFI≤8.0cm作为羊水过少的临界值，≤5.0cm作为羊水过少的绝对值。B型超声检查已成为确诊羊水过少不可缺少的辅助检查方法。

对母儿影响 羊水过少可导致围产儿死亡。死因主要是胎儿缺氧和胎儿畸形。羊水过少发生在妊娠早期，胎膜与胎体粘连造成胎儿畸形，甚至肢体短缺；发生在妊娠中、晚期，子宫外压力直接作用于胎儿，引起胎儿肌肉、骨骼畸形（如斜颈、曲背、手足畸形等）。妊娠期间吸入羊水有助于胎肺膨胀及发育，羊水过少可能导致胎儿肺发育不全。因此羊水过少是胎儿危险的重要信号。对孕妇影响而言，手术产率和引产率均增加。

处理 根据胎儿有无畸形和孕周大小，选择治疗方案。

羊水过少合并胎儿畸形 一经确诊合并胎儿畸形，应尽早终止妊娠。

羊水过少合并正常胎儿 ①终止妊娠：妊娠已足月，应终止妊娠。合并胎盘功能不良、胎儿窘迫或破膜时羊水少且胎粪严重污染，估计短时间不能结束分娩，应行剖宫产术；对胎儿贮备力尚好，无明显宫内缺氧，尽快人工破膜后引产。②增加羊水量期待治疗：妊娠未足月，胎肺不成熟，应行增加羊水量期待治疗，延长孕周。经羊膜腔灌注液体解除脐带受压，能使胎心变异减速率、羊水胎粪污染率及剖宫产率降低，提高围产儿存活率。有学者研究发现，口服ω-3脂肪酸可以增加羊水量。

（苟文丽）

tāipán yìcháng

胎盘异常（placenta abnormality）

包括胎盘形态、大小及重量异常，以及胎盘植入、前置胎盘、胎盘肿瘤。胎盘的异常可能是胎儿基因异常、宫内环境异常或异常的胎儿-母体间的相互作用在胎盘的表达。

胎盘形态异常 胎盘的形状可能与子宫内膜的发育、胚胎种植的部位、绒毛的发育与萎缩、种植方式等宫内微环境有关。正常胎盘呈圆形、卵圆形，也有呈心形、肾形，在临床上无重要意义。但下列几种胎盘的异常形态，值得临床重视。

单胎的多叶胎盘（multilobed placentas） 单胎妊娠应仅有一个胎盘。但当孕卵着床后，由于着床位置位于宫角或各种原因造成的底蜕膜血管供给障碍，使得只有在血管丰富的底蜕膜部位才有叶状绒毛膜分布，故形成的胎盘呈多叶状。最常见的是分为两叶。若胎盘分离不完全，且胎儿血管在未会合形成脐带血管前由一叶伸展到另一叶者，称为双叶胎盘。此种发育异常胎盘的发生率差异很大，据福克斯（Fox）报道约为1/350。若两叶完全分离，且血管也直至邻近进入脐带处始会合者，称为复胎盘。有时这两种情况可同时存在。偶尔胎盘可由界限分明的三叶所组成，称三叶胎盘，较为少见。1951年有学者曾报道一例由7叶所形成的胎盘。这类胎盘在剥离娩出时易造成胎盘残留，而引起产后出血及感染。

副胎盘 此为很重要的形态异常，即于主胎盘周围另有一个或多个小副叶在胎膜内以一定间隔发育。见副胎盘。

有窗胎盘（fenestrate placenta） 此种异常胎盘呈椭圆形，在中央或近中央处有一缺损无胎盘区域，此种缺损仅涉及绒毛组织。但绒毛膜板仍存在，故称有窗胎盘。临床上，常误认缺陷的部分（即孔洞处）仍滞留在宫腔内，造成不必要的宫腔操作，因此检查时应注意辨认，此种胎盘在缺陷处绒毛膜板较光滑。1990年至今中国报道有窗胎盘共14例。

膜状胎盘（placenta membranacea） 最初在1973年及1976年分别被报道，是较罕见的胎盘形态异常，发病率在1/40000～1/20000。其形成是由于包蜕膜血运丰富，以致平滑绒毛膜不退化覆盖到整个（或接近整个）胎膜表面。孕卵周围被一层功能绒毛所包绕，故形成面积大而薄的胎盘，类似薄膜故称膜状胎盘，直径可达35cm，厚度却仅0.5cm。此种胎盘并不会影响到孕卵的发育，但往往发生血管前置、胎盘粘连及产前出血并可引发胎儿死亡。由于胎盘面积大，往往达子宫下段而变成前置胎盘，超声扫查时应注意有无前置血管。膜状胎盘往往在脐带插入点附近非常厚，随着距离增加而逐渐变薄。膜状胎盘在第三产程胎盘不易剥离，造成第三产程延长、胎盘残留、产后出血等并发症。

环形胎盘（Ring-shaped placenta） 胎盘环状围绕孕卵，宫底及宫颈两极均为胎膜者称为环状胎盘，若系不完全的环，则胎盘在平面上展开呈肾形。这种胎盘在人类为胎盘形状发育异常，临床上罕见，发病率<1/6000。此胎盘呈环状，有时胎盘组织呈完全环形，但更常见是因部分组织萎缩而成马蹄状。福克斯认为此种异常为膜状胎盘的一种变异。此种胎盘因供给胎儿营养不足，常导致胎儿生长受限或早产，由于宫颈部覆盖胎膜，易引起产前出血及产后出血。

绒毛膜外胎盘（placenta extrachorialis） 又称为轮廓胎盘。此种情况，胎盘的绒毛膜板较基底板为小，若胎盘的胎儿面中央凹陷，周边围绕一层白色、不透明的厚膜形成一灰白色环，此环可位于胎盘周边的不同距离，这种胎盘称轮廓胎盘。当此环紧靠胎盘边缘则称有缘胎盘，环绕胎盘的膜可为完全性，亦可为部分性；环内的胎儿面与一般胎盘一样，与脐带相连，也可看到大血管，但这些大血管并不经过整个胎儿面，于环缘突然终止。轮廓胎盘的环由两层羊膜及绒毛皱襞、与退化的蜕膜及介于其间的纤维蛋白所组成。有缘胎盘的绒毛膜及羊膜在边缘突起，并有蜕膜及纤维蛋白的介入，并无皱襞形成。国际报道，轮廓胎盘发生率与住院足月分娩产之比例一般为1∶208，中国为1∶370，国外甚至有报道其发生率高达18%，临床上并不少见，而且有母儿并发症，值得重视。

有关轮廓胎盘的原因尚未完全了解，目前多认为可能与孕卵原始种植能力弱有关，即孕卵种植后未能溶解足够的底蜕膜，结果绒毛膜板形成太小，以致后来边缘的绒毛组织只得斜向外侧生长，侵犯周围的蜕膜。由于胎盘边缘及其附近的蜕膜、绒毛膜不正常，胎盘边缘血窦壁薄弱，易破裂，常导致产前出血。出现较早者在妊娠1～3月，但多数发生在妊娠30周后，与前置胎盘表现相同，出血反复发作，且大部分为无痛性出血，量较少，但出血量不随孕周增加而增加，这一点与前置胎盘不同。也可并发胎盘早剥及前置胎盘。另外，由于胎盘功能不全常合并边缘血窦破裂、胎膜早破，故易发生晚期流产或早产，因此，胎儿围产期死亡率高。同时由于轮廓胎盘结构特殊，易在胎盘边缘发生早期破膜，因裂口部位高，故羊水流出量少，速度慢，时流时止，在临床上表现为妊娠期溢液，但尚能保持一定的羊水量，故妊娠可维持较长时间，最终仍造成早产。由于长期阴道流黄水样分泌物，易导致宫腔感染。第三产程常因胎盘剥离不全、胎膜残留或子宫收缩乏力而引起产后出血，常需人工剥离胎盘及钳取胎膜。

球拍状胎盘 脐带附着于胎盘边缘上，状似球拍，称为球拍状胎盘。球拍状胎盘比较少见，发生率为 0.1%～15%，属脐带附着异常，胎盘娩出前诊断困难。球拍状胎盘本身无临床重要性，在分娩过程中，脐带边缘附着一般不影响母体和胎儿的生命，在产后胎盘检查时被发现。但若脐带附着点恰在胎盘下缘近宫颈处，可受胎儿先露部的压迫，产生胎儿窘迫甚至死亡。

帆状胎盘 脐带附于胎膜上，脐带血管通过羊膜与绒毛膜之间进入胎盘，当胎盘血管穿过子宫下段或胎膜跨过子宫颈内口时则成为前置血管，当胎膜破裂时易造成血管破裂出血，前置的血管被胎先露压迫时，可致循环受阻而发生胎儿窘迫甚至死胎。

附着于胎盘之外的胎膜之上的脐血管裸露于宫腔内，如受到压迫，极易发生血运阻断或血管破裂，胎儿预后不良，在临床上与前置胎盘不易鉴别。如果帆状血管的位置在宫体较高处，对胎儿的影响很小，只有在分娩时牵拉脐带或者娩出胎盘时脐带附着处容易发生断裂，使产时出血的机会增高。如果帆状血管位于子宫下段或脐血管绕过子宫颈口，血管则容易受到压迫而发生血液循环阻断、血管破裂，对胎儿危害极大。

胎盘息肉 此为胎盘残留的一种特殊形式。分娩后，偶有副胎盘或胎盘部分小叶残留在宫腔内，附着于宫壁形成息肉样物。其外周常包以凝血块，残留时间不久者，埋于血块中的绒毛、滋养细胞皆清晰可见。若时间过久，则绒毛变性或呈鬼影绒毛，凝血块亦常发生机化。表面可覆盖再生的子宫内膜，常引起子宫复旧不良及晚期产后出血，多需进行刮宫术。

胎盘大小及重量异常 正常胎盘重量约为胎儿体重的1/6，为450～650g。胎盘重量与胎儿体重不成比例，一般均伴有某种疾病，应引起注意。

巨大胎盘（large placenta） 胎盘重量超过 800g。其病因包括胎盘面积增大，绒毛肥大、水肿，间质组织增生等。在某些疾病如先天性梅毒，胎盘重量可能是胎儿重量的 1/4、1/3，甚至达 1/2，曾有病例报道胎儿重 1140g，而胎盘重 1200g，甚至还有超过 2000g 的，其他如先天性结核、弓形虫病、巨细胞病毒感染等也可导致巨大胎盘。另外，某些免疫性疾病如 Rh 血型或 ABO 血型不合引起新生儿溶血和严重贫血时，常有巨大胎盘，胎盘重量可与胎儿重量相等，甚至超过胎儿体重，因为此种情况胎盘绒毛常呈增生肥大性病变。内分泌疾病如糖尿病也可有巨大胎盘。偶尔在胎儿患有某种严重疾病如先天性充血性心力衰竭，或母亲有红细胞增多症时，胎盘也可有绒毛增生肥大的改变，且与疾病的严重程度成正比，胎儿常有水肿，胎盘也水肿，胎盘显著增大，胎盘与胎儿重量之比可达 1∶2。

胎盘过小（small placenta） 胎盘重量小于 400g，常见于早产或未成熟产以及胎儿生长受限的胎盘，由于妊娠月份及胎盘本身的变化，如母体面钙化、胎盘退行性变等，常合并胎盘功能不全，因而易引起胎儿生长受限及新生儿营养不良。

胎盘植入异常 见胎盘植入。

胎盘肿瘤 包括以下部分。

胎盘囊肿 胎盘囊肿指胎盘表面或接近胎儿面胎盘上出现的囊性肿块。胎盘囊肿的发生率为 1/2000。其包括绒毛膜下囊肿、绒毛膜囊肿、滋养层囊肿、隔膜囊肿或膜状囊肿，胎盘囊肿多在正常分娩时偶然发现，但当囊肿多于 3 个或直径大于 4.5 cm 时会引发胎儿生长受限。同样，邻近胎盘插入点的囊肿可压迫脐血流造成胎儿生长受限。因此，根据有限的数据，当囊肿多于 3 个，尤其是在脐带插入点发现囊肿时，应对胎儿生长和心脏功能进行连续评估。

绒毛膜血管瘤 见绒毛膜血管瘤。

胎盘畸胎瘤 胎盘畸胎瘤是极其罕见的胎盘肿物，在世界范围内报道不超过 30 例。超声图像上常表现为边界清晰的不均质回声团，在其周围可有强回声带。胎盘畸胎瘤的大小在 2～11cm，通常位于胎盘胎儿面及胎膜之间。其血供为胎盘动脉，但在超声上几乎没有血流信号。其发生机制仍未明确，通常认为其来源于性腺或胚胎剩件中的多能胚胎干细胞。尽管胎盘畸胎瘤本身是良性肿物，目前尚未发现其对妊娠有不良影响。

（王子莲）

fù tāipán

副胎盘

（succenturiate placenta） 存在于主胎盘周围，借胎膜、血管与主胎盘相连的一叶或数叶胎盘组织。主副胎盘之间的距离至少 2cm。副胎盘发生率为 0.16%～4.3%，可以是单个或多个，约半数的副胎盘伴有梗死或萎缩，副胎盘中有 1.6%可能发生前置胎盘，它可造成母儿严重的并发症。如果副胎盘与主胎盘间无血管相连，称为假胎盘，发生率约为 3%。

病因与发病机制 发病原因尚不明确，一般认为是由于胚胎种植于子宫血液灌注少的部位所致。例如胎盘种植于子宫前后壁之间的侧壁位置，胎盘的一叶在前壁而另一叶在后壁，或者种植在子宫肌瘤、手术瘢痕部位、子宫角或子宫颈口上。种植后，血液灌注良好部位的胎盘呈优势生长，灌注不良部位的胎盘则萎缩，主胎盘与副胎盘之间可能存在过度的形状，残留的绒毛组织有部分或完全梗死。

分类 根据超声声像特征，可将副胎盘分为以下几种。①单纯副胎盘：正常胎盘的附近或另一侧见到另一胎盘声像，与主胎盘之间有胎膜和血管相连。②副胎盘前置：副胎盘下缘达子宫下段或胎盘下缘达子宫颈内口甚至完全覆盖子宫颈内口。③副胎盘早剥：可见副胎盘增厚，绒毛板突向羊膜腔，胎盘后见衰减的液性暗区。④副胎盘植入：副胎盘部位的胎盘组织增厚，胎盘内血池异常丰富，表现为大小不等、形态不规则的液性暗区。胎盘下子宫肌层局部菲薄，甚至消失，有时仅见浆膜层线状高回声，胎盘后间隙消失，近胎盘处的子宫肌层处血流丰富，且副胎盘与主胎盘联系较紧密。多见于有宫腔反复操作史后子宫内膜受损的患者，也可见于以往有前置胎盘史、剖宫产史、多产史及孕妇年龄大于 35 岁者。⑤副胎盘合并血管前置：主胎盘与副胎盘之间相连的血管位于子宫颈内口上方。

临床表现 绝大多数副胎盘没有临床表现，仅在分娩后常规检查胎盘时发现。若副胎盘合并胎盘前置、胎盘早剥、血管前置、胎盘植入，则有相应临床表现。①副胎盘前置：可表现为产前无痛性的阴道流血，或分娩过程中阴道流血增多及产后出血等，阴道流血量的多少依赖于前置类型的不同而不同，严重者可导致孕妇贫血、失血性休克。②副胎盘早剥：表现为不同程度的腹痛伴阴道流血，腹痛的程度依据早剥的类型有所不同，严重者可致胎儿窘迫、孕妇休克甚至危及生命。③副胎盘植入：表现为第三产程延长，子宫收缩乏力，阴道流血增多，胎盘不能自行排出。④副胎盘合并血管前置：产前或者产时胎膜破裂口累及前置血管时，可发生产前出血，血液会随着羊水一起流出，色淡红或鲜红；前置血管的破裂也可发生在胎膜破裂之前，表现为在产前或产程过程中突然出现较多量的鲜红色阴道流血。前置血管破裂可致胎儿急性失血，出现低血压和急性胎儿窘迫。若是小支静脉破裂或血流缓慢，破裂口可产生凝血块，出血可停止，但随着产程进展，极有可能再次出血，如一次出血量较少，胎心率可以无改变，但出血量稍多，胎心率往往有改变。因此对于胎膜早破、羊水流出的同时伴有阴道流血或突然出现的阴道流血伴胎心率改变，要高度警惕前置血管破裂。

并发症 ①感染：主胎盘娩出后，副胎盘可能遗留在宫腔内造成胎盘残留，导致产后出血及感染，胎盘残留宫内太久，则易形成胎盘息肉。假胎盘由于无血管与主胎盘相连，更易造成胎盘残留而不被发觉。故在胎盘娩出后应详细检查，注意胎盘上有无大块残缺，并仔细查看邻近胎膜上有无断裂的血管，以便及早发现副胎盘的残留，即使无出血，也应适时将其取出。②胎儿窘迫：当连接主胎盘、副胎盘之间的血管位于子宫颈内口上方、胎儿先露部之前时，形成前置血管，若在妊娠期或分娩期发生破裂或断裂，可引起产前或产时出血，致急性胎儿窘迫，甚至胎死宫内。③产前出血：副胎盘偶可附着于子宫下段或覆盖子宫颈内口，出现前置胎盘相关的临床表现。

诊断 依据其病史、症状和体征，结合相应的辅助检查即可诊断。

病史 患者既往有多产、反复流产史、刮宫史。

体征 无并发症的副胎盘没有特异的体征。若合并副胎盘前置、胎盘早剥或前置血管，反复阴道流血或多量流血时可有贫血貌，大量流血时会出现面色苍白、四肢发冷、脉搏细弱、血压下降等休克表现。腹部检查子宫大小与停经月份相符或稍大，若合并副胎盘前置可有胎头高浮、臀先露或胎头跨耻征阳性等表现；若合并胎盘早剥则有腹部压痛等征象。阴道流血多时可出现胎心异常，甚至胎心消失。对于副胎盘前置引起的阴道流血，阴道窥器检查可以发现阴道内有血液积聚，子宫颈及阴道无异常，子宫颈口会有活动性出血或血块堵塞，在备血、输液、输血的情况下可行阴道指检，与前置胎盘处置一样。

辅助检查 包括以下方面。

超声检查 最为常用的诊断和鉴别诊断的方法。超声可以清

楚、详尽地显示子宫壁、子宫颈、胎先露及胎盘的关系，经阴道超声检查可以减少漏诊。①合并胎盘前置：副胎盘因胎盘面积增大而使胎盘前置发生率增高，尤其是对于主胎盘位于子宫前壁而副胎盘位于子宫后壁者，若仅局限于子宫前壁的扫查容易漏诊，所以要注意避开胎先露组织，仔细扫查子宫后壁，避免漏诊。②合并胎盘植入：副胎盘合并胎盘植入时，超声检查可显示胎盘局部出现旋涡状血池，子宫局部肌层与胎盘组织结构间界限不清，胎盘下肌层局部菲薄甚至消失，有时仅见浆膜层线状高回声，胎盘后间隙消失。彩超显示局部有局灶性血流信号，可记录到低阻力滋养层周围血流频谱。③合并前置血管：副胎盘与主胎盘之间有胎膜和血管相连，胎膜血管有可能从主胎盘越过子宫颈内口到对侧的副胎盘，成为前置血管。超声声像图中可显示在子宫颈内口上方有横越血管的管状暗区，纵切面呈条形或曲线无回声。彩色多普勒超声不仅可直接显示胎膜血管，而且可获得典型的胎儿脐动脉频谱，故彩色多普勒超声诊断血管前置有重要的临床价值。④副胎盘早剥：超声显示剥离处胎盘与子宫壁之间出现带状无回声区，大多呈半月形或菱形，小部分呈平行带状暗区，局部的胎盘不同程度抬高而增厚，暗区内可见细密光点，亦可为透声好的无回声区。早期暗区与子宫壁及胎盘的界限可以清晰显示，以暗区的形状大致可以判断出血量的多少及剥离的面积。

MRI　可以清晰显示胎盘的分布、与子宫壁的界限以及与胎儿和子宫颈内口的关系，但价格较昂贵，检查耗时。

产后检查　产后检查胎盘、胎膜是临床确诊副胎盘最重要的方法。应分别测量每个叶的大小并称重。应评估连接两叶的胎膜血管的完整性，若胎膜血管已破裂，大体可以显示血栓形成，或有出血渗入邻近的胎膜内；若胎膜血管伴有血栓形成、破裂或出血渗入胎膜内，应考虑有胎儿出血，要及时追踪新生儿的情况。

羊膜镜检查　通过羊膜镜直接看到帆状血管经过子宫颈内口是十分可靠的办法，在人工破膜前做羊膜镜检查将有助于发现前置血管，但该方法应用价值有限，故临床上基本弃用。

鉴别诊断　①单胎多叶胎盘：单胎妊娠绝大多数情况下仅有一个胎盘。若孕卵着床后底蜕膜血供障碍，呈局灶性分布，后来在血供丰富的底蜕膜部位叶状绒毛膜发育，形成多叶状胎盘，各叶间借胎膜和蜕膜相连。此类胎盘在剥离、娩出时易造成残留，引起产后出血和感染。②轮廓胎盘：胎盘的胎儿面周边部有一个黄白色环，呈不透明厚膜即双层折叠的绒毛膜和羊膜，胎儿血管止于白色环或折叠处内缘。该类胎盘易发生胎盘功能不全，约60%发生产前出血、流产、早产、小于胎龄儿、胎死宫内、胎膜早破、胎儿窘迫、胎盘胎膜娩出不全和产后出血等，甚至危及胎儿生命。③球拍状胎盘：脐带附着于胎盘边缘，形似球拍。若脐带附着处的胎盘位于子宫颈内口，分娩时胎先露压迫脐血管，极易造成胎儿窘迫甚至死亡。④膜状胎盘：包蜕膜血供丰富，使平滑绒毛膜不退化，孕卵被一层功能绒毛包绕，形成面积大而薄的胎盘。该类胎盘因面积大易发生低置，造成妊娠晚期产前少量出血；大而薄的胎盘营养供应不足，易使胎儿流产、早产甚至胎死宫内；孕妇易发生产后出血、胎盘粘连。⑤有窗胎盘：极少见，在胎盘中央部位有一缺损区，区内仅有绒毛膜板而缺少叶状绒毛组织，临床意义在于可能误认为胎盘小叶不全而进行不必要的子宫探查或刮宫。⑥假叶胎盘：副胎盘若无血管与主胎盘相连，仅有胎膜相连，即为假叶胎盘。易造成假叶胎盘遗留子宫腔又难以发现，会导致母亲产后感染和出血，即使产后仔细检查胎盘及胎膜也不易发现。因此对于有产后出血或产褥感染的患者，应安排产后超声检查，排除假叶胎盘残留。⑦其他：需与帆状胎盘前置血管破裂、胎盘边缘血窦破裂、阴道壁病变、子宫颈炎、子宫颈恶性肿瘤、先兆子宫破裂相鉴别。

对母儿的影响　若副胎盘前置、血管前置、早剥，可发生产前、产时、产中、产后出血，失血性贫血，严重可引起失血性休克致孕妇死亡。副胎盘可致第三产程延长、胎盘残留增加了产后出血、子宫复旧不良、继发感染甚至败血症或毒血症的风险。围产儿的发病率增加，出血量多可致胎儿窘迫甚至胎死宫内，有时因大出血需提前终止妊娠，增加了早产的风险。

处理　一般无须特殊处理，但若为特殊类型，按照其类型处理。①单纯副胎盘：往往是超声检查和产后检查胎盘时发现，仔细检查胎盘完整性，观察产后出血的情况。②副胎盘前置：按前置胎盘处理。原则是抑制宫缩、止血、纠正贫血及预防感染。③副胎盘血管前置：如在产前已确诊为前置血管，应该在妊娠37~38周终止妊娠以避免前置血管破裂或受压所带来的危害。分娩方式应选择剖宫产。如发生前置血管破裂，虽然学者们都认为胎儿预后较差，但如胎儿存活，应立刻剖宫产终止妊娠，挽救胎儿的生命，做好新生儿复苏的准备，请新生儿科医师协助参加抢救。④副胎盘合并植入：如果植入面积小，植入子宫壁较浅肌层，可以徒手剥离，剖宫产过程中如果植入部位有活动性出血可行局部切除或创面的缝扎止血；如果植入面积较大或深入子宫的深肌层，甚至达浆膜面，同时又合并产后出血者，需要及时手术切除子宫。

（王子莲）

fānzhuàng tāipán

帆状胎盘（velamentous cord insertion，VCI） 脐带附着在胎膜上，脐血管在未进入胎盘时已发生分支，经过羊膜与绒毛膜之间进入胎盘（VCI）。又称脐带帆状附着。帆状附着的脐血管表面缺乏华通胶，仅包裹着一层羊膜形成的皱褶，由于得不到胎盘的保护，因此容易受压或破裂。如果这些“裸露”的血管位于胎儿先露部前和从子宫颈内口之前经过时就是前置血管。容易被误诊为前置胎盘或胎盘早剥而延误抢救治疗，对胎儿的危害极大，可引起胎儿急性失血、缺氧，可致其短时间内窒息死亡。值得注意的是，未跨过子宫颈内口的血管也可发生破裂，导致胎儿迅速死亡。但是帆状胎盘即使没有发生血管破裂，仍存在因血管受压引起胎儿并发症的可能。

发病机制 其发生机制尚不清楚。①在胎儿发育中，腹蒂总是从绒毛血供最丰富的地方到达胎儿，而在一些妊娠早期，血供最丰富的绒毛是与包蜕膜相连的绒毛，因此腹蒂从这里连到胎儿。随着妊娠进展，血供最丰富的绒毛转移到底蜕膜，即未来胎盘形成的部分，而腹蒂仍在原来的位置，因此血管就通过胎膜延伸到血供丰富的底蜕膜，从而形成帆状胎盘。滋养细胞定向移动的假说与之类似，认为妊娠早期胎盘附着于一个较低的位置，此后由于胎盘向血液灌注更好的区域伸展，而使原来附着于中央部位的脐带逐步变为偏心以致边缘附着，此处的绒毛逐渐萎缩成为平滑绒毛膜，最终发展成脐带帆状附着。②帆状胎盘与胎盘低置相关，部分在妊娠早期发现为低置胎盘的产妇，最终发展为帆状胎盘，推测胎盘生长可能向血供更丰富的子宫上段生长，从而使脐带附着点偏离了原来的中心位置，发生了适应性变化，发展为帆状胎盘。剖宫产产妇再次妊娠时，发生帆状胎盘的概率更低，推测可能是附着在子宫瘢痕的胎盘因血供不足，在妊娠早中期即发生流产所致。③可能与各种原因导致的宫内拥挤相关，由于宫内机械因素或多胎妊娠时胚胎细胞团竞争空间，从而使胎盘生长偏移原有的中心，导致帆状胎盘形成。有学者发现帆状胎盘与胎儿的畸形相关。随着宫内妊娠胎儿数的增多，帆状胎盘的发生率随之上升也与该理论相符。④前置血管易发生于多胎妊娠、前置胎盘或妊娠中期胎盘低置、双叶或多叶胎盘、副胎盘以及体外授精等情况下。单胎妊娠中帆状胎盘的发生率为0.5%～1.69%，而多胎妊娠中帆状胎盘的发生率是单胎妊娠的10倍。

对母儿的影响 包括以下方面。

对母体的影响 帆状胎盘使妊娠合并症发生率增加，附着于子宫下段的帆状胎盘可能与子宫下段的延伸及附着于子宫下段的绒毛膜缺乏营养有关，可导致胎盘早剥、胎盘前置、副胎盘或胎盘梗死，使急诊剖宫产率增加。

对胎儿的影响 ①帆状附着的脐带血管表面由于缺乏华通胶和胎盘的保护，在子宫收缩或胎动时容易导致脐血管受压，低置且较长的“裸露”血管更容易受压，容易出现胎心变异减速、无反应型NST、急诊剖宫产及其他围产期并发症发生率增加。当前置血管破裂时，则胎儿失血，胎儿短时间内缺血缺氧，发生胎儿窘迫，甚至胎死宫内。②与帆状胎盘相关的胎儿死亡率高，帆状胎盘合并前置血管胎儿窘迫发生率、死亡率均较高。帆状胎盘与更高的低出生体重儿、小于胎龄儿、早产儿和低阿普加评分发生相关，同时发现与染色体异常（如18-三体综合征）和结构畸形（如食管闭锁）相关。帆状胎盘偶与胎儿畸形相关，而且这种畸形大都是局部变形如头面部不对称、先天性髋关节脱位等，提示可能与帆状胎盘的形成机制有关，即各种原因如子宫肌瘤、子宫畸形和多胎妊娠引起的宫内“拥挤”导致胎盘和胎儿在种植部位发生竞争，从而引起胎盘异常和胎儿生长异常。此外，帆状胎盘易合并单脐动脉。③在单绒毛膜双羊膜囊合并帆状胎盘时，双胎胎儿体重不均的危险性增加。帆状胎盘还被认为是双胎输血综合征的一个危险因素。

临床表现 ①妊娠晚期阴道流血：由于血管附着于绒毛膜，胎膜破裂时可致血管破裂，可使胎儿发生足以致命的失血并在数分钟内死亡。这种情况通常发生在胎膜靠近宫颈或覆盖宫颈时；少数情况下，胎膜未破裂时也会发生脐血管破裂。随着胎膜裂口的增大而使邻近的血管破裂，从而发生出血和紧随其后的胎心率改变。胎心率的变化与破裂血管的大小和出血量有关，如为小支静脉破裂，血凝块可堵住破裂口，出血暂时停止，但之后可再次出血。②急剧的胎心率变化：附着于胎膜的血管也有发生扭结和受压的风险。胎膜包绕的血管越长越容易扭结，当这种血管靠近或覆盖宫颈时，临产中胎先露部分的下降会使其存在受压风险。随后发生的血流减少可导致胎心率异常，如果血流减少持续存在或较严重，还可能导致胎儿死亡。脐血管扭结和受压也可引起血管内血栓形成，可能导致胎盘梗死、胎儿肢体或指（趾）坏死及新生儿紫癜。

产前诊断 脐带帆状附着的产前诊断依据是胎盘的脐带附着点存在特征性超声表现，即有胎膜包绕的脐血管。采用彩色多普勒来增强血管辨别时，报道的诊断敏感性为69%～100%，特异性为95%～100%。在产后对胎盘、脐带和胎膜进行肉眼检查可最终确诊。目前不推荐对帆状胎盘进行常规筛查，因为对于低风险患者来说花费较高且并未证实有获益，同时还增加了患者的焦虑及可能不必要的产前检查和干预。

处理 当超声检查提示脐带帆状附着时，应按照以下处理：①仔细检查胎儿解剖结构，评估是否同时存在前置血管。②连续评估胎儿生长，每4～6周1次。③从妊娠36周开始，每周1次无应激试验，以发现由脐带扭结或受压导致的反复变异减速。④告知孕妇在临产发动时立刻就医。⑤无其他合并症的妊娠者可以期待处理并可自然临产和经阴道分娩。但孕龄达40周的妊娠可以终止妊娠，因为此时的新生儿并发症最少，且足月晚期持续减少的羊水可能使胎膜包绕脐血管受压风险升高。⑥分娩期间持续监护胎心率，以发现严重的脐带受压或血管破裂征象。⑦胎儿娩出后，不牵拉或非常轻柔地牵拉脐带，防止拉断而致胎盘滞留。

（王子莲）

tāipán qiánzhì xuèguǎn

胎盘前置血管（placenta previa）

有胎儿血管出现在覆盖子宫颈内口的胎膜上。前置血管的患病率约1/2500，但通过辅助生殖技术而妊娠的患者患病率要高得多（高达1/202）。中期妊娠胎盘低置或前置（即使随后恢复），或发现位于子宫下段的双叶胎盘或副胎盘，以及为多胎妊娠时，前置血管的发生率也会增加。前置血管的危险在于先露部下降时，可直接压迫血管，导致胎儿窘迫，但更危险的是胎膜的自然破裂或人工破膜时，由胶原纤维固定于胎膜上的前置血管被损伤而发生出血。这种出血纯粹是属于胎儿的出血，对母体无害，但对胎儿危险极大。

分型 根据形成原因的不同，前置血管可分成两型：Ⅰ型是由于脐带帆状附着所致；Ⅱ型是指在双叶胎盘或副胎盘的情况下，部分血管走行于2个分离的胎盘叶之间。

高危因素 前置血管的危险因素并不独立。包括脐带帆状附着（早期妊娠时的超声显示脐带附着点在子宫下段，中期妊娠时的超声显示前置或低置胎盘、副胎盘或双叶胎盘）、体外授精以及多胎妊娠。应仔细评估具有这些危险因素患者的胎盘位置及胎盘与宫颈内口的关系。研究发现，至少83%的前置血管病例具有≥1种危险因素，其中最常见的是前置胎盘、辅助生殖技术、脐带帆状附着和双叶胎盘。

发病机制 发病机制还不清楚，但可能与脐带帆状附着相似。前置或低置胎盘状态的消退可能导致1型前置血管（见帆状胎盘）。

正常情况下，脐带附着于胎盘中心部位，但有大约1%脐带附着于靠近胎盘的胎膜上，脐血管可以分散成数支在羊膜及绒毛膜之间经过，然后附着于胎盘的边缘部分。这分散的血管包括两支脐动脉，有时仅为一支，即单脐动脉及一支或两三支汇合而成的脐静脉，这些血管分散成为帆状，因此这种附着称为脐带的帆状附着。与正常脐血管不同，帆状附着的脐血管表面缺乏华通胶，仅包裹着一层羊膜，又得不到胎盘的保护，因此容易受压或破裂。如果这些“裸露”血管位于胎儿先露部前和从子宫颈内口之前经过时，就是前置血管。

临床表现 大部分病例的前置血管持续存在，典型症状是妊娠晚期无痛性的阴道流血，多发生于胎膜破裂（自然或人工破膜）后，可被误认为前置胎盘。由于前置血管破裂时的出血完全是胎儿血，因此少量出血就可能导致胎儿窘迫，发生胎心率的改变。典型胎心改变首先是胎儿心动过速，之后为心动过缓，偶有加速，基线微小变异或缺失，有时胎心率甚至呈正弦波型。如一次出血量多，或不及时处理，围产儿死亡率很高。

前置血管的破裂也可发生于胎膜破裂前，或胎膜破裂当时并未涉及前置血管，流出清澈的羊水，但随着胎膜裂口的增大而使邻近的血管破裂，发生出血和紧随其后的胎心率改变。胎心率的变化与破裂血管的大小和出血量有关，如为小支静脉破裂，血凝块可堵住破裂口，出血暂时停止，但之后可再次出血。由于足月妊娠时胎儿的循环血容量仅约250ml（80～100ml/kg），因此当失血超过50ml（相当于20%～30%）时，胎儿即可发生失血性休克。另一个引起胎儿窘迫和死亡的原因是前置血管受压，尤其是临产后胎儿先露部下降时。由于此时尚未发生血管破裂，没有阴道流血，因此更容易为人们忽视。因前置血管受压导致的围产儿死亡率可高达50%～60%。不管前置血管发生破裂或是受压，都会很快引起胎心率的变化。虽然胎心率改变并无特异性，但是如能及时发现并考虑到前置血管的可能性，及时诊断，将为抢救胎儿争取到宝贵的时间。另外前置血管者，胎儿生长受限的发生率可能增加，且1型前置血管病例的平均出生体重低于2型前置血管病例，且胎盘重量也更低。

诊断　超过90%的前置血管病例伴有前置胎盘、低置胎盘、双叶胎盘或副胎盘，且伴发脐带帆状附着或边缘附着。罕见情况下，阴道指检可以触及位于覆盖宫颈内口的胎膜内的搏动血管。产前已经诊断前置血管的孕妇，新生儿成活率为97%。与之相比，未在产前诊断的新生儿成活率仅为44%；而新生儿输血的比例则分别为3.4%和58.5%。因此，前置血管的产前诊断至关重要。十分罕见并且幸运的情况下，阴道检查时检查者的手指触及胎膜前方胎儿血管搏动，由此诊断前置血管；通常都是产后检查胎盘时确诊。随着影像学的发展，已经使得前置血管的产前诊断成为现实。

影像学检查　①超声检查：现在普遍认为，阴道超声较腹部超声更为清晰，可以获得腹部超声所难以显示的图像，并可确定其与内口的关系，为诊断前置血管的重要手段。超声检查时，当出现边缘性或低置胎盘时，胎盘血管横置于子宫下段和子宫颈内口之上。确诊是在彩色多普勒时记录到与胎心率一致的脐动脉频谱。观察到上述影像时应注意与脐带先露相鉴别。后者当患者改变体位时，血管亦会移位，尤其是患者处于头低脚高位；而前置血管的血管不会移位。因此，推荐在妊娠中期的常规超声筛查时行胎盘定位，为有无前置血管提供诊断依据；并对所有高危孕妇，特别是多胎妊娠、胎盘低置、双叶胎盘及有副胎盘者行经阴道超声及多普勒检查，其中也包括体外授精及胚胎移植妊娠者。②MRI：亦为检查前置血管的方法，准确率高，但其费用过高难以推广。

羊膜镜检查　通过羊膜镜直接看到帆状血管经过子宫颈内口是十分可靠的办法，但该法亦有其局限性。

持续胎心监测　产时出现破膜后急性阴道流血，没有条件进行上述检查确定是否为胎儿血红蛋白的试验时，亦可以通过胎心持续监测来诊断前置血管。继发于贫血的胎儿窘迫，可以在胎心持续监测系统反应为胎心持续过缓或呈正弦曲线，而正弦图形出现时，提示应尽快行急诊剖宫产术终止妊娠。

鉴别诊断　①脐带先露：位于宫颈口的脐带可能被误诊为前置血管。与前置血管不同，脐带先露的脐血管周围有华通胶，并且晃动子宫或让患者取膝胸卧位或头低脚高仰卧位时，脐血管可从宫颈内口移开。当胎先露入盆时，建议检查者将手置于患者腹部，向患者头部方向推动先露部分，以更好地观察宫颈内口区域。这种方法将有助于鉴别前置血管与脐带先露。②宫颈-子宫血管：前置血管时，脉冲多普勒会显示与胎儿心率一致的脉率，由此可辨别胎儿血管的血流与母体宫颈动脉或子宫胎盘边缘血窦的血流。③妊娠期宫颈静脉曲张：与前置血管类似，宫颈静脉曲张也可表现为在宫颈内口部位的管状无回声区，并在多普勒成像中有血流。然而，这些管状无回声区是弯曲的，并不通过宫颈内口，也可能是静脉丛的一部分。④羊膜带或绒毛膜羊膜隔：也会有跨过宫颈内口的无回声结构，但彩色多普勒探不到血流，由此可以排除前置血管的诊断。

处理　如果产前超声检查发现血管前置，可以从妊娠32周开始，一周1次进行无应激试验以发现脐带受压的征象。由于前置血管所致紧急早产的风险增加，推荐在妊娠28～32周给予地塞米松促胎肺成熟，并在妊娠30～34周时收治入院。这样发生破膜后阴道流血时可以即刻转手术室行急诊剖宫产术。大约10%的孕妇会在临产前破膜，所以提前住院十分重要。然而，在部分无临产征象和不规律子宫收缩的患者中，如果经阴道B超证实子宫颈口闭合且子宫颈管未消退，可以考虑院外随诊。分娩应在具有相应诊治能力的三级医院进行。手术前，产科医生应确认前置血管的位置，选择好子宫切口以避免血管撕裂。

终止妊娠的方式首选择期剖宫产术，美国妇产科医师学会和美国母胎医学会认为，由于存在前置血管而计划的剖宫产可在妊娠 34～37 周进行。如果宫颈缩短或有先兆早产提示很可能即将分娩，则可将计划分娩提前至 32 或 33 周。此时分娩可使围产期死亡风险与早产相关并发症发病和死亡风险达到平衡。如果产前前置血管未能诊断，当出现妊娠晚期大量出血合并胎心改变时，应考虑前置血管的可能性。当出血存在时，胎儿死亡率高达 50%以上。胎儿仍然存活时应行急诊剖宫产术。新生儿出生时应备有经验的儿科医师在场抢救，多数需行输血治疗。

（王子莲）

tāipán róngmáomó xuèguǎnliú

胎盘绒毛膜血管瘤（placenta chorioangioma）

主要由异常增生的血管和结缔组织组成、起源于胎盘原始绒毛间充质的血管源性肿瘤。是胎盘最常见的良性非滋养细胞肿瘤。通常通过常规超声检查或病理检查发现，文献报道，发生率约为 1%。研究发现，胎盘绒毛膜血管瘤的发生率与海拔高度相关，可能与低压、缺氧导致血管内皮生长因子过量表达有关。

病理 大体病理检查：见胎盘母体面、胎儿面或胎盘实质内有大小不等的肿块，色暗红、灰白或黄白，质地有软、韧或硬不同，切面呈暗红或者灰红色。镜下检查：肿物位于绒毛膜板下及绒毛间。肿瘤组织由毛细血管、间质细胞和被覆的滋养细胞组成，增生的血管和少许间质成分膨胀性生长，压迫周围组织形成肿块，肿物周围可被覆滋养细胞。

临床表现 大多数胎盘绒毛膜血管瘤很小，没有母儿并发症，也很难通过产前检查发现。然而，≥4 cm 或多发的胎盘绒毛膜血管瘤与母儿并发症密切相关，如羊水过多、早产、非免疫性胎儿水肿、镜像综合征、胎儿心脏扩大或心力衰竭、胎儿贫血或血小板减少、胎儿生长受限、胎死宫内、新生儿死亡。文献报道的并发症的发生率可能相对偏高，因为大部分胎盘绒毛膜血管瘤往往是在出生后偶然发现或当出现羊水过多、胎儿生长受限或胎儿水肿时进一步检查发现。导致以上母儿并发症的机制尚不明确，但大多数学者认为可能与胎盘绒毛膜血管瘤内存在的动静脉分流及红细胞和血小板破坏有关。①羊水过多：羊水过多是胎盘绒毛膜血管瘤最常见的并发症，文献报道的发生率为 10%～20%。羊水过多可能与以下因素有关：胎盘绒毛膜血管瘤往往位于脐带插入点附近，脐带的血管受到瘤体的压迫导致液体渗出增多；胎儿尿液增多或充血性心力衰竭，导致出入量不平衡；胎盘绒毛膜血管瘤内血管壁渗出增多，渗出液自胎盘子面渗出到羊膜腔。羊水过多可以导致早产、胎盘早剥和产后出血。②早产：早产与羊水过多、子宫张力增大有关。③胎儿贫血：可能与以下因素有关。一是胎母输血，即胎儿向母体输血；二是微血管溶血性贫血，即胎儿红细胞在胎盘绒毛膜血管瘤的血管网内被破坏。再可能导致胎儿贫血的原因是胎盘绒毛膜血管瘤的血管相当于胎儿的体外血池，胎儿血容量增多导致稀释性贫血。当可疑存在胎儿贫血，应进行多普勒超声检查测定胎儿大脑中动脉血流收缩期峰值流速来判断是否存在胎儿贫血及其严重性，这对于评估终止妊娠时机起着重要指导作用。另外，还可以通过脐静脉穿刺术检测胎儿血红蛋白水平进行评估，同时可给予宫内输血。④胎儿生长受限：胎儿生长受限也是胎盘绒毛膜血管瘤的一个比较常见的并发症。中国报道其发生率为 2.35%。胎盘绒毛膜血管瘤的血管内压力较低，导致血液分流，使正常绒毛的血液灌注下降，从而影响胎盘的营养和氧气交换，导致胎儿生长受限。另外，胎儿贫血和携氧能力的下降，也是胎儿生长受限的原因之一。⑤胎儿心脏扩大或心力衰竭：胎盘血容量增大可导致静脉回心血量增加，从而导致胎儿心脏扩大和心力衰竭。另外，大的胎盘绒毛膜血管瘤存在动静脉分流，胎儿心脏后负荷下降，胎儿心脏供血不足，从而恶化致充血性心力衰竭、水肿和胎儿死亡。⑥胎儿水肿：发生率低，胎儿心力衰竭、缺氧均可导致胎儿水肿，往往预示着预后不良。⑦胎死宫内：以上胎儿并发症均可导致胎儿死亡。另外，胎盘绒毛膜血管瘤的血管急性破裂和慢性绒毛膜血管瘤内出血，也是导致胎儿宫内死亡的原因。⑧母体镜像综合征：有少数研究报道了大的胎盘绒毛膜血管瘤可以引起镜像综合征，具体机制尚不十分明确。

辅助检查 ①超声检查：胎盘绒毛膜血管瘤的产前诊断主要依靠超声检查，其中彩色多普勒超声在诊断中起着重要作用。胎盘绒毛膜血管瘤大部分位于胎盘子面，靠近脐带，并突向羊膜腔，超声影像学表现为圆形、边界清楚的均质或异质的肿块，有或无纤维分隔，因肿瘤内部可发生坏死、退变或钙化，超声检查可表现为低回声、无回声或高回声，其内可见丰富的血流信号或血流信号不明显。彩色多普勒超声检查可以发现肿瘤中存在与胎儿循环相通的血管，这些交通血管是胎盘绒毛膜血管瘤的重要特征，有助于与其他胎盘肿瘤鉴别，如胎盘畸胎瘤、纤维瘤、胎盘血肿、部分性葡萄胎等。有些胎盘绒毛膜血管瘤可以没有血流，因此，即使彩色多普勒超声检查没有发现肿瘤周边血流信号或肿瘤供血信号，也不能除外诊断。②MRI：当孕妇肥胖、羊水过多、胎盘位于子宫后壁或肿瘤较大时，超声诊断胎盘绒毛膜血管瘤可能存在困难，此时，MRI 可以帮助提高诊断率。胎盘绒毛膜血管瘤 MRI 主要表现为异质性肿瘤，T1 加权像（T1WI）主要表现为等信号，弥散轻度受限；如果有出血，则表现为高信号，弥散明显受限。T2 加权像（T2WI）主要表现为高信号异质性混杂信号。

处理 大的胎盘绒毛膜血管瘤与妊娠结局差密切相关，因此需要严密监测，及时进行恰当的治疗。有症状或并发症的胎盘绒毛膜血管瘤的治疗取决于胎儿情况和孕周。如果并发症在妊娠晚期出现，则建议尽快终止妊娠。然而，大多数并发症可能出现比较早，如果此时终止妊娠，则会导致医源性早产或流产。因此，对胎盘绒毛膜血管瘤的治疗需要综合评估后决定，应该充分权衡继续妊娠存在的并发症和提早终止妊娠的风险。

对症治疗 目前，宫内输血和羊膜腔穿刺术引流是最常见的两种治疗方法。当出现胎儿贫血时，应该进行胎儿宫内输血。由于胎儿红细胞在胎盘绒毛膜血管瘤内持续被破坏，因此需要反复行脐静脉穿刺术评估贫血程度及宫内输血。宫内输血后，胎儿血红蛋白和胎儿大脑中动脉血流收缩期峰值流速可以立即恢复正常。对于羊水过多导致呼吸困难或早产的孕妇应该进行羊膜腔穿刺术引流来缓解临床症状和预防早产。

病因治疗 阻断胎盘绒毛膜血管瘤内动静脉分流的治疗方法包括无水乙醇注射、微弹簧圈栓塞、胎儿镜下激光凝固和间质激光治疗。以上治疗方法，均为少数病例的个案报道，有的成功足月分娩，有的产生不同程度的并发症，如胎儿出血、胎儿死亡等。

关于分娩方式，胎盘绒毛膜血管瘤并非剖宫产术的指征。胎盘绒毛膜血管瘤的瘤体较小且无任何母儿并发症时，孕妇可选择自然分娩；瘤体较大合并羊水过多、胎儿窘迫及妊娠期高血压疾病等产科并发症的孕妇，建议行剖宫产术终止妊娠。

预后 影响胎盘绒毛膜血管瘤母儿预后的因素主要有肿瘤大小、是否并发胎儿水肿、胎儿心力衰竭及发病孕周。胎盘绒毛膜血管瘤位于脐带插入点附近的位置、血管瘤的大小和血管化程度可能是影响妊娠结局的重要因素。超声检查评估血管化程度可以监测疾病进展情况、评估预后，血管化程度可以随着孕周恶化或减轻，预示疾病加重或缓解。

（王子莲）

qídài yìcháng

脐带异常（cord abnormality）

可分为脐带结构异常、脐带附着异常、脐带形态异常、脐带过细、脐带打结、脐带长度异常、脐带缠绕、脐带脱垂等。脐带异常往往可引起脐带内血流受阻，对围产儿具有严重的危害性，是胎儿窘迫、新生儿窒息和死亡的重要因素。

引起脐带异常的病因尚不十分明确，且脐带异常产前难以诊断，严重的脐带异常可致围产儿在短期内死亡，因此要加强围产期监护。脐带异常的产前诊断主要依靠超声，但不同类型的脐带异常检出率相差很大。胎儿监护仪和临床诊断综合判断也可以提高脐带异常的诊断率。对于脐带绕颈，超声确诊率达 95%，在胎儿后颈部见到脐带对颈部的压迹，脐带断面呈“U”或“W”征，采用彩色多普勒超声可以在胎儿颈部看到环形的血流信号。胎儿监护中发现的变异减速，也要考虑脐带受压。另外羊水过多则胎儿活动空间增大，更容易出现脐带缠绕。脐带异常对母婴均有较大影响，故应重视早期诊断，做好产前及产时监护，教育孕妇自数胎动，出现胎动异常及时就诊，行彩色多普勒超声检查及胎儿胎心监护等，结合临床及早发现。一旦确诊，应在妊娠期或产程中严密观察，定期对宫内胎儿进行监护，及早发现胎儿异常状态，积极处理，给予适时正确的医学干预，降低围产儿死亡率。

（王子莲）

qídài chánrào

脐带缠绕（cord entanglement）

脐带围绕胎儿身体某部位，如颈部、肢体或者躯干某部一周或一周以上。尤以脐带绕颈最多见，脐带绕颈约占脐带缠绕的 90% 以上。脐带缠绕常与脐带过长并存，为产科常见并发症，分娩时发生率为 20%～50%，脐带绕颈一周者约 21%，绕颈 2 周约 2.5%，绕颈 3 周约 0.5%，有报道脐带绕颈周数最多可达 10 周，且娩出正常胎儿。产前脐带绕颈发生很随机，妊娠晚期发生率升高；早孕期间的脐带绕颈则可能在妊娠进展过程中自然解除。脐带缠绕过紧或过度缠绕可伴发脐带血流障碍，是造成胎儿窘迫甚至死亡等不良妊娠结局的重要病因。

病因与发病机制 脐带过长、胎动频繁、羊水过多、脐带胶质含量过少等因素为脐带缠绕较常见的伴发因素。脐带绕颈一周需脐带长度18~20cm，一般脐带长度短于50cm时较少出现脐带缠绕。而当脐带胶质含量较多时出现脐带缠绕的概率也会相对降低。脐带绕颈作为胎儿死亡的直接病因时，脐带血管内会有血栓形成。

临床表现 脐带绕颈尤以绕颈1~2周居多，脐带绕颈周数越多，发生因脐带缠绕所致的胎儿窘迫、死胎、新生儿窒息机会越大。脐带缠绕对胎儿的影响与脐带长短、缠绕松紧程度以及缠绕周数有关。脐带绕颈可出现的相关临床主要表现如下。①胎先露部下降受阻：通常脐带的长度适中，脐带本身如同其他管腔结构一样也具一定的伸展性，因脐带缠绕改变脐带本身长度，导致脐带相对过短，当超越脐带伸展性可代偿的范围时，脐带相对过短的临床表现则与脐带真性过短相同，在胎儿下降过程中脐带牵扯于缠绕部，致产程延长或停滞。②胎儿窘迫：脐带缠绕周数多，如脐带绕颈2周及2周以上者，分娩过程中胎儿下降时，脐带有效长度过短，脐带拉紧，有可能牵拉致缠绕部位脐带管腔闭塞，阻断胎儿血液循环，导致胎儿窘迫，严重时危及胎儿生命。③其他：脐带过短时，产时胎头下降过程中出现胎盘早剥、脐带断裂的风险增加。

诊断 依据其临床表现，结合胎心监护和超声检查即可诊断。①胎心监护：胎心监护中出现频发的变异减速往往与脐带绕颈有关。而在第一产程早期出现的频发早期减速也可能与脐带缠绕有关。②超声检查：产前超声在产科中的广泛应用，在很大程度上提高了脐带缠绕的诊断率，且诊断准确率在90%以上。脐带缠绕在超声下可见胎儿身体脐带缠绕部位体表可见明显压迹，压迹上方可见圆形或者扁圆形的低回声小包块，包块内部有短条状或者等号状回声。脐带绕颈超声所见：绕颈1周表现为“U”形压迫，内含一小圆形衰减包块，并见小光条；绕颈2周，表现为“W”形切迹，上含一带花生壳样衰减包块，内见小光条；绕颈3周及以上，表现为锯齿状皮肤切迹，其上为串珠样衰减回声。但是当胎儿颈部区域缺少羊水时，则很难清晰显示。应用彩色超声多普勒检查时在胎儿颈部横断面可以见到“彩色环征”、探及多普勒频谱，提高了脐带绕颈的诊断率。但同时应注意到胎儿在妊娠过程中处于动态过程，存在脐带缠绕部自然滑脱的可能。而且脐带绕颈诊断准确性与检查时间距分娩时间长短有关，检查时间越接近分娩时间，诊断准确性越高。

与妊娠结局的关系 无妊娠并发症的孕妇即使存在脐带缠绕，其妊娠结局也通常良好。脐带缠绕与围产儿的发病率及死亡率暂无明确关系，脐带绕颈是否与显著增加不良妊娠结局相关仍存在较多争议。脐带绕颈者，通常绕颈一周、无合并脐带过短时无相关胎儿风险，脐带绕颈与剖宫产或不良新生儿结局风险增加并无相关性，不影响分娩时临产处理方式的选择。但是脐带绕颈周数≥2周者，仍应引起可能存在的不良妊娠结局的担忧。

另外，学者在是否需要在超声检查时注意观察脐带绕颈的存在及报告中是否做出相应体现也存在着争议。有学者建议，在存在其他情况异常时，尤其是合并羊水量减少、胎儿生长受限、过期妊娠，尤其是胎动减少时需密切注意观察脐带绕颈的情况。这些学者还认为，存在上述情况时，需仔细观察不同时期超声检查有无明显变化，并做详细记录。一些危险因素较多的孕妇，需要及时进一步检查、评估孕妇整体情况，严密观察，甚至可能需要人为干预，适时终止妊娠。

同时也有另一部分学者认为，产前检出脐带绕颈与围产期并发症相关。存在脐带缠绕的妊娠中，比较特殊且争议最多的为单绒毛膜单羊膜囊双胎妊娠，其存在脐带缠绕的概率相对升高，几乎脐带缠绕存在于每例单绒毛膜单羊膜囊双胎妊娠者，且出现较早，于妊娠12周就可在超声检查时发现脐带缠绕的存在。以往的研究者大多关注单绒毛膜单羊膜囊双胎妊娠的脐带缠绕，其对妊娠结局有着决定性的影响，通常建议加强B超检查频数、尽早入院及胎心监护，适时终止妊娠等干预措施。但是一些研究者认为，脐带缠绕并不是影响单绒毛膜单羊膜囊双胎妊娠结局的独立危险因素，无20周前的自然流产、联体双胎、发育畸形等不良因素的单绒毛膜单羊膜囊双胎妊娠者，20周后很少会因脐带缠绕而影响其妊娠结局。因此学者认为，单绒毛膜单羊膜囊双胎妊娠者的过早剖宫产终止妊娠及规律超声检查、20~25周后住院监护并定期行胎心监测等干预措施的实施应慎重考虑。

处理 当存在脐带缠绕（以脐带绕颈为主）周数>1周时，可适当加强胎儿宫内安危监测，嘱孕妇自数胎动、密切注意胎心监护情况和生物物理指标评分改变，被缠绕的胎儿在妊娠期间一般较安全，不必提前终止妊娠。临产后，若无相应胎心率异常和胎儿监护异常，可经阴道自然分娩；在分娩过程中，密切观察产程，出现胎心率异常/胎心监护异常或者产程中胎先露部下降障碍、胎儿窘迫，可先经改变体位等保守对症处理，若效果不明显，应及时结束分娩。初产妇，若宫口未开全，或者存在头盆不称，估计短时间经阴道分娩困难时者，出现胎儿窘迫，可考虑及时行剖宫产术；如宫口已经开全，无头盆不称、胎头位置较低，出现胎儿窘迫时，估计能经阴道分娩者，可做会阴切开，迅速及时予助产结束分娩过程；若分娩过程中，胎头娩出后，脐带缠绕过紧，应先将脐带钳夹，剪断脐带后予以松解，然后迅速娩出胎儿。

脐带绕颈周数≥2周与0~1周脐带绕颈对比，胎儿发育不全、胎儿窘迫、羊水混浊、脐带动脉血pH值<7.1等并发症呈明显增多趋势；但宫内胎儿死亡、胎盘早剥、剖宫产等相关病例并无明显增加，还是可以采取经阴道分娩。虽然临床实践中单纯脐带缠绕所致不良妊娠结局并不多见，但在产检及产程中高度警惕、及时发现可能存在的风险，仍有利于减少不良妊娠结局的发生率。

（王子莲）

qídài chángdù yìcháng

脐带长度异常（cord abnormal length）

正常足月妊娠的脐带长度在30~100cm，平均55cm。脐带的安全长度必须超过从胎盘附着处达母体外阴的距离，若胎盘附着于宫底，脐带长度至少32cm才能正常分娩。故脐带短于30cm，称为脐带过短。脐带超过100cm，称为脐带过长。这个数据主要来源于脐带长度的标准曲线，脐带过长需大于平均值两个标准差。脐带过长的发生率为4%~6%，而脐带过短的发生率为1%~2%。因此脐带的长度分布偏向于长脐带。评估脐带长度时，需强调几点：首先，区分绝对长度及功能性长度是很重要的。脐带的绝对长度是足够的，但功能长度却不足，这往往影响胎儿下降，无论是在妊娠晚期还是分娩期间，都会过度牵拉脐带。其次，脐带的长度经常被过少估算，临床上常漏计算留在婴儿处4~7cm脐带和一些丢弃的脐带碎片、用于血气分析或做其他检查的脐带等。

脐带的长度由多种因素决定：妊娠年龄、遗传、胎儿运动等。在受孕后第41天，发育中的脐带达到0.5cm的平均长度。妊娠4个月，脐带发育为16~18cm，妊娠6个月脐带33~35cm。在妊娠28周时基本固定，以后增长缓慢，直至分娩。遗传与脐带过长的形成有关。如果母亲上次妊娠出现脐带过长，与对照组相比，大约有两倍的机会在下次妊娠出现脐带过长。男性胎儿出现脐带过长的概率比女性高。较大的胎儿脐带过长的概率也较大。最后，胎儿运动已被证明能影响脐带的长度。脐带过短较常见于先天畸形如21-三体综合征、骨骼发育异常及宫内活动限制（如子宫畸形、异位妊娠、双胎妊娠等引起的胎儿运动减少情况）。此外，部分药物能减少胎动，进而间接导致脐带过短，如乙醇、β受体阻断剂等。

（王子莲）

qídài guòcháng

脐带过长（excessively long cord）

脐带超过100cm。脐带过长与脐带扭转、缠绕以及脐带打结的发生率呈正相关。

对母儿的影响 包括以下方面。

对胎儿的影响 脐带过长是发生脐带绕颈、绕体、脐带真结、脐带脱垂或受压的因素。①脐带长度与缠绕关系：有文献报道，脐带最长达300cm，脐带过长发生缠绕明显高于脐带过短者，两者有明显统计学意义。脐带缠绕以颈部最常见。脐带绕颈一周发生率接近20%，脐带绕颈多圈发生率可达5%。脐带缠绕比较松弛时，不会影响脐带血液循环，不会危及胎儿生命，若脐带缠绕过紧，则影响胎儿血供，可致产程延长。脐带绕颈、绕体一直是导致分娩期急性胎儿窘迫的常见而又难以防范的高危因素之一，因脐带本身有补偿性伸展，不拉紧至一定程度，一般不会发生临床症状，对母子危害不大。因此脐带异常在宫缩发动前多无特殊表现。随着产程的进展，胎儿下降，脐带逐渐被拉紧，影响胎儿的血氧供应，易致胎儿窘迫，严重时可使胎儿猝死或导致新生儿窒息甚至死亡。②脐带过长伴脐带先露者，破膜后脐带脱垂的风险增加，脐带受压于胎先露部与骨盆之间，引起胎儿缺氧，甚至胎心完全消失。脐带血液循环阻断超过7~8分钟，则胎死宫内，造成产科急症。③脐带过长可形成真结：脐带真结源于胎儿运动，因脐带过长或羊水过多，胎儿运动幅度较大，易致真结的形成，特别在妊娠早期更容易形成，据报道真结增加胎儿死亡风险，可能因为当结拉紧时脐血管受压造成。

对产妇的影响　主要是增加手术产率。

临床表现　单纯脐带过长在妊娠期多无临床表现，若脐带过长合并脐带缠绕、脐带真结、脐带脱垂或脐带受压时可出现胎动减少、胎儿缺氧、胎心监护异常甚至胎儿死亡等临床表现。

诊断　脐带过长在临床上缺乏特异性，出现以下情况应引起注意：孕晚期的胎动频繁（胎动次数> 20 次/天）、B 超诊断为脐带缠绕、产前 NST 反复可疑或异常，频繁出现变异减速图形，产程中呈现Ⅱ级监护图形或者晚期减速图形等。

脐带过长孕期诊断困难，临床上当出现胎动频繁或近期有胎动明显减少者或病史中有不良妊娠结局史者，要高度警惕脐带异常的存在；出现胎儿窘迫又排除其他原因所致者，要高度怀疑脐带异常所致。孕期进行彩色多普勒超声检查，于胎儿颈部见到“U”形或“W”形压迹，或者颈部呈现环形血流信号时可诊断脐带绕颈，对该类孕妇在孕期要加强宣教；在近足月时可行胎心监护，当胎心监护出现以下几种情况提示脐带受压牵拉：“V”减速、加速减速混合图形、变异减速、分娩早期出现早期减速等。

预防　脐带过长无特异的产前诊断指标，很难防止其发生。应提高产前监测水平及孕妇自我监测能力。超声检查有助于判定脐带情况，超声多普勒或听诊器检测胎心率以及行胎儿生物物理评分等可了解胎儿情况。孕妇通过胎动计数，提高自我监测，及时发现胎动异常。

（王子莲）

qídài guòduǎn

脐带过短（excessively short cord）

脐带长度短于 30cm。

对母儿的影响　①胎儿窘迫：脐带的主要功能是输送血液，胎儿经脐带血液与胎盘、母体进行营养及代谢物质交换，当脐带发生机械性梗阻导致血流受阻时，会引起急性胎儿窘迫。脐带的安全长度须超过从胎盘附着处达母体外阴的距离，若胎盘附着于子宫底则脐带的安全长度至少应达 32cm 方能正常分娩。文献报道最短的脐带仅 0.5cm。脐带过短在妊娠期多无症状，但临产后，若脐带过短，胎头下降时牵拉脐带使脐血管因过度伸直而变窄，使血流受阻，胎儿血液循环减少，引起胎儿缺氧，是引起急性胎儿窘迫的原因之一。②产程延长及胎心率异常：脐带过短有时可引起产程延长，以第二产程多见。脐带过短使胎儿下降受阻，第二产程缓慢，甚至停滞。且在宫缩和胎先露下降时胎心率减速，宫缩间期先露回缩，胎心率恢复，胎心监护出现变异减速。③宫缩时脐带被过度牵拉，可引起脐带血管断裂、出血，引起胎儿死亡，也可造成胎盘早剥、子宫内翻或胎儿脐疝等严重并发症。

临床表现　脐带过短在妊娠期多无症状，但临产后，若脐带过短，胎头下降时脐带受牵拉，使脐血管因过度伸直而变窄，使血流受阻，胎儿血液循环减少，引起胎儿缺氧，是引起急性胎儿窘迫的原因之一。

诊断　产前不能准确地测量脐带长度，故产前难以诊断。现阶段对脐带过短的研究，往往将其与其他脐带异常，如脐带绕颈、脐带扭转、脐带过长等并列为脐带异常而进行研究。难于明确反映脐带过短对分娩过程及围产儿的影响。有文献报道测量宫内脐带压力波的传播速度和两个波收缩压峰值间的传播时间等方法来计算妊娠期宫内脐长。中国多位学者报道用二维超声对脐带过短难于做出产前诊断。因此，应重视临床，有下列征象应怀疑脐带相对或绝对过短：①不明原因胎动减少、胎心率异常及 NST 出现胎心变异减速。②按压宫底在胎头下降时出现胎心率变化。③产程中胎先露迟迟不下降，宫缩时胎心率减慢。④胎心率减慢之后见羊水胎粪污染。

处理　当因脐带过短引起一系列严重并发症时，应结合临床情况适当放宽手术指征，能抓住时机，适时终止妊娠，这样可以大大地降低胎儿窘迫、围产儿窒息和死亡的发生率。

（王子莲）

qídài zhēnjié

脐带真结（cord true hoot）

因脐带过长，脐带在子宫腔内形成环套，胎儿活动穿越套环所致的真性脐带打结。较为少见，发生率约为 1.1%。如真结未拉紧，则无症状；拉紧后则血运阻断而胎死宫内或者在分娩时造成死产。

病因　脐带真结的发生与脐带过长、羊水过多、经产妇、低体重胎儿及单羊膜双胎有关，可能是胎儿活跃运动的结果。脐带有足够的长度，才便于胎儿穿越脐带套环形成真结，而在羊水过多、经产妇、低体重胎儿或单羊膜双胎中，胎儿更有足够的空间活动，容易导致脐带真结的发生。亦有文献报道，男性胎儿天性好动，更易形成脐带真结。脐带在妊娠 28 周后无明显增长，在流产的胎儿中亦可见脐带真结。脐带真结的形成主要发生在妊娠9~28周，此时脐带/胎儿长度比例相对较大，胎儿容易穿越脐带套环形成脐带真结。

对母儿的影响 脐带本身具有一定的拉伸作用，打结未严重到一定程度一般不会对胎儿有太大影响。不过由于脐带打结后，会导致脐带相对变短，如果胎儿再在子宫内翻转，可能会导致脐带过短，影响血液循环，以致胎儿缺氧，造成胎儿窘迫，严重者可能会导致胎儿死亡。

诊断 由于脐带真结缺乏典型的临床特征，不明原因的胎动过频、减少、减弱或消失为胎儿异常的非特异性表现。目前几乎所有的产前检查均不能确诊脐带真结。多数在分娩后始确诊。超声仍然是脐带真结重要辅助诊断方法。B超发现等号状或麻花状的脐带声像图并集中成团，配合彩色多普勒超声发现紊乱的脐带血流图时，可高度怀疑脐带真结。三维超声显像即3D超声可正确判断脐带在子宫腔内的走向及其与胎儿的关系，可较为准确诊断脐带真结。有学者报道，胎儿彩色多普勒超声发现大动脉及大脑中动脉血流递减，两者比例上升可提示脐带真结。

处理 妊娠期由于血管搏动，妊娠期真结不易拉紧，但在临产后随先露部的下降，真结就易拉紧，导致胎儿血流障碍，造成胎儿窘迫或死亡。因此要求产科医务人员产程中必须密切监测胎心率，或行全程电子胎心监护。由于此症发生率低，缺乏特异性体征，遇有不明原因的胎动异常、羊水混浊或胎儿窘迫，不明原因的胎心大幅度减速，应警惕脐带真结的存在，并同时采取积极的治疗措施，尽快行产钳或剖宫产结束产程，避免胎死宫内的发生。

预防 脐带真结危害甚大，目前虽无有效且明确的预防方法，但并非束手无策。①孕妇定期做好产前检查，尤其是定期做彩色多普勒超声，观察脐带的形态与脐血流的走向，判断是否存在脐带真结。②胎心监测是早期发现胎儿窘迫的重要方法，并可对脐带异常因素进行筛查。③自数胎动是孕妇自我监测的方法之一，妊娠晚期每天要规律监测胎动。有研究指出，发生在妊娠28周以后绝大多数的死胎，大多数孕妇在胎儿死亡前感觉到胎动的异常。如果出现胎动过多或过少的情况，应及时去医院检查。

（王子莲）

qídài jiǎjié

脐带假结（cord false hoot）

脐带局部华通胶多或血管过长卷曲所致的凸起。脐带由一根脐静脉和两根脐动脉组成，血管周围有胶状结缔组织华通胶支持，华通胶由黏多糖、特殊的透明质酸、硫酸、软骨素等组成。脐带假结一般不影响胎儿发育，多在分娩后确诊，在产前较难诊断，彩色多普勒超声是主要的辅助诊断方法。即便是胎儿娩出后，脐带假结亦容易与其他脐带异常混淆。诊断脐带假结需慎重，以免造成不必要的误诊和胎儿丢失。

（王子莲）

qídài tuōchuí

脐带脱垂（cord prolapse）

胎膜破裂后，脐带脱出于子宫颈口外，降至阴道甚至外阴，通过阴道检查能直接触及脐带。又称显性脐带脱垂。胎膜未破时，脐带位于胎先露部前方或一侧，称为脐带先露，实际上是轻度的脐带脱垂，故又称隐性脐带脱垂。脐带脱垂是一种不常见但后果十分严重的产科并发症，发生率为0.16%~0.18%，但围产儿死亡率高，因此临床上要高度重视脐带脱垂的诊断和正确处理。产时脐带脱垂并不常见，报道的发生率为每265~426例分娩发生一例不等。

危险因素 脐带脱垂的危险因素主要包含下述两种情况。①由于母体或胎儿特征，胎儿先露部于骨盆之间有空隙，主要包括先露异常、早产、低出生体重儿、双胎妊娠中分娩的第二个胎儿、骨盆畸形、脐带较长等。非头先露往往发生脐带脱垂的风险较高。一项研究显示，头先露、臀先露和横产式时脐带脱垂的总发生率分别为0.24%、3.5%和9.6%。足式臀位时发生脐带脱垂的风险高于其他臀先露类型。但由于非头先露的发生率相对较低，大部分脐带脱垂仍发生于头先露。另外，因为经产妇的胎先露部衔接往往在临产后发生，所以经产妇的脐带脱垂可能与胎先露部衔接前胎膜破裂的可能性更高有关。由于早产儿的体型相对于羊水量而言较小，以及先露异常的发生率升高，所以早产儿的脐带脱垂发生率更高。②产科干预使胎先露部脱离衔接：50%的脐带脱垂是产科干预导致，虽然有观察研究表明产科干预会增加脐带脱垂的风险，但往往很难判断如果不干预是否会自发出现脐带脱垂；脐带脱垂的医源性因素包括医源性胎膜破裂尤其是先露部未衔接时、采用球囊导管促宫颈成熟、引产、徒手旋转胎头、羊膜腔灌注术、产钳或胎头吸引助产等。羊水过多常伴有胎位不稳定或胎先露部未衔接，并且在胎膜破裂后有大量羊水涌出；因此人工破膜催产可能增加脐带脱垂的风险。

临床表现 胎先露尚未入盆，胎膜未破，脐带先露仅在宫缩或胎动时发生。如果脐带受压不严重，临床上无明显异常；若脐带受压可出现胎心率变快、变慢，胎儿循环受阻时间过长（超过7~8分钟），可导致胎死宫内。宫缩时胎先露下降，压迫脐带，使脐带血流受阻；宫缩间歇期由于胎先露上升，脐血流重新开放，胎心率恢复正常，因此胎心监护上往往表现为同步减速或变异减速。脱垂的脐带被压挤在先露部与骨盆之间，胎盘血液循环受阻，可造成严重的胎儿窘迫，尤其头先露者，脐带位于耻骨联合后方时受压程度重，可使脐带血流完全阻断，致使胎儿迅速死亡。如脐带由胎先露后侧方脱出，则因避开胎头与骶岬之间的抵触，所受压迫程度可稍减轻。臀位与横位时，脐带受压程度虽不像头位那样严重，但胎儿血液循环仍有不同程度的受阻。一般先静脉受压，引起胎儿回心血量的减少和胎盘绒毛间隙充血。脐带脱出外阴后除其上段仍受压外，可因温度变化（室温较低）及脱出部分的盘曲，更促使脐带血液循环停滞。因脐血管受压程度不一，临床表现亦有差异：①破膜时或破膜不久后，胎心音变慢或宫缩之后胎心音仍持续缓慢、不规则，是脐带脱垂的主要临床表现。②第一产程未破膜前，宫缩或宫缩后短期内胎心音变慢，然后恢复正常，经垫高臀部或改变体位后上述现象好转，亦应疑有脐带先露。③脐带脱出显著者往往在破膜后可于阴道口外见到。

破膜后，脱垂的脐带被挤压在先露与骨盆之间，胎盘血液循环受阻，可造成严重的胎儿窘迫，胎心监护表现为胎心率持续下降，若不及时处理，胎儿可在短时间内死亡。另外，脐带脱垂后受到外界的冷刺激和操作的影响，加重脐血管的收缩和痉挛，更易导致胎儿死亡。因此，破膜后胎心率下降，或宫缩后胎心率仍恢复不到正常值范围，应考虑脐带脱垂可能。

诊断与鉴别诊断 有脐带脱垂的高危因素存在时应提高警惕，如混合臀位、面先露、肩先露、胎头高浮时胎膜早破、羊水过多发生胎膜早破等。在胎膜完整的孕妇中行超声检查可以帮助诊断，超声下脐带脱垂出现在胎先露平面以下的位置。临产后加强胎心监护，持续观察胎先露的变化有利于早期诊断脐带脱垂。胎膜早破或人工破膜后胎心率下降，且宫缩间歇期不恢复，或向盆腔按压亦可见胎心率下降，提示脐带受压可能。临产后若有不明原因的胎儿窘迫，尤其在破膜后应立刻行阴道检查，注意是否存在脐带脱垂。在先露下（如宫颈口、阴道内或外阴部）触及有搏动的条索状物即脐带，则可确诊。

根据破膜与胎心音变化的关系以及阴道检查，脐带脱垂并不难诊断，但关键是在临床工作中要时刻保持警惕，尤其要注意脐带隐性脱垂的可能。此外还要求判断胎儿情况，胎位以及宫口开大程度，以迅速制订救治方案。主要诊断依据如下。①胎位不正：骨盆狭小或早产等情况下，破膜后胎心率有改变即应考虑有脐带先露或脐带脱垂的可能，立即进行阴道检查，或虽无破膜，但胎心有改变，做阴道检查在前羊膜囊内触及索条状物并有搏动，其频率与胎心一致，则可诊断脐带先露，但应注意与脐带帆状附着相鉴别（脐带为活动的索条状物）。②胎膜已破、胎儿存活时，脐带脱垂较易诊断，因在先露部前方可清楚触到有搏动的条索状物。脐带搏动可因受压而消失，但不能借此来诊断胎儿已经死亡，应同时细致听取胎心音，如胎心音消失才能证实胎死宫内。③隐性脐带脱垂，即使阴道检查也常不能得到及时的明确诊断，应与脐带过短或脐带绕颈后脐带相对过短相鉴别，后者宫缩时过短的脐带常牵制胎头，使之不易下降，产程延长、胎头下降缓慢。一般在产程后期先露部已降入盆腔后，才出现胎儿窘迫的临床症状，而隐性脐带脱垂多半在分娩早期破膜后即出现临床症状。④经阴道检查确诊脐带脱垂后，应同时查明宫口开大、胎头下降程度，有无头盆不称、胎位或胎势异常，以便决定治疗方案。

处理 早期发现，正确处理，是围产儿能否存活的关键。胎膜未破发现隐性脐带脱垂时，产妇应卧床休息，取臀高头低位，密切观察胎心率。由于重力作用，先露退出盆腔，减轻脐带受压，且改变体位后，脐带有退回的可能。如为头先露，宫缩良好，先露入盆而胎心率正常，宫口进行性扩张，可经阴道分娩。否则以剖宫产较为安全。破膜后发现脐带脱垂时应争分夺秒地进行抢救，据宫口扩张程度及胎儿情况进行处理。①宫口开全、胎心存在、应在数分钟内娩出胎儿，头盆相称者，立即行产钳或吸引器助产；臀位则行臀牵引；肩先露行内倒转及臀牵引术协助分娩后两者有困难者应立即剖宫产。②宫口尚未开大，估计短期内胎儿不能娩出者，应从速剖宫产。在准备手术时，必须抬高产妇的臀部，以防脐带进一步脱出。阴道检查者的手可在阴道内将胎儿先露部上推，并分开手指置于先露与盆壁之间使脐带由指缝通过而避免受压，根据触摸脐带搏动监测胎儿情况以指导抢救，直至胎儿娩出为止。脐带则应消毒后回纳阴道内。③若宫颈未完全扩张，胎心好，无剖宫产条件或产妇及家属不同意行剖宫产者，脐带则应消毒后行脐带还纳术。操作方法是产妇取头低臀高位，用一加大码的肛管，内置一金属条，将一消毒纱布条轻系于脱出脐带的下部，然后在肛管旁孔处，以金属条插入棉布条圈内，然后将肛管送入宫腔底部，使脱出的脐带随肛管重新放入宫腔内，随后先抽出金属条，再抽出肛管，脐带与所系的纱布条留于胎先露部以上。仔细听胎心及密切观察脐带是否再次脱出，确定脐带还纳成功，应迅速转送至有条件医院行剖宫产或进行催产处理。施行脐带还纳术前应先把胎先露部推上防止脐带受压。因脐带还纳术的成功率不高，术前应向产妇及其家属说明。胎心已消失超过10分钟，确定胎死宫内，应将情况通告家属，任其经阴道自然分娩，为避免会阴裂伤，可行穿颅术。④在以上处理的基础上，均应做好抢救新生儿窒息的准备工作。

脐带脱垂的关键在于及时诊断，及时诊断又取决于严密观察产程，密切注意胎心的变化。在具体处理方面，宫颈扩张程度至关紧要，其次如胎位、产次、骨盆等，皆应考虑。①脐带先露：由于胎膜完整先露脐带为前羊水所保护，在宫缩时脐带亦不致受到严重压迫，宫缩间歇期压迫即可全部缓解。如已足月，胎心率良好，应行剖宫产术，如坚决不愿意剖宫产分娩，则垫高臀部，侧卧于脐带旁置的对侧位，并尽可能减轻脐带受压的风险；宫口未开全前，劝阻产妇施用腹压不向下屏气；待宫口开全后，再根据当时脐带部位以及先露高低实行阴道助产或内倒转、臀位牵引等助产措施。但这种处理对胎儿危险性很大，对母体亦有影响，应反复与患者及家属说明。②脐带脱垂：一经诊断应立即使产妇取臀高位或胸膝卧位，如脐带脱垂程度重或胎儿窘迫情况严重，则用内诊手上推胎头至骨盆入口以上，以减轻先露部对脐带的压迫。脱出外阴的脐带暂用无菌纱布覆盖，尽可能少触动，并给以胎儿窘迫的一切治疗同时做好进一步处理准备。经过处理后，胎心率好转，宫口如仅部分扩张者应立即进行剖宫产术。如胎心消失，则等待自然分娩，避免产妇承受无可救助的手术。但必须审慎并与家属说明情况。如发现脐带脱垂时，宫口已完全开大或近开全，胎头已位于坐骨棘间径平面下，应迅速应用胎头负压吸引术、产钳术助产分娩，但手术中仍应细致从事，避免过于急促草率，防止对胎儿及产妇的损伤。一般宫口开全或近开全时发现脐带脱垂、胎心存在，对抢救胎儿较有利。

大多数脐带还纳术均不成功。因为术者总是试图将脐带送入宫腔，使脐带超过先露部。但对脐带的过度操作和对子宫的刺激导致子宫和脐血管的痉挛性收缩，加速胎儿的死亡。除非无条件行剖宫产的情况下，可行该方法，一般情况以剖宫产取代之。脐带已脱出阴道外或仍在阴道内，而宫口仅部分扩张胎心音尚好者可勿做干扰，因脐带虽脱垂而血运能维持，此时应迅速采取剖宫产术，在手术准备期间仍要严密监护。如脐带搏动缓慢或停止，说明脐带受压，血运有受阻情况，除取臀高位外，应立即行脐带还纳术。脐带回纳术原则上以迅速、简便、触动少为宜，其具体操作可凭手术者的经验，选用纱布复位法时可用无菌纱布将脱垂的脐带松松地裹住，用手先将先露部推上，连同纱布一起将脐带团由空隙处送回宫腔，然后按压宫底将胎头推下，可防止脐带再度滑出。但此法一般用于宫口扩张较大者，否则纱布不易填入。臀位时脐带还纳理论上应挂于肢体，但往往不易成功，宫缩时更易脱出。脐带还纳器法，由于还纳器的不同，应用经验亦不一。但应强调脐带还纳法有可能当时失败或不久脐带又重复垂下，切忌反复操作，加重胎儿窘迫程度，延误抢救时机。故如还纳成功，胎儿窘迫好转，应果断选择剖宫产术，最好勿再搬动，必要时用手或纱布卷填堵于宫颈口，即于产房进行。还纳后胎心音仍不佳甚至消失者，或还纳不成者，唯有保障母体安全，注意防止产后感染。

臀先露时对脐带压迫的危险性较小，其处理原则同头位。发现脐带脱垂时胎心好、宫口部分扩张，应行剖宫产术；宫口开全者应做臀牵引术；胎心不好者，应尽快实施剖宫产。双胎妊娠第1胎儿娩出后往往第2胎儿脐带脱垂，则应根据胎先露立即行内倒转术（头先露，多在高位）或臀牵引术。脐带脱垂若发生在院外，对胎心音尚好者，一方面采取臀高位，一方面呼叫救护人员并尽快入院。如有骨盆狭窄、头盆不称、异常先露，分娩有困难者且胎儿已死亡，可用毁胎术；产后应检查有无产道损伤，及时缝合；给予抗感染药物。

总之，脐带脱垂的抢救是否成功与许多因素有关。原则是尽快终止妊娠，在准备阶段尽量保持脐血流通畅。分娩方式根据胎儿的状态决定。多数情况下需行紧急剖宫产手术。在决定手术方式后，要争分夺秒。若产房有手术条件，可在产房手术或床旁手术。其间尚要特别注意以下几方面：①解除脐带受压、恢复血液循环：在阴道检查时用手把胎先露上推，减少脐带受压，同时尽量将脱出的脐带轻轻回纳入阴道内，避免脐带在外界受到各种刺激导致脐血管痉挛性收缩及迷走神经兴奋，加重脐血液循环的障碍。在胎儿娩出前阴道内的手不能退出。②由于过多的阴道检查或孕妇紧张，易导致子宫痉挛性收缩，加重胎儿缺氧。可尝试应用子宫松弛剂抑制宫缩，使子宫血管扩张。

预后 脐带脱垂本身对产妇无影响，但往往由于情况紧急须迅速娩出胎儿，导致手术产率明显增高，母体损伤如子宫颈、阴道裂伤及感染机会也相应增加。窒息和早产相关的并发症是结局不良的主要原因。脐带脱垂时脐带血管受压会影响胎儿氧合，因此脐带受压的程度、脐带脱垂至分娩的时间及宫内复苏操作是否成功均会影响窒息风险，其新生儿病死率可达 40%，存活者也可以存在神经系统后遗症。从胎心率开始下降到娩出胎儿的时间在 20 分钟之内者，预后较好。

预防 规范产检，做好围产期保健工作，准确估计先露与骨盆的比例，及时发现与纠正异常胎位。有脐带脱垂的高危因素者，应加强宣教和监测，出现阴道流液等症状需尽快到医院就诊。加强产程观察，胎膜早破、胎头高浮者应尽量卧位，避免羊水突然大量流出导致脐带脱垂。产程中做好胎心监护，若有监护异常，应行阴道检查，及时发现脐带脱垂。胎先露高或羊水过多，需要人工破膜时，应行高位破膜或针刺破膜，使羊水缓慢流出，以免脐带随羊水流出。破膜（不管是人工破膜或自然破膜）后常规听胎心。有条件者，产房有备用手术室，紧急情况下，可在产房行紧急剖宫产手术。

（王子莲）

dān qí dòngmài

单脐动脉（single umbilical artery，SUA）

脐带中仅有 1 条动脉和 1 条静脉的血管畸形。

正常胎儿脐带有 2 条动脉和 1 条静脉。单脐动脉于 16 世纪中期由法洛皮奥（Falloppio）首次报道，其发生率的文献报道差异较大，从 0.2%~3.1%。在双胎妊娠中，单脐动脉发生率较单胎高，且白人妇女比亚裔、非裔及美洲裔女性发生率高近 2 倍。但单脐动脉发生率在单绒毛膜与双绒毛膜中无明显差异，且左侧单脐动脉较右侧单脐动脉更常见。

SUA 可以单独存在，也可合并染色体非整倍体或其他先天畸形（7%~55%）并影响其预后，特别是在泌尿系统、消化系统、中枢神经系统中，合并畸形率达 15%~20%。因此，对于合并 SUA 的胎儿和新生儿，临床上通常需进一步检查以排除潜在的各系统畸形。单独存在的 SUA，又称单纯性 SUA，其胎儿死亡率（4.2%）高于脐动脉正常人群（2.7%）。

相关因素 单脐动脉的相关因素复杂，可能与妊娠早期感染及早期染色体突变有关。研究发现 SUA 与大多数三体综合征尤其是 18-三体综合征伴发，胎儿接触镇静药、抗癫痫药或母亲维生素 A 中毒等亦与 SUA 发生相关；而环境因素、家族因素的影响还不确定；母亲吸烟、胎儿接触血管活性物（可卡因等）与 SUA 发生的相关性还存在争议；SUA 合并胎儿畸形的发生与胎儿性别、遗传关系还不清楚，尚未发现 SUA 与某种特定畸形存在明确的相关性，但报道 SUA 的胎儿合并其他畸形的发生率比无 SUA 者增加。

临床上还要注意多胎妊娠、母亲有糖尿病、羊水过多或过少、低体重儿、母体高龄、多产次等，这些人群中单脐动脉发生率有增加趋势；白人中 SUA 发生率较黑人高，且左侧脐动脉缺如比右侧多见。双胎妊娠中 SUA 发生率较高，且多发生于双胎中体重较轻的一个。上呼吸道感染以及宫内感染是否为其高危因素尚不能确定。

发生机制 在受精后 10 周的胚胎期，胚外体腔消失，羊膜包卷体蒂、退化的尿囊、卵黄囊和尿囊血管形成条索样结构即为脐带。尿囊壁外侧的胚外中胚层的尿囊血管分化为两条尿囊动脉和两条尿囊静脉，右侧尿囊静脉退化，左侧尿囊静脉最终演化为一条脐静脉，而脐动脉始终保留，因此正常的脐带中有两条细的脐动脉和一条较粗的位于中间的脐静脉，三条血管被华通胶包绕。本应该正常存在的左右两条脐动脉若在发育过程中，由于一条发育不良或者萎缩，或者在早期（3.0~4.0mm 胚胎体蒂期）暂时出现的单脐动脉期（即左右脐动脉合并成一条血管）持续存在即形成单脐动脉。

单脐动脉的发生机制尚不明确，目前其发生有2种学说。①先天性形成不全学说：认为是先天未发育，从胚胎发育开始就是一条脐动脉。双胎连体或连肢病例等一条脐动脉直接由腹部大动脉分支而来，这种情况更符合先天性形成不全的推论。②继发性动脉萎缩：认为胚胎开始发育时有2条脐动脉，其中1条脐动脉在发育过程中逐步萎缩消失所致，可能与血栓形成有关。也有学者认为与卵黄囊动脉持续存在有关。病理解剖发现的动脉闭锁残迹更多地支持继发性动脉萎缩，且单脐动脉在足月胎盘中较早孕胎盘中多见，提示一侧脐动脉发育后期闭锁可能为主要原因。

对胎儿的影响　单脐动脉合并胎儿畸形可涉及全身各个系统，其中以心血管系统畸形最多见，其次为神经系统和泌尿系统。这种畸形常为多发性和致命性，但与胎儿各个系统和器官的畸形并无特定关系，特别是有的畸形在出生后的随访中才显现。引起发育异常的机制可能为：由于脐动脉是胚胎背侧动脉尾部最大的分支，单脐动脉扰乱胚胎血流动力学导致心血管畸形，并可能使缺陷向胚胎头部发展；影响早期胚胎下半部分的血液供应，导致泌尿生殖系统、消化系统、中枢神经系统及下肢的发育畸形；影响脐以下前腹壁的形成而导致腹裂、内脏膨出等。

SUA被认为是胎儿染色体异常和先天畸形的超声软指标之一。国外报道，单脐动脉合并染色体异常可达10%，最常见的为18-三体综合征，其次为13-三体综合征；单脐动脉合并其他结构畸形的种类繁多，其发生率增加30%~60%。因此建议发现单脐动脉后，特别是合并其他结构畸形者，应进一步于妊娠中期行羊水穿刺检查胎儿染色体情况，胎儿超声心动图检查排除胎儿心血管发育异常。排除染色体疾病及多发、致死性畸形后，严密监测胎儿宫内生长情况，及时发现胎儿生长受限及胎儿窘迫情况，并积极处理。同时应进一步对单脐动脉胎儿做长期追踪随访，了解有无远期影响。另外脐血管是胎儿营养物质和代谢产物的运输途径，尽管单纯性SUA不伴其他显性的先天畸形，但可能增加胎儿生长受限的风险。由于单脐动脉构成胎儿循环障碍，使胎盘部分面积萎缩、绒毛水肿而回流血量减少，胎儿可能继发缺氧而发育不良，可导致胎儿生长受限和流产、早产等。因此，对于产前诊断胎儿为单纯性SUA的孕产妇要加强胎儿生长监测，并做好新生儿观察和处理。需对单纯性SUA与隐性发育异常的关系进一步研究。伴随着胎儿多发性和致命性先天性畸形以及早产和胎儿生长受限等发生率的增加，围产儿死亡率也随之升高。对于单脐动脉未合并胎儿畸形等异常者预后较好。

辅助检查　包括以下方面。

肉眼观察和显微镜检查　产后肉眼观察和显微镜检查是SUA确诊的方法。依据胎盘病理学专家福克斯提出的标准，即在距离胎盘胎儿面3cm处，取一段3cm长的脐带，经肉眼和显微镜下观察其切面血管的数量。距离胎盘3cm以内，脐动脉可有吻合支或融合为一支主干然后又分为两支，所以取材部位要避免此节段以免误诊。

彩色多普勒超声　可以比较准确、简便、无创地提示单脐动脉，这使SUA的产前诊断成为可能。由于妊娠9周胎儿脐动脉基本形成，有报道提出经阴道彩超检查胎儿脐动脉最早在妊娠10周、经腹扫查在妊娠12周即可能显示。将二维超声与彩色多普勒超声结合使用，检出单脐动脉胎儿的敏感性可达95%。超声在胎儿膀胱水平横切面检查脐动脉，敏感性高，在妊娠中期的早期就能诊断胎儿单脐动脉。在游离脐带中段横切面检查脐动脉，图像具有特征性，适合妊娠中期的后期，特别是妊娠晚期的检查。此外，产前彩色多普勒超声脐动脉血流图可以清晰地显示出脐动脉的脉冲频谱。有研究表明，单脐动脉中23%脐动脉S/D比值（即脐动脉收缩期最大血流速度与舒张末期血流速度的比值）异常增高，所以对于S/D比值异常增高者应注意脐血管数目，及早诊断单脐动脉。单纯性单脐动脉血流频谱正常率占95.2%，其原因可能是单根脐动脉时，血管代偿性扩张，从而保证胎儿血氧供应；而合并畸形的胎儿脐血流频谱异常率高于不合并畸形的胎儿，其原因可能是胎儿畸形导致循环阻力的增加，超过了单根脐血管的代偿作用。

胎儿正常的超声图像如下。①膀胱平面：可见膀胱两侧两条彩色血流束（尿囊动脉），并在远端交叉。②脐带纵切面：见三根血管呈粗、细、细螺旋样排列。叠加彩色血流信号后，纵切面显示一条粗蓝、两条细红血流束或一条粗红、两条细蓝血流束，呈螺旋状走行。③脐带横切面：见三根血管呈“品”字形三圆环结构。叠加彩色血流信号后，横切面显示一圈蓝、两圈红的彩色环或一圈红、两圈蓝的彩色环。

单脐动脉的超声图像特征如

下。①胎儿膀胱水平横切面：彩色多普勒超声在膀胱一侧见一条脐动脉血流，另一侧无脐动脉血流，仅见一条彩色血流束（尿囊动脉），在远端无交叉，即为胎儿单脐动脉。②游离脐带中段横切面：二维超声见正常的“品”字结构消失，由仅含 1 条脐动脉和 1 条脐静脉组成的一大、一小两个圆环“吕”字取代；动脉内径较正常内径粗，螺旋通常较正常脐带少，显得平直。彩色多普勒超声见一红、一蓝两条彩色血流信号。

产前超声检查是一项诊断单脐动脉胎儿简便、易行、无创、准确的检查技术，在临床诊断单脐动脉上具有无可替代的价值。产前超声检查不仅可以诊断胎儿单脐动脉，还可以诊断胎儿有无伴发其他结构畸形，对继续妊娠的胎儿亦可进行动态超声观察，为产科全面评估胎儿质量和临床干预提供重要信息。

诊断 产后肉眼观察和显微镜检查是 SUA 确诊的方法。B 超检查配合彩色多普勒超声检查可进行产前诊断。

处理 对于产前诊断单脐动脉者，多数学者认为应用高分辨超声以及有经验的超声医师进一步仔细检查。若有明显胎儿生长受限或合并其他先天性畸形者应做染色体分析，根据检查结果慎重决定是否进行优生性引产终止妊娠。引产后需常规进行病理检查。

对于产前诊断为单发或孤立的单脐动脉者（单纯性 SUA），并不增加细胞遗传学异常的危险性，是否应用羊膜腔穿刺或脐血管穿刺等明确诊断，尚需结合患者的孕龄、手术危险性以及患者的愿望等多种因素综合考虑。可以在严密监测下继续妊娠，分娩过程中应加强监护，谨防脐带受压胎儿突然死亡，同时出生时的检查以及出生后的随访也至关重要。

对于出生后 SUA 婴儿外观正常者，可考虑做 B 超等无损伤性检查，观察有无肾等的畸形，无须进行其他损伤性检查。婴儿需长期跟踪随访。

预后 单脐动脉是产前筛查胎儿畸形的一个重要标记。单脐动脉胎儿在结构畸形、肾发育不良、脊膜膨出、早产、死胎、胎儿生长受限、染色体异常等方面有着较高的发生率，其合并畸形的种类可为单种畸形，也可为多种畸形联合出现，因此合并畸形的单脐动脉的胎儿预后不良，而单纯性 SUA 预后较好。尚无单脐动脉史妊娠产妇第二次妊娠的研究资料，故再次妊娠单脐动脉的发生率尚不清楚。

应加强单脐动脉胎儿的围产期管理，在产前检查时可考虑将彩色多普勒检测脐血管数目列为常规项目，特别是 SUA 高危人群。筛选为单脐动脉者，可根据情况选择进行胎儿畸形筛查超声及产前诊断；同时对每个分娩的新生儿常规进行脐带的详细检查。若发现为单脐动脉，则应重视新生儿全身体格检查以及远期随访有无隐匿性畸形存在，以提高围产期诊疗质量。

（王子莲）

zhèngcháng fēnmiǎn

正常分娩（normal delivery）

人类妊娠的最后几个小时，以强烈的子宫收缩引起宫颈扩张和胎儿及其附属物自阴道娩出的过程。在中国，按时间分类，妊娠达到 28 周至 36^{+6} 周期间分娩称为早产；妊娠达到 37 周至 41^{+6} 周期间分娩称为足月产；妊娠达到及超过 42 周分娩称为过期产。按分娩途径分类，分为经阴道分娩及剖宫产分娩。而经阴道分娩包括自然分娩、产钳分娩和胎头负压吸引分娩。

发生机制 分娩是一个复杂的生理过程。因为在整个妊娠期间，子宫平滑肌基本是处于安静、无反应状态。虽然也常有不规则、强度差、时间短的子宫活动，即假宫缩，但不会引起宫颈的扩张。妊娠足月时，子宫平滑肌在经历了一个长的静息期后开始有了转变，宫颈也开始变软和变短，开始为分娩做准备。这些子宫平滑肌及宫颈改变的动因有多种假说，最常见的包括以下几种。①内分泌调节功能：如孕激素撤退、缩宫素及其受体的激增、前列腺素的增加、胎盘激素的分泌。②机械作用：宫腔容积随着妊娠的发展逐渐增加，子宫内压逐渐增大，而胎儿的增长速度明显超过子宫的增长速度，胎儿先露部直接压迫子宫下段及宫颈，产生机械性扩张作用，并通过交感神经传递到下丘脑，促使脑垂体释放缩宫素，与缩宫素受体结合后引起子宫收缩。③宫颈成熟和子宫下段形成学说：许多因素，如雌激素、前列腺素、胎盘促肾上腺皮质激素释放激素、白介素-8 等的释放，使宫颈顺应性增强、变软并进行性缩短。④免疫学说：大量学者认为，母胎接触面（蜕膜与绒毛接触面）有相互作用的特殊细胞因子网络对妊娠免疫进行调节，当分娩启动时，胎儿发出终止妊娠的信号使蜕膜激活，母胎接触面中的细胞因子网络将该信号传递至母体，通过加强前列腺素等的合成与分泌，刺激宫颈成熟和子宫收缩，最终导致临产的发生。

影响因素 包括产力、产道、胎儿和精神因素。产力，尤其是子宫收缩力，是分娩的动力，正常分娩依靠强而有规律的子宫收缩，配合腹肌及肛提肌的收缩力，将胎儿排出体外，但同时还需要软产道相应的扩张，以及足够大的骨产道供胎儿通过。产力受胎儿的位置、大小及其与产道关系和精神、心理因素的影响。顺利的分娩依赖这些因素之间的相互适应和协调，否则可导致难产，使产妇和胎儿发生不应有的损伤。

过去比较重视产力、产道和胎儿之间的关系，近年来对精神心理因素在分娩过程中作用的重视是产科学的一个进步。分娩是一个正常的生理过程，所以在整个分娩过程中产妇保持良好的精神心理状态，对顺利地完成分娩是十分重要的。因此，家庭化待产、拉梅兹呼吸法、导乐陪产分娩、产时镇痛及麻醉等这些更加人性化的方法在现代化产房中应用得越来越普遍，也相应减少了许多不必要的手术产。

处理原则 无论是分娩前、分娩时，还是分娩后，均需要医护人员与孕产妇家庭共同参与。在整个妊娠期，需要加强指导，使孕妇及家属了解整个妊娠、分娩的过程，并在分娩前共同对产道及胎儿进行准确的评估，并选择合适的分娩方式。在分娩过程中，需及时评估产力、产道以及胎儿的情况，并给予精神支持，减少手术产的发生。在分娩后，对产妇进行全面的评估，减少产后出血、感染等并发症的发生概率。

（程蔚蔚）

chǎnlì

产力（force of labor） 将胎儿及其附属物由子宫腔内逼出的力量。是决定分娩的重要因素。产力包括子宫收缩力、腹肌和膈肌的收缩力（统称腹压）以及盆底肛提肌的收缩力。其中子宫收缩力是最重要的，在整个产程中始终起主导作用。腹肌、膈肌和盆底肛提肌则在第二产程时起辅助作用。①子宫收缩力：是产力最主要的部分，通过子宫收缩使子宫下段和子宫颈进行性扩张，胎儿下降，最后将胎儿及其附属物自产道娩出。正常的子宫收缩具有自主的节律性、对称性、极性和缩复作用的特性。②腹肌和膈肌的收缩力：腹肌和膈肌的收缩力仅在第二产程时起辅助作用。当宫口开全，先露下降至盆底时，前羊膜囊和先露部压迫直肠，使产妇反射性地引起排便动作。产妇主动的屏气，腹肌和膈肌收缩，使腹腔的压力增加以协助胎儿的娩出。如子宫口未开全，而先露部较低，致使产妇过早的屏气，非但无助于宫口开大和胎儿娩出，反使子宫颈被挤在先露部和骨盆之间，宫颈血液回流障碍，而造成子宫颈水肿，使产程延长。第三产程时，腹肌的收缩有助于胎盘娩出。③肛提肌的收缩力：肛提肌的收缩对先露部在盆腔内的内旋转起重要作用。此外，当先露部降至骨盆出口，胎头枕骨已露于耻骨弓下缘时，由子宫收缩向下的产力和肛提肌收缩产生的阻力，两者合力使胎头仰伸和胎儿娩出。

影响产力的因素有很多，子宫收缩力、腹肌和膈肌收缩力、肛提肌收缩力为在分娩过程中直接产生作用的产力，产力也受胎儿的位置、大小及其与产道关系和精神、心理因素的影响。顺利的分娩依赖这些因素之间的相互适应和协调，否则可导致难产，使产妇和胎儿发生不应有的损伤。同时，机体的雌激素水平、子宫肌层雌激素受体的数量与活性、一些影响子宫收缩力的细胞因子等均可能会影响产力。

（程蔚蔚）

zǐgōng shōusuō lì

子宫收缩力（uterine contraction） 通过子宫收缩使子宫下段和宫颈进行性扩张，胎儿下降，最后将胎儿及其附属物自产道娩出的力。子宫收缩力是临产后的主要产力，贯穿分娩全过程。其实，在子宫周期的任何一个阶段（月经期、排卵期、妊娠期），都存在子宫收缩。月经期、排卵期的子宫收缩可能引起痛经或排卵期不适，但其强度均明显弱于临产后的子宫收缩。而妊娠期间，子宫的电生理活性非常低，肌电图显示子宫平滑肌束仅有偶发且低幅的波动；临产前，由于钙通道开放、钙离子内流，子宫平滑肌活性被激活，开始出现痛性子宫收缩，且随着产程的进展，其收缩频率越来越高，直至第二产程末达到最高峰。

特性 正常的子宫收缩具有自主的节律性、对称性、极性和缩复作用的特性。子宫收缩力是否正常和有效，要从子宫收缩的节律、持续时间和间隔时间、子宫收缩的强度，胎儿先露部分下降程度等几个方面来分析。当这些特性发生改变，如失去节律性、极性倒置、收缩过弱或过强，则称为子宫收缩力异常，主要包括子宫收缩乏力及子宫收缩过强，每种又有协调性和不协调性之分。①节律性：子宫节律性收缩是临产的重要标志。正常宫缩是宫体肌不随意的、有自己节律的阵发性收缩并伴有疼痛，故有“阵痛”之称。每次收缩都是由弱至强（称进行期），然后维持一定时间（称极期，一般为30~40秒），随后从强逐渐减弱（称退行期），直至宫缩消失进入间歇期，子宫肌肉松弛，然后再次收缩。在全部分娩过程中，子宫收缩的频率逐渐增加，强度逐渐加强，持续时间逐渐延长。在临产早期，间歇期一般为5~6分钟，至宫口开全进入第二产程后，缩短至1~2分钟，此时宫缩可持续达60秒。而宫缩极期时，宫腔压力于第一产程末可达40~60mmHg，第二产程期间增至100~150mmHg，而间歇期仅为6~12mmHg。如此反复进行，直至分娩结束。子宫收缩时，子宫肌壁和胎盘受压，子宫肌壁和胎盘血流量减少。在间歇期，子宫肌壁和胎盘血流恢复，胎盘绒毛间隙的血流重新充盈。在分娩过程中，这种子宫收缩的节律性变化，对胎儿适应分娩是十分重要的。②对称性和极性：正常的宫缩对称地起自两侧子宫角，先迅速向宫底中线集中，左右对称，然后以2cm/s的速度向子宫下段扩散，约15秒均匀协调地遍及整个子宫。这种对称性、按由子宫角→子宫底→子宫体部顺序的子宫收缩，称为子宫收缩的对称性和极性。子宫收缩力的强弱沿极性的方向逐渐下降，以子宫底部肌肉的收缩力为最强和持久，约为子宫下段的两倍。这一子宫源性控制机制的基础是子宫肌中起步细胞的去极化。起步细胞早期膜电位的去极化作用可能与细胞膜对钾离子（降低）和对钠离子（增加）通透性的改变有关。然而，起步细胞在子宫肌内并未能得到解剖学确切的定位，而且为什么这些细胞会变成起步细胞也不清楚。③缩复作用：子宫体部的肌肉在收缩时，肌纤维缩短、变宽，但在舒张时肌纤维不能恢复原状而固定于较短的状态，其肌张力与短缩前相同称为肌肉短滞。经过反复的收缩，子宫体部的肌纤维越来越短，此称为缩复作用。子宫下段的肌纤维则不同，肌肉收缩后，在舒张时肌纤维固定于比原先较长的状态，其肌张力与变长前相同，称为肌肉长滞。这样，经过反复的收缩，子宫上部肌壁进行性的增厚，宫腔容积逐渐缩小，迫使胎先露部下降。而子宫下段逐渐地被拉长、扩张，并将宫颈向外上方牵拉，使宫颈变短，最后与伸展的子宫下段融成一片，称为宫颈容受。

影响因素 影响子宫收缩力的因素有多种，包括子宫肌源性因素、神经源性因素及激素调节体系中的同步化程度，三者之中任何一方功能异常均可直接导致产力异常。见子宫收缩乏力和子宫收缩过强。

监测方法 常用的观察子宫收缩力的方法有两种：手感和仪器监测。

手感 是最简单的方法。助产人员将手掌放于产妇的腹壁上，宫缩时可感到宫体部隆起变硬、间歇期松弛变软。定时连续观察宫缩持续时间、强度、规律性及间歇时间并及时记录。

电子监测 ①外监测：是最常用的方法。将电子监测仪的宫缩压力探头固定于孕妇子宫体部腹壁，连续描记30分钟，显示子宫收缩的开始、高峰、结束以及相对强度。②内监测：对于胎膜已破且宫口扩张1cm以上者，腹壁脂肪厚致外监测不满意时，可考虑采用。将充水塑料导管通过宫口置入胎儿先露部上方的羊膜腔内，外端连接压力感受器，描记宫缩间歇期及宫缩时的压力，结果比较准确，但有引起宫内感染的风险。

评估方法：用蒙得维的亚（Montevideo）单位（MU）来评估有效宫缩。计算方法为：计数10分钟内每次宫缩峰值压力（mmHg）减去基础宫缩压力（mmHg）后的压力差之和；或取宫缩产生的平均压力（mmHg）×宫缩频率（10分钟内宫缩次数）。该方法同时兼顾了宫缩频率及宫缩产生的宫内压力，使宫缩强度的监测有了量化标准。正常产妇于产程开始时宫缩强度一般为80~120MU，相当于10分钟内有2~3次收缩，每次宫缩平均宫内压力约为40mmHg；至活跃期正常产程平均宫缩强度可达200~250MU，相当于10分钟内有4~5次宫缩，平均宫内压力在50mmHg；至第二产程在腹肌收缩的协同下，宫缩强度可进一步升至300~400MU，仍以平均宫缩频率5次计算，平均宫内压力可达60~80mmHg，最高可达150mmHg左右。从活跃期至第二产程每次宫缩持续时间相应增加不明显，宫缩强度主要以宫内压力及宫缩频率增加为主。若是协调性宫缩乏力者，宫缩时宫腔内压力测定宫缩强度小于25~30mmHg，间歇期小于8~12mmHg。

临床意义 了解正常子宫收缩力的特性、多种途径监测宫缩，可以在产程过程中更加及时、准确地判断有无子宫收缩力异常，并进一步判断导致宫缩异常的原因。若为胎位异常或头盆不称，估计无法通过改善子宫收缩力经阴道分娩者，直接行剖宫产术；若为精神过度紧张者，予以安慰鼓励；若为过度疲劳者，可予以补充热量及镇静休息以期改善宫缩力；若仅为协调性子宫收缩乏力者，可予以人工破膜或静脉点滴缩宫素加速产程。对于宫缩过强者，若无产道梗阻，可应用镇静剂或抑制宫缩药物调整宫缩，并密切观察母胎情况直到宫缩回复至正常状态；若发现头盆不称或胎儿窘迫征象，在调整宫缩同时，积极准备剖宫产终止妊娠。

（程蔚蔚　刘春敏）

chǎndào

产道（birth canal）　胎儿娩出的通道。分为骨产道和软产道两部分，与产力、胎儿及精神因素共同决定了分娩能否顺利进行。骨产道即指真骨盆；软产道是由子宫下段、子宫颈、阴道及骨盆底软组织构成的弯曲通道。可以通过X线盆腔摄片、MRI及超声了解骨盆的结构、子宫下段厚度及宫颈的成熟度，但对于临床医生，最重要的是通过骨盆的内外测量及阴道检查来实时动态地评估骨产道及软产道的条件。一个足够宽大的骨产道以及充分准备的软产道是胎儿能否顺利分娩的生理基础。在分娩甚至孕前，行相关的检查了解产道有无异常对临床有重要的指导意义。

（程蔚蔚　刘春敏）

gǔ chǎndào

骨产道（bony birth canal）　分娩过程中的骨性腔道。即指真骨盆。真骨盆有上下两口，上口为骨盆入口，下口为骨盆出口，两口之间为骨盆腔。后壁是骶骨和尾骨，两侧为坐骨、坐骨棘和骶棘韧带，前壁为耻骨联合和耻骨支。在每个坐骨后边缘中部有一个骨性突起标志称坐骨棘。骨产道前壁的两块耻骨之间由纤维软骨及上下耻骨韧带连接，称为耻骨联合，正常为4~5mm宽，其有一定的活动度。妊娠晚期由于内分泌因素的影响使上下耻骨韧带松弛，同时由于妊娠后期胎儿重量压迫骨盆，可造成耻骨联合分离。X线片显示两耻骨间间隙>6mm即可确诊。

分类　考德威尔（Caldwell）和莫卢瓦（Moloy）分别于1933年和1934年根据骨盆的放射影像学提出了至今仍在使用的骨盆分类（图1），共分四型：女型骨盆、男型骨盆、扁平骨盆和类人猿型骨盆及三个测量平面。柯应夔研究发现中国女型骨盆占58.9%，考德威尔-莫卢瓦的统计数据是50%。

骨盆测量　可应用X线摄片（尤其可以骨产道异常者）及骨盆外测量仪测量。

骨盆入口平面测量　骨盆入口平面为骨盆腔上口，其前方为耻骨联合上缘，两侧为髂耻缘，后方为骶岬上缘，有四条径线。①入口前后径：即真结合径，为

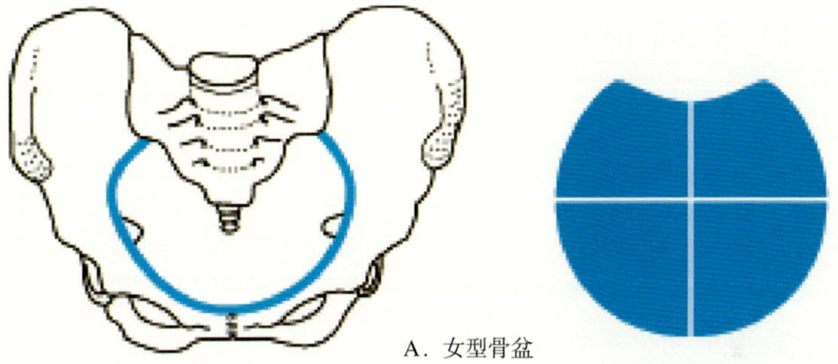
A．女型骨盆

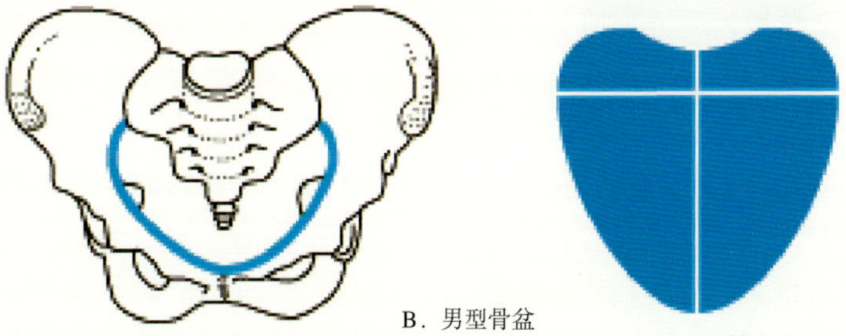
B．男型骨盆

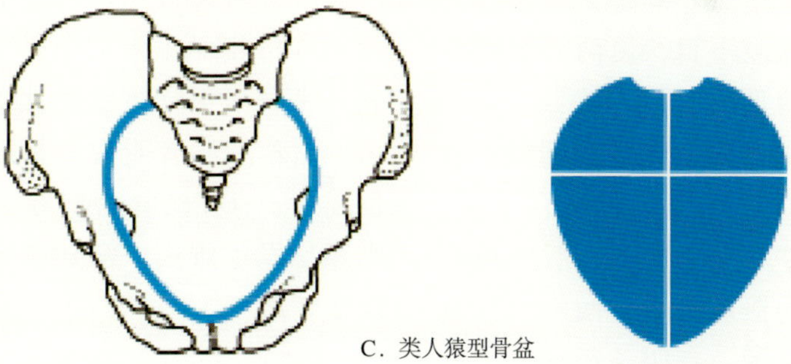
C．类人猿型骨盆

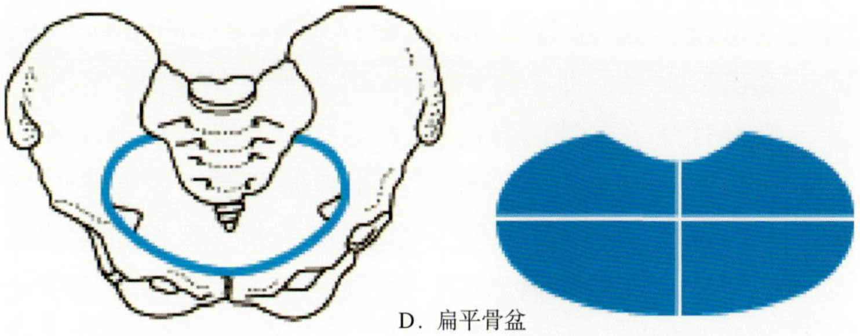
D．扁平骨盆

图1　考德威尔-莫卢瓦骨盆分类法

耻骨联合上缘中点与骶岬上缘正中间的距离，正常值平均为11cm；但平时产科常用的为产科结合径，即耻骨联合与骶岬间的最短距离，此径线无法测出，常为真结合径减去1cm，若径线<8cm，必须剖宫产终止妊娠。②入口横径：左右髂耻缘间的最大距离，正常值平均13cm。③入口斜径：左右各一，左骶髂关节至右髂耻隆突间的距离为左斜径，反之为右斜径，正常值平均12.75cm。因为入口径线常需行X线检查确诊，故通常经过观察，若初产妇临产前数周常可胎头衔接则表示骨盆入口足够胎头通过。

中骨盆平面测量 中骨盆平面为骨盆最小平面，是骨盆腔最狭窄部分。前方为耻骨联合下缘，两侧为坐骨棘，后方为骶骨下端，有两条径线。①前后径：耻骨联合下缘中点通过两侧坐骨棘连线中点至骶骨下端间的距离，正常值平均11.5cm。②横径：即坐骨棘间径，指两坐骨棘间的距离，正常值平均10cm。

骨盆出口平面测量 出口平面为骨盆腔下口，由两个不同平面的三角形所组成。两个三角形共同的底边为坐骨结节间径。前三角平面顶端为耻骨联合下缘，两侧为左右耻骨降支；后三角平面顶端为骶尾关节，两侧为左右骶结节韧带，有四条径线。①出口前后径：耻骨联合下缘至耻尾关节间的距离，正常值平均11.5cm。②出口横径：即坐骨结节间径，指坐骨结节末端内缘的距离，正常值平均9cm。③出口前矢状径：耻骨联合下缘中点至坐骨结节间径中点间的距离，正常值平均6cm。④出口后矢状径：骶尾关节至坐骨结节间径中点间的距离，正常值平均8.5cm。坐骨结节间径与出口后矢状径之和>15cm时，即使横径稍短，正常大小的胎头亦可利用出口后三角平面经阴道娩出。

耻骨弓角度测量 耻骨弓角度为耻骨两降支的前部相连所构成的角度。用两拇指尖斜着对拢并放在耻骨降支的上面，测量两拇指间的角度，也可用柯氏耻骨弓测量器测定，正常女性耻骨弓角度较宽大，平均值为90°。<80°为异常。

临床意义 在分娩过程中，除耻骨联合、骶髂关节和骶尾关节有一定的活动度外，骨产道其余几乎无变化。一个以磁共振为基础的系列骨盆测量显示，在妊娠和分娩过程中骨盆测量数据相对稳定，因此其原有的大小、形状与分娩是否顺利有直接的关系。

在分娩机转中，胎先露是否能顺利下降并完成俯屈、内旋转等动作，与骨盆的三个标志性平面及骨盆轴、骨盆倾斜度有密切的关系。如果产妇骨盆测量考虑为女性骨盆或混合性骨盆，则在产前检查时可告知产妇在胎先露及胎方位相对正常的条件下，顺利分娩一个正常体重胎儿可能性大；但若产妇有明显骨骼畸形如佝偻病、脊柱侧弯或前突等情况，则容易发生难产，常建议剖宫产终止妊娠。

（程蔚蔚　刘春敏）

gǔpén qīngxié dù

骨盆倾斜度

（pelvic inclination） 妇女站立时，骶椎上缘与耻骨联合上缘连线与水平线的夹角。反映骶骨骨盆在矢状面上的倾斜度。非妊娠期妇女骨盆倾斜度为50°～55°，妊娠后增加3°～5°。脊柱侧弯患者常发生骨盆异常倾斜而不利于分娩。

骨盆倾斜度≥70°称为倾斜度过大。孕妇骨盆倾斜度过大时，阻碍胎头衔接和下降，还可因产力作用方向改变导致会阴裂伤。当骨盆倾斜度>60°时，即使骨盆径线在正常或较大的范围内，其有效平面的径线也会缩小，临床可见胎儿不大、骨盆正常的孕妇终因“头盆不称”而行剖宫产术。

测量 运用测量骨盆倾斜度的测量器，也有运用CT、MRI或X线检查测量骨盆倾斜度，但临床应用均较少。

如发现孕妇悬垂腹、腰骶椎交界处深凹且骶骨上翘、有假跨耻征、耻骨联合低（产妇平卧时，耻骨联合下缘降低1～2cm，更接近产床），应考虑有骨盆倾斜度过大可能，则需进一步检查。让产妇躺在硬质床面上，如检查者手拳能通过产妇腰骶与床的间隙即可诊断为骨盆倾度过大。

临床意义 骨盆倾斜度过大时，骶骨常向前突、耻骨弓向后下移位，耻骨联合降低，骨盆有效前后径缩短，这种状况下的产轴与正常产轴方向形成不同程度夹角。正常分娩临产后各有效产力形成合力，作用于产轴，而且当产轴与胎轴一致时，分娩所受阻力最小，胎儿可顺利娩出。但骨盆倾斜度过大者，由于异常的产轴与胎轴形成夹角，从而使产力发生分解，有效产力减小，分娩所受阻力增大，致子宫口扩张缓慢，子宫颈承受的压力不均匀使子宫口不对称扩张，常表现为子宫颈前唇增厚、水肿。当胎头娩出时，由于耻骨联合的压低，胎头需要过分俯屈利用骨盆出口后三角娩出，而此时因会阴体压低，更接近产床平面，使保护会阴不易得力，导致会阴裂伤或会阴切口延长。

处理 骨盆倾斜度过大时可

嘱产妇于第一产程取仰卧位，促使假骑跨于耻骨联合的胎头因产力、重力及羊水作用的合力降至耻骨联合下，有利于胎头入盆及下降。分娩时产妇采用极度膀胱截石位，让产妇双脚踩于产床脚架上，双侧髋膝关节屈曲，大腿尽可能贴近腹部并外展，最大限度纠正骨盆倾斜度。使骨盆入口平面与垂直平面所成的角度减少，同时使耻骨弓上移，改善骨盆径线，提供宽大的分娩空间。此时腰椎由腹侧弯曲变为背侧弯曲，屈腿以髋关节带动骨盆，以腰骶关节为枢纽向前上方移动，两者共同作用，缩小了腰骶角，使耻骨上移，坐骨结节间径向前移，骶骨翘度缩小，骨盆向前向上移动，骨盆出口平面前三角恢复正常。在助产时还可以适当利用可升降的活动产床抬高产妇臀部，以利于助产人员能有效保护会阴，避免裂伤。

（程蔚蔚　刘春敏）

gǔpén zhóu

骨盆轴（pelvic axis）　连接骨盆各平面中点的假想曲线。分娩时，胎儿为了适应产道的大小、形状和骨盆轴的走向，在下降的同时，沿骨盆轴完成一系列分娩机制（衔接、俯屈、内旋转、仰伸及外旋转），助产时也必须按骨盆轴曲线协助胎儿娩出（图1）。

在决定骨盆轴的因素中，骶骨的形态、倾斜度起决定性作用的，并与分娩关系密切。按骶骨弧度指数的计算方法（图2），分为以下几种。①深弧型：骶骨弧度指数在20以上，骶骨弧度大，岬突出，末端呈钩形。可造成胎头入盆及出盆困难。②中弧型：骶骨弧度指数为10.1~20.0，此型适合胎头的衔接与下降，且当胎头下降时，又受骶骨下段弧度

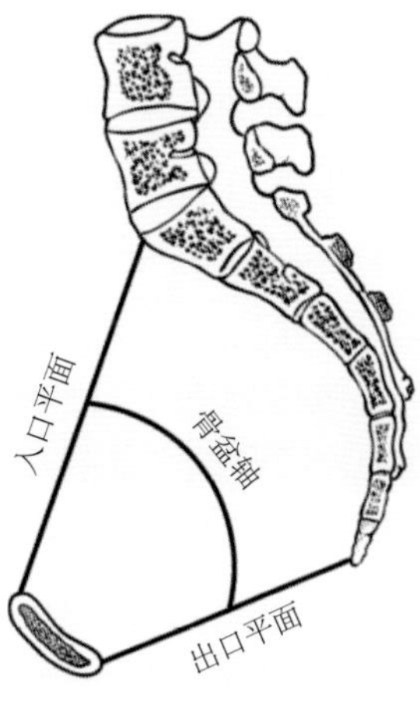

图1　骨盆轴示意

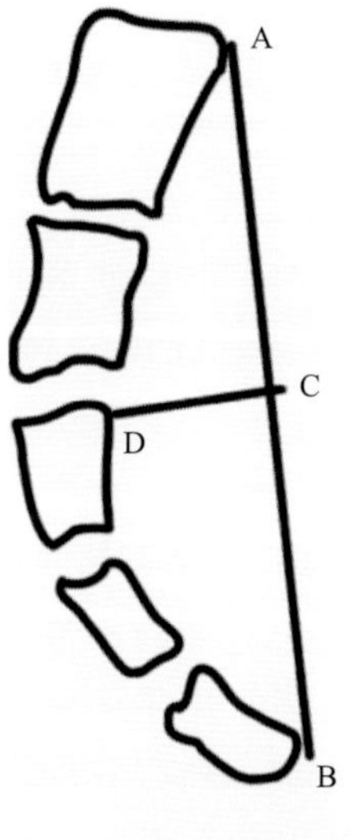

图2　骶骨弧度指数

注：CD示弧的深度；AB示骶骨高度；骶骨弧度指数 = CD/AB×100。

影响，可加深俯屈及内旋转，最适合于分娩机转。③浅弧型：骶骨弧度指数为5.1~10.0，骶骨入口以下，前后径增加不多，故可阻碍胎头的衔接与下降，使胎头不易内旋转而造成持续性枕横位或枕后位。④直型：骶骨弧度指数为0~5.0，骶骨入口以下，前后径缩短，对分娩的影响更大，胎头常不能入盆，或者产生不均倾势，使滞产、手术产机会增加。

有怀疑中骨盆及出口平面狭窄者（如漏斗形骨盆、均小骨盆、佝偻病、驼背等孕妇），在孕前或妊娠38周后可行X线正侧位骨盆摄片了解骨盆情况，并计算出骶骨弧度指数。同时，分娩时肛门指检常可检查骶骨内面弧度。示指顺骶尾关节上行，一般可查到第2、3节骶骨交界处，可根据骶骨内面的弧度，以估计骶骨到底是直型、浅弧型、中弧型或深弧型。若估计为深弧型，可将示指离开骶骨的内面向骶岬方向直插，若能触及骶岬，则可认为是深弧型。直型者骨盆各平面前后径均缩短，深弧型者入口面及出口面前后径缩短。

正常骨盆者，由于骶骨的弧度常为中弧型或浅弧型，故骨盆轴的弧度常与骶骨的弧度相一致，上段走行向下、向后，中段向下，下段向下、向前，在助产时也应按骨盆轴方向协助胎儿娩出。对于肩难产的产妇，采用屈大腿助产法使产妇极度屈曲双腿并尽可能紧贴腹部，双手抱膝或抱腿，使腰骶段变直、脊柱弯曲度缩小，可使骨盆轴方向改变、骶骨相对后移、骶尾关节增宽，利于胎肩娩出。

对于髋关节病变（如结核性髋关节炎）及脊柱侧凸型骨盆，其中骨盆及出口平面常向一侧偏离或成角倾斜，骨盆轴的走行亦会向两侧偏离，在胎先露下降时常会造成梗阻性难产。而男性骨盆（漏斗型骨盆）者，其骶骨的弧度常为直型，骨盆轴向向前偏离，轴后面积缩小，胎先露常梗阻于中骨盆平面；佝偻病型骨盆者其骨盆轴常非弧形，而成一个大角度的钩型，不宜试产。

（程蔚蔚　刘春敏）

ruǎn chǎndào

软产道（soft birth canal）　胎儿分娩时所通过的弹性管道。由

子宫下段、子宫颈、阴道及骨盆底软组织构成的弯曲通道。同骨产道不同的是，在妊娠晚期及分娩过程中，软产道能充分软化、拉伸，以利于胎儿的娩出（图1）。如果存在软产道异常，如生殖道瘢痕挛缩、子宫颈病变、血管瘤、肿瘤等影响软产道弹性及引起梗阻的因素，或者是瘢痕子宫者，可能在分娩过程中会发生梗阻性难产、子宫破裂及软产道产伤的发生。

软产道的形成及意义 如下所述。

子宫下段的形成 非孕时长约1cm的子宫峡部于妊娠12周后扩展为子宫腔的一部分，至妊娠末期逐渐被拉伸形成子宫下段，临产后的规律宫缩进一步使子宫下段拉长达7~10cm。由于子宫肌纤维的缩复作用，子宫上段的肌壁越来越厚，子宫下段的肌壁被牵拉越来越薄。由于子宫上下段的肌壁厚薄不同，在两者间的子宫内面有一环状隆起，称为生理缩复环。

子宫颈的变化 ①子宫颈管消失：也称容受。临产前的子宫颈管长2~3cm，临产后子宫颈内口向上、向外扩张，子宫颈管形成漏斗形，随后子宫颈管逐渐变短直至消失，成为子宫下段的一部分。初产妇多是子宫颈管先消失，子宫颈外口后扩张；经产妇则多是子宫颈管消失与子宫颈外口扩张同时进行。②子宫口扩张：临产前，初产妇的子宫颈外口仅容一指尖，经产妇则能容纳一指。子宫口扩张主要是子宫收缩及缩复向上牵拉的结果。随着产程进展，子宫口开全（10cm）时，妊娠足月的胎头方能通过。

骨盆底、阴道及会阴的变化 破膜后，胎先露部下降直接压迫骨盆底，阴道黏膜皱襞展平使腔道加宽。肛提肌向下、向两侧扩展并拉伸，使5cm厚的会阴体变成2~4mm的薄组织，当胎先露降至盆底时，肛提肌的收缩力可帮助其沿骨盆轴内旋转及仰伸，完成分娩。

检查方法 子宫下段可通过超声或MRI来检测其厚度，主要用于瘢痕子宫如前次剖宫产及子宫穿孔史者，用于评估可能存在的穿孔风险。子宫颈检查可应用阴道检查辅以经会阴超声，行Bishop评分。骨盆底及阴道会阴的检查依赖临产后动态的阴道检查。

（程蔚蔚）

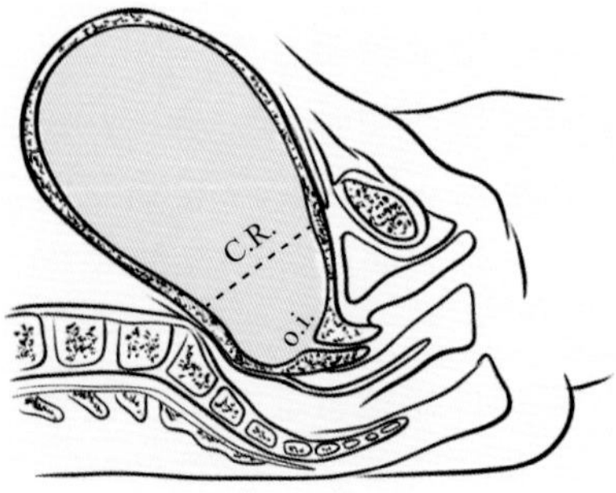

A. 在妊娠晚期

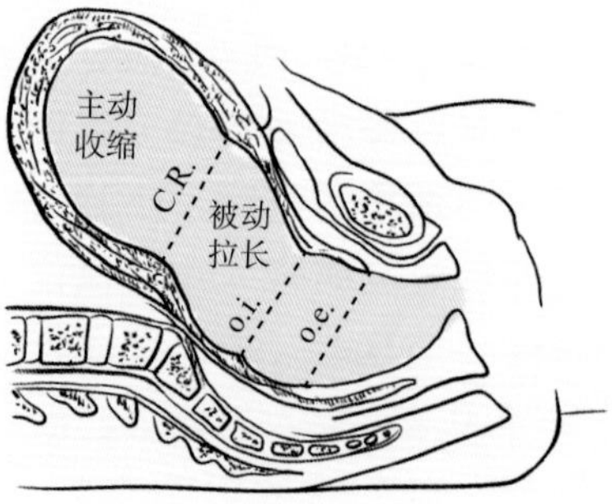

B. 在第二产程时软产道的形成

图1 产道示意图

注：C.R.为生理性缩复环；o.i.为子宫颈内口；o.e.为子宫颈外口。

tāitóu jìngxiàn

胎头径线（fetal skull diameter）

评估胎头骨质部分大小的径线。主要包括双顶径（biparietal diameter，BPD）、枕额径（occipito frontal diameter，OFD）、枕颏径（occipito mental diameter）以及枕下前囟径（suboccipitobregmatic diameter）。

除较软且相对较小的面部外，胎头其余部分由较硬的颅骨组成，包括两块额骨、两块顶骨和两块颞骨、蝶骨翼和枕骨，且均由膜状缝隙（颅缝）分开，其中两块额骨间为额缝、两块顶骨间为矢状缝、额骨与顶骨间为冠状缝、顶骨后缘与枕骨上缘间为人字缝。矢状缝与冠状缝交叉处形成一个菱形空隙称前囟，矢状缝和人字缝交汇处形成的三角形空隙称后囟，在测量胎头径线时都是重要的指示标志。

检查方法 可以通过二维及三维超声进行扫描检测。以超声测胎头的系列断层面方法如下。以枕横位为例，探头与胎儿长轴垂直，自胎头顶开始向尾部移动做系列断面扫描，常遇到以下几个断层面（图1）：第一个断层面是在侧脑室水平，颅骨光环较上一个断层面增大，略呈椭圆形，有反光强的中线贯穿，其两边各有一条平行光条，此为侧脑室体部外侧界；探头再向尾端移动则已接近丘脑平面，此平面特点为颅骨光环呈椭圆形。此为颅骨最大径线，此平面可供测量双顶径、头围等径线；探头继续向下移动约1cm，达丘脑平面，此平面为胎儿测量的标准平面；探头向尾端继续移动，颅骨光环又变小变圆，中线略后，两旁出现蝶状回声，此为胎儿中脑平面，可见脑底动脉搏动；如做枕额切面则可观察后颅凹病变，并可见到小脑，再向下移动探头可见颅底骨。

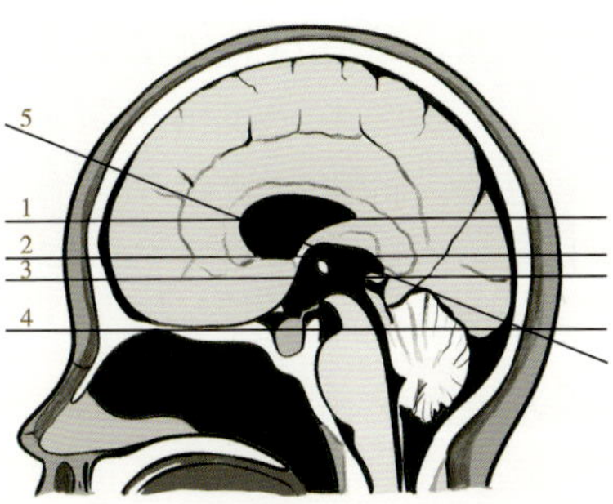

图1　胎头轴平面扫描示意

注：1. 侧脑室体部水平横切面，颅骨光环较小较圆，中线贯穿，两侧可见两条短的平行光条，此为侧脑室侧壁，此平面可以估计侧脑室情况；2. 此平面接近丘脑、透明隔腔水平，可供测量双顶径、头围等径线；3. 丘脑平面，此为测量颅骨的标准平面；4. 中脑脑干平面；5. 枕额切面：不适合胎头测量，用于观察后颅凹病变。以上数个平面，只有2、3两平面适合胎头测量。

临床意义　分娩的基本条件为胎头与母体骨盆相适应，了解胎头径线大小是临床医师估计孕龄、胎头大小及有无相对性头盆不称潜在风险的重要指标，也是评估胎儿畸形的重要参考，如无脑儿、脑积水、巨细胞病毒感染引起的小头畸形等。①双顶径：为两侧顶骨隆突间的距离，是胎头的最大横径，也是超声估计孕龄并估计胎儿体重最重要的胎头径线。双顶径测量是先找到胎头的标准平面后，测量其最大横径，测量时从近端颅骨回声外缘至远端颅骨回声内缘与脑中线相垂直的胎头最大径即为双顶径。胎头双顶径于妊娠31周前平均每周增大3mm，妊娠31～36周平均每周增大1.5mm，妊娠36周后平均每周增长1mm。妊娠足月时平均为9.4cm。双顶径测量已成为产前常规检查的重要内容，但应认识到其准确度受多种因素的影响，且随着孕龄的增加，根据双顶径估计孕龄的误差也随之增加，因此，须结合其他参数如头围、腹围、股骨长等综合分析，可获得较为满意的效果。②枕额径：为鼻根上方至枕骨隆突间的距离。正常头位分娩时，胎头取半俯屈状态以此径衔接进入骨盆，妊娠足月时平均为11.3cm。该平面的周径称真额周径，平均34.5cm，为胎头的最大周径，若胎头不俯屈，这个径线太大，常不能通过骨盆。根据BPD和OFD，可计算出头围周长（head circumstance，HC）：HC＝1.57×（BPD＋OFD）。③枕颏径：为颏骨下方中央至后囟顶部间的距离。又称大斜径，是胎头骨质部分前后最大径线。妊娠足月时平均约13.3cm。④枕下前囟径：为前囟中央至枕骨隆突下方相连处之间的距离。又称小斜径，是胎头骨质部分前后最小径线。胎头俯屈后以此径通过产道最狭窄处，利于胎头继续下降，妊娠足月时平均约9.5cm。该平面的周径为枕下前囟周径，为胎头的最小周径，平均32cm。

（程蔚蔚）

tāichǎn shì

胎产式（fetal lie）

胎儿长轴与母体长轴的关系。两纵轴平行者称纵产式，占妊娠足月分娩总数的99.75%；两纵轴垂直者称横产式，仅占妊娠足月分娩总数的0.25%；两纵轴交叉呈角度者称斜产式，此属暂时的，在分娩过程中多数转为纵产式，偶尔转成横产式。

发生机制　正常成年女性的非孕子宫呈扁梨形，且为相对实性的结构，由两个大小不等的部分组成：上部三角形的宫体和下部圆柱形或梭形的宫颈。在未产妇，宫体与宫颈长度基本相等；而经产妇宫体长度约为宫颈的两倍。而由于米勒管发育异常引起的子宫畸形如双子宫、双角子宫、单角子宫、纵隔子宫等，以及有凸向宫腔尤其是位于子宫峡部的子宫肌瘤的子宫，其宫腔的形态发生了改变，失去了子宫收缩的对称性，是不同胎产式发生的子宫解剖学基础。经产妇常由于腹壁非常松弛，子宫长轴的轴向可能发生改变，这也是胎儿发生横产式或斜产式的诱发因素之一。

羊水量在妊娠20周起增长迅速，平均每周增长40～60ml，到妊娠33周时达到平稳状态。在这一阶段，胎儿相对较小，宫腔宽度相对较宽，胎儿在羊膜腔内活动度大，在此期若发生早产，可出现各种胎产式。对于羊水过多的孕妇，子宫常前倾，其长轴的方向发生了改变，胎儿在宫内相对活动度大，容易发生异常的胎产式。

在妊娠晚期，由于胎儿生长快速而羊水量处于一个相对平衡的状态，胎儿与子宫壁进一步贴近，胎儿的长轴常与子宫的长轴保持一致，随着分娩的发动，子宫收缩力促使胎先露以最小的径线向下进入骨盆，此时胎产式最终确定。但胎盘前置者，由于胎盘占据着子宫下段，影响胎先露部的入盆；而骨产道异常尤其是骨盆入口异常者，胎先露不能入盆或者只能浅入盆，故胎先露高浮，容易并发胎位异常。

检查方法　胎产式的确定常依赖于腹部触诊、超声检查和阴道检查。①腹部触诊：即四步触诊法，通过对子宫形态、子宫底、胎体、先露的触摸，来判断为纵产式、斜产式还是横产式。胎头常圆而硬有浮球感，胎背宽而平坦，胎臀宽而软且形状不规则，胎儿肢体小且有不规则活动。②阴道检查：外阴、阴道消毒后，取膀胱截石位，以一手的示指及中指伸入阴道，触及胎先露，如果是纵产式，常可触及较硬的胎头、较软的胎臀或者胎足，其中胎足趾短而平齐，且有足跟，需与胎手相鉴别。③超声检查：作为判断胎产式的重要检查方法，直接行经腹的两维超声即可明确诊断。对于多胎妊娠时不同胎儿的胎产式诊断，超声尤为重要。④其他：磁共振可以从不同的切面检查且不存在检查者的主观因素，在产科领域中的应用越来越广，涵盖了从胎产式、胎方位的确定到子宫、骨盆形态的诊断。

处理原则 妊娠30周前，一般无须处理，胎儿体位会自行调转；妊娠32周后，发现胎产式异常，需分析产生的可能因素，尽可能予纠正至纵产式头先露，以利于顺利阴道分娩。

（程蔚蔚　刘春敏）

zòng chǎnshì

纵产式（longitudinal lie）

胎儿长轴与母体长轴相平行者。占妊娠足月分娩总数的99.75%，其中头先露占95.75%~97.75%，臀先露占2%~4%。

发生机制 妊娠30周前胎儿小，羊水相对较多，胎儿在子宫内活动范围较大，胎儿位置不固定。妊娠33周后，胎儿生长迅速，羊水相对减少，胎儿与子宫壁贴近，胎儿的姿势和位置相对固定。由于妊娠后期子宫腔的特点呈上宽下窄的卵圆形结构，故胎儿在子宫腔内保持的胎头俯屈、四肢屈曲状的胎姿势使整个胎体呈头端小、臀端大的椭圆形，以纵产式头先露保持到分娩完成，也是最常见的胎产式。

纵产式臀先露的发生常见于：①胎儿在宫腔内活动范围过大，见于早产、羊水过多、经产妇腹壁松弛者。②胎儿在宫腔内活动范围受限，见于子宫畸形（单角子宫、双角子宫等）、羊水过少、胎儿畸形（无脑儿、脑积水等）、胎盘附着于子宫底及子宫角者。③胎头衔接受阻，见于狭窄骨盆、前置胎盘、肿瘤阻塞骨盆腔及巨大胎儿者，易发生臀先露。

诊断 根据四步触诊法、阴道检查及超声检查，常可确诊。纵产式常可于耻骨联合上触及一质硬的胎头或者柔软的胎臀，超声证实先露为头或者臀。

鉴别诊断 需与斜产式和横产式进行鉴别。①斜产式：排空膀胱后，在耻骨联合上偏左或偏右可触及高浮的胎头或胎臀，而纵产式的胎先露位于母体长轴线上，超声检查可明确诊断。②横产式：子宫呈横椭圆形，宫底高度低于妊娠周数，子宫横径宽，宫底部及耻骨联合上方空虚，在母体腹部一侧触及胎头而另一侧触及胎臀，胎心于脐周两侧最清楚，超声检查可进一步明确诊断。

处理原则 妊娠30周后仍臀先露者，可指导孕妇采取胸膝卧位、针灸等措施纠正臀先露。若未合并前置胎盘、前次剖宫产、羊水过少等情况，在取得知情同意的前提下，可在宫缩抑制剂的保护下行胎头外倒转术。

（程蔚蔚　刘春敏）

héng chǎnshì

横产式（transverse lie）

胎儿长轴与母体长轴相垂直者。占妊娠足月分娩总数的0.25%。胎体横卧于骨盆入口之上，先露部为胎肩，称肩先露，是对母儿最不利的一种胎位。除死胎（浸软胎）和早产儿胎体可折叠娩出外，足月活胎不可能经阴道娩出。一旦临产后胎膜破裂，由于羊水快速外流，胎儿上肢及脐带容易脱出导致胎儿窘迫甚至死亡，随着宫缩的增强，胎肩及胸廓的一部分被挤入产道，上肢脱出于阴道口外，胎头、胎臀仍被阻于骨盆入口上方，称忽略性肩先露，若不及时处理容易造成子宫破裂，威胁母儿生命。

发生机制 未明。诱因包括多产、早产、胎盘前置、羊水过多、子宫异常及骨盆狭窄。与初产妇相比，分娩4次以上经产妇的横产式发生率上升10倍。腹部松弛导致悬垂腹，使得子宫向前方下垂，结果导致胎儿长轴远离产道而成横位或斜位。但好发因素与臀先露类似（见纵产式）。

诊断 当腹部检查发现子宫呈横椭圆形，子宫底高度低于妊娠周数，子宫横径宽，子宫底及耻骨联合上方空虚，且母体腹部一侧触及胎头时，要高度怀疑为横产式，应用超声检查能够明确诊断。

鉴别诊断 需与纵产式和斜产式相鉴别。①纵产式：腹部四步触诊法可初步判断胎先露的性质为头或臀，胎心在一侧腹壁听得最清楚，超声检查可以明确诊断。②斜产式：排空膀胱后，在耻骨联合上偏左或偏右可触及高浮的胎头或胎臀，而横产式的胎先露位于母体横轴线上，超声检查可明确诊断。

处理原则 若为横产式者排除胎盘前置、前次剖宫产等情况，在妊娠期可采取胸膝卧位、在抑制宫缩前提下行胎位外倒转术转成纵产式，以头先露最佳。如妊娠期外转胎位失败，由于横产式临产后易发生脐带脱垂、忽略性肩先露、子宫破裂等危险，常提前收入院，于临产前剖宫产终止妊娠。仅对于经产妇双胎妊娠中的第二个胎儿为臀先露或者横产式者，如果条件允许，在第一胎娩出时，可于腹部将第二个胎儿固定呈纵产式，或者行内倒转术，然后按照头位或臀位的分娩机转来娩出胎儿。若为横产式单胎且已胎死宫内，且无明显子宫破裂症状时，可以考虑麻醉下行内倒转术娩出死胎。

（程蔚蔚　刘春敏）

xié chǎnshì

斜产式（oblique lie）

胎儿长轴与母体长轴呈交叉者。这是一个临时的胎产式，随着分娩过程的开始，常最终转变成纵产式或横产式。

发生机制　尚未明确。但同纵产式臀先露及横产式肩先露的好发因素类似（见纵产式）。

诊断　排空膀胱后，在耻骨联合上偏左或偏右可触及高浮的胎头或胎臀，胎心的胎先露位于母体长轴线上，超声检查可明确诊断。

鉴别诊断　需与纵产式和横产式相鉴别。①纵产式：腹部四步触诊法可初步判断胎先露的性质为头或臀，胎心在一侧腹壁听的最清楚，超声检查可以明确诊断。②横产式：子宫呈横椭圆形，宫底高度低于妊娠周数，子宫横径宽，宫底部及耻骨联合上方空虚，在母体腹部一侧触及胎头而另一侧触及胎臀，胎心于脐周两侧最清楚，超声检查可进一步明确诊断。

处理原则　斜产式由于其常为临时性胎产式，可提前收入院观察，部分经产妇可自行转变为纵产式或横产式。在临产前转为横产式者，处理原则可见横产式。在排除胎盘前置、影响先露下降的产道占位肿瘤、骨盆狭窄等原因后，待宫颈条件成熟后，在做好急诊剖宫产准备的条件下，在外倒转胎头的同时，行人工破膜，缩宫素引产帮助胎头进一步入盆而使胎产式固定，按头先露分娩机转娩出胎儿。

（程蔚蔚　刘春敏）

tāi fāngwèi

胎方位（fetal position）

胎儿先露部的指示点与母体骨盆的关系。简称胎位。枕先露（即顶先露）以枕骨（occipito，O）为指示点，额先露以前囟为指示点，面先露以颏骨（mentum，M）为指示点，臀先露以骶骨（sacrum，S）为指示点，肩先露以肩胛骨（scapula，Sc）为指示点。并人为地将母体骨盆腔分为左前、左后、左横、右前、右后、右横6个部分。根据各先露指示点与母体骨盆左、右、前、后、横的关系而有不同的胎位。除横位仅有肩左前、肩左后、肩右前、肩右后4种胎方位外，其余胎先露均有6种不同的胎方位。如枕先露时（图1），胎头枕骨位于母体骨盆的左前方，应为枕左前位，余类推。

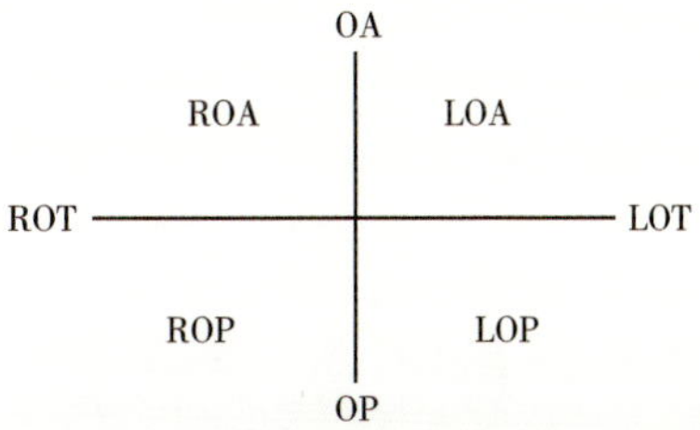

图1　枕先露6种胎方位

注：OA示枕前；LOA示枕左前；ROA示枕右前；LOT示枕左横；ROT示枕右横；OP示枕后；LOP示枕左后；ROP示枕右后。

检查方法　通过腹部触诊和必要时的肛门指诊、阴道检查及超声检查，可以确定胎产式、胎先露及胎方位。①腹部触诊：即四步触诊法，结合腹部胎心听诊，可以初步判断胎方位。②超声检查：可采用经腹、经会阴及经阴道3种方法，在不同的状态酌情应用。③临产后的阴道检查：不同的先露按各自的骨质指示点来判断胎方位（图2~4）。以左枕前（LOA）为例，检查者以两指伸入胎头与阴道后壁间，并向耻骨联合方向滑动，掠过胎头表面，可以触及矢状缝的走行、其位于产道左前方的小囟门（后囟）及右后方的大囟门（前囟）。

临床意义　胎方位临产后可随着产程进展、胎头下降而有所变化，胎方位同时也是整个分娩过程中判别分娩难易度的重要指标。胎方位与孕妇临产前后的卧姿、胎头俯屈与仰伸情况、子宫形态、胎盘位置、骨盆情况和产力等因素相关，其中以骨盆形态最为重要。女性骨盆入口横径和前后径匀称，胎头可取任何位置入盆，以枕前位多见；类人猿型骨盆及男性骨盆前半部狭小，胎儿常取枕后位；扁平型骨盆因前后径线小常为枕横位。

在产道及产力正常的条件下，胎方位异常是造成难产最常见的原因。另外，如果分娩过程中发现胎方位异常，也需要考虑是否存在产道异常（尤其是中骨盆异常）或产力异常（如子宫收缩乏力）。由于横位肩先露者常于常规产前检查中即能及早诊断，常于妊娠36~38周建议住院观察，并于分娩发动前或初期行剖宫产术终止妊娠，故临床意义不大。但对于双胎妊娠分娩且第二胎为肩先露者，了解其胎方位有助于指导第二胎分娩时行内转胎位术。纵产式臀先露者分娩时，胎方位

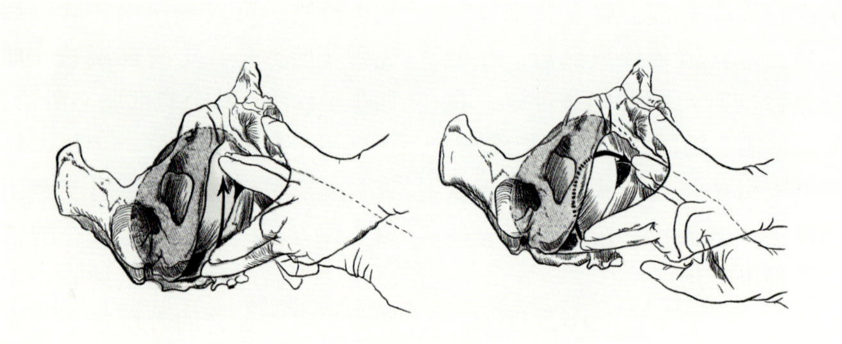

图 2　阴道检查了解矢状缝及囟门情况（图示为 LOA）

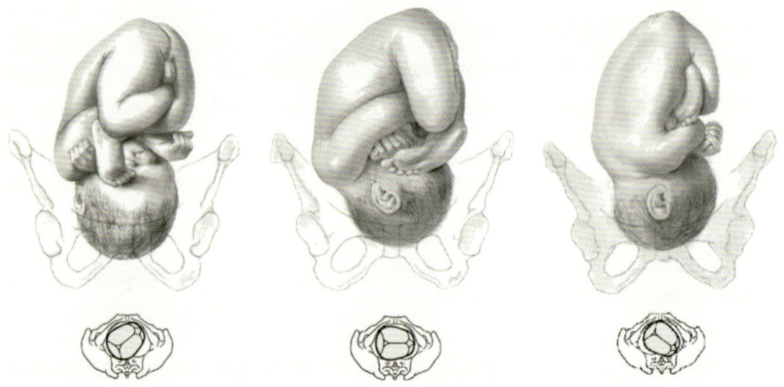

图 3　右枕先露的 3 种胎方位

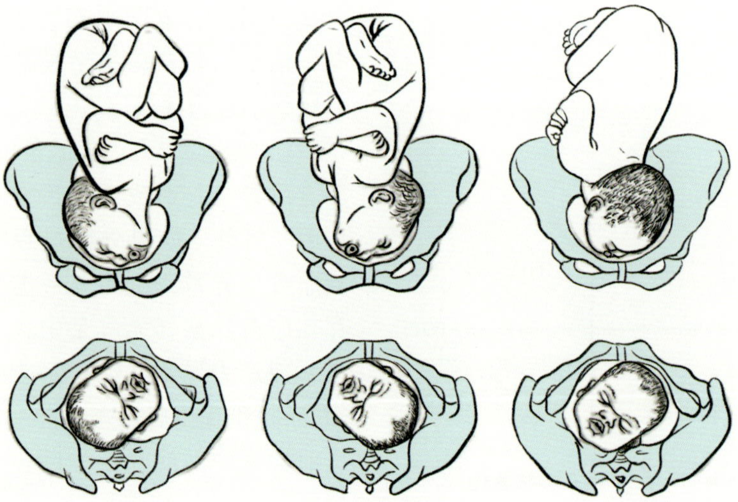

图 4　面先露的 3 种胎方位

为骶前位，即骶左前（LSA）或骶右前（RSA）者，由于骨盆轴的走向及产力的共同作用，发现后出胎头困难者明显减少。在面先露者分娩时，颏后位即颏左后（LMP）或颏右后（RMP）者，如果不能内旋转成颏前位，足月活胎不能经阴道自然分娩。由于枕先露在足月分娩时占绝对（95.55%~97.55%），因此枕先露的6种胎方位的诊断对分娩的指导意义尤为重要。通常胎头以左或右枕前位入盆，按枕前位分娩机转分娩。偶尔以枕后位入盆，其中大部分可经内旋转 135°而成枕前位娩出，仅有少数病例（约10%）枕部不能自然转至前方，形成持续性枕横位或持续性枕后位，引起分娩困难，给母婴带来一定的影响。

（程蔚蔚　刘春敏）

tāi xiānlù

胎先露（fetal presentation）

最接近产道或者最先进入骨盆入口平面的胎儿部分。纵产式有头先露及臀先露，而横产式常先露为肩，称肩先露。在不同胎先露的发生率统计中，头先露为95.75%~97.75%（其中枕先露为95.55%~97.55%、面先露为0.2%），臀先露为2%~4%，横产式肩先露为0.25%。头先露且枕先露最多，这与子宫腔的梨形形态及宫内胎姿势密切相关。胎姿势即胎儿在子宫内的姿势，正常为胎头俯屈、脊柱略前弯、四肢屈曲交叉于胸腹前，整个胎体呈头端小、臀端大的椭圆形。因此，在妊娠晚期，随着胎儿的增大及羊水的相对减少，使子宫壁更加靠近胎儿，胎产式更加依赖梨形子宫的形状。如果子宫腔结构改变，如子宫腔纵隔及斜隔、凸向子宫腔的子宫肌瘤或胎盘异常植入于子宫下段，胎产式及先露则增加了不确定因素。

分类　①头先露：因胎头屈伸程度不同又可分为以下几种。

枕先露因大部分胎头以顶骨入盆，后由于胎头俯屈良好使胎儿下颏与胎儿胸部接近，分娩时先露部分为枕骨囟门。前囟先露又称前顶先露，为胎头部分俯屈，先露部分为前囟。额先露的胎头部分仰伸，先露部分为额骨。面先露的胎儿的颈部极度仰伸，使胎头与胎背相接触，先露骨质部分为颏骨（图1）。其中，前囟先露及额先露常为暂时的，随着产程的进展，在胎头下降过程中，常进一步俯屈成枕先露或仰伸成面先露。②臀先露：因入盆的先露部分不同，又分为以下几种（图2）。单臀先露又称腿直臀先露，胎儿髋关节屈曲膝关节伸直。混合臀先露又称完全臀先露，胎儿髋关节及膝关节均屈曲且小腿于大腿之上。不完全臀先露又称足先露，胎儿一足或双足、单侧或双侧膝盖最低。③复合先露：即头先露或臀先露与胎手或胎足同时入盆。少见。其中最常见的是头与手或上肢的复合先露，有统计为 1//700 ~ 1/1000。发生原因可能为胎先露不能完全占据骨盆入口所致，虽最终常可顺利经阴道分娩，但因分娩困难，常使产程延长并增加产道及胎儿肢体的损伤。④肩先露：肩胛骨入盆（图3）。

检查方法 可以经腹部及阴道检查、超声、胎心听诊等明确胎先露情况。①腹部触诊：有经验的医生可以准确地确诊先露异常，其敏感度为 88%，特异度为 94%。②阴道检查：在临产后，尤其是胎膜破裂后，经阴道检查进一步区分是枕先露还是面先露，或臀先露。③胎心听诊：能加强触诊结果的可靠性，如臀先露者常可在母体脐部或其上最清晰地

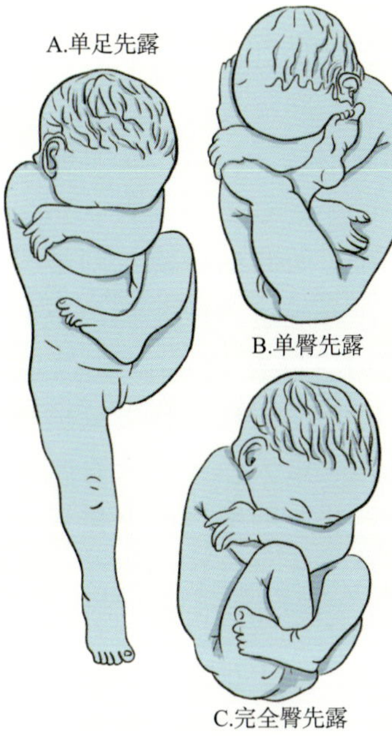

图2　臀先露种类

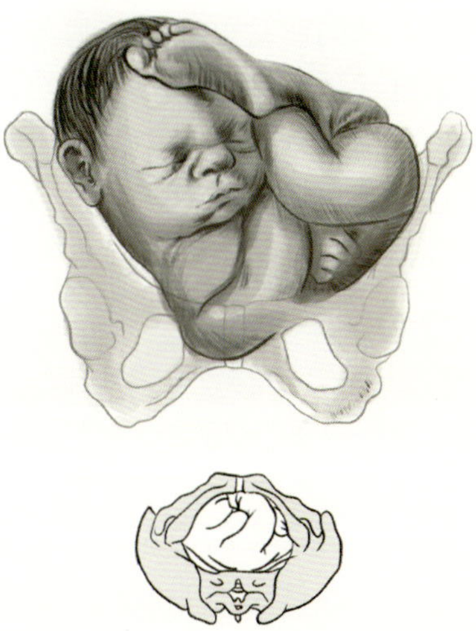

图3　横位肩先露

注：肩右后，RSCP。

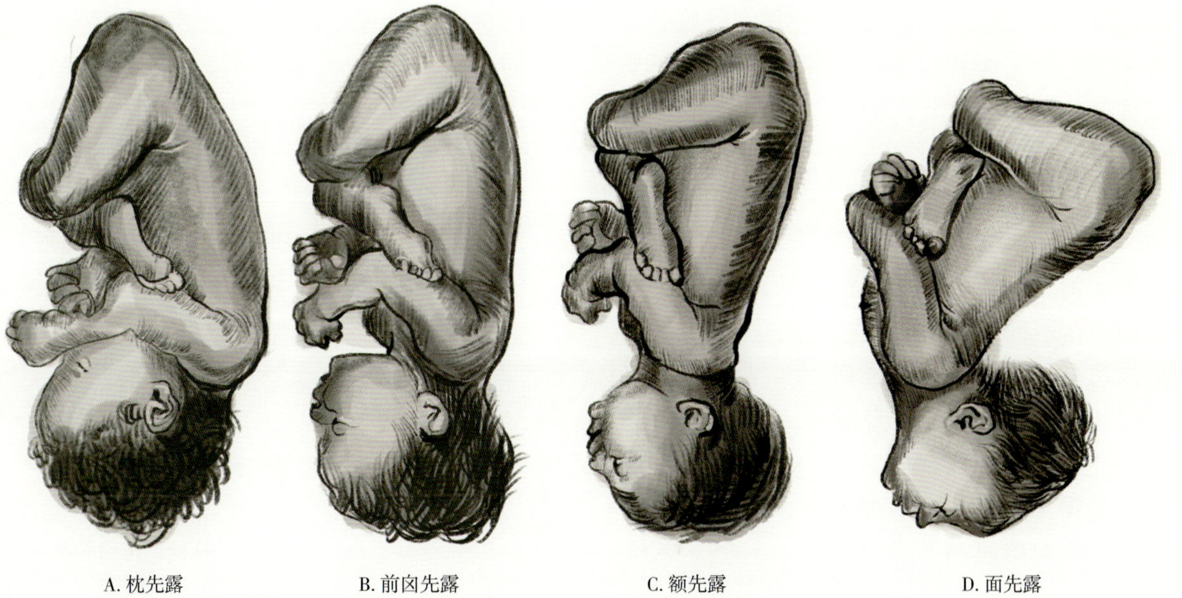

图1　头先露种类

听到胎心，头先露者常于脐部与髂前上棘间听诊，而横位肩先露者常于母体腹部的一侧听诊。④超声检查：是最常用的判断胎先露的检查，尤其对于肥胖或腹肌紧张的孕妇，或者多胎妊娠的孕妇，可以尽早发现臀先露及肩先露。

临床意义 分娩前了解胎先露的情况，有助于指导医师分析该产妇是否适宜阴道试产，以及在阴道分娩过程中如何进行干预来完成阴道分娩，同时，先露异常者可指导分娩后的进一步检查了解有无生殖道异常情况。

（程蔚蔚　刘春敏）

fēnmiǎn jīzhì

分娩机制（mechanism of labor）

胎儿先露部随骨盆各平面的不同形态，被动进行的一连串适应性转动，以其最小径线通过产道的全过程。由于骨产道的形状不规则、足月胎儿的胎头径线及胎臀径线较大，不是所有的胎儿径线都能通过骨盆的各条径线，需根据骨盆各平面的不同形态，被动地进行一系列适应性的转动，以完成分娩。

枕先露分娩机制 所有分娩中，95%以上胎儿为枕先露，其中以左枕前位最常见，其次为右枕前位。大多数胎儿以顶骨入盆且矢状缝位于入口横径或斜径，仅约20%的胎儿以枕后位入盆。伴随着胎头的下降过程，胎头沿着骨盆轴，在不同的骨盆平面按分娩机制适应性的转动，完成衔接、内旋转、仰伸、外旋转及娩出。这些过程是一组连续的、同时发生的动作，例如衔接的过程常包括了胎头的俯屈和下降两个动作。

由于每个个体的骨盆径线及结构、胎儿大小、子宫收缩力的强度及协调性都不同，胎儿在分娩过程中随时可能发生难产。骨产道的结构在整个分娩过程中是基本不变的，而胎头由于受到产道的挤压，使枕下前囟径缩短、顶颏径延长，重新塑形可增加阴道成功分娩的可能性。而这一过程同临产前的希拉克斯顿·希克斯（Braxton Hicks）收缩以及临产后强有力的宫缩密切相关，后者可以使胎儿伸直、胎背凸面消失、胎儿肢体更接近胎体，从而使卵圆形的胎体成为圆柱形，以尽可能小的横截面通过产道。总的来说，胎儿的分娩机制是为了胎儿在分娩过程中受到最小的产道阻力。以左枕前位举例说明（图1）。①衔接：胎头双顶径及枕先露的最大横径进入骨盆入口平面，胎儿颅骨最低点接近或达到坐骨棘水平，称为衔接。胎头常呈半俯屈状态以枕额径进入骨盆入口，由于正常大小胎头的枕额径大于骨盆入口前后径，故胎头常不以矢状缝直接与骨盆前后径衔接，而是坐落在骨盆入口横径或者右斜径上，而胎头枕骨在骨盆的左侧或左前方。通常经产妇在分娩开始后胎头衔接，部分初产妇在妊娠最后几周衔接。若初产妇已临产而胎头仍未衔接，称头“浮”，需警惕头盆不称的可能。②下降：胎头沿骨盆轴前进的动作。是胎儿娩出的首要条件，下降动作贯穿于分娩的全过程，与其他分娩机制相伴随。下降动作呈间歇性，宫缩时胎头下降，间歇时胎头又稍回缩。促使胎头下降的进行与以下4种因素有关：宫缩时通过羊水传导，压力经胎轴传至胎头；宫缩时宫底对胎臀直接的压力；胎体伸直、伸长；腹部肌肉的收缩力使腹压增加。如果骨盆的阻力增加（骨产道异常）、胎方位异常（持续性枕横位等）或子宫收缩乏力，常使下降速度减慢甚至停滞。初产妇胎头下降速度因子宫口扩张缓慢以及软组织阻力大，常较经产妇慢。而临床上常观察胎头的下降程度来作为判断产程进展的重要标志。③俯屈：当胎头以枕额径进入骨盆腔降至骨盆底时，原处于半俯屈状态的胎头枕部遇到子宫颈、盆壁及盆底肛提肌的阻力，借杠杆作用进一步俯屈，使下颏接近胸部，以胎头最小的枕下前囟径取代较大的枕额径，变胎头衔接时的枕额周径（平均34.8cm）为枕下前囟周径（32.6cm），以适应产道，有利于胎头进一步下降（图2）。在大多数情况下，良好

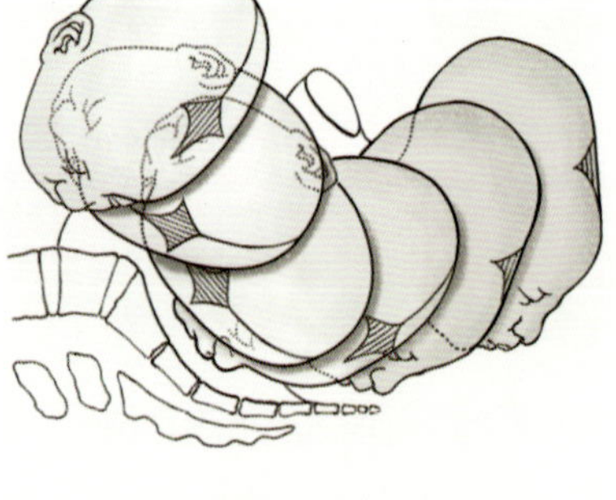

图1　左枕前位分娩机制

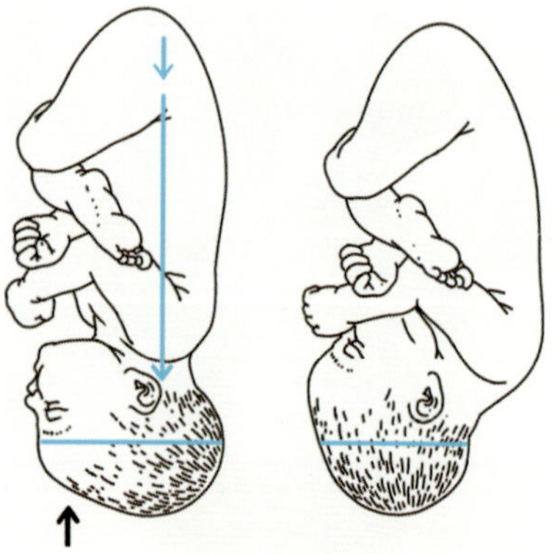

图2　杠杆作用使胎头俯屈

注：从枕额径到枕下前囟径的转变，可使前后径从11.5cm减小到9.5cm。

的俯屈是衔接及下降的重要条件。当然如果胎头非常小或骨盆非常宽大，则即使俯屈程度一般也能顺利完成分娩，而如果胎头相对偏大或骨产道为扁平骨盆者，则常导致胎头俯屈不良甚至过度仰伸成面先露（图3）。④内旋转：胎头围绕骨盆纵轴旋转，使其矢状缝与中骨盆及骨盆出口前后径相一致的动作。内旋转动作从中骨盆平面开始至骨盆出口平面完成，以适应中骨盆及骨盆出口前后径大于横径的特点，有利于胎头下降。枕先露时，胎头枕部到达骨盆底最低位置，肛提肌收缩时形成的“V”形力将胎头枕部旋向阻力小、部位宽的前方，枕左前位的胎头逐渐向前旋转45°。胎头向前向中线旋转45°时，后囟转至耻骨弓下。胎头在第一产程末完成内旋转动作。⑤仰伸：当胎头完成内旋转后，完全俯屈的胎头下降达阴道外口时，宫缩和腹压继续迫使胎头下降，而肛提肌收缩力又将胎头向前推进。两者的共同作用（合力）使胎头沿骨盆轴下段向下、向前的方向转向前。胎头枕骨下部达耻骨联合下缘时，以耻骨弓为支点，使胎头逐渐仰伸，会阴明显膨隆，胎头着冠，胎头的顶、额、鼻、口、颏依次由会阴前缘娩出。当胎头仰伸时，胎儿双肩径沿左斜径进入骨盆入口。如果胎头明显俯屈，到达盆底时不能仰伸而被进一步向下推进时，宫缩力使胎头间歇性地冲击会阴后部，最后会阴造成严重裂伤（肛提肌裂伤为三度裂伤，直肠黏膜裂伤为四度裂伤）。⑥复位及外旋转：当胎头娩出时，胎儿双肩径沿骨盆入口左斜径下降。胎头娩出后，为使胎头与胎肩恢复正常关系，胎头枕部再向左旋转45°成斜位，称复位。胎肩在盆腔内继续下降，前（右）肩向前向中线旋转45°时，胎儿双肩径转成与骨盆出口前后径相一致的方向，胎头枕部需在外继续向左旋转45°成横位，以保持与胎肩的垂直关系，称为外旋转。与内旋转一样，外旋转是由于同样的骨盆因素作用产生的。⑦胎肩及胎儿娩出：外旋转后，前肩位于耻骨联合下，会阴很快被后肩撑开。双肩轻轻牵引娩出后，胎体及下肢很快顺利娩出。在此时需要保护好会阴以免会阴裂伤，注意牵引的轻柔以免造成臂丛神经损伤。

大多数枕后位分娩机制，除了胎头以枕后位衔接，枕骨朝耻骨联合方向转135°不同外，其余均与枕前位及枕横位相同。由于枕后位需要一个较大旋转，如果伴有有效的宫缩、胎头充分俯屈和胎儿大小正常，胎头到达盆底即可发生旋转，最终以枕前位娩出，其分娩时间并不长。但是在5%～10%病例中，由于胎儿偏大、胎头俯屈不良或宫缩较弱，旋转可能不完全或者根本不能自行旋转，成为持续性枕后位，则按以下分娩机制分娩：胎头到达中骨盆后向后行45°内旋转，使矢状缝与骨盆前后径一致，胎儿枕部朝向骶骨呈正枕后位，如果胎头俯屈良好，当胎头继续下降，前囟先露抵达耻骨联合下时，以前囟为支点，胎头继续俯屈使顶部及枕部自会阴前缘娩出，继之胎头仰伸，相继由耻骨联合下娩出额、

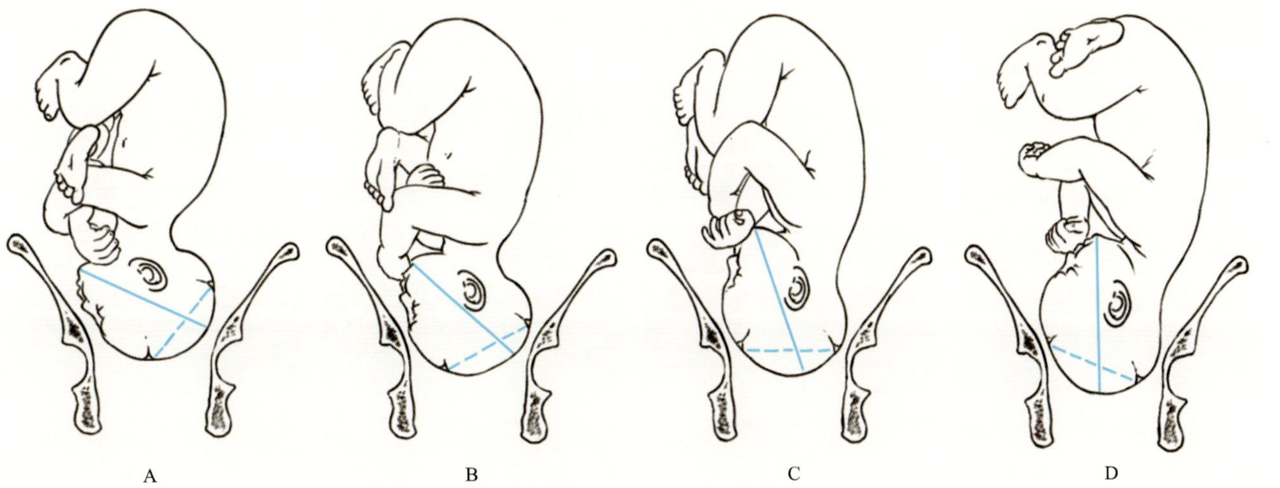

图3　胎头俯屈的4种程度

注：实线代表枕颏径，虚线代表前后囟门的连线。A. 俯屈比较差，先露为前囟；B. 俯屈一般；C. 俯屈比较好，虚线基本呈水平状态；D. 俯屈完成，下颌贴于胸部，枕下前囟径这一胎头最短的前后径通过骨盆出口。

鼻、口、颏；如果胎头俯屈不良，当鼻根出现在耻骨联合下时，以鼻根为支点，胎头先俯屈，从会阴前缘娩出前囟及枕部，然后胎头仰伸，使鼻、口、颏相继由耻骨联合下娩出，但因胎头以较大的枕额周径旋转，胎头娩出更加困难，常需手术助产。

大部分以枕横位入盆者能够在下降过程中旋转成枕前位顺利娩出，但部分胎头在下降过程中无内旋转动作，或枕后位的胎头枕部仅向前旋转45°成为持续性枕横位，常需用手或行胎头吸引术将胎头转成枕前位娩出。

另一种简单的方法即改变产妇的卧姿。由于胎儿在重力和羊水浮力的共同作用下，可以绕本身的长轴产生旋转运动，从而改变胎方位。在枕后位时，胎儿背部在孕妇的侧后方，产妇取与胎儿脊柱同侧的侧卧位时，胎儿背部会向产妇腹前方向移动，同时带动胎头枕部向前旋转，在有效产力作用下，胎头在下降过程中得以向枕前位转动，从而使异常的胎方位转至枕前位。研究表明，枕横位及枕后位产妇在临产后采用同侧卧姿较采取对侧卧姿更能将胎方位转至枕前位。

胎头高直位分娩机制 胎头呈不屈、不仰姿势，以枕额径衔接于骨盆入口，其矢状缝与骨盆入口前后径相一致，称高直位。其中，胎头枕骨向前靠近耻骨联合者，称高直前位；枕骨向后靠近骶岬者，称高直后位。

胎头高直前位临产后，胎儿脊柱朝向母体腹壁，有屈曲的余地，在宫缩作用下，由于杠杆作用，使胎头极度俯屈，以胎头枕骨在耻骨联合后方为支点，使前囟和额部先后沿骶岬下滑入盆衔接、下降，双顶径达坐骨棘平面以下时，待胎头极度俯屈的姿态纠正后，胎头无须内旋转，即以枕前位经阴道分娩。

而高直后位临产后，胎头枕部及胎背与母体腰骶部相贴近，较长的胎头矢状缝置于较短的骨盆入口前后径上，妨碍胎头俯屈及下降，使胎头处于高浮状态迟迟不能入盆或者降至盆底后难以向前内旋转180°，从而难以顺利娩出。

面先露分娩机制 面先露在中国的发病率为0.08%～0.27%，其他国家为0.17%～0.2%，多以临产后发现，以颏左前位及颏右后位多见。面先露时，胎头常过度仰伸，枕部与胎背接触，下颏处于先露位置。在骨盆入口平面衔接时常难以被察觉，通常以额先露衔接。由于胎儿巨大或者骨盆狭小，在胎头下降过程中，胎头无法俯屈或俯屈不良，当遇到阻力时，杠杆作用使枕骨被推向胎背方向，导致颏下降，转变成为面先露。分娩机制包括仰伸、下降、内旋转及外旋转。

以颏左前位为例，胎头以前囟颏径衔接与骨盆入口右斜径上，下降至中骨盆平面。胎头极度仰伸，颏部为最低点，向右前方旋转45°，使颏部达到耻骨弓下，形成颏前位。当先露部达盆底，颏部抵住耻骨弓，胎头逐渐俯屈，使口、鼻、眼、额、顶、枕相继自会阴前缘娩出，经复位及外旋转，使胎肩及胎体相继娩出。而足月胎头呈颏后位是无法经阴道自然娩出的，只有当胎头内旋转135°使颏骨向前旋至耻骨联合下方形成颏前位时，经颏前位分娩机制娩出（图4）。

臀先露分娩机制 臀先露是最常见的异常胎位，占足月分娩总数的3%～4%。以骶骨为指示点，分骶左（右）前、骶左（右）横、骶左（右）后六种胎方位。

以骶右前为例，临产后，胎臀以粗隆间径衔接于骨盆入口右斜径，骶骨位于母体右前方，胎

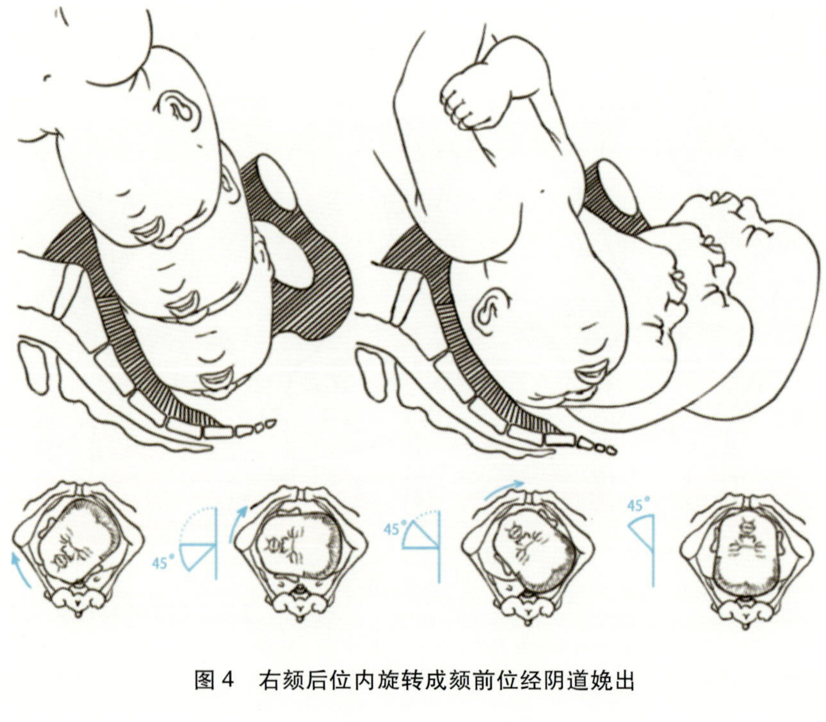

图4 右颏后位内旋转成颏前位经阴道娩出

臀逐渐下降，前髋下降稍快故位置较低，抵达骨盆底遇到阻力后，前髋向母体右前方行45°内旋转，使前髋位于耻骨联合后方，此时粗隆间径与母体骨盆出口前后径一致。胎臀继续下降，胎体稍侧屈以适应产道弯曲度，后髋先从会阴前缘娩出，随即胎体稍伸直，使前髋从耻骨弓下娩出。继之双腿双足娩出。当胎臀及两下肢娩出后，胎体行外旋转，使胎背转向前方或右前方。此时胎儿双肩径下衔接于骨盆入口右斜径或横径，并沿此径线逐渐下降，当双肩达骨盆底时，前肩向后旋转45°转至耻骨弓下，使双肩径于骨盆出口前后径一致，同时胎体侧屈使后肩及后上肢从会阴前缘娩出，继之前肩及前上肢从耻骨弓下娩出。当双肩通过会阴娩出时，胎头矢状缝衔接于骨盆入口左斜径或横径，并沿此径线逐渐下降，同时胎头俯屈。当枕骨达骨盆底时，胎头向母体左前方旋转45°，使枕骨朝向耻骨联合。胎头继续下降，当枕骨下凹到达耻骨弓下时，以此处为支点，胎头继续俯屈，使颏、面及额部相继从会阴前缘娩出。

分娩的子宫机制 自受精卵着床开始至胎儿娩出后的产后恢复，不同阶段子宫的不同功能状态的转换保障了妊娠和分娩的顺利进行。按妊娠过程中子宫肌层与子宫颈的主要生理变化，人为地分为4个子宫阶段。①0期：即分娩前期，此期子宫平滑肌呈静息状态而子宫颈保持坚硬。如果足月前子宫颈松弛、扩张，结构稳定性破坏将导致早产。②1期：即分娩准备期，指子宫做好分娩准备，子宫自静息状态被逐渐“激活”，包括子宫肌层细胞缩宫素受体及胞质内钙离子增加，肌细胞反应性恢复，收缩敏感性增高，细胞间联系建立，子宫下段形成，子宫颈渐成熟。③2期：即分娩过程，进入临产阶段，包括三个产程，此阶段子宫强力且规律地收缩伴有子宫颈扩张，形成一个伸展的薄壁的肌性和纤维肌性管道，娩出胎儿及附属物。④3期：即产褥期母亲的恢复过程，子宫肌层持续收缩/缩复，压迫肌层大血管并形成血栓止血。

胎盘娩出机制 当胎儿娩出后，强力的子宫收缩使子宫容积急剧缩小，伴随着胎盘附着部位面积的缩小。不变的胎盘体积与附着部位面积缩小的比例失衡导致胎盘的蜕膜海绵体层结构断裂，胎盘剥离并形成胎盘后血肿，血肿加速了胎盘的剥离。其分娩机制分为以下两种。①胎儿面娩出式：即舒尔茨（Shultze）机制。指胎盘中心型剥离，胎盘后的血肿将胎盘从中央到周边推向子宫腔，由于周围的胎膜仍附着于蜕膜，于是胎盘下降牵拉胎膜，使之脱离子宫腔，胎膜囊倒转，以光滑的胎盘羊膜面娩出。②母体面娩出式：即邓肯（Duncan）机制。胎盘先由周边部分剥离，出血积聚于胎膜与子宫壁间，从阴道内流出，随着几阵宫缩，胎盘脱落至阴道旁侧，以母体面娩出。

分娩机制的干预 只有胎儿、产道、产力相配合以及良好的精神激励下，胎儿才能按各种先露的分娩机制顺利娩出。除非胎儿非常小但骨盆非常宽大，否则在分娩的整个过程中，随时可能会受阻于某一环节。医师可以通过测量骨盆径线、腹部检查、阴道检查或肛门检查、B超等影像学检查来做出评估，并通过调整宫缩、改变孕妇体位、协助胎先露俯屈或旋转以适应产道等手段进行必要的干预，如果发现母儿危急（胎儿窘迫、先兆子宫破裂等）或其他特殊情况需要随时终止妊娠者，可予以产钳助产术、胎头吸引助产术或者剖宫产终止妊娠。

（程蔚蔚　刘春敏）

xiānzhào línchǎn

先兆临产（threatened labor）

在分娩发动之前，因生理改变，常出现一些预示着孕妇不久将临产的症状。包括假宫缩、假临产、胎儿下降感及见红。

发生机制 在妊娠的大部分时期，通常为妊娠36~38周前，子宫在多种内分泌激素的相互调节下，处于一个相对静息的状态，此时子宫平滑肌对外界的刺激处于不敏感状态。而进入妊娠晚期，理论上，随着缩宫素的增加及子宫肌层缩宫素受体数量及敏感性的增加、前列腺素等的合成与释放，子宫肌层细胞胞质内钙离子的增加，子宫平滑肌细胞反应性逐渐恢复并兴奋性明显增加，肌细胞间联系建立，子宫下段逐渐形成，子宫颈趋于成熟并逐渐软化缩短，孕妇进入分娩准备状态。

人类的分娩发动机制比较复杂。在绵羊分娩过程中，子宫静息期与临产存在一个过渡期，在这期间，孕激素水平下降，子宫肌层的无反应性逐渐消退，并在临产前处于一个“唤醒”状态。而人类分娩发动前并未观察到非常明显的孕激素撤退，因此推测人类分娩的发动可能存在更加复杂的机制。

临产前的子宫下段，是由未孕时的子宫峡部进一步扩展、拉伸，并成为子宫腔的一部分，便于胎先露的通过。但是在子宫静息期，下段形成不良，子宫仍呈上宽下窄的“梨”形结构。随着妊娠进入先兆临产阶段，即分娩准备期，由于子宫肌层缩宫素受体大量增加，子宫平滑肌细胞胞质内钙离子增加，肌细胞反应性恢复，肌细胞间桥连接数量增加，子宫平滑肌对子宫收缩剂及其他物理刺激因素的敏感性增高，在该期子宫收缩由偶发的无痛性宫缩转变为时有不规则的子宫收缩。在这些宫缩的反复刺激下，由于子宫肌层的收缩特性，子宫体部主动收缩变小，而下段及子宫颈内口被动牵拉，至临产前逐渐形成良好的子宫下段及渐成熟的子宫颈，子宫腔的形态发生了改变，呈现上段水平径缩小而下段增宽的状态，胎先露容易被“推”入骨盆入口，孕妇常感有胎儿下降感，此时，孕妇腹形也随之发生改变。同时，由于此时的宫缩较弱且不规则，胎头入盆常不深，有时亦会发生已入盆的胎头再次升至骨盆入口平面以上。

子宫颈准备也在该阶段进行，此阶段子宫颈的胶原纤维断裂并重新排列，子宫颈组织内的各种氨基多糖，如透明质酸的快速增加及硫酸皮肤素的相对减少，使子宫颈逐渐软化并慢慢容受、短缩，为分娩进行准备。

鉴别诊断 需同前置胎盘、临产等鉴别。①前置胎盘：二者可能均会出现阴道流血等情况。但先兆临产的阴道流血仅仅为少量伴有子宫颈黏液栓的见红；而前置胎盘出血为单纯的出血且量大，因此较为鲜红且不能控制，以此可做鉴别。②临产：二者可能均会出现伴有少量阴道流血的子宫收缩。但先兆临产的子宫收缩呈不规则且强度弱，应用宫缩抑制剂能抑制，子宫颈管未消退，且见红量少；而临产的子宫收缩力强、规则且不能被宫缩抑制剂或镇静剂所抑制，并伴随子宫颈的扩张及胎先露的下降。

处理原则 如孕妇出现不规则宫缩、见红等先兆临产表现，经医师检查，排除异常胎位，且孕妇无任何经阴道分娩的禁忌证，孕妇状态良好，仍可在院外待产。期间，需指导孕妇学会严密观察并记录子宫收缩的持续时间、强度、间隔时间，观察见红量及性质，胎动计数，在进入临产时，入院待产。如有经阴道分娩禁忌证，则收入院进行全身状况及胎儿的评估，及时剖宫产终止妊娠。

（程蔚蔚）

jiǎ línchǎn

假临产（false labor） 在分娩发动前所出现的不导致子宫颈扩张的子宫收缩。是真正临产的母体准备。这些子宫收缩的发生常在妊娠的末期，尤其是经产妇常见，其发生不可预知、强度差且不会渐渐递增、持续时间短且不恒定、间歇时间长且不规律，即使产生不适，通常也以局限于下腹部和腹股沟区为特点，表现为该区域偶然或者间歇发生的短时阵痛，常在夜间出现，清晨消失。尽管所有临产前都会经历假临产阶段，但不是所有孕妇都能感知到这一过程的发生。

发生机制 假临产的发生代表着子宫从静息状态转为分娩状态前的准备期，该阶段子宫肌层缩宫素受体大量增加，子宫平滑肌细胞之间的细胞间桥数量与接触面积增加，子宫容易被激惹，该时期子宫平滑肌对缩宫素及前列腺素等子宫收缩剂较为敏感。反复的不规则宫缩，可使子宫下段逐渐形成，同时子宫颈逐渐软化并渐渐缩短，但此时期子宫颈仍未完全消失，为真正进入临产做准备。但是该时期，如果停用子宫收缩剂，仍难以维持良好的子宫收缩。

鉴别诊断 需要与临产相鉴别。可通过观察宫缩是否强有力且规律、是否伴随子宫颈管的成熟与扩张、是否伴随胎先露的下降以及应用宫缩抑制剂后是否能够阻断宫缩来进行判断。

处理原则 面对假临产，是否需要进行医疗干预，需要结合孕周、假临产持续时间、胎儿宫内健康状况以及孕妇的一般状况来综合分析，并充分同孕妇沟通，缓解其焦虑情绪。如无特殊情况，不予以过度干预。如假临产时间长，孕妇疲劳或者过度紧张，在对母儿密切监护下，可应用镇静剂或者宫缩抑制剂进行干预。

（程蔚蔚）

tāi'ér xiàjiàng gǎn

胎儿下降感（lightening） 对于纵产式头先露的孕妇，当子宫下段形成良好时，胎头常下降并进入骨盆入口，孕妇感觉上腹部受压感消失，进食量较前增多，呼吸较前轻快，子宫底位置下降，腹形随之改变。

在分娩的子宫阶段0期，即受精卵着床起至妊娠36~38周，子宫平滑肌细胞体积渐增大为未孕时的4~6倍，从而使子宫腔增大，子宫峡部也随之扩展为子宫腔的一部分，但因各种内分泌激素的相互作用，维持着子宫收缩与舒张间的平衡，子宫处于一个相对静息的状态，下段形成且子宫颈较硬，子宫呈上宽下窄的梨形结构，胎儿取弓背抱膝位的胎姿势适应着子宫的形态。此期若为头先露，腹部检查常可于耻骨联合上触及浮动的胎头。

进入分娩准备期即子宫阶段1期，由于子宫肌层缩宫素受体大量增加，子宫平滑肌细胞胞质内钙离子增加，肌细胞反应性恢复，肌细胞间桥连接数量增加，对子宫收缩剂及其他物理刺激因素的敏感性增高，在该期子宫收缩由偶发的无痛性宫缩转变为时有不规则子宫收缩的出现。在这些看似“无效”宫缩的反复刺激下，由于子宫肌层的收缩特性，子宫体部主动收缩变小而下段及子宫颈内口被动牵拉，至临产前逐渐形成良好的子宫下段及渐成熟的子宫颈，子宫腔的形态发生了改变（上段水平径缩小而下段增宽）。在骨盆正常大小的孕妇，如果胎头俯屈良好，同时子宫下段形成良好时，子宫体上段的收缩力直接作用于胎体上极，使胎头被“推挤”入骨盆入口，孕妇常感有胎儿下降感，此时，孕妇腹形也随之发生改变。同时，由于此时的宫缩较弱且不规则，胎头入盆常不深，有时亦会发生已入盆的胎头再次升至骨盆入口平面以上。

胎头下降感主要发生于初产妇。而在经产妇，是由于经产妇腹肌相对松弛且临产前子宫颈及下段准备时间短，胎头下降感常不明显。

（程蔚蔚）

jiànhóng

见红（show） 在分娩发动（临产）前24~48小时内，在无任何外界干扰（如肛指检查或者阴道检查等）的前提下，阴道排出少量血染黏液的症状。

发生机制 见红是由于子宫颈内口附近的胎膜与该处的子宫壁分离，毛细血管破裂，经阴道排出少量血液，并与子宫颈管内脱落的黏液栓相混后排出所致，是分娩即将开始的比较可靠的征象。正常情况下，只有几滴血随着黏液栓排出，而如果大量出血则提示病理情况，需排除前置胎盘或者前置血管破裂等异常情况。

通常，在妊娠早期至妊娠36~38周期间，子宫呈放松的静息状态，子宫颈维持闭合和僵硬状态，子宫颈管内的黏液栓将子宫腔内外分隔，保护胎儿不受阴道内各种因素的侵犯。至妊娠晚期，分娩发动时，子宫颈软化并松弛，子宫颈黏液栓脱落，准备进入临产后扩张。

子宫颈由三种基本结构组成：胶原、平滑肌和结缔组织或基质组成。子宫颈平滑肌组织远少于子宫体部，仅为6%~25%。分娩前，组成子宫颈的胶原、结缔组织和基质成分发生变化，透明质酸比例剧增，而硫酸皮肤素减少，子宫颈平滑肌组织在子宫颈软化过程中起到重要作用，但目前机制尚不清楚。前列腺素直接作用于子宫颈，使胶原和氨基多糖的相对浓度改变，促进子宫颈成熟。另外，像孕激素水平的下降、松弛素对子宫颈的促成熟作用等，也是先兆临产的重要参与因素。

鉴别诊断 需与前置胎盘出血、前置血管破裂出血、边缘性胎盘血窦出血等鉴别。①前置胎盘：两者可能均会出现阴道流血等情况。但先兆临产时的见红仅为少量伴有子宫颈黏液栓脱落的阴道流血，以黏液为主，出血量少；而前置胎盘出血为单纯的出血且量大，因此较为鲜红且不能控制，以此可做鉴别。②前置血管破裂：正常情况下，脐带附着于胎盘中心或偏中心部位，但有少量脐带附着于靠近胎盘的胎膜上，脐血管可以分散成数支在羊膜及绒毛膜之间经过，然后附着于胎盘的边缘部分。这些分散的血管分散成帆状，因此称为脐带的帆状附着，黏附于胎膜中的脐血管被周围的胶原固定于平滑的绒毛膜上，由于周围无华通胶保护，易发生血管破裂；如果脐带的帆状附着发生于子宫下段，在胎儿先露前，血管横越过子宫颈内口，称为前置血管。一旦破裂出血，比较凶猛，常伴随胎心下降。以此可做鉴别。③边缘性胎盘血窦出血：这类初次出血发生时间晚，多在妊娠37~40周或临产后，出血量不一，但不伴子宫颈黏液栓，可通过超声及阴道检查，以此与见红相鉴别。

处理原则 正常的见红，无须特殊处理。

（程蔚蔚）

jiǎ gōngsuō

假宫缩（Braxton Hicks contraction） 以稀发、不规则和不对称为特点，一般不引起痛感，且不伴有子宫颈管缩短和子宫口扩张等改变的生理性子宫收缩。又称无痛性宫缩、布拉克斯顿·希克斯（Braxton Hicks）收缩。由英国妇产科医生布拉克斯顿·希克斯（Braxton Hicks）于1872年首先描述而得名。此类宫缩最早可发生于妊娠6周，但通常此时期宫缩偶发且不被感知到。到妊娠中期，即妊娠12~14周起，子宫可以出现不规则的无痛性收缩，当宫缩强度（即子宫内压力）>10mmHg时，可由腹部检查时触知，孕妇有时自己也能感觉到。当宫缩强度>15mmHg时，能感觉到不适。尽管随着妊娠周数的增加，这种收缩的频率和幅度也逐渐增加，但在宫缩时，子宫内压力极少会>20mmHg，一般不引起痛感，且不伴有子宫颈管缩短和子宫口扩张等改变。

发生机制 子宫平滑肌是具有收缩性的组织，可发生节律性地收缩。但在妊娠早中期子宫活动却是比较平静的，此时子宫平滑肌基本处于静息状态，可能是由于各种内分泌激素的改变及其相互作用，通过神经系统、内分泌、旁分泌、自分泌等引发多种细胞内/细胞间信号过程，相互协调，维持着子宫肌收缩与舒张间的平衡，使子宫处于相对无反应状态。人类的子宫收缩、分娩发动是一个复杂的过程，妊娠早期、妊娠中期处于相对稳定的阶段，子宫平滑肌的低兴奋性，可使子宫不发生大的收缩，但外界的多重刺激及内源性激素、细胞因子等的波动，仍可能诱发局部子宫平滑肌细胞发生兴奋性增加，导致子宫收缩的发生。

妊娠30周后子宫平滑肌活动逐渐增强，为分娩做准备。该收缩在此阶段强度和频率上都有所增加，这种现象被认为可帮助身体进行分娩准备。但并非所有孕妇都能感知到，且对子宫颈的容受性并无影响。

鉴别诊断 假宫缩常会困扰孕妇判断是否即将进入真正的分娩状态，需与临产相鉴别。两者均会出现宫缩，但临产的宫缩强度通常为每10分钟不少于3次，平均强度不小于25～50mmHg，且伴随着进行性宫颈管消失与宫口扩张；而假宫缩的宫缩极无规律，通常为无痛性的子宫收缩，且强度极少超过20mmHg，不会导致宫颈的缩短

处理原则 无须药物治疗，但可生活指导，如改变体位可帮助缓解宫缩的疼痛；活动的轻度调整有时就可以使宫缩消失；节律性的呼吸可减轻假宫缩所带来的不适感；排尿可缓解子宫收缩，因为过度充盈的膀胱有时也是假宫缩的诱发因素。

（程蔚蔚）

línchǎn

临产（labor）

当出现有规律且逐渐增强的子宫收缩，持续时间30秒钟以上，间歇5～6分钟，同时伴随进行性子宫颈管消失、子宫口扩张及胎先露部下降等重要征象时，标志着进入临产状态，产程开始。初产妇进入临产后，总产程不超过24小时，通常在12～16小时内完成从子宫口开始扩张到胎儿、胎盘娩出这一分娩过程。

但是，临床上准确地确定进入临产、开始分娩的时间比较困难。多数是以产妇的回忆和主诉决定产程开始的时间。因此，何时进入临产，需要医护人员做认真的连续观察，在询问产妇主诉的同时，可结合腹部的触诊了解宫缩的频率及强度，并合理使用电子胎心监护仪中的宫缩外监护探头来记录宫缩的情况。通常，临产是在宫缩达到80～120MU时开始的，即以毫米汞柱（mmHg）为单位的收缩强度（超过基线的子宫压力）与每10分钟收缩频率的乘积，如每10分钟有3次宫缩，每次压力为50mmHg，就等于150MU，到第二产程末宫缩常可达到80～100mmHg，频率为5～6次/10分钟，而子宫张力基线由8mmHg增加到12mmHg。

发生机制 当妊娠经过分娩准备期，即先兆临产后，子宫平滑肌细胞已被“唤醒”，子宫颈已经逐渐容受，子宫腔形态呈现上段水平径缩小而下段增宽的状态，进入临产状态，子宫被“激活”，产程开始。

临产后，在内源性缩宫素、前列腺素、5-羟色胺、血小板活性因子、血管紧张素Ⅱ等子宫收缩兴奋剂的联合作用下，平滑肌细胞内钙离子明显增加，肌细胞许多信号通路激活，引起肌细胞内钙离子浓度增加，引发子宫收缩。完成整个分娩过程及产后恢复过程。

随着产程的进展，活跃收缩的子宫上段平滑肌频繁收缩、松弛，且收缩的强度增强、持续时间增加，收缩后的肌层松弛期逐渐缩短且肌纤维不能恢复到原来的长度，而是固定于较短的长度。随着不断的缩复作用，上段子宫肌层越来越厚，子宫上段容积越来越小，将胎儿进行性下推。

每一次上段子宫的收缩力，均通过胎膜施加静水压或者胎先露直接作用于成熟的子宫下段和已经完全容受的子宫颈，下段肌纤维受牵拉而被动拉长，子宫口被动扩张，且在随后的上段子宫松弛期，子宫下段肌纤维也并不能恢复原有长度，而是相对固定于拉长状态，肌纤维仍然保持紧张而张力不变。在子宫上段的不断缩复作用和下段及子宫颈的被动拉长、拉薄中，子宫逐渐形成一个伸展的薄壁的肌性和纤维肌性管道，容纳胎儿娩出。

鉴别诊断 需与假临产、胎盘早剥等情况相鉴别。①假临产：会出现阵发性宫缩，但通常需根据宫缩强度加以鉴别。临产的宫缩特点为：规律的宫缩伴宫缩间隔逐渐缩短、宫缩强度逐渐增强；伴随子宫口的扩张；伴有背部及腹部不适，且应用强镇静剂后，不适或宫缩不缓解。而假临产的特点为：宫缩间隔不规律且宫缩强度无明显变化；不伴随子宫口的扩张；主要表现为下腹部不适，且应用镇静剂后，不适或宫缩可缓解。②胎盘早剥：会出现明显的腹痛。但临产的腹痛是有规律的阵发性宫缩引起，伴有子宫口的扩张。而胎盘早剥的腹痛为急

性、持续性、无间歇期，甚至是强直性子宫收缩，有胎心异常，通常伴有子宫底的抬高、拒按、可伴（或不伴）阴道流血，隐性胎盘早剥常伴有内出血症状及超声提示胎盘后血肿等。

处理原则 当通过连续的认真观察及相关的辅助检查，确定临产后，则遵循产程处理原则来进行各个产程的观察、处理，以保证母儿健康。①绘制产程图并严密观察临产后的产程进展（子宫口扩张情况、胎先露下降情况）、胎儿情况（胎心率、羊水性状）及产妇一般情况（血压、心率等）；如产程异常或胎心异常则要分析原因，适时、积极地干预。②针对每一位产妇，制订个性化且可操作性的产时/产后观察及处理方案，以及如出现危急情况的处理预案。

（程蔚蔚）

zǐgōngjǐng chéngshú dù píngfēn

子宫颈成熟度评分（cervical Bishop scoring）

包括子宫颈扩张情况、子宫颈管消退状况、子宫颈质地（软硬度）、子宫颈口的位置以及胎先露的高低情况（表1）。该项评分因1964年毕晓普（Bishop）最早描述而得名，在临床应用过程中得以不断改良。子宫颈成熟度评分是一项简单、无创、安全、直观的计量方法，是广泛应用于临床的、评估子宫颈条件及预测引产成功的金标准。

适应证 所有有条件阴道分娩的孕妇于分娩或引产前均可应用子宫颈成熟度评分来评估。①延期妊娠引产前。②死胎引产前。③可疑巨大胎儿需要提前终止妊娠。④胎儿生长受限需提前终止妊娠。⑤一次剖宫产史者要求引产，且前次手术非古典型剖宫产、无明显撕裂，前次手术指征非骨盆因素引起的头盆不称者。⑥妊娠34周后的胎膜早破且无明显感染征象者。⑦有妊娠期高血压疾病、糖尿病等妊娠合并症者需提前终止妊娠者。

禁忌证 ①前置胎盘。②不明原因阴道流血者。③巨大胎儿体重估计超过4500g、前次古典型剖宫产、均小骨盆等不宜阴道分娩者，则无须行子宫颈成熟度评分。

检查方法 有经阴道及经肛门指检两种途径。由于经肛门指检易造成污染，且主客观因素影响较大，隔着直肠黏膜不能准确判断，故常以经阴道指检为主。具体方法：①产妇取膀胱截石位，常规消毒外阴、阴道，戴消毒手套。②示指及中指缓慢进入阴道，探及子宫颈，了解子宫颈管长度即容受性、软硬度、位置及子宫颈口扩张程度。子宫颈容受性以宫颈管的长度和未消失的宫颈长度比较来表示，分娩前宫颈管长2cm，当缩短且变成与子宫下段一样薄时，考虑100%容受；宫颈扩张程度以宫颈口张开的平均横径表示，用手指从宫颈内缘一侧滑至对侧，宫颈横径用厘米表示，范围从0~10cm，当扩张至10cm，称为宫颈开全；宫颈位置根据宫颈口与胎先露的关系分为前、中、后位。③如子宫颈管能容一指，则于无宫缩状态下了解胎先露的高低，以坐骨棘水平作为0点，坐骨棘以上为负，以下为正，最大范围为-3~+3；同时做出骨盆的评价。

临床意义 多年来的临床实践和总结得出结论：评分越高，引产成功率越高。①评分>9分：表示宫颈条件已经成熟，即将分娩。如果没有引产指征，可等待自然宫缩发动；如果有医学指征，需要医疗干预，也可以直接进行引产，包括人工破膜及缩宫素引产，该类产妇引产后经阴道分娩的成功率与自然临产者相近。②评分为5~6分：表示宫颈尚未完全成熟。该类产妇如果直接进行引产可能需要较长的时间才能临产分娩，且引产成功率较宫颈成熟者低。如无紧急状况需要短期内终止妊娠的产妇，可考虑等待宫颈自然成熟而自然临产或引产；反之，则需要在引产前促宫颈成熟来增加引产成功率，通常应用前列腺素E（前列腺素E_1如米索前列醇或前列腺素E_2如控释地诺前列酮阴道栓），也有报道采用机械性扩张法如低位水囊、Foleys管等来促进宫颈成熟。③评分<4分：表示宫颈不成熟，需再次评估是否需要进行引产、促宫颈成熟或者病情需要直接行剖宫产术。

表1 改良的子宫颈成熟度评分

评分	因素				
	子宫颈扩张（cm）	容受性（%）	先露位置*（-3~+3）	子宫颈质地	子宫颈位置
0	口闭	0~30	-3	硬	后位
1	1~2	40~50	-2	中等	中位
2	3~4	60~70	-1	软	前位
3	≥5	≥80	+1，+2	—	—

注：* 先露高低标准以两侧坐骨棘连线水平为0位。

评价 在 Bishop 评分系统中，宫颈的容受性及宫颈质地最为重要。如果宫颈完全或基本容受且质地软，即使宫颈未明显扩张、先露偏高、宫颈位置偏后，在引产行人工破膜后，胎头能直接压迫刺激宫颈，导致缩宫素释放增加，使宫缩强度增强。

由于该评分法的主观性较强，如宫颈的软硬度、容受性、宫颈扩张程度等，不同的检查者得出的评分值结果有差异，故开展应用 B 超行宫颈评估，尤其对于多胎妊娠、子宫颈机能不全、反复晚期流产、早产孕妇，常于妊娠中期起即开始动态观察宫颈长度及内口宽度。中国常才等于 1995 年通过观察宫颈长度、宫颈内口扩张程度、先露高度、宫颈回声强度和宫颈位置，参照宫颈成熟度评分，首先提出了超声宫颈成熟度的评分标准。而宫颈黏液纤连蛋白（FFN）、胰岛素样生长因子（IGF）等也开始应用于临床作为预测分娩的辅助指标。但因评分简单易行，仍是评估宫颈成熟度及预测引产成功率不可替代的检查标准。

（程蔚蔚　刘春敏）

yǐnchǎn

引产（induction of labor）

妊娠 28 周后，为了使胎儿尽早脱离不良的宫内环境，解除与缓解孕妇合并症或并发症，在自然临产前用人工方法发动产程而结束妊娠的方法。当结束分娩的益处大于继续妊娠的风险时，引产作为一种治疗选择是有其优势的。但如果应用不当，将对母儿健康产生危害，如增加剖宫产率、胎儿窘迫发生率等。因此，只有当引产的益处大过相关的母体和胎儿的潜在风险时才予实施。引产是人为诱发分娩的过程，任何自然分娩中可能出现的并发症均可在引产中出现，只有在指征充分的情况下才予应用。选择进行引产后应密切观察产妇的情况，出现异常及时处理。

指征 引产前应同时评估母儿条件、胎龄、宫颈状态等。主要指征包括：①延期妊娠（妊娠已达 41 周仍未临产者）或过期妊娠。②母体疾病，如严重的糖尿病、高血压、肾病等。③胎膜早破超过 12 小时仍未临产者。④胎儿因素，如可疑胎儿窘迫、绒毛膜羊膜炎、胎盘功能不良等。⑤死胎及胎儿严重畸形。

禁忌证 ①子宫手术史：主要是指古典式剖宫产术，未知子宫切口的剖宫产术，穿透子宫内膜的肌瘤剔除术，子宫破裂史等。②前置胎盘、前置血管。③明显头盆不称，明显胎位异常，估计不能经阴道分娩者。④宫颈浸润癌。⑤某些生殖道感染：如疱疹病毒感染活动期等。未经治疗的人类免疫缺陷病毒感染。⑥对引产药物过敏者。⑦胎盘功能严重减退者。⑧不协调子宫收缩乏力及子宫痉挛性狭窄环。⑨胎儿有宫内窘迫表现者。⑩先兆子宫破裂、子宫破裂者。对缩宫素极度敏感，出现子宫强直性收缩者。

促宫颈成熟 宫颈成熟是正常分娩的重要因素，表现为宫颈软化、变薄，并随之扩张。宫颈成熟与否对于引产的成功至关重要。在宫颈条件不佳时进行促宫颈成熟的治疗，能够明显降低 12 小时和 24 小时内不分娩率，降低硬膜外麻醉率，减少剖宫产分娩和阴道手术产率。宫颈成熟度的判断方法使用的是改良的 Bishop 评分法（见子宫颈成熟度评分），即以宫颈扩张度、宫颈软硬度、宫口位置、宫颈管退缩和胎儿先露位置构成。大量随机试验表明，子宫颈 Bishop 评分<6 分，提示宫颈不成熟，需要促宫颈成熟；评分≥6 分，提示宫颈成熟。评分越高，引产成功率越高。如果总分>8 分，引产后阴道分娩的可能性与自发宫缩分娩是类似的。Bishop 评分的五项指标中，各指标对潜伏期的影响亦不同，宫颈位置影响最小，宫颈退缩、先露位置和宫颈软硬度对潜伏期的影响是宫颈位置的两倍。

有效的促宫颈成熟方法包括使用前列腺素制剂和机械性宫颈扩张方法。

前列腺素制剂　前列腺素可以有效地促进宫颈成熟。主要机制：①通过改变宫颈细胞外基质成分，软化宫颈，如激活胶原酶，使胶原纤维溶解和基质增加。②影响宫颈和子宫平滑肌，使宫颈平滑肌松弛，宫颈扩张，宫体平滑肌收缩，牵拉宫颈。③促进子宫平滑肌细胞间缝隙连接的形成。

临床使用的前列腺素制剂有以下几种。①前列腺素 E_2 制剂：一种是 2.5ml 注射器中的凝胶剂，含 0.5mg 地诺前列酮。一种是阴道内栓剂（可控释地诺前列酮栓）。②前列腺素 E_1 类制剂：如米索前列醇。上述药物均在西方国家用于促宫颈成熟。目前，可控释地诺前列酮栓已通过美国食品与药品管理局和中国食品与药品管理局批准，可用于妊娠晚期引产前的促宫颈成熟。米索前列醇也被广泛用于促宫颈成熟，大量的研究证明，合理使用米索前列醇是安全有效的。

可控释地诺前列酮栓　可控制释放前列腺素 E_2 的制剂。含 10mg 地诺前列酮，以 0.3mg/h 的速度缓慢释放，低温保存。①优点：可以控制药物释放，在出现宫缩过强或过频时能方便取出。②方法：外阴消毒后将可控释地诺前列酮栓置于阴道后穹隆深处，将其旋转 90°横放在后穹隆深处。在药物置入后，嘱孕妇平卧位 20～30 分钟以利于吸水膨胀。2 小时后复查，仍在原位后可活动。③出现以下情况时应及时取出：临产。置药 24 小时。出现过强和过频宫缩、变态反应或胎心率异常。如取出后宫缩过强、过频仍不缓解，可使用宫缩抑制剂。

米索前列醇　一种人工合成的前列腺素 E_1 类似物，有 100μg 和 200μg 两种片剂，主要用于防治消化道溃疡。大量临床研究证实其可用于妊娠晚期促宫颈成熟。①使用米索前列醇促宫颈成熟具有价格低、性质稳定、易于保存、作用时间长等优点。②2002 年美国食品与药品管理局批准了米索前列醇作为妊娠期促宫颈成熟和引产药的新用途。该规定不包括米索前列醇的临床疗效和安全性方面的要求，也没有规定其使用剂量和间期。>25mg 剂量的米索前列醇可能导致母儿不良反应。加拿大妇产科协会指出，米索前列醇在促宫颈成熟方面作用较大，与其他促宫颈成熟的方法比较，阴道给药的方式可降低剖宫产率，但增加了子宫收缩过强的风险。在新生儿转科率和出生后阿普加评分方面与其他促宫颈成熟方法没有区别，但目前米索前列醇在促宫颈扩张方面理想的给药途径、剂量和频率尚未确定。③中华医学会妇产科学分会产科学组制定的米索前列醇在妊娠晚期促宫颈成熟的应用常规如下：用于妊娠晚期未破膜而宫颈条件不成熟的孕妇；每次阴道内放药剂量为 25μg，放药时不要将药物压成碎片，如 6 小时后仍无宫缩，在重复使用米索前列醇前应做阴道检查，重新评估宫颈成熟度，了解原放置的药物是否溶化、吸收。如未溶化和吸收，则不宜再放，每日总量不得超过 50μg，以免药物吸收过多；如需加用缩宫素，应该在最后一次放置米索前列醇后 4 小时以上，并阴道检查证实药物已经吸收；使用米索前列醇者应在产房观察，监测宫缩和胎心率，一旦出现宫缩过强或过频，应立即进行阴道检查，并取出残留药物；有剖宫产史者或其他子宫手术史者禁用。④注意事项：孕妇患有心脏病、急性肝肾疾病、严重贫血、青光眼、哮喘、癫痫者禁用；有剖宫产史和其他子宫手术史者禁用；胎膜早破者禁用；主要的副作用是宫缩过频、过强，要专人观察和记录，发现宫缩过强或过频及胎心率异常时，应及时取出阴道内药物，必要时使用宫缩抑制剂；已临产者及时取出促宫颈成熟药物。

机械性宫颈扩张方法　包括吸湿性扩张器、渗透性扩张器、带有 30～80ml 气囊的 Foley 导管、双球器和用盐水以 30～40ml/h 速度进行羊膜外注射。主要是通过机械刺激宫颈管，促进宫颈局部内源性前列腺素合成与释放而促进宫颈管软化、成熟。需要在阴道无感染及胎膜完整时才能使用。其缺点是有潜在感染、胎膜早破、宫颈损伤的可能。

方法　引产的方法包括以下几种。

给予缩宫素　小剂量静脉滴注缩宫素为安全、常用的引产方法，但在宫颈不成熟时，引产效果不好。缩宫素可间接刺激子宫平滑肌，模拟正常分娩的子宫收缩作用，导致宫颈口扩张。其特点是：可随时调整用药剂量，保持生理水平的有效宫缩，一旦发生异常可随时停药，缩宫素作用时间短，半衰期为 5～12 分钟。静脉滴注缩宫素推荐使用低剂量，最好使用输液泵。起始剂量为 2.5mIU 缩宫素溶于乳酸钠林格注射液 500ml 中即 0.5% 缩宫素浓度，以每毫升 15 滴计算相当于每滴液体中含缩宫素 0.33mIU。从每分钟 8 滴开始，根据宫缩、胎心情况调整滴速，一般每隔 20 分钟调整 1 次，直至出现有效宫缩。有效宫缩的判定标准：10 分钟内出现 3 次宫缩，每次宫缩持续 30～60 秒。最大滴速一般不得超过 10mIU/min，如达到最大滴速，仍不出现有效宫缩，可增加缩宫素浓度。增加浓度的方法是以 5% 葡萄糖 500ml 中加 5U 缩宫素即 1%缩宫素浓度，相当于每毫升液体含 10mIU 缩宫素，先将滴速减半，再根据宫缩情况进行调整，增加浓度后，最大增至每分钟 20mIU，原则上不再增加滴速和浓度。如果引产指征是胎死宫内，可能需要较大的剂量。以上推荐的剂量除了应用于引产外，还可以用于加强宫缩，促进产程。

静脉滴注时的处理　①每次增加缩宫素剂量都要监测、记录宫缩和胎心数据。没有证据显示缩宫素影响到孕妇的血压和心率。②一旦达到理想的宫缩模式，应静脉滴注缩宫素维持目前的宫缩模式；根据孕妇情况所提示的频率监测其生命体征。③在引产的整个过程中可持续电子胎儿监护和宫缩监测。不过，若缩宫素剂量和母胎情况稳定，没有胎儿窘迫的征象，那么可以间断进行电子监测，允许孕妇有活动、洗澡和改变体位的时间。④如果出现子宫过度刺激（连续两个 10 分钟内都有 6 次或以上宫缩，或者宫缩持续时间超过 120 秒），并且有胎心减速异常，应该终止缩宫素点滴，改变体位呈左侧或右侧卧位，给予面罩吸氧；如果孕妇没有禁忌证，可提高静脉输液（平衡盐溶液）速度；通告责任医师，如果胎心率不能恢复正常，进行可能剖宫产的准备。⑤宫内复苏成功之后，可以从末次剂量的一半重新给予缩宫素。⑥如果宫缩过度而没有胎儿窘迫的征象，应调低缩宫素点滴的速度。⑦在胎儿娩出之后是否仍进行缩宫素的持续点滴是可选择的。在分娩后，缩宫素 10U 肌内注射和/或 20U 入 1000ml 平衡液或生理盐水中输液，速度为 100～125ml/h，持续至少一小时，防止宫缩乏力。

注意事项　①要专人观察宫缩强度、频率、持续时间及胎心率变化并及时记录，调好宫缩后行胎心监护。破膜后要观察羊水量及有无胎粪污染及其程度。②警惕变态反应。③禁止肌内注射、皮下穴位注射及鼻黏膜用药。④用量不宜过大，以防止发生水中毒。⑤宫缩过强时应及时停用缩宫素，必要时使用宫缩抑制剂。缩宫素引产成功率与宫颈成熟度、孕周、胎先露高低有关，如连续使用 2～3 天，仍无明显进展，应改用其他引产方法。

缩宫素刺激的宫缩在生理学上与自发宫缩是类似的。对合成缩宫素的药代动力学的研究表明，在输入 3～5 分钟后子宫会产生继发反应，缩宫素在 40 分钟后达到稳定的血浆浓度水平。子宫对缩宫素的反应取决于妊娠持续时间。从妊娠 20～30 周起，随着孕周的增加对缩宫素的反应性也增加，妊娠 34 周至预产期子宫的反应性为平台期，而敏感性是增加的。低体重指数、宫颈扩张好、合适胎龄都将提高缩宫素引产反应性。在宫颈条件较好者中，应用缩宫素配合人工破膜效果较好：与仅使用人工破膜组比较，应用缩宫素配合人工破膜的 12 小时和 24 小时内分娩率增加，手术产率降低。若静脉滴注缩宫素的浓度高、速度快，或个人对缩宫素敏感等，可造成持续性强烈子宫收缩，引起子宫破裂、子宫收缩过强、急产、宫颈裂伤、胎盘早剥、脐带脱垂、急性绒毛膜羊膜炎等。

剥膜术　剥离羊膜是常用的引产术。术前先听取胎心，在常规消毒后，将检查者示指或示、中二指伸入宫颈内，将宫颈稍加扩张，然后沿子宫下段四周将胎膜与子宫壁轻轻剥离数圈，深达 4～6cm 即可。术后应再次听取胎心。剥离羊膜后刺激宫颈及子宫壁引起宫缩及剥膜后可形成前羊膜囊，起到机械性扩张宫口的作用，从而达到引产的目的。剥膜后测定母血中前列腺素水平和宫颈内磷脂酶 A2 的活性显示，剥膜后 5 分钟内宫颈内磷脂酶 A2 活性显著升高并持续 2 小时以上，而剥膜引起母体血液中前列腺素的急剧升高和宫颈局部脂酶 A2 活性的升高在 4～6 小时内恢复至正常水平，这可能是剥膜术不能立即引产的原因。进行剥膜术的妇女会经历阴道流血以及剥膜后 24 小时内出现不规则宫缩。剥膜增加了 48 小时内自发阵痛，可安全地促发临产，尤其适用于宫颈不成熟者，降低了其他引产方法的使用。有学者认为剥膜会增加胎膜早破的风险，但尚未确认此结论。尚无足够的数据指导 B 族链球菌培养阳性妇女的临床剥膜操作。剥膜能够促进产程的开始，但对于母体和胎儿结局方面无明显益处，因此必须衡量剥膜所引起的不适和其他副作用，如出血和子宫敏感性增加后予以实施。

人工破膜术　术前先听取胎心，在常规消毒后，用针头在示、中二指引导下送入阴道，触及胎囊表面后刺破胎膜，羊水即可流出。如羊水流出不多，可用手指扩大胎膜破口或用手轻推胎头向上，以利羊水流出。用人工的方法使胎膜破裂，引起前列腺素和缩宫素释放，诱发宫缩。适用于宫颈成熟的孕妇。缺点是有可能引起脐带脱垂或受压、母婴感染、前置血管破裂和胎儿损伤。不适用于头浮的孕妇。破膜前要排除阴道感染。应在宫缩间歇期破膜，以避免羊水急速流出引起脐带脱垂或胎盘早剥。破膜前后要听胎心、破膜后观察羊水性状和胎心变化情况。要严密观察并发症的发生，如胎盘早期剥离、脐带脱垂或大出血等，一旦出现要及时处理。单纯应用人工破膜术效果不好时，可加用缩宫素静脉滴注。

乳头刺激　用手掌刺激产妇双侧乳头或按摩乳房，可促进内源性缩宫素的释放，在妊娠晚期可促进宫颈成熟、启动产程。以中等刺激强度为宜，以引起立乳反射为标志。开始进行操作后，要监测宫缩情况，一旦诱发出宫缩，要暂停刺激。如果出现宫缩过强，可注意在宫缩出现初期即停止按摩，待宫缩缓解后再进行，反复几次，多可使宫缩趋于正常。对于乳头刺激不敏感者，可坚持较长时间按摩。该方法仅能在低风险孕妇中实施，未到预产期时禁止进行乳头刺激。有急产史产妇禁用。

（陈　叙）

chǎnchéng

产程（labor process）　从开始出现规律宫缩直到胎儿、胎盘娩出的分娩全过程。正常分娩的完成取决于产道、胎儿大小、产力和精神心理因素四要素间的相互协调、相互适应，才能使胎儿顺利分娩。分娩要素中任何一个因素存在异常，则必然出现分娩进展的异常，最终将反映在产程的变异上，故产程是各种分娩因素总的表现形式。产程的特点是有较多的未知因素，也有相当多的生物学变化，有时很难判断其发展趋势，因此应该严密观察，仔细检查明确诊断，适时处理，以获得良好的母婴结局。

临床上分为三个产程：*第一产程*、*第二产程*和*第三产程*。

孕妇入产房后，应对孕妇的健康状态及胎儿状态进行评估，全面了解妊娠期情况，监测孕妇血压、脉搏、呼吸、体温，在产程全程中均需要进行胎心监护，了解胎儿宫内情况，及时发现胎儿窘迫并处理。产程观察的主要内容包括孕妇宫缩的情况及胎儿先露部下降的程度，综合评估产程进展是否顺利，可以通过描记产程图对产程的进展有一个直观的评价。

（陈　叙）

dìyī chǎnchéng

第一产程（first stage of labor）

从子宫肌层开始出现规律的具有足够频率、强度和持续时间的收缩，导致宫颈管逐渐消失、扩张直至宫口完全扩张（宫口开全）的过程。又称宫颈扩张期。初产妇的宫颈较紧，宫口扩张较慢，需 11~12 小时；经产妇的宫颈较松，宫口扩张较快，需 6~8 小时。

临床表现 ①规律宫缩：正式临产后，子宫开始出现有规律的收缩，常用“阵痛”一词来形容。开始阶段，子宫收缩间隔时间较长，一般间隔 5~6 分钟，持续时间较短，约为 30 秒。随着产程的进展，子宫收缩的间隔时间逐渐缩短，可达 2~3 分钟，而宫缩的持续时间逐渐延长，可达 50~60 秒。同时，宫缩的强度增加，产妇疼痛感觉增强。②宫口扩张：随着宫缩逐渐频繁及强度的增加，宫颈呈现生理性的改变：逐渐缩短直至消失，宫口逐渐扩张。通过阴道检查或肛门检查可明确宫口扩张的程度。依据宫口扩张程度将第一产程划分为潜伏期（见*第一产程潜伏期*）和活跃期（见*第一产程活跃期*）。宫口扩张的进展情况对于评估产程的进展具有重要意义，如果宫口不能如期扩张，多因出现宫缩乏力、胎位异常、头盆不称等原因。当宫口开全时，宫口边缘消失，子宫下段及阴道形成宽阔筒腔，便于胎儿通过产道。③胎头下降程度：产程中监测的重要指标之一，是决定能否经阴道分娩的重要观察项目。通过定时肛门检查能明确胎头颅骨最低点的位置，并能协助判断胎位。胎头于潜伏期下降不明显，于活跃期下降加快，平均每小时下降 0.86cm，可以此作为估计分娩难易的有效指标。④胎膜破裂：简称破膜。胎儿先露部与骨盆衔接后，将羊水阻断为前后两部分，在胎先露部前面的羊水约 100ml 称为前羊水，形成的前羊水囊称胎胞，宫缩时胎胞楔入宫颈管内，有助于扩张宫口。当羊膜腔内压力增加到一定程度时胎膜自然破裂，羊水流出。正常情况下羊水应该为清亮无色的，如果羊水为绿色或较黏稠，提示有胎粪污染发生，可能存在胎儿窘迫情况。破膜多发生在宫口将近开全时，能够发挥冲洗清洁和润滑阴道的作用。

观察及处理 ①子宫收缩：最简单的方法是助产人员通过手掌监测，将手掌放在产妇腹壁上，宫缩时子宫体部隆起变硬，间歇期松弛变软。产程中应该连续观察宫缩持续时间、强度、规律性及间歇期时间。也可以使用胎儿监护仪描记宫缩曲线，同时可以显示宫缩强度、频率和每次宫缩的持续时间，是反应宫缩的客观指标。监护仪有两种类型。外监护临床应用广泛，通过将宫缩压力探头固定在产妇腹壁近子宫底部，连续监测记录 40 分钟，适用于胎膜未破、宫口未开者。内监护适用于胎膜已破、宫口至少扩张 1cm 能放入内电极者，可将其固定在胎儿头皮上，子宫腔内压力的测定是通过置入子宫腔内的塑料导管进行的，该方法测得结果较准确，但有引起宫腔内感染的风险。②胎心监测：正常胎心率为 110~160 次/分，可用听诊及连续胎心监护的方式进行监测。潜伏期 60 分钟听诊 1 次，活跃期 30 分钟听诊 1 次，每次听诊 1 分钟。在宫缩后听诊胎心并计数 1 分钟，早期发现晚期减速。胎心监护仪描记的胎心曲线，可观察胎心率的变异及其与宫缩、胎动的关系。第一产程后半期，宫缩时胎儿一过性缺氧，胎心率减慢，但不应<100 次/分，宫缩后胎心率迅速恢复正常。③其他：应记录破膜时间、羊水量及性状。破膜后立即听胎心音，胎心音异常者立即阴道检查，明确是否有脐带脱垂。破膜超过 12 小时尚未分娩者，给予抗生素预防感染。

检查方法 ①肛门检查：为了解产程进展情况可在宫缩时行肛门检查。临产初期每隔 4 小时检查一次，经产妇或宫缩频者的检查间隔应缩短。肛门检查可以了解宫颈软硬程度、厚薄，宫口扩张程度（其直径以厘米或横指计算，一横指相当于2cm），是否已破膜，骨盆腔大小，确定胎位以及胎头下降程度。②阴道检查：适用于肛门检查胎先露部不明、宫口扩张及胎头下降程度不明、疑有脐带先露或脱垂、轻度头盆不称经试产4~6小时产程进展缓慢者。阴道检查应在严密消毒后进行，能直接摸清胎头，并能触清矢状缝及囟门确定胎位、宫口扩张程度，以决定其分娩方式。

常规护理 于潜伏期每4小时、活跃期每2小时记录一次血压、脉搏。妊娠期高血压疾病或产程中出现血压升高者，应增加测量次数。临产后应鼓励产妇每2~4小时排尿一次，初产妇宫口扩张<4cm、经产妇<2cm时，可行温肥皂水灌肠，加速产程进展。但胎膜早破、阴道流血、胎头未衔接、胎位异常、有剖宫产史、宫缩很强估计一小时内即将分娩以及患严重心脏病等产妇，均不宜灌肠。产妇的精神状态影响宫缩及产程进展。产妇容易产生焦虑、紧张情绪，应进行安慰并耐心讲解分娩时生理过程，使产妇与助产人员密切合作，以便顺利分娩。

（陈　叙）

dìyī chǎnchéng qiánfú qī

第一产程潜伏期（latent phase in first stage of labor）

从临产出现规律宫缩至宫口扩张至5cm的过程。潜伏期开始的标志是子宫出现规律的且具有一定强度的宫缩。这种宫缩应区别于假宫缩。假宫缩无规律，持续时间短，不超过30秒，宫缩强度不增加，常在夜间出现、清晨消失，不适主要在下腹部，不能使宫颈缩短、宫口扩张。潜伏期的长短会因宫颈的状态和胎儿在骨盆内的位置和状态而不同。如果子宫颈成熟度评分较高，且胎儿先露部与骨盆衔接良好，则潜伏期进展较快。

妊娠期间，在多种激素（如孕激素、前列环素、松弛素、甲状旁腺素等）的协同作用下，子宫处于功能的静止期，并不能产生有效的宫缩。临产后，在雌激素等相关激素的作用下，子宫开始进入功能的活跃期，对缩宫素的敏感性增加。

临床表现 进入潜伏期时，子宫收缩逐渐变得有规律，间隔时间为5~6分钟，持续时间大于>30秒，且强度逐渐增加，具有极性和协调性，并能够使宫颈逐渐变软、变薄，而且更富有弹性，最终完全展平，为活跃期宫口的扩张做好准备；同时宫颈的位置也向前方移动。比较形象的比喻就是临产前宫颈如鼻尖一样坚硬且不能扩张，临产后宫颈如嘴唇一样柔软且可以拉伸。初产妇的宫颈经历逐渐缩短直至展平，然后宫口才扩张；而经产妇是宫颈缩短、展平和扩张同时进行的。所以经产妇的潜伏期明显要快于初产妇，这也是初产妇和经产妇第一产程进展快慢不同的主要原因。宫口在潜伏期扩张速度较慢，平均2~3小时扩张1cm，一般初产妇潜伏期可持续8小时，最长不超过20小时；经产妇约需6小时，最长不能超过14小时。当宫颈扩张开始加速时，标志着潜伏期结束。胎儿先露部在潜伏期下降不明显。

诊断 对于临产的诊断，也就是潜伏期起点的诊断很重要。目前的诊断方法主要是回顾性的，主要依靠产妇的主诉，产妇很可能与假宫缩或其他形式的疼痛相混淆。疼痛主要依据个人的主观感觉诊断，恐惧、焦虑、饥饿、疲劳等因素均可影响疼痛的感觉，因此增加了确诊的难度。一部分产妇虽然进入了潜伏期，但仅感觉腰酸或腹坠，而没有意识到早期的宫缩，当其感觉到宫缩的疼痛时，宫口可能已经扩张，甚至进入了活跃期。而且，进入潜伏期前多有不规律的宫缩产生，确定宫缩何时变得规律，对于已经经历了几个小时疼痛的产妇来说确实存在一定困难。

潜伏期的诊断具有重要的临床意义。过早诊断为活跃期，在产程观察过程中可能导致其他错误的诊断，如活跃期延长、活跃期停滞等，从而导致不必要的产科干预，如增加缩宫素的使用或认为存在难产的情况而进行剖宫产手术，但事实上该产妇仍处于潜伏期。

处理原则 ①一般处理：潜伏期初期，宫缩不是很频繁且强度不大，产妇多能忍受。此时产妇要尽量放松，可以在室内适当走动，或睡觉休息一下，有助于产程的进展。如果有食欲可以进食富含碳水化合物、易于消化的食物。当宫缩增强、疼痛难忍时，可试着按摩或用手拳压迫腰骶部，也可双手轻揉下腹部，或者寻找舒适的体位，减轻不适感。如果产妇于宫缩时大声喊叫、不安，应安慰鼓励产妇，并指导产妇做深呼吸动作，转移注意力。家属应该多与产妇交流，给予鼓励和支持。应鼓励产妇每2~4小时排尿一次，可避免增大的膀胱阻碍胎头的下降。如果因胎头压迫出现排尿困难者，可进行导尿。潜伏期内进行温肥皂水灌肠，既可清除粪便避免分娩时造成污染，又能通过反射作用刺激宫缩，加速产程的进展。应定期进行肛门检查，明确产程进展情况，必要时进行阴道检查。②潜伏期延长的处理：有 3%～4% 的产妇发生潜伏期延长。潜伏期对于外界的影响非常敏感，过量使用麻醉剂、镇痛剂、镇静剂以及假临产均可导致潜伏期延长。若经过精神鼓励、适当的走动、灌肠、进食和休息等方法后仍无缓解，可予进一步干预措施。热水淋浴可以使产妇减轻压力，肌肉放松，有利于潜伏期的进展。治疗性的休息具有一定临床意义。镇静剂的使用可使产妇情绪放松，减轻不适感觉。多数产妇经过睡眠或休息后可加速产程的进展。若使用镇静剂后宫缩停止，即假临产。若经上述治疗无效，则应该考虑其他治疗方法。如静脉滴注缩宫素，期间需要有专人看护，随时调节缩宫素的浓度，并监测宫缩的情况。对于原发性宫缩乏力效果明显。但不主张进行人工破膜，因其会增加感染及剖宫产的可能。经过临床处理后，产程仍无进展，应进一步检查以确定是否存在头盆不称的情况。③引产产妇的处理：对于进行引产的产妇来说，潜伏期开始的时间同样难确定。在产程中进行产科干预的主要依据是产妇和胎儿的情况，而不是单纯地考虑潜伏期的长短。对于宫颈条件不佳的初产妇或经产妇来说，潜伏期内要给予充分的时间休息，以利于宫颈的扩张。如果子宫颈成熟度评分≤5 分则进行手术分娩的可能性很大；子宫颈成熟度评分<6 分者不宜进行引产。如果产妇孕周≥39 周且潜伏期延长，宫颈条件良好者可给予缩宫素引产。潜伏期的延长并不预示着以后的产程会发生难产的情况，也并不增加围产期母婴的死亡率。

（陈　叙）

dìyī chǎnchéng huóyuè qī

第一产程活跃期（active phase in first stage of labor）　在规律宫缩的情况下，宫口从扩张 5cm 至宫口扩张至 10cm 的过程。经过潜伏期后，宫颈已经软化、变薄，扩张时阻力较小，活跃期有效的宫缩使宫口扩张速度加快，因此又称宫口扩张期。活跃期内，初产妇宫颈扩张速度平均约为 1.2cm/h，经产妇约为 1.5cm/h。与潜伏期相比，活跃期胎先露部下降较快，初产妇的活跃期一般不超过 12 小时，经产妇不应超过 10 小时。一些孕妇在活跃期宫口扩张速度低于 1 cm/h 仍属于正常，母胎状况良好时不必干预。活跃期宫颈口扩张速度<0.5cm/h 称为活跃期延长。当破膜且宫口扩张≥5 cm 后，如果宫缩正常，宫口停止扩张≥4 小时可诊断活跃期停滞；如宫缩欠佳，宫口停止扩张≥6 小时可诊断为活跃期停滞。导致活跃期延长和停滞的原因很多，包括临产后产妇因产力不佳、子宫过度膨胀（如羊水过多）、胎儿过大或胎位异常（如持续性的枕后位）等；产妇内分泌失调；产妇的精神因素对产程也有很大影响，如果产妇过于紧张、疲惫，可使宫缩乏力、宫颈扩张缓慢。此外过量的镇静剂、镇痛麻醉也可影响产程的进展。若发现活跃期有延长趋势，应进行全面评估和处理，如宫缩欠佳，应予以加强宫缩处理，明确为活跃期停滞者行剖宫产术分娩。

临床表现　活跃期开始时，宫缩从间隔 3～4 分钟，逐渐缩短为 1～2 分钟；持续时间也从 50～60 秒延长为 1 分钟以上，同时伴有宫缩强度增加。产妇疼痛的感觉会明显加重，此时可通过变换姿势或调节呼吸来缓解疼痛，也可以通过硬膜外麻醉等方法进行分娩镇痛。在宫缩间歇期，应进食高热量、易消化的食物并补充水分，为分娩做好准备。通常宫口扩张接近 10cm 时产妇疼痛感觉最为强烈，可能会出现发抖、恶心、直肠不适、无法掌控行为和情绪、恐惧等情况，此时需要医护人员给予详细的解释和耐心的鼓励，增加产妇分娩的信心。在宫颈扩张接近 10cm 时，产妇可有肛门处憋坠感，此时不应用力。因为胎先露部尚未到达盆底，过早用力可能导致宫颈水肿而影响产程进展。胎先露下降在宫口扩张之后开始，在宫口扩张 8cm 后下降速度加快。

处理原则　活跃期是产程进展较快的阶段，应严密监护母婴情况，及时发现异常情况并予处理，减少难产、胎儿窘迫及产后出血等并发症的发生。

一般处理　活跃期每 2 小时进行 1 次阴道检查，了解胎先露下降及宫口扩张情况，如果产程进展较快，可适当增加检查的频率。因活跃期内宫缩增强，每 30 分钟听诊胎心一次，每次听诊 1 分钟。条件允许的话可以进行连续的胎心监护。一旦出现胎儿窘迫的征兆应及时处理。应间隔 4 小时测量血压，如果血压升高应增加测量次数。

活跃期延长或停滞的处理　在出现活跃期延长和停滞时，首先需进行阴道检查，以明确胎先露及产道情况，估计胎儿大小及宫缩或下推宫底时胎头与骨盆腔是否契合。根据阴道检查结果，结合胎儿大小、羊水及产力情况，慎重估计阴道分娩的可能性。①如有严重的头盆不称或胎头位置异常，以剖宫产结束分娩为宜。②如果产程进展异常的原因是产

力异常且无头盆不称的情况存在，应鉴别产力异常的原因。协调性子宫收缩乏力是指宫缩具有正常的节律性、对称性及极性，仅宫缩强度较弱，持续时间短，间歇时间长且不规律。此时可予缩宫素静滴，加强宫缩。不协调性子宫收缩乏力多见于初产妇，子宫收缩极性倒置，宫缩的起搏点不同步或起搏信号来自多处，致使宫缩失去正常的对称性、节律性，多属于原发性宫缩乏力。可给予强镇静剂哌替啶肌内注射，使产妇充分休息，多能使宫缩恢复为协调性宫缩。③若宫缩良好，胎膜未破，可行人工破膜（见人工破膜），破膜后可促进胎头下降入盆。

对症处理　由于产程持续时间较长，产痛使产妇能量消耗增加，且产妇常因精神因素进食较少，甚至部分产妇发生恶心、呕吐，加之分娩中疼痛、过度换气、睡眠少等原因均可导致子宫收缩乏力，机体处于高度紧张状态，骨骼肌紧张性增强，肌肉活动对能量需求显著增加等。以上综合因素使代谢发生显著变化，产妇常处于代谢性酸中毒和呼吸性碱中毒状态，降低了产妇的体力和产力。所以产程中及时补充能量和水分至关重要。①如产妇进食差，可静脉补液支持治疗，伴有酸中毒者可补充碳酸氢钠。②进入活跃期后宫缩加剧，部分产妇精神高度紧张，影响宫口扩张，可静脉注射地西泮。地西泮具有抗焦虑、镇静、抗惊厥作用，可减轻产妇由于强烈宫缩对大脑皮质的不良刺激，有利于产程的进展。同时，地西泮有较强的肌松作用，可选择性地作用于宫颈平滑肌，解除宫颈口痉挛，加速宫颈扩张，尤其对分娩活跃期宫颈肌纤维松弛作用更明显，适用于宫口扩张缓慢或宫颈水肿者。破膜后超过12小时者应给予抗生素预防感染。

（陈　叙）

dì'èr chǎnchéng

第二产程（second stage of labor）

从宫口开全至胎儿娩出的过程。又称胎儿娩出期。

临床表现　进入第二产程时胎膜多已自然破裂，破膜后宫缩暂时停止，使产妇和胎儿得到休息。若仍未破膜，可影响胎头下降，应于宫缩间歇期行人工破膜。进入第二产程后子宫收缩增强，宫缩强度及频率都达到高峰，宫缩持续约1分钟或以上，间歇仅1~2分钟。宫缩时子宫腔内部的压力可达2.6~8.5kPa，强烈的宫缩使胎先露部明显下降，约每小时下降1cm，并最终使胎儿顺利通过产道。当先露部到达盆底时，会阴组织膨隆和变薄，肛门松弛。由于胎头压迫骨盆底组织，反射性地引起待产妇有排便感，并不由自主地向下屏气。最终胎头暴露于阴道口，露出部分随着产程的进展而不断增大，但宫缩间歇时胎头又缩回阴道内，称为胎头拨露。随着产程进一步进展，胎头双顶间径越过骨盆出口，宫缩间歇时胎头始终暴露于阴道口而不再回缩到阴道内，称为胎头着冠。此时会阴极度扩张，会阴凸起，皮肤发亮。产妇会感觉会阴部灼热、刺痛。此时接生者要注意保护会阴，必要时需做会阴侧切，避免会阴裂伤。产程继续进展，胎头部仰伸，枕、额、面全部娩出；外旋转后，前肩、后肩、躯体相继娩出，并伴有后羊水排出。由于经产妇的阴道和会阴既往经过扩张，在宫口开全以后有时只需要几次宫缩就可以将胎儿娩出。

产程观察及处理　第二产程中宫缩频繁而强者，应密切监测胎心。需5~10分钟听诊一次，有条件者应用胎心监护仪监测。宫缩时胎心可能会发生一过性减缓，宫缩过后缓解。如果发现存在胎儿窘迫征象，应立即行阴道检查，尽快结束分娩。正确运用腹压是缩短第二产程的关键，助产士应指导产妇合理使用产力，防止用力不当，消耗体力，影响产程进展。当宫缩较强、产妇迫切需要用力的时候，指导产妇双足蹬在产床上，双手握住产床把手，深吸气屏住，如解大便样向下用力，每次向下用力持续的时间越长越好。如果宫缩仍未停止，可再深吸气后再向下用力。有时一次宫缩可连续用力2~3次。借助腹部的压力，可使子宫腔内的压力达到19kPa。宫缩间歇时，产妇呼气并使全身肌肉放松。如此反复做屏气动作，能够加速产程进展。

接产　见头位接产。

会阴侧切术　可以防止产妇会阴撕裂、保护盆底肌肉，包括会阴后-侧切开术和会阴正中切开术，目前会阴正中切开术应用较少。见会阴切开缝合术。

异常情况及处理　对于初产妇，如未行椎管内镇痛，第二产程超过3小时可诊断第二产程延长；如行椎管内镇痛，超过4小时可诊断。对于经产妇，如未行椎管内镇痛，超过2小时可诊断第二产程延长；如行椎管内镇痛，超过3小时可诊断。发生的原因包括头盆不称、宫缩乏力和胎头位置异常，此外也见于使用麻醉剂或过量镇静剂。①头盆不称：当宫口开全1小时、胎头尚未拨露时，提示头盆不称。此时发生的头盆不称绝大多数是相对性头盆不称，主要为胎头位置异常。②继发性宫缩乏力：多数是胎头下降受阻所致，也可是第一产程或潜伏期延长所致。产程延长时，产妇体力衰竭，若产妇在较长时间内未能很好进食，又不注意从静脉补充水分及营养，则会导致电解质紊乱和酸碱平衡失调，使宫缩乏力进一步加重。第二产程中胎头多已降至骨盆最小平面处，胎头承受盆底阻力常致使头颅顶变形，易发生胎儿窘迫、颅内出血、胎头血肿。第二产程延长，产妇体力消耗随之增加，易发生宫缩乏力，产后由于子宫不能正常缩复，血窦长时间开放，产后出血发生概率就会增大；第二产程中先露部已经到达盆底，如果产程长时间没有进展，产道中先露部与骨盆壁之间的组织受到过度的压迫，可导致循环障碍，使组织发生坏死，分娩后可造成膀胱阴道、膀胱宫颈或直肠阴道瘘。因此第二产程出现异常时应仔细检查，辩明原因，对症处理，减少并发症的发生。

（陈　叙）

tāitóu bōlù

胎头拨露（head visible on vulval gapping）　进入第二产程后期时，胎头逐渐下降至骨盆出口处，当宫缩时胎头露出于阴道口，宫缩间歇期时胎头又缩回阴道内的状态。

妊娠期间阴道及骨盆底的结缔组织和肌纤维增生肥大，血管变粗、血运丰富，故临产后会阴可承受一定压力。胎头下降直接压迫骨盆底组织，使软产道下段形成一个向前弯曲的长筒，前壁短后壁长，阴道外口向前上方，阴道黏膜皱襞展平使腔道加宽。肛提肌向下及向两侧扩张，肌束分开，肌纤维拉长，使会阴体变薄以利胎儿通过。

宫缩时的胎头拨露使会阴部逐渐膨隆和进一步变薄，胎头的扩张作用使外阴阴道口张开，逐渐变为卵圆形，最后呈环状张开，同时会阴肛门括约肌松弛。当宫缩停止时，胎头回缩后，阴道开口变小。降至阴道内的胎头在宫缩时压迫骨盆底组织及直肠，反射性地引起排便动作，产妇不由自主地向下屏气。此时产妇喉头紧闭向下用力，腹肌及膈肌强力收缩使腹内压增高。腹肌及膈肌收缩力在第二产程，特别是第二产程末期配以宫缩是分娩晚期产力的重要来源，能够使胎头迅速下降。产妇用力同时可能会有少量粪便排出，应注意进行消毒。不宜过早使用腹压，因为容易导致产妇疲劳、宫颈水肿，致使产程延长。此期内宫缩强度进一步增加，宫缩间隔 1~2 分钟，每次持续 1 分钟甚至更长，产妇疼痛的感觉较明显。胎头拨露使阴唇后联合紧张时，应注意开始保护会阴，避免发生会阴裂伤。当宫缩间歇时，应放松保护会阴的手，以免因压迫过久引起会阴水肿。

由于胎头已经降至骨盆出口处，且宫缩频繁而强度大，因此需密切监测胎心情况。如果出现轻度胎心率降低，产程进展顺利，仅在胎头拨露时出现胎心重度过缓，且保持良好的变异性，也无明显异常胎心监护图形出现，属正常情况，一般胎儿并无危险。这可能与胎头受产道的轻度压迫，或脐带受到压迫、胎儿双臂保护住了脐带或脐带缠绕四肢有关。如出现重度心率过缓并逐渐下降者，合并胎心变异减少，或胎心出现晚期减速、变异减速，尤其是较长时间胎动后胎心加速消失者，则为胎儿窘迫的重要特征；如果发生胎心降至 100 次/分以下的重度胎心率过缓，持续 3~5 分钟以上者，提示胎儿窘迫，有较大危险，应尽快结束分娩，以免造成新生儿窒息。

产妇会阴过紧或胎儿过大，估计分娩时会阴撕裂难以避免者，或母儿有病理情况需要尽快结束分娩者，应进行会阴切开术。会阴切开的时机很重要，切开过早出血较多；切开过晚，盆底肌肉可能已经过度扩张，失去了手术的意义。一般在胎头拨露部分直径达到 3~4cm 时进行会阴切开。

（陈　叙）

tāitóu zhuóguàn

胎头着冠（crowning of head）　胎头双顶径已越过骨盆出口，宫缩间歇时胎头不再回缩的状态。胎头着冠预示着第二产程即将结束，此时胎儿双肩径沿骨盆左斜径进入骨盆入口平面。胎头着冠后经过几次宫缩，胎头即可娩出。胎头娩出时多为脸向下，在助产士的协助下，胎头紧接着发生复位和外旋转，前肩、后肩及胎体顺势相继娩出，后羊水随之流出，标志第二产程结束。

胎头着冠后，会阴极度扩张，产妇自觉外阴有明显烧灼感，随后出现麻木感，这是因为阴道组织极度扩张变薄时，阻滞了神经传导造成的。此时，产妇的疼痛感将达到分娩全程的顶峰。产妇与医务人员配合的重点在于调整自身的呼吸。呼吸是否正确对于胎儿娩出至关重要。胎头着冠时，屏气呼吸姿势要舒适，以张口哈气为主，以使盆底肌肉、肛提肌放松。呼吸的频率不宜过快，以 10~15 次/分为宜。快而深的呼吸虽可以增加每分通气量，但容易出现过度通气状态，使血中二氧化碳急剧排出，引起呼吸性碱中毒、一过性脑血管痉挛、脑缺血，导致不适、头晕，甚至四肢末端麻木。

胎头着冠是易发生会阴裂伤的关键时刻。由于胎头的压迫作用，产妇常不自主地过度反射性运用腹压，易使胎头娩出过快造成会阴裂伤。此刻要高度注意，宫缩时嘱产妇张口哈气，全身肌肉放松，待宫缩过后向下憋气用力，胎头缓缓由阴道口娩出。胎头着冠及娩出时是保护会阴部的关键时期，应该持续保护直至胎儿完全娩出。如果考虑产妇发生会阴撕裂的风险很高，可考虑行会阴切开术。

胎头着冠后受到盆底组织的压迫，且分娩晚期较强的宫缩影响子宫对于胎盘的血液供应，胎儿经过数小时的产程对于缺氧的耐受力有所降低，持续时间过久易导致胎儿窘迫，出生后发生新生儿窒息的风险增加，因此应该尽快结束分娩。部分胎儿在经过产道时形成了胎儿头皮下的血肿或水肿，形成着冠的假象，实际胎头双顶径并未通过骨盆出口，因此应该细致地观察产程，做出正确诊断。此时应嘱产妇继续在宫缩时应用腹压，加速产程进展。如果胎头着冠后发生宫缩乏力、胎头下降困难的难产情况，可考虑行产钳术或胎头吸引术，应慎重应用宫缩剂。胎头娩出后产妇会立刻感觉轻松，大多数产妇能够顺利且快速地娩出胎肩，胎儿过大则有肩难产的可能，应积极处理提高新生儿存活率。

另外，如果胎头拨露及胎头着冠持续时间较长，阴道前壁、尿道、膀胱等软组织较长时间被挤压在胎头和母体耻骨联合之间，易因缺血、缺氧而坏死，最后坏死组织脱落形成瘘管。生殖道瘘是分娩的严重并发症，严密观察产程进展并适时处理，可显著降低其发生率。

（陈　叙）

dìsān chǎnchéng

第三产程（third stage of labor）

从胎儿娩出至胎盘胎膜娩出的过程。又称胎盘娩出期。需 5～15 分钟，不应超过 30 分钟。胎儿娩出后，子宫仍会继续收缩，促使胎盘剥离；并通过宫缩的压力压迫子宫螺旋动脉，减少子宫出血；同时也促进胎盘通过子宫下段和子宫颈排出。第三产程的结束表明分娩已经完成，此时处理的关键是正确处理新生儿和娩出胎盘减少产后出血。其处理见头位接产。

（陈　叙）

tāipán bōlí

胎盘剥离（placenta separation）

胎盘自与子宫附着处剥离并最终经子宫下段排出宫腔的过程。预示着分娩过程的结束。胎盘一般附着在子宫底部或子宫的前壁、后壁或两侧壁的蜕膜上，胎盘剥离多发生在胎儿娩出 5～15 分钟，不应超过 30 分钟。

发生机制　胎儿娩出后宫腔容积急剧缩小，宫底降至脐平，宫缩暂时停止，产妇感觉轻松，数分钟后宫缩再次出现。由于宫腔容积突然明显缩小，胎盘不能相应缩小与之适应，因此与子宫壁发生错位而剥离。同时胎盘后的子宫肌层的收缩使得胎盘与蜕膜层发生分离，剥离面出血而形成胎盘后血肿。子宫收缩使胎盘进一步剥离，直至胎盘完全剥离而娩出。

征象　①子宫体部变硬呈球形，胎盘剥离至子宫下段，子宫下段扩张，宫体呈狭长形被推向上，宫底升高达脐上。②由于胎盘剥离降至子宫下段，阴道口外露的脐带自行延长。③阴道少量流血。④用手掌尺侧在产妇耻骨联合上方轻压子宫下段，子宫体上升而脐带不再回缩。

胎盘娩出方式　①胎儿面娩出式：胎盘从中央部开始剥离，而后向周围剥离，以胎儿面娩出，其特点是胎盘先排出，随后见少量阴道流血。较为多见，这种方式的胎盘娩出比较顺利，胎盘、胎膜较完整。②母体面娩出式：胎盘从边缘开始剥离，血液沿剥离面流出，以胎盘的母体面先娩出，其特点是先有较多量阴道流血，胎盘后排出。较为少见。这种娩出方式胎膜容易卷在胎盘组织之后被阴道挤压，加以牵拉之力，易使胎膜撕裂成小片，残留在子宫腔内，造成胎膜滞留。所以接生者应将胎盘由母体面翻转成胎儿面，并仔细检查胎膜，以免滞留于子宫腔内。当出现胎盘剥离的征象时，接产者应协助娩出胎盘，并检查胎盘胎膜的完整性以及是否有胎盘早剥的发生。

异常情况　当出现如下症状时可考虑胎盘剥离异常：①胎儿娩出后半小时以上胎盘尚未娩出，或胎盘娩出不完整。②阴道流血。③排除凝血功能障碍及软产道裂伤。胎盘因素是引起产后出血的第二大原因，而产后出血是导致孕产妇死亡的主要原因之一。

常见的胎盘剥离异常情况　①胎盘剥离不全：多见于子宫收缩乏力或子宫收缩不协调，以及第三产程过早牵拉脐带或按压子宫，影响胎盘正常剥离，以致胎盘一部分与子宫蜕膜层分离，另一部分尚未剥离，造成子宫不能同步收缩，使子宫肌层对螺旋小动脉的扭曲作用被减弱，导致胎盘剥离面血窦开放，阴道流血。②胎盘滞留：胎儿娩出后30分钟，胎盘尚未娩出者。胎盘已全部从子宫壁剥离，但因子宫收缩乏力，或产妇体弱腹肌收缩不良或膀胱充盈，以致胎盘虽已全部从子宫壁剥离，但滞留于子宫腔内，从而影响子宫收缩而导致出血。③胎盘嵌顿：子宫出血不协调收缩，宫颈内口附近呈痉挛性收缩，形成狭窄环，使已完全剥离的胎盘嵌顿于子宫腔内不能排出，妨碍子宫收缩而出血。如血块积聚于子宫腔内，则呈现隐性出血，但有时也可见大量外出血。④胎盘粘连：胎盘全部或部分粘连于子宫壁上，不能自行剥离者。造成胎盘不能自行剥离的原因很多：子宫内膜创伤或炎症损伤，或瘢痕形成之后，如反复搔刮宫腔、子宫内膜炎、剖宫产或肌瘤剜出术后瘢痕、黏膜下子宫肌瘤等，故多发生于经产妇。全部粘连者胎盘未剥离，可无出血。部分粘连者可引起大出血。⑤胎盘植入：由于子宫蜕膜层发育不良或完全缺如，胎盘绒毛直接植入子宫肌层内，称为植入性胎盘。完全植入者因胎盘未剥离无血窦开放，不伴有阴道流血；部分植入者可自胎盘剥离面出血。⑥胎盘部分残留：胎盘未完全娩出，尚有部分胎盘小叶或副胎盘残留于子宫腔，因其影响子宫收缩而导致阴道流血。

处理原则　产后出血者应尽快止血。①若胎盘已从子宫壁剥离而未排出，膀胱过胀时应先导尿排空膀胱，解除对产道的压迫，再用一手先按摩子宫使之收缩，并轻压子宫底；另一手轻轻牵拉脐带，协助胎盘排出。检查发现宫颈内口较紧者，应肌内注射阿托品或哌替啶。②胎盘有粘连或排出的胎盘有缺损者，应行人工剥离胎盘术取出胎盘或残留的胎盘组织，待确认胎盘已全部剥离方可取出胎盘。取出后立即肌内注射缩宫剂。注意操作必须轻柔，避免暴力强行剥离或用手抓挖子宫壁导致子宫穿破。若找不到疏松的剥离面不能分离者，可能是植入性胎盘，不应强行剥离，择期行子宫切除是最安全的，切不可用手勉强剥离挖取，以免引起子宫穿孔、致命性出血；坚持保留生育功能者，可切除植入部分并修整子宫壁或任胎盘滞留于子宫腔内，待其逐渐溶解吸收或自然排出，但应严格控制感染。

取出的胎盘需立即检查是否完整，若有缺损应再次以手伸入宫腔清除残留胎盘及胎膜，但应尽量减少进入宫腔操作次数。若取出残留的胎盘有困难，可用大号钝刮匙刮宫清除。若胎盘嵌顿在狭窄环以上，手取有困难时，可在全麻下用手指扩张取出。行手取胎盘术时，应注意确认胎盘已全部剥离方可取出。取出后应立即肌内注射缩宫剂。

按病因进行有效止血措施的同时，必须积极进行休克的防治。产妇因失血过多，可使机体的抵抗力降低，而发生产褥感染，甚至败血症而危及生命。故在抢救过程中除应重视各项无菌操作外，产后应予大量抗菌药物，并积极纠正贫血，加强营养。

（陈　叙）

xīnshēng'ér zhìxī

新生儿窒息（asphyxia neonatorum）

由于产前、产时或产后的各种病因，使胎儿或新生儿发生缺氧，导致无自主呼吸或未能建立规律呼吸，发生呼吸、循环衰竭，以低氧血症、高碳酸血症和酸中毒为主要病理生理改变的疾病。新生儿窒息是出生后最常见的紧急情况，必须积极抢救和正确处理，以降低新生儿死亡率及预防远期后遗症。

病因　窒息的本质是缺氧，凡能使血氧饱和度降低的任何因素均可引起窒息。①母亲因素：妊娠期高血压疾病（先兆子痫、子痫）、急性失血、严重贫血、心脏病、急性传染病、肺结核等。②胎盘、脐带因素：胎盘功能不全、前置胎盘、胎盘早剥等；脐带扭转、打结、绕颈、脱垂、过长或过短等。③胎儿因素：新生儿呼吸道阻塞、颅内出血、肺发育不成熟以及严重的中枢神经系统、心血管系统畸形和膈疝等。④产时因素：骨盆狭窄、头盆不称、胎位异常、胎膜早破、助产术不顺利或者处理不当以及应用麻醉药、镇痛药、催产药物不妥等。

病理生理　由于各种病因导致窒息，则出现一系列病理生理变化。

窒息后细胞损伤　缺氧可导致细胞代谢及功能障碍和结构异常，甚至死亡，是细胞损伤从可逆到不可逆的演变过程。不同细胞对缺氧的易感性各异，以脑细胞最敏感，其次是心肌细胞、肝细胞和肾上腺细胞，而纤维细胞、上皮细胞及骨骼肌细胞对缺氧的耐受性较高。

可逆性细胞损伤　细胞所需能量主要由线粒体生成的ATP供给。缺氧首先是细胞有氧代谢即线粒体内氧化磷酸化发生障碍，使ATP产生减少甚至停止。由于能源缺乏，加之缺氧，导致细胞代谢、功能和形态异常。①葡萄糖无氧酵解增强：无氧酵解使葡萄糖和糖原消耗增加，易出现低血糖；同时也使乳酸增多，引起代谢性酸中毒。②细胞水肿：由于能源缺乏，钠泵主动转运障碍，使钠、水潴留。③钙向细胞内流：由于钙泵主动转运的障碍，使钙向细胞内流增多。④核蛋白脱落：由于核蛋白从粗面内质网脱落，使蛋白质等物质的合成减少。本阶段如能恢复血流灌注和供氧，上述变化可完全恢复，一般不留后遗症。

不可逆性细胞损伤　长时间或严重缺氧，将导致不可逆性细胞损伤。①严重的线粒体形态和功能异常：不能进行氧化磷酸化、ATP 产生障碍，线粒体产能过程中断。②细胞膜严重损伤：丧失其屏障和转运功能。③溶酶体破裂：由于溶酶体膜损伤，溶酶体酶扩散到细胞质中，消化细胞内各种成分（自溶）。此阶段即使恢复血流灌注和供氧，上述变化亦不可完全恢复。存活者多遗留不同程度的后遗症。

血流再灌注损伤　复苏后，由于血流再灌注可导致细胞内钙超载和氧自由基增加，从而引起细胞的进一步损伤。

窒息的发展过程　①原发性呼吸暂停：当胎儿或新生儿发生低氧血症、高碳酸血症和酸中毒时，由于儿茶酚胺分泌增加，呼吸和心率增快，机体血流重新分布即选择性血管收缩，使次要的组织和器官如肺、肠、肾、肌肉、皮肤等血流量减少，而主要的生命器官如脑、心肌、肾上腺的血流量增多，血压增高，心输出量增加。如低氧血症和酸中毒持续存在则出现呼吸停止，称为原发性呼吸暂停。②继发性呼吸暂停：若病因未解除，低氧血症持续存在，肺、肠、肾、肌肉和皮肤等血流量严重减少，脑、心肌和肾上腺的血流量也减少，可导致机体各器官功能和形态损伤，如脑和心肌损伤、休克、应激性溃疡等。在原发性呼吸暂停后出现几次喘息样呼吸，继而出现呼吸停止，即所谓的继发性呼吸暂停。

两种呼吸暂停的表现均为无呼吸和心率低于 100 次/分，故临床上难以鉴别，为了不延误抢救时机，对生后无呼吸者都应按继发性呼吸暂停认定并进行处理。

窒息后血液生化和代谢改变　在窒息应激状态时，儿茶酚胺及胰高血糖素释放增加，使早期血糖正常或增高；当缺氧持续，动用糖增加、糖原贮存空虚，出现低血糖症。血游离脂肪酸增加，促进钙离子与蛋白结合而致低钙血症。此外，酸中毒抑制胆红素与清蛋白结合，降低肝内酶的活力而致高间接胆红素血症；由于左心房心钠素分泌增加，造成低钠血症等。

临床表现　如下所述。

胎儿窘迫　早期胎动增加，胎心率≥160 次/分；晚期缺氧严重则胎动减少，甚至消失，胎心率<100 次/分；羊水被胎粪污染。

新生儿窒息　出生后不能出现自主呼吸，或者出生后呼吸不规则。

各脏器受损的表现　因不同组织细胞对缺氧的易感性各异，各器官损伤发生的频率和程度有差异。①中枢神经系统：缺血缺氧性脑病和颅内出血最常见。②呼吸系统：常见吸入性肺炎，包括羊水或胎粪吸入、持续肺动脉高压及呼吸暂停等。③心血管系统：缺血缺氧性心肌损害，表现为心律失常、心力衰竭等。④泌尿系统：肾功能不全、肾静脉血栓形成等。⑤代谢方面：常见低血糖或高血糖、低钙血症及低钠血症等。⑥消化系统：早期常见应激性溃疡，晚期多见坏死性小肠结肠炎；黄疸加重或时间延长等。

诊断　主要依据阿普加（Apgar）评分和血气分析进行诊断。

阿普加评分　评价出生婴儿有无窒息及其程度，采用阿普加评分（表 1）。阿普加评分是用于快速评估新生儿一般情况的方法，由 5 项体征组成，包括心率、呼吸、肌张力、喉反射及皮肤颜色。一般采用 1 分钟评分作为诊断，<7 分为窒息，8～10 分为正常。有窒息者，每 5 分钟评一次直至评分正常。1 分钟评分仅是窒息诊断和分度的依据，5 分钟和 10 分钟评分有助于判断复苏效果和预后。多种因素影响阿普加评分，如早产儿肌张力低、产妇使用镇静药时，评分会降低，故认为胎儿头皮血 pH 检测及出生时做脐血血气分析有助于增加判断窒息的正确性。

评分的具体标准如下。①皮肤颜色：评估新生儿肺部血氧交

表 1　新生儿阿普加评分标准

体征	评分标准		
	0 分	1 分	2 分
皮肤颜色	全身苍白	身体红，四肢青紫	全身粉红
心率（次/分）	0	<100	≥100
喉反射	无反射	有些动作	咳嗽、恶心
肌张力	松弛	四肢稍屈曲	四肢屈曲，活动好
呼吸	0	浅慢，不规则	佳，哭声响亮

换的情况。全身皮肤呈粉红色为2分，身体红、四肢青紫为1分，全身苍白为0分。②心率：心率≥100次/分为2分，心率<100次/分为1分，无心跳为0分。③呼吸：呼吸有力为2分，呼吸浅慢而不规则为1分，没有呼吸为0分。④肌张力：四肢屈曲、活动好为2分；四肢稍屈曲为1分；肌张力松弛为0分。⑤喉反射：评估新生儿对外界刺激的反应能力。咳嗽、恶心为2分，有些动作为1分，无反射为0分。

以这五项体征为依据，评分满10分者为正常新生儿；评分<7分，考虑患有轻度窒息；评分<4分，考虑患有重度窒息。大部分新生儿的评分为7~10分。

血气分析　阿普加评分敏感度较高而特异度较低，脐动脉血气特异度较高而敏感度较低，两者结合可增加准确性。对生后怀疑有窒息的新生儿，应常规做脐动脉血pH检查，阿普加评分要结合脐动脉血pH的结果，然后才能做出窒息的诊断。中国新生儿脐动脉血气指标诊断新生儿窒息的多中心临床研究结论认为：新生儿窒息的脐动脉血pH临床校正值分布范围为7.00~7.20，碱剩余分布范围为-18~-10mmol/L，诊断新生儿窒息的血气指标可在上述范围内灵活掌握。

治疗　医师会根据新生儿的评分予以相应的处理。轻度窒息的新生儿一般经清理呼吸道、吸氧等措施后会很快好转，预后良好。一般新生儿出生后，分别做1分钟、5分钟及10分钟的阿普加评分，以便观察新生儿窒息情况的有无及其变化，以此决定是否需要做处理，以及做相应处理后，评价新生儿的恢复情况。

复苏准备　①人员：每次分娩时至少有1名熟练掌握新生儿复苏技术的医护人员在场，其职责是照料新生儿。高危孕妇分娩时需要组成有儿科医师参加的复苏团队。多胎妊娠孕妇分娩时，每名新生儿都应有专人负责。②物品：新生儿复苏设备和药品齐全，单独存放，功能良好。

复苏基本程序　此评估-决策-措施的程序在整个复苏中不断重复。评估主要基于以下3个体征：呼吸、心率、脉搏血氧饱和度。通过评估这3个体征中的每一项来确定每一步骤是否有效。其中，心率对于决定进入下一步骤是最重要的。

复苏步骤　包括以下内容。

快速评估　生后立即快速评估4项指标：①足月吗？②羊水清吗？③有哭声或呼吸吗？④肌张力好吗？如4项均为“是”，应快速彻底擦干新生儿皮肤，与母亲皮肤接触，进行常规护理。如4项中有1项为“否”，则需复苏，进行初步复苏。如羊水有胎粪污染，进行有无活力的评估及决定是否气管插管吸引胎粪。

初步复苏　①保暖：产房温度设置为25~28℃。提前预热辐射保暖台，足月儿辐射保暖台温度设置为32~34℃，或腹部体表温度36.5℃；早产儿根据其中心温度设置。用预热毛巾包裹新生儿，放在辐射保暖台上，注意头部擦干和保暖。有条件的医疗单位复苏胎龄<32周的早产儿时，可将其头部以下躯体和四肢放在清洁的塑料袋内，或盖以塑料薄膜置于辐射保暖台上，摆好体位后继续初步复苏的其他步骤。避免高温，防止引发呼吸抑制。②体位：置新生儿头轻度仰伸位（鼻吸气位）。③吸引：必要时（分泌物量多或有气道梗阻）用吸球或吸管（12F或14F）清理分泌物，按照先口咽后鼻的顺序。过度用力吸引可导致喉痉挛，并刺激迷走神经，引起心动过缓和自主呼吸延迟出现。应限制吸管的深度和吸引时间（<10秒），吸引器负压不超过100mmHg。④羊水胎粪污染时的处理：2015年美国新生儿复苏指南不再推荐羊水胎粪污染时常规气管内吸引胎粪（无论有无活力）。根据中国国情和实践经验推荐：当羊水胎粪污染时，仍首先评估新生儿有无活力：新生儿有活力时，继续初步复苏；新生儿无活力时，应在20秒内完成气管插管及用胎粪吸引管吸引胎粪。如果不具备气管插管条件，而新生儿无活力时，应快速清理口鼻后立即开始正压通气。⑤擦干和刺激：快速彻底擦干头部、躯干和四肢，拿掉湿毛巾。彻底擦干即对新生儿的刺激以诱发自主呼吸。如仍无呼吸，用手轻拍或手指弹患儿足底或摩擦背部2次以诱发自主呼吸。如这些努力无效，表明新生儿处于继发性呼吸暂停，需要正压通气。

正压通气　新生儿复苏成功的关键是建立充分的通气。正压通气的指征：呼吸暂停或喘息样呼吸；心率<100次/分。对有以上指征者，要求在“黄金一分钟”内实施有效的正压通气。如果新生儿有呼吸，心率>100次/分，但有呼吸困难或持续发绀，应清理气道，监测脉搏血氧饱和度，可常压给氧或给予持续气道正压通气，特别是早产儿。

气囊面罩正压通气：①压力：通气压力需要20~25cmH_2O，少数病情严重的新生儿可用2~3次30~40cmH_2O压力通气。中国使用的新生儿复苏囊为自动充气式气囊（250ml），使用前要检查减压阀。有条件最好配备压力表。②频率：40~60次/分。③用氧：无论足月儿或早产儿，正压通气均要在脉搏血氧饱和度仪的监测指导下进行。足月儿开始用空气进行复苏，早产儿开始用21%~40%浓度的氧，用空氧混合仪根据血氧饱和度调整给氧浓度，使氧饱和度达到目标值。胸外按压时给氧浓度要提高到100%。无法配备脉搏血氧饱和度仪或空氧混合仪者，可利用自动充气式气囊复苏。有4种氧浓度可用：自动充气式气囊不连接氧源，氧浓度21%（空气）；连接氧源，不加储氧器，可得到约40%浓度的氧；连接氧源，加储氧器得100%（袋状）、90%（管状）浓度的氧。脉搏血氧饱和度仪的传感器应放在新生儿动脉导管前位置（右上肢，通常是手腕或手掌的中间表面）。在传感器与仪器连接前，应先将传感器与婴儿连接，这有助于最迅速地获得信号。④评估心率：可触摸新生儿的脐带搏动或用听诊器听诊新生儿心跳，计数6秒，乘以10即得出每分钟心率的快速估计值。也可以脉搏血氧饱和度仪测量心率。为了更准确地评估心率，2015年美国新生儿复苏指南推荐应用3导心电图测量心率。⑤判断有效通气：开始正压通气时，即刻连接脉搏血氧饱和度仪，并观察胸廓是否起伏。有效的正压通气表现为胸廓起伏良好，心率迅速增快。⑥矫正通气步骤：如达不到有效通气，需矫正通气步骤。包括：检查面罩和面部之间是否密闭，再次通畅气道（可调整头位为鼻吸气位，清除分泌物，使新生儿的口张开）及增加气道压力。矫正通气后如心率<100次/分，可进行气管插管或使用喉罩气道。⑦评估及处理：经30秒有效正压通气后，如有自主呼吸且心率≥100次/分，可逐步减少并停止正压通气，根据脉搏血氧饱和度值决定是否常压给氧；如心率<60次/分，应气管插管正压通气并开始胸外按压。⑧其他：持续气囊面罩正压通气（>2分钟）可产生胃充盈，应常规经口插入8F胃管，用注射器抽气并保持胃管远端处于开放状态。

T-组合复苏器（T-Piece复苏器）正压通气：是一种由气流控制、有压力限制的机械装置，能提供恒定的吸气峰压及呼气末正压。用于足月儿和早产儿正压通气。用法：需接上压缩气源，气体由T-组合复苏器的新生儿气体出口经一个管道输送到新生儿端，与面罩或气管导管相连。预先设定吸气峰压为20~25cmH_2O、呼气末正压为5cmH_2O、最大气道压（安全压）为40cmH_2O。操作者用拇指或示指关闭或打开T形管的开口，控制呼吸频率及吸气时间，使气体直接进入新生儿气道。由于该装置可以提供恒定一致的呼气末正压及吸气峰压，维持功能残气量，更适合早产儿复苏时正压通气的需要。该装置操作容易，使用灵活，压力输出稳定，操作者不易疲劳。

喉镜下经口气管插管　使用指征：①需要气管内吸引清除胎粪时。②气囊面罩正压通气无效或要延长时。③胸外按压时。④经气管注入药物时。⑤需气管内给予肺表面活性物质。⑥特殊复苏情况，如先天性膈疝或超低出生体重儿。常用的气管导管为上下直径一致的直管，不透射线、有刻度标示。如使用金属导丝，导丝前端不可超过管端。

喉镜下经口气管插管方法：关键在于暴露声门，并要强调小指的3个用处。①插入喉镜：左手持喉镜，使用带直镜片（早产儿用0号，足月儿用1号）的喉镜进行经口气管插管。将喉镜柄夹在拇指与前3个手指间，镜片朝前。小指靠在新生儿颏部（小手指的第1个用处）提供稳定性。喉镜镜片应沿着舌面右侧滑入，将舌推至口腔左侧，推进镜片直至其顶端达会厌软骨。②暴露声门：采用一抬一压手法。轻轻抬起镜片，上抬时需将整个镜片平行于镜柄方向移动，使会厌软骨抬起即可暴露声门和声带。如未完全暴露，操作者用自己的小指（小手指的第2个用处）或由助手用示指向下稍用力压环状软骨使气管下移有助于暴露声门。在暴露声门时不可上撬镜片顶端来抬起镜片。③插管：插入有金属管芯的气管导管，将管端置于声门与气管隆凸之间，接近气管中点。④操作时限及技巧：整个操作要求在20~30秒内完成。如插入导管时声带关闭，可采用海姆立克（Hemlish）手法，即助手用右手示指和中指在胸外按压的部位向脊柱方向快速按压1次，促使呼气产生，声门就会张开。

胎粪吸引管的使用：施行气管内吸引胎粪时，将胎粪吸引管直接连接气管导管，以清除气管内残留的胎粪。吸引时复苏者用右手示指将气管导管固定在新生儿的上腭，左手示指按压胎粪吸引管的手控口使其产生负压，边退气管导管边吸引，3~5秒将气管导管撤出气管外并随手快速吸引一次口腔内分泌物。

判断气管导管位置的方法：正压通气时，导管管端应在气管中点，判断方法如下。①声带线法：导管声带线与声带水平吻合。

②胸骨上切迹摸管法：操作者或助手的小指尖垂直置于胸骨上切迹上（小手指的第3个用处），当导管在气管内前进时小指尖触摸到管端，则表示管端已达气管中点。③体重法。

确定插管成功的方法：①胸廓起伏对称。②听诊双肺呼吸音一致，尤其是腋下，且胃部无呼吸音。③无胃部扩张。④呼气时导管内有雾气。⑤心率、血氧饱和度和新生儿反应好转。⑥有条件可使用呼出气 CO_2 检测器，可快速确定气管导管位置是否正确。

喉罩气道　是一个用于正压通气的气道装置。适应证：①新生儿复苏时如气囊-面罩通气无效，气管插管失败或不可行时。②小下颌或相对大的舌，如唐氏综合征。③多用于出生体重≥2000g的新生儿。喉罩气道由一个可扩张的软椭圆形边圈（喉罩）与弯曲的气道导管连接而成。弯曲的喉罩越过舌产生比面罩更有效的双肺通气。采用“盲插”法，用示指将喉罩罩体开口向前插入新生儿口腔，并沿硬腭滑入至不能推进为止，使喉罩气囊环安放在声门上方。向喉罩边圈注入2~3 ml空气，使扩张的喉罩覆盖喉口（声门）。喉罩气道导管有一个15 mm接管口可连接复苏囊或呼吸器进行正压通气。

胸外按压　按压指征：有效正压通气30秒后心率<60次/分。此时应气管插管、正压通气配合胸外按压，以使通气更有效。胸外按压时给氧浓度增加至100%。胸外按压的位置为胸骨下1/3（两乳头连线中点下方），避开剑突。按压深度约为胸廓前后径的1/3，产生可触及脉搏的效果。按压和放松的比例为按压时间稍短于放松时间，放松时拇指或其他手指应不离开胸壁。按压的方法有拇指法和双指法。①拇指法：双手拇指的指端按压胸骨，根据新生儿体型不同，双拇指重叠或并列，双手环抱胸廓支撑背部。②双指法：右手示指和中指两个指尖放在胸骨上进行按压，左手支撑背部。因为拇指法能产生更高的血压和冠状动脉灌注压，操作者不易疲劳，加之采用气管插管正压通气后，拇指法可以在新生儿头侧进行，不影响脐静脉插管，是胸外按压的首选方法。

胸外按压和正压通气的配合：胸外按压时应气管插管进行正压通气。由于通气障碍是新生儿窒息的首要原因，因此，胸外按压和正压通气的比例应为3∶1，即90次/分按压和30次/分呼吸，达到每分钟约120个动作。每个动作约1/2秒，2秒内3次胸外按压加1次正压通气。45~60秒重新评估心率，如心率仍<60次/分，除继续胸外按压外，考虑使用肾上腺素。

药物　新生儿复苏时很少需用药。新生儿心动过缓通常是由于肺部通气不足或严重缺氧，纠正心动过缓的最重要步骤是充分的正压通气。①肾上腺素：指征为45~60秒的正压通气和胸外按压后，心率持续<60次/分。新生儿复苏应使用1∶10000的肾上腺素。静脉用量0.1~0.3ml/kg，气管内用量0.5~1ml/kg。必要时3~5分钟重复1次。首选脐静脉给药。如脐静脉插管操作尚未完成或没有条件做脐静脉插管时，可气管内快速注入，若需重复给药，则应选择静脉途径。②扩容剂：指征为有低血容量、怀疑失血或休克的新生儿在对其他复苏措施无反应时。推荐生理盐水。首次剂量为10ml/kg，经脐静脉或外周静脉5~10分钟缓慢推入。必要时可重复扩容1次。③其他药物：分娩现场新生儿复苏时一般不推荐使用碳酸氢钠。④脐静脉插管：脐静脉是静脉注射的最佳途径，用于注射肾上腺素以及扩容剂。可插入3.5F或5F的不透射线的脐静脉导管。当新生儿复苏进行胸外按压时，即可考虑开始脐静脉插管，为给药做准备。插管方法如下：沿脐根部用线打一个松的结，如在切断脐带后出血过多，可将此结拉紧。在夹钳下离皮肤线约2cm处用手术刀切断脐带，可在11、12点位置看到大而壁薄的脐静脉。脐静脉导管连接三通和5ml注射器，充生理盐水，导管插入脐静脉2~4 cm，抽吸有回血即可。早产儿插入导管稍浅。插入过深，则高渗透性药物和影响血管的药物可能直接损伤肝脏。务必避免将空气推入脐静脉。

预防　加强围产保健，及时处理高危妊娠。加强胎儿监护，避免和及时纠正宫内缺氧。密切监测临产孕妇，避免难产。培训接产人员熟练掌握复苏技术。医院产房内需配备复苏设备，高危妊娠分娩时必须有掌握复苏技术的人员在场。

（陈　叙　刘乐南）

chǎnchéng tú

产程图（partogram）

在头位分娩过程中，以曲线形式记录宫颈扩张和胎头下降的相应关系，同时观察、记录宫缩情况及胎心变化。1954年弗里德曼（Friedman）首先创建产程图，传入中国后由王淑雯和吴味辛进一步发展，1977年开始临床应用。产程图可监测产妇的全身变化、产程的进展及对胎儿的影响，便于指导产程处理，改善母婴预后；决定正常分娩四要素出现异常时，均可在产程图上有所反映。因此，产程图是一种较好的产程监护方式，方法简单、易行、适用，亦可借以估计分娩预后。

构成 上部是产程曲线，下部是附属表格。①产程曲线：产程横坐标为临产时间（以小时为单位），纵坐标左侧为宫口扩张程度（以厘米为单位），右侧为胎先露下降程度（以厘米为单位）。产程图应标明五条曲线：胎心率曲线、宫口扩张曲线、胎头下降曲线、子宫收缩间隔时间曲线及子宫收缩持续时间曲线。宫口扩张曲线及胎头下降曲线是产程图中重要的两项，最能说明产程进展情况，并能指导产程的处理。②附属表格：下方附属表格记录检查时间、血压、宫缩、胎心及特殊发现如羊水状况等，并记录重要处理，如人工破膜、催产素静脉滴注、阴道助产、剖宫产等。

描记方法 一般是从宫口扩张2~3cm开始描记产程曲线，图上应留出潜伏期的时段，产妇为头位、初产、单胎时有意义。如果产妇是经产妇，或者是双胎、多胎妊娠，或急产或臀位分娩时则无须绘制。于产程图眉栏处填写产妇的基本情况和资料，如身高、孕周、孕产情况等。横坐标每一个小格代表一小时，纵坐标一侧代表宫口开大程度用蓝笔绘制，一侧代表胎先露下降的程度用红笔绘制，依据产程观察中每次肛门检查或阴道检查所得的宫颈扩张大小及先露高低的情况记录在坐标图上，同时标明胎心和宫缩的持续时间、间歇时间，通过产程图的各种标记点描绘，将各点连成线即成为产程进展图的五条曲线。进行人工破膜或有其他特殊处理时，应在备注栏处简明填写。

1972年菲尔波特（Philpott）介绍了在产程图上增加警戒线和处理线，制定了一个简单、明确的判定分娩可能发生异常的标准，其原理是根据活跃期宫颈扩张速度不得<1cm/h。如果产妇入院时宫颈扩张为1cm。那么按宫颈扩张率1cm/h计算。预计9小时后宫颈将扩张至10cm，因此在产程图上1cm与10cm标志点之处、时间间距9小时画一斜行连线，作为警戒线，与警戒线相距4小时之处再画一条与之平行的斜线作为处理线，两线之间为警戒区。产程曲线越过警戒线进入警戒区时提示分娩可能出现异常。产程数据触及或越过警戒线的意义在于提示产程可能异常，4小时的时间转到有条件处理难产的医疗机构分娩；触及或越过处理线的意义在于提示采用干预措施，以减少因产程异常导致的不良结局。

分型 产程图可分为两种。①交叉型产程图：宫颈扩张曲线自左向右、从下向上，先露下降曲线也自左向右，但由上向下，使两条曲线交叉发展。②伴行型产程图：两条曲线走向一致，均自左向右、从下向上。

结合分娩的分期和持续时间的特点，可将产程图分为5种类型。①Ⅰ型：自然分娩型，包括初产妇正常图形。②Ⅱ型：可能自然分娩型，包括单纯潜伏期延长，应积极找出隐蔽性难产因素，如骨产道狭窄、软产道成熟不全等，采取支持疗法，多能由阴道分娩。③Ⅲ型：可能产钳分娩型，包括活跃期减速期延长（$Ⅲ_1$）和整个活跃期延长（$Ⅲ_2$），找出产科原因，如骨盆出口狭窄、中段狭窄、耻骨弓狭窄、尾骨关节固定等，对症治疗，虽多数可能阴道分娩，但预示产钳助产的机会增多。④Ⅳ型：可能剖宫产分娩型，包括潜伏期延长合并其他阶段时限延长，易发展成活跃期停滞，预示有梗阻校正困难存在，剖宫产机会增多。⑤Ⅴ型：剖宫产分娩型，包括活跃期加速阶段停滞（V_1）和胎头下降停滞（V_2）。表示分娩停滞，需行剖宫产结束分娩。

分析 产程图是对产程进展情况的直观表示，通过对图中曲线走势情况的观察分析，能够了解产程进展的情况，明确是否有难产的因素。

宫口扩张曲线 产程进展各阶段宫口扩张的速度存在着差异，在产程图上显示宫口扩张曲线具有阶段性的倾斜上升，呈现S形。

胎头下降曲线 正常分娩时胎头边下降边旋转，直至胎儿娩出。产程图上所指胎头的位置系指胎先露与坐骨棘平面的关系，胎头下降速度也有阶段性的不同，与宫口扩张的阶段性之间存在恒定的关系。位于产程潜伏期时胎头下降不明显，于活跃期平均每小时下降1.08cm，第二产程约每小时下降3.25cm。一般宫口开大3~4cm时，胎头位于坐骨棘水平。正常产程的交叉形产程图中，宫口开大5cm左右时胎头下降曲线与宫口开大曲线相交，然后分离达各自终点。胎头下降曲线又可作为估计分娩难易的另一有效指标。

胎心率曲线 正常产程无任何梗阻情况时，胎心率曲线表现为基本平直，当胎头达盆底后宫缩时胎心率可有短暂下降，随即恢复为正常。如果胎头受阻，胎心率曲线首先表现为持续升高，说明胎儿尚良好；一旦胎心率曲线持续下降，说明胎儿已失代偿而危及生命。

子宫收缩曲线　子宫收缩的间隔时间和持续时间的两条曲线的交叉，显示在产程图上宫口开大曲线和胎头下降曲线交叉之后不久，在其下面可见到子宫收缩曲线的交叉。在宫口扩张达 6～7cm 时，子宫收缩周期的两条曲线逐渐接近后交叉。在交差型产程图上，呈两条曲线交叉，一条平直线的图形，可一目了然地观察到产程进展的全貌。

异常产程图　①潜伏期延长：初产妇潜伏期>20 小时，或经产妇潜伏期>14 小时称为潜伏期延长，是难产的最早期信号。②活跃期宫颈扩张延缓：初产妇活跃期宫颈扩张最大倾斜阶段扩张速度<1.2cm/h 或经产妇<1.5cm/h。③活跃期延长：活跃期宫颈口扩张速度<0.5 cm/h。③活跃期停滞：当破膜且宫口扩张≥5 cm 后，如果宫缩正常，宫口停止扩张≥4 小时可诊断活跃期停滞；如宫缩欠佳，宫口停止扩张≥6 小时可诊断为活跃期停滞。④胎头下降延缓：第二产程初产妇胎头下降速度<1 cm/h，经产妇<2 cm/h。⑤胎头下降停滞：第二产程胎先露停留在原处不下降>1 小时。⑥第二产程延长：初产妇>3 小时，经产妇>2 小时（硬膜外麻醉镇痛分娩时，初产妇>4 小时，经产妇>3 小时），产程无进展。

处理原则　①潜伏期异常：对潜伏期延长者应积极处理，反复核对是否临产及临产的时间十分重要；精神紧张及疲倦的产妇，予强镇痛、镇静剂，如宫缩消失则为假临产；一般经用药休息 2～4 小时（这段时间可从产程图中扣除）后宫缩可变正常，否则应仔细检查有无头盆不称及胎头位置、屈伸异常；如确实是宫缩乏力，予缩宫素静脉滴注。②活跃期异常：首先应仔细检查以排除头盆不称，并根据宫口扩张和胎先露下降情况较早决定是否需要剖宫产。产程延长如超过生理界限而未达最大界限时可严密观察，积极寻找产程延长的原因，给予纠正治疗。③第二产程异常：第二产程延长对母儿危害大，可导致胎儿窘迫，产妇盆底组织长时间受压可致泌尿生殖道瘘或盆腔脏器脱垂等并发症，因此应积极处理，可考虑进行阴道助产或剖宫产术结束分娩。

（陈　叙）

chǎnchéng gānyù

产程干预（labor process intervention）

应对产程进展过程中所出现异常情况的措施。分娩过程是自然的生理过程，在分娩过程中胎儿不是一个被动的排出物，而是一个适应的个体。胎儿娩出产道的各个动作可称为感觉统合。也就是说阴道分娩的过程中，胎儿受到宫缩、产道适度的物理张力改变的作用，导致躯体、胎头有节奏地被挤压，这种刺激信息被外周神经传递到中枢神经，形成有效的组合和反馈处理，使胎儿能以最佳的姿势、最小的径线、最小的阻力顺应产轴曲线而下，最终娩出。然而，许多产程进展过程中会出现异常情况，如不及时处理，常会导致不良的围产期结局。难产也是最难诊断的情况之一，错误的诊断常导致错误的处理。因此在分娩过程中，应该提高警惕，仔细观察产程的进展，才能正确处理产程中出现的紧急情况。

产程观察的主要内容包括产力、宫口扩张和胎先露下降情况、胎儿情况和产妇情况。产力中主要观察子宫收缩力的特点，包括子宫收缩的节律性、对称性、极性及缩复作用。宫口扩张和胎儿下降情况主要依靠肛门检查或阴道检查，同时结合产程进展情况做出诊断。产力、产道、胎儿，三因素中任何一个或一个以上的因素发生异常或三个因素相互不能适应，使得分娩过程受到阻碍称为难产，如头盆不称。产程中出现难产并不意味着完全不能经阴道分娩，经过适当的处理，部分产妇可由难产转为顺产。

产程共分为三个阶段，第一产程、第二产程和第三产程，临产后应绘制产程图，一旦出现异常及时处理，产程中每个阶段的处理原则不尽相同。

第一产程　分为潜伏期和活跃期，可能出现的异常情况包括以下几种。潜伏期延长：潜伏期初产妇>20 小时，经产妇>14 小时；活跃期停滞：当破膜且宫口扩张≥5cm 后，如果宫缩正常，宫口停止扩张≥4 小时；活跃期停滞：如宫缩欠佳，宫口停止扩张≥6 小时。

一旦产程中出现进展异常，首先应全面检查，分析原因，并针对不同的时期给予处理。如为潜伏期延长，应判别是否存在胎先露异常或宫缩乏力。如为宫缩乏力可给予宫缩剂加强宫缩治疗。如发现存在胎先露异常、头盆不称及胎儿窘迫等不可纠正的难产因素时，应选择剖宫产术结束分娩。可采用以下方法：

第一产程　①潜伏期：潜伏期延长可使产妇身心俱疲，医护人员应提供支持，安抚措施（如按摩、水浸等），以及适时补液。对于不能耐受潜伏期的自然临产产妇，可采取治疗性休息、缩宫素联合或不联合人工破膜/或硬膜外麻醉。对于产程进展顺利者，不推荐产程中常规行人工破膜术。②活跃期：对于活跃期进展缓慢者，可以使用缩宫素，胎膜未破者在胎头下降程度足够且胎先露位置安全时可行破膜。活跃期停滞可作为剖宫产术的指征。

第二产程 对于初产妇，如未行椎管内镇痛，第二产程超过3小时可诊断第二产程延长；如行椎管内镇痛，超过4小时可诊断。对于经产妇，如未行椎管内镇痛，超过2小时可诊断第二产程延长；如行椎管内镇痛，超过3小时可诊断。第二产程延长与以下几个因素有关：椎管内镇痛、枕后位、第一产程延长、初产妇、孕妇身材矮小、胎儿的出生体重及宫口开全后胎头位置较高。第二产程异常时选择处理的方式很重要，需根据母体、胎儿的临床情况决定分娩方式。推荐采用椎管内镇痛的初产妇在第二产程开始时即在指导下用力。不推荐在第二产程采用宫底加压的方式协助胎儿娩出。不常规推荐会阴切开术，但应采取会阴保护以减少损伤。可采用以下措施：

使用缩宫素 在第二产程，胎头下降缓慢的原因应更多考虑如胎儿体位或胎先露异常、巨大儿、产妇骨盆小，而非宫缩乏力，宫缩乏力在第一产程胎头下降缓慢时应作为重点考虑因素。若考虑宫缩乏力，可予缩宫素治疗。

徒手旋转胎头术 若宫口开全且无头盆不称、胎头颅骨无变形、双顶径已达坐骨棘平面以下，经加强产力等对症处理后，胎头位置持续异常影响产程进展时可采取徒手旋转胎头术，帮助胎头转成枕前位。徒手旋转胎头成功后，手在阴道内固定胎头约2次宫缩，待胎头为枕前位，握胎头之手感到胎头在下降，并不再回转时将手抽出。操作时动作轻柔，用力均匀，切忌粗暴。当产妇会阴水肿、会阴过紧、缺乏弹性、耻骨弓过低、胎儿过大或母儿有病理情况急需结束分娩等易造成会阴裂伤，应做出正确判断，及时采取会阴切开术，避免发生复杂性会阴裂伤。

会阴切开术 不常规推荐会阴切开术，以下情况可考虑行会阴切开：若在第二产程需要加快胎儿娩出，如复苏措施治疗无效的Ⅲ类胎心监护图形，可使用会阴切开术；阴道出口狭窄的女性放入产钳或负压吸引器做准备；某些肩难产的情况下，会阴切开术可增加术者放置手指的空间，并因此促进后肩的娩出和其他内部操作。

产钳术及胎头吸引术 第二产程中出现急性胎儿窘迫需尽快结束分娩，持续性枕后位、分娩进展过于缓慢者、宫缩乏力、第二产程延长时，应合理应用产钳术及胎头吸引术。头盆相称、宫口已开全、胎膜已破、胎头已衔接是进行阴道助产的必备条件。

第三产程 主动处理的意义在于预防产后出血的发生，其方法大致归纳为宫缩剂的应用、脐带胎盘处理以及胎盘娩出后子宫按摩、子宫腔纱条填塞术、盆腔动脉结扎术及产科子宫切除术。第三产程处理不当可造成子宫内翻、产后出血等严重的并发症。

宫缩剂 预防性应用缩宫素可显著减少产后出血量以及治疗性应用缩宫素的量。对低危阴道分娩的产妇可在胎儿前肩娩出后注射缩宫素，或缩宫素静脉滴注。麦角新碱由于对产妇不良反应大且增加手取胎盘的发生率，仅作为二线用药，对高血压患者禁用。卡贝缩宫素可作为择期剖宫产的用药以预防产后出血。

脐带胎盘处理 延迟脐带结扎可以减少新生儿脑室内出血，减少母婴间输血的发生率，改善早产儿围产期预后，但足月儿晚期延迟脐带结扎可能会增加新生儿因黄疸而需光疗的概率，因此足月分娩儿应及时结扎脐带。

胎盘应在胎儿娩出后30分钟内娩出，如超过这一时限应进行处理。胎盘娩出延迟的原因包括：①胎盘剥离后由于宫缩乏力、膀胱膨胀等因素，使胎盘剥离后滞留宫腔。②胎盘剥离不全，包括胎盘粘连、胎盘植入。胎盘粘连指胎盘绒毛穿透子宫壁表层，不能自行剥离。胎盘植入指胎盘绒毛穿透子宫肌层。③第三产程中子宫发生局限性、环形狭窄导致胎盘嵌顿。胎盘剥离不全或胎盘残留应首先排空膀胱，并立即行人工剥离胎盘术并取出胎盘，难剥离取出的残留部分用大号刮匙刮除。如果为胎盘植入，切忌强行剥离，应以手术治疗为主。

（陈 叙）

gōngsuō jì

宫缩剂（uterine contraction drugs）

可加强宫缩来促进产程进展及预防、治疗产后出血发生的药物。产程中出现原发性或继发性低张性宫缩乏力时，会影响产程进展，如未予处理，会导致难产的发生；胎儿娩出后出现的子宫收缩乏力常会引起严重的产后出血，危及产妇生命安全。故宫缩剂的应用可加强宫缩来促进产程的进展及预防、治疗产后出血的发生。目前宫缩剂主要包括缩宫素、麦角新碱及其衍生物和前列腺素类药物。

缩宫素 又称催产素，是化学合成的环状非肽类物，与神经垂体分泌的多肽类激素的结构类似，在血液中游离存在，能够发动并诱导分娩。缩宫素主要通过肾脏和肝脏代谢，半衰期是1~6分钟，平均3分钟。

作用机制　缩宫素具有高度特异性，作用的靶器官是子宫和乳腺的平滑肌，能增加子宫平滑肌细胞膜上可开放的Na^+通道数目，而引起子宫肌细胞的去极化，导致子宫肌层动作电位释放，从而刺激子宫肌细胞的兴奋传导，产生自上而下的协调、节律性收缩，其对宫体的作用强于宫颈；并通过子宫的收缩压迫子宫肌纤维间的血管及血窦使其关闭，出血迅速减少，促进胎盘剥离。在妊娠晚期、分娩过程中及产后短时间内子宫肌层中的缩宫素受体增加，且雌激素的抑制作用减弱，因此缩宫素的作用更为显著。因缩宫素与血管升压素结构极相似，能使周围毛细血管收缩、血压上升，故大剂量应用时有可能引起血压升高及脉搏增快。

给药方法　缩宫素的给药方法和途径较多，除普遍的静脉给药外，尚有肌内注射、宫颈或宫旁组织注射、子宫肌直接注射、穴位注射和滴鼻给药等方法。但静脉滴注缩宫素仍是目前公认的安全的产前给药途径。它可随时调整给药剂量，保持生理水平的宫缩。其优点如下。①作用快，效果确切：半分钟内可引起子宫收缩，30分钟后达到稳定的药物浓度，持续静脉滴注可维持子宫处于收缩状态。②能准确控制剂量、浓度和入药速度。③体内积蓄小，停药后即可消除药物作用。肌内注射起效较慢，为3~7分钟，作用时间长，可持续60分钟。严禁使用穴位注射及滴鼻给药法，因这些方法均难以掌握缩宫素实际进入体内剂量，且有短时间内缩宫素进入剂量过大造成的严重危险，如子宫破裂。

适应证　胎膜早破需终止妊娠而没有临产征兆或仅有临产征兆而宫口未开者；产程中使用缩宫素的目的是诱发有效宫缩、促使宫口扩张、胎先露部下降，主要用于无明显头盆不称及胎位异常的低张力性宫缩乏力所导致的潜伏期延长、活跃期延长、加速期宫口扩张延缓及停滞、胎头下降延缓等情况；宫口开全后出现继发性宫缩乏力，不存在头盆不称或其他不良因素，亦无胎儿窘迫者，缩宫素可加速自然分娩或有利于阴道助产；第三产程胎盘滞留以及宫缩乏力引起的产后出血者。

禁忌证　明显的头盆不称；胎位异常如横位、臀位；高危妊娠，严重胎盘功能不良，有胎儿宫内缺氧者；软产道异常，如肿瘤、畸形子宫、严重阴道瘢痕狭窄及未处理的生殖道先天异常；多胎妊娠或3胎以上的经产妇；严重内科合并症及并发症孕妇不宜阴道分娩者；严重宫内感染者；胎儿生长受限伴羊水过少。

应用　在加强宫缩促进产程时，缩宫素静脉滴注时应遵循低浓度、小剂量开始，循序增加的持续静脉滴注法。可以缩宫素2.5~5U，加入5%葡萄糖液500ml内缓慢静滴，先以每分钟8~10滴开始，观察子宫收缩情况，此后根据宫缩及先露下降情况进行调整滴速，但每分钟不可超过40滴。静脉滴注缩宫素时应严密监护产妇的血压、脉搏，宫缩频率、强度和持续时间及胎心情况，并且随时调整滴速，每15分钟记录一次。

当10分钟内有5次以上的宫缩或15分钟内超过7次，或宫缩持续时间达60~90秒时需停止使用，以免引起过强的宫缩导致胎儿窘迫；此外出现原因不明的阴道流血、母体心率突然加快、胎心变慢或消失、血尿、病理缩复环、宫缩突然减弱或消失、产妇烦躁不安或尖叫等先兆子宫破裂征象，或发生痉挛性宫缩、血压上升或一过性低血压、过敏时也应立即停药。小剂量应用时引起的强宫缩，可以用硫酸镁或者异丙肾上腺素缓解，过敏需抗过敏治疗，对症处理。

在防治产后出血时，可每次肌内注射5~10U，或于胎儿娩出后予10U向墨菲管注入（开放静脉者）。产后无限制加大缩宫素用量，可使冠状血管及平滑肌收缩，致心脏骤停的潜在危险。控制产后出血时，缩宫素的最大量不超过40U。应用缩宫素时要注意个体差异，警惕对缩宫素过度敏感引起过敏性休克。

卡贝缩宫素　多肽类激素的子宫收缩药，属于长效缩宫素，通过与子宫平滑肌的缩宫素受体结合，引起子宫强直性收缩，能够在原有的收缩基础上，增加其频率和子宫张力；对非妊娠的子宫没有作用，对妊娠和分娩后的子宫有显著作用。以静脉滴注或肌内注射方式给药，能够使子宫迅速收缩，并在2分钟内达到一定强度，在收缩的频率与幅度方面都比缩宫素强。主要由肾脏代谢，半衰期较缩宫素长4~10倍，可以有效预防产后2小时内发生的产后出血。联合缩宫素给药，对预防和减少产后出血的效果明显，用药安全且疗效明确。副作用包括恶心、腹痛、瘙痒、面红、呕吐、热感、低血压、头痛和震颤。妊娠期和胎儿娩出前禁止使用。单剂量注射后如未能产生有效宫缩，不能重复给药，但可用附加剂量的其他子宫收缩药物如缩宫素或麦角新碱。对缩宫素和卡贝缩宫素过敏者禁用。心血管病患者，特别是冠状动脉疾病者须慎用。

麦角新碱 麦角是寄生在黑麦上的一种低等真菌，其内含有生物碱，经过提纯后得到麦角新碱，具有促进子宫收缩的作用，可通过刺激子宫肌 α 肾上腺素受体引起子宫收缩，特点为子宫上、下节段均持续收缩，因此为避免胎儿窘迫的发生，应在胎儿娩出后使用；还可通过刺激 α 肾上腺素受体使血管收缩，引起血压升高。肌内注射后 2～5 分钟起效，7 分钟内达到最大效果，维持 3 小时；静脉给药即刻发挥作用，维持 30 秒，需同时监测血压和心率。主要经由肝脏代谢，平均血清半衰期为 30 分钟，但其作用可持续 3 小时。麦角新碱不耐热和光，应在 8℃以下避光保存。其长效作用机制和缩宫素的短效机制可协同互补，临床用于治疗产后子宫出血、子宫复旧不良等。可静注或肌内注射，一次使用 0.1～0.2mg。静脉滴注时可用 25%葡萄糖注射液 20ml 稀释。极量一次可使用 0.5mg，一日 1mg；剖宫产时直接注射于子宫肌层；产后为了止血也可在子宫颈左、右两侧注射。副作用包括恶心、呕吐、头晕、冷汗、面色苍白、分娩后疼痛等，静脉给药时副作用更突出，不宜以静脉滴注作为常规使用，一次剂量不应超过 0.5mg。禁忌证包括高血压（子痫前期）、心血管疾病、肝病、原发性血小板减少性紫癜和外周血管疾病。胎儿未娩出前禁用，以免发生子宫破裂及胎儿宫内窒息。胎盘未娩出前慎用，以防发生胎盘嵌顿。缩宫素和麦角新碱是治疗宫缩乏力的一线药物，如果给药 5 分钟后仍未起效，可考虑重复给药。如产妇对一线药物无效，应考虑使用前列腺素类药物。

前列腺素类药物 体内蜕膜组织、胎盘组织和胎膜均能产生前列腺素。前列腺素对妊娠子宫有强大的兴奋作用，可通过增加细胞内钙离子的浓度，选择性兴奋子宫平滑肌，增强子宫平滑肌收缩力及频率，迅速引起子宫强直性收缩，促进子宫创面关闭，同时能够使宫颈平滑肌松弛。主要用于引产时促进宫颈成熟及预防产后出血，包括前列腺素 E_2、前列腺素 E_1 和前列腺素衍生物。

地诺前列酮 属于前列腺素 E_2 药物。①多用于足月妊娠引产，可静脉滴注给药。注意必须严密观察宫缩情况，随时调节用药剂量，以防止宫缩过强而发生子宫破裂。②可用于预防产后出血的发生，多静脉滴注给药。静脉滴注时，少数患者可出现类似静脉炎的症状或出现呕吐、轻度腹泻等症状，停药后常自行消失；同时可能引起血管扩张及低血压，故临床应用较少。既往有癫痫病史者应慎用。

米索前列醇 人工合成的天然前列腺素 E_1 的类似物，可经口服、舌下含服或经阴道、直肠或宫颈给药。不但能引起子宫平滑肌的收缩，还能够增加子宫肌层缩宫素受体的数目，能够与缩宫素协同使用。口服后很快吸收，血药浓度在 12 分钟达到高峰，能够转换为有生物活性的米索前列腺酸，半衰期为 20～40 分钟。经阴道给药时，血浆中米索前列腺酸的浓度缓慢升高，血浆浓度的峰值也较低，但持续时间更长。主要经过肝脏代谢。具有室温下保存药物稳定、保质期长、价格低廉等优点；还有使胃肠道平滑肌收缩，引起腹痛、腹泻的副作用；还能扩张血管平滑肌，有轻微、短暂的降压作用。禁忌证包括二尖瓣狭窄，高血压，低血压，青光眼，哮喘，胃肠功能紊乱，过敏体质，贫血，长期服用抗结核、抗癫痫、抗抑郁、前列腺素生物合成抑制剂类药物者。

卡前列甲酯 前列腺素 $F_{2\alpha}$ 衍生物，可直接作用于子宫平滑肌的收缩蛋白，引起子宫强有力地收缩，促进子宫创面血窦关闭，还可增加子宫肌层缩宫素受体的数目，加强了缩宫素的作用。可预防和治疗宫缩弛缓所引起的产后出血。可于胎儿娩出后放入直肠或阴道，具有吸收快、起效快的优点。副作用包括腹泻、高血压、恶心、发热、皮疹、心动过速等。重度子痫前期、妊娠期糖尿病、严重内科合并症（如心肝肾功能不全、严重贫血）、青光眼、哮喘、高血压及过敏体质者禁用。

卡前列素氨丁三醇 卡前列素与氨丁三醇 1∶1 的化合物，它作为钙离子载体可提高细胞内钙离子的浓度，抑制腺苷酸环化酶的作用增加胞质内钙离子的浓度，并刺激缝隙连接形成而引起子宫平滑肌协调、有力的收缩。肌内注射可刺激妊娠子宫肌层收缩；产后使用能够促进子宫肌肉收缩以发挥止血作用。注射后吸收入血液循环的速度快，15 分钟后达到最高浓度。需在胎儿娩出后使用，阴道分娩者可采用宫颈注射或臀部肌内注射给药，剖宫产者可于术中宫体肌内注射给药，术后臀部肌内注射给药。主要用于常规处理方法无效的子宫收缩乏力所致的产后出血，以及有出血高危因素者预防用药。副作用一般为暂时性的，治疗结束后可恢复。最常见的不良反应多与其对平滑肌的收缩作用有关。表现为呕吐、腹泻、恶心、皮肤潮红等。对该药过敏、急性盆腔炎、哮喘、有活动性心肺肾肝疾病的患者禁用。

垂体后叶素 对全身小血管具有强烈的收缩作用，广泛用于各脏器出血的止血，如消化道、生殖系统出血及产后出血。其作用于子宫肌层的受体，引起子宫平滑肌的强烈收缩，用药后由于子宫小动脉的收缩，子宫肌层内血流量锐减，可减少产后出血量。

（陈 叙）

réngōng pòmó

人工破膜（artificial rupture of fetal membranes）

采用人工的方式穿破羊膜，使羊水流出的方法。临产后胎儿先露部与骨盆衔接，将羊水阻断为前后两部分，在胎先露前面的为前羊水囊，宫缩的压力使其楔入宫颈管内，有助于宫颈的扩张。产程进入活跃期后，前羊膜囊扩张宫颈作用已完成，而羊膜囊有碍于先露对宫颈的直接压迫，使子宫收缩也有反射性减弱。人工破膜是缩短产程的最常用的干预措施，在排除头盆不称、胎位异常等情况下，根据产妇的宫缩情况，选择恰当的时机行人工破膜对加速产程的进展可起到积极的作用。

指征 人工破膜的时机应根据患者的具体情况而定，原则上对于产程进展顺利者，不推荐产程中常规行人工破膜术。对产程进展缓慢、阴道检查可明显触及充盈的前羊水囊，为加速产程进展时也可采用；对协调性宫缩乏力致潜伏期延长或有延长趋势，进入活跃期后产力差，可行人工破膜加强宫缩；急性羊水过多出现压迫症状需要结束分娩时，需加强监护下采用人工破膜。

禁忌证 凡有明显头盆不称，影响胎儿先露部下降的产道阻塞或阴道肿瘤，胎位不正如横位、臀位，严重的宫颈水肿，宫颈不成熟及胎盘功能严重减退者，胎儿不能耐受阴道分娩，孕妇有严重的合并症及并发症不宜经阴道分娩者均不宜行人工破膜。

加强宫缩的机制 人工破膜后羊水流出，子宫容量减少，子宫肌纤维缩短，肌张力增加，宫腔内压力增高促使产程进展。破膜后胎儿先露部紧贴子宫下段及宫颈，使其对宫颈的压力加强，反射性刺激宫颈旁神经丛，加强了子宫收缩的起搏点，并使垂体后叶素分泌增加，加强宫缩的强度。破膜后，羊膜细胞中溶酶体释放磷脂酶 A_2，其有促使前列腺素合成的作用，致宫颈局部、血液和羊水中前列腺素含量突然、持续增加。在前列腺素的作用下，贮存在白细胞内的胶原酶及弹性蛋白酶释放，进而致胶原降解，促进宫颈成熟、软化，宫口扩张，加速产程进展；并能激发细胞内钙离子的释放，钙离子可以激活肌原纤维的收缩系统，即肌动球蛋白-ATP，从而引起子宫收缩；还可以促进平滑肌细胞间缝隙连接增多，催产受体增加，从而使子宫纤维的收缩协调而有力，宫缩强度及频率明显增加，成为有效的分娩动力。人工破膜后，胎头下降加速，同时胎头下降阻力也逐渐增加，反射性地刺激垂体系统释放缩宫素，子宫肌层在缩宫素和前列腺素的刺激下，协调同步收缩导致有效宫缩增加。

注意事项 人工破膜一定要严格其操作原则。①破膜前：注意检查有无脐带先露，先听胎心，胎心正常方可实施。如胎头未衔接，为避免发生脐带脱垂不应破膜。破膜前先排空膀胱，阴道检查排除胎位异常或头盆不称情况，抬高臀部，注意操作过程应符合无菌要求。羊水过多者，在破膜前可先做经腹壁羊膜腔穿刺放液，或用长针头做高位破膜，使羊水沿针头缓缓流出，以防羊水过快流出引起脐带脱垂或宫腔压力骤减导致胎盘早剥。②破膜时：人工破膜必须在宫缩间歇期进行，破膜时破口不宜过大，使羊水缓慢流出；如羊膜腔内压力很大，胎膜很快破裂，羊水大量涌出时，可握拳置入阴道或堵塞阴道口，尽力使羊水勿流出过急。破膜时助手轻按宫底，并于耻骨联合上方按压宫底部可减少脐带脱垂的危险，同时注意避免损伤胎头。部分性前置胎盘者，先将手指伸入宫颈管，轻触内口处组织，分辨囊样感部分与海绵感部分，再选择囊样感部分刺破。如破膜后流出的羊水量不多，可稍向上推胎头或用手指扩张破口，以利羊水流出，羊水过少者应予重视。③破膜后：观察羊水性状、颜色、量，立即听取胎心，并记录。若破膜后胎心、羊水出现异常和胎头下降受阻，应给予紧急处理，及时改变分娩方式。破膜后还应该密切观察宫缩，避免破膜引起过强宫缩造成胎儿窘迫或者诱发胎盘早剥，造成产科急重症；破膜后 20～30 分钟后宫缩无改进，仍为宫缩欠佳者，可静脉滴注缩宫素，促进分娩的进行。缩宫素应从低浓度、低速度开始，根据宫缩进行调整，静脉滴注缩宫素过程中必须专人监护，15～30 分钟记录宫缩的频率、强度及持续时间，胎心的频率、节律，羊水的色、质、量等，随时调整缩宫素的用量。破膜后注意保持外阴清洁，可放置无菌垫巾。如破膜12小时后仍未分娩者，应给予抗生素预防感染。

并发症 破膜后发生宫腔内感染、绒毛膜羊膜炎的风险增加。为防止脐带脱垂，破膜后产妇不能起床活动，由于不习惯于久卧床及排便障碍，易致膀胱充盈，影响先露下降。故应注意排空膀胱，必要时进行导尿。如破膜时胎头先露与骨盆入口未衔接，在羊水涌出时，可能发生脐带脱垂。一旦发生脐带脱垂，应将孕妇臀部垫高，以减轻胎先露对脐带的压迫，同时给予吸氧，胎心率正常而胎儿不能于短期内分娩者，应迅速就地进行剖宫产术。同时助手必须在阴道内将先露部持续上推，使其勿压迫脐带直至娩出胎儿，并应做好抢救新生儿的准备。

（陈　叙）

fēnmiǎn zhèntòng

分娩镇痛（analgesia during labor）

用物理、药物或精神疗法，减少或消除产妇在分娩过程中的疼痛，使之自然分娩的方法。分娩镇痛一般分为两种：药物性镇痛和非药物性镇痛。药物性镇痛旨在消除或缓解临产痛的躯体感觉，而非药物性镇痛主要旨在增加舒适感，分娩镇痛使产妇能应对疼痛。

分娩疼痛的机制 在医学疼痛指数中，分娩痛仅次于烧灼痛，位居第二。①分娩第一产程的疼痛是由于子宫肌层阵发性收缩及宫颈部和子宫下段的扩张，使子宫肌纤维拉长或撕裂，子宫血管受压致组织缺血缺氧，激惹神经末梢产生电冲动，从宫颈、子宫来的神经冲动通过骨盆神经丛、下中上腹神经丛、腰交感神经链、T_{10}～T_{12} 和 L_1 神经的白色交通支以及伴同的交感神经传入脊髓背根后索，最后至大脑痛觉中枢，从而使产妇有剧烈疼痛的感受。疼痛多放射到腹部、腰背、大腿等部位，有时髋骶部也会出现牵拉感。属于内脏疼痛，定位不明确，疼痛的强度与宫缩及宫腔内压力有关。②分娩第二产程的疼痛是由于胎儿通过产道时压迫产道，尤其是子宫下段、宫颈和阴道、会阴部，造成损伤和牵拉，通过感觉神经传递而引起的疼痛，属于躯体疼痛，定位明确。在分娩结束阶段时，该神经冲动来自 S_{2-4} 神经，阴部神经进入阴部神经管分为直肠下神经、会阴神经、阴蒂背神经，阴唇的一部分也涉及股后皮神经、髂腹股沟神经、阴部股神经。因此疼痛部位涉及阴道、直肠、会阴。③产程中产妇紧张、惊恐的心理状态可引起体内一系列神经内分泌反应，使肾上腺皮质激素、皮质醇、儿茶酚胺、内啡肽等与疼痛相关的物质浓度增高，使疼痛反应加剧，即所谓害怕-紧张-疼痛综合征。

分娩疼痛引起的生理变化 分娩疼痛可以导致各种继发性生理、生化改变，对母体和胎儿都不利，应及时处理，关键是减轻或消除疼痛。①产痛导致产妇精神紧张、焦虑不安，使神经递质分泌增多，影响子宫有效收缩，使产程延长。②疼痛作为应激源引起机体产生一系列内分泌反应，激素水平失调，体内肾上腺素、儿茶酚胺分泌增加，导致血压升高、心率加快。③疼痛使产妇能量消耗增加、耗氧量增加，正常成人休息时每分通气量为6L，子宫收缩疼痛时每分通气量增至20～25L，长时间过度换气，易导致母体呼吸性碱中毒、血红蛋白释氧量下降，组织缺氧，使之疲倦、情绪低落、宫缩乏力等。④强烈的宫缩使胎盘血供减少，副交感神经反射致产妇大量出汗、恶心、呕吐，使产妇脱水、酸中毒，最终可导致胎儿血 pH 降低、宫内缺氧、酸中毒。

特点 理想的分娩镇痛方法应该具备以下特点：①对胎儿循环无影响。②易于给药，起效快，作用可靠，能满足整个产程镇痛的需要。③避免运动阻滞，不影响宫缩和产妇运动，对产程无影响或可加速产程。④产妇清醒，可参与分娩过程。⑤必要时可满足手术的需要。

副作用 一般而言，分娩镇痛是在产科医师和麻醉科医师的共同监护下实施，对产妇和胎儿都是相当安全的，绝大多数产妇的产痛都能得到缓解。尽管如此，产间镇痛还是可能发生一些副作用，如暂时性的发抖、低血压、呕吐，以及较少见的头痛、抽搐、药物过敏及镇痛不完全的情况。

方法 包括以下方面。

药物性方法 应用麻醉药或镇痛药来达到镇痛效果，也就是无痛分娩。分娩镇痛的麻醉方法有很多种，主要包括全身用药镇痛、局部麻醉镇痛、吸入性分娩镇痛和椎管内神经阻滞镇痛。合理应用镇痛药物及药物浓度、掌握适宜的操作时机，分娩镇痛对产程及母婴的影响较小，是一种安全有效的镇痛技术。

椎管内阻滞镇痛　包括硬脊膜外阻滞、蛛网膜下腔阻滞和蛛网膜下腔-硬膜外联合阻滞等。欧美国家在20世纪80年代已普遍使用，中国正在积极开展。①硬脊膜外阻滞：宫缩疼痛经子宫纤维传至脊髓背角，该处密布阿片受体，经硬脊膜外阻滞注入麻醉性镇痛药，直接与背角阿片受体结合，由此产生镇痛功效，同时无任何感觉和运动阻滞，也无低血压、嗜睡、新生儿抑制等副作用。椎管内阻滞药物可选择阿片类药物与局麻药，研究指出将两药并用，适用于分娩的各产程，运动阻滞可达最轻，镇痛效果达到最佳，其效果不是两药简单的相加，而是协同增强。硬脊膜外阻滞的用药方式包括间断给药、连续给药和患者自控镇痛。间断给药和连续给药的镇痛效果相似。优点包括产程中使用硬脊膜外阻滞可缓解产妇疼痛感觉，使母体儿茶酚胺释放减少，子宫血流和收缩性可明显改善，减少胎儿酸中毒的危险；可打破由于产痛导致产妇发生的“过度通气-通气不足”不良循环；产妇头脑清醒，能主动配合，积极参与整个分娩过程；麻醉药的浓度相当于剖宫产麻醉时的 1/10～1/5，浓度较低，可控性强，安全性高；根据分娩计划的变更，硬脊膜外阻滞可灵活提供产钳分娩或剖宫产手术的麻醉需要。一般于宫口开到 3cm 时进行硬脊膜外阻滞，采用间断注药或用输注泵自动持续给药，达到镇痛效果，镇痛可维持到分娩结束。缺点包括镇痛起效慢，有时需 30 分钟；由于导管位置的关系，某些阻滞效果欠佳；硬脊膜外阻滞采用的局麻药可能引起不必要的运动阻滞、对宫缩的感觉消失进而影响产程；下腹部以下镇痛区域麻木；低血压、尿潴留、寒战、腹肌收缩无力等；偶尔可以引起过早的会阴肌肉松弛而干扰胎儿内旋转机制，增加枕后位和枕横位的发生率；会阴镇痛可影响屏气反射，可能延长第二产程或需要产钳助产。②患者自控镇痛技术：目前倡导“可行走性硬膜外（或蛛网膜下腔）分娩镇痛”。它主要应用患者自控硬膜外镇痛技术，该技术依据是 20 世纪 70 年代初根据按需镇痛提出的，设定有药物的浓度、负荷量（首次用药剂量）、追加剂量、锁定时间（两次追加剂量之间的时间）、背景剂量、单位时间最大用药剂量、输注的速率等；采用连续小剂量持续给药，血药浓度稳定，且总体药物用量小，减少了药物副作用的发生率。其优点包括：镇痛效果稳定、持续；所需局麻药物浓度较低；运动神经阻滞明显减轻；能使血药浓度保持在最低有效镇痛浓度，停止注药后患者可较快恢复，避免了传统给药方法在产程早期单次注药引起的血药浓度过高及镇痛期间血药浓度波动等缺点；能够使产妇自己控制镇痛的操作，为产妇提供一种心理上的优势，从而缓解产妇因分娩造成的焦虑，可减少肉体和精神上的压力；与其他给药方式比较，该方法能够减少胎儿呼吸窘迫的发生率。③蛛网膜下腔-硬膜外联合阻滞：在中国使用广泛。是用小剂量阿片类与小剂量局麻药行蛛网膜下腔麻醉，同时硬膜外腔置管，具有起效快、用药量少、运动神经阻滞轻、持续时间长的特点，综合了硬膜外与腰麻的优点，且不增加并发症，产妇更为满意。在产程早期可下床活动，有利于产力的发挥和恢复、缩短产程、减少缩宫素及麻醉药用量、减轻下腔静脉压迫、降低胎心异常的发生率、改善新生儿阿普加（Apgar）评分，并能减少尿潴留、防止产后背痛等并发症，使自然分娩率提高。

并发症　包括严重低血压、神经损失、产后发热、麻醉药物中毒、出血、全脊髓麻醉等，其中以低血压最为常见。

注意事项　①行分娩镇痛时，应建立静脉通道，预防低血压。②宫口开全后，应指导产妇正确屏气用力，不必停用镇痛药物，必要时静滴缩宫素，预防第二产程延长。③实行分娩镇痛后全程胎心监护，及时处理异常产程。④产妇因产科指征需行剖宫产术时，无须再次麻醉，只需更换麻醉药成分。

适应证　预计难以插管、有恶性高热病史，或某些心血管和呼吸系统疾病，以及为了避免有脊髓高位病变的女性出现自主神经反射亢进。若女性有子痫前期，首选椎管内麻醉。

禁忌证　凝血障碍、腰部感染及颅内压升高。

全身用药镇痛　通过口服、肌内注射或静脉注射药物达到镇痛效果。镇静药主要是地西泮，镇痛药包括哌替啶、二氢埃托啡、吗啡、芬太尼、曲马多等。临床应用最广泛的是哌替啶。除哌替啶外，上述其他药物在镇静、镇痛的同时，亦会对母儿产生不良影响，如新生儿呼吸抑制、肌张力下降，对产妇过度的镇静可影响产妇用力、抑制子宫收缩，使产程延长、第二产程镇痛不足等。①二氢埃托啡：可于临产后 2 小时舌下含服，总有效率达 85%，可缩短产程、减少产后出血，用法简便易被孕妇接受。但此药有吸毒者服用倾向，市面无售。②哌替啶：适用于第一产程，肌内注射后 10～20 分钟出现镇痛作用，1～1.5 小时达镇痛高峰，2 小时后药物效果开始消退，约 50%产妇可获镇痛效果。部分产妇有时会出现头晕、恶心、呕吐、烦躁等副作用。1964年首次将静脉患者自控镇痛技术（patient controlled analgesia，PCA）用于分娩镇痛。该方法操作简单，起效快，效果可靠，但其用药针对性差，对母婴有一定影响，如产妇嗜睡、新生儿呼吸抑制等。尽管静脉PCA的镇痛有效性不如椎管内镇痛，但若产妇有椎管内镇痛禁忌证、不愿意或无法使用椎管内镇痛，这种给予阿片类药物的方式最有效。PCA提供快速起效的镇痛、控制疼痛优于胃肠外注射阿片类（副作用相当），还能让患者有控制感。

局部麻醉镇痛　包括外阴部局部浸润、阴部神经阻滞、宫颈旁阻断。①外阴部局部浸润：因为靶神经是细纤维，所以需用麻醉药物稀释溶液行局部浸润可获满意效果。当阻滞面积较大或需重复注射时，应注意全身毒性反应。②阴部神经阻滞：可减轻分娩中由于产道和盆底扩张及外阴部手术所致的疼痛，使阴道、会阴松弛，缩短第二产程。阴部神经阻滞范围小，镇痛效果欠佳，常需辅助阴阜和大阴唇前部的局部浸润以增强镇痛效果。③宫颈旁阻断：常用于第一产程和第二产程以缓解宫缩痛，为确保安全，常于阻滞一侧后观察胎心10分钟，无不良反应再阻滞另一侧，以免引起胎儿心动过缓或胎儿宫内窒息。阻滞后，疼痛可以缓解数小时。对早产儿、胎儿窘迫、胎盘功能不全者禁用。

吸入性分娩镇痛　曾用乙醚、氟烷、安氟醚、异氟醚等，现已基本弃用。目前常用的是氧化亚氮即笑气。笑气为无色、有甜味的惰性无机气体，化学性能稳定、不燃烧、不爆炸。笑气通过抑制中枢神经系统兴奋性、神经递质的释放和神经冲动的传导，以及改变离子通道的通透性而产生药理作用，是毒性最小的吸入性镇痛药或麻醉药，对呼吸道无刺激，不与血红蛋白结合，对心、肺、肝、肾功能无损害。1880年在圣彼得堡首次将之用于产科镇痛。笑气镇痛主要优点如下：①镇痛效果好，不影响宫缩、产程，血压稳定，对母体及胎儿呼吸、循环无明显抑制作用。②不影响分娩方式，不增加产后出血量，安全。③产妇始终保持清醒，能主动配合完成分娩。④见效快，30～45秒即产生镇痛作用；作用消失亦快，无蓄积作用，镇痛作用强而麻醉作用弱。⑤有甜味、无呼吸道刺激性，产妇易于接受。⑥使用方便，不需特殊设备和专职麻醉师，达到了理想的分娩镇痛要求。

临床应用　50%笑气+50%氧气的混合气体，该气体氧浓度较高，能明显改善胎儿氧合。主要缺点有头晕、烦躁不安、不合作和恶心、反流误吸，排入空气对环境也有一定的污染。由于笑气吸入体内至产生镇痛作用需30～40秒的潜伏期，故必须抢先在宫缩出现之前30秒开始吸入，并逐渐调整直至完全达到无痛的要求，这样才能使笑气镇痛作用的发生与产痛的出现在时相上同步。吸入笑气过量容易引起产妇和胎儿缺氧、宫缩抑制等。据统计，如果笑气使用得当，约有50%的产妇可取得满意的镇痛效果，17%疼痛缓解，但约33%无效。

非药物性方法　包括拉梅兹呼吸法、分娩时按摩疼痛部位或利用中医针灸、经皮电神经刺激法以及导乐分娩、水中分娩、水针镇痛等。

针灸　约在19世纪50年代应用于临床，用于预防分娩疼痛。临床实践表明，针灸不仅对预防分娩疼痛效果显著，且有一定催产作用，对产妇和胎儿无不良影响。针灸预防分娩疼痛的方法有体针、电针、穴位注射法等。针灸分娩镇痛穴位可选择合谷、三阴交、足三里、次髎等部位，也可以选择耳部的子宫、神门、交感、内分泌等穴位，行快速小幅度提插，使局部有酸胀“得气”的感觉。针灸预防分娩疼痛的机制还不完全清楚，可能与经络或神经调节作用有关，也可能是由于激发体内释放某些化学物质，引起痛阈升高之故。

经皮电神经刺激法　通过皮肤上的电极向表皮神经发出间歇性刺激，从而阻断疼痛信号向大脑的传递，达到镇痛效果。是一种非药理学技术。经皮电神经刺激法电极一般放置于背部T_{10}～L_1，刺激频率和强度逐渐调节直至取得最大镇痛效果。该法可推迟对其他镇痛措施的使用时间，从分娩一开始就可以使用，对产妇和胎儿都没有副作用，但镇痛效果相对较差。

水针镇痛　在临产后，通过向指定部位注射灭菌注射用水，形成皮丘达到减痛目的的方法。一般可选择在两次宫缩间注射，镇痛效果较好。作用机制为：注射用水渗透性小、弥散慢、作用持久。选择部位注射可以阻断部分神经传导。局部注射引起的机械强烈刺激使得机体β-内啡肽升高，而此类内源性吗啡物质具有良好的镇痛作用。水针镇痛是一种简便易行的分娩镇痛方式，对母婴无不良影响，适合基层医院广泛应用。

水中分娩　即产妇于第一产

程和第二产程坐于充满热水的分娩池中进行分娩。适宜的水温能使产妇感到镇静，促使腿部肌肉放松，宫颈扩张。水的浮力则有助于身体发挥自然节律，便于翻身和休息，达到缓解产痛的目的。分娩池与子宫内羊水的环境类似，使婴儿更好地适应外部的环境。水中分娩产妇的最佳年龄在20～30岁，且经医师检查无阴道分娩的禁忌证。患有妊娠合并症或并发症的产妇，多胎妊娠、早产、胎膜早破及胎儿较大者均不宜选用此方法。婴儿娩出后，在水中停留时间不宜超过一分钟，以免发生危险。分娩过程中，分娩池中的温水应适时更换，以减少感染的发生。

意义 ①产间镇痛是医学发展的需要。随着医学模式的转变，爱母行动的倡导，打破了“分娩必痛”的传统观念，产时给予分娩镇痛已是时代的需要。②产间镇痛是现代文明产科的标志。③产间镇痛是客观事实，有其生理及心理学基础。如何使产妇安全、无痛苦地分娩，一直是医师追求的目标。④分娩镇痛是每一位产妇和胎儿的权利。分娩是繁衍后代的过程，产妇有权享受安全、幸福的分娩服务，胎儿也有权在此过程中受到保护与善待。⑤分娩镇痛可提高分娩期母婴的安全。

（陈　叙）

Lāméizī hūxī fǎ

拉梅兹呼吸法（Lamaze breath method） 利用呼吸分散注意力，精神预防性以减轻分娩痛苦的分娩方法。又称心理预防式的分娩准备法。法国拉梅兹（Lamaze）以“心理预防法”为基础，经过进一步研究发现可以利用呼吸分散注意力以减轻分娩痛苦，由此创建了该方法。分娩过程需要产妇身体和精神的相互配合，拉梅兹呼吸法能够通过呼吸的训练，转移产妇的注意力，减少产妇的恐惧，帮助他们建立分娩的信心，达到顺利分娩的目的。拉梅兹呼吸法的使用并不表示可以完全无痛分娩，而是使分娩的疼痛减轻到人体所能忍受的范围内。研究表明，该法具有很高的应用价值，能够减少产程中不必要的干预和减少药物的使用，改善母婴结局，极大地保障了母体及胎儿健康。每年均有数以百万的孕妇通过拉梅兹的练习达到理想的分娩结局。拉梅兹呼吸法在1960年以后由美国传到亚洲，在中国应用较广泛。

原理 以俄国当时著名的“心理预防法”为依据。该法认为人类的大脑经过训练后可以接受并分析一个给予的刺激，并选择如何反应。拉梅兹呼吸法强调分娩是一种正常、自然、健康的过程。从妊娠早期开始一直到分娩，通过对神经肌肉控制、产前体操及呼吸技巧训练的学习过程，有效地让产妇在分娩时将注意力集中在对自己的呼吸控制上，从而转移疼痛，适度放松肌肉，使每位产妇在情绪、理智、心理及生理上都有所准备，能够充满信心地应对产痛并保持镇定，以达到加快产程并顺利分娩的目的。

禁忌证 ①经医师诊断不宜进行运动者。②有高危妊娠状态：如妊娠合并症、并发症（如前置胎盘、妊娠期高血压疾病等；有自然流产史、习惯性流产史、早产征兆等）。③内科合并症：如心脏病、肝肾疾病、甲状腺功能亢进症、糖尿病等。④外科合并症：如扭伤、摔伤等。⑤有不适症状：如头痛、腹痛、出血或窦性心动过速、心律不齐等。

步骤 采用拉梅兹呼吸法时，产妇需要充分了解分娩过程中自身的身体变化及可能出现的状况，以及胎儿的状态；当宫缩阵痛来临时，能有经验、稳定地实施各种呼吸步骤，使得肢体及心理放松而降低因紧张引起的疼痛，使拉梅兹呼吸法发挥最大作用。为了在临产后能够熟练地运用该方法，在产前就必须进行练习。通常，从妊娠7个月开始进行拉梅兹呼吸法的训练，由丈夫陪伴进行，效果将会更好。练习环境要温暖、清洁，在地板或床上练习；练习前要排空膀胱，身体不宜过度劳累，同时室内可以播放一些优美的胎教音乐。

该法可分为5个步骤。进行每个步骤前后均需运用廓清式呼吸。廓清式呼吸是拉姆兹呼吸法的准备动作，每星期需练习3～4次。步骤如下：坐、躺皆可，眼睛注视一个焦点，身体完全放松，用鼻子慢慢吸气至肚子，用嘴唇像吹蜡烛一样慢慢呼气。手指按摩法可协助手部放松，转移产妇的注意力。步骤如下：将手轻轻放在下腹部；吸气时，将手指轻轻从腹部外围往上做环行按抚；呼气时，将手指轻轻从腹部中心往下做环行按抚。也可用手轻轻按摩不适处，如腰部、耻骨联合处，这些部位是经络要地，合理按摩可以起到通经活络、舒缓疼痛的作用。

第一阶段（胸式呼吸法） 在潜伏期（宫口扩张至3cm）所采用的呼吸方式是缓慢的胸式呼吸。此时宫缩间隔为5～20分钟，持续时间30～60秒。开始时眼睛注视一个定点，身体完全放松，然后由鼻子深吸一口气至胸腔，将嘴唇像吹蜡烛一样，慢慢呼气，随着子宫收缩就开始吸气、吐气，反复进行，直到宫缩停止才恢复正常呼吸。每分钟做 6~9 次。正确使用时，会感到吸气时胸部有挺起的效果，呼气时胸部又慢慢下沉。胸式呼吸是一种不费力且舒服的减痛呼吸方式，每当子宫开始或结束剧烈收缩时，产妇可以通过这种呼吸方式准确地给家人或医师反应有关宫缩的情况。

第二阶段（嘻嘻轻浅呼吸法）　应用于宫口扩张 3~7cm，胎儿旋转下降的过程中。此时宫缩更加频繁，间隔 2~4 分钟，每次持续 45~60 秒。当子宫强烈收缩时，采用浅呼吸法，收缩开始减缓时恢复深呼吸。首先让产妇身体完全放松，眼睛注视着同一点，用嘴吸入一小口空气，保持轻浅呼吸，让吸入及吐出的气量相等，呼吸完全用嘴呼吸，保持呼吸高位在喉咙，就像发出“嘻嘻”的声音。若使用正确的呼吸技巧，照镜子时会发现喉咙会动。当子宫收缩强烈时，需要加快呼吸，反之就减慢。用呼吸速度的快慢强弱，配合收缩的强弱。需注意，呼出的气体量需与吸入的气体量相同，以免发生过度换气。练习时由连续 20 秒慢慢加长，直至一次呼吸练习能达到 60 秒。呼吸技巧在于嘴巴微微张开，完全用嘴呼吸。结束时，再做一个廓清式呼吸。宫缩同时还可以用手指按摩法，需每天练习。此阶段要避免过早用力，以免造成宫颈水肿。

第三阶段（喘息呼吸法）　当宫颈扩张至 7~10cm 时，宫缩间隔变为 60~90 秒，每次宫缩维持 30~90 秒，此时是产程最激烈、最难控制的阶段。产妇先将空气排出后，深吸一口气，接着快速做 4~6 次的短呼气，感觉就像在吹气球，比嘻嘻轻浅式呼吸还要更浅，也可以根据子宫收缩的程度调解速度。练习时由一次呼吸练习持续 45 秒慢慢延长至一次呼吸练习能达 90 秒。当第一产程末期胎头压迫直肠时，产妇会有解大便的感觉，但是宫颈尚未开全，不能用力。此时先用腹部深呼吸法吸气 3 次，第四次吸气时，屏住呼吸，用 4~5 分力气，像排大便一样向下用力，3~4 秒后吐气。该方法到 37 周后才可以练习。

在整个第一产程中，没有宫缩的时候运用进行式放松。其目的是全面的放松身体。做法：吸气时身体紧张，呼气时身体放松。吸气时用鼻子，呼气时用嘴巴，在所有呼吸法中均如此。具体步骤：闭眼、吸气同时收紧头皮，呼气同时放松头皮；吸气同时皱眉，呼气同时舒展眉头；吸气同时耸肩，呼气同时放松肩膀；吸气同时握拳，呼气同时放松手掌；吸气同时提肛，呼气同时放松肛门；吸气同时扳紧脚跟（也可以绷紧脚尖），呼气同时放松脚掌。在两次宫缩间隙，持续依次做以上步骤，即可全面放松身体。该呼吸法需要每天练习。

第四阶段（哈气运动）　进入第二产程第一阶段胎儿已经接近盆底，产妇想用力将胎儿从产道娩出，但尚不能用力，以免发生阴道裂伤，此时就可以用哈气法呼吸。阵痛开始，先深吸一口气，接着短而有力地哈气，如浅吐 1、2、3、4，接着大口地吐出所有的“气”，直到不想用力为止，练习时每次需达 90 秒。

第五阶段（用力推）　分娩第二产程胎头着冠后，助产士会指导产妇用力，两手抓紧产床旁边的扶手，两脚使劲向下蹬。此时产妇下巴前缩，略抬头，长长吸一口气，然后憋气，用力使肺部的空气压向下腹部，完全放松骨盆肌肉。需要换气时，保持原有姿势，马上把气呼出，同时吸满一口气。换气时要快，以免肌肉完全放松，胎头回缩太多，然后再屏气，用力，换气；每次宫缩有 3 次用力机会，如果用力得当，可以大大加速胎头娩出的速度，该方法产期不必练习。胎头娩出后，为了防止胎儿身体娩出过快导致产妇会阴的撕裂，要求产妇不要用力或缓慢或减轻用力，此时就可以做哈气运动或用 4~5 分力轻轻往下推。每次练习时，用力至少要持续 60 秒。

注意事项　要想在分娩时更好地运用拉梅兹呼吸法，应该及早参加医院提供的孕妇学校的学习，早日认知分娩过程、学习相关知识，完整地掌握拉梅兹呼吸法的全部技巧，妊娠满 7 个月后开始进行呼吸训练。练习过程中要求集中精力，锻炼专注的能力，身体完全放松，还需要注意练习在呼吸节奏打乱时如何重新开始调整呼吸，因为在产程中可能发生呼吸步骤失控的情况，平时经过练习才能在分娩中应对上述情况。总之，拉梅兹呼吸法需在产前反复练习才能达到良好的效果。

（陈　叙）

dǎolè fēnmiǎn

导乐分娩（Doula labor）

导乐者在产前、产时及产后陪伴产妇，给予产妇生理、心理和感情上的支持，并提供适当的帮助，使产妇感到安全、舒适，从而顺利度过分娩全过程的分娩镇痛方式。“导乐”是希腊语“Doula”的音译，原意为“女性照顾女性”。导乐分娩是美国医师克劳斯（M. Klaus）在总结以往的几种精神分娩镇痛方法基础上，倡导的一种新式的分娩模式，也是国际上推荐的一种回归自然的精神分娩镇痛方式。导乐者是指有一定的分娩经验，受过短暂的产科知识培训，有人际交流及疏导技巧的妇女。导乐同时支持伴侣、家庭成员或朋友陪伴产妇分娩，使伴侣和家属放松，帮助产妇树立信心，建立良好的氛围，为产妇提供更好的指导。

产生的基础 产痛是伴随分娩而产生的一种生理现象，但同时会增加产妇的心理负担。资料调查显示98%的产妇在分娩过程中有紧张和恐惧感，这与产妇对分娩过程认识不足，对胎儿及自身健康担心有关，而恐惧、紧张的心理会加重产妇疼痛的感受。在人类和动物实验中均证实过分紧张的情绪会干扰产程的进展。情绪紧张时人体内儿茶酚胺的分泌增多，儿茶酚胺可加剧产妇的紧张和恐惧感，导致子宫肌层张力增加和疼痛加重，由此形成恶性循环。产程中大脑皮质的激活、下丘脑的分泌、肌肉紧张和激素的作用密切相连，并保持动态的平衡。恐惧和紧张会导致肾上腺髓质分泌肾上腺素和去甲肾上腺素增多，加剧子宫肌层对肾上腺素的反应。肾上腺素可降低子宫的敏感性；去甲肾上腺素可导致子宫肌层收缩的不协调性和无效宫缩。疼痛是一种复杂的生理和心理过程，是人体的主观感受，完全建立在情绪感受上，缺乏客观衡量指标。权威调查表明：82%的产妇对住院有心理负担，98%的产妇在分娩时有恐惧感，100%的产妇希望分娩时有家属陪伴身旁。在分娩过程中，产妇家属在面对产妇的疼痛时常常感觉手足无措，因为缺乏医学知识，很难给产妇适当的解释和安慰，而上述心态对产妇有很大的负面影响。因此改善孕产妇的心理状态可改善妊娠结局。导乐分娩以其在整个分娩过程中对孕产妇及家人提供持续的生理、心理和信息支持而备受青睐。

对导乐者的要求 导乐者应该由有过生育经历、具有产科专业知识，有处理产程经验的助产士、护士或医师来承担，同时还要有爱心、同情心和责任心，能够全身心地投入到助产工作，具有良好的人际交往技能和临危不惧的能力。

导乐者工作内容 在国外，导乐者的工作在妊娠的不同时期有不同的内容。

待产阶段 与产妇及家属首次接触时，首先向产妇及家属做自我介绍，了解其妊娠经过及心理状态，并向她们进行分娩准备教育，使孕妇了解分娩的生理特性及其影响因素、分娩的方式及其利弊，以及分娩过程中医疗保健措施的目的，消除产妇的恐惧心理，树立自然分娩的信心；与夫妇协商制订分娩计划，熟悉分娩环境。

妊娠七八个月 开始指导孕妇做产前运动，以增强腹肌及盆底肌肉的弹性，缓解腰酸背痛，协助胎头入盆，保持良好的身材；同时对夫妇双方进行分娩呼吸法训练，专心地呼吸可转移对疼痛的注意力，保存体力，缩短产程。

临产后 ①精神支持：职业导乐在精神上对于产妇的支持更加精细和复杂。分娩过程中对产妇进行连续的心理支持，不断地进行鼓励和表扬，对产妇的努力予以肯定，帮助产妇认识到分娩中的疼痛在所难免；当产痛来临时，进行呼吸和放松训练，通过呼吸、沉思的方法转移注意力，达到缓解产痛的目的；在产程中出现困难时，协助产妇渡过难关，并积极帮助处理出现的问题，并帮助其他家庭成员完成角色的转变。以上这些帮助要优于镇痛药物的应用，并能够获得良好的产科和儿科结局。②建议和讲解：导乐者详细讲解分娩过程，使产妇对于分娩过程有更加直接的认识，积极调动孕妇的主观能动性，减少由于孕妇主观原因造成的难产和手术产。分娩是否顺利和产妇的精神状态有关，在分娩不顺利和产妇精神状态较差时，轻微的疼痛即可引起剧烈的反应。导乐者结合自己的专业知识，密切观察产程进展，及时发现问题予以纠正。每次检查、治疗及进行产科干预时，都对产妇进行解释，减少产妇紧张、不安的情绪，客观上减少紧张时激素的释放，减少大脑皮质对疼痛的冲动感应，提高疼痛的阈值，能够很大程度上消除产痛。③生活护理：通过手掌进行深部或表浅的按摩，通过对产妇腿部、双脚或双手的按摩，及热敷或冷敷的方法帮助产妇缓解疼痛。研究发现，不同形式的按摩可以使产妇感觉舒适，并能传递安全的信息。同时帮助产妇进食、进水，通过灯光、枕头及室温的调节营造一个温馨舒适的待产环境。④鼓励和倡导：研究表明，分娩期间过度紧张可能导致不良的结局。分娩的环境就是引起紧张的因素之一。很多因素都可以导致紧张：如陌生的医院环境和医护人员；常规的医疗操作和要求，如静脉穿刺、禁食禁水、阴道检查、限制活动、胎心监护以及需要进行手术的结局等。分娩时，通常只有产妇一个人在产房内面对恐惧和疼痛。导乐者可以用科学的方法去指导产妇，和善的言行去鼓励产妇，使产妇消除紧张、恐惧感，树立正常的分娩信心，进而帮助产妇度过愉快而健康的分娩过程。同时指导产妇选择自认为安全、舒适、满意的分娩方式，使其获得关于妊娠和分娩的科学知识，产时的干预措施及用药利弊的信息；支持产妇做出正确的决定，使产妇明确在做出决定时自己的中心地位，请求其他人尊重产妇，鼓励产妇提出合适的问题。

胎儿娩出后　指导产妇和新生儿进行早接触和早吸吮，为母乳喂养做好准备。分娩结束后，导乐者应陪同产妇一起回到病房，并与其家人一起分享分娩的感受，帮助产妇及其家人做好角色的转变。此外还应该协助家属护理新生儿，叮嘱产妇及时排尿，防止产后尿潴留和产后出血。目前国内的导乐目前只在临产开始和产后2小时提供服务，主要工作项目与国外导乐工作者相同。

意义　导乐分娩完全无副作用，是最自然的无痛分娩法，能够在产妇临产的关键时刻将特别的关爱送给产妇，帮助她顺利地完成自然分娩。①导乐分娩能够使分娩过程易化，增强产妇的信心，并对分娩过程有了良好的回忆，加强母婴感情，增加母乳喂养的成功率。②导乐分娩减少了很多的产科干预，包括麻醉药物的应用和产科手术，同时还使产后出血、新生儿窒息、产褥感染等母婴并发症的发生率明显降低。③导乐分娩的产妇能够很快与婴儿建立情感的纽带，产后焦虑情绪很少，有足够的信心照顾好婴儿。④导乐分娩也可以作为其他分娩镇痛的辅助方法。导乐分娩在发达国家中应用广泛，在发展中国家也越来越受到重视。因社会或医学因素而处于焦虑状态的孕妇能够从导乐分娩中获益更多，故世界卫生组织建议每一个分娩产妇都应设立导乐分娩助产。

（陈　叙）

yìcháng fēnmiǎn

异常分娩（dystocia）

产力、产道、胎儿以及心理四大因素中的任何一个或多个发生了异常，使胎儿不能经由阴道娩出，而需要使用助产技术或剖宫产手术完成分娩的过程。又称难产。以产程进展缓慢或延长为主要特征。

临床上头位难产的发生率为17.2%，而臀位及横位发生难产占分娩的3%～7%。产时及早诊断难产倾向并积极处理可以有效降低手术产率，避免母儿受损害，使母体在产后康复、婴儿在新生儿期的生长发育进行得更顺利。

病因　正常分娩取决于产力、产道、胎儿及心理这四种因素，最常见的原因以上四种因素的异常，包括一种或者一种以上的复合异常均可导致难产。①产力异常：子宫收缩力过强或者过弱均称为子宫收缩力异常，简称产力异常。②产道异常：产道是胎儿娩出的通道，分为骨产道和软产道，通常讲的“骨盆”就是指骨产道，临床上以骨产道狭窄多见。骨产道狭窄可导致产力异常或胎位异常。骨产道过度狭窄，即使正常大小的胎儿也难以通过（头盆不称），从而导致分娩异常。软产道包括子宫、宫颈、阴道及外阴等。常见的软产道异常有子宫畸形（如双子宫，可发生胎位不正或一侧子宫阻塞产道）、子宫肌瘤、宫颈肌瘤、宫颈水肿、阴道横隔或纵隔、外阴严重水肿或瘢痕等，均可阻碍胎儿通过。③胎儿异常：胎儿是难产的又一关键因素，取决于胎儿大小、胎位及有无畸形。体重达到或超过4000g的胎儿称为巨大儿，巨大儿可以导致产程延长、肩难产以及手术产率增加。胎位异常包括持续性枕后位、枕横位、胎头高直位、前不均倾位、额先露、面先露、臀先露、肩先露、复合先露等。胎位异常的病因有骨盆形态异常、骨盆狭窄、头盆不称、胎头俯屈不良、宫缩乏力、胎头过大过小、胎膜早破、悬垂腹、骨盆倾斜度过大、扁平骨盆、胎儿脐带绕颈、前置胎盘、羊水过多等。对分娩影响较大的胎儿畸形包括脑积水、联体胎儿等畸形儿和先天性巨大肿瘤的胎儿，均可造成难产。④精神心理因素：初次分娩绝大多数是一个漫长的阵痛过程，剧烈的疼痛、待产室的陌生和孤独环境等，都会增加孕妇的恐惧、焦虑感，使产程发生异常。

临床表现　产程延长会增加分娩期母儿并发症，导致产妇烦躁、乏力、进食减少；产力异常时出现宫缩过频、过强，宫颈水肿或宫颈扩张缓慢、停滞、胎先露下降延缓；胎头水肿或血肿、胎儿颅缝过度重叠或胎儿窘迫。

难产的最大特点是产程进展缓慢或产程延长。根据造成难产的原因不同，还有一些相应的表现。如宫缩乏力产妇在子宫收缩的极期，触诊宫底较软，甚至可以受压产生凹陷。骨盆入口平面狭窄的产妇在查体时可以发现“跨耻征”阳性等。

处理原则　应以预防为主，尽可能做到产前预测充分，产时诊断准确及时，针对原因适时处理。无论出现哪种产程异常，均需仔细评估子宫收缩力、胎儿大小与胎位、骨盆狭窄程度及头盆是否相称等，综合决定分娩方式。

预防　提前告知孕妇准确认识产程中可能会出现的情况，产程中积极配合医师进行处理和干预。医护人员耐心观察产程，对于产程中出现的问题积极并且耐心进行干预和处理，如活跃期人工破膜、使用缩宫素、提供一些控制疼痛的方法等，但对于引产要谨慎。在可以的情况下，提倡导乐分娩和分娩镇痛等分娩支持有助于防止难产。

（段　涛）

chǎnlì yìcháng

产力异常（abnormal uterine action） 产程中子宫的收缩发生改变，如失去节律性、极性倒置、收缩过弱或过强。又称子宫收缩力异常。主要包括子宫收缩乏力和子宫收缩过强，每种又有协调性与不协调性之分。其中常见的子宫收缩力异常为协调性子宫收缩乏力（低张性），不协调性子宫收缩乏力（高张性）较少见。协调性子宫收缩过强可导致急产，不协调性子宫收缩过强可引起病理性缩复环或痉挛性子宫狭窄环。产力异常在初产妇多见。产力异常是构成难产的三要素之一，可以是产力本身，也可以是由产道和胎儿异常所致的继后表现。因此，在处理产力异常的产妇时应弄清引起的原因，全面了解母儿状况，进行针对性的处理。

这些评估包括：再次对产妇的妊娠、分娩经过进行全面了解和检查，再次确定产程开始时间和进展情况，仔细研究产程图；重新对骨盆进行测量，估计胎儿体重和检查胎方位进行估计；通过胎儿监护、胎儿头皮血 pH 等方法，了解有无胎儿窘迫以及窘迫的程度，以指导处理。此外还要评估产妇状态，判断是否过度疲乏、失水和酸碱失衡，并予以治疗和纠正。

（段　涛）

zǐgōng shōusuō fálì

子宫收缩乏力（uterine inertia） 产程中子宫收缩肌力不足。简称宫缩乏力。可分为协调性子宫收缩乏力和不协调性子宫收缩乏力。前者又称低张性子宫收缩乏力，后者又称高张性子宫收缩乏力。根据宫缩乏力出现的时间，又可分为原发性子宫收缩乏力或继发性子宫收缩乏力。宫缩乏力是最常引起分娩异常的因素，同时也是最容易通过干预纠正的因素。

（段　涛）

yuánfā xìng zǐgōng shōusuō fálì

原发性子宫收缩乏力（primary uterine inertia） 在产程开始时就出现的宫缩乏力。表现为产程进展缓慢。据估计，有 20%以上的初产妇和 5%左右的经产妇会发生原发性宫缩乏力，如不及时处理，会表现为潜伏期延长、活跃期延长，甚至滞产等异常产程，而产妇体力消耗、烦躁不安，往往拒绝进一步试产。

病因与发病机制 比较常见的可能原因如下。①精神因素：产妇对分娩过程缺乏正确认识、存在恐惧心理，过于担心胎儿和自身的安全，缺乏安全感，可以导致原发性子宫收缩乏力。②药物因素：各种原因导致的子宫肌层对称性、连续性破坏或薄弱均可妨碍子宫收缩的对称性和极性，导致原发性子宫收缩乏力。如子宫畸形（如单角子宫或双角子宫），肌壁间较大的子宫肌瘤或多发性子宫肌瘤，多胎妊娠或羊水过多导致的子宫肌纤维被过度拉伸等。③内分泌因素：胎儿脑成熟诱导胎儿垂体释放促性腺皮质激素，引发一系列的内分泌和炎症因子的激活，导致胎儿和母体内分泌的改变，诱发子宫肌层收缩。当这条内分泌调节通路中的任何环节出现问题，都会引起原发性宫缩乏力。

临床表现 从产程开始即表现出宫缩质弱，导致产程延长。检查宫缩时，可以发现子宫的收缩具有节律性，但是每阵宫缩的持续时间较短、质地较弱；在宫缩高峰时，用手按压宫底部甚至还可以有凹陷。阴道检查发现，胎儿先露部不能如期下降，宫口也不能如期开大，产程延长。

诊断与鉴别诊断 排除假临产后，在潜伏期内出现的宫缩乏力，伴有产程延长，即可以诊断原发性宫缩乏力。假临产是指在正式临产之前子宫的不规则收缩，往往在夜间明显，日间消失或不明显，不伴有胎儿先露的下降和宫口的开大。

治疗 针对原因采用一般处理和加强宫缩的治疗。①一般处理：给予孕妇心理安慰，指导临产后的合理饮食和休息，保证孕妇的体能。必要时采用哌替啶或地西泮等镇静剂帮助孕妇休息。②加强宫缩治疗：主要是静脉滴注缩宫素，通过缓慢调整用药剂量直到有效引起规律宫缩。人工破膜术是通过胎头直接贴近宫颈内口，进而引起反射性子宫收缩，也是加强宫缩的常用方法。

预防 在妊娠期给予孕妇及家属分娩相关的知识培训，让孕妇充分了解分娩的过程，可以有效缓解孕妇分娩过程中的紧张情绪。进入产程后，指导孕妇充分休息和合理饮食，也可以有效防止因过度疲劳导致的宫缩乏力。注意产程中的观察，一旦发现宫缩乏力，尽早对症做出积极处理。

（段　涛）

jìfā xìng zǐgōng shōusuō fálì

继发性子宫收缩乏力（secondary uterine inertia） 在产程开始时宫缩强度正常，产程进入到活跃期后宫缩强度变弱，表现为产程延长或产程停滞。如不及时处理，会表现为潜伏期延长、活跃期延长，第二产程延长甚至滞产等异常产程。对于产妇，由于产道受压过久，局部缺血，可能造成产后排尿困难，甚至发生尿瘘或粪瘘等远期并发症，严重影响生活质量。而继发性宫缩乏力往往存在胎位或骨盆的异常，如果进行错误处理，还可能导致子宫破裂等风险。

病因与发病机制 尚未明了。比较常见的可能原因如下。①头盆不称或胎位异常：由于胎儿先露部不能紧贴子宫下段及宫颈内口，不能发起有效的反射性子宫收缩，是导致继发性子宫收缩乏力的最常见原因。②药物性因素：产程初期使用的镇痛和镇静药物、硬膜外分娩镇痛等都可能抑制子宫收缩。③精神因素：产程中过早兴奋、对宫缩不能耐受、过于疲劳等也可以引起继发性的宫缩乏力。

临床表现 产程开始时宫缩强度正常，产程进展了一段时间后，通常是进展到活跃期之后，宫缩强度转弱，产程延长甚至停滞。检查宫缩时，可以发现子宫的收缩具有节律，但是每阵宫缩的持续时间较短、质地较弱。阴道检查发现，胎儿先露部不能如期下降，宫口也不能如期开大，往往可发现骨盆或胎位存在异常。

诊断与鉴别诊断 诊断不困难，宫缩乏力是进入活跃期才出现的即可诊断。在诊断的同时需要积极寻找原因，排除头盆不称或胎位异常引起的宫缩乏力。

治疗 针对原因采用不同的治疗方法。如果存在胎位异常的因素，根据情况手法纠正胎位或剖宫产终止妊娠；明确头盆不称时禁用加强宫缩的治疗，需行剖宫产；排除头盆不称和胎位异常的情况下，采用人工破膜或静脉滴注缩宫素等方法加强产力；当宫口开全，胎头下降到一定程度时，也可以采用产钳术或胎头吸引术助产。

（段 涛）

xiétiáo xìng zǐgōng shōusuō fálì

协调性子宫收缩乏力（hypotonic uterine inertia） 子宫收缩呈现正常的节律性、对称性以及极性，但是收缩力弱。又称低张性宫缩乏力。子宫收缩起自两侧宫角部，左右对称，并向中线集中协调地遍布整个子宫，并能由弱至强，维持一定时间。但是在子宫收缩高峰的时候，宫缩仍不能达到一定的强度，具体表现在用手触摸宫底，感觉宫底质较软，甚至手指按压能出现凹陷。在导致难产的三大因素，产力、产道、胎儿中，宫缩乏力是最易出现问题的因素，同时也是最容易纠正的因素。在排除产道异常及头盆不称后，采用包括缩宫素静脉滴注、人工破膜、休息等多种措施都可以加强宫缩，促进产程进展。根据协调性子宫收缩乏力出现的时间，可以分为原发性协调性子宫收缩乏力和继发性协调性子宫收缩乏力。

（段 涛）

bù xiétiáo xìng zǐgōng shōusuō fálì

不协调性子宫收缩乏力（hypertonic uterine inertia） 子宫收缩失去了正常的节律性、对称性和极性，但收缩力弱。又称高张性宫缩乏力。孕妇感觉持续性腹痛，检查发现宫缩间期子宫仍不能放松，但是产程进展缓慢，出现产程阻滞。

病因与发病机制 精神因素以及头盆不称可能是导致不协调性子宫收缩乏力的主要原因。子宫上可以出现多个宫缩的发起点，但是不能形成有效的合力，往往子宫下段收缩力强，而宫底部收缩力差。不协调宫缩时，由于宫缩没有完全的间歇，因此对产妇的休息和进食影响很大，非常容易引起产妇的过度疲劳，严重时甚至引起水电解质的紊乱。由于不协调宫缩乏力不能使子宫壁完全放松，因此会影响子宫胎盘循环，甚至导致胎儿窘迫。

临床表现 产妇主诉腹痛剧烈，无明显间歇，精神疲惫。腹部检查发现子宫收缩呈现一定的规律性，但是宫缩间隔子宫不能完全放松，而且子宫下段的宫缩往往强于宫底部。阴道检查发现，胎儿先露部不能如期下降，宫口也不能如期开大，产程延长。胎儿监护可能发现胎儿窘迫的征象。

治疗 通过应用镇静剂如哌替啶或吗啡帮助产妇休息，经过充分休息后，大多数产妇的宫缩会转为协调性子宫收缩。在子宫收缩恢复为协调性之前，严禁应用加强宫缩的治疗。发现伴有头盆不称或胎儿窘迫，应采用剖宫产终止妊娠。

（段 涛）

zǐgōng shōusuō guòqiáng

子宫收缩过强（uterine overcontraction） 产程中宫缩过强、过频的子宫收缩力异常。可分为协调性子宫收缩过强和不协调性子宫收缩过强。

（贺 晶）

xiétiáo xìng zǐgōng shōusuō guòqiáng

协调性子宫收缩过强（coordinative uterine overcontraction）子宫收缩的节律性、对称性和极性均正常，仅子宫收缩力过强、过频。

病因与发病机制 尚不明确，临床多见的是由使用促子宫收缩药物过量或患者对药物过敏导致。

临床表现 若产道无阻力，胎儿中等大小，宫颈在短时间内迅速开全，分娩过程很快结束。若总产程不足3小时，称为急产，经产妇多见。但宫缩过强过频，产程过快，可致初产妇宫颈、阴道以及会阴撕裂伤；并由于接产前、接产时忽略消毒可致产褥感染；产后子宫肌纤维缩复不良易发生胎盘滞留或产后出血。同时，由于宫缩过强、过频影响子宫胎盘的血液循环，胎儿在子宫内缺氧，易发生胎儿窘迫、新生儿窒息甚或死亡；胎儿娩出过快，胎头在产道内受到的压力突然解除，可致新生儿颅内出血；来不及消毒后接产，新生儿易发生感染；无合适接产场合，若坠地可致骨折、外伤等。因此对协调性子宫收缩过强一经诊断应及时做好保护母儿的应急准备。

诊断 以临床症状为依据进行诊断。

治疗 应以预防为主，对有急产史的孕妇，在预产期前1~2周不应外出远走，以免发生意外，有条件者应提前住院待产。临产后慎用缩宫药物及其他可促进宫缩的产科处理，包括灌肠、人工破膜等。胎儿娩出时，勿使产妇用力向下屏气。提前做好接产及新生儿窒息的抢救准备。若急产来不及消毒及新生儿坠地者，新生儿应肌内注射维生素 K_1 10mg 预防颅内出血，并尽早肌内注射精制破伤风抗毒素1500U。产后仔细检查宫颈、阴道、外阴，若有撕裂应及时缝合。若属未消毒的接产，应给予抗生素预防感染。

（贺　晶）

bù xiétiáo xìng zǐgōng shōusuō guòqiáng

不协调性子宫收缩过强（incoodinative uterine overcontraction）子宫收缩过频、过强，且失去正常的节律性和极性等子宫收缩特性。主要分为强直性子宫收缩和子宫痉挛性狭窄环。

（贺　晶）

qiángzhí xìng zǐgōng shōusuō

强直性子宫收缩（tetanic contraction of uterus）宫颈内口以上部分的子宫肌层均处于持续性强直性收缩状态。多发生在第一、第二产程。

发生机制 多由分娩时发生梗阻、缩宫素应用不当或胎盘早期剥离时血液浸润肌层等引起子宫收缩失去节律性所致。

临床表现 强直性子宫收缩发生时，产妇多有持续性腹痛症状，并可伴有烦躁不安、腹痛拒按、恶心等表现。查体时胎位不清楚，胎心亦难以听到。如胎膜已破、羊水流尽，则胎儿可于短期内死亡。

诊断 结合患者症状（持续性腹痛、烦躁、不配合检查等）、体格检查（子宫强直性痉挛性收缩、腹部拒按、胎位触不清、胎心听不清）及辅助检查（胎儿电子监护宫缩压力曲线）即可诊断。但在诊断强直性子宫收缩的同时，尤其要注意早期发现先兆子宫破裂的三大特征，即子宫下段固定压痛点、病理性缩复环和血尿，出现其中任何一种症状即提示有先兆子宫破裂可能。

处理 一旦确诊为强直性子宫收缩，应及时给予宫缩抑制剂，如25%硫酸镁20ml加入5%葡萄糖20ml缓慢静脉推注（不少于5分钟），以解除子宫强直性收缩。同时，尽快查找引起强直性子宫收缩的原因，对因治疗。若使用缩宫素不当引起者，立即停用缩宫素，并应用宫缩抑制剂，密切观察子宫收缩变化情况；若属梗阻性原因，或子宫肌层血液浸润引起者，应立即行剖宫产术。若已出现胎儿窘迫、需急速解除子宫强直性收缩时，可使用氟烷、乙醚等吸入麻醉，或给予吸入亚硝酸异戊酯，甚至全身麻醉同时给药；若此时已达第二产程、缓解宫缩有效，可考虑产钳等阴道助产方式；若仍然不能解除强直性子宫收缩，应考虑行剖宫产术。若已发生胎死宫内，应在使用乙醚吸入等方式尽力缓解宫缩前提下，争取阴道娩出死胎。

（贺　晶）

zǐgōng jìngluán xìng xiázhǎi huán

子宫痉挛性狭窄环（constriction ring of uterus）子宫局部平滑肌呈痉挛性、不协调性收缩形成的环形狭窄，持续不放松。狭窄环常见于在子宫上下段交界处及胎体狭窄部，以胎颈、胎腰处常见。

发生机制 多因精神极度紧张、过度疲劳及不适当地应用宫缩剂或粗暴地进行产科处理所致。

临床表现 产妇出现持续性腹痛、烦躁不安，主要疼痛部位为子宫下段。体格检查可有腹痛拒按表现，宫颈扩张缓慢，胎先露部下降停滞，可有胎心的不规则变化。子宫狭窄性痉挛环者行腹部检查可在胎儿颈部、腰部等细小部位发现狭窄环，位置固定，不随产程时间的延长而上升，狭窄环处可有压痛。但腹部检查很难发现典型的子宫痉挛性狭窄环。

典型者阴道检查可在子宫腔内触及坚硬而无弹性的环状狭窄，环的上、下部分均不紧张，环的位置不随宫缩上升，是与病理性缩复环鉴别的要点，不是先兆子宫破裂的征象。子宫痉挛性狭窄环在第三产程时常可造成胎盘嵌顿，手取胎盘时可在宫颈内口上方直接触到此环。

处理 子宫痉挛性狭窄环的形成可导致产程延长或停滞、胎盘嵌顿，增加产后出血、产褥感染及手术产的机会。且由于产程延长，易发生胎儿窘迫及新生儿窒息，严重者直接导致死胎或死产。故子宫痉挛性狭窄环的及时诊断，对于指导处理非常重要。

一经诊断，应认真寻找病因，及时给予纠正，包括停止一切对子宫的不必要刺激，如禁止阴道内操作、停用缩宫素等。若无胎儿窘迫征象，可给予镇静剂如哌替啶或吗啡，一般可消除异常宫缩。当子宫收缩恢复正常时，可行阴道助产或等待自然分娩。若经上述处理，子宫痉挛性狭窄环仍不能缓解，宫口未开全，胎先露部高，或伴有胎儿窘迫征象，均应立即行剖宫产术。若胎死宫内，宫口已开全，可行乙醚麻醉，尽量经阴道分娩。

（贺　晶）

chǎndào yìcháng

产道异常（birth canal abnormal） 胎儿娩出时通过的路径存在异常的情况。包括骨产道异常和软产道异常，以骨产道异常更为多见。产道情况是决定能否顺利阴道分娩的四大重要因素之一。

（贺　晶）

gǔ chǎndào yìcháng

骨产道异常（abnormal of bony birth canal） 由于骨盆形态异常和骨盆径线过短，造成骨盆腔容积小于胎先露部能够通过的限度，阻碍胎先露部下降，影响产程顺利进展的情况。又称狭窄骨盆。其包括骨盆形态异常和骨盆径线过短。

病因 骨盆的先天发育异常、出生后营养状况不良（如缺钙、磷、维生素D以及紫外线照射不足等导致的骨软化症）以及佝偻病、外伤等疾病均可导致骨盆局部或多个径线狭小、形态异常而造成骨产道异常。

分类 依据骨盆狭窄的不同平面可分为以下情况。

骨盆入口平面狭窄 中国妇女较常见。以测量骶耻外径<18cm，骨盆入口前后径<10cm，对角径<11.5cm标准可诊断。常见有以下两种类型。①单纯扁平骨盆：骨盆入口呈横扁圆形，骶岬向前下突出，使骨盆入口前后径缩短而横径正常。②佝偻病性扁平骨盆：由于童年生长发育期患佝偻病，骨骼软化使骨盆变形，骶岬被压向前，骨盆入口前后径明显缩短，使骨盆入口呈肾形，骶骨下段向后移，失去骶骨的正常弯度，变直向后翘。尾骨呈钩状突向骨盆出口平面。由于髂骨外展，使髂棘间径等于或大于髂嵴间径；由于坐骨结节外翻，使耻骨弓角度增大，骨盆出口横径变宽。

中骨盆及骨盆出口平面狭窄 常见于以下几种类型。①漏斗骨盆：骨盆入口各径线值正常。由于两侧骨盆壁向内倾斜，状似漏斗，故称漏斗骨盆。特点是中骨盆及骨盆出口平面均明显狭窄，使坐骨棘间径、坐骨结节间径缩短，耻骨弓角度<90°，坐骨结节间径与出口后矢状径之和<15cm，常见于男性骨盆。②横径狭窄骨盆：与类人猿型骨盆类似，骨盆入口、中骨盆及骨盆出口的横径均缩短，前后径稍长，坐骨切迹宽。测量骶耻外径值正常，但髂棘间径及髂嵴间径均缩短。

骨盆三个平面狭窄 此类妇女骨盆外形虽属女性骨盆，但骨盆入口、中骨盆及骨盆出口平面均狭窄，每个平面径线均小于正常值2cm或更多，亦称均小骨盆。多见于身材矮小、体型匀称的妇女，临床实际较少见。

畸形骨盆 骨盆失去正常形态。临床可见的有以下两类。①骨软化症骨盆：因钙、磷、维生素D缺乏以及紫外线照射不足，使成人期骨质矿化障碍，被类骨组织代替，骨质脱钙、疏松、软化。由于受躯干重力及两股骨向内上方挤压，使骶岬突向前，耻骨联合向前突出，骨盆入口平面呈凹三角形，粗隆间径及坐骨结节间径明显缩短，严重者阴道不能容纳2指，较罕见。②偏斜骨盆：一侧髂翼与髋骨发育不良致骶髂关节固定，以及下肢和髋关节疾病，引起骨盆一侧斜径缩短。

诊断 对于骨产道异常应在产前及时诊断，以决定适当的分娩方式。诊断主要依赖可靠的骨盆测量和评价，有时可参考X线检查和超声检查等辅助检查。对既往病史的详细了解可帮助发现骨盆异常的端倪。

病史 询问孕妇幼年有无佝偻病、脊髓灰质炎、脊柱和髋关节结核以及外伤史。若为经产妇，应了解既往有无难产史及其发生原因，新生儿有无产伤及新生儿出生体重等。

一般检查 测量身高，若孕妇身高在145cm以下，应警惕均小骨盆。注意观察孕妇的体型，步态有无跛足，有无脊柱及髋关节畸形，米氏菱形窝是否对称，

有无尖腹及悬垂腹等。

腹部检查　注意观察腹形，可通过测量宫高及腹围、B超观察胎先露与骨盆的关系、测量胎头双顶径、胸径、腹径、股骨长度等方法来预测胎儿体重，判断胎儿能否顺利通过骨产道。产前充分评估头盆关系，尤其发现胎位异常如臀先露、肩先露时更需注意排除骨产道的异常。特别注意的是，对于中骨盆和出口平面狭窄者胎头也可入盆，多于临产后发现胎方位异常如持续性枕横位、枕后位等，早期诊断存在困难，故需在产时加以关注、识别。

骨盆测量　可分为骨盆外测量和骨盆内测量，首先进行骨盆外测量（见骨产道）。①骨盆外测量：对骨盆外测量各径线<正常值2cm或以上为均小骨盆；骶耻外径<18cm为扁平骨盆；坐骨结节间径<8cm，耻骨弓角度<90°，为漏斗型骨盆；骨盆两侧斜径（以一侧髂前上棘至对侧髂后上棘间的距离）及同侧直径（从髂前上棘至同侧髂后上棘间的距离），两者相差>1cm为偏斜骨盆。②骨盆内测量：如骨盆外测量发现异常，应进行骨盆内测量。对角径<11.5cm，骶岬突出为骨盆入口平面狭窄，属扁平骨盆。中骨盆平面狭窄及骨盆出口平面狭窄往往同时存在，应测量骶骨前面弯度、坐骨棘间径、坐骨切迹宽度（骶棘韧带宽度）。若坐骨棘间径<10cm，坐骨切迹宽度<2横指，为中骨盆平面狭窄。若坐骨结节间径<8cm，应测量出口后矢状径及检查骶尾关节活动度，估计骨盆出口平面的狭窄程度。若坐骨结节间径与出口后矢状径之和<15cm，为骨盆出口平面狭窄。

辅助检查　对于有异常病史或分娩史者可于孕前进行X线骨盆测量，摄骨盆前后位片及侧位片各一张，可更准确地测量骨盆各平面径线，并可观察骨盆形状；分娩前摄片更能观察胎方位及头盆间关系等，但很少采用。超声检查可测量胎头双顶径及估计胎儿大小，并利用阴道超声做骨盆内径测量，可取代X线摄片。

处理　处理原则是明确狭窄骨盆的类别和程度，了解胎位、胎儿大小、胎头变形程度、胎心、宫缩强弱、宫颈扩张程度、破膜与否，结合年龄、产次、既往分娩史综合判断，决定分娩方式。

骨盆入口平面狭窄　①绝对性骨盆入口狭窄：即骶耻外径≤16cm，骨盆入口前后径≤8cm者，足月活胎多不能入盆，不能经阴道分娩，应在接近预产期或临产后行剖宫产结束分娩。②相对性骨盆入口狭窄：即骶耻外径16.5~17.5cm，骨盆入口前后径8.5~9.5cm者，如足月活胎估计体重<3000g，胎位、胎心率正常，可在严密监护下给予试产机会；若胎头迟迟不能入盆，或伴有胎儿窘迫征象，应及时行剖宫产术结束分娩，对此类产妇应适当缩短试产时间。

中骨盆平面狭窄　中骨盆平面狭窄者由于胎头俯屈及内旋转受阻，易发生持续性枕横位或枕后位。产妇多可表现为活跃期延长及停滞、继发性宫缩乏力。若宫口开全，胎头双顶径达坐骨棘水平或更低，多能转至枕前位自然分娩，个别情况需经阴道助产；若宫口开全，产妇主动屏气1小时以上、产力良好而胎头双顶径仍未达坐骨棘水平，或出现胎儿窘迫征象，应该行剖宫产术结束分娩。

骨盆出口平面狭窄　明确为骨盆出口平面狭窄者不应阴道试产。正常体重的足月胎儿一般不能经阴道分娩，应行剖宫产术结束分娩。

骨盆三个平面均狭窄　在胎儿小于正常体重、产力好、胎位及胎心正常的情况下，可短期阴道试产。若胎儿正常大小以上，为绝对性头盆不称，胎儿不能通过产道，应择期行剖宫产术。

畸形骨盆　根据畸形骨盆的种类、狭窄程度、胎儿大小、产力等情况具体分析。若畸形严重、头盆不称明显者，应及时行剖宫产术。

（贺　晶）

tóupén bùchèn

头盆不称（cephalopelvic disproportion）

胎头的大小和位置与骨盆的大小和形态不相适应，胎头不能通过骨盆，分娩阻力增加。是发生头位难产的主要原因。可分为绝对性头盆不称和相对性头盆不称两种情况。头盆不称可能增加母儿的危险性，如果产妇出现全身衰竭症状、胎头下降受阻、宫口扩张延缓或阻滞、胎膜早破、胎儿窘迫等，严重可导致孕妇死亡、胎死宫内、产后出血、产褥感染、膀胱阴道瘘或直肠阴道瘘等。

发生机制　常发生于胎头过大，骨盆异常或胎头进入产道的位置异常。

绝对性头盆不称　常由孕妇骨盆异常所致，以下情况多见。①单纯扁平骨盆：此类骨盆骨盆入口呈横扁圆形，骶岬向前下突出，使骨盆入口前后径缩短而横径正常。②佝偻病性扁平骨盆：由于童年患佝偻病，骨骼软化使骨盆变形，骶岬被压向前，骨盆入口前后径明显缩短，使骨盆入口呈肾形，骶骨下段向后移，失去骶骨的正常弯度，变直向后翘，尾骨呈钩状突向骨盆出口平面，由于髂骨外展，使髂棘间径等于或大于髂嵴间径，由于坐骨结节外翻，使耻骨弓角度增大，骨盆出口横径变宽。以上两者由于骨盆入口平面存在异常，导致胎头难以衔接入盆，造成绝对性头盆不称。

相对性头盆不称 指骨盆正常，但胎儿较大或胎头衔接位置异常导致胎头不能入盆。

诊断 胎头是否衔接是了解骨盆入口处有无头盆不称的一种方法。衔接是先露部的最宽部分通过骨盆入口，枕先露的最宽部分是双顶径，部分初孕妇在预产期前2周。经产妇于临产后，胎头应衔接入盆。胎头是否衔接可以根据骨盆入口之上所触及的胎头比例来评价，如果骨盆入口之上触及2/5或更少的胎头部分，说明胎头已衔接，骨盆入口的头盆不称可能性可被排除。如胎头未衔接，胎头浮动，可采用胎头跨耻征充分估计头盆关系。

检查方法 孕妇排空膀胱，仰卧，两腿伸直。检查者将手放在耻骨联合上方，将浮动的胎头向骨盆腔方向推压，若胎头低于耻骨联合平面，表示胎头可以入盆，头盆相称，称为跨耻征阴性；若胎头与耻骨联合在同一平面，表示可疑头盆不称，称为跨耻征可疑阳性；若胎头高于耻骨联合平面，表示头盆明显不称，称为跨耻征阳性。对出现跨耻征阳性的孕妇，应让其取两腿屈曲半卧位，再次检查胎头跨耻征，若转为阴性，提示为骨盆倾斜度异常，而不是头盆不称。

评估方法 产前和产时对头盆关系的准确评估非常重要。对于头盆关系的评估是一种经验性判断，有时缺乏客观性。可参考应用头位分娩评分法决定处理。该评分法主要依据临产前骨盆大小和胎儿体重两项指标进行评分：≥8分，头盆相称；6~7分，轻度头盆不称；≤5分，为重度头盆不称。具体评分方法详见表1、表2。

处理 凡头盆评分≥6分，均可试产，若产程进展缓慢或阻滞，即行阴道检查确定胎头位置，结合产力再次评分：若产时结合产力及胎头位置总评分<10分，亦应考虑剖宫产。

（贺　晶）

ruǎn chǎndào yìcháng

软产道异常（abnormal of soft birth canal） 由子宫下段、宫颈、阴道及盆底软组织构成的软产道存在异常的情况。软产道异常所致的难产远比骨产道异常所致的难产少见且隐蔽，因而易被忽略，造成漏诊。

病因 软产道由子宫下段、宫颈、阴道及盆底软组织构成，任一部分存在先天发育异常（如子宫纵隔、阴道横隔、斜隔）及后天疾病因素（如烧灼伤、手术等引起的阴道瘢痕性缩窄、宫颈

表1　头盆评分标准

产前评估			产时评估		
评估指标	评估结果	评分	评估指标	评估结果	评分
骨盆大小	>正常	6	胎头位置	枕前位	3
	正常	5		枕横位	2
	临界狭窄	4		枕后位	1
	轻度狭窄	3		高直前位	0
	中度狭窄	2	产力	强	3
	重度狭窄	1		中（正常）	2
胎儿大小（g）	2500±250	4		弱	1
	3000±250	3			
	3500±250	2			
	4000±250	1			

表2　骨盆狭窄的标准及评分

骨盆大小	骶耻外径（cm）	对角径（cm）	坐骨结节间径（cm）	坐骨结节+后矢状径（cm）	出口前后径（cm）	评分
>正常	>19.5	>13.5	>9.0	>18.0	>12.0	6
正常	18.5~19.5	12.0~13.5	8.0~9.0	15.5~18.0	11.0~12.0	5
临界狭窄	18.0	11.5	7.5	15.0	10.5	4
轻度狭窄	17.5	11.0	7.0	14.0	10.0	3
中度狭窄	17.0	10.5	6.5	13.0	9.5	2
重度狭窄	16.5	10.0	6.0	12.0	9.0	1

手术后的瘢痕挛缩狭窄、梗阻产道的子宫肌瘤、宫颈肌瘤等）均可能引起胎儿通过受阻而影响分娩。而一些子宫发育异常如残角子宫妊娠、双角子宫经过斯特拉斯曼（Strassmann）矫形手术后妊娠者，其病变部位虽高于软产道的范畴，但由于患者子宫常存在子宫肌层发育不良、局部薄弱、瘢痕形成等，易出现宫缩乏力、先兆子宫破裂、子宫破裂等情况，影响分娩结局。此外，巨大的卵巢肿瘤可占据小骨盆腔的空间，压迫子宫及胎儿、影响胎先露下降。此两者亦可视为软产道异常的延伸。①会阴及宫颈坚硬：多见于高龄初产妇，因纤维组织弹性减退导致颈管坚韧、弹性差，宫颈扩张缓慢、会阴不易扩张，易水肿。此外，因宫颈局部治疗如电灼、冷冻、高频电刀、锥形切除、宫颈内口环扎术等导致宫颈形成瘢痕、挛缩、狭窄等。此外，亦可能与精神紧张有关。②产道畸形：阴道纵隔及横隔、双阴道以及因灼伤、手术、炎症所致的阴道瘢痕性狭窄等在分娩时可妨碍先露部下降。先天性阴道横膈可在分娩时阻挡胎儿先露部，中间小孔可被误认为扩张的宫颈口，临产后遇胎头深入阴道迟迟不能娩出而宫口查不清者，应及时行阴道检查以明确诊断。此外一些子宫发育异常如残角子宫妊娠、双角子宫经过斯特拉斯曼矫形术后的妊娠者，由于子宫本身肌层发育不良，易出现宫缩乏力、先兆子宫破裂、子宫破裂等情况。③生殖道肿瘤：宫颈癌、异常部位的子宫肌瘤（如子宫肌瘤位于子宫下段或宫颈部肌瘤等）均可能堵塞产道或压迫宫腔、影响胎位，影响分娩进程。卵巢肿瘤若占据小骨盆腔的一部分，可发生产道梗阻。若肿瘤在腹腔，分娩中亦可能诱发肿瘤破裂，症状酷似子宫破裂，需注意。此外，阴道壁囊肿或肿瘤、会阴部及阴道静脉曲张、静脉瘤等，在产程中可发生破裂、出血以及导致产道梗阻等。

诊断 依靠病史、阴道检查和超声等辅助检查，妊娠前行生殖系统超声检查和阴道检查可帮助了解生殖道及盆腔有无异常。部分病变如子宫肌瘤、卵巢肿瘤等可能在妊娠期间发生变化，故应于分娩前再次进行全面的评估，以决定合适的分娩方式。

处理 需根据异常部位、病变性质、妊娠时期、处理效果等综合评估，从而决定分娩方式。原则上以解除产道梗阻为治疗目的。对分娩前或产时无法有效解除的可能导致产道梗阻的因素，或恶性肿瘤等可能危害产妇生命的严重疾病，应选择剖宫产或剖宫取胎，并根据病情在术后进行进一步处理。①会阴部水肿严重者可在无菌条件下行多点穿刺放液，分娩后预防感染。会阴坚韧者适时做会阴切开术，以减轻会阴裂伤。②阴道纵隔及横隔：阴道横隔薄者，分娩时可渐被扩张或撕裂；较厚者不能扩张，须做“十”字切口，在分娩结束时切除剩余部分后缝合；过厚者有时需剖宫取胎。③阴道肿块：单纯阴道侧壁囊肿可行穿刺抽液，待分娩后做适当处理。④阴道肿瘤：少见，可根据具体部位、大小做个体化处理，以不影响产道为原则，如阻塞产道，则应剖宫产。⑤宫颈水肿，如仅子宫颈管坚韧、弹性差，可在宫颈部注射 0.5%利多卡因 10ml 软化宫颈。如用药后观察 1～2 小时仍不见缓解，宫口不能继续扩张，宜行剖宫产术。若宫颈口近开全、水肿范围不大，可在行阴道检查时上推胎头，调整胎头位置，解除胎头与耻骨之间的压迫，用手指轻轻把水肿部分的宫颈上推，使其消退。经上述处理，有时可争取阴道分娩。⑥宫颈瘢痕妨碍宫口继续扩大，不宜盲目观察，即行剖宫产术为宜，以防裂伤。⑦子宫颈癌若在妊娠期发现，当行剖宫取胎中止妊娠，若已近妊娠晚期或临产时更应剖宫产，后给予放射治疗，若病变范围许可也可行根治手术。⑧软产道畸形尽可能在妊娠期确诊，并估计对分娩影响的程度，临产时做相应的处理。若为残角子宫妊娠，应行剖宫产术，并切除其残角子宫。双角子宫经过斯特拉斯曼术后的妊娠者，分娩时应严密观察，预防瘢痕破裂，应放宽剖宫产指征。子宫较薄的纵隔在分娩时可被撕裂，较厚的需手术切除。⑨若子宫肌瘤在子宫下段且占据部分盆腔阻塞产道者，须剖宫产。若不影响产道可阴道分娩，但需预防产后出血。⑩卵巢肿瘤若占据小骨盆腔部分阻塞产道者，可行剖宫产，并手术切除肿瘤。在卵巢肿瘤切除时，均需根据肿瘤特点选择治疗方案，必要时做快速病理检查，以确定其性质，如恶性肿瘤根据病情进一步处理。

（贺　晶）

tāiwèi yìcháng

胎位异常（abnormal fetal position） 胎先露异常及胎方位异常。

胎先露指最先进入骨盆入口的胎儿部分。分头先露、臀先露、肩先露，除头先露以外其余的胎先露均为异常胎位。①头先露：因胎头屈伸程度不同分为枕先露、前囟先露、额先露、面先露，除枕先露以外均为胎先露异常。

②臀先露：可因入盆的先露部分不同，分为混合臀先露、单臀先露、单足先露和双足先露，偶见头先露或臀先露与胎手或胎臂同时入盆，称复合先露。③肩先露。

胎方位指胎儿先露部的指示点与母体骨盆的关系，简称胎位。正常胎位为头位，即枕先露。根据胎儿先露部指示点与母体骨盆的关系，枕先露分为枕左前、枕左横、枕左后、枕右前、枕右横、枕右后6种方位，除枕左前、枕右前外，其余均为异常胎方位。

在异常胎位中，以头先露异常最常见，发生于头先露的难产，称头位难产。头先露中异常胎位最常见的是持续性枕后位和持续性枕横位，发生率约占分娩总数的5%；胎头高直位和前不均倾位（见不均倾位）发生率较低，面先露更少见，头先露异常在产程中才能得以诊断。其次臀先露比较多见，占2%～4%；肩先露相对少见，约占0.25%。臀位和横位在妊娠晚期通过产前检查容易明确诊断。

胎位异常是导致难产的重要因素，胎先露不能很好适应骨盆各平面形态，难以进行一系列适应性转动，导致胎先露下降受阻、继发性宫缩乏力、产程延长或停滞及胎儿窘迫，增加了阴道手术助产及剖宫产率、围产儿死亡率、产后出血率及产褥感染率，需要及时准确诊断，正确处理。

病因与发病机制 引起胎位异常的原因有骨盆异常、子宫收缩乏力、胎儿过大或过小、羊水过多或过少、胎儿发育异常、子宫发育异常及前置胎盘等。

头先露 导致头先露异常的主要原因如下。①头盆不称：头先露时，骨盆狭窄、巨大胎儿是较明显的头盆不称，如骨盆入口异常可致胎头略直伸为高直位，或侧屈为不均倾位，随产程进展胎头更仰伸为面先露。男性骨盆或类人猿型骨盆容易以枕后位入盆，又因中骨盆横径狭窄内旋转受阻而成为持续性枕后位；扁平骨盆胎头以枕横位入盆，中骨盆前后径小而胎头枕部不能转为枕前位，成为持续性枕横位。②产力异常：如宫缩乏力也可影响胎头俯屈、旋转等易形成持续性枕后位、枕横位。③盆腔肿瘤：卵巢瘤或宫颈肌瘤等可因阻塞产道而导致头位难产。④其他：凡影响胎头俯屈、下降的因素如前置胎盘、胎儿过大、胎儿先天性畸形等均可形成胎头位置异常。

臀先露 主要与胎儿发育异常、胎儿宫内活动空间过大或过小、子宫畸形（如单角子宫、子宫纵隔）等有关。

肩先露 主要见于：①多产妇、腹壁过于松弛的悬垂腹均可影响胎头入盆，子宫前倾使胎体斜向一侧或呈横产式。②未足月胎儿，尚未转至头先露时。③前置胎盘影响胎体纵轴衔接或子宫畸形、子宫肌瘤阻碍胎头衔接。④羊水过多。⑤骨盆狭窄。

临床表现 头先露中的胎位异常在产前无任何自觉症状，而臀位的孕妇常感肋下有圆而硬的胎头。胎位异常在分娩期容易出现以下情况。①胎膜早破：臀位和横位时，因先露不规则，骨盆腔空虚，前羊膜囊受压不均匀，易发生胎膜早破，破膜后容易发生脐带脱垂。胎头位置不正如枕后位、高直位等都可妨碍胎头下降，羊水可通过骨盆入口的缝隙使前羊水增多而导致胎膜早破。②产力异常：表现为原发性宫缩乏力及继发性宫缩乏力，使活跃期延长或阻滞。③全身衰竭症状：持续性枕后位可使产妇过早出现肛门坠胀感及排便感，过早增加腹压而消耗体力，容易导致宫颈前唇水肿、活跃期晚期及第二产程延长。产程延长后可引起神经反射性肠蠕动降低及膀胱张力减低而导致肠胀气或尿潴留，产妇常烦躁不安，体力消耗以致脱水、酸中毒及电解质紊乱。④产后出血：由于子宫继发性收缩乏力和母体衰竭易引起产后出血。⑤生殖道瘘：胎头下降延缓或阻滞，如持续性枕后位或枕横位常表现为第二产程延长，膀胱在耻骨联合下受胎头压迫过久，可致膀胱壁缺血、坏死、脱落造成生殖道瘘管。⑥胎儿损伤：臀先露中，后娩出胎头困难，容易发生胎儿脊柱、臂丛神经损伤、胸锁乳突肌损伤造成的斜颈及颅内出血、新生儿窒息等；肩先露以及某些严重胎头位置异常如前不均倾位、高直后位、面先露的颏后位，易发生胎头梗阻，形成病理缩复环以致发生先兆子宫破裂或子宫破裂；由于产程延长、胎头下降受阻可致胎儿缺氧，出现胎儿窘迫。胎头软组织不断受到产道的挤压而出现胎头水肿及颅骨过度重叠，在此基础上即使手术助产仍易发生新生儿颅内出血。

诊断与鉴别诊断 明显的胎位异常如臀先露和肩先露异常，在妊娠晚期通过产前检查、四步触诊法容易得以诊断；少数产妇过于肥胖，腹壁过厚，需要阴道检查和B超明确诊断。而复合先露和头先露的胎位异常在产程中才能发现，需要细致的阴道检查和B超进一步明确诊断。

腹部检查 ①肩先露：子宫呈横椭圆形，宫底低于妊娠周数，在孕妇腹部一侧触及胎头，另一侧触及胎臀，胎心在脐周两侧最清楚。②臀先露：子宫呈纵椭圆形，宫底部可触及圆而硬、按压有浮球感的胎头，耻骨联合上方触及不规则、软而宽的胎臀，胎心在脐部（左或右）上方听诊最清楚。③高直位：高直前位时，胎背靠近产妇腹前壁，耻骨上方扪及胎头，胎头显得比正常小，腹部被胎背占据，两侧均不易扪及肢体，胎心音在腹中线最响；高直后位时，腹部全部被胎儿小肢体占据，有时可在耻骨联合上触及胎儿的下颌，胎心由胎儿前胸传出，比枕前位更响。④前不均倾位：由于胎头不易入盆，胎头不断加重侧屈，使胎头与肩折叠于骨盆入口处，故胎头折叠于胎肩之后而无法由腹部触及，易致检查者误认为胎头已全部入盆。⑤颜面位：因胎体直伸，子宫底较高。颏前位时胎儿肢体靠近腹壁，故易触及；胎心由胸部传出，故在胎儿肢体侧下腹部听诊最响。颏后位时于下腹部耻骨联合上方可触及胎儿枕骨隆突与胎体间有明显的凹沟，胎心由远而弱。⑥持续性枕横、枕后位：腹前壁扪及胎儿肢体，胎背偏向母体侧方，胎心音在母体腹部偏外侧。

阴道检查　①高直位：胎头位置高，肛诊扪不清，阴道检查胎头矢状缝与骨盆前后径一致，小囟门在耻骨联合后方，大囟门靠近骶骨为高直前位，反之为高直后位，先露均高浮于坐骨棘以上。②前不均倾位：胎头矢状缝在骨盆入口平面的横径上，但向后移靠近骶骨岬，胎头前顶紧嵌于耻骨联合后，后顶架于骶岬上，使盆腔后半部空虚。③颜面位：肛诊扪及胎先露高低不平，形状不规则，宫口开大4~5cm后行阴道检查，若胎膜未破应先破膜，可触及高低不平的面部器官如扪及胎儿的口、鼻、眼各部，并以颏部所在位置确定其颏前或颏后位。④持续性枕后位：阴道检查扪及矢状缝在骨盆右斜径上，大囟门在骨盆左前方，小囟门在骨盆的右后方则为右枕后位；反之则为左枕后位，如有胎头水肿或颅骨重叠，囟门扪不清时，可从胎儿耳郭及耳屏位置和方向来确定胎方位。⑤持续性枕横位：矢状缝与大小囟门的位置与骨盆横径一致，小囟门在左侧为左枕横位，反之为右枕横位。

处理　妊娠晚期发现臀先露和肩先露应及时矫正，常用的方法有胸膝卧位、激光照射和艾灸条、外转胎位术。

分娩期某些胎位异常如持续性枕后位、枕横位、高直前位、颏前位、后不均倾位及部分臀先露、复合先露，如产道条件好，胎儿不大，可以阴道试产。在试产过程中，注意加强母儿监护，给予产妇营养支持及心理支持，发生宫缩乏力时适时给予缩宫素静脉滴注加强宫缩，必要时给予阴道助产。①胎头高直前位：如骨盆正常、胎儿不大、产力强，应充分试产，无头盆不称时可用缩宫素加强宫缩促使胎头转位，可经阴道分娩或阴道助产，助产失败再剖宫产。②前不均倾位：一旦确诊，除个别骨盆偏大、胎儿较小者可短期试产外，其余均应尽快以剖宫产结束分娩。③面先露中的颏前位：如产道无异常，子宫收缩良好，胎儿偏小，可能经阴道分娩，若出现继发性宫缩乏力，第二产程延长，可用产钳助产；若头盆不称、初产妇、胎儿窘迫，特别是颏后位，应尽早行剖宫产。④枕后位：应争取早诊断，及时处理，令产妇向胎背的反方向侧卧，以利胎头枕部转向前方。无头盆不称、持续性枕后位的处理原则是先试产，必要时可用缩宫素加强产力，活跃期可行人工破膜，争取推动胎头旋转和下降，宫口未开全前避免过早屏气用力，减少体力消耗，防止宫颈水肿。⑤高直后位、颏后位、前不均倾位：臀先露无试产条件及肩先露者均不能试产，否则会发生梗阻性难产，给母儿造成严重不良后果，一旦确诊均应以剖宫产术结束分娩。所有上述胎位异常造成的难产，在产后均应及时应用宫缩剂预防产后出血及抗生素防治感染。

预后　如及时正确处理，可减少母儿严重并发症的发生，但是胎位异常增加了难产的发生，增加了阴道助产和手术产的概率，产妇容易发生产后出血、产褥感染、软产道的损伤等。对于胎儿，则容易发生胎儿窘迫、产伤、新生儿窒息、死胎、死产等。如果处理不及时，甚至出现子宫破裂、危及母儿生命等严重并发症。

（孙丽洲）

jiān xiānlù

肩先露（shoulder presentation）　胎体横卧于母体骨盆入口之上，先露部分为胎肩的胎位异常。其胎体纵轴与母体纵轴互相垂直，即横产式，又称横位。是对分娩最不利的异常胎位，属于绝对性难产。发生率约为0.3%。

肩先露时胎头位于母体一侧髂窝，胎臀位于另一侧，以胎儿肩胛骨为指示点，根据其与母体骨盆的关系分为肩左前、肩左后、肩右前、肩右后4种胎方位。发生肩先露时，由于胎肩和胸部在分娩时需同时通过产道，胎儿体积增加一倍，因此除死胎浸软或早产儿体重较小外（<800g），足月活胎不可能经阴道娩出，因此

必须及时处理，否则临产后容易形成梗阻性难产，造成子宫破裂，母儿均有生命危险。

病因 常见的原因如下。①多产妇：腹壁异常松弛，形成悬垂腹，胎儿随子宫向前方下垂，胎儿的身体长轴偏离骨盆入口，胎头或胎臀难以进入骨盆入口。尤其是分娩≥4次，肩先露发生率增加10倍以上。②早产：胎儿过小，在宫腔内活动自如。③多胎妊娠：胎儿活动互相受限。④前置胎盘：尤其是后壁的前置胎盘，阻碍胎头或胎臀进入骨盆入口。⑤羊水过多：胎儿在宫腔内活动度大。⑥子宫的畸形或子宫肌瘤：阻碍胎头进入骨盆入口。⑦骨盆狭窄：限制胎头入盆。以上是引起肩先露的常见原因，也有报道孕妇便秘也可引起横位的发生。

发病机制 发生机制主要为胎儿在宫腔内活动空间过大，或者因为子宫或骨盆异常造成胎儿活动受限。

临床表现 肩先露临产后由于先露不能紧贴宫颈，容易发生宫缩乏力和胎膜早破，一旦胎膜破裂，则羊水迅速流尽，甚至伴有脐带脱垂，故容易发生胎儿窘迫或者胎儿死亡。如果骨盆宽大而宫缩强烈，胎肩及胎儿胸部挤入骨盆内，可见胎手脱出于阴道口，这种情况称为忽略性横位或忽略性肩先露。由于胎颈拉长，而胎头梗阻于骨盆入口上方，随着宫缩不断加强，子宫上段越来越厚，子宫下段肌层越拉越长，越来越薄，在两者相接处形成环状凹陷，随着宫缩的增强，此环状凹陷不断升高甚至达到脐上，称为病理性缩复环。产妇下腹部异常疼痛，压痛明显，产妇拒绝按压，异常烦躁、恐惧，出现排尿困难或血尿，胎心率异常，此为先兆子宫破裂，如不及时处理，将因梗阻性难产而发生子宫破裂。

诊断 并不困难，尤其是单胎妊娠时。

产前检查　发现子宫呈横椭圆形，子宫底高度小于相应的妊娠周数，在母体一侧髂窝触摸到圆而硬的胎头，在另一侧触摸到宽而软的胎臀，而子宫底及耻骨联合上方均空虚。肩前位时，可通过母体腹壁触及宽而平坦的胎背；肩后位时，可通过母体腹壁触及多个小而不规则的肢体。胎心听诊位于脐周最清楚。

阴道检查　胎膜未破者，先露高浮，不易触及，后穹隆空虚。破膜后，若宫口开大，可触及胎儿的肩胛、腋窝。腋窝尖顶指向胎儿头部。根据肩胛骨的位置和腋窝尖顶的指向区分胎方位：若肩胛骨位于骨盆前方，腋窝尖顶指向母体左侧胎方位即左肩前，余类推。

阴道检查触及小肢体时，需要区分手和足，手指长短不一，容易分开和折叠；足趾则较短，且整齐，不易折叠。若胎儿上肢脱出于阴道，则检查者通过握手方式区分左右手：检查者只能与胎儿同侧手相握，即左手握左手，右手握右手。左肩前位时，右手脱出，左肩后位时，左手脱出，余类推。即肩前位时，脱出的是与胎方位相反方向的上肢；肩后位时，脱出的是与胎方位相同方向的上肢。

B超检查　多胎妊娠时，有时仅靠产前检查的四步触诊难以准确判断每个胎儿的胎方位，但是无论单胎妊娠还是多胎妊娠，通过B超均可以准确诊断肩先露，并且根据脊柱、胎心等的位置判断具体胎方位。

处理 ①妊娠期：加强产前检查，及早发现横位，及早纠正。妊娠期间一经确诊，立即查找原因，在排除禁忌证后，尽量给予纠正胎方位，指导采用胸膝卧位给予纠正胎位，若为腹壁松弛，在纠正胎位后给予腹带包扎腹壁增加支持力量，或根据情况行外倒转术。如不能纠正，则提前入院，择期剖宫产手术分娩。存在以下情况时不建议采用胸膝卧位纠正胎位：骨盆狭窄、前置胎盘、子宫肌瘤、多胎妊娠、胎儿脐带绕颈、妊娠期高血压疾病和瘢痕子宫。②临产后：若胎膜未破，宫口未开，没有其他产科指征，可行外倒转术。若破膜，胎儿存活，初产妇可行剖宫产术；经产妇首选剖宫产术，若宫口开大>5cm，仍有羊水，可麻醉下试行内倒转术后行臀位助娩。③先兆子宫破裂或子宫破裂：无论胎儿存活与否，禁止一切宫腔内操作，立即剖宫产，并做好输血、输液及抢救准备。子宫破口整齐、新鲜、感染轻、破裂时间<12小时，可修补子宫。若存在明显感染，则同时行子宫切除术，术后加强抗感染。④忽略性横位：若胎儿存活，立即剖宫产。若胎儿死亡，不存在子宫破裂征兆，产妇一般情况良好，则行麻醉下断头术或者除脏术。

预后 肩先露一经确诊，应提前住院，择期剖宫产，一般母儿预后良好。若为忽略性横位，往往在临产时，胎儿因缺氧、受压或脐带脱垂已死亡，产妇处于感染、出血、休克状态，母儿均预后不良，风险极大。忽略性横位剖宫产手术技巧要求很高，子宫下段横切口往往胎儿娩出困难，必要时可行子宫中下段纵切口手术，避免采取最不利于子宫切口愈合的倒“T”切口。

预防 定期正规产前检查，及早发现肩先露，必要时超声检查胎儿、胎盘、羊水情况，寻找横位的原因。在排除禁忌证后，妊娠晚期给予胸膝卧位、外倒转术纠正为头位或者臀位。无法纠正的肩先露需要在预产期前2周住院，预防发生忽略性横位。临产早期未破膜、无头盆不称、无胎盘异常可试外倒转术。

（孙丽洲）

fùhé xiānlù

复合先露（compound presentation）

胎先露部（胎头或胎臀）伴有肢体（上肢或下肢）同时进入骨盆入口的胎位异常。多发生于早产者，复合先露发病率为0.80‰~1.66‰。临床以胎手、胎肘露于胎头旁最常见，也称顶手复合先露；也有胎手露于胎臀旁，而胎足露于胎头旁，称为顶足复合先露，极其少见。

病因与发病机制 胎先露部不能完全充填骨盆入口或骨盆入口出现一过性空虚均可发生。以经产妇腹壁松弛者、临产后胎头高浮、骨盆狭窄、胎膜早破、早产、双胎妊娠及羊水过多等为常见原因。部分复合先露因臀位行外倒转术后发生。

临床表现 根据复合先露肢体脱垂程度的不同，临床表现不尽相同。①仅胎手露于胎头旁，而无骨盆狭窄或头盆不称时，胎儿多能顺利经阴道分娩。②经产妇发生复合先露，因产程进展迅速的关系，多在第二产程胎头拨露时发现，如果胎儿不大，一般不影响顺利分娩，头和手往往同时娩出，但前肩娩出有时会出现困难，发生肩难产。③由于先露不规则，复合先露容易发生胎膜早破，破膜后脐带从先露周围的空隙处脱垂，胎儿可因脐带脱垂死亡。破膜后，脱垂的部分肢体占据了骨盆腔的空间，尤其是骨盆不够宽敞或胎儿偏大时，影响了分娩机转中的胎头下降、胎头内旋，造成潜伏期延长、活跃期延长、产程停滞以及持续性枕横位的发生，增加了阴道助产和手术产的概率。胎儿也可因产程延长、缺氧造成胎儿窘迫，甚至死亡；阴道助产增加了新生儿产伤（如锁骨和肱骨骨折及其他产伤）的发生等。④如上臂完全脱出则能阻碍分娩，下肢和胎头同时入盆，直伸的下肢也能阻碍胎头下降，若不及时处理可致梗阻性难产，威胁母儿生命。但是下肢和胎头同时入盆发生率极低。⑤臀手复合先露也少见。胎手脱出于胎儿外阴前方者，产程中可能自然回缩。胎手脱出于胎儿肛门后方时，胎儿呈仰伸状态，不利于臀位阴道分娩，一旦发现，应立即行剖宫产手术结束分娩。

诊断 复合先露的诊断主要分为产前诊断与产时诊断。①产前诊断：产前四步触诊法可查出少数复合先露，一般难以明确诊断，B超显像仔细扫查可以诊断，但此时未临产，胎头尚未完全入盆固定，复合先露尚可自行改变。中国部分学者称之为暂时性复合先露，以此与分娩时期的复合先露相区别。②产时诊断：多数复合先露在产程中被发现，过半数以上的复合先露在宫口开全或近开全时被发现。当产程进展缓慢时，及时行阴道检查，常在触及胎头时，可以触及胎头前面、侧方的胎手、胎肘或胎足，此时可以准确诊断复合先露。

鉴别诊断 需与以下情况相鉴别。①臀先露：阴道检查时，需仔细辨别胎臀旁脱出的是胎手还是胎足。胎足趾短而平，有足跟；胎手指长，指端不平齐。胎臀旁为胎手则为臀手复合先露，为胎足则为混合性臀先露。②肩先露：当复合先露脱出的肢体为手时，需与肩先露鉴别。肩先露，腹部检查子宫呈横椭圆形，耻骨联合面上方空虚，阴道检查先露仅为手，盆腔空虚；复合先露，腹部检查子宫呈纵椭圆形，耻骨联合面上方不空虚，阴道检查手和肢体旁有胎头。B超可以进一步确诊。

处理 在产前诊断复合先露后，可按照以下方法进行纠正。①嘱孕妇向胎头侧卧位，或者采用仰卧臀高位，操作者在产妇腹部推动胎儿肢体，给予复位。②对于先露肢体位于胎头后方或者深入盆腔使手法复位困难者，嘱产妇采用胸膝卧位，使已进入盆腔的肢体因为自身的重力作用退出盆腔。

在产时发现复合先露，首先应查清胎方位及有无头盆不称，应根据宫口大小、先露高低、肢体脱出部位及程度、胎膜、脐带及胎心情况等决定处理及分娩方式。①若头盆不称明显、胎手合并胎儿颜面位、顶足复合先露、臀手复合先露、胎儿前臂全部脱出且受压无法回纳或伴有胎儿窘迫征象，应尽早行剖宫产术结束分娩。②若无头盆不称，产程早期，嘱产妇向脱出肢体的对侧侧卧，随着产程进展，肢体常可自然缩回。③若脱出肢体部分与胎头已入盆，待宫口近开全或开全后，行内诊上推先露的肢体，将其回纳，同时经腹部下压子宫底，使胎头下降，常能阴道顺娩或产钳助产分娩。

存在以下情况时常导致回纳失败。①产妇不合作：当进行肢体回纳时，产妇受到内诊检查的刺激反射性向下用力，抵抗检查者的操作，使肢体不能上推回纳，而随先露下降，造成失败。②时间短，难以完成操作：由于宫缩强、间歇时间短，肢体回纳的操作尚未完成，下一次宫缩又开始，胎儿肢体随宫缩下降快，导致肢体不能回纳。另外，产程进展迅速，特别是经产妇，当宫口近开全或开全后先露迅速下降，使得操作者没有足够的时间进行回纳。③骨盆狭窄：肢体随先露下降，肢体紧紧卡在骨盆与胎头之间，盆腔内胎儿肢体活动受限，盆腔没有肢体回纳的空间，使操作不能进行。④先露肢体位置：先露的手从肢体的对侧头部随先露下降，即上肢经过胸前或颈部伸到对侧头部发生的复合先露，使肢体不能上推。如左上肢到右侧头部，右上肢到左侧头部。回纳失败者应积极剖宫产结束分娩。需要提前充分做好接产准备，包括产钳助产和新生儿窒息抢救等。应行较大的会阴侧切术，保护会阴时应适度，不要过紧，有利于胎头娩出，动作轻柔地帮助胎手和前臂随胎头同时娩出，此时胎体呈俯卧位，不利于胎肩的娩出，应用手帮助胎背旋转成侧位再娩出。如果此时出现胎肩娩出困难，可见*肩难产*处理方法。

预后 虽然大多数的头手复合先露经积极处理能经阴道顺利娩出，预后良好，但是仍有部分复合先露造成胎膜早破、潜伏期延长、活跃期延长、产程停滞以及持续性枕横位甚至梗阻性难产发生，增加了阴道助产和手术产概率。

预防 ①定期产前检查，对孕妇进行即时的健康宣教，孕后期尤其臀位孕妇应尽量避免腹部大幅度的活动，以避免胎位变化。②对于不明原因的胎头高浮者，及时行B超检查有无复合先露存在。③实施外倒转术时，尽量采用后滚翻外倒转。纠正臀先露至头先露后，应先明确有无复合先露而不急于包腹，避免长时间固定使暂时性复合先露发展为持续性复合先露。④产程进展缓慢时，应及时阴道检查以明确诊断。

（孙丽洲）

tún xiānlù

臀先露（breech presentation）

胎儿位于母体纵轴上，胎头在宫底部，先露部为胎儿的臀、足或膝的胎位异常。发生率为3%~4%。由于胎儿臀部小而软、头部大而硬，若臀先娩出而胎头后娩出，可能导致胎头娩出困难；而且胎臀（尤其是足先露）与子宫下段和子宫颈内口的结合不紧密，易发生脐带脱垂，增加围产儿死亡率，是枕先露的3~8倍。

病因 妊娠30周以前，臀先露较多见，妊娠30周以后多能自然转成头先露。持续性臀先露的可能原因如下。①胎儿在子宫腔内活动范围受限：子宫畸形、双胎妊娠及羊水过少。②胎儿在子宫腔内活动范围过大：羊水过多、经产妇腹壁松弛等。③胎头衔接受阻：前置胎盘、肿瘤阻塞骨盆腔、狭窄骨盆等。④胎儿畸形。

学者研究认为，当孕妇既往有臀位妊娠史，在妊娠晚期应特别注意是否再次发生臀位妊娠。且有剖宫产史使臀位发生率的风险值增加。

分类 根据胎儿两下肢所取姿势分为以下三类。①单臀先露或腿直臀先露：胎儿双髋关节屈曲，双膝关节直伸，以臀部为先露，最多见。此类胎方位可根据胎儿大小及孕妇骨盆、产力情况选择阴道试产。②完全臀先露或混合臀先露：胎儿双髋关节及膝关节均屈曲有如盘膝坐，以臀部和双足为先露，较多见。不适合阴道试产。③不完全臀先露：以一足或双足、一膝或双膝或一足一膝为先露。膝先露是暂时的，产程开始后转为足先露，较少见。此类胎方位阴道试产时极易出现脐带脱垂，宜选择剖宫产终止妊娠、分娩。

单臀位以骶骨为指示点，分为骶左前（LSA）、骶右前（RSA）、骶左后（LSP）、骶右后（RSP）、骶左横（LST）、骶右横（RST）6种，以骶左前最为多见。

临床表现 孕妇常感肋下有圆而硬的胎头。由于胎臀不能紧贴子宫下段及子宫颈内口，常导致宫缩乏力，宫口扩张缓慢，使产程延长。

诊断与鉴别诊断 依据其临床表现，结合腹部、肛门及阴道检查和B超检查进行诊断。

腹部检查 子宫呈纵椭圆形，在子宫底部可触及圆而硬、有浮球感的胎头；胎体纵轴与母体纵轴一致。在耻骨联合上方可触及不规则、软而宽的胎臀，胎心在脐左（或右）上方听得最清楚。在临床中，可能因检查不仔细、腹壁厚、胎儿小等而误诊，不能确诊时可行肛诊、阴道检查或超声检查。

肛门及阴道检查 肛门检查时，可触及软而不规则的胎臀或胎足、胎膝。若胎臀位置高，肛查不能确定时，需行阴道检查。阴道检查时，需了解子宫颈扩张程度及有无脐带脱垂。胎膜已破者，可直接触及胎臀、外生殖器及肛门，应注意与颜面相鉴别：若为胎臀，可触及肛门与两坐骨结节连在一条直线上，取出手指可见胎粪；若为颜面，口与两颧骨突出点呈三角形，手指放入口内可触及牙龈和弓状的下颌骨。触及胎足时，应与胎手相鉴别：胎足趾短而平齐，且有足跟；胎手指长，指端不平齐。同时应了解骨盆有无异常，宫口开大情况，决定分娩方式及时机。

B超检查　能准确探清臀先露类型以及胎儿大小、胎头姿势、胎儿畸形等，超声应了解以下几项内容：①确定臀位类型，诊断胎头有无仰伸。②判断胎儿发育情况。测量双顶径、胸围、腹围及股骨长度估计胎儿体重，排除胎儿畸形。③判断有否脐带先露、脐带缠绕。④了解胎盘、羊水、脐血流等情况。有些情况需超声动态观察。

分娩机制　在头位分娩中，胎头的径线最大，胎头娩出后胎体其他部分娩出多无困难；而臀位分娩则不然，由于臀比肩小、肩比头小，胎儿娩出逐步困难，只有充分了解其分娩机转，方能顺利完成臀位助产。①胎臀娩出：胎臀多在临产后入盆，其入盆的特征是以转子间径（9cm）衔接于骨盆入口的一条斜径（12cm）上，因此有足够的间隙顺利通过骨盆腔，下达骨盆底。随着先露部的下降，遇到骨盆的阻力，转子间径转到骨盆前后径上，前髋位于耻骨联合后方，为适应母体产道的弯曲度，以前髋为支点胎体侧屈，使后髋自会阴体娩出，胎体伸直，前髋娩出，胎儿足、腿相继娩出。②胎肩娩出：胎臀及下肢娩出后，胎体发生外旋转，使胎儿背部转向前方或侧前方，胎体的旋转使双肩径进入骨盆横径或斜径上并逐渐下降至骨盆底，胎儿双肩径适应骨盆出口前后径，前肩向前内旋转45°或90°而位于耻骨弓下，胎体侧屈，先娩出后肩及其上肢，继而娩出前肩及其上肢。③胎头娩出：肩的内旋转和下降使胎儿矢状缝与骨盆横径或斜径相一致，进一步下降遇盆底阻力后胎头发生内旋转45°或90°，胎头矢状缝位于出口前后径上，枕骨转至耻骨联合下并以此为支点进行俯屈，使颊、面、额部相继自会阴前缘娩出，继而整个胎头娩出。臀位分娩时，胎头娩出迅速，未受到很大挤压变形，呈圆形。胎头娩出较胎肩、胎臀困难，是臀位分娩的关键。

处理　妊娠期和分娩期的处理不同。

妊娠期　妊娠30周以前，大多数臀位可以自行回转成头位，因此不必处理。妊娠30周以后仍为臀位者应加以纠正，常用的矫正方法见臀位纠正法。

分娩期　应根据孕妇年龄、胎产次、骨盆类型、胎儿大小、胎儿是否存活、臀先露类型以及有无合并症、并发症，于临产初期做出正确判断，决定分娩方式。

经阴道分娩　①第一产程：孕妇应侧卧，不宜站立走动。少做肛查，不灌肠，尽量避免胎膜破裂。一旦破膜，应立即听胎心。若胎心变慢或变快，应行肛查，必要时行阴道检查，以排除脐带脱垂。有脐带脱垂、胎心尚好、宫口未开全者，为抢救胎儿，需立即行剖宫产术；无脐带脱垂者，严密观察胎心及产程进展。若出现协调性宫缩乏力，应设法加强宫缩。当宫口开大4~5cm时，胎足即可经宫口脱出至阴道。为了使子宫颈和阴道充分扩张，在消毒外阴之后，可使用堵外阴法，即当宫缩时，用无菌巾以手掌堵住阴道口，让胎臀下降，避免胎足先下降，待宫口及阴道充分扩张后再让胎臀娩出。在堵的过程中，应每隔10~15分钟听一次胎心，并注意宫口是否开全。宫口近开全时，要做好接产和抢救新生儿窒息的准备。②第二产程：接产前，应导尿排空膀胱。初产妇应做会阴后-侧切开术。有3种分娩方式：自然分娩，胎儿自然娩出，不做任何牵拉。仅见于经产妇、胎儿小、宫缩强、骨盆宽大者。臀位助产术，当胎臀自然娩出至脐部后，胎肩及后出胎头由接产者协助娩出。脐部娩出后，一般应在2~3分钟娩出胎头，最长不能超过8分钟。臀位牵引术，胎儿全部由接产者牵拉娩出，此种手术对胎儿损伤大，一般禁用。③第三产程：产程延长易并发子宫收缩乏力性出血。胎盘娩出后，应肌内注射缩宫素或其他促进子宫收缩的药物，防止产后出血。行手术操作及有软产道损伤者，及时缝合，给予抗生素预防感染。

剖宫产术　大多认为剖宫产对于臀位新生儿是比较安全的分娩方式，对于<32周的早产儿应根据当地的儿科水平慎重选择剖宫产。在中国，剖宫产是终止臀位妊娠的主要分娩方式。

虽然剖宫产对于新生儿较安全，但并非绝对。臀位剖宫产指征：①高龄初产妇、珍贵儿。②妊娠合并症、并发症不宜阴道分娩或需提早终止妊娠，子宫颈条件不成熟者。③软产道及子宫畸形者；骨盆狭小及头盆不称、瘢痕子宫，此次妊娠胎儿较大者。④超声证实胎头过度仰伸、足先露，估计胎儿体重在3500g以上者。⑤产程中异常情况：第一产程中发现胎儿窘迫或脐带脱垂，胎心异常者；第二产程进展缓慢，软产道较紧，臀位分娩估计困难较大者；滞产用缩宫素等方法纠正无效者。⑥其他产科指征。

预后 ①对胎儿的影响：胎膜早破、早产；产伤，如颅内出血、脊柱损伤、臂丛神经损伤、骨折、内脏损伤；胎儿窘迫及新生儿窒息，常见原因为脐带脱垂、胎膜早破、脐带受压、胎粪吸入、产程延长等；远期影响，如脑性瘫痪、大脑发育迟缓、神经性瘫痪等。②对母体的影响：胎臀形状不规则，不能紧贴子宫下段及子宫颈，容易发生胎膜早破或继发性子宫收缩乏力，使产褥感染与产后出血的机会增多。若宫口未开全而强行牵拉，容易造成子宫颈撕裂甚至延及子宫下段。

（孙丽洲）

túnwèi zhùmiǎn

臀位助娩（breech delivery）

按照臀位分娩机转，由医务人员协助臀先露的胎儿自阴道娩出的过程。

分类 根据协助程度不同，分为三种。①自然臀位分娩：除夹持胎体外不做任何牵引及操作，胎儿完全自然娩出。②臀位助产术（部分牵引术）：胎儿自然娩出直至脐部，余下部分协助牵出。③臀位牵引术：胎儿全部由助产士牵引娩出。

分娩评估 臀位分娩对母体及胎儿的危险性很大，需对产道、产程及胎儿情况做出正确的评估，在住院临产或分娩前做出决定，选择剖宫产还是阴道分娩取决于臀位的类型、胎头的屈曲程度、胎儿大小及宫缩情况、母亲骨盆情况等。医师应该充分告知病情及各种分娩方式的利弊，且应尊重胎儿父母的选择。如决定阴道试产，必须有一个符合要求的接生小组，包括：①一位有丰富臀位牵引经验的医师。②一位有经验的助产士。③一位麻醉师，当有麻醉需要时能及时给予麻醉。④一位有经验的新生儿复苏人员，并能熟练地行气管插管术。

产程监测 正确评估宫口展平、开大情况及先露位置，对分娩至关重要。如果产程进展很快，可能没有时间测量骨盆，产程进展顺利说明骨盆与胎儿大小相适应。每隔15分钟至少记录一次胎心率，臀位孕妇最好进行全程的胎心监护及宫缩监测。胎膜破时，脐带脱垂的危险性显著增加，应行阴道检查以除外脐带脱垂；在胎膜破时，应格外注意最初5~10分钟内的胎心变化，以确保没有出现脐带脱垂的情况。

随着胎儿在产道内的进一步下降，可能因脐带受压而出现持续的胎心率下降，如果这时臀部或双足已至外阴口，应立即进行臀牵引术。若臀位分娩产程能自然地、顺利地娩出至脐带部位、围产期发病率及病死率会降低，如果在这之前出现异常的胎心变化，应该立即决定是进行臀牵引术助产还是剖宫产。任何臀位分娩若要有好的结果，产道必须足够大以利胎儿通过而不引起创伤。子宫颈必须充分扩张，如果没有，剖宫产术是最适宜的分娩方式；胎儿窘迫情况出现也应根据情况选择剖宫产术。

助产方式 包括以下方面。

臀的娩出 臀位助娩在完全臀位、部分臀位及单臀先露中各有不同。

单臀分娩助产 单臀分娩是可以不需要助产而自然进展到脐带部位的，一般应行会阴切开，当胎臀进行性扩张会阴后，后髋可以娩出，通常是在6点处，这时通常会因为压力的关系使胎粪排出。接着前髋娩出，随后外旋转至骶前位。这时应鼓励产妇继续用力，胎体的进一步下降使胎儿双腿容易娩出，助手手指放在与胎儿大腿平行的位置，用手指夹住大腿中间，向外侧用力，使大腿从中间位置被牵出来。双腿娩出后，胎儿臀部可用双手垫以湿热的毛巾来抓住。操作者的手指放在髂前上棘，大拇指放在骶骨上，尽量减少对胎儿软组织的损伤。通过轻柔向下牵拉，同时孕妇屏气用力，直至肩胛骨可清楚地看到。

单臀牵引术 指胎儿的全部分娩均由术者牵引完成。该手术常在紧急情况下施行，产道多未充分扩张，对母子有较大的危险，因此指征明确方可施术。适应证：①胎儿窘迫或脐带脱垂。②产妇有严重合并症如心力衰竭，须立即结束分娩而又无剖宫产条件。③第二产程超过2小时而无进展。需在无头盆不称、宫口开全且术者具有臀位牵引术经验的条件下完成。

放在双侧腹股沟的手指适度牵引、会阴切开，单臀的娩出就可顺利完成。如果适度的牵引不能使臀部有效地娩出，也不宜做剖宫产术，那么就需通过“臀分解术”来使阴道分娩顺利完成。这一操作要求在宫内使单臀位转为足先露臀位，只有在新近破膜的情况下，这一操作才能够尽快完成。如果破膜时间长、羊水大量丢失，操作就变得很困难。因为在这种情况下，子宫收缩直接作用于胎体上，通常需要用药物使子宫松弛，全身麻醉或静脉用硫酸镁、小剂量的硝酸甘油或β受体拮抗剂。

完全臀位或不完全臀位的牵引术 在完全臀位或不完全臀位的全牵引术中，操作者一手放入阴道，抓住胎儿的双足踝关节处，示指放在双足中间，用轻柔的力量向外牵引使之娩出阴道。如果抓住双足有困难，可以首先抓住一只脚，牵引至阴道内，但不能超过阴道口；另一只脚也应牵引至同样程度，之后再抓住双足，同时牵引至外阴；当双腿伸出阴道口后，应再向下轻柔地牵引；当双腿娩出后，应再抓住胎体的更上部位，开始是小腿，然后是大腿。当臀部出现于外阴口，应轻轻牵拉直至髋部娩出。当臀部露出后，将胎儿背部转向前，随后大拇指放于胎体骶骨上，手指放在双髂骨部位，随之轻柔地向下牵引直至肋缘和肩胛骨出现。随着用力地牵引，肩胛骨可以看见，胎儿的背部试图转向母体的一侧。如果旋转没有自然发生，则需要在牵引时加上旋转的力量，努力将胎儿双肩峰间径线衔接于骨盆出口的前后径。成功地行臀牵引术的主要原则是持续地、轻柔地向下用力牵引，直至肩胛下部显露出来，当腋部显露出来再试图娩肩及上肢。腋部显露表示可娩双肩，此时娩肩通常无困难。

娩肩方法　随着肩胛显露，躯干旋转，使前肩及上肢显露并顺利娩出。操作者沿逆时针方向旋转胎儿躯干，以娩出右肩及上肢。接着向反方向旋转，再娩出另一侧肩及上肢。如果躯干旋转不成功，那么必须首先娩后肩。操作者一手抓住胎儿的双足，这时用力向上拉，使胎儿腹部朝向对侧——母体大腿内侧，这样使牵拉的力量作用于后肩，使之自会阴缘拉出；接着是上肢及手。然后向下压低胎儿身体，前肩自耻骨弓处娩出；随之是上肢及手。这时胎背部可以向耻骨联合处自然旋转，如果自然旋转没有成功，通常可以由助手帮助完成躯体的旋转，然后娩出胎头。这一过程不是一成不变的，有时需要首先松解及娩出双臂，这一操作现在比较少，原则是要等腋部显露后再考虑娩肩，应尽量避免在肋缘刚出现时就试图松解娩出双臂。

臀位头部的娩出　可用产钳或 Mauriceau 手法。Piper 产钳可以用来协助娩头，尤其当使用 Mauriceau 手法不能容易完全分娩时。只有适当牵引后，加上耻骨上加压及胎头已衔接时才能使用产钳。用毛巾裹住胎儿悬吊身体使双上肢避开。

有建议对臀位分娩的妇女在产程中用连续的硬膜外阻滞麻醉，具体是否应用麻醉，需权衡利弊，尤其是麻醉有放松盆底组织以利分娩的优点。对于臀牵引术所需的侧切及阴道内操作应给予镇痛，可以用会阴阻滞麻醉或局部浸润麻醉。

预后　包括以下方面。

母体并发症　复杂的臀位分娩，使产妇的危险性升高：产道内的各种人工操作增加了产妇的感染概率；子宫腔内的操作，尤其是子宫下段很薄，或欲通过未完全扩张的子宫颈来娩出胎儿时，可以造成子宫破裂、子宫颈撕裂，或二者均有；这些操作也可以使侧切口撕裂或会阴深度撕裂。足够的麻醉虽可使子宫放松，但可引起子宫收缩乏力，继而引起产后出血。

胎儿损伤　肋骨骨折、锁骨骨折有时难以避免，股骨的骨折可发生在单臀的困难牵引中。这些骨折与阴道分娩、剖宫产都有关。胸锁乳突肌的血肿偶尔会在分娩后产生，通常可自行消退。更严重的问题是由于肩胛骨、肱骨或股骨的骺板分离引起的。上肢瘫痪可以是由于牵引时损伤臂丛神经而引起，但更常见的原因是在松解上肢时过度伸头所致。当胎儿被用力牵拉使之通过狭小的骨盆时，勺状的压迹或颅骨的骨折可发生。偶尔巨大的力量甚至会引起胎儿颈部的破裂。有报道，臀位阴道分娩发生新生儿"突然死亡综合征"的概率增加了7倍。

虽然有以上各种风险，总体上臀位阴道分娩时产妇的预后要比剖宫产术的预后好。对于胎儿，预后不乐观，尤其是臀位先露部在开始牵引时仍很高的情况下，预后更差。除了有创伤之外，不完全臀位时脐带脱垂要比头位常见得多。有研究表明，选择性剖宫产能明显改变5分钟阿普加评分、产伤、严重的新生儿病率、新生儿进入ICU的概率，因此认为臀位妊娠计划剖宫产比计划阴道分娩对胎儿更安全。也有研究表明，无论是产时的剖宫产，还是计划的剖宫产，都有效地降低了胎儿缺氧和机械性死亡的发生。还有研究表明，单胎足月臀位的孕妇阴道分娩产后病率最低，而在活跃期剖宫产术后病率最高。

虽然潜在存在许多臀位阴道分娩的围产儿灾难性后果，但也必须考虑产妇剖宫产术后病率，尤其是当计划分娩足月的单纯/全臀位的胎儿时。在适宜的选择下合理地安排，并征得患者的同意，有计划的剖宫产术和阴道分娩都是适宜的明智选择。

（孙丽洲）

túnwèi jiūzhèng fǎ

臀位纠正法（breech presentation conversion）　妊娠30周前，大多数臀位可以自然回转成头位，不必处理。妊娠30周以后仍为臀位者可加以纠正。纠正的方法包括：体位纠正法、激光照射或艾灸至阴穴、倒转术（见内倒转术、外倒转术）。倒转术又称转向术，目的是用手转动胎儿，将胎儿从不利于分娩的胎位转变成另一种有利于分娩的胎位，如将横位、斜位或臀位转变成头位，或将横位、斜位转变为臀位，或将头位转变为臀位等。

激光照射或艾灸至阴穴：可用激光照射两侧至阴穴，也可用艾灸。英国学者研究发现：艾灸治疗后，有 40.8%的臀位妊娠转成头位，43.4%可行进一步的外倒转术。故认为所有臀先露孕妇都应接受艾灸治疗，因为艾灸非侵入性，是孕妇可以自行管理的治疗。它是一种简单、效价比高的技术。

（孙丽洲）

nèi dàozhuǎn shù

内倒转术（internal conversion）

用手进入子宫腔抓住胎儿的单足或双足，然后牵出子宫颈，将胎位转变为臀位的手术。常用的足式内倒转术有两种：一种是在子宫颈口已开全或近开全时进行，一般随即行臀位牵引术，此为通常所说的内倒转术。多在忽略性异常胎位而无法剖宫产手术时使用，经阴道施术者胎儿死亡率较高，且有发生子宫破裂的危险，很少使用。子宫下段横切口剖宫产如需内倒转成臀位牵出者，也属此种内倒转术。另一种为两极胎儿倒转术，指子宫颈口开大两指以上但尚未开全时，用两指伸入子宫腔与腹壁上的另一只手相配合，将胎儿由头位或横位转变成臀位，而不立即牵出胎儿的倒转术。限于部分性前置胎盘者，利用牵出的胎儿臀部和大腿压迫胎盘的前置部分，以防止继续出血为目的，而不是牵出胎儿。适用于胎儿小或胎儿已死，无大出血的情况下，是为减少剖宫产损伤的权宜之计。如果胎儿存活，或近足月，应及时行剖宫产，既可挽救胎儿又可避免可能的胎盘剥离大出血。此法危险性大，故已很少采用。

（孙丽洲）

wài dàozhuǎn shù

外倒转术（external version）

将横位、斜位或臀位等不利分娩的胎位于腹壁外转变成头位的手术。这是产科最常做的一种倒转术。妊娠 30 周以前，胎儿呈臀位者不应视为异常；妊娠 30 周以后臀位发生率为 3%～6%；臀位妊娠足月分娩，围产儿死亡率约为头位分娩的 5.5 倍。故若无禁忌证，可选择在妊娠 30～34 周实施外倒转术，但外倒转术也存在一定风险：①外倒转术成功率低。②臀位外倒转术易发生胎盘早剥、早产、胎膜早破等并发症，不利于孕妇及胎儿。目前绝大多数横位、斜位和臀位妊娠均采取剖宫产中止妊娠。

适应证 孕妇及胎儿情况正常，无禁忌证。横位、斜位和臀位有可能实施外倒转术，但横位、斜位施行头式外倒转术的机会很小，臀位是实施头式外倒转的主要对象。

禁忌证 ①子宫畸形：如鞍形子宫、双角子宫等，子宫腔容积小，转动胎儿困难。②骨盆狭窄或畸形：胎儿需要剖宫产术，外倒转无意义。③有习惯性早产史、子宫颈机能不全或先兆早产。④确定前置胎盘、脐带绕颈或绕身。⑤确定羊水过少：羊水池<5cm，胎儿在子宫内无转动的余地。⑥妊娠期高血压疾病、胎儿生长受限、慢性宫内缺氧。⑦多胎妊娠、确定盆腔存在肿瘤，可阻塞产道，妨碍倒转。⑧子宫体剖宫产、子宫肌瘤挖除术等子宫壁曾受创伤者。⑨臀先露已入盆、难使先露离开骨盆者，或臀先露胎头过度仰伸者。

方法 包括术前准备、手术方法和术后处理。

术前准备 ①了解孕产史：询问以往有无异常孕产史，了解本次妊娠经过，有无合并症、并发症。②进行仔细全面查体：监测血压及其他生命体征；测量身高、体重、骨盆径线；视诊、触诊腹壁，测量子宫底高、腹围，排除子宫畸形；检查胎儿发育有无异常，排除双胎，估计胎儿体重；确定胎方位、胎背、四肢位置及分布范围，臀先露的类型；检查先露是否入盆，入盆者其固定程度，寻找胎心最强音的部位；排除宫内窘迫；腹部超声加以验证。③外倒转时间：以妊娠 30～34 周为宜，此时胎儿及羊水适宜，外倒转成功率可达 91%～96%；妊娠>34 周视孕妇具体情况而定。④知情同意：征得孕妇同意并签订知情同意手续，争取与医师密切合作。消除精神紧张和对手术的顾虑。⑤术前松弛子宫：术前 0.5～1 小时，孕妇口服硫酸沙丁胺醇 4.8mg，饮水 200～300ml，以利药物吸收，使子宫达到松弛，有利胎儿倒转。个别孕妇服后有心悸、面红情况，应注意观察。术前嘱孕妇解小便，排空膀胱。

手术步骤 ①孕妇取臀高仰卧位，露出整个腹壁，两腿膝关节屈曲并稍外展。术者站于孕妇右侧，摸清胎位及先露，检查胎心良好，4 步检查法鉴别臀位类型、先露部衔接程度、胎头在子宫底部的位置及胎方位。②有条件者，用超声多普勒胎心监护仪，测出胎心音、脐带血流音及胎盘

血流音，以监测胎心率，判断胎儿是否有慢性缺氧及脐带绕颈、胎盘的附着位置等，并行超声检查。③骶后位者，嘱孕妇向胎儿背部方向侧俯卧位20分钟左右，促使胎体自转成横位或骶前位后，再行倒转术，可增加倒转术成功的机会。④松动先露部，倒转胎儿，施行倒转时必须考虑胎儿背部和腹部的位置，以防止倒转时胎头伸仰。术者两手分别把握胎儿两端，一只手将欲转为先露的胎头沿胎儿腹侧，轻轻地向骨盆入口下推；另一手再将臀部轻轻上推，推向子宫底部（图1）。操作断续进行。

术后处理　①立即听胎心：如胎心异常，持续超过10～20分钟，不能很快恢复正常，可能是脐带缠绕、血运受阻所致，应立即转回原来胎位。②腹带固定胎头：平卧观察20～30分钟后，胎心正常后，则用腹带固定胎头。每周检查一次，直到胎头固定。③B超复查：条件允许者，可在B超下外倒转，同时观察胎心情况。④注意适当休息：胎头浮动者可适时取低矮坐位，使背部略向前倾斜，睡眠、卧床休息应取侧卧位，促进胎头入盆。

常见并发症及其防治　①胎心率异常：即倒转后出现胎心率减慢或心律不齐，是常见现象。原因可能是仰卧低血压综合征，立即让孕妇侧卧、吸氧，孕妇可感舒适，听胎心多可恢复正常。如胎心率异常不能恢复，则应立即原路回转复位，再听胎心好转，放弃外倒转术。为避免发生胎心异常，在外倒转取卧位时，避免仰卧而采取头部垫高的斜坡卧位或身体向一侧倾斜15°～20°的卧姿。另外，用沙丁胺醇者，可有孕妇心率>90次/分，而胎心率也同时>160次/分。此种情况可自行恢复，不必特别处理。②胎盘早剥：术后注意宫缩、腹痛及阴道流血等情况，及时发现胎盘早期剥离。③其他：胎膜早破或脐带脱垂及早产。

评价　外倒转术在中国目前应用非常有限，甚至不用，在国外文献中有不少研究报道。有研究表明，对于既往有剖宫产史的孕妇不应放弃头位外倒转术的尝试。也有研究表明，子宫收缩抑制剂能增加重复头位外倒转术的成功率，减少剖宫产率，经验认为，最初的头位外倒转失败，用最低剂量的子宫收缩抑制剂可以提高再次倒转术的成功率。还有研究认为，产次对外倒转术的效果影响小，却能影响臀位妊娠妇女的阴道分娩机会。

（孙丽洲）

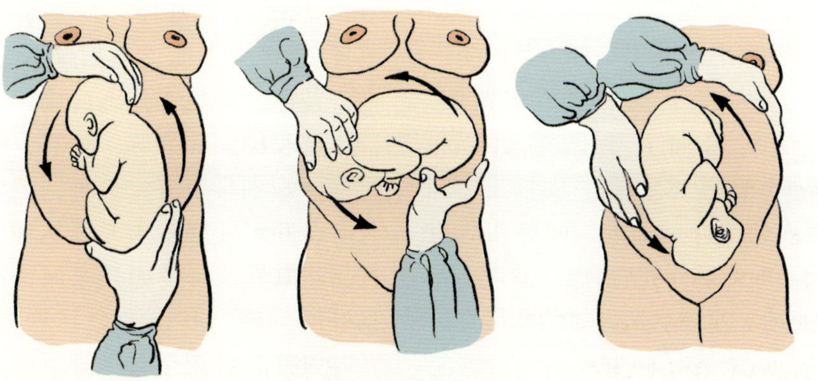

图1　外倒转术示意

tǐwèi jiūzhèng fǎ

体位纠正法（posture correction）

妊娠30周以后孕妇采取不同体位使臀位转为头位的方法。

适应证　妊娠30周以前，大多数臀位可以自然回转成头位，不必处理。妊娠30周以后仍为臀位者可加以纠正。

禁忌证　前置胎盘、先兆早产、胎膜早破、母体存在心肺疾病不能耐受者。

方法　包括膝胸卧位、仰卧臀高位。

膝胸卧位　最常用的方法，主要机制是使胎体受重力的影响产生移位、转动，或促使已入盆的胎儿肢体离开骨盆腔，减少转胎的障碍。每天早晚空腹时进行，排空膀胱，松解裤带，俯卧，膝关节呈90°，跪在床上；胸部俯贴于床面上，一般以乳房着床面为度；双上肢肘关节伸直放于头两侧，面部侧向一方。每天2次，每次15分钟，持续7～10天后，若不能回转可改用其他方法。膝胸卧位常因头低、胸部受压、面部充血而使孕妇不能坚持。

仰卧臀高位　机制与膝胸卧位相同。孕妇取仰卧位姿势，抬高臀部，以背、腰支持体重，头与四肢可自由活动，具体方法是：排空膀胱，松解裤带，取仰卧姿势，腹部放松；孕妇腰部用软物垫高，使腰部与床面呈30°～40°；持续15分钟后，迅速将身体向胎儿肢体部位的方向转动，侧卧5分钟。每天2次，每次30分钟，7天复查胎位。

（孙丽洲）

jiān nánchǎn

肩难产（shoulder dystocia）

胎头娩出后，胎儿前肩或后肩嵌顿于骨盆边缘，经正常牵引不能娩出，需用其他助产方法娩出。有学者 1995 年报道，正常分娩时，胎头、胎体分别娩出的时间间隔为 24 秒，而肩难产孕妇该时间为 79 秒。但以胎头、胎体娩出的时间间隔定义肩难产证据不足。肩难产是一种发生率低（0.6%～1.4%）且难以产前预料的产科急症，尚无准确方法预测肩难产的发生。部分正常体重胎儿也可能发生肩难产。肩难产一旦发生，如处理不当，极易引起母儿严重并发症，形成终生残疾，甚至发生母儿死亡，给患者及家属带来极大痛苦。

病因与发病机制 肩难产的发生包括产前因素和产时因素。

产前因素 如巨大儿、既往肩难产病史、糖尿病、过期妊娠和孕妇骨盆解剖结构异常等。①巨大儿：是发生肩难产的主要因素，肩难产发生率随胎儿体重增加而明显增加。胎儿体重≥4500g 是发生肩难产的独立危险因素。②妊娠合并糖代谢异常：糖代谢异常孕妇较一般健康孕妇更易发生肩难产。糖尿病母亲所生新生儿的特点是肩背部皮下脂肪堆积，使肩周/头围、胸围/头围比值增加，胎头能顺利娩出，但肩部容易受到产道的阻力而发生难产。③既往肩难产病史：孕妇有肩难产病史，再次发生肩难产的概率为 11.0%～16.7%，这可能与再次分娩胎儿体重超过前次妊娠、母亲肥胖或合并糖代谢异常等因素有关。但这并不等于有肩难产病史的患者，再次分娩必须以剖宫产结束，应综合评估后再决定分娩方式。

产时因素 包括第一产程延长、第二产程延长和阴道助产等。

临床表现与诊断 当胎头经阴道娩出后，不能顺利完成复位、外旋转，出现胎颈回缩，使胎儿下颏紧贴产妇会阴部，即所谓胎头娩出后呈“乌龟征”。

孕妇分娩期异常，如产程延长、停滞、胎先露下降缓慢，尤其伴第二产程延长、胎头原地拨露等，提示可能发生肩难产。

处理 肩难产为分娩期产科急症，突然出现，难以预测。因此，制订肩难产抢救流程，并且做好新生儿复苏抢救准备，使所有医务人员都可以各司其职，尤为重要。美国妇产科学会介绍处理肩难产的口诀“HELPERR”。①H（help）：求助，立即请产科高年资医师、助产士、麻醉科、儿科医师迅速到位，导尿排空膀胱。②E（episiotomy）：会阴侧切或加大切口，以增加阴道内操作空间，减少软组织阻力。③L（leg）：McRoberts 法，协助孕妇大腿向其腹部极度屈曲，双手抱膝。这是处理肩难产的首选方法。④P（pressure）：压前肩法，助手在孕妇耻骨联合上方加压，配合接生者牵引胎头。应避免在实施处理肩难产操作过程中加腹压。⑤E（enter）：旋肩法，包括 Rubin 法（术者将手指伸入孕妇阴道内，置于胎儿前肩或后肩背侧，将胎肩膀向其胸侧推动）和 Woods 法（术者将手从胎儿一侧进入到胎儿后肩处，向胎儿后肩前表面施压外展后肩）。⑥R（remove）：牵后肩法，将胎儿后臂拉出，以腋肩径代替双肩峰径，使胎儿降到骨盆陷凹内，使前肩内收从前方解脱嵌顿的手法。⑦R（roll）：如以上方法失败，采用 Gasbin 法，孕妇翻身，双手掌、双膝着床呈跪式。

当以上方法均无效时，最后的方法包括后剖宫产（胎儿复位后助娩法）、耻骨联合切开、断锁骨法等。

并发症 肩难产为分娩期产科急症，难以预测，一旦处理不当极易发生严重母儿并发症。①母体并发症：产后出血、感染、会阴撕裂伤和血肿最常见，其他包括子宫破裂、泌尿道损伤和生殖道瘘等。②胎儿及新生儿并发症：臂丛神经损伤最常见，其他包括新生儿窒息、锁骨骨折、颅内出血、吸入性肺炎，甚至膈神经麻痹、死亡。远期后遗症有神经、精神及心理发育障碍，语言功能障碍和口吃等。

预防 肩难产是一种难以预测、预防的产科急症，因此医护人员需警惕高危孕妇发生肩难产。妊娠期重视对产前人群进行血糖筛查，及时发现糖代谢异常，尽早对糖代谢异常孕妇实施干预，控制妊娠期体重异常增长，对减少巨大儿发生、预防肩难产意义重大。对于既往有肩难产病史者，再次分娩时仍应综合考虑患者产前、产时高危因素，与患者及家属充分沟通后再决定分娩方式。同时，还需要提高接生技术及肩难产的处理能力，掌握肩难产临床表现及体征，掌握肩难产助产技术，避免在处理肩难产的操作过程中使用腹压。并且，除诊治分娩期母婴并发症外，还应及时诊断、处理新生儿臂丛神经损伤。最后，与孕妇及家属保持良好的沟通，取得配合与理解，及时做好各种记录，尽量争取减少肩难产及各种相关并发症的发生。

（孙丽洲　刘乐南）

tāitóu fùwèi hòu pōugōng chǎn

胎头复位后剖宫产（cesarean section after fetal head reduction） 在宫缩抑制剂与其他麻醉剂联合应用下，术者将胎头缓慢推回至阴道内呈枕前位或枕后位，然后行剖宫产结束分娩的方法。又称扎瓦内利（Zavanelli）助娩法。胎头复位后剖宫产、子宫切开术和耻骨联合切开术是处理困难肩难产的最后方法。桑德伯格（Sandberg）提出扎瓦内利助娩法的成功率为91%，且胎儿及新生儿并发症非常常见，但多数损伤是由于行扎瓦内利助娩法之前的操作和缺氧时间延长造成的；报道中母亲并发症包括子宫和阴道破裂。美国妇产科学强调扎瓦内利助娩法与明显增加的胎儿发病率、死亡率及母亲死亡率相关。因此，扎瓦内利助娩法只有在严重的肩难产而其他常规方法无效的情况下才能使用。

（孙丽洲　刘乐南）

qiánxìn xiānlù

前囟先露（bregma presentation） 界于枕先露和额先露之间，暂时性、中途过渡性、不稳定的先露形式。与额先露极为相近并易混淆。一般认为，前囟先露是由于胎头俯屈不良所导致，其发病原因并不十分明确。相比较而言，初产妇较经产妇易发生前囟先露，初产妇前囟先露的发生率为1%，产妇前囟先露的发生率为0.4%，骨盆异常如狭窄骨盆、胎儿严重畸形、双胎、巨大儿、孕妇子宫颈坚韧等因素与前囟先露有一定相关性。枕先露分娩时，胎头如俯屈良好，能以胎头最小的枕下前囟径代替较长的枕额径以适应产道，有利于胎头下降；前囟先露时，胎头因俯屈不良，仍以较大的枕额径和枕额周径通过产道，可导致分娩的发动、产程的进展和胎儿的娩出困难。正常情况下，在自然分娩发动前的最后几周，随着胎先露进入骨盆腔，紧贴子宫颈，子宫颈渐成熟，为分娩发动做准备；前囟先露，可出现子宫颈坚韧、过期妊娠的概率增加，自发性胎膜早破之后不能自然临产。产程进展异常，发生原发性难产或继发性难产，胎头衔接和下降缓慢，胎头旋转失败，产程延长甚至滞产，往往伴随母体会阴部撕裂甚至肛门括约肌和直肠阴道隔的裂伤，产后出血，胎儿发病率和死亡率增加，胎头吸引助产术、产钳助产术及剖宫产概率增加。腹部检查胎头高浮，腹部可以触及大部分胎头。确诊主要依据阴道检查，先露部高，可能难以触及，可以触及前囟，如果进入产程一段时间后，可形成胎头水肿，胎头水肿时前囟可能触诊不清。大多数前囟先露是短暂性先露形式，在下降过程中可俯屈或仰伸为枕先露或额先露，如果在分娩早期做出诊断，子宫颈扩张或胎头下降顺利进行，进一步俯屈为枕先露，可以试产；如果产程停止或持续前囟先露，或进一步仰伸为额先露或面先露，必要时行剖宫产术。

（孙丽洲）

miàn xiānlù

面先露（face presentation） 胎头以面部为先露的先露形式。多于临产后发现，往往由额先露继续仰伸而形成，经产妇多于初产妇。单胎分娩孕妇面先露的发病率为0.1%。面先露以颏骨为指示点，分为颏左前、颏右前、颏左横、颏右横、颏左后、颏右后6种胎方位，以颏左前及颏右后较多见。

病因与发病机制 凡可能阻碍胎头俯屈的因素均可能导致面先露，当骨盆狭窄或胎儿太大，就容易导致胎头仰伸；产妇分娩次数过多，经产妇悬垂腹时胎背向前反曲，胎儿颈椎及胸椎仰伸形成面先露；在一些特殊的病例中，如胎儿甲状腺肿、囊性水瘤而颈部肿大，或脐带绕颈数周也会引起胎头仰伸；另处无脑儿因无顶骨，可自然形成面先露等。

临床表现 面先露几乎都在临产后发现，常表现为潜伏期延长、活跃期延长或停滞，胎头迟迟不能入盆。腹部检查因胎头极度仰伸入盆受阻，胎体伸直，子宫底位置较高。①颏前位时，耻骨联合上方为过度仰伸的颈部，胎头轮廓不清。在孕妇腹前壁容易扪及胎儿肢体，因胸部向前挺，胎心由胸部传出，故在胎儿肢体侧的下腹部听得最清楚。②颏后位时，于耻骨联合上方可扪及胎儿枕骨隆突与胎背之间有明显凹沟，胎心较遥远而弱。

诊断与鉴别诊断 主要依据阴道检查。阴道检查可触到高低不平、软硬不均的颜面部，若宫口开大时可触及胎儿口、鼻、颧骨及眼眶，并依据面部所在位置确定其胎位。

面先露可能与臀先露混淆，口腔会误以为肛门，颧骨隆起会误以为坐骨结节。臀位胎儿的肛门和坐骨结节形成一条直线，而面先露胎儿的口腔和颧骨隆起形成三角形。B超检查可看到过度仰伸的胎头，可确定胎头枕部及眼眶的位置。

并发症 面先露分娩时常伴随有宫缩乏力，导致产程延长，容易发生会阴裂伤。颏后位时，导致梗死性难产，甚至造成子宫破裂。可引起胎儿窘迫、新生儿窒息、新生儿颅内出血，胎儿面部受压变形，颜面皮肤青紫、肿胀，尤以口唇为著，严重时可发生会厌水肿，进而可影响吞咽及呼吸。

处理 在骨盆入口平面很少发生面先露，通常是额先露在胎头下降过程中胎头进一步仰伸而形成面先露。其分娩机制包括仰伸、下降、内旋转及外旋转。

以颏右前位为例，胎头以前囟颏径衔接于骨盆入口左斜径上，下降至中骨盆平面。胎头极度仰伸，颏部为最低点，向左前方旋转 45°，使颏部达耻骨弓下，形成颏前位。当先露部达盆底，颏部抵住耻骨弓，胎头逐渐俯曲，使口、鼻、眼、额、顶、枕相继自会阴前缘娩出，经复位及外旋转，使胎肩及胎体相继娩出。而颏后位时，若能内旋转 135°，可以颏前位娩出；若内旋转受阻，称为持续性颏后位，足月活胎不能经阴道自然娩出。颏横位时，多数可向前旋转 90°为颏前位娩出，而持续性颏横位不能自然娩出。

面先露阴道试产时，应严密观察产程进展，如产程进展缓慢，并有滞产倾向时，应放宽剖宫产指征，否则将影响母儿。

（孙丽洲）

é xiānlù

额先露（brow presentation）

胎头仰伸位、枕骨与背部接触、先露的最低点为额骨的先露形式。额先露时，胎头所取姿势介于枕先露与面先露之间，是一种暂时性或过渡性胎位，胎头可以俯屈变为枕先露，或进一步仰伸变为面先露。持续性额先露者少见，发生率为 0.08%～0.1%。胎头以较大的枕额径（13.3cm）衔接时，下降及内旋转均发生困难，除非胎儿较小或死胎，足月儿很难自然分娩。由于胎头难于入盆，在宫缩作用下极度变形，枕颏径缩短、枕额径变长，成为枕先露特有的三角头，如不能及早识别与处理，对母儿危害很大。产妇可发生子宫破裂或其他软组织严重损伤，胎儿易发生胎儿窘迫、新生儿窒息及颅内出血，其死亡率高。

病因与发病机制 多是分娩过程中，胎头俯屈受阻致过度仰伸所致。常见的主要原因如下。①母体原因：如骨盆狭窄、头盆不称、子宫肌瘤、前置胎盘致胎头衔接受阻；腹壁松弛、悬垂腹时，胎背朝向母体前方呈反屈位，胎儿颈椎及胸椎仰伸形成；胎膜早破、宫缩过强致胎头俯屈不良等。②胎儿因素：如胎儿甲状腺肿大、胎儿畸形、羊水过多等。额先露在产力作用下，可以俯屈变为枕先露，或进一步仰伸变为面先露。持续性额先露者，足月儿很难自然分娩。

临床表现 分娩过程中表现胎头衔接受阻，宫缩正常但产程进展缓慢，产程图显示潜伏期及活跃期延长。腹部检查时，若胎儿背部在前，耻骨联合上方可触及胎儿枕骨隆突与胎儿背部之间明显的凹沟、胎心音较遥远而弱；如胎儿肢体在前，腹前壁可触及胎儿肢体、胎儿胸部前挺，耻骨联合上方可触及胎儿颈部及下颏，触不到胎头。

诊断 根据其临床表现、腹部检查，结合阴道检查和 B 超检查进行诊断。阴道检查是诊断额先露重要而可靠的方法，宫口开大 3～5cm 时即可进行。行阴道检查时，若胎膜未破，应先行人工破膜。额先露时，可较容易触及前囟及冠状缝，而小囟门触不清。一端可触及鼻根部，鼻根两侧有时可触及眼眶。可根据前囟所在位置及矢状缝走向，判断胎儿枕骨与母体骨盆的关系。超声检查是诊断额先露的重要手段，超声波下颈椎反屈、脊柱的“S”形特点、枕骨与颈椎之间成角以及角度的大小可以帮助诊断，脊柱与胎儿肢体的位置可以帮助判断胎方位。

处理 额先露往往在临产后发生，事先难以预防。但在妊娠晚期临近分娩时，如超声检查颈椎反屈、枕骨与颈椎角度较小，应警惕临产后有进一步发展成额先露的可能。试产时要注意产程进展，一旦产程进展缓慢、胎头下降受阻，结合阴道检查尽早做出诊断。足月儿如为持续性额先露，阴道分娩机会少，除畸形儿、早产儿及死胎可能经阴道分娩外，一般均需剖宫产。故当产程异常，阴道检查确诊为额先露以后，不应再试产，应及早剖宫产。

（孙丽洲）

chíxù xìng zhěn hòuwèi

持续性枕后位（persistent occipito posterior position）

正式临产后，胎头以枕后位衔接，经过充分试产，胎头枕部仍位于母体骨盆后方，而不能转向前方致使分娩困难的胎位（图 1）。根据此定义，其发病率为 4%～5%。但随着诊断枕后位时间早晚的不同，文献报道的发病率差别较大，如在产程早期诊断其发病率偏高，但如在胎头衔接下降至中骨盆及盆底，最终又经阴道分娩作为诊断标准，其发病率偏低。国外报道，分娩早期其发病率为 25%，分娩活跃期为 10%～15%。有 70%～90%胎头达盆底后才转为枕前位。临床上持续枕后位可见左枕后位、右枕后位及正枕后位 3 种情况，是发生头位难产的主要原因之一。

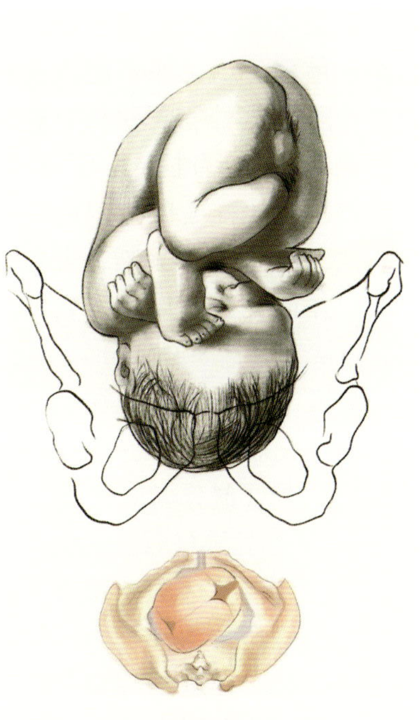

图1 持续性枕后位

病因 产力、产道、胎儿是影响分娩的主要因素。其中某一个或多个因素异常，就可能导致持续性枕后位。①骨盆异常：包括骨盆形态及大小异常（见骨产道异常），是发生枕后位的重要原因。其中主要涉及男型骨盆及类人猿型骨盆，这类骨盆的特点为：骨盆入口平面前窄后宽，胎头较宽的枕部容易取枕后位入盆；中骨盆及出口狭窄，骨盆呈漏斗状，由于中骨盆横径狭窄，阻碍胎头向前旋转，使胎头持续于枕后位。②头盆不称：胎头大小与骨盆不相称（见头盆不称），导致胎头内旋转困难，也是形成持续性枕后位的原因之一。临床表现为产程缓慢或停滞。③胎头俯屈不良：正常枕前位分娩时，胎头双顶径抵达中骨盆平面时完成内旋转，使胎头以最小径线通过骨盆最狭窄平面，并顺利经阴道娩出。枕后位时，胎儿脊柱与母体脊柱接近，不利于胎头俯屈，致使胎头与胎背不能形成弧形曲线以适应骨产道的弯曲度。胎头俯屈不良（见不均倾位）时，胎头入盆的径线势必增大，导致胎头径线与骨盆不称，使内旋转及下降均遇到困难，以致胎头持续于枕后位状态。④宫缩乏力：分娩过程中，胎头在产力（主要是子宫收缩力）的作用下，发生内旋转及下降；如果子宫收缩乏力，则不能有效推动胎头旋转。但产力异常通常不是原发因素，而往往是胎位异常的后果。故枕后位并发宫缩乏力时，更难纠正。⑤其他：如前置胎盘、胎儿发育异常等均可影响胎头俯屈及内旋转；有时胎盘前壁附着也易使胎头以枕后位衔接。

分娩机制 胎头取枕后位入盆，可随产力、产道、胎儿大小的不同，向前或向后发生不同程度的旋转，继而出现不同的分娩结局。

大多数枕后位的胎头枕部可向前旋转135°，成为枕前位自行娩出，这种情况不能称为持续性枕后位。如果胎头不能转至枕前位，则除了阻滞于右枕后位或左枕后位外，还可向后转45°，使矢状缝与骨盆入口前后径一致，枕骨朝向母体骨盆后方的骶岬，形成枕直后位。但胎头在此转动过程中，以及已转成枕直后位后，仍随时有下降受阻可能，最终需阴道助产或剖宫产结束分娩。

对于少数骨盆与胎儿大小相称者，即使胎头取枕直后位也有自然娩出的可能。此时，根据胎头不同俯屈程度，可有两种分娩机转。①胎头俯屈较好，呈持续屈曲状态：胎头下降至骨盆底部遇有阻力，使大囟门先露于耻骨联合下方，并以此为支点，继续俯屈，使头顶、枕部相继自会阴部娩出，胎头再仰伸，相继娩出额、鼻、口、颏，全部胎头即娩出，其他肢体娩出与一般正常分娩相同，此种分娩方式为枕后位经阴道自然分娩最常见的方式。②胎头俯屈不良，呈半仰伸状态：胎儿额部先露于耻骨联合下方，逐渐娩出鼻根部，以鼻根部为支点，胎头俯屈，先娩出大囟门、头顶及枕部，胎头再仰伸，继续娩出鼻、口、颏，胎头全部娩出。这种分娩机转，较前一种所遇到的困难多。

此外，还有少数胎头向前旋转45°到盆底，形成胎头低横位，呈持续性枕横位，多数需要用手或借助胎头吸引器（或产钳）将胎头转成枕前位娩出。

临床表现 主要表现为不同类型的产程异常。①胎头高浮或延迟衔接：常于临产后开始衔接，致使潜伏期延长，活跃早期、活跃期子宫颈扩张延缓或停滞。②活跃期晚期子宫颈扩张延缓或停滞：因枕后位产程中胎头俯屈差，先露部不能紧贴子宫颈，故常伴有宫缩乏力，子宫口扩张缓慢，表现为活跃期晚期延长或停滞。③子宫颈水肿、宫口不易开全：由于胎头高浮，不易与子宫颈贴紧，加之产妇过早用腹压，导致子宫颈水肿，宫口不易开全。④宫口开全后胎头下降迟缓或停滞，导致第二产程延长。除上述产程异常表现外，产妇过早出现便意感、肛门坠胀及腰背部疼痛感。因枕后位时，胎头枕骨位于骨盆后方，直接压迫直肠，在活跃早期或宫口近开全时，产妇即出现排便感，同时伴有肛门坠胀及腰背疼痛感，并随宫缩加强及产程进展而加剧。

诊断 主要根据其临床表现、体格检查和超声检查进行诊断。①腹部体征：在前腹壁的大部分可扪及胎肢，胎背偏向母体的侧方或后方。在母体腹侧偏外侧或胎儿肢体侧，胎心音最响亮。有时可在胎儿肢体侧耻骨联合上方摸到胎儿颏及面部。②肛查及腹部联合扪诊：当宫口扩张至3～5cm时，可采取肛查及腹部联合扪诊了解胎方位。若肛查触及胎头，矢状缝在骨盆右斜径上，颏在耻骨联合左上方，为右枕后位；若矢状缝在骨盆左斜径上，颏在耻骨联合右上方，则为左枕后位。以肛查之手指将胎头往上顶，有利于置于腹壁的手扪触颏部。故肛查及腹部联合扪诊有利于早期发现枕后位。③阴道检查：最后确诊枕后位的重要方法，一般在宫口扩张3～4cm时行阴道检查即能确定胎头的位置。可用两指伸入宫口内，如胎头水肿不明显，矢状缝及囟门的位置不难确定。如矢状缝在骨盆左斜径上，大囟门在骨盆右前方，小囟门在骨盆左后方则为左枕后位；若矢状缝在骨盆右斜径上，大囟门在骨盆左前方，小囟门在骨盆右后方，则为右枕后位。耳郭朝向后方，可用作诊断枕后位的标记，但只能在宫口完全或近完全扩张时方可实行。④超声检查：通过床边超声检查了解胎头方位变化，可及时发现枕后位，准确率可达90%以上。

处理 原则上，一旦发现枕后位应及时处理，及时排除头盆不称、调整产力，必要时剖宫产结束分娩。首先应判断有无头盆不称，以便决定是否应试产。枕后位如无头盆不称或头盆相对不称，可以在严密观察下进行阴道试产，但其中一部分仍可能需剖宫产。①潜伏期：应加强支持治疗，使产妇具有良好的产力，保证产妇充分的营养、水分和休息，如情绪紧张、不能睡眠、子宫收缩欠佳，可给予强镇静剂如哌替啶或地西泮等，使宫缩转佳。进食少者应补液。②活跃期：除继续保护产力外，应积极处理，不要等待。如宫口扩张至3～4cm产程停滞，可人工破膜；如产力欠佳，又无头盆不称，可及早使用缩宫素；经治疗后如宫口扩张率>1cm/h，阴道分娩的可能性较大。如经破膜及静脉滴注缩宫素效果不佳，宫口扩张率<1cm/h或无进展，应考虑剖宫产结束分娩。③第二产程：宫口开全后，先露停留在+2及以上且不再下降时，若胎儿大小适中、无明显头盆不称，可试行徒手旋转胎头至枕前位，如旋转成功，胎头继续下降，可进行阴道助产或让其自然分娩。也有赞成产钳辅助转位，但容易造成软产道损伤。若有骨盆狭窄、胎儿偏大，徒手旋转胎头失败，需行剖宫产术。总之，凡是经过较长时间试产，并经各种积极处理，产程曲线表现为宫口扩张阻滞或胎头下降阻滞，应考虑剖宫产。阴道助产只宜用于胎头达+3或更低者。中位产钳则不宜使用。④第三产程：积极做好新生儿复苏抢救准备，防治产后出血，必要时给予抗生素预防感染。

（孙丽洲）

chíxù xìng zhěn héngwèi

持续性枕横位（persistent occipito transverse position）

临产后，胎头以枕横位衔接，经充分试产，胎头枕部仍位于母体骨盆侧方，不能转向前方致使分娩发生困难的胎位。此时，胎头的大囟门及小囟门分别位于骨盆的两侧。临床上根据大囟门、小囟门与骨盆的位置关系分为两种情况：小囟门位于骨盆左侧称为左枕横位，反之为右枕横位。

正常头位分娩者约50%胎儿以枕横位入盆，其中多数能自然转至枕前位娩出。如不能转至枕前位，或由枕后位向前转至枕横位停顿，均可形成持续枕横位。因此，持续性枕横位与枕后位密切相关，属于最轻微的胎头位置异常。其在头位难产中发病率最高，手术率高达80%～90%。

病因 持续性枕横位的发生，与持续性枕后位一样受多种因素的影响。①骨盆异常：包括骨盆大小及形态异常（见骨产道异常），其中扁平骨盆及男型骨盆最易发生持续性枕横位。据调查，两者约占43.23%，其中扁平骨盆约占23.88%。原因是扁平骨盆前后径短小，而男型骨盆入口平面前半部狭窄，使入口可利用的前后径缩短，故在这两型骨盆中，胎头多采取枕横位入盆。扁平骨盆一系列横径增大，前后径减小，故胎头持续于枕横位到盆底，称胎头低横位，而男型骨盆则必须在到达中骨盆之前转成枕前位，否则男型骨盆中骨盆横径短小，胎头不能在此面中向前旋转。②头盆不称：妨碍枕横位胎头向前旋转。③胎头俯屈不良：枕横位仍可因胎头俯屈不良，增大胎头经过产道的径线，妨碍胎头旋转下降。④宫缩乏力：原发性宫缩乏力或由于镇静剂及麻醉剂等导致的宫缩乏力均可影响胎头旋转与下降。

分娩机制 临产后胎头矢状缝在骨盆横径上，在无头盆不称的情况下，多数枕横位在强有力的宫缩作用下，可使胎头枕部向前旋转45°～90°成为枕前位，最终能经阴道分娩。

若遇有头盆不称不能自然转为枕前位者，胎头可侧屈减小入盆的径线，胎头以后不均倾位入盆，让后顶先入盆，利用骶骨陷凹向后退让而使前顶由耻骨联合后滑下形成均倾势，然后再下降。故胎头矢状缝先向前靠近耻骨联合，然后再回到骨盆正中横径，属于正常分娩机转。若枕横位采取前不均倾位入盆为异常分娩，最终需剖宫产结束分娩。

临床表现 临产后胎头衔接较晚，易导致宫缩乏力、宫口扩张缓慢及胎头下降停滞；产妇自觉肛门坠胀和排便感出现较早；产妇易疲劳，与产妇未至宫口开全即不自觉屏气用力有关；子宫颈水肿，产程进展缓慢。枕横位难产时，其产程图所显示的产程曲线异常，大致与持续性枕后位相同，主要包括活跃期宫口扩张延缓或停滞、宫口开全后胎头下降延缓或停滞，导致第二产程延长等。

诊断 根据临床表现、体格检查结合B超检查即可诊断。凡扁平型及男性骨盆，胎头以枕横位入盆者，应警惕发生持续性枕横位的可能性。①腹部检查：母体腹部多半被胎儿肢体占据，部分被胎背占据。耻骨联合上触及胎头比枕前位宽。枕横位胎头不俯屈时，扪及胎头两侧为枕额径的两端，平均为11.3cm，根据不同程度的俯屈可略小于此数。耻骨联合上方扪到的颅顶不等高，如为枕左横位，可于下腹部耻骨联合左上方扪及枕部（形圆、质硬）；如为枕右横位，方向则相反。在胎儿枕部的对侧，额部的下方可触及颏部，但因颏太偏侧方，不如枕后位容易触及。胎心在枕部同侧母体下腹部偏侧方最响亮。②肛门检查：肛查盆腔后部空虚，前囟、后囟分别位于骨盆两侧，胎头矢状缝位于骨盆横径上，后囟位于骨盆左侧方，则为枕左横位，反之为枕右横位。③阴道检查：当宫口开全，出现胎头水肿、颅骨重叠致囟门扪不清时，可行阴道检查，是确诊枕横位的重要方法。可用两指伸入宫口内，如胎头水肿不明显，矢状缝及囟门的位置不难确定。如矢状缝与骨盆横径一致，则为枕横位，并可根据胎儿耳郭及耳屏方向判定胎位，耳郭朝向骨盆侧方，诊断为枕横位。枕右横位时，前囟在骨盆左方，后囟在右方；枕左横位时，前囟在骨盆的右方，后囟在左方。④超声检查：准确率可达90%以上，可用超声显像了解枕横位变化情况，及时进行处理。

处理 凡以枕横位入盆者，除明显头盆不称外均予试产。但在试产过程中应注意观察胎心、子宫收缩力及羊水等情况，及时发现头盆不称、调整产力，必要时剖宫产终止妊娠。

第一产程 试产过程中出现潜伏期延长或活跃期产程停滞等异常情况者，应及时检查产道情况，及时排除头盆不称。如骨盆检查存在明显的中骨盆平面、出口平面狭窄，尤其是出口平面狭窄、胎儿偏大，则不宜多试产；若宫口不能完全扩张，或胎头不能衔接者，则需以剖宫产结束分娩。若枕横位仅骨盆入口面狭窄者，较容易处理，产程早期即出现异常，有足够时间试产，一旦能通过入口面，即可按正常分娩机转进行。但也应警惕，在阴道检查做对角径测量时，必须在骶岬附近上下探索，不可使突出的骶岬漏诊。

对于无头盆不称，仅产力欠佳者，如已进入活跃期，可试用人工破膜及缩宫素静脉点滴，促进产程进展。必要时徒手协助胎头旋转，一般可于宫口扩张3～5cm，即可将两指伸入宫口与胎头之间，扪清胎方位及胎头变形情况，根据囟门位置夹持胎头轻轻向（左/右）前旋转，并配合体位（侧卧位）及助手在腹部推送胎肩至脊柱前方位。若此法失败，可在宫口扩张近开全，或开全以后，以拇指与四指自然分开握住胎头向前旋转。旋转至枕前位后，胎头一般均能很快下降，甚至可自然分娩。

第二产程 若经上述处理未能自然分娩者，则应根据骨盆及胎儿大小进行头盆评分，并根据胎儿先露的高低及胎头变形情况，在第二产程充分试产后，选择适当的方式助产或剖宫产。若阴道检查为胎头低横位（双顶径达到坐骨棘及以下）、无头盆不称，可使用胎头吸引器助产。一则枕横位时放置胎头吸引器较放置产钳容易，二则胎头吸引器可以帮助旋转胎头并牵引胎头，成功机会较大。以胎头吸引器助产，宜于在宫缩时边旋转、边牵引胎头。若胎头吸引器牵引两次宫缩不能娩出胎头，应认为助产失败，应改行剖宫产。不主张在胎头吸引器助产失败后再做产钳术，否则胎儿颅内受损的机会增大。

若阴道检查胎头位置较高（双顶径达到坐骨棘以上）、胎头变形明显，则不能盲目助产，应改为剖宫产。若试产过程中出现胎儿窘迫或第二产程延长等，也应及时剖宫产终止结束分娩。

第三产程 积极做好新生儿复苏抢救准备，同时积极防治产后出血，应及时检查、发现软产道损伤并修补，适时应用抗生素预防感染。

（孙丽洲）

tāitóu gāo zhíwèi

胎头高直位（sincipital presentation） 头位分娩过程中，胎头以不屈不伸的姿态进入骨盆入口平面，其矢状缝与骨盆入口平面的前后径一致的胎位。此时胎头大囟门及小囟门分别位于骨盆的两侧。

按照胎头枕部和母体骨盆的位置关系，可分为胎头高直前位及高直后位两种情况。①胎头高直前位：指胎头枕骨向前靠近耻骨联合者，又称枕耻位。②胎头高直后位：指胎头枕骨向后靠近骶岬者，又称枕骶位（图1）。

胎头高直位是头位难产中一种特殊的胎头位置异常，它的发病率低于持续性枕横位及持续性枕后位，国外报道占分娩总数的0.06%~1.6%，国内报道约占分娩总数的1.08%。胎头高直位阴道分娩难度大，特别是高直后位，一旦确诊，几乎都要剖宫产结束分娩，因此被认为是一种严重的胎位异常。

病因与发病机制 影响分娩的要素中如有一个或多个因素异常，即有发生胎头高直位的可能，临床上主要与下列因素有关。①骨盆因素：骨盆的大小及形态异常，是胎头高直位发生的常见原因。主要包括骨盆入口平面狭窄、扁平骨盆、均小骨盆及横径狭窄骨盆等。②胎儿因素：胎头过大、过小或长圆形胎头时，有发生胎头高直位的可能。③头盆不称：胎头高直位有时也见于胎儿与骨盆都正常的产妇，但存在一定程度的头盆不称。④其他：如胎膜早破胎头未入盆，胎膜突然破裂，羊水迅速流出，胎头矢状缝有可能被固定于前后径上，形成胎头高直位；其他如产妇腹壁松弛等胎头高直位发生率增加。

分娩机制 分娩过程中，胎儿为了适应产道及骨盆轴的走向，需要进行一系列的转动动作，胎儿、产道、产力几方面因素相互协调、统一，使得胎儿顺利通过产道娩出。高直位时，胎头入盆姿态不同于正常分娩。胎头高直前位与高直后位分娩机制不同。①胎头高直前位：胎儿脊柱朝向母体前腹壁，有屈曲的余地，在有效的子宫收缩力作用下，胎头以枕骨在耻骨联合后方为支点，借助杠杆作用，使胎头向前极度俯屈，大囟门和额部先后沿骨盆入口后方滑过骶骨前方进入骨盆，依次经过衔接、下降，胎头双顶径达坐骨棘平面以下。等到胎头极度俯屈的姿势纠正后，胎头不需内旋转，按正枕前位或枕前位经阴道娩出。②胎头高后直位：胎头枕部及胎背与母体脊柱贴近，较长的胎头矢状缝置于较短的骨盆入口前口径上，胎头枕部嵌顿在骶岬上方，妨碍胎头俯屈及下降，使胎头处于高浮状态不能入盆，即使入盆下降至盆底也难以向前旋转180°，故以枕前位娩出的可能性极小。

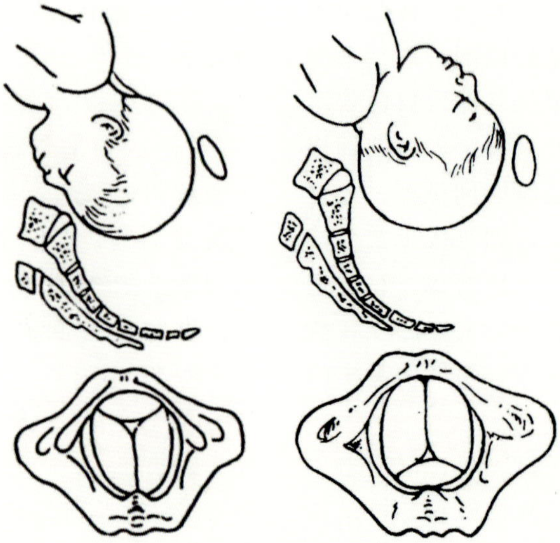

图1 胎头高直位

临床表现 主要表现为产程异常，高直前位与高直后位有不同的产程异常情况。①胎头高直前位：主要表现为胎头进入骨盆困难，产程活跃期早期宫口扩张缓慢或停滞；至活跃期晚期，如果胎头过度俯屈的姿势得到纠正，胎头能够衔接，产程进展顺利；若胎头不衔接，则表现为活跃晚期产程停滞。②胎头高直后位：表现为胎头不入盆、胎头下降受阻，同时宫口扩张缓慢或不扩张；或活跃早期产程停滞；也可以在宫口开全时，胎头先露部仍高浮，在棘平或棘上水平，易发生滞产、先兆子宫破裂，甚至子宫破裂等危险。

诊断 依据临床表现、体格检查及B超检查即可诊断。①腹部检查：高直前位时，母体腹部前壁触及胎背，触不到肢体，胎头横径短与胎儿大小不成比例，即感觉胎头小于同样大小的枕前位胎儿，并在腹中线稍左侧听到最强胎心音；高直后位时，母体腹部可全部触及肢体，在腹中线稍右旁听到胎心最强，且在母体耻骨联合上方可触及高低不平的胎颏。②肛查及阴道检查：高直前或高直后位时，胎头矢状缝与骨盆入口的前后径一致，偏离角度极小；耻骨联合下可扪及小囟门，骶岬前扪及大囟门，为高直前位，反之则为高直后位。此外，由于胎头下降受阻，影响胎头及子宫颈的血液循环，阴道检查时还常可触及胎头变形及局限性胎头水肿，其大小常与宫口扩张程度一致，一般直径 3～5cm。高直前位者因胎头过于俯屈，胎头水肿位于胎儿枕骨正中；而高直后位者因胎头不同程度的仰伸，导致胎头水肿多位于胎头两顶之间。③B 超检查：高直后位时在耻骨联合上方探及眼眶反射；高直前位时可在母腹壁正中探及胎儿脊柱反射。高直前位及高直后位胎头双顶径均与骨盆入口横径一致。

处理 ①胎头高直前位：应根据产力、产道、胎儿几方面情况综合分析、处理。对于骨盆正常、胎儿不大、无明显头盆不称者，应给予充分试产机会。可以通过加强子宫收缩促使胎头俯屈，并可用手在阴道内推动胎头，使矢状缝衔接于骨盆斜径上，随宫缩后下降成枕前位或枕后位，之后将按正常分娩或枕后位分娩机制进行，最终可经阴道分娩或阴道助产。但若试产失败，应行剖宫产术结束分娩。②胎头高直后位：因胎背与母体腰、骶岬相贴，妨碍胎头俯屈下降，即使使用缩宫素加强子宫收缩及徒手旋转胎头，也很难使胎头向一侧旋转，因而难以经阴道分娩。因此，临床一旦确诊高直后位，应行剖宫产术。

（孙丽洲）

bù jūnqīngwèi

不均倾位（asynclitism） 胎头以枕横位入盆时，胎头矢状缝不在骨盆入口中轴横径上的异常胎位。当矢状缝靠近骶骨时前顶骨先露，称为胎头前不均倾势，简称前不均倾位；反之称胎头后不均倾势，简称后不均倾位，更多见。前不均倾位，在胎头位置异常中占第 4 位，为 0.55%～0.81%。由于前不均倾位容易被误诊，延误诊断及处理，可对母儿造成严重损害，孕妇可出现膀胱水肿、尿潴留、血尿、子宫颈前唇水肿及坏死，且其产后出血及产褥病率发生率增高；可出现胎儿窘迫、新生儿窒息、新生儿颅内出血甚至死亡。

病因 ①骨盆异常：因扁平骨盆入口横径相对大，胎头易取枕横位入盆，又因前后径短小，枕横位胎头取不均倾位入盆。②骨盆倾斜度过大：因骨盆倾斜度过大，使骨盆入口平面的水平投影相对扁平，胎头入盆时为了利用较大的平面而易发生前不均倾位。③其他：如头盆不称、腹壁松弛、悬垂腹时，胎体前倾，胎儿脊柱与骨盆轴相交成角而使前顶骨低于后顶骨，胎头前顶骨接近骨盆入口，易取前不均倾位入盆。

分娩机制 后不均倾位入盆时，胎头后顶骨滑过骶岬，沿着向后弯曲的骶骨凹向后移动，前顶骨从耻骨联合后滑下，使胎头成为均倾位，再向前旋转，按照枕前位完成分娩机转。而前不均倾位入盆时，前顶骨先入盆并落于耻骨联合后方，耻骨联合后方平直，没有空隙容纳前顶骨下降，致使后顶骨无法越过骶岬，往往需要剖宫产结束分娩。

临床表现 ①产程延长或停滞：因胎头迟迟不能入盆，宫口扩张缓慢或停滞，使产程延长或停滞，多在宫口扩张至 3～5cm 时即停滞不前。②尿潴留及子宫颈前唇水肿：胎头前顶骨紧嵌于耻骨联合后方，压迫胎头与耻骨联合之间的软组织如膀胱、尿道及子宫颈前唇，导致产程早期即有尿潴留，导尿时感觉阻力较大，出现血尿；子宫颈的血液和淋巴回流也受阻，导致受压迫部分组织水肿，子宫颈前唇水肿多见。③胎头水肿及胎儿窘迫：胎头受压过久，也可出现胎儿头皮水肿及胎儿窘迫，水肿的范围大小与宫口扩张的大小相符。枕左横位时，前不均倾，胎头水肿也在右顶骨，枕右横位时在左顶骨。④其他：胎膜早破较一般妊娠发生率较高，由于胎头下降受阻常导致继发性宫缩乏力，有时可发生先兆子宫破裂。

诊断 ①腹部检查：胎背与肢体的位置及胎心音的位置与一般枕横位相同。不同的是前不均倾位胎头不易入盆，产程进展缓慢。在临产早期，于耻骨联合上方可扪及胎头前顶部。随着产程的进展，胎头侧屈加重，胎头与胎肩折叠于骨盆入口处，常扪不到胎头，可扪及高起的胎肩高于耻骨联合平面，这种情况称为忽略性前不均倾位，常被检查者误认为胎头已入盆。②阴道检查：胎头矢状缝在骨盆入口横径上，向后移靠近骶岬，同时大囟门、小囟门一起后移。胎头前顶骨紧嵌于耻骨联合后方，产瘤大部分位于前顶骨，致使盆腔前半部充满，后半部空虚，因后顶骨的大部分尚在骶岬之上而不能触及。随着产程进展，胎头侧屈加重，矢状缝可后移至接近骶岬，才做出诊断，则为时过晚，不但母儿受到危害，即使行剖宫产术取胎头也将遇到困难。

鉴别诊断 不能将枕横位衔接及下降有困难者一律诊断为不均倾位，须与枕横位伴有头盆不称相鉴别。胎儿娩出后，检查胎头水肿部位，将前不均倾位与枕横位相鉴别。左枕横位前不均倾位，胎头水肿在右顶骨；右枕横位前不均倾位，胎头水肿在左顶骨。而左枕横位时，胎头小水肿在左顶骨上；右枕横时，胎头小水肿在右顶骨上。

处理 前不均倾位时，以前顶骨先入盆，由于耻骨联合后平面直而无凹陷，前顶骨紧紧嵌顿于耻骨联合后，使后顶骨架在骶岬之上无法下降入盆。因此一旦前不均倾位形成并已确诊，大多数尽快以剖宫产术结束分娩，只有极少数骨盆宽大、胎儿较小、宫缩强者给予短时间试产。

处理忽略性前不均倾位应注意，枕左横位时，胎头屈向骨盆右后侧；枕右横位时，胎头屈向骨盆左后侧。剖宫产切开子宫下段，上肢极易脱出，导致术者取胎头困难。若在胎头极度侧屈的情况下手术，术时应置产妇深度垂头仰卧位，术者切开子宫时，助手应用力抵住胎肩，用力将胎肩向子宫底方向推送，使胎头侧屈得到纠正，并要避免胎儿上肢于子宫切口处脱出。术者娩头时，将手伸到骨盆后方找到胎头，可用示指勾住胎儿的口，使之转向前方，以枕后位方式娩出胎头。胎儿娩出后，检查胎头水肿部位，做出最后确诊。

预防 在临产前或临产早期，应尽量去除会引起前不均倾位的因素。如有腹壁松弛或悬垂腹，妊娠后期加用腹带纠正胎儿向前倾斜的姿势；骨盆倾斜度大者，分娩早期让产妇取半坐卧位，上身半卧，双下肢抬高伴膝关节屈曲，减小骨盆倾斜度，以纠正胎儿倾斜姿势，避免前顶骨先入盆。

（孙丽洲）

chǎnchéng yáncháng

产程延长（prolonged labor）

分娩的整个进程大于正常时间的过程。正常总产程从规律宫缩开始到胎盘娩出结束，一般最长不超过 24 小时，超过 24 小时则为滞产，也为总产程延长的标准。其中可将总的产程分为三个阶段，每段产程的时间超过正常范围，也都称为该阶段产程延长。①第一产程：从 5~6 分钟间隔，持续 30 秒以上的规律宫缩、宫口扩张、胎儿先露下降开始，到宫口开全结束。正常初产妇一般需要 11~12 小时，经产妇是 6~8 小时。第一产程还分为宫口开 3cm 前的潜伏期及 3cm 至宫口开全的活跃期。潜伏期平均 2~3 小时扩张 1cm 宫口，全程需约 8 小时。活跃期平均约 4 小时。潜伏期延长指潜伏期超过 16 小时；活跃期延长指活跃期超过 8 小时。当活跃期宫口扩张的速度初产妇< 1.2cm/h，经产妇<1.5cm/h，常提示活跃期延长。②第二产程：从宫口开全到胎儿娩出，一般需 1~2 小时。超过 2 小时胎儿仍未娩出为第二产程延长。在宫口扩张 9cm 至第二产程时是胎头下降最迅速的阶段，如此阶段胎头下降速度初产妇<1.0cm/h，经产妇<2.0cm/h，称为胎头下降延缓。③第三产程：从胎儿娩出到胎盘娩出，一般需 5~15 分钟。超过 30 分钟胎盘仍未娩出者为第三产程延长。

病因与发病机制 最常见的病因有包括子宫收缩力以及腹肌、膈肌和肛提肌在内的分娩产力的异常、产道及胎儿的异常，也可能受到精神因素的影响，这些因素可能是单一的，也可能有一种以上的复合因素的综合影响。①产力异常：其中最主要的是子宫收缩乏力（简称宫缩乏力）。宫缩乏力可引起各产程中的时限延长，第二产程无法有效利用膈肌及肛提肌的收缩来帮助娩出胎儿也延长产程时限。②产道异常：包括骨盆的狭窄或子宫、宫颈、阴道及骨盆底软组织的异常。其中骨盆的狭窄更为多见，可导致子宫收缩力异常或胎位不正。③胎儿异常：包括胎位异常及胎儿巨大或相对过大。④精神因素：产程中孕妇疲劳及精神紧张，可产生焦虑和抑郁倾向。心理应激可导致一系列神经-内分泌变化，如交感-肾上腺髓质系统和下丘脑-垂体-肾上腺皮质系统的活性增加，血中皮质醇和儿茶酚胺水平增高。焦虑时，去甲肾上腺素减少可使子宫收缩力减弱而对疼痛的敏感性增加。强烈的子宫收缩又加重产妇不安、焦虑的情绪，从而造成恶性循环，最后产妇体力消耗过多，宫缩乏力以至产程延长。⑤胎盘因素：主要指胎盘粘连或植入，为第三产程延长的因素之一。胎盘致密粘连于宫壁或有胎盘组织植入子宫肌层内，使胎盘无法顺利从宫壁剥离下来。⑥其他：在潜伏期过早使用镇静药、麻醉药可延缓正常的宫颈扩张和胎儿下降的速度。

临床表现 ①母体方面：孕妇感觉紧张、疲劳，可有烦躁，常可出现肠胀气和尿潴留。宫颈、阴道及会阴出现水肿，宫口扩张缓慢。子宫收缩可一直较弱，或质地逐渐由强变弱，间隔时间延长，持续时间缩短。第三产程延长者向外牵拉脐带后胎盘无法自然娩出，而阴道流血量可增加。②胎儿方面：胎儿头部受到长时间的宫缩和产道的挤压，可出现胎头水肿（又称产瘤）。胎头各颅骨可在挤压后发生重叠，胎头变形。过长的产程易导致胎儿宫内缺氧，出现胎心的异常变化或羊水粪染。

诊断与鉴别诊断 其诊断主要依赖对进入产程开始时间的界定及产程各阶段的观察，准确描述宫缩性状和宫口大小、胎头高度，并做好详细记录，及时描记产程图。

产程图可动态表达产程的进展情况，以宫口扩张曲线和胎头下降曲线为两项重要内容。当宫口扩张到3cm时，需描记警戒线和异常线。①警戒线：为活跃期平均值加标准差，一般以7小时为界。②异常线：为与警戒线平行并延长4小时。描记产程图可帮助临床医师诊断产程延长、产程阻滞等异常产程情况，并做出及时的处理。当描记的活跃期产程在警戒线左侧时，阴道分娩机会大；当位于警戒线与异常线之间时，需积极给予产科临床干预治疗，减少难产机会。当位于异常线之外时，成功阴道分娩机会极低，需立即剖宫产终止妊娠。

潜伏期延长需与假临产相鉴别。假临产也有见红和下腹阵痛，但宫缩不规律，间隔时间长，持续时间短，无宫口扩张及胎头的明显下降，使用镇痛药物可鉴别两者。假临产在用哌替啶或地西泮等药物镇痛、镇静后，宫缩可消失，而进入潜伏期再用镇痛药物后可使宫缩协调、增强，促进产程进展。

处理 对于第一、第二产程，一旦出现延长趋势，如潜伏期超过8小时、活跃期超过4小时、第二产程超过1小时胎儿未娩出的情况下，需行母胎各项检查并行积极的产科干预。①应除外明显的难产因素，即头盆不称以及明确胎儿宫内状况。出现如下情况，均应立即以剖宫产或产钳终止妊娠，如胎儿过大，宫缩良好仍始终无法入盆；或阴道检查有明显骨盆狭窄；或异常胎位无法纠正而难以阴道分娩；或已出现进行性胎儿缺氧表现。②对于无明显头盆不称者，如有宫缩乏力，第一产程中可先行人工破膜术，破膜后了解羊水量及性状，胎膜破裂后胎头紧贴宫颈，可促进宫缩。也可静脉滴注缩宫素加强宫缩，观察产程进展。对潜伏期有延长、精神紧张疲劳者，可给予哌替啶镇痛、地西泮镇静；活跃期延长者建议行区域阻滞麻醉。尿潴留者需导尿排空膀胱，协助胎头下降。宫颈水肿者可行局部阿托品注射，指导正确呼吸及放松方法。活跃末期及第二产程可行阴道检查，了解骨盆情况，并协助转胎头至正常位置。第二产程近2小时，可经阴道分娩者需行产钳术娩出胎儿。

预防 ①在产前做好系统的产科检查，除外产道异常及明显的头盆不称因素，并积极控制胎儿体重，对减少产程延长的发生有重要意义。在临产前对产程有一定的了解和心理准备，可帮助孕妇减少紧张和焦虑情绪。对于产程的观察需仔细，一旦发生产程延长趋势，需及时检查及干预，可减少难产的机会和母儿严重并发症。②限制活动可能是妨碍正常分娩进展的一个因素。站立位时宫内压力较高。临床研究显示，允许分娩时走动或取直立位的妇女与被限制在平躺位的妇女相比，前者产程更短。故在临产早期，应鼓励孕妇自由体位活动，可促进产程的进展。

（段　涛）

chǎnchéng tíngzhì

产程停滞（protracted labor）

产程中宫口扩张或胎头下降无进展的过程。按产程不同阶段分为活跃期停滞、胎头下降停滞。活跃期停滞指活跃期宫口停止扩张达2小时以上。胎头下降停滞指宫口开9cm以后，胎头下降停止1小时以上。初产妇在分娩开始时胎头多已入盆，先露部的最低点可达中骨盆平面或稍上，经产妇则多在稍高水平。随着产程的进展，先露部也随之下降。一般在宫口开大4~5cm时，胎头应达坐骨棘水平。宫口开9cm以后为胎头下降最迅速的阶段，胎头能否顺利下降，是决定能否经阴道分娩的重要条件。产程停滞为可能发生难产的征象之一，需及时进行产科干预及治疗。

病因 ①头盆不称或胎位异常：骨盆狭窄或胎儿相对较大时，胎头无法顺利下降；当胎儿位置异常时，胎儿将以较大的径线通过骨盆腔，易受阻在骨盆的最小平面，即骨盆中部的中骨盆平面，导致产程停滞。②产力不足：产力是将胎儿及胎盘由子宫排出的动力。其中最主要的是子宫收缩力，贯穿在整个产程之中并起主导作用。产程停滞常发生在继发性子宫收缩乏力中，其中的主要因素也和头盆不称有关，当胎头无法贴合子宫下段和宫颈口，可影响内源性缩宫素的释放及反射性子宫收缩，从而影响宫口的扩张和胎头的下降。头盆不称时也可能为不协调性子宫收缩乏力，不能产生向下推胎儿的有效合力。

腹肌、膈肌和肛提肌在第二产程中起到辅助作用。如过早用力屏气或第二产程不能有效地综合应用子宫收缩力及其他的产力，可影响胎头的顺利下降。③精神心理因素：在分娩过程中精神心理状态可以明显地影响产力，并进而影响产程的进展。产程停滞往往伴有潜伏期延长，孕妇如精神高度紧张或对分娩过程恐惧、缺乏产前系统培训，以及过度疲劳，均是导致继发性子宫收缩乏力的原因。

临床表现 ①母体方面：孕妇感觉疲劳，可有肠胀气，如头盆不称易致排尿困难，或宫口未开全即过早有屏气感觉。子宫收缩异常可表现为宫缩质弱或由强变弱，不协调性子宫收缩乏力者也表现为宫缩质弱，但在宫缩间歇期子宫无法完全放松，所以孕妇可感觉持续下腹疼痛。如有明显头盆不称，胎头无法通过狭窄的骨盆腔，可表现为协调性子宫收缩过强，孕妇感觉下腹疼痛剧烈难忍、烦躁，伴有血尿，子宫下段可触及明显的环状痉挛伴压痛，是子宫破裂的先兆表现。阴道检查发现活跃期宫口扩张无进展，宫颈水肿，尤其是有过早屏气及有胎方位异常的情况下更为多见。②胎儿方面：在活跃期，骨盆入口狭窄者仍可在耻骨上方触及大部分胎先露，推送胎先露无法入盆。头盆不称者阴道检查可有胎头骨缝过度重叠，以适应以更小的径线通过盆腔。活跃期近宫口开全及第二产程可通过阴道检查了解胎方位，头位产程停滞者多见枕横位、枕后位及前不均倾位等异常胎方位。产程过长者胎心及羊水可有异常变化。

诊断与鉴别诊断 通过正确、仔细和及时的阴道检查，了解宫口大小和胎先露的下降，诊断产程停滞一般无困难。但胎头水肿后可能出现胎头最低点下降而非胎头骨质部的下降，易误诊为胎头下降有进展。

处理 ①对于尿潴留者，需先行导尿，再查宫口和先露位置，因膀胱过度充盈也可影响胎头下降。②行腹部和阴道检查估计胎儿大小、明确先露高低，进一步评价是否存在明显的头盆不称。如胎头未入盆或受阻于耻骨联合上方，要及时行剖宫产终止妊娠。如胎膜未破，可行人工破膜，一方面了解羊水性状，另一方面可便于查清胎方位。枕后位、枕横位因胎儿通过产道的径线较大，较难以阴道分娩成功，可在活跃末期或第二产程经阴道协助旋转胎头至枕前位。前不均倾位、高直后位、面先露及肩先露等一般难以经阴道分娩，应及早行剖宫产术。③对活跃期阻滞者也可通过骨盆的内测量，了解是否存在骨盆的狭窄，产程停滞者往往合并一定程度的骨盆狭窄，对骨盆狭窄者需在宫缩及屏气时了解胎头是否可下降，如加强宫缩或正确屏气后胎先露无法理想下降，需根据宫口大小和先露位置决定以剖宫产或产钳终止妊娠。④对于无明显头盆不称的协调性宫缩乏力者以人工破膜及静脉滴注缩宫素的方法加强子宫收缩并观察产程的进展，监测胎儿的宫内状况。⑤对于不协调性宫缩乏力者需除外头盆不称及胎儿窘迫的因素，如考虑为精神紧张引起，需给予镇痛分娩，再了解宫缩变化，如仍不协调，需考虑立即终止妊娠。发现不协调性宫缩过强者，应立即行剖宫产手术，防止子宫破裂的严重后果。⑥第一产程宫颈水肿者可指导呼吸及放松，给予镇痛药物，或局部给予阿托品等药物协助扩张宫口。指导产妇正确用力很重要，如用力不当会使产妇消耗体力或造成不应有的损伤。尤其是过早屏气伤害更大。第二产程胎头下降阻滞者可在加强宫缩的同时，指导孕妇进行有效的屏气。

预防 在产科历史上，传统的分娩体位是自由的，可以立位、匍匐位、跪位、蹲位或侧卧位。用这些体位分娩（除侧卧位外），产力与重力一致，骨盆腔充分的扩张，便于胎儿的顺利娩出，是近于生理状态的体位。目前常用的仰卧位分娩方式有利于助产士接生及器械助产，但就分娩而言，并不是最有利的体位。仰卧位分娩使骨盆的可塑性受到限制，产道较为狭窄，而且宫缩的效率较低，从而增加难产的机会；也使胎儿的重力失去应有的作用，而导致产程延长；在仰卧位下，孕妇屏气的效率也较低，易引起焦虑情绪。临产胎头入盆后，应鼓励孕妇适当走动。对于宫口开大到4~5cm后，可应用坐式分娩，利于胎儿下降、骨盆腔内径扩大、宫缩加强，从而缩短产程，减少难产机会。

（段　涛）

zhìchǎn

滞产（protracted labor）

总产程时间超过24小时的过程。正常总产程从规律宫缩开始到胎盘娩出结束，一般初产妇为12~14小时，经产妇为8小时左右。滞产主要见于初产妇。过长的产程使孕妇增加疲劳和手术产的机会，也易引起盆底组织的松弛，胎儿在长时的宫缩刺激下更易致胎儿缺氧、同时引起手术产率的升高。

病因 ①产力不足：子宫收

缩力为分娩进程中最重要的产力，贯穿在分娩的全过程中。滞产的产力不足以原发性及继发性子宫收缩乏力（简称宫缩乏力）为主要特点，尤其在子宫有畸形及子宫肌纤维过度伸展（如巨大儿、双胎、羊水过多等）或合并子宫肌瘤的情况下，子宫收缩能力下降，将使总产程延长。除内源性促宫缩激素如缩宫素及前列腺素的合成和释放不足的因素外，胎儿、骨盆及精神源性的异常也是影响内源性缩宫素释放的重要原因。在第二产程中腹肌、膈肌和肛提肌对胎儿娩出也起到辅助分娩、缩短产程的作用。②头盆不称或胎儿异常：如胎儿相对过大或伴有骨盆狭窄，胎头的位置和大小不能适应骨盆各平面的大小，使胎头无法顺利贴合宫颈，从而减少内源性宫缩剂的释放。③精神源性因素：孕妇紧张、担忧的情绪会引起原发性宫缩乏力。④产程观察及处理不当：滞产的孕妇往往同时存在潜伏期、活跃期或第二产程延长。在产程的观察中忽略原发性宫缩乏力的临产诊断，往往是不能确定临产和计算产程的原因。大多的滞产和未能积极有效地处理潜伏期延长有直接关系。另外，在产程早期过早应用镇静、镇痛药物也会使宫缩由强变弱，导致总产程延长。

临床表现 ①孕妇表现：产程延长影响孕妇的休息和进食，体力消耗过大，孕妇表现极度疲劳、乏力，可有过度换气和脱水的发生。合并头盆不称者常见排尿困难，产后出现尿潴留。阴道检查可出现宫颈水肿和会阴水肿。②胎儿表现：产程时间过长增加胎儿宫内缺氧机会，胎儿易出现胎心变化和羊水粪染。胎头在宫缩和骨盆的长时间挤压下，颅骨出现重叠并伴有水肿。阴道检查常可发现存在骨盆狭窄或胎位异常等头盆不称因素。

诊断与鉴别诊断 只要了解临产时间，诊断滞产并无难度。在出现规律宫缩后及时诊断真正临产，是明确产程时限、诊断滞产的重要依据。

需要排除假临产。假临产时宫缩质弱、持续时间短、间隔时间长，易与原发性宫缩乏力潜伏期相混淆，鉴别点在于假临产的宫缩缺乏规律性，无宫颈缩短、宫口的扩张和胎儿在骨盆中的下降过程，且应用镇痛药物后宫缩会消失。

处理及预防 现代产科应做好孕妇宣教、住院观察产程及对难产因素及早发现和干预的各个环节，防止滞产的发生。

产前教育时让孕妇充分了解临产的征象，并且强调临产后及时到院检查的重要性，防止潜伏期延长的发生。确定分娩正常进展的最重要问题之一是要准确地定义临产，这是避免滞产的重要因素。对产程中出现潜伏期延长趋势的产妇需细心处理，评价其宫缩、胎儿大小和骨盆情况，对明显头盆不称者及时剖宫产终止妊娠。对原发性及继发性宫缩乏力者行人工破膜术及缩宫素静脉滴注增强宫缩，促进产程进展。宫口扩张到 3cm 以后及时画产程图，通过描记产程图了解产程是处于正常区、警戒区还是异常区内。在正常区内减少不必要的干预，顺其自然；在警戒区内要积极给予产科干预，可先行人工破膜，再对宫缩弱、产程延长者行缩宫素治疗加强子宫收缩。通过阴道检查了解有无明显头盆不称及胎方位异常，如枕横位、枕后位等胎方位异常常可在活跃后期行手法协助旋转胎方位至正常位置。如产程进入异常区内，阴道分娩机会极低，继续试产反而增加母儿危险，应立即剖宫产终止妊娠。如宫口进展缓慢，且胎儿位置停滞，始终不入盆或不下降者，也要考虑难产，应及时终止妊娠。

产妇一旦入院，产程早期管理者（包括医师、助产士）的精神安慰非常重要。进入活跃期后倡议使用导乐分娩。训练有素的分娩指导，特别对初产妇有极大帮助，可使之克服恐惧和焦虑的不良情绪，有助于放松紧张的肢体，诱导协调有效的宫缩，在第二产程也能全面调动各项产力有关的肌肉，配合呼吸，缩短第二产程。

（段　涛）

jíchǎn

急产（precipitate labor）

妊娠 28 周之后，因某种因素未按一般规律分娩，从宫缩开始迅速完成宫口开全，且胎儿顺应产道迅速娩出，总产程不超过 3 小时的分娩过程。急产产程中初产妇平均每小时子宫颈扩张的速度可以>5cm，经产妇每小时子宫颈扩张速度可以>10cm。

据统计，急产在临床上发生率为 2%～3%。急产可造成产妇产道撕裂、产后出血等风险；也可能导致胎儿窘迫、新生儿颅内出血和外伤等并发症，对母儿均有不同程度危害，要尽量避免。

病因与发病机制 病因及确切的发病机制尚不明了。较多发生急产的情况有如下几种。①在急产中，子宫收缩的节律性、对称性和极性均正常，仅子宫收缩力过强、过频，宫缩有间歇，但较短。宫缩持续时间偏长，若产道无阻力，宫口迅速开全，分娩在短时间内结束。宫口扩张速度>5cm/h（初产妇）或10cm/h（经产妇）。宫缩力强是急产的主要因素。②多发生于经产妇及有流产、中期引产史的初产妇。这些产妇曾经过妊娠生理变化，再次妊娠分娩时，软产道及盆底组织相对较为松弛。尤其是本次分娩与上次流产、引产或分娩相隔时间较近时，如宫缩略强就易发生急产。个别孕妇肌肉、筋膜组织先天发育差亦可发生急产，产后常有阴道膨出及子宫脱垂倾向。内分泌改变也是宫缩强烈的内在因素，但这方面真正引起急产的原因尚不清楚。③胎儿偏小、骨盆相对宽大，先露部位低下，都易发生急产。部分产妇胎儿小于2500g，如有宫缩较强，产道无阻力，亦容易发生急产。④滥用加强宫缩药物：使用药物加强宫缩应有严格的指征，尤其是前列腺素制剂。该药使用时药物吸收量较难控制，应有专人管理。⑤镇静、解痉药的应用：产妇发生重度子痫前期、子痫等时，产前应用大剂量镇静剂和解痉药，产妇对疼痛不敏感或神志不清，难掌握何时进入产程，并且全身肌肉松弛，胎儿易于娩出形成急产。⑥心理因素：对产程进展也有一定影响。性格急躁的孕妇易发生急产，而心理素质健康、痛阈值较高的产妇产程也较快。

临床表现 妊娠28周以上的孕妇，突然感到腰腹坠痛，很短的时间内就会有排便感（甚至有孕妇如厕用力排便，而将胎儿娩出的），短时间内就出现有规律的下腹疼痛，间隔时间极短；破水、出血、出现排便感；甚至阴道口可看见胎头露出，直接从不规律的腹痛快速进入第二产程。由于频发强烈的宫缩，大多数产妇感到疼痛难忍，常常大声呼叫，辗转不安，呼吸急促。检查发现宫缩力强，子宫坚硬，宫缩频繁，持续时间长，虽有间歇，常只有1～2分钟。宫口开大迅速，胎儿先露部迅速下降。由于产程过快，可引起胎心变化。

如在医院外已分娩，则多数送来的产妇新生儿脐带还在母体，胎盘还未剥除。也有胎儿、胎盘都已娩出，母婴都奄奄一息，尤其是新生儿未进行新生儿的即刻护理，到医院新生儿往往有不同程度的窒息存在。产妇因产程过快，无正规接产过程，则多数有不同程度的虚脱和休克症状。

诊断 急产的诊断并不困难，但早期刚出现宫缩过强需与胎盘早剥相鉴别。胎盘早剥可有宫缩过频、过强，宫缩间歇期短甚至硬如板状，出现胎心音变化甚至消失。可通过B超检查发现胎盘剥离图像。

治疗 有急产高危因素的孕妇均应适当放宽收入院待产指征，临产后应密切观察产程。产程中观察宫缩情况，确属宫缩过频时，或有胎儿窘迫征象者应给予子宫抑制剂。

对于已经发生急产者，产后予以宫缩剂，防止产后出血。仔细检查产道有否裂伤，并一一修补。如未经消毒接生，产后行外阴冲洗消毒后再行检查及修补术；并对母婴予以预防性抗生素；产于地面等不良环境中者，还要对母婴注射破伤风抗毒素。

预防 详细询问孕产史，了解急产的高危因素，并对有高危因素者提前待产入院。严密观察产程，注意产程进展情况，定时检查了解宫颈扩张及先露高度等。

（段　涛）

yángshuǐ shuānsāi

羊水栓塞（amniotic fluid embolism） 分娩过程中或产后短期内羊水及其有形成分进入母体血液循环，引起肺栓塞、休克、弥散性血管内凝血（disseminated inravascular coagulation，DIC）及肾衰竭等一系列严重症状的综合征。

病因 羊水栓塞发生的高危因素与下列因素易造成病理性血窦开放有关：①过强的宫缩使宫内压增高，多数学者认为与不恰当使用宫缩剂有关。②胎膜早破或人工破膜。③高龄产妇、多胎经产妇。④过期妊娠、巨大儿。⑤死胎。⑥前置胎盘、胎盘早剥、手术助产、中期妊娠钳夹术、剖宫产术、羊膜腔穿刺术等。

发病机制 ①变态反应：胎儿成分作为一种抗原，进入母体血液循环后激发强烈机体反应，引起机体肥大细胞脱颗粒，产生异常的花生四烯酸代谢产物，释放免疫物质及前列腺素、组胺、白三烯、细胞因子等，发生过敏性休克样反应。②羊水有形物质栓塞：水中的有形物质或聚集成大团块，直接堵塞下腔静脉或肺动脉主干，反射性引起血管痉挛、支气管痉挛，造成肺动脉高压，使肺毛细血管血流障碍及肺泡水肿，造成换气障碍。肺动脉高压还可以使右心前负荷加重，致急性右心衰竭。进而肺静脉缺血，左心回心血量减少，最终因左心排出量减少导致周围循环衰竭。③弥散性血管内凝血：羊水及其内含物质具有类似于组织因子样作用，启动外凝血系统，直接促进凝血酶原转变成凝血酶，导致机体广泛的微血管内血栓形成。羊水内颗粒物质还具有促进血小板聚集和破坏血小板的作用，除此之外，羊水及其内含物质还有较强的溶解纤维蛋白的活性作用。在促进广泛微血栓形成的同时，也引起继发性纤溶亢进。在羊水栓塞早期即有纤溶产物（纤维蛋白原降解产物等）增多、纤溶过程加重，更加剧了血液的不凝，表现为难以控制的严重出血。④多器官功能障碍综合征：羊水有形物质进入母体血液循环后引起肺栓塞、过敏性休克和DIC，导致组织器官的灌注不足。在低血流灌注状态下，器官微循环处于淤血状态，组织缺氧而无氧代谢增强，乳酸堆积造成代谢性酸中毒，血管内皮细胞损伤、通透性增加而致组织水肿，细胞溶酶体的稳定性受到破坏、组织自溶，最终造成母体脑部缺氧、心力衰竭、急性肾衰竭、呼吸衰竭等多器官功能障碍综合征。

临床表现 羊水栓塞是一个极其复杂的临床过程，通常表现为突发的低氧血症、低血压、消耗性凝血及多脏器功能衰竭。典型病例症状可以按以下三个阶段顺序出现。但由于临床表现个体的差异性，并不是每个阶段都会表现，或必须按顺序表现。①第一时期：肺动脉高压、心肺功能衰竭和休克期。在分娩过程中尤其是胎膜刚破裂不久，或胎儿即将娩出，患者突发寒战、烦躁不安、恶心、呕吐等先兆症状，随后出现呛咳、呼吸困难、发绀、心率增快且进行性加重、面色苍白、四肢厥冷、血压下降，如有肺水肿，可咳血性泡沫样痰，亦可发生昏迷和抽搐。严重者发病急骤，仅惊叫一声或打一个哈欠，血压随即消失，出现呼吸、心搏骤停。②第二时期：DIC引起的出血期。继心肺功能衰竭和休克后，患者很快进入凝血功能障碍阶段。该时期进展迅速。其病理演变过程分3个阶段：初发性高凝期、消耗性低凝期和继发性纤溶亢进期。羊水栓塞时的DIC属于急性型，高凝期极为短暂，不易被察觉。临床上大多见到的是在胎儿及胎盘娩出后发生的羊水栓塞，以出血为主。出血特点是突然发生，阴道持续不断流血，或突发大量倾倒式出血，血液不凝固。出血部位广泛，血液不凝和出血难以控制。提示此时DIC已进入消耗性低凝期或继发性纤溶期。也有的患者发生于胎儿娩出后，患者并无心肺功能衰竭的第一期表现，仅表现为休克，但阴道流血量与休克程度并不相符。③第三时期：多脏器功能损害期。患者度过心肺功能衰竭、休克阶段和DIC阶段后，由于血液灌注不足，全身脏器缺血、缺氧造成功能障碍，出现以少尿、无尿和尿毒症为主的急性肾衰竭；脑缺氧可致抽搐或昏迷；肝功能障碍致黄疸等临床表现。

另外，常在母亲出现典型症状以前就可发生胎儿窘迫或死亡。

诊断 凡存在羊水栓塞的诱发因素，在胎膜破裂、胎儿娩出后或手术中产妇突然出现寒战、烦躁不安、呼吸困难、大量出血、凝血功能障碍、循环衰竭及不明原因的休克时，首先应初步做出羊水栓塞的诊断，并在积极抢救的同时再做进一步检查，以明确诊断。

凝血功能检查 患者表现凝血功能障碍，DIC诊断的指标为：①血小板计数≤100×10^9/L；特别是动态的血小板进行性下降，对诊断DIC尤为重要。②纤维蛋白原≤1.5g/L。③凝血酶原时间≥15秒。④血浆鱼精蛋白副凝试验（3P试验）阳性。⑤纤维蛋白降解产物（FDP）≥80μg/ml。⑥优球蛋白溶解时间≤120分钟。

寻找羊水有形物质 过去认为，从血涂片中找到羊水有形成分，是确诊羊水栓塞的可靠依据。最近有研究显示，在正常孕妇的血液中也可见到鳞状细胞、滋养细胞及来源胎儿的其他碎片。所以，临床上诊断羊水栓塞主要根据临床症状和体征。

影像学检查 大约90%的患者可以出现胸片的异常，床边X线检查可见双肺有弥散性点片状浸润影，肺门周围融合，伴右心扩大和轻度肺不张。当羊水栓塞出现脑栓塞时，头颅CT检查可协助诊断。

心电图检查 多可见右心房、右心室扩大，ST段下降，心动超声检查有右心房、右心室扩大，心肌缺氧，心排血量减少及心肌劳损等表现。

尸检 在肺部、心脏血液、肺小动脉或毛细血管、子宫或阔韧带血管中可找到羊水有形成分。

肺动脉造影术 诊断肺动脉栓塞最正确、最有效、最可靠的方法，阳性率高达85%～90%，可以准确确定肺栓塞的部位及范围。但临床所见的羊水栓塞起病急、发展快，一旦发生则很快进入呼吸窘迫、循环衰竭和DIC。

鉴别诊断 羊水栓塞对孕产妇及围产儿的生命威胁极大，为了避免延误抢救时机，快速认证、掌握鉴别诊断至关重要，应边鉴别边抢救。羊水栓塞主要需要与以下疾病相鉴别。①子痫：鉴别点为子痫发作前有妊娠期高血压疾病的临床表现及实验室改变，发作时具有典型的抽搐特点，血压升高明显，早期不会出现休克及DIC。而羊水栓塞多发生在产程中或剖宫产手术中，破膜后，发病急骤，很快出现不明原因的休克，迅速发生 DIC、呼吸循环衰竭和肾衰竭症状。②急性心力衰竭：鉴别点为有原发心脏病或妊娠期高血压疾病所致心脏病病史等，心力衰竭前有心悸、气短、不能平卧、心率快，控制心力衰竭后病情好转，不伴有出血及凝血功能异常等临床表现及实验室检查改变，一般不难与羊水栓塞鉴别。③脑血管意外：妊娠期的脑血管意外可因脑实质的血管破裂或脑表面血管破裂所致，其起病突然，病情凶险，变化迅速。鉴别要点为有高血压等原发病史，临床表现有血压突然升高及颅内压升高的表现。查体应有相应脑神经损伤的定位体征，但没有出血倾向。昏迷好转后，往往留有神经系统后遗症，如偏瘫等。④肺动脉栓塞：是体静脉或右心系统栓子脱落随血液漂流，阻塞肺动脉或其分支而引起肺循环障碍的临床综合征。往往发生在产后或术后活动时，表现为突发性的胸痛和呼吸困难。鉴别要点为临床表现突发胸痛较羊水栓塞明显，一般不会很快发生 DIC。实验室检查 D-二聚体明显增高，但血小板、纤维蛋白原、凝血酶原时间可正常，血液中亦无羊水成分，抗凝及溶栓治疗有效等可用作鉴别诊断的参考。⑤癫痫：是妊娠期较为常见的神经系统并发症，诱因往往是精神因素。癫痫抽搐停止后，生命体征立即恢复正常，而对抽搐全无记忆。发作时无肺部体征，无凝血功能异常、DIC 及其他脏器功能受损等表现，抽搐发作时可造成自伤或外伤。不难与羊水栓塞鉴别。⑥癔症：属于神经症与心理因素有关的精神疾病，常由于精神刺激或不良的暗示引起。分娩时的疼痛刺激或高度精神紧张有时也可诱发。主要鉴别点为有抽搐史，有精神因素诱因，无明显生命体征改变，实验室检查正常。⑦其他原因引起的产后出血：临床观察到一部分不典型羊水栓塞病例常以不明原因产后出血为其主要临床表现，故应与其他如子宫收缩乏力、胎盘因素、软产道损伤或凝血障碍等原因引起的产后出血加以鉴别。产后出血在临床上较常见，但不能将严重的产后出血均认为是羊水栓塞所致，也不能延误因羊水栓塞所致的难以控制的产后出血，必须谨慎鉴别。⑧其他疾病：如产后寒战现象、药物反应、空气栓塞、自发性气胸、胃内容物误吸和仰卧位低血压综合征等。

治疗 原则抗过敏、抗休克；解除肺动脉高压，改善心肺功能；纠正凝血障碍；防治肾衰竭及感染；正确处理产科问题。

抗过敏、抗休克 气管插管，正压给氧。腔静脉插管监护中心静脉压，指导输血输液量及速度。及早使用大量抗过敏药，如氢化可的松或地塞米松。补充血容量，以低分子右旋糖酐、葡萄糖及生理盐水为宜。尤以前者，及早应用对防止和阻断 DIC 的发展有效。应用升压及扩血管药物，如多巴胺、间羟胺和酚妥拉明。纠正酸中毒，可以用4%碳酸氢钠静滴。

解除肺动脉高压，改善心肺功能 可使用盐酸罂粟碱、阿托品、氨茶碱和毒毛旋花子苷或毛花苷 C。

纠正凝血功能障碍 ①抗凝剂：肝素可防止微血栓的形式。在 DIC 高凝阶段应用效果好，在纤溶亢进期应用应与抗纤溶剂及补充凝血因子同时应用。分娩后应慎用。②抗纤溶药物：使用肝素后，纤溶活性过强而出血不止时可加用，如对羧基苄胺、6-氨基已酸等。③新鲜血及纤维蛋白原输入。在肝素保护下补充凝血因子。亦可输入纤维蛋白原。

防治肾衰竭及感染 当休克纠正、循环血量补足时出现少尿，用利尿剂后尿量仍不增加者为肾衰竭，必须限水、限盐，进食高糖、高脂肪、高维生素及低蛋白饮食。多尿期应注意电解质紊乱。选用对肾脏无损害的大剂量广谱抗生素防治感染。

正确处理产科问题，及早除去病因 第一产程发病，胎儿不能立即娩出者，应行剖宫产结束分娩；第二产程发病者，应及时助产娩出胎儿；对无法控制的阴道流血患者，即使在休克状态下，亦应行全子宫切除术，以减少胎盘剥离面血窦大出血，且可阻断羊水内容物继续进入母体血液循环，进一步导致病情恶化。术后留置引流条。

预防 严格掌握剖宫产、剥膜、破膜、扩张宫颈等手术的指征，人工破膜要在宫缩间歇时进行，剖宫产应尽量吸尽羊水后再娩出胎头。合理使用宫缩剂，防止宫缩过强，对死胎及胎膜早破者更应谨慎。急产或产力过强酌情用宫缩抑制剂。遇高张性宫缩时，在宫缩间歇时破膜，尽量放出羊水。严格掌握羊膜腔穿刺术的指征，用细穿刺针，技术应熟练准确。避免反复穿刺。

预后 羊水栓塞可以发生在妊娠的早、中、晚各期，一旦发生羊水栓塞，即使积极地抢救，死亡率仍然很高，产妇的死亡率可高达 80%。死亡的时间快到可从数分钟至数小时，约 1/3 的患者在发病半小时内死亡；另 1/3 在发病 1 小时内死亡，多由于肺血管栓塞引起；其余 1/3 死于血液不凝或肾衰竭。

（余艳红　钟　梅　黄启涛）

chǎnhòu chūxuè

产后出血（postpartum hemorrhage，PPH）　胎儿娩出 24 小时内，阴道分娩者出血量≥500ml，剖宫产者≥1000ml。严重产后出血指胎儿娩出后 24 小时内出血量≥1000ml。产后出血是产科常见的严重并发症，居中国孕产妇死亡原因首位。

正常生理状态下，在胎儿娩出后，子宫通过以下机制进行止血。①子宫肌肉的收缩和缩复作用：内源性或外源性宫缩物质如缩宫素、前列腺素作用，使胎盘娩出后子宫体明显缩小、子宫肌壁增厚。子宫肌层有纵、横、环三种排列方向，宫缩时肌纤维相互交叉，每一个肌细胞有两个弯曲度，使相应一对肌细胞收缩时呈“8”字形，压迫肌纤维之间的子宫血管，使其迅速闭合，达到止血目的。②胎盘剥离面血窦的血栓形成：产妇的血液呈高凝状态，纤维蛋白溶酶活性降低，前列腺素又加速血小板聚集，加强血管收缩，使血小板大量附着在胎盘剥离面受损伤血管的内皮胶原纤维上并聚集形成血栓，纤维蛋白沉积在血栓上形成更大的血凝块，有效地堵塞胎盘剥离面暴露的血管而止血。

病因　凡是干扰了上述生理止血机制的因素均能引起产后出血。产后出血的原因分为宫缩乏力、产道损伤、胎盘因素和凝血功能障碍四类。四大原因可以合并存在，也可以互为因果；每种原因又包括各种病因和高危因素（表 1）。①宫缩乏力：产后出血最常见的原因，其发生率占产后出血总数的 70%～90%（见宫缩乏力性产后出血）。胎儿娩出后宫缩乏力使子宫不能正常收缩和缩复，在胎盘剥离后不能有效关闭胎盘附着部子宫壁血窦而致出血过多。②产道损伤：产后出血的另一常见原因，约占产后出血总数的 20%。上生殖道损伤包括子宫破裂、子宫内翻或剖宫产时损伤（切口撕裂、子宫动脉或阔韧带血管损伤等）；下生殖道损伤又称软产道损伤，包括会阴裂伤、阴道裂伤和子宫颈裂伤。③胎盘因素：约占产后出血总数的 10%。胎盘因素包括胎盘剥离不全、胎盘滞留、胎盘嵌顿、胎盘粘连、胎盘植入和胎盘残留和/或胎膜残留，往往因为胎盘部分剥离或残留于子宫腔，导致子宫收缩不良，已剥离面血窦开放而发生出血。④凝血功能障碍：为较少见的原因，约占产后出血总数的 1%。任何原发或继发的凝血功能异常，均能发生产后出血。如妊娠前有血液病，为妊娠禁忌证。重症肝炎、宫内死胎滞留过久、胎盘早剥、妊娠期高血压疾病和羊水栓塞等，皆可影响凝血或致弥散性血管内凝血（disseminated inravascular coagulation，DIC），引起血凝障碍，不易止血。

临床表现　主要表现为胎儿娩出后产道出血急而量多，或持续小量出血，重者可发生休克。随病因的不同，其临床表现亦有差异。①宫缩乏力：出血主要表现为胎盘娩出后的子宫大量出血、子宫大而软、轮廓不清；或呈阵发性出血增多（子宫收缩时出血减少、子宫松弛时出血增多）；血液亦可积聚在子宫腔或阴道内而

表 1　产后出血的原因及高危因素

原因	病因	高危因素
宫缩乏力	全身因素	产妇体质虚弱、合并慢性全身性疾病或精神紧张等
	药物过多使用	麻醉剂、镇静剂或宫缩抑制剂等
	产程因素	急产、产程延长或滞产、试产失败等
	产科并发症	子痫前期等
	羊膜腔内感染	胎膜破裂时间长、发热等
	子宫过度膨胀	羊水过多、多胎妊娠、巨大儿等
	子宫肌壁损伤	多产、剖宫产史、子宫肌瘤剔除术后等
	子宫发育异常	双子宫、双角子宫、残角子宫等
产道损伤	子宫颈、阴道或会阴撕裂	急产、手术产、软产道弹性差、水肿或瘢痕等
	剖宫产子宫切口延伸或撕裂	胎位不正、胎头位置过低
	子宫破裂	前次子宫手术史
	子宫内翻	多产次、子宫底部胎盘、第三产程处理不当
胎盘因素	胎盘异常	多次人工流产或分娩、子宫手术史、前置胎盘、胎盘早剥
	胎盘、胎膜残留	产次多，既往胎盘粘连史
凝血功能障碍	血液性疾病	遗传性凝血功能疾病、血小板减少症
	肝病	重症肝炎、妊娠急性脂肪肝
	产科 DIC	羊水栓塞、重型胎盘早剥、死胎滞留时间长、重度子痫前期及休克晚期

后大量排出；血色暗红、有凝块。②产道损伤：出血紧接在胎儿娩出后发生，血色鲜红，持续不断。③胎盘因素：胎盘不完全剥离、部分粘连及剥离后滞留子宫腔引起的出血，多在胎儿娩出后、胎盘娩出前开始，血色略暗，多有血块；胎盘胎膜残留多在胎盘娩出后检查时发现。④凝血功能障碍：胎儿娩出后阴道持续流血且血液不凝，应考虑凝血功能障碍。

诊断 诊断产后出血的关键在于对失血量有正确的测量和估计，错误低估将丧失抢救时机。突然大量的产后出血易得到重视和早期诊断，而缓慢的持续少量出血和血肿易被忽视。

准确评估出血量 出于方便，目测法估计出血量一直是临床实践工作中最为广泛使用的方法，但大量研究表明，目测法估计的出血量仅为实际出血量的30%~50%。比较准确的估计失血量的方法有以下几种。①称重法：失血量(ml)=[胎儿娩出后接血敷料湿重(g)-接血前敷料干重(g)]/1.05(血液比重g/ml)。②面积法：根据接产时布类污染血迹面积大小来计算失血量。如血液浸湿四层纱布垫的面积10cm×10cm为10ml，15cm×15cm为15ml。③血红蛋白测定：血红蛋白每下降10g/L，失血400~500ml。但是在产后出血早期，由于血液浓缩，血红蛋白值不能准确反映实际出血量。④休克指数法：休克指数=心率/收缩压(mmHg)，休克指数<0.9时，估计失血量<500ml；休克指数=1.0时，失血量估计1000ml；休克指数=1.5时，估计失血量1500ml；休克指数=2.0，失血量估计≥2500ml。

值得注意的是，产后出血定义的出血量较为主观。加拿大妇产科协会的临床指南指出：这个出血量应该指“威胁产妇血流动力学稳定的任何出血量”，有些产妇如并发妊娠期高血压疾病伴蛋白尿，合并贫血、脱水或身材矮小者，即使相对少量出血，也会出现严重的病理生理改变。失血量的绝对值对不同体重者意义不同，因此，最好能计算出失血量占总血容量的百分数。妊娠末期血容量（L）的简易计算方法为：L=非妊娠期体重（kg）×7%×（1+40%），或L=非妊娠期体重（kg）×10%。除了失血量，失血速度也是反映病情轻重的重要指标，重症产后出血的情况包括：失血速度>150ml/min；3小时内出血超过血容量的50%；24小时内出血超过全身血容量。

病因诊断 明显的外出血，诊断并不困难，缓慢而持续少量的出血和血肿容易被忽视。而造成出血的原因有不同，故除严密观察出血情况并准确测量出血量外，关键在于找出产后出血的原因，及早明确诊断。①宫缩乏力：正常情况下，胎盘娩出后，子宫底平脐或脐下一横指，子宫收缩呈球状、质硬。子宫收缩乏力时，子宫底升高，子宫质软、轮廓不清，阴道流血多。按摩子宫及应用宫缩剂后，子宫变硬，阴道流血减少或停止，可确诊为子宫收缩乏力。②产道损伤：胎儿娩出后立即发生阴道流血、色鲜红，应考虑产道损伤，须立即仔细检查软产道，注意有无子宫颈裂伤、阴道裂伤及会阴裂伤。③胎盘因素：胎儿娩出15分钟内胎盘未娩出，阴道大量流血，应考虑胎盘因素，如胎盘剥离不全及胎盘滞留；胎盘未能按时剥离排出时，须行徒手剥离胎盘，若发现胎盘较牢固地附在子宫壁上，即诊断胎盘粘连；若发现胎盘全部或部分与子宫壁连成一体，剥离困难，可诊断为胎盘植入，胎盘植入往往与胎盘粘连相混淆；胎盘娩出后常规检查胎盘及胎膜时，若胎盘胎儿面有缺损或胎膜有缺损，而如同时有断裂血管，应想到胎盘、胎膜或副胎盘残留的可能。④凝血功能障碍：若产妇在妊娠前或妊娠期已有易于出血倾向，在出现持续阴道流血、血液不凝、止血困难、全身多部位出血时，根据病史、血小板计数、纤维蛋白原、凝血酶原时间等凝血功能检测可诊断出凝血功能障碍。

治疗 原则是针对出血原因，迅速止血；补充血容量，纠正失血性休克；防止感染。

一般处理 应在寻找原因的同时进行一般处理，包括向有经验的助产士、产科上级医师、麻醉医师和血液科医师求助，通知血库和检验科做好准备；建立静脉双通道维持循环，积极补充血容量；进行呼吸管理，保持气道通畅，必要时给氧；监测出血量和生命体征，留置尿管，记录尿量；交叉配血；进行基础的实验室检查（血常规、凝血功能检查、肝肾功能等）并行动态监测。

针对产后出血原因的特殊处理 病因治疗是最根本的治疗，检查宫缩情况、胎盘、产道及凝血机制，针对原因进行积极处理。

宫缩乏力 见宫缩乏力性产后出血。

产道损伤 若为软产道裂伤，应按解剖层次逐层缝合裂伤，彻底止血。若为子宫内翻，如产妇无严重性休克或出血，子宫颈环尚未缩紧，可立即将内翻子宫体还纳（必要时可麻醉后还纳），还纳后静脉滴注缩宫素，直至宫缩良好后将手撤出。如经阴道还纳失败，可改为经腹部子宫还纳术。若患者血压不稳定，在抗休克同时行还纳术。子宫破裂者立即开腹行手术修补术或行子宫切除术。

胎盘因素　①疑有胎盘滞留时，应立即行阴道及宫腔检查；若胎盘已剥离，则立即取出胎盘；若为胎盘粘连，可行人工剥离胎盘术。手法要正确轻柔，勿强行撕拉，防胎盘残留、子宫损伤或子宫内翻。②胎盘胎膜残留者，应用手或器械清理，动作要轻柔，避免子宫穿孔。③若人工剥离胎盘困难、疑有胎盘植入并伴活动性出血者，采用子宫局部楔形切除或子宫切除术。

凝血功能障碍　一旦确诊，应迅速补充相应的凝血因子如血小板、新鲜冷冻血浆、冷沉淀或纤维蛋白原等。若并发 DIC，应按 DIC 处理。

预后　经积极治疗后病情控制者，一般预后较好。产后出血可引起产妇贫血、抵抗力低下，加以宫腔操作机会增加，使产后感染概率增加。如出血量多引起血液循环衰竭者可继发腺垂体缺血性坏死、功能减退引起希恩（Sheehan）综合征，主要表现为泌乳不足、畏寒、虚弱、月经稀发甚至闭经、性欲减退。但随着技术进步，产后大出血的妇女得到及时救治，该综合征已经成为罕见的产后出血并发症。产后出血的严重并发症为失血性休克、心力衰竭、水电解质失衡甚至死亡。

预防　包括以下内容。

妊娠期预防　产前积极治疗基础疾病，充分认识产后出血的高危因素，高危孕妇应于分娩前转诊到有抢救条件的医院。

分娩期预防　①第一产程：注意水分及营养的补充，避免产妇过度疲劳，合理使用宫缩剂和镇静剂。②第二产程：指导产妇适时及正确使用腹压，接产技术操作要规范。③第三产程：预防性应用缩宫素，及时钳夹并切断脐带，有控制地牵拉脐带以协助胎盘娩出。循证医学研究表明，第三产程积极干预能有效降低产后出血量和发生产后出血的危险度。

产后预防　①产后 2 小时是发生产后出血的高危时段，产妇仍需留在产房接受监护，密切观察产妇的子宫收缩、阴道流血及会阴伤口情况。②产妇及时排空膀胱，以免影响宫缩。③早期哺乳可刺激子宫收缩。④高危产妇应该注意保持静脉通畅，并做好保暖。

（刘兴会　单　丹）

gōngsuō fálì xìng chǎnhòu chūxuè

宫缩乏力性产后出血

（postpartum hemorrhage due to uterine atony）　子宫收缩乏力所造成的产后出血。是产后出血的最常见原因，其发生率占产后出血总数的 70%~90%。

发病机制　胎儿娩出后，胎盘自子宫壁剥离并娩出，胎盘附着部位的子宫壁血窦开放而出血。在正常情况下，由于内源性子宫收缩激素——缩宫素、前列腺素等作用使子宫收缩，使胎盘处创面从直径 20cm 缩小到 7~8cm，交织于肌纤维间的子宫壁内血管被压迫闭合，从而达到止血目的；与此同时，胎盘剥离后子宫-胎盘循环终止，绒毛间隙血流量骤减，使血窦关闭而出血停止；同时由于孕产妇的血液呈高凝状态，粘在胎盘剥离后损伤血管的内皮胶原纤维上的血小板大量聚集形成血栓，纤维蛋白沉积在血栓上形成更大的血凝块，有效地堵塞子宫血管，使肌纤维收缩后放松时也不再出血。若胎儿娩出后宫缩乏力，使子宫不能正常收缩和缩复，当胎盘未剥离、血窦未开放时尚不致发生出血，若胎盘有部分剥离或剥离排出后，宫缩乏力不能有效关闭胎盘附着部子宫壁血窦而致出血过多。

诱发因素　包括以下内容。

全身性因素　如产妇平素体质虚弱，有急慢性病史，产程过长，滞产，精神紧张，使用镇静剂过多或深度麻醉等。

局部因素　①子宫肌壁过度膨胀，肌纤维过度伸张，影响肌纤维缩复，如羊水过多、多胎妊娠、巨大儿、巨大胎盘、α-珠蛋白生成障碍性贫血和胎儿水肿综合征等。②多产妇，反复妊娠分娩，子宫肌纤维受损，结缔组织相对增多。③子宫发育不良如双角子宫、残角子宫、双子宫、子宫肌瘤或子宫体有手术瘢痕。④胎盘因素影响子宫缩复，如前置胎盘、胎盘早剥、蜕膜坏死出血、子宫肌层渗血、胎盘后血肿等。⑤膀胱、直肠过度充盈可影响子宫收缩，因为子宫夹持在膀胱与直肠之间。

临床表现　胎盘娩出后，产后出血阵发性增多，血液呈暗红色，子宫柔软。按摩子宫，子宫变硬并阴道流血增多，停止按摩后子宫再次松软，压迫子宫，血流增多并伴有血凝块。随着子宫反复松弛，出血增多，或子宫收缩不呈球形，子宫底下降不明显，阴道流血不多。患者表现有面色苍白、表情淡漠、脉搏增快、头晕、出冷汗等症状，提示失血量大而血容量减少，可能子宫腔内有大量积血。

诊断　正常情况下胎盘娩出后，子宫底平脐或脐下一横指，子宫收缩呈球状、质硬。子宫收缩乏力时，子宫底升高，子宫质软、轮廓不清，阴道流血多、血色暗红、有血凝块。按摩子宫及应用宫缩剂后，子宫变硬，阴道流血减少或停止，可确诊为子宫收缩乏力。

治疗 针对子宫收缩乏力引起的产后出血，加强宫缩是最迅速、最有效的止血方法。应尽早使用宫缩剂，采取宫腔填塞、子宫加压缝合、动脉结扎术及选择性动脉栓塞等手段，若上述手段不能获得满意效果应及时行子宫切除。2004～2006年，国际妇产科联盟行动法则提出宫缩乏力性产后出血的法则，被称为H. A. E. M. O. S. T. A. S. I. S。H：呼救；A：评估（生命体征、出血量）和复苏；E：寻找病因和进行医疗准备、药物供应及血源准备；M：按摩子宫；O：缩宫素静脉滴注，同时使用强有力的宫缩剂如麦角新碱及前列腺素制剂等；S：转运至手术室，除外残留和裂伤，双合诊按摩和压迫；T：填塞气囊，子宫填塞；A：予以压迫缝合；S：盆腔血流阻断（结扎子宫动脉、卵巢动脉、髂内动脉）；I：介入放射治疗，如子宫动脉栓塞；S：经腹次全或全子宫切除。

按摩子宫 见子宫按摩。

药物治疗 在该病的治疗中，首选药物治疗、非创伤性治疗，其次才是手术治疗。常用药物有缩宫素、麦角新碱以及前列腺素类药物。

缩宫素 是预防和治疗产后出血的一线药物，常规的方法是10～20U加入晶体液500ml中静脉滴注；也可缩宫素10U肌内注射或子宫肌层注射或宫颈注射，但24小时内总量应控制在60U以内。缩宫素与其他子宫收缩药物相比，具有起效快（3～5分钟）、不良反应小、价格便宜的优点，一直是预防产后出血促子宫收缩的首选药物。但是其作用时间较短暂，故需持续静脉滴注。卡贝缩宫素是一种长效缩宫素受体激动剂，起效快且作用时间长，单次注射后，能持续起效，其效果可与持续使用缩宫素相比。

麦角新碱 能选择性地兴奋子宫平滑肌，引起子宫强直性收缩。其作用强度也取决于子宫的功能状态，临产时或分娩后的子宫对其最敏感。与缩宫素不同，它的作用比较强而持久。可尽早加用马来酸麦角新碱直接肌内注射，每隔2～4小时可重复给药。此药禁用于妊娠期高血压疾病及其他心血管病变者。

前列腺素衍生物 对子宫有收缩作用，因此被广泛应用于该病的治疗，其中主要以前列腺素E、前列腺素F2α及其衍生物具有重要意义。它们引起子宫收缩的特性与生理性阵痛相似。不良反应主要为恶心、呕吐、腹痛等胃肠道兴奋现象，不宜用于支气管哮喘和青光眼患者。①米索前列醇：PGE1的衍生物，治疗该病效果好，具有安全、简便、价廉的优点，尤其适用于基层医疗单位。口服或舌下给药。但不良反应较大，恶心、呕吐、腹泻、寒战和体温升高较常见。②卡前列素：PGF2α衍生物（15-甲基前列腺素F2α）的氨丁三醇盐溶液，适用于肌内注射。与传统的前列腺素类物质比较，卡前列素的半衰期更长，生物活性更强，使用剂量明显减少，胃肠道不良反应显著减轻，具有强而持久的刺激子宫平滑肌收缩的作用。③卡前列甲酯：PGF2α衍生物，经阴道或直肠给药，吸收快，代谢快。其用于治疗该病具有与米索前列醇类似的效果，两种药物可替代或交换使用。

手术治疗 出血多，经按摩、药物效果不佳或紧急情况下，应及时采取进一步的有效措施，可根据患者情况、医师的熟练程度选用下列手术方法。

宫腔填塞 一种传统的、有效的急救方法，可为宫缩乏力性产后出血的抢救赢得时间。宫腔填塞后整个子宫腔被充分扩张充满，使子宫腔内压力高于动脉压，使动脉出血停止或减少；同时压迫子宫内膜表面静脉，减少了渗血，同样起到静脉出血减少的作用；胎盘剥离面被压迫后也暂时止血，等待机体发挥自身的凝血功能而形成血栓；另外子宫腔被填塞后扩张，刺激子宫肌层，反射性地引起子宫收缩，起到止血作用。

宫腔填塞主要有两种方法，填塞球囊（水囊）或填塞纱布。①宫腔填塞球囊：有专为宫腔填塞而设计的球囊，能更好地适应子宫腔形状，如SOS Bakri填塞球囊、Foley导管、三腔双囊管，也可以利用产房现有条件自制球囊，如手套或避孕套。②宫腔填塞纱布：见子宫腔纱条填塞术。

B-Lynch缝合 该方法尤其适用于宫缩乏力性产后出血，也可用于胎盘因素和凝血功能异常性产后出血，手法按摩和宫缩剂无效并有可能切除子宫的患者。见B-Lynch缝合术。

盆腔血管结扎 适用于难治性产后出血，尤其是剖宫产术中宫缩乏力或胎盘因素的出血，经宫缩剂和按摩子宫无效，或子宫切口撕裂而局部止血困难者。见盆腔动脉结扎术。

血管介入性治疗　自1979年首次成功将介入治疗引入产后出血的治疗以来，经导管动脉栓塞术在世界范围内得到了广泛应用。见子宫动脉栓塞术。

子宫切除术　各种保守性治疗方法无效、危及产妇生命时应在积极输血补充血容量的同时行子宫次全切除术，如合并前置胎盘或部分胎盘植入子宫颈时，行全子宫切除。见产科子宫切除术。

预防　①产前预防措施：产前积极治疗基础疾病，纠正贫血等导致产后出血的高危因素。②产时预防措施：包括产妇的心理疏导，提高医师的助产或剖宫产技能，预防性使用宫缩剂以适当加强宫缩等。循证医学研究表明，第三产程积极干预能有效降低产后出血量和发生产后出血的危险度。积极处理第三产程包括：头位胎儿前肩娩出后、胎位异常胎儿全身娩出后、多胎妊娠最后一个胎儿娩出后，预防性应用缩宫素；胎儿娩出后（45～90秒）及时钳夹并切断脐带，有控制地牵拉脐带协助胎盘娩出；胎盘娩出后按摩子宫。产后2小时是发生产后出血的高危时段，密切观察子宫收缩情况和出血量变化，应及时排空膀胱。

（刘兴会）

zǐgōng ànmó

子宫按摩（uterine massage）

胎盘娩出后，按摩子宫降低产后出血量和发生产后出血危险度的方法。宫缩乏力性产后出血是产后出血的最常见原因，其发生率占产后出血总数的70%～90%。子宫按摩是治疗阴道分娩及剖宫产术中宫缩乏力性出血的重要手段之一。一旦发现为宫缩乏力性产后出血，第一反应就是子宫按摩，即使子宫收缩仍未完全恢复，也可为抢救患者赢得时机。

方法　可分为经腹单手按摩法和经腹经阴道双手按摩法两种。①经腹单手按摩法：一手置于子宫底部，大拇指在子宫前壁，其余四指在后壁，均匀、连续不断地按摩子宫。在按摩过程中，应间断地用力挤压子宫，使积蓄在子宫腔内的血凝块及时排出，以免影响宫缩。②经腹经阴道双手按摩法：术者刷手，戴无菌手套，产妇取膀胱截石位，行外阴消毒后，助产者一手在腹部按摩子宫后壁，另一手握拳置于阴道前穹隆将子宫托起或挤压子宫前壁，子宫在两拳的压迫及按摩下，达到压迫止血目的。

注意事项　按摩子宫的力量要适度，手法要正确，切忌使用暴力。按摩子宫一定要有效，评价有效的标准是子宫轮廓清楚、收缩有力、阴道出血减少。按摩时要配合应用宫缩剂。按摩子宫时，注意观察产妇的面色、表情及阴道流血等情况，听取产妇主诉。如按摩子宫，出血仍不见好转，应及时寻求帮助并采取进一步措施。不宜过度暴露产妇的身体，注意保暖。严格无菌操作。

（刘兴会　单　丹）

tāipán bùfēn cánliú

胎盘部分残留（retention placenta fragments）

胎盘娩出后仍有部分胎盘或副胎盘或部分胎膜残留于子宫腔。胎盘一般在胎儿从产道娩出后5～15分钟，最晚不超过30分钟娩出体外。胎盘残留是引起产后出血和晚期产后出血的一个重要因素。胎盘残留引起的产后出血多同时伴有宫缩乏力，经加强宫缩治疗，可使阴道流血减少。但残留的胎盘仍影响子宫复旧，有引起再次出血的危险（见晚期产后出血）。

病因　人工流产特别是多次反复人工流产容易引起子宫内膜炎，特别是人工流产后不久即再次妊娠、分娩者，因子宫内膜未完全修复，产后容易发生胎盘粘连而需人工剥离，从而使胎盘残留发生率升高。也可因手术操作者技术不熟练，致使部分胎盘残留于子宫腔内。胎膜早破引起羊膜腔感染也是胎膜残留的一大原因。另外，子宫畸形、子宫肌瘤等造成宫腔形态异常，也可能引起胎盘残留。

临床表现　恶露不净，出血量时多时少，内夹血块，并伴有阵阵腹痛。如合并宫腔感染，则恶露有臭味，腹部有压痛，并伴有发热。

诊断及处理　胎盘娩出后应常规检查胎盘及胎膜是否完整，确定无残留。若胎盘母体面有缺损或表面粗糙或胎膜大片缺损可诊断胎盘残留；胎盘胎儿面如有断裂血管，应想到副胎盘残留的可能。助产人员可进行宫腔探查，若仍疑有较大面积的残留，可行钳刮术或刮宫术；若残留面积较小，可于产后加强宫缩并预防性使用抗生素，待产后第2或第3天行B超检查，若B超提示子宫腔内仍有较大的不均质稍强回声，则需行清宫术。

预防　①做好妇女避孕及人工流产危害的宣传，特别是在妇女第一次人工流产后或不良分娩史后，一定要再三告诫做好避孕。有生育要求者，应至少避孕6个月以后才能再次妊娠。反复人工流产除引起胎盘残留外，更严重者可导致胎盘植入等。②医务人员在第三产程时，不宜过早干预胎盘剥离。在胎儿娩出后15分钟内，尽量等待胎盘自然娩出，不宜过早牵拉及行人工剥离胎盘，以免造成人为胎盘残留，除非胎盘部分剥离导致出血较多而需尽早将胎盘娩出。③胎盘娩出后应仔细检查胎盘及胎膜是否完整，若产时未能识别胎盘残留可引起晚期产后出血。对破膜后保胎时间较长者，尤其已发生羊膜腔感染者，在分娩后更应仔细检查胎盘及胎膜的完整性，在产后第2或第3天可常规进行B超检查以免漏诊。

（刘兴会　单　丹）

tāipán zhìliú

胎盘滞留（placenta retention）

阴道分娩时，在胎儿娩出后30分钟胎盘仍不能自行娩出。如胎盘完全未剥离，并不发生出血；如胎盘部分剥离或已完全剥离而滞留于子宫腔内，影响子宫的正常收缩和缩复，不能压迫关闭血窦，会导致产后出血。胎盘滞留是产后出血的重要原因之一。

病因及分类　①胎盘剥离后滞留：胎盘已全部从子宫壁剥离但仍滞留子宫内，进一步影响子宫收缩而出血。此种情况发生于：压出胎盘的方法不当；膀胱过度充盈，阻碍胎盘下降；子宫缩窄环在子宫上段与下段交界处形成，是第三产程过早、过度揉挤子宫所致。②胎盘剥离不全：多见于子宫收缩乏力或子宫收缩不协调，以致胎盘一部分与子宫蜕膜层分离，另一部分尚未剥离，影响子宫全面收缩。部分子宫松弛，胎盘剥离面血窦开放，阴道流血不止。③胎盘嵌顿：子宫收缩不协调，子宫颈内口附近呈痉挛性收缩，形成缩窄环，使已完全剥离的胎盘嵌顿于子宫腔内，妨碍子宫收缩而出血。如血块积聚于子宫腔内，则呈现隐性出血，但有时也可见大量显性出血。④胎盘粘连：胎盘全部或部分粘连于子宫壁上，不能自行剥离者。全部粘连者可无出血，部分粘连者可引起大出血。多因子宫内膜炎、子宫内膜损伤等所致。⑤胎盘植入类疾病：由于子宫底蜕膜发育不良或完全缺失，致使受精卵着床时绒毛附着异常，如绒毛侵入子宫肌层则形成胎盘植入。

临床表现　主要表现为第三产程延长，在胎盘娩出前可有多量出血。胎盘不完全剥离、部分粘连及剥离后滞留子宫腔引起者，出血多在胎儿娩出后、胎盘娩出前开始，血色略暗，多有血凝块，可伴有子宫收缩乏力或有子宫收缩和子宫底升高。若胎盘全部植入则可无阴道流血。

诊断与鉴别诊断　阴道分娩时，在胎儿娩出后30分钟胎盘尚未娩出即可诊断胎盘滞留。在协助胎盘娩出失败而徒手剥离胎盘时，若发现胎盘较牢固地附着在子宫壁上就能诊断胎盘粘连；若发现胎盘与子宫壁连成一体，难以分离则疑似为胎盘植入（确诊需病理切片证实）。胎盘嵌顿时，子宫底缩短变小，阴道流血，脐带外露部变长，从闭合的子宫颈口可触及胎盘边缘，以及子宫不协调收缩出现的缩窄环。

治疗　从胎儿娩出后到胎盘娩出时间为第三产程，需5~15分钟，不超过30分钟。正确处理胎盘娩出可以预防产后出血。在胎儿前肩娩出后使用缩宫素快速静脉滴注并使用控制性牵拉脐带的方法可以协助胎盘胎膜完整娩出。胎儿娩出后10~15分钟未出现胎盘剥离征象，尤其有流产、刮宫史者应高度怀疑胎盘粘连或植入。对胎盘未娩出伴活动性出血者可立即行人工剥离胎盘术。

手取胎盘　防止产后大出血的有效措施，适用于胎盘部分剥离、粘连和滞留者。手取胎盘必须无菌操作。在重新消毒会阴、更换无菌手套及敷料后，术者一手从腹壁将子宫下压，另一手取五指并拢呈圆锥状，沿脐带，经阴道，伸入子宫内找到胎盘边缘，手背向子宫壁侧，手掌向胎盘母体面，用手指轻轻将胎盘自子宫壁分离。分离面必须越过胎盘顶部，在肯定胎盘已全部分离或将其握在手中带出阴道口。剥离胎膜时动作要轻柔，以免胎膜断裂残留。亦可用卵圆钳协助娩出。

胎盘娩出后处理　应仔细检查胎盘是否完整，防止副胎盘或手取不全的胎盘小叶残留于子宫内，引起出血。如发现有残留，应立即寻找遗留部分或择期清宫，术后用宫缩剂与抗生素。当发现子宫壁与胎盘间没有界线或胎盘与子宫壁牢固粘连，应考虑胎盘植入。此时绝不可强行剥离胎盘，避免用力牵拉脐带和按压子宫以免发生失血、休克、子宫内翻和破裂。更不可分块钳夹胎盘，造成难以制止的出血。

预防　①加强妇女四期卫生宣传及保健工作，做好计划生育，避免反复多次刮宫，防止宫内感染发生。②助产前应检查膀胱是否充盈。充盈又不能自行排尿者应行导尿，以防因尿潴留使已剥离胎盘滞留宫内。③胎儿娩出后，不要急于揉挤子宫或牵拉脐带，以免引起子宫峡部异常收缩，出现痉挛性缩窄环导致胎盘嵌顿。④胎儿娩出后，应严密观察胎盘剥离征象，一旦剥离则嘱患者加腹压或助产者经腹壁轻轻按摩子宫底。出现子宫收缩时，将左手拇指置于子宫体前方，其余四指置于子宫体后方，顺着产道轴将子宫体轻轻向下推，右手牵拉协助胎盘娩出。如牵拉娩出困难，阴道检查出现缩窄环，此时不要刺激子宫，待宫口收缩间期松弛时及时娩出，嵌顿严重者需要在麻醉下取出。

（刘兴会 单 丹）

zǐgōng nèifān

子宫内翻（inversion of uterus）

子宫底部向子宫腔内陷入，甚至自子宫颈翻出的疾病。多见于产程延长、宫缩乏力、多胎妊娠、羊水过多、巨大胎儿等患者。由于子宫内翻的发生率低，使得许多产科医生缺乏这方面的经验。子宫内翻的发生率在1/2000～1/23000不等，发生子宫内翻后若不及时处理往往出现严重的疼痛、出血、感染和休克等并发症，患者可能在3～4小时内死亡。

病因 急性子宫内翻多由于第三产程处理不当（约占50%）导致，但其先决条件是有子宫壁松弛和子宫颈扩张存在。其促成子宫内翻的因素有以下几种。①助产者强拉附着于子宫底部的胎盘脐带：此时如脐带坚韧不从胎盘上断裂，加上用力按压松弛的子宫底就会发生子宫内翻。②脐带过短或缠绕：在胎儿娩出过程中使子宫壁承受过度牵拉，促成子宫黏膜面翻出。③先天性子宫发育不良或产妇过度衰弱：在产程中过度增加腹压，如过度咳嗽或第二产程过度用力屏气，也会造成子宫内翻。④产妇站立分娩：因胎儿重力对胎盘脐带的牵拉作用而引起子宫内翻。⑤异常的胎盘粘连、植入：胎盘未剥或仅部分剥离时牵拉脐带，使子宫体与胎盘一起向子宫腔内陷。

分类 按发病时间可分为3类。①急性子宫内翻：子宫翻出发生于分娩后数小时，而此时子宫颈尚未关闭。约占75%。②亚急性子宫内翻：子宫翻出发生于分娩后4周内，子宫颈已关闭。约占15%。③慢性子宫内翻：子宫翻出并子宫颈回缩未能及时诊断或处理，且已超过4周，子宫在内翻位置已经缩复但仍停留在阴道内。约占10%。

按子宫内翻程度可分为3类。①不完全子宫内翻：子宫底向下内陷，可接近或超出子宫颈口，但仍保留有部分在子宫腔。②完全子宫内翻：子宫体全部翻出到阴道内。③内翻子宫脱垂：整个内翻子宫暴露于阴道口外。

临床表现 包括以下内容。

病史 合并子宫发育不良、双胎妊娠、羊水过多、急产、站立位分娩、脐带过短或相对过短、用力挤压子宫底或牵拉脐带以协助娩出胎盘等，掌握上述临床资料有助于诊断子宫内翻。

症状 ①疼痛：典型表现是胎儿娩出后，牵拉脐带或按压子宫底后，突然出现剧烈的持续性下腹痛。②出血：急性子宫内翻出血与胎盘是否剥离有关，胎盘未剥离者可以不出血，胎盘部分剥离和胎盘完全剥离者均可以表现为大出血；慢性子宫内翻者仅表现为不规则阴道流血或月经过多。③休克：急性子宫内翻疼痛严重者，可于子宫内翻后迅速出现疼痛性休克，发生时间相对较早且休克程度与阴道流血量不符；急性子宫内翻合并产后大出血者，可以并发失血性休克；同时疼痛和失血可以互相作用，导致休克加重。慢性子宫内翻者，由于慢性失血和渗出，可同时合并各种严重感染，可以出现感染性休克。④感染：常见于慢性子宫内翻或急性子宫内翻各种方法复位后，既可以表现为生殖系统局部感染，又可以表现为盆腹腔腹膜炎甚至脓毒败血症。⑤局部压迫：除下腹部憋坠感外，患者可以出现排便和排尿困难。

体征 ①腹部检查：急性子宫内翻者，腹部通常触及不到规则的子宫轮廓，子宫明显变低、变宽，子宫底部呈杯口状或阶梯状，下腹部有压痛；慢性子宫内翻者，可以仅表现为腹膜炎的体征。②阴道检查：可能触及球形肿物脱出，其根部可触及环状的子宫颈，严重时肿物脱出阴道口外，呈暗红色。如胎盘未剥，可见其附着于脱出的肿物表面；如已剥离，则见粗糙的子宫内膜面。慢性子宫内翻者，除急性子宫内翻的表现外还有慢性炎症的表现，如炎性阴道分泌物，肿物表面溃疡、出血、糜烂等。

诊断 根据病史、症状、体征及辅助检查可以做出诊断。B超检查可以看见子宫内翻的声像特征。

鉴别诊断 需与子宫黏膜下肌瘤、子宫脱垂和胎盘嵌顿相鉴别。①子宫黏膜下肌瘤：自子宫颈口脱出。子宫形态正常，从子宫颈口触及肿物，向子宫腔内检查可触及肌瘤蒂。但若黏膜下肌瘤致部分子宫内翻时，可触及黏膜下肌瘤蒂附着部位子宫体凹陷，接近子宫颈口或已脱出子宫颈口外。急性子宫内翻往往是在分娩期，患者有阴道流血及休克表现，鉴别当无困难。②子宫脱垂：患者一般情况良好，阴道检查可见包块下方有子宫颈口，向下屏气时子宫脱垂更加明显。双合诊时可触及子宫底并摸到子宫体，但子宫体不向子宫腔内凹陷。③胎盘嵌顿：指已剥离的胎盘嵌顿于子宫颈部，不能自行排出，易与子宫内翻胎盘未剥离者混淆。如仔细检查腹部是否清楚触及子宫体，子宫底清楚无凹陷，并在阴道检查时能否触及子宫颈口，胎盘与子宫壁是否已剥离等，则能正确鉴别。

治疗 早期发现、及时处理是关键，处理办法应根据产妇有无休克、发病时间长短、阴道流血多少、胎盘有无剥离等决定。

一般处理 首先改善一般状况，纠正神经性休克及失血性休克，应立即予输液、镇痛，并做好输血准备。待全身情况改善后，尽快经阴道行徒手还纳术，将翻出的子宫复位。

复位 最好在全身麻醉或静脉麻醉下进行。如胎盘未剥离而仍与子宫壁粘连，可先复位，随后娩出胎盘，以免复位前剥离胎盘，加重出血及休克。如因胎盘附着而复位困难，或部分剥离而伴有大出血者，可先剥离胎盘。如子宫颈较紧，复位前可采用硫酸镁、地西泮、阿托品或硝酸甘油，以使子宫颈环放松。

经阴道手法复位 适用于急性子宫内翻早期，子宫颈尚未回缩紧束翻出的子宫体，子宫尚无淤血、肿胀者。方法是一手伸入阴道，手指缓慢扩张子宫颈后，手掌托住翻出的子宫底，缓缓上推；另一手放在腹部子宫底凹陷处辅助，同时帮助扩张子宫底部凹陷。当翻出部分完全复位时，在子宫腔内的手变成握拳式，抵住子宫，使内翻子宫完全复位，同时注射宫缩剂，增加子宫肌壁的张力，减少出血，防止再次内翻。待子宫收缩后手方可退出。

手术复位 适用于手法复位失败或子宫翻出已有一段时间，子宫颈已收缩，翻出子宫内有淤血、水肿，不能手法复位者。①经腹手术复位：包括经腹组织钳牵拉子宫复位术、经腹子宫后壁子宫切开复位术和经腹子宫前壁子宫切开复位术，三者又分别称为 Huntington 手术、Haultain 手术和 Dobin 手术。②经阴道手术复位：经阴道将子宫颈环后侧切开，再行复位，然后缝合子宫颈切口，但必须注意分开直肠，避免损伤。有采用经阴道切开前穹隆处黏膜，上推膀胱，切开子宫膀胱陷凹腹膜，继而沿子宫前壁正中切开子宫颈及子宫体，直达子宫底，用手翻转子宫复位后缝合。

子宫切除 子宫内翻时一般不采用子宫切除法，但有下述情况，亦应施行子宫全切除或大部分切除术：①经各种手术复位均失败者。②子宫内翻合并严重感染不宜保留子宫者。③内翻子宫虽经子宫还纳术后已经复位，但宫缩乏力、出血不止者。④胎盘严重粘连、剥离困难或植入者。

预防感染 翻出的子宫内膜极易感染，复位后应用有效、足量的抗生素预防感染。

预防 关键在于按操作规程正确处理第三产程。应注意以下几方面：胎儿娩出后、子宫尚未收缩时，切忌按压、下推子宫底。胎盘尚未完全剥离时，有控制地牵拉脐带，切忌强力牵拉脐带或抓扯胎盘，更不能一边强力牵拉脐带，一边用力按压子宫底。对确有胎盘粘连或植入者，应按常规处理，切不可简单、粗暴、不恰当的干预。产前子宫过度膨胀者，如双胎、羊水过多、巨大儿等，产后应尽早使用宫缩剂。有子宫内翻史者，接产时应特别注意避免一切可能引起子宫内翻的诱因。

（刘兴会　单　丹）

ruǎn chǎndào sǔnshāng

软产道损伤（laceration of soft birth canal）

胎儿经过软产道时，产妇的软产道及邻近器官（膀胱、直肠）等发生裂伤。轻微的软产道损伤有时可以自然愈合，但较重的软产道损伤不仅可以引起血管断裂造成较多出血，并且可以造成软产道正常解剖关系的破坏，若不能及时修补，可因盆底组织失去支持功能，以致出现膀胱膨出、直肠膨出和子宫脱垂等慢性疾病；严重的软产道损伤还可以引起尿瘘或粪瘘；如果发生子宫破裂，还可以导致母儿的死亡。常见软产道损伤有子宫颈裂伤、阴道裂伤和会阴裂伤等。

产道是胎儿经阴道娩出的必经通道，分为骨产道和软产道。软产道是由子宫下段、子宫颈、阴道、骨盆底软组织及会阴构成的弯曲管道。妊娠期软产道出现一系列的生理性改变，如肌纤维增生和肥大，血供增多，结缔组织松软，阴道壁的黏膜增厚、皱褶增多等，因此软产道的血供丰富，弹性增加，伸展性很大，有利于胎儿通过产道顺利娩出。①子宫下段：由非孕时长约 1cm 的子宫峡部构成，于妊娠末期被逐渐拉长，临产后的规律宫缩使子宫下段快速拉长达 7~10cm，肌壁变薄成为软产道的一部分。②子宫颈：子宫颈管由临产前的 2~3cm 逐渐缩短直至消失，宫口扩张，胎儿先露部下降。随着产程进展，当宫口开全（10cm）时，妊娠足月胎头方能通过。③骨盆底、阴道及会阴：胎儿先露部下降时，先将阴道上部撑开，后下降压迫骨盆底，使软产道下段形成一个向前弯的长筒。肛提肌向下及向两侧扩展，肌束分开，肌纤维拉长，使 3~4cm 厚的会阴体变薄到仅 2~4mm，以利胎儿通过。

病因 分娩过程中，当软产

道的扩张程度已经超过了其最大限度，或在娩出胎儿时的助产操作中处理不当时，均可引起软产道损伤。

胎儿因素　胎儿过大；胎先露异常如臀位分娩；胎头以较大的径线通过产道，如枕后位、枕横位或面先露的胎位娩出；过期妊娠时，胎头不易变形等均易导致软产道的撕裂。

产妇因素　外阴水肿、瘢痕、会阴过紧者，由于组织坚韧、缺乏弹性，会阴伸展性差，胎儿娩出时可造成会阴撕裂。阴道炎、阴道瘢痕、阴道横隔、阴道纵隔、子宫颈炎、子宫颈癌、子宫颈肌瘤等在分娩时可造成阴道、子宫颈的严重损伤。产妇的耻骨弓狭窄，伴骨盆出口横径小，胎头在利用后三角时会阴体受压而过度伸展，也可造成会阴体的严重撕裂。由于产妇自身的原因发生急产或在静脉滴注缩宫素时使用不当，均可造成宫缩过强，使产程过快，分娩在短时间内结束，而子宫颈、阴道以及会阴未得到充分扩张，易造成软产道损伤。由于某些因素造成产程延长，软产道压迫时间过久，使血液回流不畅，组织淤血、水肿、弹性降低、脆性增强，胎儿娩出时易造成软产道损伤。

接产时处理不当　对胎儿的大小和会阴条件估计不足，应行会阴侧切术而未行或会阴侧切不充分，使切口延裂；或者接产时，未能很好地保护会阴，如保护会阴时力量不够、时间不恰当，胎儿娩肩时未能继续保护会阴，均能造成会阴、阴道的撕裂；产钳助产或胎吸助产时，因产道承受压力过大使软产道损伤概率增加。

临床表现及诊断　胎儿娩出后，阴道立即有持续不断的鲜红色的血液流出，而子宫收缩良好者应考虑软产道损伤的可能。检查时应由外向内按解剖部位认真进行，包括会阴、小阴唇内侧、尿道口周围、阴道及子宫颈。若查到裂伤，应注意裂伤的长度和深度。先观察会阴裂伤的程度，再用阴道拉钩牵开阴道壁，充分暴露直至穹隆，检查有无阴道裂伤，然后用两把卵圆钳交替钳夹子宫颈，环绕子宫颈口一周，检查子宫颈有无裂伤，注意裂伤是否上延累及穹隆，如穹隆受累则应排除子宫下段损伤。检查操作须轻柔以避免加重损伤。

对产后主诉会阴部坠胀、疼痛剧烈、大便坠胀感，或出现贫血、休克症状而子宫收缩良好、阴道流血不多者应详细检查有无产道血肿。产道血肿是由于血管损伤或断裂而皮肤、黏膜保持完整，血液积聚于局部区域引起。手术助产、胎儿娩出过快、会阴伤口缝合不佳、血管脆性大或凝血功能障碍是血肿发生的主要原因。

治疗　裂伤修补术时应有充分的照明，良好的暴露，解剖关系必须辨认清楚。裂伤多为创面渗血，如有活动性出血点必须一一结扎，然后按原有的解剖关系，将各层撕裂的组织逐层对齐缝合。缝合时应由内至外，从深向浅缝合，达到止血并恢复正常解剖关系的目的。缝合时不宜过密、过紧，以免使局部组织缺血并留下过多线头不易吸收，还要注意勿留下空隙及死腔；缝合时亦不宜过深，以免穿过直肠腔而导致感染。第一针缝线应高于裂口上缘，以防血管回缩而止血不全。子宫颈裂伤的末一针应在距子宫颈下缘约 0.5cm 处，以免产后子宫颈回缩而致子宫颈狭窄。阴道裂伤深、顶端难暴露者，可先在下方缝合一针作为牵引，再自上而下缝合，每针缝线宜穿过伤口底部，组织间隙不留空隙。

产道血肿应争取早发现、早处理，处理方式根据其部位、大小、发展情况而定。血肿发展迅速者多系小动脉撕裂出血，应手术治疗。在做好补液、输血准备后，切开血肿，找到出血点，结扎止血。根据止血彻底程度决定是否放置引流。如未能找到出血点，可在缝合后行纱布填塞压迫止血。发展缓慢的小血肿可以保守治疗。

预防　①妊娠期定期产前检查，及时发现高危因素。积极纠正胎位不正，治疗各种阴道炎、外阴炎。妊娠期加强分娩知识宣教和产前心理指导，因为产妇临产后的紧张情绪会使机体产生一系列的变化，如心率加快、呼吸急促、肺内气体交换不足，致使子宫收缩乏力、宫口扩张缓慢、产程延长，增加软产道损伤的概率。产前健康教育及放松训练可以降低产时焦虑的程度。②正确估计产妇全身情况和胎儿的大小，合理选择分娩方式。如果产妇有子宫发育异常、软产道畸形或胎儿过大、胎位异常等，可考虑剖宫产终止妊娠。严格掌握缩宫素静脉滴注的适应证，密切观察产妇的宫缩情况和产程进展情况，避免宫缩过强、过频。指导产妇正确运用腹压和深呼吸，以防止胎儿娩出过快，或用力不当而引起产妇疲劳过度，使产程延长，造成软产道损伤。③提高助产人员的技术水平。正确保护会阴和胎头俯屈，让胎头以最小径线，在宫缩间歇期缓慢通过阴道口，这是预防会阴损伤的关键。合理应用会阴侧切术，当下列情况时可考虑行会阴侧切：会阴过紧或胎儿过大、估计分娩时会阴撕裂不可避免者，或母儿有病理情况急需结束分娩者。产钳或胎头负压吸引器助产视母胎情况和手术者经验决定是否需会阴切开。这是人为造成的会阴损伤，但其目的是为了避免会阴更严重的撕裂伤，避免肛门括约肌撕裂，也扩大了胎儿的娩出通道，缩短第二产程，加速分娩，以保证母子平安。采用胎吸或产钳助产时，应确定未钳夹宫颈和阴道组织后，方可按分娩机转进行牵引。

（刘兴会　单　丹）

zǐgōngjǐng lièshāng

子宫颈裂伤（cervical laceration）

子宫颈撕裂超过 1cm 并伴有出血的损伤。初产妇分娩时，子宫颈口两侧均有轻度撕裂，但长度多不超过 1cm，且无明显出血，一般在产后常很快自然愈合，因而属于正常范围。较深的子宫颈裂伤可向上延及阴道穹隆部、阴道上 1/3 段或子宫下段，损伤严重的甚至可危及生命。如果裂伤较深，当时又未缝合，或对合不好、愈合不良时，在子宫颈恢复后，就可以看到子宫颈口裂开，呈一个较大的横裂或裂成几瓣，称为陈旧性子宫颈裂伤。

病因　包括自发性撕裂和损伤性撕裂。①自发性撕裂：如宫口未开全时，产妇即用力屏气；或宫缩过强，子宫颈尚未充分扩张而已被先露部的压力所冲破；或因产程长，特别是第二产程延长，子宫颈因长时间受压以致水肿、缺血，严重时可使部分或全部子宫颈坏死并脱落。此外，子宫颈瘢痕、子宫颈较硬、子宫颈过长等，分娩时子宫颈也可有自发性不全破裂或环状脱落。②损伤性撕裂：如在宫口未开全时，即行阴道助产手术或阴道手术的操作方法不够正确，如产钳的钳叶误置在子宫颈之外，或用产钳旋转胎头的方法不当，或臀位或足先露分娩时因后出头困难而强行牵拉，或在第一产程时为扩张子宫颈用力把子宫颈上托；这些均有可能引起子宫颈撕裂。此外，静脉滴注缩宫素时，速度过快或浓度过高使宫缩过强，造成急产也可能发生子宫颈撕裂。

临床表现及诊断　在第三产程或第三产程以后阴道有持续性鲜血流出，如果子宫收缩良好则应考虑产道损伤，特别是子宫颈裂伤的可能。必须在良好照明与直视下，仔细检查子宫颈，以明确有无撕裂。方法是用阴道拉钩撑开阴道前后壁以充分暴露子宫颈，用 2~3 把卵圆钳交替、从 12 点钟开始按顺时针或逆时针方向依次交替钳夹子宫颈，循序检查子宫颈一周，特别要注意含肌纤维组织较少与容易发生撕裂的宫颈两侧。撕裂常自子宫颈的外口处开始，然后向上扩展，可延至阴道穹隆，甚至可累及子宫下段。对产程不顺利的分娩以及手术助产，产后应常规检查子宫颈。

治疗　发现子宫颈撕裂后，应立即修补缝合。方法是用两把无齿卵圆钳钳夹裂口两侧，向下牵拉子宫颈，暴露撕裂伤口的顶端，用 1 号铬制肠线或 2-0 可吸收线间断、全层缝合撕裂的子宫颈。由于出血常来自撕裂伤口的上端，故第一针应缝在裂口顶端以上 0.5~1cm，以便结扎回缩的血管断端，达到止血的目的。最后一针则须距离子宫颈外端约 0.5cm，不能缝至子宫颈的边缘，以免产后子宫颈回缩而引起子宫颈狭窄。术后给予抗生素预防感染。如子宫颈撕裂已向上延伸至子宫下段，则应立即行剖腹探查术，按子宫破裂处理。

预防　分娩前及分娩时向孕妇做产前宣教，要强调在宫口开全之前避免用力向下屏气。严格掌握阴道助产手术的指征，宫口未开全之前，不宜行阴道助产手术。对于子宫颈有病变者，应适当放宽剖宫产指征。进行任何阴道内或宫腔内操作时，如内倒转术、断头术、穿颅术及人工剥离胎盘术等，均应轻巧正确，避免暴力。正确使用缩宫素，防止宫缩过强，避免发生急产或胎头过快通过子宫颈。

（刘兴会　单　丹）

yīndào lièshāng

阴道裂伤（vaginal laceration）

阴道撕裂性损伤。多在分娩过程中因自身或外部操作不当造成，偶有外伤导致。阴道和会阴相连，其损伤往往是伴行的，除了最浅表的会阴撕裂以外，大部分会阴撕裂有阴道下段的撕裂，这种裂伤称为会阴阴道裂伤。当然，也可以仅有单独的阴道壁裂伤而不累及会阴，但很少见。

病因　见会阴裂伤。

临床表现及诊断　见会阴裂伤。如果怀疑有阴道裂伤，应该在良好的照明条件下，用阴道拉钩牵开阴道壁，充分暴露直至阴道穹隆，检查有无阴道裂伤。注意裂伤是否上延累及阴道穹隆，如阴道穹隆受累则应排除子宫下段损伤。检查操作须轻柔，以避免加重损伤。对产后主诉大便坠胀感，或出现贫血、休克症状而子宫收缩良好、阴道流血不多者，应详细检查有无阴道壁血肿。

分类　根据裂伤部位可分为 3 种。①阴道下段前壁裂伤：常邻近尿道，出血比较活跃。②阴道中段裂伤：不伴会阴或子宫颈裂伤者少见，多为产钳助产引起。裂口纵行并累及深部组织，有活动性出血。③阴道上段裂伤：可分为两类。一类是单有阴道裂伤不伴有子宫颈、子宫体裂伤者；另一类是同时有子宫颈、子宫体裂伤者。

根据裂伤程度，可分为以下2种。①完全性阴道裂伤：阴道全层包括覆盖的盆腔腹膜裂开。②不完全阴道裂伤：阴道黏膜及肌层破裂而覆盖的盆腔腹膜保持完整。

治疗 阴道裂伤修补时必须有充分的照明，良好的暴露，并选择适当的麻醉方式。缝合时应由内至外、从深向浅缝合，达到止血并恢复正常解剖关系。第一针缝线要超过裂口的顶点，以防血管回缩而止血不全。缝合时不宜过密、过紧，以免使局部组织缺血并留下过多线头不易吸收，还要注意勿留下空隙及死腔；缝合时亦不宜过深，以免穿过直肠腔而导致感染。

阴道前壁接近尿道口的裂伤，在缝合前应放置导尿管，使尿道口容易辨认。阴道裂伤深、顶端难暴露者，可先在下方缝合一针作为牵引，再自上而下缝合，每针缝线宜穿过伤口底部，组织间隙不留空隙。对于穹隆侧部的深裂伤，因出血视野不清而难以立即缝合，应先用纱条填塞并轻轻加压，同时给予适当麻醉，然后取出纱条，有满意的暴露后，从较低部位着手，一针一针向上缝合，缝合后留置引流条，以免在局部形成盆底血肿。

（刘兴会　单　丹）

huìyīn lièshāng

会阴裂伤（perineal laceration）

分娩过程中造成会阴部皮肤、黏膜、肌肉等的损伤。会阴指位于阴道口和肛门之间的楔形软组织，厚3～4cm。其外部为皮肤、皮下脂肪筋膜，其内由数层肌肉及肌腱共同交织，肛门为会阴下界，有括约肌围绕，直肠两侧有肛提肌。会阴伸展性大，妊娠后期会阴组织变软，弹性增加，肛提肌向下及向两侧扩展，肌束分开，肌纤维拉长，使会阴体变薄到仅2～4mm，以利胎儿通过。虽然会阴有了明显的适应性改变，但在分娩时，充分伸展、变薄的会阴及阴道仍然是最易损伤的部位。又因会阴与阴道相连，其损伤也往往是伴行的，称为会阴阴道裂伤。

病因 见软产道损伤。除了分娩过程中的裂伤以外，车祸伤、高坠伤、骑跨伤、粗暴性交等也可导致会阴和阴道裂伤。

分度 按损伤程度分为4度。①Ⅰ度裂伤：指会阴部皮肤及阴道入口黏膜撕裂，出血不多。②Ⅱ度裂伤：指裂伤已达盆壁的筋膜及肌肉，累及阴道后壁黏膜，向阴道后壁两侧沟延伸并向上撕裂，解剖结构不易辨认，出血较多，但肛门括约肌是完整无损的。③Ⅲ度裂伤：指裂伤向会阴深部扩展，肛门外括约肌部分或完全断裂，但直肠黏膜尚完整。④Ⅳ度裂伤：指除肛门外括约肌受累外，尚向上延至直肠下段前壁，使肛门、直肠和阴道完全贯通，直肠肠腔外露，组织损伤严重，但出血量可不多。

临床表现及诊断 凡阴道分娩后，应仔细检查阴道外口及会阴部，如做会阴切开，应检查会阴切开伤口的阴道顶端是否有向上的裂伤，切口深部有无其他裂伤，特别是分娩过快、异常胎位分娩及阴道手术助产以后，更应检查有无肛门括约肌裂伤。

胎儿娩出后，阴道立即有持续不断的鲜红色的血液流出，而子宫收缩良好者，应考虑软产道损伤的可能。应由外向内按解剖部位认真进行检查，包括会阴、小阴唇内侧、尿道口周围、阴道及子宫颈。可以通过上述阴道检查进行准确的诊断，并排除有无子宫颈的撕裂。

治疗 会阴裂伤应及时修补。修补时应有良好的照明，并选择适当的麻醉方式。会阴神经阻滞麻醉适合大多数的修复手术，对仍不能忍受者可以选择吸入、静脉麻醉或硬膜外麻醉。缝合完后，应常规进行直肠指检，检查直肠黏膜的完整性，并感受肛门括约肌的收缩。术后保持会阴部的清洁，便后应局部冲洗。

会阴Ⅰ度及Ⅱ度裂伤　Ⅰ度裂伤一般位置表浅，出血不多。修复时以双侧处女膜缘作为恢复原来解剖关系的标准。Ⅱ度裂伤已累及盆壁的筋膜及肌肉，解剖结构不易辨认，出血较多，可用阴道纱布卷填塞阴道上部，可以达到暴露和止血的目的，此时可看清裂伤的部位和深度，并看清解剖关系。先间断缝合撕裂的肌层，再缝合阴道黏膜，最后缝合皮下组织及皮肤，注意缝合阴道黏膜时应在裂伤顶端上0.5cm处进针，以保证止血的彻底。

会阴Ⅲ度及Ⅳ度裂伤　Ⅲ度及Ⅳ度会阴阴道裂伤修复的重点是恢复组织结构，促进功能康复。缝合时需充分暴露撕裂部位，清洁冲洗撕裂创面。传统的直肠修补是指用肠线对撕裂的直肠黏膜进行间断缝合，并将线结埋于肠管内。如用3-0可吸收线缝合，则无须对线结进行包埋。缝合直肠禁用PDS线（聚对二氧六环酮可吸收缝合线），因PDS线延迟吸收的特点可能造成肛管不适。缝合方式为由裂口顶端上 0.5～1.0cm 处开始间断或连续内翻缝合，为防止黏膜局部缺血坏死，避免使用“8”字缝合。肛门括约肌在断裂后易回缩，应在撕裂的肛门黏膜两侧寻找此结构，用鼠齿钳钳夹两侧挛缩的肛门括约肌断端，尽可能完整拉出。缝合可采用端-端缝合或重叠缝合。产妇应予特别护理，术后给予肠蠕动抑制剂，3～5 天内进无渣或少渣半流质，5 天后给予润肠剂以软化大便，不成硬结，并有润滑作用以利大便排出。

预防 接生前准确估计胎儿大小，了解其胎位，有充分思想准备。主动与产妇多接触，告诉产妇分娩时应如何用力，与接生人员配合。掌握好会阴切开技术，对较大的胎儿以及合作不满意的产妇不宜做正中切开，会阴侧切的角度要控制在缝合时与中线呈 45°。提高接生技术，按产程进展做好接生准备，帮助扩张会阴，控制好胎头娩出时间，协助胎头完成从俯屈到仰伸的动作，以减少撕裂的可能性，同时要提高各种助产技术的操作水平，重点之一是控制好速度，二是胎头娩出时从俯屈到仰伸动作的掌握。

（刘兴会　单　丹）

zǐgōng pòliè

子宫破裂（rupture of uterus）

子宫体部或子宫下段于分娩期或妊娠晚期发生破裂。是威胁产妇及胎儿生命的产科严重并发症。绝大多数发生于妊娠 28 周之后，分娩期最多见。中国近年来完全性子宫破裂的发病率为（1.2～3.0）/10000。中国子宫破裂的孕产妇死亡率高达 5%～12%；围产儿死亡率高达 50%～75%，甚至更高。子宫破裂的发生率是判断一个地区产科质量的标准之一。随着产科工作者数量和质量的提高、城乡妇幼卫生三级保健网的建立和逐步健全，子宫破裂的发生率已显著下降，城市医院已很少见到，而农村、偏远地区时有发生。

病因 ①梗阻性难产：子宫破裂中最常见类型，多发生于子宫下段。骨盆狭窄、头盆不称、软产道阻塞（发育畸形、瘢痕或肿瘤所致）、巨大胎儿、胎儿畸形（脑积水、联体儿）和异常胎位等因素阻碍胎先露下降，子宫为克服阻力加强收缩，子宫下段被迫拉长变薄，最终发生子宫破裂。②子宫瘢痕破裂：剖宫产术、子宫肌瘤剥除术、子宫破裂或穿孔修补术、子宫畸形矫形术等均可造成子宫瘢痕。在妊娠晚期或分娩期，子宫腔压力增高可使瘢痕破裂，或者子宫瘢痕处内膜受损，胎盘植入，穿透性胎盘导致子宫自发破裂。前次手术后伴感染或切口愈合不良者再次妊娠，发生子宫破裂的危险性更大。随着中国整体医疗水平的提高及生育政策的调整，中国子宫破裂的主要原因已经发生改变，瘢痕子宫导致的子宫破裂占比增大。③子宫收缩药物使用不当：包括缩宫素或前列腺素栓剂使用不当，原因主要包括药物剂量过大或给药速度过快、子宫颈不成熟、胎位不正、梗阻性难产、用药期间对产程观察不仔细等。④阴道助产手术损伤：宫口未开全时行产钳或臀牵引术，导致子宫颈严重裂伤并上延到子宫下段；忽略性横位内倒转术、毁胎术、部分人工剥离胎盘术等操作不当，均可造成子宫破裂。少数接生人员在分娩时强行加压于腹部，帮助娩出胎儿，也有发生子宫破裂的报道。子宫畸形和子宫壁发育不良，最常见的是双角子宫或单角子宫，在妊娠期尤其是妊娠晚期不能承受逐渐增大的子宫压力，则可能发生子宫的自发破裂。⑤子宫本身病变：多产妇、多次刮宫史、感染性流产史、宫腔感染史、人工剥离胎盘史、葡萄胎史等，由于上述因素导致子宫内膜乃至肌壁受损，妊娠后胎盘植入或穿透，最终导致子宫破裂。

分类 主要根据破裂原因、破裂时间、破裂部位和破裂程度等因素进行分类。

按破裂原因分类 ①自发性子宫破裂：多发生于产前，常见于瘢痕子宫和子宫发育不良，如双角子宫等。②创伤性子宫破裂：多发生于产时。

按破裂发生时间分类 ①妊娠期子宫破裂：常见于瘢痕子宫、子宫畸形和子宫发育不良。②分娩期子宫破裂：多见于经产妇，常见于梗阻性难产、手术创伤或缩宫素使用不当，多数子宫破裂发生于该时期，破裂部位以子宫下段多见。

按子宫破裂部位分类 ①子宫体部破裂：多见于子宫体部瘢痕、胎盘植入和子宫发育不良。②子宫下段破裂：多见于梗阻性难产、不恰当的阴道助产导致子宫颈裂伤并上延。

按子宫破裂程度分类 ①完全性子宫破裂：子宫壁全层裂开，子宫腔与腹腔相通，胎儿和胎盘可嵌顿于子宫破裂口处，也可以进入腹腔。②不完全性子宫破裂：子宫肌壁部分或全层破裂，但浆膜层保持完整，子宫腔与腹腔未相通。多见于子宫下段剖宫产切口瘢痕破裂。

临床表现 绝大多数子宫破裂发生在分娩过程中，常因梗阻性分娩引起，破裂部位多在子宫下段。妊娠期子宫破裂少见，多因子宫有瘢痕或畸形存在。由于致病因素不同，破裂发生的过程及临床表现也不同。

梗阻性分娩引起的子宫破裂 一般分为先兆子宫破裂和子宫破裂两个阶段。

先兆子宫破裂　当产程延长、胎先露下降受阻时，强有力的阵缩使子宫下段逐渐拉长、变薄，而子宫体部增厚、变短，两者之间形成明显环状凹陷，随产程进展，此凹陷可逐渐上升达脐平甚至脐上，称病理性缩复环。产妇自觉下腹剧痛难忍、烦躁不安，脉搏、呼吸加快。由于胎儿先露部紧压膀胱，可出现排尿困难、血尿形成。检查腹部，在腹壁上可见明显凹陷，子宫下段隆起，压痛明显，子宫圆韧带极度紧张，可明显触及并有压痛。由于过强的宫缩致胎儿缺氧、胎动频繁，胎心改变或听不清。此种情况如不及时解除，子宫将在病理性缩复环处及其下方发生破裂。

子宫破裂　①完全性子宫破裂：指子宫壁全层裂开，子宫腔与腹腔相通。发生破裂时，产妇突感腹部撕裂样剧痛，然后子宫阵缩停止，腹痛骤然减轻。不久，随着羊水、胎儿、血液进入腹腔，又出现持续性全腹疼痛。产妇出现面色苍白、出冷汗、呼吸急促，脉搏加快、微弱，血压下降。阴道可能有鲜血流出，量可多可少。拨露、下降中的胎先露部消失，曾扩张的宫口回缩。子宫前壁破裂时，裂口可向前延伸致膀胱破裂。腹部检查，可见全腹有压痛及反跳痛，在腹壁下可清楚地触及胎儿肢体，胎心音消失，子宫外形扪不清，有时在胎体的一侧可扪及缩小的子宫体。若腹腔内出血多，可叩出移动性浊音。阴道检查，可发现胎先露上升，宫口缩小，有时可在子宫腔内扪及破裂口。应用缩宫素不当所致的子宫破裂，在用药后子宫强烈收缩，产妇突感撕裂样腹痛，腹部检查有子宫破裂的体征。②不完全性子宫破裂：指子宫肌层部分或全部裂开而浆膜层仍保持完整，子宫腔与腹腔不通，胎儿仍留在子宫腔内。如裂口在子宫侧壁下段，可于阔韧带两叶间形成血肿；如子宫动脉被撕裂，可引起严重腹膜外出血和休克。腹部检查，可见子宫仍保持原有外形，破裂后压痛明显，并可在腹部一侧触及逐渐增大的血肿。阔韧带血肿亦可向上延伸而成为腹膜后血肿。如出血不止，血肿可穿破浆膜层，形成完全性子宫破裂。

子宫瘢痕引起的子宫破裂 虽可发生在妊娠后期，但多数在临产后，可无先兆子宫破裂阶段，一开始就是子宫破裂的表现。一般先兆不明显，仅有轻微腹痛，子宫瘢痕处有压痛，此时要警惕亦有瘢痕裂开的可能。但因胎膜尚未破裂，故胎位可摸清、胎心好，如能及时发现并进行处理，母婴预后好。若不立即行剖宫产，胎儿可能经破裂口进入腹腔，产生类似上述子宫完全破裂的症状和体征。有的瘢痕破裂出血很少，产妇除感到子宫阵缩停止、胎动消失外，无其他不适，待2~3天后可以出现腹胀、腹痛等腹膜炎症状。

诊断　诊断完全性子宫破裂一般困难不大，根据病史、分娩经过、临床表现及体征可做出诊断。不完全性子宫破裂只有在严密观察下方能发现。个别妊娠晚期破裂者，只有出现子宫破裂的症状和体征时方能确诊。B超可协助诊断，特别是对于可疑病例、不完全性子宫破裂、子宫后下部破裂等有确诊价值。

个别难产病例经多次阴道检查，可能感染出现腹膜炎而表现为类似子宫破裂的征象。阴道检查时，由于胎先露部仍高、子宫下段菲薄，双合诊时双手指相触犹如只隔腹壁，有时容易误诊为子宫破裂。这种情况下，胎体不会进入腹腔，而妊娠子宫也不会缩小而位于胎体旁侧。查体及B超检查发现胎儿位于子宫腔内，患者常有体温升高和白细胞计数升高。

鉴别诊断　胎盘早剥常因发病急、剧烈疼痛、内出血、休克等症状与子宫破裂相混淆。但胎盘早剥常发生于妊娠期高血压疾病或有外伤者，子宫呈板状硬，无病理性缩复环，B超检查常发现胎盘后有血肿。

治疗　①发现先兆子宫破裂，必须立即采取有效措施抑制子宫收缩，如肌内注射哌替啶或静脉全身麻醉，并立即行剖宫产术，术中注意检查子宫是否已有破裂。②子宫破裂一旦确诊应立即行剖腹探查术。在抢救休克的同时尽快手术治疗。胎儿未娩出者，即使死胎也不应经阴道分娩，这会使裂口扩大，增加出血，促使感染扩散，应迅速剖腹取出死胎。根据患者状态、子宫破裂的部位及程度、有无感染和患者是否已有子女等综合考虑手术方式。若子宫裂口较易缝合、感染不严重、患者状态欠佳时，可行裂口修补缝合，有子女者结扎输卵管，无子女者保留其生育功能。破裂口较大或撕裂不整齐且有感染可能者，考虑行子宫次全切除术。子宫裂口不仅在下段，且自下段延及子宫颈口者，考虑行子宫全切术。子宫下段破裂者，应注意检查膀胱、输尿管、子宫颈及阴道，若有损伤，应及时修补。③子宫破裂多伴有严重的出血及存在感染，术前应输血、输液、积极进行抗休克治疗，术中、术后应用大剂量广谱抗生素控制感染。

预防 健全三级保健网，加强计划生育宣传及实施，减少多产妇；转变分娩观念，提倡自然分娩，降低剖宫产率；加强产前检查，纠正胎位不正。有难产史或有剖宫产史者，应提早住院分娩，密切观察产程进展，根据产科指征及前次手术经过决定分娩方式，可放宽剖宫产指征。严格掌握应用缩宫素、前列腺素药物的指征、用法、用量，避免滥用。严密观察产程，对于先露高、有胎位异常的孕妇试产更应仔细观察；避免损伤性大的阴道助产及操作，如中高位产钳、宫口未开全即助产、忽略性肩先露行内倒转术、胎盘植入时强行挖取等。剖宫产尽可能采用子宫下段横切口手术。

（刘兴会　单　丹）

xī'ēn zōnghézhēng

希恩综合征（Sheehan syndrome）

产后大出血、休克导致腺垂体多种激素分泌减少或缺如的综合征。旧译席汉综合征。临床症状变化较大，可长期延误诊断，补充所缺乏的靶腺激素治疗后症状可迅速缓解。据报道，发病率约占产后出血及休克患者的25%，极大地影响了妇女的身体健康。

病因与发病机制 产后出血、休克是其主要的原因。分娩后大出血、休克，垂体组织坏死，如病情较轻可免于死亡，但此坏死区可凝集成块，形成垂体萎缩，其中仅有少数残存细胞，以致腺垂体功能低下。一般认为产后大出血伴休克持续2小时以上，则垂体损害程度较重。另外，产后感染，特别是感染性休克是该征的另一个重要病因。

腺垂体除颈内动脉供给外，主要由垂体门脉系统供血液。因产后大出血导致休克，门脉循环血量急骤下降，反射性地使血管痉挛，引起腺垂体发生缺血性梗死及弥散性血管内凝血，导致腺垂体缺血、坏死及萎缩。妊娠期垂体本身呈生理性肥大（较非妊娠期增大2~3倍），需氧量增加（约增加3倍），而分娩后由于血中胎盘激素浓度骤然降低，使垂体迅速复旧，腺垂体血流量减少，造成垂体循环障碍而发生坏死、萎缩。

临床表现 主要是产后大出血引起腺垂体功能减退或缺如所致的促肾上腺激素、促甲状腺激素及促性腺激素过低的症状。主要表现为各靶腺（性腺、甲状腺、肾上腺）功能减退。①促性腺激素及催乳素不足表现：出现的最早且严重。如产后无乳、闭经、不育为特征，毛发脱落（以腋毛、阴毛脱落明显，眉毛亦可脱去），子宫体变小，外阴萎缩，阴道黏膜萎缩可伴阴道炎。②促甲状腺激素不足表现：较次之。如畏寒，趋向肥胖，皮肤干而粗糙、苍白、少光泽、少汗、少弹性，严重的出现黏液性水肿、食欲缺乏、易便秘、精神淡漠、抑郁，有时出现精神失常、精神分裂症。另外，还可出现心率缓慢，心电图低电压，心肌损害。③促肾上腺皮质激素不足表现：出现较晚。见于极度疲乏，体力疲弱者。出现厌食、恶心、呕吐、体重迅速下降，抵抗力低，易感染，心音低弱，心率缓慢，脉细弱，血压偏低，贫血外观，皮肤及乳晕色泽变浅。

一般认为，当垂体坏死达50%时，临床上可以出现希恩综合征症状。坏死面积达75%以上，症状明显，甚至出现希恩综合征危象。此外，在全垂体功能减退基础上，各种应激如感染、败血症、腹泻、呕吐、失水、手术、外伤、麻醉及使用镇静剂、催眠药、降糖药等均可诱发垂体危象。临床上通常有低血糖型、循环衰竭型、低体温型、水中毒型四型表现。以低血糖型最常见，表现为面色苍白、软弱无力、心悸、出汗、恶心、呕吐、体温低、血压下降、精神失常或反应迟钝，肌张力增强或抽搐，最后陷于昏迷，若不及时抢救，可危及生命。

辅助检查 包括以下内容。

血常规 出现不同程度的贫血。

血糖测定 空腹血糖偏低，糖耐量试验呈低值或下降至过低值。

血浆胆固醇测定 结果偏高。

尿液检查 17-酮类固醇及17-羟皮质类固醇排泄明显低于正常值。

基础体温测定 呈单相曲线。

基础代谢率测定 结果较正常降低。

阴道脱落细胞检查及子宫颈黏液检查 提示雌激素水平低下。

心电图检查 窦性心动过缓，心肌损害表现，T波低平、双相或倒置。

激素测定及分泌功能试验 ①促卵泡素测定：24小时尿FSH低于正常值。②血中促卵素、促黄体生成素、促甲状腺激素、促肾上腺皮质激素、催乳素及生长激素测定：结果均偏低。③血中雌激素、血清甲状腺素测定：结果均降低。④皮质素水试验：出

现利尿障碍，而给予皮质素后可以纠正。⑤促肾上腺皮质激素抑制试验：嗜酸性粒细胞仅减少20%左右，或无明显减少。

腺垂体储备功能试验　①促甲状腺激素释放激素兴奋试验：无反应。②促黄体生成素释放激素兴奋试验：无反应。

诊断与鉴别诊断　根据以上临床表现及病因、实验室检查结果，基本上可做出准确诊断。但要注意排除周围腺器官疾病和类似该征的全身性疾病及其他原因所致的腺垂体功能低下症。①垂体瘤：为成人最常见腺垂体功能低下原因，腺瘤增大可压迫正常垂体组织，使其功能减退或功能亢进与腺垂体功能减退合并存在。可行蝶鞍摄片或计算机断层等进行鉴别。②下丘脑病变：如肿瘤、炎症、肉芽肿等，可直接破坏下丘脑神经分泌细胞，使释放激素分泌减少。③蝶鞍区手术、放疗和创伤：垂体瘤切除、颅底骨折及鼻咽癌放疗均可能损伤下丘脑和垂体，引起垂体功能减退。④感染和炎症：如病毒、细菌、真菌等感染引起的脑炎、脑膜炎、结核、梅毒等，损伤下丘脑和垂体。⑤糖皮质激素长期治疗：可抑制下丘脑功能，停用后可以出现医源性腺垂体功能减退，表现为肾上腺皮质功能减退。⑥垂体卒中：可见于垂体瘤内突然出血、瘤体突然增大，压迫正常垂体组织和邻近神经组织，呈现急症危象。

希恩综合征还需与其他相关疾病相鉴别。①施密特（Schmidt）综合征：多发性内分泌腺功能减退症。②神经性厌食：有精神症状和恶病质，闭经，但无阴毛、腋毛脱落，可伴有神经性贪食交替出现。③失母爱综合征：与心理、社会因素有关，生长障碍与营养不良、情绪紊乱有关，改变环境、得到关怀和改善营养后可显著恢复生长。

治疗　包括以下内容。

一般治疗　注意营养与滋补调理，应给予高热量、高蛋白及多种维生素的饮食，注意休息，保持身心健康，避免劳累及刺激。中药调理，以滋补气血、温肾壮阳为主。禁用或慎用吗啡等镇痛药、巴比妥等安眠药、氯丙嗪等中枢神经抑制剂及各种降糖药，以防发生昏迷。

替代治疗　补充生理需要量激素可改善精神和体力活动，改善全身代谢及性功能，防止骨质疏松，但需要长期甚至终生维持治疗。治疗过程中补充肾上腺皮质激素，最为重要，且应先于甲状腺等激素治疗，以免诱发危象。首选药物为皮质醇。补充甲状腺激素，从小剂量开始，可选用甲状腺干制剂，用药时注意心率等，以免过量。①补充性激素：育龄妇女病情轻者采用人工月经周期治疗直至绝经，维持女性第二性征与性功能，也可较好调节精神与体力。②妊娠疗法，如能再生育1次有时可减轻病情，但须防止再次大出血。③可用绝经期促性腺激素、绒毛膜促性腺激素以促进生育。④丙酸睾酮肌内注射，每日1次，可改善体力。

垂体危象处理　①补充葡萄糖纠正低血糖。50%葡萄糖静脉推注，或10%葡萄糖加入氢化可的松，静脉滴注，每日1次。②有周围循环衰竭者，应补充葡萄糖盐及氢化可的松，同时使用升压药；抗生素预防感染。③有水中毒或低血钠而致昏迷者，应给予皮质醇治疗，并慎重输液。④低体温者，用热水浴疗法。将患者放入34～35℃温水中半小时，擦干后用电热毯保暖，并口服甲状腺制剂。⑤禁用或慎用吗啡等麻醉药、镇静剂、神经抑制剂及各种降血糖药。

预防　必须做好围产期保障工作，分娩期预防产后出血及感染的发生，一旦发生失血性休克及感染性休克应及时处理，争取使缺血坏死的组织通过代偿恢复功能，对有产后出血休克的患者，应于分娩后1个月力行腺垂体储备功能试验，以便做到早诊断、早治疗。

（王谢桐　孟全来）

chǎnrù qī

产褥期（puerperium）　从胎盘娩出至产妇全身各器官除乳腺外，形态及功能恢复至妊娠前状态的一段时期。通常持续6周。

母体变化　产褥期常伴随多个系统改变，其中以生殖系统最为突出。

生殖系统变化　包括以下方面。

子宫　子宫在产褥期变化最大。妊娠期子宫随妊娠周数逐渐增大，当胎盘娩出后子宫纤维收缩及缩复，使子宫逐渐恢复至孕前状态，这一过程通常称为子宫复旧，常伴随子宫及血管等变化。子宫复旧的快慢与多种因素有关，如产妇精神状态、年龄、孕产次、产程进展、子宫肌瘤史、母乳喂养等。子宫复旧中可出现以下变化。①子宫血管的变化：分娩后，子宫外的血管直径缩小至等于或接近妊娠前状态，产后子宫的血管通过透明样脱落，而后被一些小血管替代。②子宫体变化：肌细胞长度及体积减小，数量无明显变化。随着肌纤维的不断缩复，子宫体积逐渐缩小。胎盘娩出后，子宫大小一般为17cm×12cm×

8cm，重量约1000g，1周后可降为500g，2周后达300g，产后6周一般恢复至妊娠前大小。胎盘娩出时，胎盘附着面积变小，2~3天后，蜕膜细胞坏死脱落，形成恶露排出体外；基底层迅速增生形成新的子宫内膜，产后第3周除胎盘附着部位以外的子宫内膜基本修复，产后6周后可完全修复；子宫肌层间的血管由于肌层收缩而被挤压变细，形成血栓后机化。③子宫下段变化：妊娠期子宫下段被过度拉长，产后几周内，子宫下段可恢复至非孕时的子宫峡部。④子宫颈变化：产后1周宫口关闭，子宫颈管复原，产后4周左右子宫颈恢复至妊娠前形态，子宫颈外口呈“一”字形。当上述过程因某种原因出现障碍时，即发生子宫复旧不全，是产后较常见的并发症。

恶露　产后随子宫蜕膜脱落，含有血液、坏死蜕膜等组织，经阴道排出。属于生理性变化。恶露常伴有血腥味，但无臭味，通常持续4~6周，量250~500ml。婴儿吸吮乳头时可引起反射性子宫收缩，有利于恶露排出。如产后6周恶露未净或伴有不规则子宫出血，称恶露不净。根据恶露颜色、内容物及出现时间，将其分为3类：①血性恶露：色鲜红，量多，有时含小血块。镜下可见大量红细胞、坏死蜕膜及少量胎膜，持续3~4天。出血逐渐减少，浆液增加，转变为浆液恶露。②浆液恶露：色淡红。镜下见较多坏死蜕膜组织、子宫腔渗出液、子宫颈黏液，少量红细胞及白细胞，伴有细菌，持续10天左右。浆液逐渐减少，白细胞增多，转变为白色恶露。③白色恶露：内含有大量白细胞、坏死蜕膜组织、表皮细胞及细菌等，持续3周左右。

阴道　分娩后几天常伴随阴道黏膜及周围组织水肿、阴道皱襞减少或消失、阴道壁弹性差等现象。一般在产后3周左右阴道皱襞可重现，但阴道仍不能恢复至妊娠前的紧张度。

外阴　分娩后外阴出现水肿，产后几天可逐渐消退；处女膜分娩时撕裂，形成处女膜痕；会阴部轻度撕裂或缝合后可于产后3~4天愈合。

盆底组织　分娩过程中，盆底肌肉及筋膜处于过度牵拉状态，肌纤维的过度伸长可致肌纤维弹性降低甚至断裂，故产后应避免过早从事过重体力劳动，应及早进行盆底肌恢复，减少阴道壁及子宫脱垂发生的风险。

乳房变化　①产后乳房常增大，伴随皮肤紧绷、表面静脉扩张充血，当充血严重时影响血液及淋巴液回流，导致淋巴结肿大甚至堵塞乳腺导管，出现泌乳热。②妊娠期孕妇体内雌激素及孕激素含量的增加可促进乳腺发育及初乳形成，产后雌、孕激素的下降及催乳素的共同作用促进乳汁分泌。婴儿吸吮是保持乳腺不断泌乳的关键。

循环系统变化　妊娠结束时，子宫内及妊娠期潴留在组织中的大量血液流向体循环，使机体血液循环量在短时间内增加15%~20%，当孕妇心脏不能承受负荷时易导致心力衰竭形成。

血液系统变化　孕妇妊娠期血液处于高凝状态，有利于胎盘剥离面的愈合及预防产后出血。通常血液中各成分恢复时间不同，血红蛋白1周左右恢复正常，白细胞1~2周降至正常，红细胞沉降率3~4周降至正常。

消化系统变化　妊娠期孕妇胃肠肌张力及蠕动均减弱，胃液中盐酸含量低，产后通常需要1~2周才可恢复至正常。产褥早期因胃肠肌张力仍较低，加之产妇食欲欠佳、易感口渴、进食流食、活动少，容易引起便秘。

泌尿系统变化　产后1周孕妇常伴尿量增多表现，因妊娠期潴留在体内的水分需要通过肾脏排出，加之分娩过程中膀胱受压，黏膜充血、水肿，机体对尿液刺激感下降及外阴疼痛而拒绝排尿，易致尿潴留。尿液长时间潴留于膀胱易引起泌尿系统感染。

内分泌系统变化　胎盘生乳素产后6小时内消失；肾上腺皮质功能产后4天恢复正常；产后1周左右雌激素、孕激素水平激素可恢复至妊娠前水平；甲状腺功能在产后1周恢复正常；血人绒毛膜促性腺激素（hCG）在产后2周内已测不出；产后6周，卵泡刺激素、黄体生成素逐渐恢复正常。排卵的恢复与是否哺乳及哺乳时间长短有关，不哺乳者约产后10周恢复排卵；哺乳者产后4~6个月恢复排卵。

腹膜和腹壁变化　腹膜随子宫复旧于产后数天恢复。腹壁色素沉着在产褥期逐渐消退，腹部妊娠纹逐渐机化为永久性的瘢痕；皮下部分弹性纤维断裂导致产后腹壁松弛。腹壁张力的恢复通常需6~8周，产后充足的营养、充分的运动和适当的锻炼均利于腹壁张力的恢复。

临床表现　产后由于子宫阵发性收缩引起下腹疼痛，称为产后宫缩痛，常持续2~3天后自然消失，多见于经产妇；产后孕妇常伴随体重减轻，可达11~14kg。产后从子宫排出的坏死蜕膜组织、血液、子宫颈黏液称为恶露。恶露持续4~6周，常伴有血腥味，量约500ml，随时间推移可分为血性恶露、浆液恶露、白色恶露。当恶露持续时间过长或伴臭味时，应该警惕子宫复旧不良伴感染的发生。

处理 产褥期产妇应合理饮食、加强营养、保持个人卫生、加强锻炼，促进机体的恢复。①产后2小时内是产后出血、子痫、产后心力衰竭等产褥早期严重并发症的好发时期，因此应严密观察孕妇在此时间段内的脉搏、阴道流血情况以便及时处理。最好用弯盘放于孕妇臀下收集阴道流血并计量。当子宫收缩不良，血块积聚在子宫腔内无法排出时，阴道流血量少，可采取按摩子宫、注射促子宫收缩药物等措施加强宫缩，促使残留血排出；对于产道裂伤引起的出血，应及时缝合；如孕妇自觉肛门坠胀感，提示有阴道后壁血肿的可能，必要时行肛诊诊断及处理。②产后一周内应密切监测产妇体温变化，如出现连续两天体温>38℃，应及时就诊；每天至少监测血压一次。③产后1小时孕妇可进食，由半流食逐渐过渡到普通饮食。原则为少食多餐，适当多食高蛋白、高热量食物，补充必需微量元素。④产后5天内尿量呈增多趋势，产后应鼓励产妇尽早排尿，如排尿困难，可用温开水冲洗外阴、按摩膀胱、热敷下腹部以诱导排尿，如效果不佳，可应用新斯的明兴奋膀胱逼尿肌促使排尿。产妇产后活动少，加之胃肠道未恢复、盆底肌张力低，易产生便秘。产后应鼓励产妇尽早活动，多食纤维性食物，促进排便，如无效可用开塞露通便。⑤每天应详细监测子宫底高度，了解子宫复旧情况，同时观察恶露颜色、量、气味以确定有无感染，必要时行抗生素控制感染治疗。⑥定期用0.05%高锰酸钾溶液清洗外阴，每天2~3次，有侧切口的产妇应增加清洗次数，观察有无切口处红肿、出血、异常分泌物的症状出现，如发生感染应及时清创处理。⑦产后乳房胀痛主要是由于乳腺管排出不畅、乳汁淤积所致，此时应热敷乳房并按摩，将乳汁吸出防止乳腺感染。若乳汁不足，应保证产妇摄入足够的营养和水分，哺乳时尽量将乳房内乳汁吸空。对于不宜哺乳的产妇应退奶，常用芒硝250g装入沙袋内敷于乳房。

（尚　涛　乔　宠）

zǐgōng fùjiù bùquán

子宫复旧不全（subinvolution of uterus）

胎儿、胎盘娩出后，子宫恢复到妊娠前状态的过程受到阻碍所导致的疾病。

病因 任何影响子宫收缩的因素均可导致产后子宫复旧不全。剥离胎盘时，少许胎盘胎膜残留、蜕膜脱落不全可致子宫内膜炎甚至盆腔感染；子宫肌瘤患者因子宫过度屈曲，恶露排出不畅，影响子宫收缩；胎盘面积过大时，因胎盘附着处肌层较薄致子宫收缩力减弱；分娩过程中的宫腔操作使子宫肌层受到不同程度的创伤时，可影响子宫收缩并增加产后感染。

临床表现 血性恶露持续时间延长，可至7~10天，当合并感染时，恶露可伴有恶臭味。常伴腰痛及下腹坠胀感。

诊断 根据临床表现、宫腔操作史等不难诊断。主要与其他可引起阴道流血的疾病相鉴别如滋养细胞肿瘤，B超可鉴别。

治疗 子宫复旧不全时可给予子宫收缩剂如缩宫素，促进子宫收缩；当子宫腔内有少量胎盘胎膜残留时，可通过服用促子宫收缩药物排出体外；如残留物面积过大，可采取清宫术。子宫肌瘤者可使用缩宫素，如控制不佳，必要时切除子宫。

预防 产后应尽早活动，促进子宫复旧，促进恶露排出；胎盘娩出后应认真检查胎盘胎膜是否完整，如有残留，术后应行B超复查，必要时行清宫手术；如出现发热、白细胞计数升高等提示感染时，应及时行抗感染治疗，避免炎症扩散。

（尚　涛　乔　宠）

èlù bùjìng

恶露不净（prolonged lochiorrhea）

产后6周恶露未净或伴有不规则子宫出血的疾病。

病因 由多种原因导致。①后位子宫：产后子宫常因子宫韧带未恢复正常加之长期仰卧位，易使子宫受重力影响而后倾。后位的子宫体静脉回流阻力增大，蜕膜剥脱后内膜基底层残留的腺体上皮增生缓慢，血性分泌物增多，导致恶露不净。②子宫颈内外口粘连：当子宫颈处内膜受到慢性炎症感染、人工破膜、机械扩张子宫颈时，易导致内膜细胞损伤。产后子宫颈逐渐恢复，创面因炎症发生粘连，造成恶露排出不畅。③胎盘蜕膜组织残留：常由于子宫畸形、手术操作者技术不娴熟所致，宫腔内容物不能完全清除而残留于子宫腔内。④剖宫产切口血肿：行剖宫产时，当胎先露娩出困难时易造成子宫切口撕裂，或因缝合技术不佳造成止血不彻底，形成切口血肿。若产后未及时发现，可因子宫创面愈合不良，造成阴道流血不止。

诊断 如产后子宫复旧不全或子宫腔内残留胎盘时，恶露常常增多，且持续时间延长；合并感染时可伴有恶臭味，血象升高伴发热等临床症状。注意分娩中有无异常宫腔操作。行B超等相关检查以明确诊断。

治疗 针对不同的病因，采取相应的处理措施。①后位子宫：应避免长期处于仰卧位。产后应进行适当锻炼，促进盆底肌功能恢复，利于产后康复。②胎盘蜕膜组织残留：有少量胎盘蜕膜组织残留者，可服用促进子宫收缩药物；残留物较大时，应尽早行清宫术，防止组织机化并发感染。③子宫颈内外口粘连：需通过手术解除粘连。④剖宫产切口血肿：常采取抗生素、缩宫素和理疗等综合保守治疗。

预防 产程延长者或剖宫产者，给予抗生素预防感染；剖宫产缝合时应仔细检查切口有无撕裂，缝合止血是否彻底；分娩后仔细检查胎盘、胎膜是否完全，如有残留及时处理；坚持哺乳，有利于子宫收缩和恶露的排出。

（尚 涛 乔 宠）

chǎnrù gǎnrǎn

产褥感染（puerperal infection）

分娩时及产褥期生殖道受病原体感染引起局部和全身炎性改变的疾病。发病率约为6%。产后出血、妊娠期高血压疾病及产褥感染是引起产妇死亡的三大原因。

病因 常见的病原体有需氧性链球菌属、大肠埃希菌、葡萄球菌和厌氧性链球菌、白假丝酵母菌、支原体、衣原体等。任何具有减弱产妇生殖道和全身防御功能的因素均可成为产褥感染的诱因，如产妇伴有胎膜早破、羊膜腔感染、产前产后出血、产科手术、慢性疾病、贫血、营养不良、体质虚弱以及多次子宫颈检查等。感染来源分两种。①内源性感染：正常孕妇生殖道或其他部位寄生的病原体多数不致病，只有当机体抵抗力下降时才能致病。②外源性感染：外界病原体侵入生殖道引起的感染，多由被污染的衣物、用具及各种手术器械造成。

临床表现 典型症状为发热、疼痛、异常恶露。根据疾病发生部位可分为以下几类。

会阴阴道炎 以局部症状及体征为主。常见于产后会阴、阴道裂伤感染，产妇自感局部疼痛或小便困难。检查时，发现伤口处红肿、压痛、针孔处化脓，阴道黏膜充血或有溃疡，其上可盖有灰白色坏死组织，一般无全身反应，有时伴低热。

子宫内膜炎及子宫肌炎 产褥感染中最常见的病变，症状多在产后3～5天出现，自感下腹痛、发热。检查子宫软，复旧不良，有压痛，恶露脓样、量多、臭；如感染超过子宫内膜层，则有寒战、高热症状，恶露不一定多，腹痛加重，子宫压痛更明显，复旧不良，白细胞及中性粒细胞计数显著增高。

子宫旁结缔组织炎 当子宫内膜炎及子宫肌炎未能控制时，细菌沿淋巴管转移至宫旁结缔组织。患者有寒战、高热、下腹痛症状。阴道检查时发现子宫一侧或两侧有质硬、压痛、活动度差的肿块，如化脓时，则有波动感。有时病程可绵延数月。

输卵管炎 多为慢性炎症急性发作，症状出现在产后8～9天。自感发热，两侧下腹痛。检查示输卵管增粗，有压痛或形成肿块。

腹膜炎 分为盆腔腹膜炎及弥漫性腹膜炎2种。①盆腔腹膜炎：炎症局限于盆腔腹膜，往往与子宫内膜炎、宫旁结缔组织炎、输卵管炎同时存在，症状与体征基本相似。②弥漫性腹膜炎：与外科所见无大区别，但腹壁紧张度不明显。

血栓性静脉炎及脓毒血症 包括盆腔内的血栓性静脉炎及下肢血栓性静脉炎，多由于胎盘栓子感染所致。下肢血栓性静脉炎患者的症状出现在产后2～3周，一般情况并不严重，寒战、发热也较轻，患者下肢因血液回流受阻而水肿、疼痛，发炎的静脉有压痛，触之如硬索，皮肤温度稍高，有时颜色变白或发绀。如血栓化脓时，有感染的血栓可脱落而成为栓子进入血液循环，引起脓毒血症。重症感染可发生败血症而致中毒性休克。

诊断 询问患者病史及分娩过程有无异常；检查腹部及会阴伤口，确定感染程度及范围；影像学检查确定有无炎性包块形成并行炎性指标检测，如C反应蛋白明显升高，有助于判断感染；行血细菌培养，脓肿穿刺确定病原体类型。

治疗 原则是以增强产妇抵抗力和抗感染为主。伴有血栓性静脉炎者，除一般抗感染治疗外，发炎的下肢须垫高，并热敷，以改善血液循环。同时避免下肢活动，一般约两周；以后开始轻便活动，不可卧床太久。注意不要按摩患处，以免血栓脱落引起肺栓塞的危险。①一般治疗：严重者应卧床休息，取半卧位，以利恶露引流并使炎症局限；注意营养，增强产妇抗病能力；贫血者可给少量、多次输血及补血剂；不能进食或进食少者可给予补液。②抗菌药物治疗：未确定病原体时采用广谱抗生素，如确定病原体可调整抗生素；短期加用糖皮质激素可增强机体应激能力。

③胎盘胎膜残留处理：促进宫缩，有利于感染性分泌物排出，必要时可行刮宫，但应避免感染扩散及子宫穿孔。④外科处理：会阴或阴道伤口可用1∶5000高锰酸钾液坐浴、局部换药或理疗等。如盆腔已有脓肿形成，可根据部位由腹部或后穹隆切开排脓。

预防 该病可预防。妊娠期加强营养，增强机体免疫力；分娩期，接产者严格遵守无菌操作原则，尽量避免造成产道损伤。对于有胎膜早破或难产孕妇，均应给予抗炎药物；产褥期应注意休息，保持卫生个人，尽早活动促进子宫复旧。

（尚　涛　乔　宠）

wǎnqī chǎnhòu chūxuè

晚期产后出血（late postpartum hemorrhage）

分娩24小时后，在产褥期内发生的子宫大量出血。又称产褥期出血。以产后1~2周发病最常见，亦有迟至产后2月余发病。

病因 ①胎盘和胎膜残留：阴道分娩发生晚期产后出血最常见的原因。残留的组织影响子宫内膜新生和血窦闭合。一旦残留胎盘脱落，血窦开放可以导致大量的子宫出血。同时残留胎盘机化形成肉芽肿或胎盘息肉，可以导致长期慢性出血。②蜕膜残留：蜕膜多在产后1周内脱落并随恶露排出。若蜕膜脱离不全，长时间残留可影响子宫复旧，继发子宫内膜炎，引起晚期产后出血。③子宫胎盘附着面复旧不全或感染：胎盘娩出后其附着面迅速缩小，附着部位血管即有血栓形成，继而血栓机化，血管上皮增厚，管腔变窄。胎盘附着部位边缘有内膜向内生长，底蜕膜深层残留腺体和内膜重新生长，子宫内膜修复，此过程多需要6~8周。若胎盘附着面复旧不全可导致血栓脱落，血窦重新开放，导致子宫出血。多表现为突发大量阴道流血，常见于产后2周。感染以子宫内膜炎多见，血窦关闭不全引起大量出血。④子宫切口感染或裂开：晚期产后出血的第三个原因。多发生在术后2~4周。造成子宫切口裂开的主要原因有子宫切口感染、切口过高或过低、切口撕裂和缝合不当。⑤其他原因：产妇患重度贫血、重度营养不良、子宫肌瘤、产后绒癌等，均可引起晚期产后出血。

临床表现 常有第三产程或产后2小时内阴道流血，流血量多或曾怀疑有胎盘残留病史。若为剖宫产，应了解手术指征、术式及术后恢复情况。阴道流血情况因病因不同而异。胎盘残留者，阴道流血多发生在产后7~10天；胎盘附着部位复旧不全者，阴道流血多在产后2~3周，可以是反复阴道流血，也可以是突然阴道大流血；剖宫产子宫切口裂开或愈合不良者，阴道流血多在术后2~4周，多是突然、大量阴道流血，短时间内就可能致失血性休克。可伴发腹痛、恶露增加并有恶臭，还可继发贫血，严重者可致失血性休克。

子宫复旧不佳可扪及子宫增大、变软，宫口松弛。伴有感染者子宫有明显压痛。

诊断 根据病史、症状和体征，结合辅助检查即可诊断。血常规可了解贫血及感染情况；血人绒毛膜促性腺激素有助于诊断胎盘残留及排除绒毛膜癌；超声检查可判断子宫复旧、子宫腔有无残留及剖宫产子宫切口愈合情况等；子宫腔刮出物或子宫切除标本应送病理检查。

治疗 ①一般治疗：包括应用广谱抗生素、子宫收缩剂及止血药物，纠正贫血，积极抢救失血性休克。②清宫术：适用于疑有胎盘、胎膜、蜕膜残留或子宫胎盘附着部位复旧不全者。③栓塞术：经皮子宫动脉或髂内动脉造影术，可以准确了解盆腔动脉出血部位和出血情况，通过注射栓塞剂选择性地进行血管栓塞，止血成功率高。④开腹手术：对于剖宫产术后出血，若出血量少，可给予抗生素、宫缩剂及支持疗法。对出血量多、出血急、疑为子宫切口再裂开者，应尽快开腹手术探查。若患者无子女或仍有生育要求且术中见组织坏死范围不大、炎性反应不重，可行清创缝合或结扎子宫动脉或髂内动脉，进而保留子宫，否则需切除子宫。肿瘤引起的出血应按照肿瘤性质、累及范围及患者状态酌情处理。

（刘兴会　单　丹）

chǎnrù bìnglǜ

产褥病率（puerperal morbidity）

分娩24小时以后的10天内，每日测量体温4次，间隔时间4小时，有2次体温达到或超过38℃。常由产褥感染引起，也可由生殖系统以外感染等原因所致。①呼吸系统感染所致发热：常见于产后24小时内。常见疾病包括上呼吸道感染、肺不张、吸入性肺炎以及细菌性肺炎。临床症状包括鼻塞、流涕、咽痛、声音嘶哑、咳嗽、咳痰及胸痛等。根据病史多可明确诊断，必要时进行胸部X线检查协助诊断。②泌尿系统感染所致发热：包括尿道炎、膀胱炎及肾盂肾炎等，患者出现尿频、尿急、尿痛、血尿及腰痛症状，严重感染者可出现高热、寒战、恶心、呕吐。尿常规中有红细胞及白细胞，尿细菌培养有细菌生长，一般不难做出诊断。③乳腺内乳汁淤积所致发热：一般不超过24小时，体温也很少超过39℃。④血栓性静脉炎所致发热：产后1~2周多见，盆腔血栓静脉炎常由厌氧菌引起，不易与盆腔结缔组织炎鉴别。下肢血栓静脉炎常继发于盆腔静脉炎，病变轻，常无明显阳性体征，彩色多普勒超声可以协助诊断，严重者可导致下肢水肿、皮肤发白，习称“股白肿”。

（尚　涛　乔　宠）

chǎnrù zhòngshǔ

产褥中暑（puerperal heat stroke）

在产褥期间，由于高温环境使产妇体内余热不能及时散发，引起以中枢性体温调节功能障碍为特征的急性热病。该病虽不常见，但发病较急且病情发展迅速，如处理不当，可使产妇遗留严重后遗症，甚至死亡。

病因　妊娠期间孕妇体内潴留较多水分，产褥期主要通过尿液及汗液途径排出体外。由于受旧风俗、旧习惯惧怕产妇“受风”的传统观念影响，要求产妇闭门不出、紧闭门窗、身穿厚衣，使自身处于高热环境，出汗散热途径受到影响，导致机体体温中枢调节功能障碍。

临床表现　产褥中暑通常伴随短暂先兆症状，表现为口渴、多汗、乏力、恶心、心悸、胸闷等症状。此时若能及时将产妇转移至通风、阴凉处，补充淡盐水，上述症状可缓解。如未能及时处理，产妇体温逐渐上升，出现面色潮红、呼吸急促、心率加快等临床表现，此为轻度中暑。轻度中暑若未能及时处理，产妇体温将继续升高，可高达41~42℃，出现中枢神经系统症状，如神志不清、抽搐、昏迷等，并伴面色苍白、血压下降，瞳孔缩小，瞳孔对光反射消失等，此为重度中暑，如处理不及时产妇在数小时内可死亡。

诊断与鉴别诊断　此病常发生于夏季，可根据患者病史确诊，如产妇处于高温环境，闭门不出，衣着过多及有中暑表现，确诊为产褥中暑较容易。但应注意与产褥感染相鉴别。若处于炎热夏季、体温升高、血性恶露伴臭味时应考虑产褥感染。

治疗　治疗原则是改变高温和不通风环境、迅速降温、纠正水电解质紊乱及酸中毒和休克。①中暑先兆：应尽快将患者转移至通风处，喝淡盐水。若患者出现呕吐及腹泻症状，可服用藿香正气液。②轻度中暑：给予葡萄糖氯化钠注射液静脉滴注，同时行物理降温，如冰水或75%乙醇擦拭全身，以达到快速降温。③重度中暑：应迅速降温，常采用物理降温结合药物降温方法。常用药物为氯丙嗪，如因高热出现抽搐，可选用冬眠合剂Ⅰ号（哌替啶100mg、氯丙嗪50mg、异丙嗪50mg）。降温过程中必须时刻关注产妇体温变化，每隔30分钟测量一次体温，同时监测血压和脉搏，并注意患者意识是否逐渐恢复。此外，应根据血电解质的检测结果，及时补充足够的钠盐和钾盐。对合并有酸中毒者，应给予5%碳酸氢钠液250ml静脉滴注。

预防　产褥中暑多可预防。如产褥期处于炎热夏季，孕妇应加强防暑意识。保持室内空气流通，穿着清凉衣物，保持室内卫生。此外，还应了解产褥中暑先兆症状，以便孕妇自觉异常时及时行简单处理。

（尚　涛　乔　宠）

chǎnhòu yìyùzhèng

产后抑郁症（postpartum depression，PPD）

既往无精神疾病史的产妇在分娩后4周内首次出现抑郁症状，临床医师及研究者将这一概念的时限扩展到产后一年以内，是产褥期精神综合征中最常见的一种类型。PPD特点为产后4周内第一次发病（既往无精神障碍史），症状类似普通抑郁。大多在3~6个月内自行恢复，若症状严重，可延长至产后1~2年，甚至迁延不愈，发展为慢性抑郁状态或周期性精神病。PPD首次发作后，约半数以上会在未来的5年内再次发作，有1/3的患者甚至在第1年内再次发作。而且随着复发次数的增多，复发风险也在加大。

流行病学资料显示，西方发达国家PPD的患病率为7%~40%。亚洲国家为3.5%~63.3%。中国为1.1%~52.1%，平均为14.7%，与国际上比较公认的PPD患病率10%~15%基本一致。

分类　包括产后情绪低落、产后抑郁症（不伴有精神病症状）以及伴有精神病症状的产后抑郁。

病因与发病机制　PPD的发病原因尚不清楚。研究表明是多因素相互作用结果，包括神经内分泌因素、遗传因素、社会因素、心理因素和产科因素。①神经内分泌因素：研究表明，下丘脑-垂体-肾上腺皮质轴、下丘脑-垂体-甲状腺轴、下丘脑-垂体-性腺轴失调引起激素水平的改变，与产后抑郁的发生有关。②遗传因素：有精神病家族史，特别是家族抑郁症病史的产妇发病率高。③社会因素：围产期负性生活事件，如失业、离婚、丧亲、家庭矛盾冲突、经济条件差、居住环境恶劣、缺少支持系统（特别是缺乏来自丈夫与长辈的支持与帮助）、暴力（包括冷暴力）等是产后抑郁较强的预测因素。研究表明，发病与婴儿性别有关联，生女婴的产妇发病率高于生男婴的产妇。④心理因素：具有敏感（神经质）、自我为中心、情绪不稳定、社交能力不良、好强求全、固执、内向性格等个性特征的产妇容易出现产后心理障碍。此外，对母亲角色有认同缺陷的产妇，妊娠期压力大、高度焦虑的产妇等容易发生产后抑郁症。⑤产科因素：非计划妊娠、流产、妊娠并发症、难产、滞产、手术产等增加了产后抑郁症发生的风险。

临床表现 PPD 的临床表现复杂多样，异质性较大，主要分为核心症状群、心理症状群和躯体症状群三个方面。

核心症状群 主要包括情感低落、兴趣和愉快感丧失、劳累感增加和活动减少三个症状。①情感低落：PPD 患者最突出的症状，表现为表情阴郁、无精打采、易流泪和哭泣。患者常感到心情压抑、郁闷，常因小事大发脾气。典型病例有晨重夜轻的节律性改变。②兴趣和愉快感丧失：PPD 患者对以前非常感兴趣的活动难以提起兴趣，也无法从日常生活及活动中获得乐趣，体验不到照看婴儿的快乐。或者会有不同程度的疲乏感，觉得活动困难，精力下降，且通过休息或睡眠并不能有效地恢复精力或体力。

心理症状群 常见的心理学症状有焦虑、集中注意和注意的能力降低、自我评价和自信降低、自罪观念和无价值感、认为前途暗淡悲观、自杀或伤婴的观念或行为、强迫观念、精神病性症状。①焦虑：PPD 患者的焦虑症状比发生在其他时间段的重度抑郁症（major depressive disorder，MDD）患者更常见，还经常会出现严重的焦虑，甚至是惊恐发作。②集中注意和注意的能力降低：PPD 患者往往难以集中注意力，谈话时注意力下降，对问题的回答缓慢，有时需数问一答。③自我评价和自信降低：PPD 患者自我评价下降，自感一切都不如别人，什么都不会，缺乏自信，事情不顺利时总是责备自己，并加重对自己的负性评价。④自罪观念和无价值感：PPD 患者认为自己对不起孩子，是家庭的包袱、社会的累赘，觉得自己一无是处、毫无价值可言，甚至认为自己有罪。⑤认为前途暗淡悲观：PPD 患者认为前途是灰暗的，看不到光明，对自己的将来感到悲观、绝望。⑥自杀或伤婴的观念或行为：部分 PPD 患者会产生自伤、自杀观念或行为。有时会出现“扩大性自杀”，即在杀死别人后再自杀。所杀的对象往往是自己的婴儿。此外伤婴的想法及惩罚婴儿行为更常见。需要引起大家的高度警惕。⑦强迫观念：PPD 患者常会出现有伤害婴儿的强迫观念，产妇因担心自己会控制不住伤害孩子而避免与孩子接触。⑧精神病性症状：主要是指幻觉、妄想等。有时还会出现感知综合障碍，认为孩子的形状、大小、色泽发生了改变，甚至像个小怪物，因而产生伤害婴儿的行为。

躯体症状群 PPD 患者合并躯体症状的概率很高，有时躯体症状可能成为患者的首发症状或就诊主诉。常见的躯体症状有睡眠障碍、食欲及体重下降、性欲下降和非特异性的躯体症状。①睡眠障碍：以入睡困难、易醒最为多见，而以早醒最具有特性。②食欲缺乏及体重下降：多数 PPD 患者表现为食欲缺乏、进食少。并常伴有体重下降。③性欲下降：可以是性欲的减退乃至完全丧失。有些患者勉强被动维持有性行为，但无法从中体验到乐趣。④非特异性的躯体症状：常见的主诉包括头痛、腰背痛、恶心、口干、便秘、胃部烧灼感、肠胃胀气等。PPD 患者常常将其归因为“月子里受凉，没有养好，得了月子病”。

诊断 采用两步法，第一步为量表筛查，可由经过相关培训的社区及产科医护人员完成；第二步采用临床定式检查或精神科会诊，做出符合相应诊断标准的临床诊断，应由精神科医师完成。目前应用较多的是美国精神病学会在《精神障碍诊断与统计手册》第五版（2013 年）中制定的标准：在过去的 2 周内出现下列 5 条或 5 条以上症状，同时必须具备①②两条。①情绪抑郁。②对全部或多数活动明显缺乏兴趣或愉悦。③体重显著下降或增加。④失眠或睡眠过度。⑤精神运动性兴奋或阻滞。⑥疲劳或乏力。⑦遇事皆感毫无意义或自罪感。⑧思维力减退或注意力不集中。⑨反复出现死亡或自杀的想法。

最常用的是爱丁堡孕产期抑郁量表（Edinburgh postnatal depressions scale，EPDS）。其次有产后抑郁筛查量表（postpartum depression screening scale，PDSS）、医院焦虑抑郁量表（hospital anxiety and depression scale，HADS）等。①爱丁堡孕产期抑郁量表：一个有效的 PPD 自评筛选工具，共有 10 个项目，分别涉及心境、乐趣、自责、焦虑、恐惧、失眠、应付能力、悲伤、哭泣和自伤等，分 0（从未）、1（偶尔）、2（经常)、3（总是）四个等级，得分范围0~30分，5分钟即可完成。Cox将13分推荐为极有可能患PPD的界值，而卫生保健人员常规使用时采用9分作为界值。当得分≥13时，则该产妇需要进一步确诊；如果产妇在第10个问题回答不是，有自杀及其他奇怪的想法或无序行为，则需要立刻转诊到精神专科医院。EPDS筛查的最佳时间为产后2~6周。②产后抑郁筛查量表：包括7个因素，每个因素由5个条目组成，共35个条目。按照同意到不同意的强烈程度进行5级评分，评分范围35~175分。总分≥60分作为筛查产后抑郁患者的临界值；总分≥80分作为筛查重度产后抑郁的临界值。③贝克抑郁量表（Beck depression inventory，BDI）：13个条目，每一条目按0~3进行4级评分。根据总分，判断抑郁症状的有无及其严重程度：0~4分为无抑郁，5~7分为轻度，8~15分为中度，16分及以上为重度。④其他常用量表：如抑郁自评量表（self-rating depression scale，SDS）、患者健康问卷抑郁量表（patient health questionnaire-9，PHQ9）、汉密尔顿抑郁量表（Hamilton depression scale，HAMD）和蒙哥马利抑郁量表（Montgomery Asberg depression rating scale，MADRS）。

鉴别诊断 产妇在经历分娩后，往往会出现一些生理性的躯体及精神方面的改变，此时容易与PPD的相关临床表现混淆，因此要注意鉴别。①睡眠障碍：产妇大多数都会存在睡眠问题，这主要是由于照顾、喂养婴儿所致。如果有人帮助照顾婴儿，避免婴儿的吵闹，正常产妇则可以安然入睡。然而PPD患者即使有安静的睡眠环境，不受婴儿干扰，依然不能正常睡眠。②精力下降、疲乏感：产妇往往会出现生理性的精力下降、疲乏感，但这种状况会随着时间的延长、充分的休息而好转。但是PPD患者即使不用照顾婴儿，仍然会感到疲乏、精力不足，而且随着时间的延长甚至可能会加重。③注意力障碍、记忆力下降：很多产妇都会出现注意力不集中、记忆力下降的表现，但程度一般较轻，持续时间较短暂。但是PPD患者往往程度较重，且持续时间较长。④食欲改变：产妇分娩后，尤其是剖宫产术后，常会出现躯体不适症状，但是PPD患者多表现为食欲缺乏，即使主观上知道应该多吃，但仍然食不甘味，难以下咽。⑤躯体症状：产妇分娩后，常会出现躯体不适症状，若为剖宫产、出现产后并发症则会更常见，但这种躯体不适症状往往部位明确，随着产后恢复也会逐渐好转。但是PPD患者的躯体不适，往往部位不明确，甚至性质也不明确，用当前的躯体状况并不能很好解释，而且随着产妇躯体状况的好转，其躯体不适症状可能并无明显变化。

此外，还需要与药物和一般躯体疾病导致的精神病性症状相鉴别。①产后情绪不良：是一种短暂性的适应不良状态，常在产后7~10天内发生。患病率为26%~85%，持续时间多为几天，一般不超过10天。常见症状为情绪不稳定、易哭泣、易激动、悲哀、焦虑、注意力不集中、失眠和食欲缺乏。产后心绪不良有自限性，对产妇的社会功能影响不大，通常并不需要特殊干预，但心理治疗是有益的。②继发性抑郁障碍：脑器质性疾病、躯体疾病、某些药物和精神活性物质等均可引起抑郁情绪。③双相情感障碍：患者常表现为兴奋、话多、言语夸大、活动多、难以安静、精力旺盛、兴高采烈、易激惹、行为鲁莽、睡眠需求减少等，其表现与PPD患者相反。研究发现，首次抑郁发作的产后妇女，有15%~50%的可能性为双相情感障碍。④创伤后应激障碍：创伤后应激障碍常伴有抑郁情绪。⑤神经衰弱：核心症状为易兴奋和易疲劳，情感以焦虑为主，不是情感低落，自知力良好，症状波动性大，求治心切，病前往往有明显引起大脑活动过度、紧张等精神因素。

对产妇和新生儿的影响 PPD患者若不治疗可能会对产妇及婴儿产生严重的长期不良影响。①对产妇的影响：PPD患者可以出现自伤、自杀行为；不利于产妇精力、体力恢复；增加产妇滥用药物或酒精的风险；导致共患的躯体病或产后并发症恶化或慢性化。②对新生儿/婴儿的影响：与正常产妇比较，抑郁产妇分泌乳汁时间迟、量少，加之产妇情绪低落、不愿意或者拒绝哺乳，以致影响母乳喂养的实施，婴儿的喂养、生长与发育。研究表明，抑郁产妇难以正确处理好与新生儿/婴儿的关系，母子互动/联结少且质量差，从而影响婴幼儿的情绪、行为和认知发育。抑郁产妇有弃婴、杀婴等行为倾向。

治疗 坚持综合治疗、全病程治疗、分级治疗，坚持以产妇安全为前提，保证婴儿安全的基本原则。目前，美国FDA和中国CFDA均未正式批准任何一种精神药物可以用于哺乳期。所有的精神科药物均会渗入乳汁，婴儿通过母乳接触药物后对发育的远期影响尚不清楚。因此原则上尽量避免在哺乳期用药，若必须在哺乳期用药，应采取最小有效剂量，以使婴儿接触的药量最小，而且加量的速度要慢。

综合治疗　当前治疗 PPD 的三种主要方法是药物治疗、心理治疗和物理治疗等。

药物治疗　最常用抗抑郁药，其种类繁多，目前常用的抗抑郁药有选择性 5-羟色胺再摄取抑制剂（SSRIs）、三环类抗抑郁药（TCAs）及去甲肾上腺素再摄取抑制剂（SNRIs）。其他药物如抗焦虑药和镇静催眠药物、抗精神病药、情感稳定剂、雌激素等。一般来说，PPD 患者若需要抗精神病药或情感稳定剂治疗，往往提示病情较重，很难维持对婴儿的正常哺乳，因而不推荐此类产妇进行母乳喂养。

心理治疗　已有证据显示，对于某些 PPD 患者，心理治疗可作为首选治疗，而且推荐心理治疗在任何可能的时候都要成为 PPD 患者治疗方案的一部分。疗效最肯定的心理治疗方法为人际心理治疗及认知行为治疗。①人际心理治疗：是一种短程、限时和操作性很强的心理治疗方法。主要通过改善抑郁症患者的人际关系和社会能力，从而阻断抑郁症状与人际问题之间的恶性循环，最终达到缓解抑郁症状的目的。②认知行为治疗：认知是情绪和行为的中介，认知、情绪、行为和生理相互影响。其干预重点在于及时对患者的错误认知进行矫正改善，并实施患者易于接受的行为训练方式，从而缓解患者病情，改善患者心理状态，提升患者的社会功能和生活质量。

物理疗法　最常用的为改良电痉挛治疗及重复经颅磁刺激。大量的临床证据证实，改良电痉挛治疗的有效率可高达 70%～90%。在某些 PPD 患者中，如具有强烈自杀及伤害婴儿倾向时可作为首选治疗。

其他疗法　其他如运动疗法、光疗、音乐治疗、饮食疗法等也被用来辅助 PPD 的治疗。与药物及心理治疗相比，这些治疗的可行性及可及性更好。

全病程治疗　分为急性期、巩固期和维持期三期。

分级治疗　轻度抑郁发作可首选单一心理治疗，但产妇必须被监测和反复评估，如果症状无改善，就必须要考虑药物治疗；中度以上的抑郁发作应该进行药物治疗或药物联合心理治疗，并建议请精神科会诊；若为重度抑郁发作并伴有精神病性症状、生活不能自理或出现自杀及伤害婴儿的想法及行为时，务必转诊至精神专科医院。

社会支持　主要包括心理咨询、营养指导、卫生指导、健康宣教、母乳喂养技术等。产后访视一般安排在产后 1～10 天进行。

预防　对有精神病家族史、抑郁史、不良妊娠史（如畸形）、分娩史（难产、死产）的产妇，应多劝导、多关心、多安慰，避免不良刺激，增加其自信心。利用孕妇学校、产前检查等途径加强妊娠期保健，开展妊娠、分娩相关知识的健康教育，减轻孕产妇对妊娠分娩的紧张、恐惧心理。提供足够的社会支持，特别是丈夫和家庭成员的情感和物质支持。足够的社会支持利于产妇平稳度过产褥期。分娩过程中，产科医师和助产人员应有爱心和耐心，尤其是对产程长、精神压力大的初产妇。实施无痛分娩和陪伴分娩，以减轻或者消除产妇的痛苦和紧张情绪。提倡自然分娩，减少无明显指征的剖宫产。

（余艳红　汪丽萍）

chǎnhòu jīngshénbìng

产后精神病（postpartum psychosis）　一组异质性的心境障碍和精神病性障碍。女性在分娩后出现精神病性症状的可能性高于其生命中的任何其他时期。这些障碍的共同点是，在产后第 1 周内出现妄想、幻觉等精神病性症状，但某些女性可能在产后几个月出现，通常表现为精神病性抑郁。与产后忧郁和产后抑郁相比，产后精神病相对罕见，患病率为 0.1%～0.2%。危险因素包括产后精神病病史、双相障碍病史、产后精神病家族史、首次妊娠、近期停用锂剂或其他心境稳定剂。

病因与发病机制　病因不明，但研究指出与遗传和激素因素有关。对一次或多次发作患者的家系进行研究，发现产后精神病具有遗传易感性。研究表明，产后激素水平的快速改变可能对引发产后精神病起一定作用。

临床表现　产后精神病最常在产后 2 周内出现，表现为一组异质性的精神障碍，包括双相障碍、精神病性抑郁、分裂情感性精神障碍，发作的严重程度和持续时间存在差异。患者通常存在幻觉和妄想，可伴有心境障碍的症状，如躁狂或抑郁心境（或两者兼有）、严重失眠、快速心境变化、焦虑、易激惹、精神运动性激越。与照顾新生儿无关的持续严重失眠经常是心境障碍初期的首个征象。在某些情况下，患者可能表现为谵妄，对人物、地点或时间的定向障碍，但无谵妄其他原因的证据。患者的精神状态可能在意识模糊和间歇性意识清醒之间波动。①双相障碍：在双相障碍患者中，产后精神病可表现为躁狂、抑郁或混合状态。双相障碍女性在妊娠期或产后复发的风险很高，可能表现为产后精神病。在妊娠前或妊娠期间停用心境稳定剂的女性发生产后精神病的风险可能增加。对于没有既往史的女性，产后精神病性发作可能是双相障碍的首发表现。②分裂情感性精神障碍：对于分裂情感性精神障碍患者，产后精神病也可表现为躁狂发作、抑郁发作或混合发作。与双相障碍相比，这种障碍的鉴别特征是存在不伴心境症状（包括激越、攻击和冲动）的慢性精神病的病史，或之后发生不伴心境症状的慢性精神病。③精神病性抑郁：通常在产后几个月出现，精神病性特征可与严重抑郁症状一起出现。精神病性症状通常以偏执被害妄想的形式呈现，幻觉和激越均不常见。在出现精神病性抑郁前，经常长期存在未经治疗的产后抑郁。因此，在临床上，该病被称为晚发型产后精神病。④自杀和杀婴风险：自杀意念和杀人意念（针对婴儿，有时针对家里的其他孩子）是产后精神病的共同特征。尤其在伴有激越、攻击和冲动时，杀婴风险大大增加。⑤幻觉：没有相应的客观刺激时所出现的知觉体验。⑥妄想：一种不理性、与现实不符且不可能实现但坚信的错误信念，包括错误的判断与逻辑推理。⑦躁狂：以情感高涨或易激惹为主要临床相，伴随精力旺盛、言语增多、活动增多，⑧抑郁：负面情绪明显超过必要的限度，缺乏自信，避开人群，甚至有罪恶感，感到身体能量明显降低，时间的感受力减慢，无法在任何有趣的活动中体会到快乐，甚至还会造成患者的躯体功能失调，如睡眠紊乱或食欲暴增或减退、痛觉等。⑨谵妄：表现为意识障碍、行为无章、没有目的、注意力无法集中。

筛查 对于在妊娠期或产褥期就诊的女性，应进行精神卫生问题、精神科治疗及精神疾病家族史的筛查。如果患者在这些项目中任何一项的筛查结果为阳性，应进一步评估其是否存在躁狂或轻躁狂、精神病性抑郁或精神病性障碍的病史。如果患者存在精神病性障碍的家族史，应进一步询问有关住院治疗、自杀、躁狂、抑郁或精神病性障碍的家族史。如果患者的个人史或家族史存在上述情况之一，其在产褥期第1周应接受宣教和监测。对于存在双相障碍或分裂情感性精神障碍病史的患者，应考虑进行更严密的监测和预防性治疗。

检查 在对产后精神病女性进行评估时，精神科检查应特别注意如下几点：精神病性症状的发作和病程，如阵发性或慢性；情感性症状的性质，如抑郁、躁狂或混合状态，或没有情感性症状；这些症状对患者行为和功能的影响；患者情感性发作或精神病性发作的既往史和家族史；在患者照料下的儿童和其他人的安全；存在共病物质使用障碍。

评估 每位患者均需进行综合评估，包括病史、体格检查和实验室检查，以排除精神病性症状的其他医学原因。病史应包括一般躯体疾病和精神疾病的既往史和现病史、目前的药物治疗、使用酒精及违禁药物的情况。体格检查应包括基本的神经系统和精神状态评估。

诊断 《精神障碍诊断与统计手册》第5版没有把产后精神病归为一种独立的诊断。医师将根据产后精神病患者心境障碍或精神病性障碍的情况做出诊断，如果在妊娠期或产后4周内发作，会增加标注“围产期起病”。①重性抑郁障碍，伴精神病性特征，围产期起病。②双相障碍，目前为躁狂发作，伴精神病性特征，围产期起病。

鉴别诊断 需与物质使用障碍、一般躯体疾病导致的精神病性症状相鉴别。

物质使用障碍 自行使用药物（包括处方药）和酒精是心境障碍的一个常见并发症，甚至在妊娠女性和产后女性中也是如此。对于有物质使用障碍既往史的女性，如果其发生产前和产后心境紊乱，则存在物质使用障碍复发的风险。精神病可作为物质中毒或戒断的后果出现。患者评估应包括对患者的处方药、中草药制剂、膳食补充剂及非处方药进行回顾。患者应进行血清和尿液的毒理学检查。

一般躯体疾病导致的精神病性症状 可能导致精神病性症状的一般躯体原因很多，包括以下内容。①代谢性脑病/谵妄：血清电解质、血糖、全血细胞计数和分类计数、血尿素氮和肌酐及血氧饱和度，肝功能检查、尿液分析。②内分泌功能紊乱（如甲状腺疾病）：测定血清电解质（包括钙离子）、促甲状腺激素及甲状腺功能检查。③中枢神经系统事件（如肿瘤或创伤）：进行神经系统检查，如果发现存在局部神经系统体征，进行头颅CT或MRI。

治疗 治疗的基本原则包括：早期发现精神病性症状；紧急评估；入院急性处理保证安全；药物治疗；临床医师之间治疗协作；家庭和其他支持系统对患者及新生儿的支持帮助；对患者及其家

属的心理教育。

急性处理　出现精神病的女性没有能力照顾自己或其婴儿，患者应入院治疗，直至病情稳定。不应让婴儿单独与其患病母亲共处，但可允许患者在监督下探视婴儿。

药物治疗　包括抗精神病药物治疗和其他精神药物治疗。①抗精神病药物治疗：通常是产后精神病的一线治疗药物，鉴于产后精神病女性可能继续哺乳及再次妊娠，建议使用奥氮平、喹硫平和利培酮，而不是阿立哌唑、齐拉西酮、伊潘立酮和阿塞那平。因为上述药物可引起高血糖、高脂血症、体重增加以及锥体外系症状，所以用药期间需对患者进行严密监测。②其他精神药物：苯二氮䓬类药物（如劳拉西泮、氯硝西泮）作为抗精神病药物的辅助治疗，可以早期干预改善产后精神病患者的睡眠，防止或减轻精神病性发作。

电休克治疗　如果患者接受抗精神病药物后无效或无法耐受，建议使用电休克治疗（electroconvulsive therapy，ECT）。当患者出现急性激越状态或者自杀、杀婴风险较高时，为使治疗快速起效防止伤害发生，有时采用 ECT。治疗次数取决于症状的严重程度。ECT 的不良反应发生率相对较低，包括时间限制性神经认知影响、罕见的心血管或肺损害以及全身麻醉相关的风险。

心理社会干预　在最初的精神病性症状得到控制后，心理治疗可提供有益的辅助治疗。

母乳喂养处理　需要将母乳喂养的益处与所用各种精神药物对婴儿的风险相权衡；所有的精神药物都会被转移进入母乳，因而会传递给乳儿。然而，一些女性患者只有在允许其进行母乳喂养的情况下，才会接受药物治疗。在这些情况下，应用药物的益处可能取代了对母乳喂养期间使用药物的担心。轻至中度疾病的女性可能能够进行母乳喂养，需对这些患者进行监测，以确保有足够的休息和睡眠。ECT 期间所应用的麻醉药物，一般对乳儿的风险很低，建议 ECT 后推迟数小时再进行母乳喂养，或者在 ECT 之前一天收集并储存母乳，可尽量减少暴露。

治疗协作　对于已经出现产后精神病且在出院后选择停用心境稳定药物的女性，其复发风险增加。在住院期间，临床医师应与患者的门诊精神科医师、产科医师、初级保健医师和儿科医师协作，以进行后续治疗。

预防　主要包括筛查、监测、预防性使用心境稳定剂及宣教。①筛查：对于有产后精神病史或双相障碍的女性，可在产检期间通过筛查发现。②监测：监测这类女性持续至产后数周，以发现是否存在精神病或心境不稳定的早期征象。③预防性使用心境稳定剂：对于先前诊断为双相障碍或产后精神病的女性患者，应该在产后预防性应用心境稳定剂。④宣教：对于存在产后精神病风险的患者及其伴侣或其他家庭成员，应接受关于心境障碍或精神病性障碍发作风险和早期迹象的教育（如失眠或易激惹性），尽快接受治疗计划。

（余艳红　钟　梅　盛　超）

tóuwèi jiēchǎn

头位接产（delivery for head presentation）　胎头着冠后控制胎头娩出速度，辅助胎头复位及外旋转，随后娩出前肩、后肩及胎体，处理新生儿及协助娩出胎盘的手术。

适应证　宫口开全，胎头已着冠。

接产方法　如下所述。

接产准备　初产妇宫口全开，经产妇宫口扩张 6cm 且宫缩规律有力时，应将产妇送至分娩室，做好接生准备工作。让产妇仰卧于床上，两腿屈曲分开露出外阴部，消毒液消毒外阴部 2～3 次，顺序是大阴唇、小阴唇、阴阜、大腿内上 1/3、会阴及肛门周围。准备接产。

接产要领　在会阴后联合紧张时，保护会阴并协助胎头俯屈，使胎头以最小径线（枕下前囟径）在宫缩间歇期缓慢通过阴道口，胎肩娩出时也要注意保护好会阴。

接产步骤　接生者站在产妇右侧，当胎头拨露使阴唇后联合紧张时，应开始保护会阴。在会阴部盖上一块消毒巾，接生者的右肘支在产床上，右手拇指与其余四指分开，利用手掌大鱼际肌顶住会阴部。每当宫缩时，应向上内方向托压，同时左手应轻轻下压胎头枕部，协助胎头俯曲和缓慢下降。宫缩间歇期保护会阴的右手稍放松，以免压迫过久引起会阴水肿。当胎头枕部在耻骨弓下露出时，让产妇在宫缩期间稍向下屏气，左手协助胎头仰伸，使胎头缓慢娩出。此时若宫缩强，应嘱产妇张口哈气以便解除腹压。

胎头娩出后，右手仍然注意保护会阴，不要急于娩出胎肩，而应以左手自鼻根部向下颏挤压，挤出口鼻内的黏液和羊水。待胎头自然复位后，在胎头下降过程中协助胎头外旋转，使胎儿双肩径与骨盆出口前后径相一致。接生者的左手将胎儿颈部向下轻压，使前肩自耻骨下先娩出，继之再托胎颈向上，使后肩从会阴前缘缓慢娩出。双肩娩出后，保护会阴的手方可放松，双手协助胎体娩出。

会阴切开　见会阴切开缝合术。

新生儿处理　①一般处理：新生儿出生后置于辐射台上擦干、保暖。②清理呼吸道：用吸球或新生儿吸痰管吸去气道黏液或羊水，当确定气道通畅仍未啼哭时，可用手抚摸新生儿背部或轻拍新生儿足底。待新生儿大声啼哭时，即可处理脐带。③新生儿阿普加评分（Apgar score）：用于判断有无新生儿窒息及窒息的严重程度，以出生后一分钟内的心率、呼吸、肌张力、弹足底或导管插鼻反应及皮肤颜色5项体征为依据，每项0~2分。满分10分。8~10分属于正常新生儿，4~7分为轻度窒息，需清理呼吸道、人工呼吸、吸氧、用药等救治措施；0~3分为缺氧严重，重度窒息，需紧急抢救，还可能行气管插管给氧。评分较低的新生儿，应在出生后5分钟再次评分，10分钟再次评分，直至连续两次评分≥8分。1分钟评分是出生当时的情况，反映宫内的情况；5分钟及以后评分则反映复苏效果，与预后关系密切。阿普加评分以呼吸为基础，皮肤颜色最灵敏，心率是最终消失的指标。临床认为，阿普加评分是评价新生儿出生时的状况，并指导复苏救治措施，与新生儿出生时缺氧严重程度不完全相关。评分低时脐动脉血气分析pH<7.0和低氧血症对预后的评价意义更大，若持续低评分，则新生儿死亡率及以后神经系统后遗症的发生明显增加。④处理脐带：在新生儿出生1分钟后可以结扎脐带。剪短脐带后在距脐根上方0.5cm处丝线双重结扎，残端消毒后无菌纱布包扎。也可用脐带夹、弹性橡胶圈等方法取代丝线结扎法。⑤其他处理：新生儿体格检查，将新生儿足底及母亲拇指印于新生儿病历上，新生儿手腕和包被表明性别、体重、出生时间、母亲姓名和床号。让母亲将新生儿抱在怀中进行早吸吮。

协助娩出胎盘　正确处理胎盘娩出可减少产后出血的发生。可在胎儿前肩娩出时开始静脉注射缩宫素10U，也可在胎儿娩出后立即肌内注射缩宫素10U，并控制性牵拉脐带，确认胎盘已完全剥离，以左手握住子宫底，拇指置于子宫前壁，其余4指放于子宫后壁并按压，同时右手轻拉脐带。当胎盘娩至阴道口时，接生者双手捧起胎盘，向一个方向旋转并缓慢向外牵引，协助胎盘完整剥离并排出。当胎膜排出过程中，发现胎膜部分断裂，可用血管钳夹住断裂上端的胎膜，再继续向原方向旋转，直至胎膜完全排出。

检查胎盘胎膜　将胎盘铺平，先检查母体面，有无胎盘小叶缺损。然后将胎盘提起，检查胎膜是否完整，再检查胎盘胎儿面边缘有无血管断裂，及时发现副胎盘。

检查软产道　胎盘娩出后，仔细检查会阴、小阴唇内侧、尿道口周围、阴道、子宫颈有无裂伤。若有裂伤，应立即缝合。

预防产后出血　积极处理第三产程对于预防产后出血具有重要意义。正常分娩出血量多不超过300ml，产后24小时内出血量>500ml为产后出血。既往有产后出血史或易发生宫缩乏力的产妇，如分娩次数>5次的多产妇、双胎妊娠、羊水过多、滞产等，可在胎头或胎肩娩出时，给予缩宫素或麦角新碱静脉注射，或在胎儿娩出后立即经脐静脉快速注入缩宫素10U，均能加强宫缩促使胎盘迅速剥离，减少出血。若胎儿已娩出30分钟，胎盘仍未排出，但出血不多时，应注意排空膀胱；然后再轻轻按压子宫及静注子宫收缩剂，若仍不能使胎盘排出，应行手取胎盘术。若胎盘部分剥离而出血多时，应行手取胎盘术使胎盘尽快娩出减少出血量。若胎盘娩出后出血多时，可经下腹部直接宫体肌壁内注入缩宫素。如经过上述处理胎盘仍未娩出，应进一步检查是否存在胎盘粘连或胎盘植入的情况，并积极处理。

观察产后一般情况　分娩后产妇可适当进食、进水，补充能量。如果新生儿情况许可，应抱至产妇身边，让新生儿早期接触、早吸吮，以利于产后泌乳及子宫恢复。产妇应在产房内观察2小时，注意子宫收缩、子宫底高度、膀胱充盈与否、阴道流血量、会阴阴道有无血肿等，并应测量血压、脉搏。若子宫收缩不良，应给予子宫收缩剂加强宫缩。若产妇自觉有肛门坠胀感，应行肛门检查明确缝合线是否穿透直肠或阴道血肿形成，确诊后给予对症处理。产后叮嘱产妇及时排尿，避免尿潴留的发生。

并发症　①会阴撕裂：会阴水肿、会阴过紧、耻骨弓过低、胎儿过大、胎儿娩出时过快等，均易造成会阴撕裂，接产者在接产前应做正确判断。②新生儿窒息：新生儿出生后无自主呼吸或呼吸抑制导致低氧血症、高碳酸血症和代谢性酸中毒。本质是缺氧，绝大多数出现在产程开始后。③肩难产：好发于巨大儿与过期儿，头盆不称是促发肩难产的另一因素，特别是骨盆入口为扁平型狭窄。肩难产如处理不当，将引起母儿严重并发症，尤其以新生儿并发症更为严重，如窒息、臂丛神经损伤、锁骨骨折、颅内出血、肺炎，甚至新生儿死亡等。产妇易发生产后出血、产道损伤、产褥病率等。④产后出血：分娩期严重的并发症，发病率占分娩总数的 2%～3%。产后出血的原因依次为宫缩乏力、胎盘因素、软产道裂伤及凝血功能障碍。产后出血易诊断，关键是找出病因，较准确地评估出血量，并相应地迅速止血，补充血容量以及抗休克、防治感染治疗。

（李笑天　刘海燕）

huìyīn qiēkāi fénghé shù

会阴切开缝合术（episiotomy）

为预防初产妇会阴严重和复杂性裂伤、保护盆底组织而在阴道分娩的第二产程中切开会阴部组织以扩大阴道口的手术。同时能减轻盆底组织对胎头的压迫、避免胎儿缺氧窒息、并能缩短第二产程，加速分娩，以利于胎儿顺利娩出。循证医学已证明，阴道分娩时没有必要做常规会阴切开术，仅用于有指征且知情同意的产妇。会阴切开术作为产科常见的手术，也有其相应的适应证和禁忌证，要正确观察和判断会阴切开的指征，把握正确的切开时机，适时地选择性进行会阴切开。

适应证　初产妇会阴组织紧、水肿或有瘢痕或胎头过大。初产妇行阴道助娩手术，如产钳术、胎头吸引术等。初产妇胎位不正，如臀位、复合先露等。初产妇早产，为预防早产儿颅内出血。产妇患妊娠期高血压疾病、心或肺部等疾病者，为缩短第二产程。经产妇会阴组织弹性差，欲行阴道助娩术如臀牵引、活胎横位内倒转等。胎儿窘迫或胎头滞留于阴道口超过 1 小时，为使胎儿尽快娩出。

禁忌证　死胎；胎儿畸形严重，无存活可能；梗阻性难产不能经阴道分娩者。

手术时机　切开最佳时机取决于宫缩强度、产道及盆底软组织的弹性和产程进展情况。切开过早，容易导致伤口暴露时间太长，增加感染机会，创面出血多；切开太迟，会造成软产道的裂伤、新生儿窒息等。最好是在胎头拨露 4～5cm 时，会阴部明显膨隆，且于宫缩最强时切开，之后 1～2 次宫缩后胎儿能娩出或者会阴切开后 5～10 分钟能娩出胎儿。

手术方法　患者取膀胱截石位，常规外阴冲洗后，打开产包，术者穿手术衣，消毒外阴后铺无菌巾。采用阴部神经阻滞麻醉和局部浸润麻醉：0.5% 利多卡因 10ml，一般取左侧会阴切开术，阻滞左侧阴部神经丛。用左手示指和中指深入阴道内向外后方，触及坐骨棘及骶棘韧带做引导，右手持细长针（7 号），在肛门与坐骨结节连线中点处做一个 1cm 左右皮丘，然后水平位持针直达坐骨棘，在坐骨棘前外侧和内下方间歇性推注麻药以阻滞阴部神经，因阴部动脉和静脉在这个区域与阴部神经并行，故在注药前回抽无血，以防注入血管。然后再将针头退至皮下，沿皮下依次朝向切开侧的大小阴唇、阴道口、会阴体等方向刺入，边退边均匀推注入药物，做扇形浸润麻醉。随即用纱布在扇形处做顺时针按摩，将药物均匀分散于扇形处。

会阴侧斜切开术　自会阴后联合中线向左（或右）侧 45° 方向切开会阴，切口长度 3～5cm。切断的组织为会阴皮肤及皮下组织、阴道黏膜、球海绵体肌、会阴浅及深横肌、部分肛提肌及筋膜。其优点是不易伤及直肠；缺点是这种切开方式涉及组织结构较多，该部位静脉丛分布丰富，故出血较其他方式相对较多。临床常用会阴左侧斜切开术。以会阴左侧斜侧切开术为例。

切开会阴　当宫缩开始时，术者左手示指、中指伸入阴道内，撑起左侧阴道壁，隔开胎头与阴道壁，保护胎头。切口起点在阴道口 5 点钟处，切线与垂直线成 45°，会阴高度膨隆时应成 60°～70°，右手持膝状剪，一叶置入阴道内的左手示指和中指之间，剪刀刃应紧贴阴道黏膜，另一叶置于阴道外，使剪刀刀刃线于会阴后联合中线成 45°摆好，且注意剪刀两叶分别与会阴皮肤和阴道壁黏膜垂直，待宫缩最强、会阴绷紧时，一次全层剪开。皮肤与黏膜切口大小一致，切口通常 3～5cm，如行产钳等助娩手术或胎儿较大时，可适当加大切口。剪开后立即用纱布压迫止血。

娩出胎头　宫缩时保护会阴，协助胎头俯屈，使胎头以最小径线在宫缩间歇期缓慢通过阴道口。

缝合技巧　缝合原则是恢复解剖结构和充分止血。①充分暴露切口部位，看清切口解剖层次。可以用带尾纱布卷，填塞入阴道，推至顶端上方，尾端固定于无菌巾上，既可以暴露切口，也可以阻挡血流，提供操作视野。暴露阴道黏膜时可用示指、中指呈“V”字形，将阴道黏膜向外和向下牵拉和下压，充分暴露视野。②缝合手法：针尖进针和出针都要保持与组织结构呈垂直关系，进针和出针速度要快，并且使进针和出针的夹角成 90°，不可成 180°，进针手法很重要，只有采取与切面垂直的方向进针才可还原解剖结构。③先恢复解剖结构再进行止血，如有撕裂处，先缝合撕裂伤。缝合时两边组织的解剖结构对称和组织对称。④缝合阴道壁黏膜和肌层组织时，注意兜底原则，缝合时要全程缝合，不留死腔。⑤缝合顶端时要在顶端上方0.5~1cm进行缝合，为避免血管回缩，防止形成血肿。⑥“8”字缝合：由两个间断缝合组成，缝扎牢固省时。适用于血肿或者较小切口的缝合。

缝合方法　①缝合阴道黏膜：左手示指、中指显露阴道黏膜切口顶端，用2-0的可吸收线于切口顶端上方0.5~1cm处开始，连续全层缝合阴道黏膜及黏膜下组织，直达处女膜环内口。针距为1cm左右，旁开0.5cm，松紧适度。缝合完毕，检查顶端及阴道黏膜是否平整，有无漏洞、出血，是否有血肿形成。如有血肿，行“8”字缝合。再对合处女膜环外口。②缝合会阴部分：继用缝线按解剖部位间断缝合球海绵体肌、会阴浅及深横肌、部分肛提肌及筋膜。注意会阴切开后其下缘组织往往向下错位的纠正。充分止血，不留死腔。③还原舟状窝：如在处女膜与黑白交界缝线之间的阴唇内侧切口缝隙较大，可在此处加缝一针，以还原舟状窝。④缝合皮肤：用3-0的可吸收皮肤缝合线，采用褥式内缝或者间断外缝的方式缝合皮肤组织。注意皮肤对合，特别是对阴唇系带的黑白交界处的缝合，无须兜底，即挂角对齐，保持阴唇系带立体结构。皮肤缝合时不宜缝合过紧，否则易造成组织血液循环不良而引起水肿和伤口疼痛。

阴道检查　缝合结束，取出带尾纱布卷，检查阴道口有无狭窄，在伤口处垫一块消毒碘酊纱球，做阴道和肛门的双合诊，检查缝合线有无穿透直肠黏膜，再次确认伤口是否有漏洞和血肿。

会阴正中切开术　切开的组织为阴道后壁黏膜、处女膜环、舟状窝、阴唇系带、球海绵体肌、会阴体部皮肤及皮下组织。其优点是组织损伤最小，出血少，缝合部位浅，愈合好；缺点是切开方式受限，如伤口发生撕裂，有累及损伤肛门括约肌和肛管的危险。适用于会阴体较长的产妇。

切开会阴　沿会阴后联合中点垂直切开，切开长度约为2cm。

缝合方法　①缝合阴道黏膜：如会阴左侧斜切开术，缝合阴道黏膜，可以用2-0的可吸收线间断缝合。②缝合肌层及皮下组织：继用缝线按解剖部位，间断缝合球海绵体肌、会阴筋膜和部分肛提肌。③缝合皮肤：可以用3-0可吸收线，采用间断缝合或连续皮内水平褥式缝合，或者采用“U”形缝合，即自切口顶端1.0cm处进针，再向下沿左侧切口皮缘，自切口顶端0.2cm处出针，然后自右侧皮缘距切口顶端0.2cm处进针，以同等针距自右侧皮缘出针，与左侧对称，打结，使两侧皮缘严密对合。

阴道检查　术毕，行阴道检查和肛查。

会阴中侧切开　自阴道后联合中点开始，沿中线左旁约20°向下剪开阴道和会阴皮肤至肛门括约肌约2cm处，转变剪刀方向，使其尖端指向外斜侧，切口路径为耻骨筋膜的左侧边缘。其优点是肌肉及皮下组织薄、血管分布少，即出血少，但因其部位距离会阴正中处较近，切口若向肛门及直肠方向撕裂，容易损伤肛门括约肌。

并发症　包括以下内容。

疼痛　麻醉效果不佳，麻醉部位不到位或者麻醉药物给药不足，造成缝合过程中疼痛加剧；缝扎过紧，皮肤、肌层、脂肪间断缝合时缝针过密，线结过紧，导致组织血液循环不良，局部充血、水肿，引起术后疼痛。甚至可引起伤口硬结、瘢痕过粗造成远期疼痛。

感染　①患者自身原因：阴道炎、妊娠期糖尿病、机体抵抗力下降等因素或者未能按照工作人员要求进行伤口护理，未能保持会阴部清洁。②工作人员因素：产前做阴道内诊次数过多、无菌操作不严格、阴道操作过多或者助产过程中器械、纱布被污染。③异物遗留：纱布遗留在阴道内导致切口感染，影响伤口愈合。④缝合材料：由于可吸收线是通过蛋白水解酶的裂解作用而逐渐被吸收，吸收时间不定，容易引起广泛组织反应而产生硬结，持续时间较久，出现伤口未愈合而线结脱落，造成感染。

深度裂伤　切开过小或相对胎儿过大、会阴保护不当、胎头俯屈不当、产力过强过急，可发生会阴切开处严重裂伤，可见“T”形裂伤或者阴道黏膜“舌状”裂伤，更有甚者造成肛门括约肌、部分直肠前壁裂伤，导致会阴Ⅲ、Ⅳ度裂伤。

伤口血肿　①常常因妊娠期间盆腔组织充血，血管扩张，分娩过程中出现胎儿下降扩张产道，造成产道深部血管停止供血，血管断裂出血而形成血肿。②见于会阴切开或裂伤时血管断端退缩或深层血管未能缝合止血。③见于产妇凝血异常而形成血肿。

伤口裂开　①外阴水肿：见于妊娠期高血压疾病、贫血、营

养不良、滞产的产妇。外阴水肿，致局部血液循环不良，供血不足，使组织脆性升高而影响组织修复，甚至淤血、坏死。②缝合技术有关：缝合时组织对合不好，错位或者切开留有死腔，导致切口裂开；或者缝合时过紧、过密，导致组织缺血影响愈合。③与便秘有关：产妇产后卧床时间过长，进食过多高蛋白、纤维含量少的食物导致便秘。当产妇用力排便时，下蹲用力过大，使伤口张力大大增加，导致切口裂开。

阴道直肠瘘 阴道壁裂伤严重，缝合直肠旁组织时缝线穿过肠腔，术后肛诊检查未及时发现。

阴道口狭窄 阴道黏膜与外阴切口缝合过紧，无法通过“两指”距离，至阴道口狭窄，造成日后性生活困难。

（李笑天 闵 辉）

réngōng bōlí tāipán shù

人工剥离胎盘术

（manual removal of placenta） 采用手法伸入宫腔内将胎盘组织剥离的手术。又称徒手剥离胎盘。胎儿娩出后，胎盘部分剥离引起子宫出血，经按摩、子宫收缩药物处理，胎盘仍未能剥离，继续出血，或胎儿娩出后30分钟胎盘尚未剥离引起出血，应迅速施行人工剥离胎盘。正确、及时地施行人工剥离胎盘手术是预防和减少产后出血的重要环节。

适应证 ①阴道分娩时，胎儿娩出超过30分钟或剖宫产胎儿娩出后5~10分钟，经按摩子宫及应用子宫收缩剂等一般处理，胎盘仍不能完全剥离排出者。②胎儿娩出后，胎盘尚未娩出，但是阴道活动性出血超过200ml。③前置胎盘或胎盘早剥，胎儿娩出后仍有阴道流血者。④有其他产后出血高危因素者。⑤某些难产手术，如横位内倒转术、毁胎术毕，需探查子宫腔，有必要立即娩出胎盘者。

手术方法 包括以下内容。

术前准备 建立静脉通道，做好输液和输血的准备，注意产妇一般情况和生命体征。给予缩宫素10~20U缓慢静脉滴注或肌内注射。

手术步骤 产妇取膀胱截石位，重新消毒外阴及外露脐带，更换无菌单，术者严格注意无菌操作，重新更换无菌手套及手术衣。可以用乙醚或硫喷妥钠做短时间麻醉，或肌内注射哌替啶100mg，情况紧迫者可不予麻醉。导尿。剥离胎盘，方法如下：左手在腹部固定并向下按压子宫体，右手并拢成圆锥状，沿脐带通过收缩环，到达子宫体胎盘附着部，右手通过子宫收缩环时应特别注意，因产后子宫下段很薄，子宫口也很松弛，如用力过猛或方向失误常可穿破子宫下段，应以避免。然后顺胎盘面向下找到胎盘边缘与胎膜交界处，如果胎盘已经剥离但是被子宫颈嵌顿时，可以握住胎盘，顺一个方向旋转取出；如果胎盘尚未剥离，则术者四指并拢做锯齿状，手背紧贴子宫壁，掌面朝向胎盘母面，从边缘逐步向中心至对侧缘慢慢地将胎盘自子宫壁完整地剥离。固定子宫体部的左手与子宫腔内操作的右手要配合动作。因胎膜较坚韧，一般能随胎盘一起被剥离。待整个胎盘剥离后，将胎盘握在手掌中，边旋转边向下缓慢牵引取出，如此操作可以减少胎盘剥离面上血窦感染。注意勿用强力牵引以免胎盘或胎膜部分残留，增加出血。

注意事项 严禁抠子宫壁，以免子宫壁被抠破。若胎盘与子宫壁紧密相连不能分离，应考虑植入性胎盘的可能，不应强行撕拉胎盘，以免损伤子宫壁或造成不能控制的产后出血。人工剥离胎盘应一次完成，不可反复进出伸入的手，增加感染的机会。胎盘娩出后应仔细检查胎盘及胎膜是否完整，防止副胎盘或手取不全，增加出血和感染机会。如有缺损，应再次以手伸入子宫腔，清除残留的胎盘及胎膜，但应尽量减少子宫腔内操作次数。若残留的小块胎盘组织用手难以剥离时，可以用卵圆钳或大刮匙轻轻进行钳夹或刮除。必要时B超辅助诊断，如仍有残留，也可择期清宫。术后注意宫缩及阴道流血情况，如宫缩不佳、阴道流血多，需继续用宫缩剂加强宫缩。同时应用抗生素预防感染。

并发症 ①出血：如果因为失血多导致一般情况差，应在抗休克的同时立即取出胎盘；胎儿娩出后出血不多时，应耐心等待胎盘自然剥离，切忌子宫在没有有效宫缩时匆忙剥离胎盘而造成人为的大出血；手术中需待胎盘完整剥离后将胎盘在手中取出，切忌抓住部分胎盘牵拉，造成胎盘破碎后增加出血；若徒手剥离胎盘有困难时，应首先考虑胎盘植入的可能，切忌强行剥离而造成不可控制的大出血，立即辅以B超明确诊断，不应盲目反复钳夹胎盘或强行牵拉而发生大出血、休克，有指征时需纠正休克后，立即开腹行子宫切除术。②子宫损伤：术中给予宫缩剂促进子宫收缩，切忌强行撕拉或用手指抠挖子宫壁而造成子宫损伤；胎盘在子宫角部附着常较牢固，该部肌层较薄，胎盘及子宫接触面层次不清，用手剥离时不如其他部位疏松，分界线亦不清楚，操作时应特别当心，以免用力不当穿破子宫；当子宫下段及子宫颈内口已经收缩时，切忌动作粗暴，造成子宫下段及子宫颈上段破裂，必要时可以在麻醉下进行操作；人工剥离胎盘后的子宫壁上遗留的创面比较粗糙，大刮匙的搔刮术应该慎用，避免子宫壁损伤过度遗留不良后果。③感染：严格无菌操作，手术尽量一次完成，避免反复进出子宫腔，增加感染机会。

（李笑天　徐　焕）

tāitóu xīyǐn zhùchǎn shù

胎头吸引助产术（vacuum delivery） 根据负压吸引的原理，借助特制的胎头吸引器置于胎儿头顶部，形成一定负压后吸住胎头，通过牵引借以协助胎头娩出的手术。常用的有直形、牛角形的锥形金属空筒和金属扁圆形吸引杯，目前临床上常用硅胶代替金属的硅胶型胎头吸引器。

适应证 ①产妇有合并症，例如妊娠高血压疾病、心脏病、严重哮喘、肺结核、贫血等，需要缩短第二产程者。②产妇子宫有瘢痕（曾行剖宫产、子宫肌瘤剔除术、子宫畸形矫治术等），需缩短第二产程，以避免子宫瘢痕裂开。③子宫收缩乏力，第二产程延长者，包括硬膜外麻醉致产妇用力差。④持续性枕横位或枕后位，需协助胎头旋转并牵引助产者。⑤产程延长，产妇衰竭，宫口开大8cm以上者。⑥胎儿窘迫，具备自阴道娩出条件者。⑦产前出血，例如胎盘早剥、前置胎盘，通过胎头吸引器持续牵引，可利用胎头压迫止血，并加速分娩。

禁忌证 头盆不称者。某些异常胎位，例如横位、颏面位、额位、臀位或胎位不清，胎头未衔接者。无阴道分娩条件，例如严重的头盆不称、产道梗阻、软产道畸形、巨大儿等。早产（<34周），怀疑胎儿有凝血功能障碍。产钳助产失败后。子宫脱垂或尿瘘修补术后者。子宫颈癌或阴道恶性肿物者。

必备条件 活胎儿；宫口开全或接近开全；只能用于顶先露，不适用于面先露、额先露或臀位，无明显头盆不称；胎头双顶径已达坐骨棘平面或以下，先露部已达盆底；胎膜已破；排空膀胱；若胎吸失败者有条件立即行剖宫产手术；助产者有熟练使用胎吸助产的技能。

手术方法 ①孕妇取膀胱截石位，常规消毒外阴，铺无菌巾，导尿。②双侧阴部神经阻滞麻醉或局麻。③阴道检查，确定无头盆不称，具备阴道助娩条件。④胎膜未破时破膜，初产妇行会阴侧切。⑤检查胎头吸引器，应无损坏、无漏气，检查橡皮套是否松动，将导管接在吸引杯上并连接好负压装置。在吸引器胎头端涂消毒液状石蜡。⑥放置吸引器：左手分开两侧小阴唇，暴露阴道外口，以中指、示指掌侧向下撑开阴道后壁，右手握持吸引器，用吸引器的胎头端轻轻下压阴道后壁，左手指挑开阴道右侧壁，使吸引器右侧缘滑入阴道内，继而手指转向上推开阴道前壁，使吸引器上缘滑入阴道内，再推开阴道左侧壁而使吸引器完全滑入阴道内，旋转推入直抵胎儿头部。吸引器放置的最适当的位置应该在胎头俯屈点上，该点位于矢状缝上3cm，在后囟前面，这时的牵引力将导致倾势均匀的胎头最大俯屈，不正确的放置可以造成胎头向下弯曲和倾势不均，导致胎吸失败；注意避开胎头的囟门，使吸引器紧贴胎儿头皮，以防漏气，吸引器的牵引柄与胎头矢状缝一致，作为旋转标志；吸引前检查吸引器附着的位置，检查吸引器胎头端与胎头是否紧密衔接，有无阴道壁或宫颈软组织夹入吸引器与胎头之间。⑦抽吸空气形成负压：检查阴道壁与子宫颈组织未嵌入吸引器内后，即可开始慢慢抽除空气。术者左手扶持吸引器，不可滑动。包括注射器抽吸法和电动吸引器抽气法。注射器抽吸法，方法为由助手用50ml空针连接吸引器的橡皮管，逐渐缓慢抽气，抽气速度一定要缓慢，时间一般不要少于3分钟，使胎头在由小至大的负压下，逐渐形成产瘤，以避免损伤胎头微血管，减少胎头血肿形成。一般抽出空气150ml左右，如胎头位置较高可酌情增加，负压形成后用血管钳夹紧橡皮接管，然后取下空针管。电动吸引器抽气法，方法为将吸引器牵引柄气管上的橡皮管与电动吸引器的橡皮管相接，然后开动吸引器抽气。胎头位置低可用300mmHg负压，胎头位置较高或胎儿较大，估计分娩困难者可用450mmHg负压，一般情况可选用380mmHg负压。⑧牵拉：吸引器抽气完毕，旋转胎头，使其矢状缝和其骨盆出口前后径一致。如宫口已开全，先行轻轻缓慢适当用力试牵，若无滑脱或漏气，则应配合宫缩及腹压，循产轴方向徐徐牵引，宫缩间歇时暂停牵引，保持吸引器不随胎头回缩，宫缩时再行牵引。胎头枕部达耻骨联合下方时边慢慢向外牵引，边注意保护会阴。继而将吸引器向外、向上提，使胎头逐渐仰伸，直至双顶径娩出。牵引是一个连续的过程，牵引时变换方向不得突然，始终与吸引器口径成直角，用力不得过大。枕后位或枕横位者在牵引的同时缓慢旋转胎头，旋转时助手在腹部予以协助，使枕部转至枕前位娩出。⑨取下吸引器：待胎头双顶径露出阴道口之后，即可松开吸引器橡皮管，解除负压，取下吸引器，按正常分娩机转助产娩出胎儿。⑩胎儿娩出后：常规肌内注射维生素K，预防颅内出血。

常见并发症 包括以下内容。

产妇并发症 ①子宫颈裂伤：多因宫口未开全造成，阴道检查时要确定宫口开大情况。若裂口较小，无活动性出血，可不予缝合；若裂口较大，可用可吸收线缝合恢复宫颈解剖结构。②外阴阴道裂伤：多由会阴切口过小或阴道壁组织弹性差所致，手术前应行充分的会阴侧切。③阴道血肿：由于阴道壁被吸入吸引器所致，也可因阴道壁撕裂引起。放置吸引器后必须仔细检查，排除软组织受压，血肿不大时可不必处理。④盆底组织损伤和尿失禁：是远期并发症，胎头吸引助产可能造成盆底肌肉及软组织损伤，造成产后尿失禁。应注意产后盆底肌肉功能的恢复和训练，减少尿失禁的发生。

胎儿并发症 ①头皮水肿：胎头吸引助产的胎儿头皮均有水肿、产瘤形成，大多数在产后12~24小时自行吸收消退，对胎儿无不良影响。②头皮血肿：主要是由于负压过大或牵引力过大、牵引时间过长导致骨膜下血管破裂，血液积留在骨膜下形成，因颅骨处骨膜与骨粘连紧密，故血肿局限，不超越骨缝，边界清楚。多于一个月内自然吸收，无须特殊处理，避免穿刺或揉搓血肿，防止感染。如头皮血肿迅速增大，有活动性出血者应切开止血。③帽状腱膜下血肿：主要是由于外力作用导致连接头皮静脉、颅内板障静脉及颅内静脉窦的血管破裂出血并沿颅骨外膜与帽状腱膜之间的腱膜下间隙蔓延形成的血肿，因出血发生在疏松的组织内，无骨缝限制，因此出血量多，易于扩散，可造成严重的贫血和失血性休克。因此术后应仔细观察，警惕帽状腱膜下血肿的发生，并及时处理。④颅骨损伤：由于吸引负压过大或牵引力过大所致。多表现颅骨线性骨折（需通过X线片确诊），能自愈不需处理。凹陷性骨折可影响脑组织，应手术治疗。母婴并发症均可用良好、规范的操作加以避免，所发生的损伤轻微，多不需特别处理。⑤视网膜出血：多数为一过性，不会造成远期的视网膜损伤的后果。⑥新生儿黄疸：发生多与头皮血肿及帽状腱膜下血肿有关。

（李笑天 徐 焕）

chǎnqián zhùchǎn shù

产钳助产术（forceps delivery）

产妇进入第二产程后，应用产钳牵拉胎头帮助娩出胎儿的手术。此外尚有旋转胎头的作用。产钳助产术具备剖宫产术和胎头吸引术所不具备的特点，其他产科手术无法完全替代，广泛应用于临床，成为解决分娩的重要手术。

根据助产时胎儿骨质部所到的位置，可以将产钳助产分为4类。①出口产钳：在阴道口可以看到胎儿头皮，胎儿骨质部已经到达盆底，矢状缝位于骨盆前后径上，胎头位于会阴体上，胎头旋转不超过45°。②低位产钳：胎头骨质部最低点位于或超过坐骨棘水平下2cm，但未达盆底，旋转可超过45°。③中位产钳：胎头衔接但先露在坐骨棘水平下2cm以上。④高位产钳：胎头双顶径在骨盆入口平面以上，但是先露的骨质部分已达到或超过坐骨棘水平。

适应证 ①第二产程延长：如持续性枕横位、枕后位、轻度骨盆狭窄、子宫收缩乏力和巨大儿等导致第二产程延长者。②缩短第二产程：如胎儿窘迫、早产儿、妊娠合并心脏病、妊娠期高血压疾病、剖宫产史或有子宫瘢痕等。③胎头吸引术失败，复查无头盆不称者。④剖宫产术中估计手娩胎头困难者或臀位后出头困难者。

禁忌证 ①宫口未开全。②胎头未衔接（先露骨质部位于坐骨棘水平或以上），有头盆不称。③颏后位、额先露、高直位、前不均倾或其他异常胎位。④畸形胎儿如脑积水、无脑儿等严重畸形。⑤死胎。⑥巨大胎儿及产程受阻的中骨盆操作等属于相对禁忌证。

手术方法 患者取膀胱截石位，常规消毒外阴，铺消毒巾。导尿排空膀胱。

阴道检查 ①产道：检查骨产道，耻骨弓高低及角度是否正常，了解坐骨棘间径、坐骨棘突、坐骨切迹宽度、骶骨岬有无内突、骶骨弧度是否正常以及骶尾关节活动情况等。检查软产道，阴道组织的弹性是否良好，有无横隔、纵隔及阴道瘢痕，子宫颈口扩张程度、弹性、有无水肿及异常搏动等。②胎头位置高低、产瘤大小、颅骨重叠、胎头变形程度。③确定胎方位：根据胎头矢状缝及前后囟门的位置来确定，若胎头水肿及颅骨重叠严重，必须触摸胎耳。术者以第二、第三指或第三、第四指夹住耳轮，轻轻地来回摆动，根据平滑的耳郭背部和凹凸不平的耳窝进行确定，耳

轮所指的方向即为胎儿枕部，此标志是最可靠的。④有无倾势不均：若胎头呈前不均倾，常感骶骨凹空虚，矢状缝偏向后方，若胎头呈后不均倾，则相反。⑤有无脐带隐性脱垂或复合先露。

麻醉　常用阴部神经阻滞麻醉，应行双侧阴部神经阻滞麻醉。

会阴切开术　阴道检查确定可施行产钳助娩术后，行会阴侧切术，切口比一般的稍大，以减少牵拉时的阻力和阴道软组织的损伤。若阴道检查估计产钳术有一定困难时，可先上好产钳，轻轻试拉，确认无困难时再行会阴切开术。

放置产钳　①插入法：术者左手握住产钳柄部，在胎头与另一只手之间轻轻插入产钳，因方法简单、易掌握，在临床上应用最广。②推入法：借助术者手指加在钳匙下缘的推力，将钳叶推入，因有手保护推入产钳的力量适度，但难熟练掌握，有将子宫颈边夹住、撕裂的风险，故使用受限。③滑动法：将一叶产钳通过插入法或推入法放入后，再经胎头与骨盆壁的间隙，将其滑动至胎头一侧。枕横位或枕后位产钳旋转胎头时多采用此法。④单手上产钳法：术者右手轻轻进入阴道检查无头盆不称后，若胎头不正先手转胎头至枕前位，于骶骨凹固定胎头，左手持左叶产钳，沿右手掌插入阴道，放置在阴道左侧与胎头之间，左手再持右叶产钳，沿右手掌滑入阴道置于阴道右侧与胎头之间，右手出阴道，扣合、牵拉，娩出胎儿。

正确放置产钳的标准：①两产钳叶匙部分别置于胎头两侧、胎耳与眼眶之间，两匙间最大距离与双顶径间最宽距离相符合，两产钳叶长轴与枕颏径一致。②两叶产钳之上缘对应点与胎头人字缝等距，并与矢状缝后囟门在产钳径水平上 1～1.5cm，相当于一指宽。③两产钳叶匙部窗孔在胎头顶缘下刚刚可触及，残余窗孔不超过一指宽或胎头顶缘平窗孔缘。若胎头变形严重，胎头顶缘可适当超过窗孔缘，以防产钳上得太浅而滑脱。要求产钳匙端安放在颧突、下颌突上面，以便能牢固把持。

操作技巧　包括以下内容。

低位产钳术　将产钳两叶扣合，模拟产钳放置在阴道内的正确位置。①放置产钳：上产钳前再做一次阴道检查，须摸胎儿耳郭，耳郭边缘所指方向即为枕骨所在部位。放置前，于产钳匙的两个外凸面分别涂以少量液状石蜡，先放置产钳左叶。术者右手四指进入阴道左侧，左手以执笔状握住左叶产钳，产钳的内凹面向前，将产钳匙端自阴道左后方于右手与胎头之间轻轻插入，并在右手引导下徐徐向胎头左侧及向内滑行，直至匙孔全部进入阴道，钳叶与钳柄在同一水平，然后由助手扶持固定。左手四指沿胎头右侧插入阴道，右手持产钳右叶，以左手为引导紧贴左手掌面徐徐滑向胎头右侧面，使之达胎头右侧与左钳匙相对称的位置。②扣合产钳：放置产钳后，两手握两叶钳柄，进行扣合，如果放置适当，锁扣容易，两钳柄自然合拢；如不能合拢，表示放置不完全正确，应加以调整。扣合两叶产钳的原则是第二叶服从第一叶，禁忌强行扣合，扣合时避免夹住子宫颈、脐带、胎儿肢体等组织。如扣合困难，应再检查胎头位置，必要时重新放置。扣合后立即听胎心，若胎心突然变慢或变弱，提示产钳可能扣得过紧，胎头受压或脐带夹于产钳与胎头之间，应取出产钳，重新放置。③检查产钳放置是否正确：后囟门，枕前位时，后囟门位于产钳径平面上 1.5～2cm，与两叶匙部距离相等，并少于 2cm，若距离增宽，表示胎头屈曲不良；若距离小，则表示胎头屈曲过度，应矫正后再牵引。矢状缝，触摸胎头矢状缝是否在两钳匙的中线上。匙部窗孔在胎头顶缘下刚刚可触及，残余窗孔不超过一指宽或胎头顶缘平窗孔缘。若胎头变形严重，胎头顶缘可适当超过窗孔缘，以防产钳上得太浅而滑脱。要求产钳匙安放在颧突、下颌突上面，以便能牢固把持。④牵引产钳：牵引产钳前应先行试牵引，右手握钳柄向外缓慢用力试牵，左手扣在右手手背上，示指伸直触及胎头，如果试牵时示指渐渐远离胎头，表示产钳已从胎头滑脱，必须取下重新放置。试牵成功后，在宫缩时用力按产轴徐徐向下、向后以水平方向牵引。当胎头枕骨露出于耻骨弓下时，逐渐将钳柄向前提，使胎头仰伸而娩出，并同时注意保护会阴。⑤取出产钳：当胎头矢状缝牵出后，即按产钳放置相反方向，顺应胎头弯曲，分别先右叶后左叶地取下产钳。按自然分娩机转用手牵拉胎头，使前肩、继而后肩及躯干娩出。胎盘娩出后，仔细检查子宫颈及阴道有无撕裂，然后缝合会阴。

注意事项：①随宫缩间歇性牵引，宫缩时徐徐牵拉产钳，宫缩间歇时停止牵拉，并将两叶产钳柄稍分开，减少匙部对胎头的压迫。②牵引力不要过大，仅限于肘关节屈曲及上臂肌的牵拉力，禁用全身力。③牵引不可过猛、过快，牵拉时不能左右摇晃，或随意扭动产钳，以免损伤母婴。④牵引方向应循轴进行，低位产钳的牵引方向开始时向外稍向下或水平牵引，当胎头枕骨结节露出于耻骨弓下，会阴被胎头高度膨隆时，将产钳逐渐上提，完成胎头仰伸，使胎儿额头、颜面自会阴滑出，此时要加强会阴保护，胎头通过会阴的速度要慢、要稳，防止会阴软组织损伤。⑤不必等胎头完全娩出再撤产钳，胎头一旦着冠即可以开始撤出产钳。撤出产钳时，可顺势用将要退出的钳匙将胎头向外、向上带一下，然后按自然分娩机转娩出胎肩与胎体。

K 氏（Kielland）产钳术　①会阴切开后再次阴道检查，摸清胎儿耳郭边缘的方向以明确胎方位。如枕横位徒手旋转失败，则改用产钳旋转。②放置产钳：左枕横位先上右叶产钳，右枕横位先上左叶产钳。以右枕横位为例，术者左手握左钳叶垂直向下，右手中、示指伸入胎头与阴道后壁之间，右手掌心向上。将左钳叶沿右手掌伸入阴道壁与胎头之间，这时左手握着的产钳柄向下，右手大拇指支托匙颈部，向上推送产钳，使产钳顺着胎儿脸部滑入耻骨联合下缘，最后使左钳叶达胎头左侧耳前额部，并由助手固定产钳。左手中、示指伸入阴道后壁与胎头之间，右手握右叶产钳柄以45°慢慢进入与左叶产钳相对应的位置。③扣合产钳：由于骶尾骨关系，有时右叶产钳往往没有达到左叶产钳的程度，因此扣锁后两叶产钳有长短，这时一边将产钳按顺时针方向旋转90°，一边将右叶产钳上推，使两叶产钳长短一致并扣锁。如果旋转有困难，可以将产钳上推后再旋转胎头。检查钳叶位置，胎头是否已经转成枕前位，产钳位置的部位是否正确，如胎头未转，按顺序取出产钳后重上。④牵引：同低位产钳。

中位产钳术　①放置产钳：因胎头位置较高，放置产钳位置也较高。如胎位不正，可于转正胎位后，术者右手仍握住胎头，防止胎头回转，并按低位产钳术的步骤放置产钳。如扣锁有困难，不要强行合拢，先调整钳叶再扣合；若仍不能合拢，可取出产钳，重新检查胎方位，排除头盆不称后再次放置。因胎头位置高，术中应注意勿夹入产道软组织或脐带。②牵引：因胎头位置较高，牵引时需沿产道弯曲向下、向外牵引，向下角度略大于低位产钳术。当胎头枕骨结节达耻骨弓下方时，再向水平位及向上向外牵引，使胎额、鼻、口、颏部相继娩出。③中位产钳术操作比低位产钳困难，胎头骨质最低部越高，母婴并发症越严重，应慎用、少用或用剖宫产替代。

枕后位产钳术　操作基本同低位产钳术，主要特点为：①应做较大的会阴切口。②放置产钳的位置应使产钳柄稍低于水平位，钳匙纵轴与胎头枕颏径方向一致。③牵引产钳时，需先平行向前牵引至胎头前额露于耻骨弓下后，再将产钳柄逐渐上提使胎头俯曲，随之胎头枕部慢慢越过会阴，然后向后向外牵引使胎头面部至耻骨弓下方仰伸娩出。

臀位后出胎头产钳术　①做较大的会阴切口。②由助手将胎儿双足向前提起或用治疗巾将胎体兜起，以暴露会阴。术者进行内诊，迅速查清先露与产道的情况。③术者从胎儿腹侧以低位产钳术相同的手法安放产钳左右叶，扣合后由助手继续前提胎体，术者向后向下方牵引产钳，使胎头俯曲至胎儿枕骨结节露于耻骨弓下方时，然后将产钳与胎儿同时上提，使胎头缓慢仰伸，随之娩出胎头。

剖宫产产钳术　子宫下段剖宫产时，如果胎头先露部深入骨盆或胎头位置较高，徒手捞取胎头困难，可以使用为剖宫产特制的短小产钳，协助胎头的娩出。①单叶产钳：切开子宫、破膜后，术者一手4指伸入胎头顶部，一手持产钳，使其匙部在伸入手掌面引导下徐徐插入胎头前方，然后则一手下压宫底，一手用产钳向上提捞并缓缓将胎头翘出子宫切口，即胎头在宫底的压力和产钳提捞的合力方向娩出。②双叶产钳：切开子宫、破膜后，如果胎头位置较高时，术者一手伸入宫腔，摸清楚胎方位。放置产钳的方法大致与阴道产钳术相同，手放于一侧胎耳处做导引，另一手持产钳，产钳顺掌面徐徐插入，也可先将胎头转成枕后位或枕前位后放置产钳。扣合后，先向母体下肢方向牵拉，当胎头移至子宫切口时，改为向母体头方向牵拉，进而娩出胎头

并发症　①母亲软产道损伤：术后常规检查软产道有无裂伤或血肿，若发现问题及时修补。产后进行会阴切口护理。②产后出血：由于滞产、宫缩乏力所致，应及时加用子宫收缩剂。③尿潴留：鼓励产妇自解小便，对排尿困难者，给予保留导尿管24小时。④感染：对于阴道操作较多，产程较长者，加用抗生素预防感染。⑤新生儿头部血肿：出生后少搬动，可予维生素K肌内注射预防新生儿颅内出血。血肿较重者转新生儿病房治疗。⑥新生儿其他损伤：常见的有面部擦伤、

颅内出血、颅骨骨折、大脑镰小脑幕撕裂伤、眼球损伤等。

（李笑天　徐　焕）

túnwèi qiānyǐn shù

臀位牵引术（breech extraction） 臀位胎儿的全部娩出过程均凭借牵引完成的接产方式。臀位是异常胎位的一种，臀位分娩时，因臀部及肢体不能很好地扩张软产道，且胎头较臀部周径大，未经变形，以致胎头娩出困难。臀位易发生胎膜早破导致脐带脱垂及产程延长，均易引起胎儿窘迫，常需手术干预。臀位分娩包括以下 3 种方式。①自然分娩：未予任何助产，胎儿完全靠自然力娩出，又称臀位自产。②臀位部分牵引：又称臀位助产，指部分胎体自然娩出，而胎儿头部或胎头和上肢或胎头、上肢及部分躯干需辅以牵引娩出者。③臀位牵引术：臀位因胎腹受压可出现胎粪，如胎心正常仅有胎粪出现不提示胎儿缺氧窘迫。凡胎儿自然分娩至脐显露于阴道口而停止者，应予部分牵引，因脐带受压超过 8 分钟将致死产，故应于 8 分钟内牵出胎儿。

适应证　胎儿窘迫；第二产程延长；产妇合并心脏病、肺功能不全、衰竭或并发重度妊娠期高血压疾病不宜用力者；横位或其他异常胎位行内倒转术后，继以牵引娩出胎儿。

必备条件　无骨盆狭窄；估计胎儿体重<3500g；胎头不仰伸；宫口开全。

步骤　常规消毒、铺巾，导尿排空膀胱。行阴道检查，判断胎儿及产道情况是否具备手术必备条件，初产妇行会阴切开。

娩出下肢及躯干　以右手伸入阴道内以握拳式握持胎足，示中两指夹持胎足踝部，中指、无名指及小指握持足背，示指握持跟腱部，拇指放于示指之上，向下牵引。当胎足显露于外阴后即用消毒巾包裹以免牵引时滑脱，并改用双手握持小腿牵引。牵引方向应先向产妇下方，随胎儿下肢的下降握持点逐渐上移至大腿或股部；当胎臀在阴道口显露时，则稍向上牵拉，使臀部娩出。胎儿臀部娩出后向下并旋转，使胎背转向前方，双手拇指放置在骶部，其余各指握髋部，向下牵拉躯干，使肋缘、肩胛相继显露，握持胎髋时应避免挤压胎腹，以免损伤内脏。

娩出胎肩及上肢　当肩胛及胎儿侧腋窝牵出时，可用两种方法娩出肩部及上肢。①滑脱法：右手握持胎儿双足，向前上方提起，使后肩显露于会阴，再用左手示、中指伸入阴道，由后肩沿上臂至肘关节处，助后臂及肘关节沿胸前滑出阴道。然后将肢体放低，前肩自然由耻骨弓下娩出。②旋转胎体法：以消毒巾包裹胎儿臀部，双手握持臀部，避免滑脱。拇指在背侧，另四指在腹侧（避免挤压腹部），将胎背向外后方旋转，同时稍向下牵引，使前肩及前臂从耻骨弓下脱出。再将胎背向前方旋转，使另一胎肩及胎臂转至耻骨弓下娩出。

娩出胎头　胎肩及上肢全部娩出后，应将胎背转向正前方，使胎头矢状缝与骨盆出口前后径一致，同时将胎体骑跨在术者一手前臂上，中指伸入胎儿口内。示指及无名指扶于两侧上颌骨部，另一手中指压低胎儿枕部，使胎头俯屈，示指和无名指置于胎儿双肩及锁骨上，注意切勿放于锁骨上窝，以防牵引误伤臂丛神经。先向下方牵引，同时助手于产妇下腹正中向下施加适当压力，使胎头保持俯屈。当胎儿枕骨结节抵耻骨弓下时，既可以其支点，逐渐将胎体上举，使胎体下颌、口、鼻、眼、额相继娩出。胎头娩出困难者，可用后出头产钳协助娩出胎头。

注意事项　①单臀先露时牵出胎足有困难，臀部位置较低时，可开始以腹股沟牵引法行臀位牵引术。术者以右手示指勾住胎儿前腹股沟向下牵引，牵引时左手握持右手腕部以助右手牵引。臀部下降后，左手示指勾住对侧腹股沟，双手同时牵引，更为有力。注意勿勾住大腿，以免骨折，牵引应在宫缩时施行。②臀部位置较高时，可伸手入子宫腔，沿股部达腘窝，用手指压迫腘窝使下肢屈曲外展，然后握持足踝部向下牵引，臀及另一下肢可牵出。也可用同法将另一足牵出而行双足牵引。③胎臀仍活动于骨盆入口以上者，多示骨盆狭窄或胎儿异常，不宜施行臀牵引。④胎臂上举时，应向胎儿手指所指的方向即胎背方向回转牵引，使胎臂转至胸前娩出。⑤胎头娩出困难者，可将胎体向盆腔内送回，上推胎头，使以枕横位入盆，并促使胎头俯曲，按分娩机制旋转牵引胎头使其下降娩出。

（李笑天　刘海燕）

zǐgōngqiāng shātiáo tiánsāi shù

子宫腔纱条填塞术（intrauterine gauze packing） 用纱布条填塞子宫腔以防止产后子宫出血的方法。仅用于各种方法处理产后子宫出血无效时。该方法对技术要求较高，填塞的纱条必须压紧不留空隙，否则填塞不好更易出血。农村山区在紧急情况下，无其他条件时仍然不失为实用方法之一；另外前置胎盘剖宫产时，子宫下段收缩不佳大量出血时应用此术减少了介入及其他保守性手术的实施。宫腔纱条填塞如果应用得当，是抢救产后出血时一种快速、安全、有效的急救措施。

适应证 用于剖宫产或阴道产子宫收缩乏力所致的产后出血，经采用宫缩剂以及其他方法积极治疗无效时，可试用子宫腔纱条填塞术止血。剖宫产术中在直视下操作，填塞成功率高，止血效果明显；阴道产时操作困难，填塞效果较差。

禁忌证 有先兆子宫破裂征象和宫内感染者，子宫有瘢痕例如有剖宫产史、肌瘤剔除史、双子宫吻合史等为禁忌证。

手术方法 纱布条宽7~8cm，厚4~5层，长6m，经缝制后边缘光整，术前高压灭菌备用。术中填塞前用生理盐水或碘伏浸透并拧干。

经阴道填塞纱条 重新消毒外阴、阴道并重新铺无菌巾，术者应遵守无菌操作技术，严防感染。不需特殊麻醉，产妇取膀胱截石位。①经阴道徒手填塞纱条：术者将一手放在产妇腹壁上固定子宫体，另一手掌面向上伸入子宫腔内，以中指和示指夹住纱布条送入子宫腔，由手指不断提拉纱布条自子宫腔底部开始，从一侧填至另一侧呈“之”字形来回填塞，其他四指将送入的纱布条塞紧，从上至下均匀而坚实地填满整个子宫腔不留空隙。必须自子宫底开始逐步向外填塞，如果子宫底部有空隙则不能止血；如子宫腔上部出血、下部阻塞不能外流，则易造成术后子宫腔隐性出血。当子宫上段填满后，用腹壁外手固定子宫，子宫腔内手均匀地用力挤压填塞的纱布条，使纱布更紧地压在一起。子宫下段及阴道亦应用同法塞紧直至阴道口，外阴用无菌纱布覆盖并固定。②经阴道器械填塞纱条：由助手在腹壁协助固定子宫，术者左手伸入子宫腔，右手持卵圆钳夹持纱布条一端，在左手的引导下到达子宫底，填塞的方法及顺序同徒手填塞。器械填塞不如徒手灵活安全，如用器械填塞不可用力过猛。术毕保留导尿管。

经剖宫产切口填塞纱条 剖宫产术经子宫切口填塞纱布时，根据产后出血原因的不同，有两种填塞方法。

对于子宫收缩乏力，出血以子宫体部为主时，填塞从子宫底部开始。术者一手固定子宫，另一手拉纱布条经子宫切口进入子宫腔，由上而下呈“之”字形来回填塞，特别注意两侧的子宫角部，用力填实不留死腔。填塞至子宫切口附近时，需要根据子宫下段的容量来估计剩余部分所需的纱条长度，用卵圆钳钳夹纱条的末端，经由子宫颈口引入阴道内，可由助手经阴道牵引纱条至阴道口。更换卵圆钳后，将纱条从子宫下段向上填塞，在子宫切口部位汇合。

对于前置胎盘出血以子宫下段为主时，先将纱条断端用卵圆钳钳夹，经子宫颈口引入阴道，更换卵圆钳后，将纱条自子宫下段开始逐步向子宫底部方向呈“之”字形来回填塞，注意将纱条填紧压实不留死腔。填塞完毕后，观察有无活动性出血，然后用可吸收线缝合子宫切口。缝合子宫切口第一层时，可分别从两侧开始向中间缝合，应在直视下缝合，避免缝入纱布。在缝合至相距2针时，手指进入子宫腔探查子宫切口以排除有纱布缝入。最后2针在直视下缝合好后，再一起打结。第二层应注意不可缝透，这样可预防缝及纱布条。

注意事项 术后应配合使用宫缩剂加强宫缩，监测生命体征，并密切注意子宫底高度及阴道流血情况，观察尿量，必要时超声检查除外子宫腔的隐匿性积血。术后应用广谱抗生素预防感染。放置24~48小时应取出填塞的纱条，取出前建立静脉通道，在手术室进行。静脉滴注宫缩剂，然后缓慢取出纱布条。若取出时仍有较多的宫腔出血，暂时停止操作，可以子宫颈局部注射宫缩剂或采用其他处理产后出血的措施（如子宫动脉栓塞术等）。取出末端的纱布条，剪一小块做细菌培养和药敏。

常见并发症 ①子宫损伤：尽量采用徒手子宫腔纱条填塞法，若使用器械填塞时，用力不可过猛，以防损伤子宫壁。②隐匿性宫腔积血：纱条具有很强的吸血作用，因此填塞要迅速，填塞应依次进行，填塞要紧实而均匀，不留空隙。若子宫底部有空隙则不能止血，上部出血，下部有纱条阻塞使血不能外流，可导致对出血的误诊，以致延误治疗。

（李笑天 徐 焕）

pōugōngchǎn shù

剖宫产术（cesarean section）

妊娠28周或28周以上，经开腹、切开子宫取出能存活的胎儿及其附属物的手术。它不包括妊娠28周前施行的剖宫取胎术及取出已破裂子宫或腹腔妊娠胎儿的剖腹产术。子宫下段剖宫产术为当前产科临床常规的剖宫产术式。剖宫产是产科临床的常用手术，是解决难产和某些产科并发症和合并症，挽救产妇和围产儿生命的有效手段。手术的不断发展进步使剖宫产并发症及孕产妇死亡率明显降低。

从1876年意大利产科医生首次施行剖宫产加子宫切除术以来，剖宫产术的发展开创了产科学的新纪元。1882年，有医生施行了古典式剖宫产术。1912年，有医生首次施行子宫下段剖宫产术。1994年，出现米斯加夫-拉达奇（Misgav Ladach）（M-L）式剖宫产术不缝合腹膜及膀胱腹膜反折，其受到了专家的重视。1996年中国开始这一手术时称之为新式剖宫产术。新式剖宫产术的重要贡献在于此操作顺应了人体解剖及生理特点，对母体损伤少、出血少，术后疼痛轻、恢复快。

适应证 剖宫产指征掌握恰当与否，是衡量产科工作水平的重要标志。产科情况复杂，有些指征很明确称为绝对指征，如中央性前置胎盘、骨盆狭窄、产道梗阻等，而有些情况需仔细权衡方能做出判断。总的原则是当分娩不可能经阴道完成，或经阴道分娩对母婴将有危险时应选择剖宫产。

绝对指征 ①骨盆狭窄：骨盆经内、外测量，其入口、中骨盆或出口中度以上狭窄者。②头盆不称：是指骨盆径线在正常范围，但胎儿过大或胎头与骨盆比例不相适应而使产程受阻，是目前剖宫产的主要指征。③横位：如横位无法纠正，待胎儿能存活时应选择性剖宫产。④软产道异常：因软产道异常而行剖宫产者较少见，但主要有下列情况：软产道梗阻，宫颈、阴道或外阴由于创伤或手术致严重瘢痕挛缩，可使分娩梗阻。此外，如子宫颈肌瘤、卵巢肿瘤、巨大生殖道疣、阴道先天发育异常阻碍先露下降者均需行剖宫产术。宫颈癌阴道分娩可引起产道裂伤而有大出血的危险，宫颈癌还可导致癌肿扩散，应剖宫产。⑤中央性前置胎盘：若孕龄达36周胎儿可活，应行选择性剖宫产；若孕龄不足36周，阴道大出血不止者，亦应立即行剖宫产止血。⑥胎盘早剥：诊断明确，短期内不能经阴道娩出者。⑦脐带脱垂：脐带脱垂时胎儿生命有严重威胁，只要宫口未开全，不能经阴道迅速分娩者。

相对指征 ①胎儿窘迫：引起胎儿窘迫的原因很多，对此指征要慎重掌握，多观察、多分析，但也不要犹豫而失去抢救时机。②臀位：臀位足先露、初产妇年龄35岁以上、胎儿估计体重3.5kg以上、胎头过度仰伸、合并过期妊娠等，应放宽剖宫产指征。③部分性前置胎盘或低置胎盘：当阴道流血多或胎儿窘迫者应剖宫产。有的临床表现为反复少量阴道流血，因一旦临产宫口开大后有可能大出血，若医院无充足血源条件，只要胎儿成熟可存活时，应及时剖宫产。④过期妊娠：胎儿常不能耐受宫缩压力而致窘迫甚至宫内死亡，若合并羊水过少或羊水明显粪染，或检测胎盘功能异常，或有胎儿窘迫者应及时行剖宫产。⑤早产、胎儿生长迟缓：这类胎儿对分娩时宫缩压力难以耐受，且阴道分娩时易引起颅内损伤，若新生儿监护系统完善，早产儿存活率高可行剖宫产，而在胎儿无存活把握情况下，对剖宫产要慎重。⑥妊娠期高血压疾病：子痫抽搐控制2小时以后，不能迅速由阴道娩出者，子痫前期经治疗无效而引产条件不成熟者。⑦心脏病：严重心脏功能代偿不全达Ⅲ级以上者，应择期剖宫产。⑧其他妊娠合并症：如糖尿病、重症肝炎、甲状腺功能亢进、血液疾病等常常不能耐受阴道分娩，可在内科医生配合下，适时施术。⑨巨大儿：凡估计胎儿在4.0kg以上，有轻度头盆不称或者母亲合并糖尿病，或妊娠过期者都以剖宫产对母婴更为安全。

术前准备 ①纠正全身情况，根据不同病情予以相应处理，特别注意纠正产妇脱水、电解质紊乱，积极处理胎儿窘迫。如有失血性休克，应及时补足血容量。②备血：产科出血常常很急且量大，要随时做好输血的准备。产前已有出血者应在输血同时手术，因产前大出血者都需手术才能有效止血，故不可久待而延误抢救时机。③备皮：按妇科腹部手术范围准备。④置导尿管。⑤术前用药：对感染或可能感染的产妇，应在手术前给予抗生素。对未成熟的胎儿。术前用药促胎肺成熟。⑥术前2小时禁用吗啡、哌替啶、地西泮等呼吸抑制剂。⑦做好抢救婴儿的准备，包括气管插管、脐血管注射等。最好有新生儿科医师参加抢救。

麻醉 ①硬膜外麻醉：中国最常见的麻醉方法。方法简单、肌肉松弛好，镇痛完全，但从麻醉开始到出现良好的镇痛效果时间较长，出现孕妇休克、凝血功能障碍、脊柱结核或畸形、注射区域感染、严重的胎儿窘迫时禁用。②局部浸润麻醉：局部浸润麻醉和神经阻滞麻醉对母婴安全，但肌肉松弛不良，镇痛不全，仅在情况紧急时可选用。③蛛网膜下腔联合硬膜外麻醉：较好的一种麻醉方法。该方法镇痛效果好，麻醉药用量小，发挥作用快，肌肉松弛充分，降低了腰麻后头痛的发生率及程度。但易发生仰卧位低血压，麻醉成功后孕妇左侧15°仰卧位可缓解。④全麻：对麻醉医师要求较高，有较好的麻醉复苏条件。其镇痛效果完善，低血压发生率低，但易发生反流及误吸甚至死亡。适用于空腹、精神高度紧张、感染、腰椎疾病的孕妇。

手术方式 包括以下内容。

剖宫产术式 ①子宫下端横切口剖宫产术：即在子宫下端做横切口，取出胎儿及其附属物。特点是总手术时间短，多在20分钟完成，胎儿娩出时间5分钟左右，术中出血少、缝合简单，术后粘连少、并发症少、肠蠕动恢复快，再次妊娠子宫切口破裂少。是目前应用最为广泛的剖宫产术式，也是比较理想的手术方式。缺点为子宫切口较低，易损伤膀胱；若胎头较低或胎头高浮，出头较困难；子宫下端肌层薄，若胎头大，下端形成不良或切口较小，可使切口延长撕裂，甚至损伤子宫动脉或其他分支，引起大出血。②腹膜外剖宫产术：即经腹膜外子宫下端横切口，取出胎儿及其附属物。适用于子宫下端剖宫产者伴有宫内感染或潜在感染的孕妇。优点是在腹腔外操作，减少了腹腔内感染、肠胀气、肠麻痹、肠粘连等术后并发症。缺点是寻找膀胱腹膜返折间隙困难，特别是肥胖、下段形成不良或麻醉效果不佳者。分离膀胱前后筋膜时易损伤膀胱或腹膜。由于子宫切口低于子宫下端剖宫产，出头更困难一些，特别是胎头过大或高浮者。③古典式剖宫产术：在子宫体部做正中纵切口，取出胎儿及其附属物。由于剖宫产切口在子宫体部，子宫壁肌层厚，切开及缝合均不易，且出血多，术后切口宜与大网膜、肠管、腹壁粘连，术后肠胀气、肠麻痹的发生率较高，再次妊娠分娩时子宫破裂机会多。因此，一般不选择此术式，即使中央性前置胎盘，胎盘附着于前壁者，也可做下段剖宫产。只有在同时做子宫切除术者，子宫下段形成不佳又急需娩出胎儿时可选择。④新式剖宫产：为子宫下端剖宫产术的改良手术。优点是采用Joel-Cohen切口进腹，撕拉皮下脂肪、筋膜及腹直肌。采取撕拉的方法，可以完整地保留腹壁浅层血管及神经，避免损失腹壁下动脉造成的出血，省去了术中结扎止血。子宫全层缝合，不缝合腹膜，减少异物反应及粘连。关腹时，皮肤及皮下组织全层仅缝合2~3针，有利于切口愈合，减少瘢痕形成。故手术时间短，胎儿娩出快，术后产妇疼痛轻，恢复快。缺点是，对有新式剖宫产术史与传统的子宫下段剖宫产术史而行全子宫切除术患者比较发现，可能因为横切口时暴露腹肌面积增加，分离时腹肌与前鞘分离部分增多，术后形成粘连增加，再次手术开腹难度增加，时间延长，出血量增加。⑤周基杰式剖宫产：1990年初，香港周基杰对传统的子宫下段横切口剖宫产术进行改良，将子宫切口从传统术式的子宫下段低位上移至子宫下段高位，故称为子宫下段高位剖宫产，又称新概念剖宫产。其独到之处有“一低二高三缓慢”，即低腹壁横切口、高子宫下段横切口、缓慢娩胎头。低腹壁横切口，切口在耻骨联合上一横指阴毛内，低皮肤切口与梯形腹壁切口；高子宫下段横切口，于子宫上、下段交界处下2cm，或于膀胱腹膜反折上约2cm做一横切口，较传统的膀胱后切口高；缓慢娩胎头，娩胎头时将手术床头侧摇高，台身摇低，可借助重力的作用以免胎头上举，缓慢娩出胎头。其优点是腹壁切口美观；避免了传统的子宫切口两侧角邻近粗大血管，切口延裂时伤及血管；胎头娩出更顺利，尤其是胎头高浮者。

腹壁切口类型 ①下腹纵切口：术中暴露好，易延长，进腹时间短，切口出血少，再次开腹相对简单，尤其适用于可能有其他盆腹腔操作及胎头高浮者。但切口不美观，术后疼痛较重，腹壁肥厚者可能影响愈合。②下腹横切口：切开美观，术后疼痛轻，切口张力小，切口裂开发生率低，尤其适用于腹壁肥厚者。但巨大胎儿者易发生胎头娩出困难。可能会造成二次手术时由于腹直肌与前鞘及腹膜粘连严重，手术操作更困难，损伤出血增加，解剖层次不清时易误伤膀胱等脏器。

子宫切口类型 ①子宫下段横切口：应用最多。因子宫下段肌层薄，横切易于撕开，出血少，可随胎头位置高低改变切口高低。胎头入盆较深时，切口选择不应过低，以免切至子宫颈，引起切口愈合不良，或切口撕裂时也易累及膀胱。②子宫下段纵切口：极少采用。主要原因是子宫下段长度形成不足，需要向上追加至子宫体，导致切口愈合不良；向下撕裂累及子宫颈及阴道穹隆。③子宫体部切口：较少采用。因子宫体部肌层厚易出血，缝合后不易愈合。但是某些特殊病例不可或缺的一种子宫切口，如子宫肌瘤或前置胎盘。④倒T形切口：即在子宫下段横切口正中向上纵形延长切口。切口破裂率高。

子宫下段横切口再次妊娠时发生子宫破裂的机会最少，而子宫纵切口，尤其是近子宫底部的切口发生子宫破裂的机会最多。第一次行古典式剖宫产、T形切口的产妇再次妊娠发生子宫破裂机会为4%~9%，低纵切口为1%~7%，下段横切口为0.2%~1.5%。故在条件允许的情况下，第一次剖宫产子宫切口尽量选择子宫下段横切口，避免选择子宫体部切口。遇到出头困难时，宁可弧形向上延长切口，也应避免做倒T形切口，这种切口发生子宫破裂的机会与古典式剖宫产相同。

手术步骤 ①切开腹壁，进入盆腹腔。以两侧圆韧带的位置，检查子宫旋转程度，必要时扶正子宫。②暴露子宫下段，以子宫膀胱反折腹膜为标志，检查子宫下段的高度、宽度、胎头位置的高低、是否有胎盘附着、血管分布情况。③分离并弧形向上剪开子宫膀胱反折腹膜，下推膀胱，充分暴露子宫下段。④以胎头枕骨结节、胎耳水平横行切开子宫2~3cm，刺破胎膜，吸净羊水后再弧形向上钝性撕开子宫切口10~12cm。术者进入子宫腔的手越过头顶到达胎头后方，以盆底为支点，屈肘向上，助手在子宫底部加压，以杠杆原理缓慢将胎头娩出子宫切口。⑤胎儿娩出后，挤出胎儿口鼻黏液和羊水，断脐后交台下处理。⑥胎儿娩出后，艾利斯钳迅速钳夹子宫切口两侧角部及上下缘，检查切口有无撕裂及血肿。静脉输液中加入缩宫素20U，子宫肌壁注射缩宫素20U，预防产后出血。对于前置胎盘、多胎妊娠、羊水过多等产后出血高危产妇，可以直接子宫肌壁注射卡前列腺素氨丁三醇250μg。待胎盘胎膜自然娩出后，检查胎盘胎膜是否完整，并用卵圆钳钳夹纱布擦净子宫腔。⑦缝合子宫切口：用1-0可吸收线分两层缝合，在两侧顶端子宫切口外0.5~1cm分别单独缝扎一针，然后连续缝合子宫切口，注意切口上下缘的解剖结构对合，第二层水平褥式包埋缝合。彻底止血后间断缝合反折腹膜。⑧检查子宫及双侧附件有无异常，清除盆腹腔积液及凝血块，仔细清点器械纱布无误后逐层关腹。术毕按压子宫底，挤出子宫腔内的积血。⑨术后予宫缩剂促进宫缩，抗生素预防感染，对于有妊娠并发症及妊娠合并症者积极对症处理。

并发症 常见以下并发症。

产时产后出血 剖宫产出血量明显高于自然分娩，且再次剖宫产出血量明显高于初次剖宫产。原因包括子宫腔表面局部出血、子宫收缩乏力、胎盘粘连、胎盘植入及凝血机制障碍等，而且剖宫产可出现子宫异常出血，包括子宫切口出血、子宫切开裂伤、血管破裂出血。古典式剖宫产术较子宫下段剖宫产术出血多。

脏器损伤 最常见的是膀胱及输尿管损伤，多见于盆腔手术史、剖宫产史，严重粘连导致膀胱异位或膀胱发育、解剖异常，使切开腹膜时或分离膀胱腹膜反折时误伤膀胱，腹膜外剖宫产分离膀胱筋膜时损伤膀胱，娩出胎头时子宫切口裂伤而累及膀胱，妊娠时子宫常常右旋，出现子宫切口偏左、向左撕裂累及输尿管，或撕裂缝扎时容易损伤到输尿管，甚至误扎输尿管。剖宫产术中肠管损伤罕见，见于前次腹腔手术史或盆腹腔严重感染致盆腹腔广泛粘连者。

羊水栓塞 剖宫产术中，子宫切口血管开放，羊水由此进入母体血液循环，发生羊水栓塞；术中挤压子宫底使子宫腔内压力过高，羊水进入母体血液循环。

产褥感染 细菌通过各种途径侵入手术切口及胎盘剥离面而引起产褥期生殖器及全身的感染。剖宫产术后感染除与细菌种类、数量和毒性有关外，机体的抗病能力是重要因素。易感因素包括妊娠合并营养不良、贫血、糖尿病、生殖道感染和胎膜早破、产程延长、频繁的阴道检查及肛查和胎儿内监护、凝血功能不佳、消毒不严、器械污染等。因此，剖宫产手术前后预防性应用抗生素，已感染者应给予敏感或广谱抗生素治疗。

子宫切口愈合不良 由于子宫切口缺血或感染导致组织坏死、缝线脱落、切口裂开。子宫切口愈合不良多与肥胖、贫血、术中出血多、滞产、胎膜早破以及医源性环境因素有关，保守治疗多以抗生素联合缩宫素，同时辅以营养支持治疗为主，若切口感染严重，则需手术治疗。

晚期产后出血 一般发生在术后2~6周，多发生在术后10~19天内。多为胎盘附着部位复旧不全、子宫切口愈合不佳或感染裂开、胎盘胎膜残留出血、子宫内膜炎。保守治疗使用宫缩剂联合抗生素治疗。疑有胎盘胎膜残留时行清宫术，保守治疗无效时，可以行血管栓塞术或切除子宫。

血栓栓塞性静脉炎 分为盆腔内血栓性静脉炎和下肢血栓性静脉炎。与血栓形成有关的因素有血流缓滞、静脉壁损伤和高凝状态。术后产妇卧床时间相对较长、肢体活动少、静脉输液时间较长等，均可导致下肢静脉血栓形成，严重危及孕产妇生命安全。保守治疗采用卧床、抬高患肢；选用强有效的抗菌药物及抗凝治疗。保守治疗无效者，可行深部静脉血栓摘除等手术治疗。

肠梗阻 机械性肠梗阻多由

肠粘连所致，麻痹性肠梗性可由严重的腹胀或机械性肠梗阻发展而来。治疗以胃肠减压、补液、抗炎为主，保守治疗无效时，应尽早剖腹探查。

剖宫产切口憩室　指剖宫产术后子宫肌层缺损，内膜向肌层突出形成的后天性憩室。切口憩室的可能原因有以下几种：①剖宫产切口过高达解剖学内口，肌层上缘短厚，下缘薄长，不利愈合；切口过低，子宫颈附近血供少，加之切口缝合过密易缺血、坏死，形成一薄弱处，导致子宫内膜及肌层呈疝状逐渐向外突出。②切口感染，妊娠期高血压疾病、糖尿病、胎膜早破、前置胎盘等原因使孕妇剖宫产术后机体抵抗力低下，易发切口感染、愈合不良形成憩室。③子宫内膜子宫切口异位，随着反复的经期内膜剥脱、出血，压力增加向子宫腔内破裂形成憩室。④子宫腔内容物排出受阻，子宫腔内压增加，使切口愈合不良处慢慢向外膨出，形成憩室。最主要的表现为月经期延长，月经干净后阴道淋漓流血，但也可能发生瘢痕妊娠。切口憩室尚无统一的治疗方案，可有药物治疗和手术治疗两种方式。

子宫内膜异位症　常见于腹壁切口处，硬结随月经周期增大伴疼痛，保守治疗效果不佳。缝合子宫切口时不缝子宫内膜，认真冲洗切口有可能避免剖宫产术后的子宫内膜异位症。

剖宫产儿综合征　剖宫产娩出的新生儿，由于未受产道挤压，体内缺乏纤溶酶和免疫因子，容易发生新生儿呼吸窘迫综合征而致呼吸窘迫，称为剖宫产儿综合征。其临床特点为出生时正常，生后4~6小时发病，出现进行性呼吸困难，逐渐出现发绀伴呼气性呻吟等缺氧为主症的综合征。更易发生于早产、宫内生长受限和母体患糖尿病的新生儿。为预防剖宫产儿综合征，术时采取左侧倾斜15°~30°，注意掌握麻醉深度。治疗包括保温、保持呼吸道通畅、吸氧、纠正水和电解质及酸碱平衡，预防性应用抗生素等措施。

（李笑天　康　媛）

B-Lynch fénghé shù

B-Lynch 缝合术（B-Lynch suture）

将子宫加压包裹缝合起来的手术。又称子宫压迫缝合术或捆绑式子宫缝合术、子宫背带缝合术。效果类似于手工加压子宫。由于子宫的纵向机械性缝扎、捆绑、压迫，使子宫壁弓状血管被有效地挤压，血流明显减缓、减少、局部血栓形成而达到止血目的；同时由于子宫肌层缺血，刺激子宫收缩，进一步压迫血窦，使血窦关闭而止血。

该术式于1997年由英国B-林奇（B-Lynch）教授等首先报道用于产后出血的治疗，当其他方法无法控制由宫缩乏力导致的产后出血时，B-Lynch缝合可以十分有效地控制产后出血。此后，很多术者又在此基础上进行了很多的改良。该手术技术易于掌握、安全有效、保留了患者的生育功能，但增加了今后妊娠时胎盘形成不良结局的风险。对传统产科来说，B-Lynch缝合术是一个里程碑式的进展。

适应证　①子宫收缩乏力引起的产后出血。②用于前置胎盘、胎盘粘连引起的产后出血时，需要结合其他的手术方法，如在胎盘剥离面行“8”字缝合止血后，再进行B-Lynch缝合术；或双侧子宫动脉结扎术后再用B-Lynch缝合术。③晚期产后出血经保守治疗无效。④妊娠早期、中期流产或引产后的出血。

禁忌证　产道损伤引起的产后出血。

手术方法　包括以下内容。

缝合时机的选择　随着B-Lynch及改良B-Lynch缝合术的推广应用，其安全性得到肯定，因此选择缝合的时机越来越提前，多数学者认为，在常用药物治疗无效，出血的危险进一步扩大时，即应尽快进行，不要延至大量出血后再使用该技术。

缝合线的选择　理想的缝合线为可吸收、张力能维持48~72小时，且对组织刺激少；针应为无创和较大的钝圆针，大的钝圆针更易持握也更安全；线长更易于操作，可利于较大的子宫缝合打结，且不易滑脱、断裂。

压迫试验　探查子宫腔并清宫，在行B-Lynch缝合术之前，将子宫托出腹部切口，再次辨认出血点，若为子宫乏力和凝血功能异常性渗血、胎盘床大量出血、胎盘部分和全部植入而无明显出血点，则先试用两手加压估计B-Lynch缝合潜在的成功率。一手置于子宫后方，手指达宫颈水平，另一手在膀胱后方，双手向下按压子宫。若加压后出血基本停止，表明B-Lynch缝合止血成功率很大，即可试行缝合术。

缝合步骤　下推膀胱腹膜反折，进一步暴露子宫下段。先从右侧子宫切口下缘2~3cm、子宫内侧3cm处进针，经子宫腔至距切口上缘2~3cm、子宫内侧4cm处出针；然后经距离子宫角3~4cm处的子宫底部将缝线垂直绕向子宫后壁，与前壁相对应位置进针，出针后将缝线垂直通过子宫底至子宫前壁，与右侧相对应位置分别于左侧子宫切口上、下缘缝合。助手用双手对子宫体持续加压，术者将切口上下缘的两根缝线同时收紧，检查无出血即打结。整个缝合过程中助手要始终双手压迫子宫，直至术者缝合完毕，以减少出血。检查可见子宫表面两条明显的凹陷，按常规缝合关闭子宫切口。

改良 B-Lynch 缝合术 缝线仅在浆膜层、肌层内穿行，不穿透子宫黏膜，减少缝线对子宫腔的刺激，降低了产褥感染。当缝线绕行子宫底时，分别在子宫前后壁垂直褥式缝合子宫浆肌层 3~4 针，将缝线固定于子宫以防止缝线滑脱，引起其他器官套叠、梗阻。子宫两侧各用一根缝线；从子宫前壁切口下方 2cm 处进针，经子宫腔从切口上方 2cm 处出针；然后经子宫底绕到后壁下段相当于切口下方 3cm 处，由子宫后壁到前壁贯穿缝合；左侧同法处理；两根缝线水平交叉打结。

Hayman 缝合术 主要适用于子宫体部的收缩乏力。压迫试验后下推膀胱腹膜反折，进一步暴露子宫下段；从右侧子宫切口右侧下缘 2cm、子宫内侧 3cm，从前壁进针到后壁出针，然后绕到子宫底打结；左侧同法处理。

Cho 缝合术 通过缝合使子宫前后壁尽量接近，直至子宫腔没有留下空隙而达到止血目的。在子宫出血严重处任选第一进针点，从子宫前壁到后壁贯穿缝合；在第一进针点一侧 2~3cm 处，从子宫后壁到前壁贯穿缝合；然后在第二进针点一侧 2~3cm 处，从子宫前壁到后壁贯穿缝合；在第三进针点一侧 2~3cm 处，从子宫后壁到前壁贯穿缝合，组成一个方形，然后打结。若为宫缩乏力所致子宫出血，则从子宫底到子宫下段行 4~5 个缝扎；若胎盘粘连所致出血，则需要在胎盘剥离面进行 2~3 个缝扎；若前置胎盘剥离面的出血，在缝扎前需下推膀胱。

子宫下段垂直压迫（Hwu）缝合术 经常规处理后，子宫下段胎盘剥离面仍然出血不止时，可做子宫下段垂直压迫缝合术。先下推膀胱腹膜反折，进一步暴露子宫下段，从子宫颈内口上 2~3cm、右侧缘内 3cm 处由子宫下段前壁向子宫腔进针；然后从子宫后壁距离子宫颈口 2~3cm 处进针，不穿透子宫后壁，针在子宫后壁肌层中行走，在距子宫颈口 3~4cm 处出针；然后从子宫下段前壁切口下缘 2~3cm 处由子宫腔向外出针；同法在左侧缝扎；左右两侧平行，分别打结；常规关闭子宫切口。

子宫下段水平环状压迫缝扎术 同样适用于前置胎盘或胎盘粘连引起的子宫下段胎盘剥离面出血。从子宫切口左下缘 3cm、左边缘内侧 2cm 进针，从前壁到后壁贯穿缝合，然后从同一水平于第一进针点内侧 1cm 处由后壁到前壁贯穿缝合；同样在右侧缝合一次；打结时放置闭合的血管钳以防打结过紧造成恶露排出困难；常规关闭子宫切口。

手术要点 ①术前的评估：只有加压试验效果好的情况下该术式的成功率才高。②进出针部位的选择：子宫前后进出针部位要在同一水平，而且要全层穿透，在拉线时，外力压缩要使子宫前后壁受力均匀。③缝线打结力度：打结前拉线要缓慢、渐进、用力均匀适度，缝线过紧可影响子宫血供，过松则起不到止血作用而使手术失败，以打结后缝线和子宫浆膜间可容纳一手指为适度。④子宫背带式缝合后，对子宫前壁或宫角处仍呈皮囊状无收缩皱折，可局部“8”字缝扎，减少出血。⑤对于病理性子宫，如子宫壁水肿者，操作更应轻柔、迅速，切忌动作粗暴和反复捏、擦，否则易使组织撕脱、加重水肿。⑥对于畸形子宫如单角局部渗血或肌层菲薄者可酌情在该处用可吸收线全层加缝 Cho 缝合。⑦避免宫腔积血。⑧对于前置胎盘引起的产后出血，可使下段进针点下移。⑨对于凝血功能异常引起的产后出血，则需在抗弥散性血管内凝血的同时行 B-Lynch 缝扎术方有效。

并发症 包括以下内容。①缝合线滑脱和肠管套叠、梗阻：发生率低。可以采用改良的 B-Lynch 缝合术，当缝线绕行子宫底过程中，分别在子宫前后壁垂直褥式缝合子宫浆肌层 3~4 针，将缝线固定于子宫以防止缝线滑脱。实际上，子宫压迫的效果只需维持数小时，当子宫内膜处血管闭合、血栓形成后，子宫收缩，宫体缩小，即使缝线滑脱，也不会增加出血机会。②子宫坏死：可能与子宫缝合太紧影响子宫血供有关。根据报道，坏死部位多出现在子宫底部。③盆腔粘连和子宫腔粘连：缝合时用不可吸收线有报道发现大网膜粘连、子宫前后壁粘连，应避免使用，目前采用的新型缝线对周围组织的炎性反应减少。Cho 缝合术后有子宫腔粘连的报道。

（李笑天　徐　焕）

zǐgōng dòngmài shuānsāi shù

子宫动脉栓塞术（uterine arterial embolization，UAE）

在 X 线透视下经导管向子宫动脉内注入栓塞物质，使血管闭塞从而达到治疗产后出血目的的技术。经导管血管栓塞术（transcatheter arterial embolization，TAE）是介入放射学的重要技术之一，又称栓塞疗法。应用于难治性产后出血的经导管血管栓塞术式有髂内动脉栓塞术（intemaliliae artery embolization，IIAE）及UAE。

中国文献报道多采用IIAE术式，该法不强调超选择性，易于操作，手术时间短，但术后并发症较多，最为严重的并发症为误栓髂外动脉。而超选择性UAE可以直接栓塞出血血管，把组织出血控制在最小范围，止血迅速、彻底，为治疗产后大出血最直接、有效的方法。需要强调的是，术者必须操作熟练，尽快完成UAE，否则会因操作不熟练而贻误时机，造成严重后果。在紧急情况下，以IIAE为好；在条件允许情况下，如患者生命体征稳定，可行UAE以减少并发症的发生。

产后出血最常见的出血原因为胎盘因素、宫缩乏力、软产道及子宫损伤、凝血功能障碍等。出血多、持续时间长者易造成失血性休克、弥散性血管内凝血、继发感染、败血症、急性肾衰竭，甚至危及生命。临床上常先行加强宫缩、子宫腔填塞、子宫缝合、血管结扎等止血、输血保守治疗。对于经保守治疗无效的难治性产后出血，在决定切除子宫前可以考虑UAE。UAE简单、迅速、有效地治疗产后出血，成为常规保守治疗产后出血无效后首选的保守性治疗技术。

适应证 ①经保守性治疗无效的各种难治性产后出血者，如宫缩乏力性产后出血，胎盘植入、前置胎盘和胎盘粘连导致的大出血，软产道撕裂伤引起的产后出血等。②产后出血1000ml以上，经保守治疗后仍有出血倾向者。③胎盘植入胎盘原位保留患者在处理胎盘前，为控制出血和预防再次出血，避免子宫切除，可以先预防性行子宫动脉栓塞术。④晚期产后出血经保守性治疗后仍有出血或出血倾向者。

禁忌证 ①生命体征极不稳定的患者。②严重的心、肝、肾等重要脏器功能障碍和恶病质者。③严重的凝血功能障碍者。④导管未能深入靶动脉时严禁栓塞。⑤注意导管头端是否有重要的非靶血管如脊髓动脉等，若不能避开非靶血管则不可进行栓塞。

手术方法 在常规保守性治疗产后出血无效时应尽早决定采用子宫动脉栓塞术，避免错失手术时机。

术前准备 检查血常规、凝血功能、肝肾功能、心电图等，常规禁食、备皮、留置尿管，开放静脉通道。对于有明显活动性出血的危重产妇，术前准备不必拘泥于细节，有效减少术前准备时间，迅速开始血管损伤治疗。备齐动脉栓塞术所需药物（如肝素、利多卡因、甲氨蝶呤等）及导管、导丝和栓塞材料等。妇产科常用的栓塞剂是新鲜明胶海绵颗粒，此类栓塞物质的特点为具有可压缩性，被压缩后能通过直径较小的导管，到达血管后再膨胀复原，完成栓塞。明胶海绵在血管内7~21天就被吸收，血管发生再通，因而被认为是中期栓塞物质。当遇到植入性胎盘、穿透性胎盘、胎盘转移性肿瘤、滋养细胞肿瘤合并妊娠、子宫颈癌合并妊娠时，均可于产后行子宫动脉栓塞术或髂内动脉栓塞同时行化疗。

股动脉穿刺 常规采用Seldinger技术穿刺右侧股动脉。穿刺点选择腹股沟韧带中点下方1~2cm股动脉搏动最明显处。将穿刺针对准穿刺点，进针角度为30°~40°。穿刺针斜形穿入股动脉前壁和后壁，推出针芯后缓慢退针，退至有动脉血从针尾端喷出时，迅速插入导引导丝，退出穿刺针鞘，沿导丝送入血管扩张器和血管鞘，撤出导丝和血管扩张器，留置动脉血管鞘，完成股动脉穿刺。

髂内动脉插管 通常选用导管直径5F的眼镜蛇（Cobra）系列导管，经动脉鞘进入右侧髂外动脉，在数字减影血管造影（digital subtraction angiography，DSA）透视下，上推导管经右侧髂总动脉到达腹主动脉分叉，Cobra导管无须成袢，直接进入左髂总动脉。导管进入左髂总动脉后，利用超滑导丝引导将导管导入左髂内动脉。选择性右髂内动脉插管需使用成袢技术，此技术对选择性髂内动脉及进一步的子宫动脉插管有重要意义。妇产科血管介入常用的成袢技术有导丝辅助成袢法、肾动脉成袢法、髂内动脉成袢法、RUC导管成袢法等。

选择性子宫动脉插管和造影 导管进入髂内动脉后，利用DSA机路图技术，确定子宫动脉开口和走行，借助超滑导丝引导，将导管插入子宫动脉。同时缓慢回撤导丝，操作应轻柔，避免子宫动脉痉挛或内膜损伤。透视确定导管进入子宫动脉后造影，观察子宫动脉分支走行，明确有无活动性出血和血管损伤。

子宫动脉栓塞 产后出血必须同时栓塞双侧子宫动脉，不应仅栓塞造影时有出血的一侧子宫动脉。双侧子宫动脉在子宫内有大量交通支，一侧栓塞后可以有对侧子宫动脉侧支代偿供血。产后出血常用栓塞剂为新鲜的明胶海绵颗粒，将直径0.5~1mm的明

胶海绵颗粒与生理盐水混合后，经2ml注射器推注，使明胶海绵颗粒进入子宫动脉远侧分支，堵塞出血的血管。当推注明胶海绵颗粒阻力增加时，及时透视下对比剂造影，当对比剂在子宫动脉内停滞或反流时，停止栓塞。对于胎盘因素，尤其胎盘植入所致的产后出血，在子宫动脉栓塞前灌注甲氨蝶呤50mg，使植入的胎盘组织绒毛滋养细胞变性、坏死。

术后处理 术后股动脉穿刺点用纱布卷覆盖加压包扎，压迫止血，穿刺侧下肢制动6小时，平卧12~24小时。注意观察穿刺点有无渗血、足背动脉的搏动、下肢和臀大肌的皮温和色泽。术后予静脉抗感染、补液及镇痛治疗。

并发症 ①栓塞后综合征：疼痛是最常见症状。器官动脉栓塞后，因组织缺血坏死引起的恶心、呕吐、腹胀、下腹疼痛、发热、反射性肠胀气或麻痹性肠梗阻等症状，对症处理后1周左右逐渐减轻、消失。如果有明显的栓塞剂反流，可能出现臀部甚至下肢和足部缺血性疼痛。疼痛剧烈可以给予镇痛剂。②膀胱和输尿管损伤：非靶器官栓塞导致膀胱和输尿管损伤是UAE或IIAE的严重并发症，轻者可无症状，严重者可有顽固性的尿频、尿急、尿痛和血尿等。术后常规留置尿管24小时，保持膀胱空虚，有助于恢复膀胱血供。输尿管损伤可表现为下腹隐痛、肾区叩痛、肾积水和输尿管扩张，严重的泌尿系统损伤需手术修复。栓塞术中选择性插管避免误栓膀胱上动脉和下动脉，尽量避开子宫动脉膀胱支、输尿管支。③穿刺部位损伤：股动脉穿刺可导致穿刺部位出血、血肿和假性动脉瘤，严重者可引起腹膜后血肿，导致失血性休克。拔管后注意穿刺点的加压止血、穿刺侧下肢的制动，注意观察穿刺远侧肢体皮温、皮色，检查足背动脉的搏动，防止血栓形成。④血管损伤：股动脉穿刺中，当导丝导入股动脉有阻力时，不能强行继续送入导丝，避免股动脉夹层或内膜损伤；选择性子宫动脉插管容易引起血管痉挛和子宫动脉内膜损伤，可以选用超滑导管或子宫动脉导管，有助于减少血管损伤；另外导管进入子宫动脉后如遇明显阻力，导管头端不宜强行推进；推注栓塞剂有阻力时，避免强力推注栓塞剂可以减少血管损伤的发生率。⑤异位栓塞：为双侧UAE或IIAE的严重并发症，除膀胱和输尿管损伤外，还可引起卵巢功能早衰和髂外动脉血管栓塞。进行UAE时，虽然可能阻断了子宫动脉卵巢支对卵巢的血供，但由于有卵巢动脉及侧支循环的存在，而且UAE未破坏卵巢内正常的血管网，因此在使用合适的栓塞剂正常栓塞的情况下，UAE治疗不影响年轻妇女的女性激素分泌功能，也不会引起卵巢功能早衰或继发性闭经，对卵巢排卵功能的影响是轻微、短暂、可逆的。但是有些永久性的栓塞剂如液体性栓塞剂如无水乙醇、碘油，因毛细血管网的过度栓塞可引起严重并发症。另外，应适度降低栓塞剂推注速度和避免栓塞剂堵管，预防栓塞剂反流。

（李笑天　胡　蓉）

pénqiāng dòngmài jiézā shù

盆腔动脉结扎术（pelvic artery ligation）

产后出血是分娩期严重的并发症，发生率占分娩总数的2%~3%，是产妇四大死亡原因之首。剖宫产早期产后出血，特别是术中出血为产科常见并发症，往往短时间内出血量大，危及患者生命。产后出血经加强宫缩（按摩子宫、应用宫缩剂）、B-Lynch子宫缝合、子宫腔填塞纱布等积极处理，出血仍不止者，应考虑行盆腔动脉结扎术。盆腔动脉结扎术是妇产科急性大出血的有效治疗方法之一，因其止血迅速，效果明显，术后血管可能再通，或侧支循环形成，对以后月经、再次妊娠与分娩无明显影响而广泛用于临床。当盆腔动脉结扎后，仍持续出血时，若患者血流动力学稳定可继续尝试子宫压迫缝合术和盆腔血管栓塞术，否则应当机立断行子宫切除术，以挽救产妇的生命。

种类 子宫动脉起于髂内动脉，至子宫颈峡部分支为子宫动脉上行支和下行支，上行支在子宫角与卵巢血管相吻合，下行支与起源于髂内动脉的阴道动脉相吻合。盆腔动脉结扎术依结扎的动脉部位分为子宫动脉结扎术、髂内动脉结扎术、子宫动脉上行支结扎术、子宫卵巢动脉吻合支结扎术、卵巢动脉结扎术。血管结扎需要熟练细致的外科手术技巧及对盆腔解剖关系的熟知，因此应用时有一定的局限性，不宜在基层医疗机构推广。

子宫动脉上行支结扎术 妊娠子宫体的血液90%由子宫动脉上行支供给，故结扎子宫动脉上行支后，可使子宫局部动脉压降低，血流量减少，子宫肌壁暂时缺血，子宫迅速收缩而达到止血目的。有文献报道，对剖宫产术中大出血者仅行单侧或双侧子宫动脉结扎术成功率为83%，完成五步盆腔血管结扎者则成功率达100%，且无明显并发症。

适应证　子宫动脉上行支结扎适用于子宫体部出血。①腹膜内剖宫产时，胎盘娩出后子宫收缩乏力性出血，经宫缩剂及按摩子宫等处理无效者。或双子宫一侧子宫妊娠，剖宫产后子宫收缩乏力性大出血，可只缝扎妊娠侧子宫的子宫体支。②胎盘早剥致子宫卒中，发生产后出血。③剖宫产胎儿娩出时切口撕裂，局部止血困难。④剖宫产术后晚期子宫切口崩裂大出血者。

手术方法　检查手术切口是否足够暴露手术视野，若子宫周围有粘连，需先分离粘连。将子宫置于腹腔外，下推膀胱腹膜反折。将子宫向要结扎侧子宫动脉上行支的对侧牵拉，于剖宫产子宫切口稍下方用可吸收线，由子宫动脉上行支内侧从前方向后穿过子宫肌层，然后自子宫动、静脉丛的最外侧无血管区向前穿过，打结结扎子宫动脉上行支。术中为保证缝合在子宫动脉上行支的内侧，要注意缝合相当多的子宫肌层，但最好不要穿透子宫内膜。另外，如为进一步保证手术效果，可缝合、结扎第二道，但不能做“8”字缝合，以免血管扭曲发生动静脉瘘。同法结扎对侧子宫动脉上行支。术后子宫变成淡红色，收缩变硬，出血停止，即继续完成手术。如仍出血，可进一步采取其他方法。

子宫卵巢动脉吻合支和卵巢动脉结扎术　包括以下内容。

适应证　子宫动脉上行支结扎后和/或髂内动脉结扎后，子宫体仍出血者。

手术方法　在近子宫侧输卵管下无血管区进针，在卵巢固有韧带下或上出针，用 7 号丝线缝扎以阻断来自卵巢子宫动脉吻合支的子宫血流。如胎盘位于一侧子宫底，其子宫输卵管动脉吻合支、子宫卵巢动脉吻合支均粗大时，可用 7 号丝线缝扎骨盆漏斗韧带，以阻断卵巢动脉总支血流。

髂内动脉结扎术　由于手术要求高，故成功率相对较低，为 40%~75%，但熟练掌握后仍不失为抢救剖宫产时大出血的有效方法，且保留子宫对产妇的远期生活质量的保障具有深远影响。髂内动脉结扎后血流动力学改变的机制，不是因结扎后动脉血供完全中止而止血，而是由于结扎后的远侧端血管动脉内压降低，血流明显减缓（平均主支局部脉压下降 75%，侧支下降 25%），局部加压后易于使血液凝成血栓而止血，即将盆腔动脉血液循环转变为类似静脉的系统，这种有效时间约 1 小时。髂内动脉结扎术的关键是准确把握腹膜后间隙的髂血管和输尿管的解剖关系：髂总动脉在骶岬水平分为髂内动脉和髂外动脉，输尿管在髂总动脉分叉处穿过。

适应证　①前置胎盘、胎盘植入、胎盘早剥等所致的产后出血，行子宫切除术前后。②子宫宫缩乏力经保守治疗失败。③腹腔妊娠胎盘种植到盆腔，剥离胎盘而致严重出血。④严重的会阴、阴道、子宫颈或子宫下段裂伤或阔韧带基底部持续出血，或难以找到出血点。⑤子宫破裂、严重撕伤，可能子宫动脉撕伤。

手术方法　①剪开侧腹膜：施术时，如尚未打开且不需要继续探查腹腔时，可在腹膜外暴露髂内动脉；否则进入腹腔，保护好肠管，以骶骨岬为标志，暴露要结扎侧的侧后腹膜，通过后腹膜可以看到和/或触摸到髂血管及输尿管，提起后腹膜，在输尿管外侧、髂内动脉的内侧、髂总血管分叉水平向下做长 4~5cm 的纵切口，剪开侧腹膜。②分离髂内动脉：将髂内动脉周围的结缔组织钝性分离，显露髂内动脉，用阑尾钳或大镊子夹住髂内动脉将其提出血管床，在其起始部下方 2.5~3cm 处用短直角血管钳轻轻地（因下方的髂内静脉粗大壁薄，易于损伤）于髂内动脉后壁与髂内静脉间分离通过，然后带过 2 根 7 号丝线。③结扎髂内动脉：将两线间隔 0.5cm 行双重结扎，不剪断髂内动脉。触摸髂外动脉搏动，确认髂外动脉血供未被阻断。④缝合侧腹膜：用 1 号丝线间断缝合腹膜切口，注意不可使输尿管屈曲。⑤如结扎一侧髂内动脉后出血未停止，则同法结扎对侧髂内动脉。

子宫动脉结扎术　结扎子宫动脉总支，可控制子宫体、子宫下段、子宫颈广泛出血。因子宫动脉管径细、部位深，难以暴露，手术费时，且结扎子宫动脉上行支或髂内动脉可取得相同功效，较易操作，所以临床基本不用。

盆腔去血管化　为进一步减少子宫血流，在双侧子宫动脉上行支结扎的基础上进行双侧圆韧带、双侧卵巢固有韧带、双侧子宫动脉近端及双侧髂内动脉结扎，达到盆腔去血管化的目的，可以尽可能地减少盆腔脏器血流。

并发症　①损伤：主要包括输尿管和血管等。其发生取决于手术者对血管结扎技术、盆腔解剖结构的掌握程度。结扎子宫动脉时，要尽量下推膀胱腹膜反折。结扎髂内动脉时，必须先确认输尿管后才能进行髂内动脉结扎，否则易造成输尿管损伤；需要有经验的医师操作，止血，辨清髂总动脉、髂内动脉、髂内静脉、髂外动脉及输尿管之间的解剖关系，动作轻柔；髂内动脉易破裂、出血，如大量出血不易止血；结扎髂内动脉前，通过触摸足背动脉搏动情况来确认髂外动脉是否被误扎，误扎髂外动脉可导致结扎侧大腿缺血、坏死。②子宫腔粘连、子宫缺血坏死伴感染、卵巢功能受损、继发不孕：多发生在盆腔去血管化后，为减少这些并发症的风险，不建议同时行卵巢动脉结扎术。

（李笑天　熊　钰）

chǎnkē zǐgōng qiēchú shù

产科子宫切除术（obstetric hysterectomy）　产前、产时及产后因妊娠的各种异常情况或合并严重的疾病而切除子宫的手术。按手术途径，一般为经腹子宫切除术；按手术切除的范围，可分为次全子宫切除术和全子宫切除术。手术指征多为子宫破裂、宫缩乏力、胎盘因素、产科感染及产科因素导致凝血功能紊乱等，经过常规保守治疗措施仍无法控制的出血、感染和损伤者，果断实施子宫切除术是必不可少的重要措施。

适应证　①子宫不全破裂或完全破裂无法修补者，或者修补后很有可能再发生产后出血，伴严重感染或持续出血难止血者。②胎盘早剥合并子宫卒中、子宫收缩不良，并发弥散性血管内凝血和急性肾衰竭者。③前置胎盘、植入性胎盘，持续性出血者。④顽固性子宫收缩乏力致子宫大量出血，经保守性止血方法治疗无效者。⑤严重的子宫颈、子宫壁感染性坏疽无法控制者，包括绒毛膜羊膜炎、胎盘炎。⑥妊娠合并恶性肿瘤，包括子宫颈、子宫体部良性或恶性肿瘤及附件恶性肿瘤需行子宫切除者。

禁忌证　①孕妇全身情况不能耐受手术，应先积极支持治疗，必要时输血，待全身情况稳定后再施行手术。②希望保留生育功能，并且采用其他保守治疗有效者。③妊娠合并晚期的子宫或子宫颈恶性肿瘤不宜行单纯子宫切除者。

手术方法　如下所述。

腹壁切口的选择　大致有两种情况。①剖宫产时行急诊子宫切除术：手术中临时决定切除子宫，可以在原腹壁切口的基础上施行，必要时延长切口。②产后择期子宫切除术或产前诊断穿透性胎盘植入：选择下腹部正中或旁正中切口，便于术中操作。

闭合剖宫产子宫切口　依次按腹膜内子宫下段剖宫产步骤娩出胎儿，然后利用艾利斯钳夹子宫切口止血，娩出胎盘，用大纱布垫填塞子宫腔减少出血，病情需要也可行子宫体部纵切口。胎儿胎盘娩出后，用大圆针迅速连续全层缝合剖宫产子宫切口止血。植入性胎盘决定行子宫切除者，强行娩出胎盘可能引起大量出血，也可不剥离胎盘，将其留置子宫腔内，可吸收线连续缝合子宫切口以止血。

次全子宫切除术　①处理圆韧带：两把长弯血管钳分别钳夹两侧子宫角部，向上提起子宫。两把中弯血管钳距离子宫3～4cm处分别钳夹、切断、缝扎两侧子宫圆韧带。②剪开阔韧带前叶及膀胱子宫反折腹膜：如果剖宫产子宫切口为横切口，剖宫产时已下推膀胱，行子宫切除时则不需要处理膀胱子宫反折腹膜。若需要处理，则提起圆韧带残端，沿圆韧带腹膜切口处分离、剪开阔韧带前叶直达子宫颈内口水平，提起膀胱腹膜反折下方切缘，稍向下推离膀胱。当穿透性胎盘植入或膀胱与子宫前壁下段粘连致密，无法分离、下推膀胱时，可以将子宫向耻骨联合方向牵引，暴露子宫后壁下段，近子宫骶韧带处打开子宫后壁下段浆膜，在下段浆膜内用手指沿子宫侧壁绕向前壁，钝性分离子宫下段前壁与膀胱，暴露子宫下段。③附件处理：若无附件切除指征，将子宫拉向对侧，用血管钳由阔韧带后叶无血管区向前顶起并穿透，两把中弯血管钳分别钳夹、切断，7号丝线双重缝扎两侧卵巢固有韧带及输卵管峡部；若附件有病变需要进行附件切除时，则提起附件，打开阔韧带前、后叶，分别钳夹、切断，7号丝线双重缝扎骨盆漏斗韧带。④钝性、锐性分离宫旁疏松结缔组织达子宫峡部或子宫内口水平，暴露子宫血管，垂直于子宫分别钳夹、切断，7号丝线双重缝扎子宫血管。⑤在近子宫颈内口水平楔形切下子宫体后，碘酊消毒子宫颈残端，0号可吸收线连续扣锁缝合子宫颈残端，亦可连续缝合加固一层。⑥2-0可吸收线连续缝合反折腹膜并包埋子宫颈残端。⑦清点器械，认真止血，逐层关闭腹壁各层。

全子宫切除术　①处理圆韧带、保留或切除附件、打开阔韧带腹膜和膀胱腹膜反折、分离膀胱、处理子宫血管，以上各步骤均与子宫次全切除术相同。②处理子宫骶骨韧带：剪开子宫骶韧带间腹膜，下推直肠。③处理子宫主韧带：用科氏钳紧贴子宫颈侧壁，垂直钳夹主韧带的内侧缘（实际上包括了骶韧带），沿科氏钳的内侧缘切开主韧带，7号丝线双重贯扎，分数次直至阴道穹隆。④切下子宫：于阴道前穹隆部做一小的横切口，然后用剪刀环形延长此切口，随之子宫完全切除。由于妊娠期间子宫变软，用手指触摸阴道前穹隆、后穹隆

比较困难，可以在子宫下段稍低处纵行切开子宫前壁，手指进入切口内触摸子宫颈与阴道交界处，再横行切开阴道前穹隆。艾利斯钳分别钳夹阴道残端两侧及前后缘，酒精棉球消毒阴道残端后阴道置纱布一块（术毕经阴道取出）。⑤缝合阴道残端：0号可吸收线连续扣锁缝合闭合阴道残端，同时将两侧角部分别固定于同侧主韧带残端。2-0可吸收线连续缝合反折腹膜。⑥清点器械，认真止血，逐层关闭腹壁各层。

常见并发症 ①阴道残端血肿：患者存在不同程度的凝血功能障碍，发现患者阴道残端血肿时，可用可吸收线“8”字间断缝合阴道残端或者连续锁边缝合，术中注意纠正患者凝血功能及酸中毒，术毕放置引流管，不仅有利于排出渗液，也能尽早发现腹腔出血，及时处理。②盆腔脏器损伤：子宫毗邻膀胱、输尿管和直肠等，子宫切除术易损伤上述脏器。术中每一步操作均应辨清解剖结构，避免盲目钳夹或剪开组织。当考虑有穿透性胎盘植入、子宫下段与膀胱粘连紧密时，可在术前放置输尿管支架或术中仔细分离辨清输尿管走行，必要时可经后路子宫切除术。直肠子宫陷凹粘连时易造成直肠损伤，避免钝性分离。

（李笑天　徐　焕）

yángmó jìng jiǎnchá

羊膜镜检查（amnioscopy）

在妊娠晚期或分娩期，应用羊膜镜透过羊膜观察羊水的量和颜色，监护胎儿宫内情况，帮助早期发现胎儿窘迫，以便及时处理的方法。羊膜镜检查简便、安全、易行，是围产期胎儿宫内安危状况监测的手段之一。如发现羊水粪染，则需根据胎粪性状及其他监测结果综合判断。

适应证 适用于妊娠晚期或分娩早期疑有胎盘功能不全或胎儿窘迫者，鉴别胎膜是否破裂及用于胎儿头皮采血技术。以下情况宜用羊膜镜检查：①全部高危妊娠，如妊娠期高血压疾病。②过期妊娠。③存在或怀疑有胎儿宫内缺氧或胎儿胎盘功能减退者。④既往难以解释的死胎、死产。⑤怀疑有羊水过少、死胎。⑥怀疑有胎膜早破但无羊水溢出。

禁忌证 怀疑有前置胎盘、先兆早产、羊水过多、妊娠<37周胎儿尚未成熟及阴道炎症者不宜使用，以免引起出血、感染、胎膜破裂或早产。

条件 子宫颈口开大1cm以上，前羊水囊存在，子宫颈口无出血，无前置胎盘，子宫颈管不过度前屈或后屈。

手术方法 包括以下内容。

术前准备 术前B超除外前置胎盘；75%乙醇浸泡器械20分钟后取出，用无菌生理盐水冲洗；使用前常规检查所有器械及光源。

阴道检查 受检者取膀胱截石位，常规消毒外阴并铺无菌巾。阴道检查明确胎儿先露部及其与骨盆之间的关系，检查子宫口开大情况及子宫颈管性状。如宫口未开大，可用手指慢慢扩张宫口。用阴道窥器暴露子宫颈，0.5%聚维酮碘消毒子宫颈及阴道，擦去子宫颈口及子宫颈管内黏液，必要时可以用2.5% $NaHCO_3$ 液清除黏液。

放入羊膜镜 有盲视和直视两种方法。①盲视放入法：在阴道检查的手指引导下，直接徐徐放入羊膜镜套管，经子宫颈外口进入子宫颈管并直达子宫颈内口，以30°向骶骨方向轻轻向前推进约1cm，取出管芯，插入窥镜并稍向后退至水平位，打开光源，即可见羊膜囊下极。若有子宫颈黏液或血性分泌物，可用抓钳夹持棉球擦拭干净。②直视放入法：用阴道窥器协助扩张阴道，直视下放入羊膜镜。

观察 尽量使眼睛接近羊膜镜顶端，将羊膜镜前后左右移动，仔细检查。操作宜慢、轻、稳，以免刺破胎膜而发生上行感染，尤其注意勿损伤子宫颈组织，避免出血影响观察。

判断标准 包括以下内容。①正常羊水：根据胎膜厚度不同呈现清亮羊水或是半透明微混浊乳白色，可见胎先露及胎发在羊水中呈束状微动，有时可见白色光亮的胎脂。②可疑胎儿窘迫：羊水呈淡黄色，半透明，可见到胎脂，毛发隐约可见（羊水呈Ⅰ度混浊）。③胎儿窘迫：羊水呈黄或黄绿色（羊水Ⅱ度混浊），甚至深绿色（羊水呈Ⅲ度混浊），羊水中常染有胎粪，胎脂及毛发均看不清。④胎死宫内：羊水呈现暗红色、红褐色混浊，如肉汁状，有时可见胎头颅骨重叠形成凹槽。⑤胎盘早剥：羊水为粉红色或鲜红色。⑥母儿血型不合发生胎儿宫内溶血症：羊水呈黄色或金黄色。⑦羊水过少：前羊水极少，胎膜紧贴胎头。⑧胎膜破裂：可直接看到胎儿先露部，前羊水囊塌陷，与胎儿先露部密接（前羊水消失），羊膜镜筒内有羊水溢出。⑨过期妊娠：可见胎头上有绿色的胎粪痕迹，应结合孕周评价。⑩臀先露：可见胎儿足趾或外阴。⑪脐带先露：可见羊水中有白色带状物，此时应注意避免刺破胎膜，防止脐带脱出。⑫无脑儿（头先露）：有时可见胎儿颅部凹凸不平并有小结节状物。

注意事项 ①严格无菌操作，

以免引起宫内感染。②动作宜慢、轻、稳，避免损伤胎膜及宫颈组织。保持胎膜完整，感染机会相对减少。③子宫颈内黏液必须擦净，否则易使检查者将黏液误认为羊水混浊。④胎先露较高不易看清时，可将胎先露下压入盆腔后，即可看清。⑤若胎发较多，影响羊水的观察，可左右移动羊膜镜或将先露部上推，则可看清羊水情况。⑥子宫颈口极度后位，镜体不易插入，即使插入也容易刺破羊膜，镜头容易贴着子宫颈内面，不易辨清羊水真相。⑦胎头高浮者应注意有无隐性脐带脱垂，以防万一胎膜破裂，脐带滑出，危及胎儿生命。⑧如胎头已固定，前羊水虽很清晰，但因前后羊水此时不能互相交通，后羊水可能已粪染，故需综合其他临床检查判断。⑨假阴性：胎儿消化道闭锁、畸形、胎粪无法排出；胎头深入骨盆，前后羊水不交通，不能观察后羊水的变化。⑩假阳性：子宫颈出血，镜体头部污染有血液，可误认为血性羊水；胎膜因某种原因不透明，误认为羊水混浊。

并发症及预防 ①胎膜早破：手术宜慢、轻、稳，特别是当羊膜镜触及羊膜囊时更应注意。需将镜体头紧贴羊膜镜，但勿用力过猛，以免刺破胎膜。②感染：严格掌握无菌操作（包括镜体、外阴、阴道、子宫颈及手术者双手），同时强调住院检查，术后禁止性生活及盆浴。③子宫颈出血：术前确定子宫颈方向，对子宫颈后向者，稍抬高臀部，顺子宫颈管方向缓慢插入羊膜镜，尽量避免损伤子宫颈；勿用子宫颈钳钳夹子宫颈，以防子宫颈出血；如遇出血，应取出镜体拭净血液，用干棉球压迫止血后再重新放入镜体检查，以免影响观察结果。④诱发宫缩：术时无须扩张子宫颈，因妊娠晚期子宫颈口很松，一般已扩大至 9mm，而羊膜镜体外径 7mm，故插入无困难，操作时轻柔不致诱发宫缩。

（李笑天　熊　钰）

索　引

条目标题汉字笔画索引

说　明

一、本索引供读者按条目标题的汉字笔画查检条目。

二、条目标题按第一字的笔画由少到多的顺序排列，按画数和起笔笔形横（一）、竖（丨）、撇（丿）、点（丶）、折（乛，包括ㄱ乚く等）的顺序排列。笔画数和起笔笔形相同的字，按字形结构排列，先左右形字，再上下形字，后整体字。第一字相同的，依次按后面各字的笔画数和起笔笔形顺序排列。

三、以拉丁字母、希腊字母和阿拉伯数字、罗马数字开头的条目标题，依次排在汉字条目标题的后面。

二　画

三　画

四　画

五 画

六 画

七 画

八 画

九 画

十 画

十一 画

十二 画

十三 画

十四 画

十五 画

十七 画

拉丁字母

阿拉伯数字

条目外文标题索引

A

B

C

D

E

F

G

H

I

L

M

N

O

P

R

S

T

U

V

内 容 索 引

说 明

一、本索引是本卷条目和条目内容的主题分析索引。索引款目按汉语拼音字母顺序并辅以汉字笔画、起笔笔形顺序排列。同音时，按汉字笔画由少到多的顺序排列，笔画数相同的按起笔笔形横（一）、竖（丨）、撇（丿）、点（、）、折（乛，包括㇆乚く等）的顺序排列。第一字相同时，按第二字，余类推。索引标目中夹有拉丁字母、希腊字母、阿拉伯数字和罗马数字的，依次排在相应的汉字索引款目之后。标点符号不作为排序单元。

二、设有条目的款目用黑体字，未设条目的款目用宋体字。

三、不同概念（含人物）具有同一标目名称时，分别设置索引款目；未设条目的同名索引标目后括注简单说明或所属类别，以利检索。

四、索引标目之后的阿拉伯数字是标目内容所在的页码，数字之后的小写拉丁字母表示索引内容所在的版面区域。本书正文的版面区域划分如右图。

a	c	e
b	d	f

D

E

F

S

T

拉丁字母

阿拉伯数字